骨与关节MRI

（第2版）

主编／江浩

上 海 科 学 技 术 出 版 社

图书在版编目（CIP）数据

骨与关节MRI / 江浩主编 .—2版 .—上海：上海科学技术出版社，2011.5（2022.8重印）
ISBN 978-7-5478-0595-4

Ⅰ.①骨…　Ⅱ.①江…　Ⅲ.①骨疾病－磁共振成像－诊断－图解 ②关节疾病－磁共振成像－诊断－图解　Ⅳ.①R680.4-64 ②R445.2-64

中国版本图书馆CIP数据核字（2010）第230658号

骨与关节MRI（第2版）
主编　江浩

上海世纪出版（集团）有限公司
上　海　科　学　技　术　出　版　社　出版、发行
（上海市闵行区号景路159弄A座9F-10F）
邮政编码201101　www.sstp.cn
浙江新华印刷技术有限公司印刷
开本889×1194　1/16　印张28　插页4
字数：850千字
1999年9月第1版
2011年5月第2版　2022年8月第12次印刷
ISBN 978-7-5478-0595-4/R·197
定价：198.00元

内容提要

本书共分十二章，主要介绍MRI原理，MRI检查方法，骨关节正常解剖，骨、关节、软组织和骨髓的MRI正常影像及其各种病变的影像。约有1400余幅MRI图片，并放置一些常规X线和CT图片作为诊断对照，图文并茂，便于放射科医生和临床医生进行正确的分析、判断。

本书可作为医学影像学教学、科研和临床医疗的参考书，对放射科医生和临床医生提高诊断技能、提高自身医疗水平将有极大的帮助。

主　　编　江　浩

副 主 编　陈克敏　陆建平　潘自来
　　　　　　张　华　方文强

主编助理　陆　勇

编写人员名单 (按姓氏笔画排序)

丁建国　复旦大学附属中山医院
丁晓毅　上海交通大学医学院附属瑞金医院
王毅翔　上海交通大学医学院附属瑞金医院
方文强　上海交通大学医学院附属瑞金医院
朱　桦　法国Mulouse医院
刘建军　上海交通大学医学院附属瑞金医院
江　浩　上海交通大学医学院附属瑞金医院
杜联军　上海交通大学医学院附属瑞金医院
李玉华　上海交通大学医学院附属新华医院
余　强　上海交通大学医学院附属第九人民医院
汪登斌　上海交通大学医学院附属瑞金医院
沈　军　上海交通大学医学院附属瑞金医院
宋　琦　上海交通大学医学院附属瑞金医院
张　华　上海交通大学医学院附属瑞金医院
张　欢　上海交通大学医学院附属瑞金医院
张　蓓　上海交通大学医学院附属瑞金医院
陆　勇　上海交通大学医学院附属瑞金医院
陆建平　第二军医大学附属长海医院
陈克敏　上海交通大学医学院附属瑞金医院
姜　前　上海交通大学医学院附属瑞金医院
袁明远　第二军医大学附属长征医院
柴维敏　上海交通大学医学院附属瑞金医院
倪根雄　上海交通大学医学院附属瑞金医院
凌华威　上海交通大学医学院附属瑞金医院
黄　昕　上海交通大学医学院
童国海　上海交通大学医学院附属瑞金医院
韩洪杰　同济大学医学院附属甘泉医院
管永靖　上海交通大学医学院附属瑞金医院
潘自来　上海交通大学医学院附属瑞金医院

序 言

光阴似箭，时光不居，自江浩教授主编出版《骨与关节MRI》以来，岁月的车轮已碾过整整十个春秋。十年岁月足以使幼苗长成参天之木，十年来，影像医学新技术更是层出不穷，尤其在磁共振成像方面，出现了弥散加权成像（diffusion weighted imaging）、灌注加权成像(perfusion weighted imaging)、磁共振波谱(MR spectroscopy)分析等新技术，这些技术能提供丰富的功能代谢信息，对原来形态学和动态增强的血流动力学是一种有力的补充，对病变的定性分析具有较大的价值。当前，运动医学（sports medicine）得到了前所未有的重视，当奥运健儿驰骋赛场时，人们无不感慨运动医学保驾护航的价值，它使遭遇伤痛的运动健将重新拼搏在属于他们的竞技场，尽情地挥洒青春和力量。在运动医学中，MRI对检测肌腱、软组织、骨组织、神经组织等微小损伤具有无与伦比的价值。

当我们依然感念诸位同道把《骨与关节MRI》视为我国肌骨系统影像学经典之作的时候，江浩教授再次联合上海交通大学医学院附属瑞金医院及上海其他医院的放射界同仁一起，重新对原著进行了修订，更新了其中较多的内容，增加了MRI在肌骨系统的最新应用进展，结合作者自己的应用经验和研究成果，可谓十年磨一剑！

该专著共十二章，涵盖骨与关节MRI检查与诊断的各个方面，秉承了初版内容详实、图文并茂的特点，结合病种增加了新技术的应用实例。全著论述深入浅出，浑然一体，具有很强的临床实用价值。本人乐观其成，先睹为快，愿向广大影像医学及相关学科医师及研究生推荐，相信经过岁月洗礼、实践积淀、理性演绎的新版《骨与关节MRI》，一定能带给大家更多的惊喜！

朱大成

2011年2月

前 言

磁共振成像（magnetic resonance imaging，MRI）是一种崭新的影像学检查方法之一，已得到广大放射专业和临床医务人员的普遍认可。磁共振扫描仪已在国内迅速普及，甚至普及至县级医院，尽管价格仍然昂贵，但MRI具有独特的显像能力。由于它的组织分辨率明显高于常规X线和计算机X线断层摄影(CT)，能清楚地显示常规X线和CT所不能显示的肌腱、韧带、半月板及软骨等组织，对骨髓信号的变化尤为敏感，故其对骨、关节、软组织和骨髓等疾病的定性，分期及显示病变范围优于其他影像检查方法。

自从《骨与关节MRI》一书1999年问世以来，得到广大读者认可和厚爱，也得到国内著名专家和学者的好评。应广大读者要求，近年来我们对恶性骨肿瘤、骨肿瘤样病变等病种和颞颌、肩、肘、腕关节，作了大量修改和补充，其余章节的图片也作了大量补充和更新，且增添新的技术方法，例如全身弥散成像对肿瘤全身骨转移的检测，其方法优于同位素骨扫描，有人称该检查方法为类PET。此书再次出版若能对大家有所裨益，则是我们最大的愿望。

本书再版得到医院和放射科领导的鼎力相助，得力于全体编者和放射科同仁的艰辛劳动。还得到上海交通大学附属第六人民医院放射科杨世埙主任及上海长宁区中心医院放射科杨军主任提供宝贵的病例，在此表示衷心感谢！

本书作者在长期临床实践和科研工作中始终得到我国著名放射学专家朱大成教授谆谆教诲，又蒙朱教授为本书作序。

尽管我们尽了最大的努力，但不足之处在所难免，祈望专家和同道不吝批评指正。

上海交通大学医学院附属瑞金医院

江 浩

2011.2

目 录

第一章　MRI　原　理

MRI是继CT和其他成像方法之后，又一个临床诊断领域中的重大突破，促进了医学影像诊断学的发展。从磁共振现象的发现至今，发展极为迅速。由于其特殊的成像方法，各种新的成像技术的不断涌现，使其在临床诊断中的作用越来越突出。MRI对人体无放射性危害，并对人体无任何生物副作用，能对人体任意剖面进行直接成像，无骨密质对图像所造成的伪影，所以MRI对人体的骨与软组织系统的诊断提供了一种可靠和安全的新方法。

磁共振图像信号的强弱，一方面与组织类型有关，另一方面也与所采用的成像序列有着密切关系。所以，要更好地理解一幅磁共振图像，就必须掌握一些磁共振基本知识。

第一节　磁共振的形成

磁共振现象是指具有磁性的原子核处在外界静磁场中，并用一个适当频率的射频电磁波来激励这些原子核，从而使原子核产生共振，向外界发出电磁信号的过程。磁共振现象产生有三个基本条件：具有磁性的原子核、外界静磁场和适当频率的电磁波。

一、磁性原子核

原子核是由质子和中子组成的，质子带正电而中子不带电，且原子核一直处于自旋之中。自然界中有许多原子核，但并不是所有的原子核都具有磁性（能产生磁共振），只有那些质子数或中子数为奇数，或两者均为奇数时，这样的原子核就会带“净电荷”。根据电磁学原理，运动的带电体周围会产生磁场，所以这样的原子核就具有一定的磁场，称为磁矩（magnetic torque），用 μ 来表示。具有磁性的原子核有：氢（${}^{1}_{1}H$）、碳的同位素（${}^{13}_{6}C$）、氟（${}^{19}_{9}F$）、磷（${}^{31}_{15}P$）、钠（${}^{23}_{11}Na$）等，而氧（${}^{16}_{8}O$）、碳（${}^{12}_{6}C$）等原子核无磁性。

在人体中，各种组织含有丰富的氢原子（约占人体重量的2／3以上）。同时氢原子核在自然界中也是一个最简单的核，只有一个质子，所以通常氢原子核也称为质子。该质子绕其中心轴自转的同时，也在绕某一轴作进动（procession），这种运动方式与儿童玩的陀螺相似（图1-1-1）。对氢原子核进行MRI比其他种类的原子核成像方便，一般我们所说的MRI都是指对氢原子核的MRI。当然，也可以对其他原子核（如磷）进行MRI。由于在人体中其他原子核含量小，所以要得到清晰的图像就比较困难。

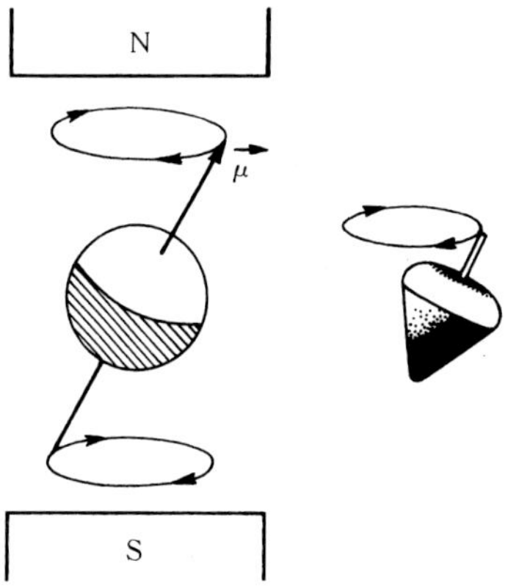

图1-1-1　原子核的进动

二、主磁场

为了形象地解释氢原子核在外界磁场作用下的行为，可以用一个指南针来描述氢原子核。指南针通过自己的磁场（比地球磁场小得多）与地球磁场相互作用，使指南针按地球磁场进行南北方向的排列。然而，磁性原子核与磁场之间的相互作用就比较复杂，但情况与此相似。

在没有外界磁场的情况之下，尽管人体内部所有质子都具有磁性，但是这些质子的自旋轴在人体内部的排列是无序的，以至于它们之间的磁矩相互抵消，总磁矩等于0。所以，人在平时并不体现具有磁性的现象（图1-1-2A）。而当人体处于外界强磁场中，通过质子与外界磁场的相互作用，使人体内部的所有质子进行定向排列（图1-1-2B）。由于质子在外界磁场下只能取顺主磁场或逆主磁场两个方向，其表现同指南针相近，但质子在外界磁场中的取向不是完全与外界磁场方向相同，而是以一定夹角绕外磁场作进动。

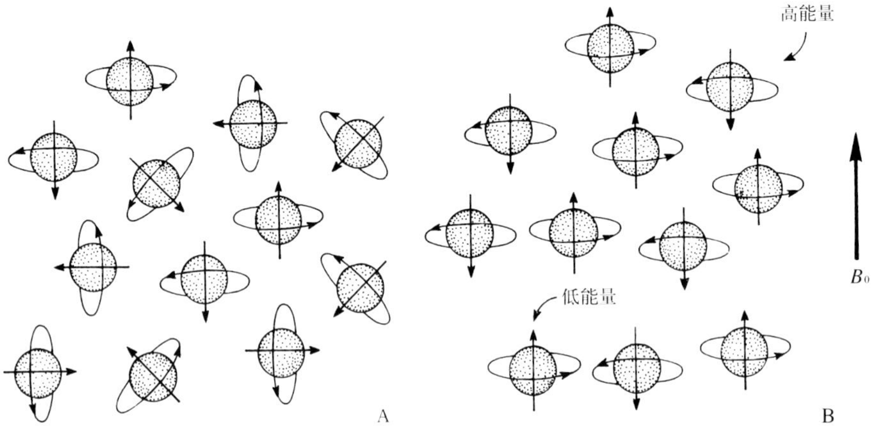

图 1-1-2 核分布情况 A. 无磁场情况下的原子核分布；B. 外界磁场存在情况下的原子核分布。

质子与外界磁场作用后，根据量子力学的原理，其能量是量化的，每个质子只能取低能态或高能态之一，两个能级的能量之差为 $\Delta E=\gamma \hbar B_0$，$\hbar=h/2\pi$，$h$为普郎克常数，$\gamma$ 为磁旋比，B_0为主磁场强度。由此可知，主磁场B_0越大，质子之间的能量差也就越大，磁共振图像的质量和信噪比也就越好。质子是根据自身能量大小来决定处于何种状态，一般在常温情况之下，当磁共振扫描仪的主磁场为1.5 T时，质子系统的低能量粒子数比高能量粒子数多8/2 000 000。所以，在此稳定状态下，其总的净磁矩十分微弱，产生磁共振的信号也是非常微弱。

三、激励与磁共振

磁共振现象的产生，首先必须使高能级的质子数目多于低能级的质子数目。将质子从低能级移至高能级的过程，称为激励。由于磁共振的频率是在射频波段，所以对稳定状态下的质子系统进行激励时，也必须采用射频脉冲。

射频脉冲是一种射频磁场，也是交变磁场［旋转的电磁波，因为它的频率在无线电波段（radiofrequency）之内，所以称之为射频脉冲］。

射频脉冲用于激励平衡状态的原子核系统，使处于低能级的质子通过吸收射频的能量后，跃迁至高能级状态，从而达到高能级的质子数目多于低能级质子数，使质子系统处于受激状态。射频脉冲施加的方法是：在主磁场作用的基础上，用一个射频脉冲从XOY平面内的OX轴射出，为了使原子核系统能吸收射频磁场发出的能量，射频磁场的能量E必须与质子的能级差ΔE完全相等，也就是$E=\Delta E$（图1-1-3），由于$E=\hbar\omega_r$和$\Delta E=\gamma \hbar B_0$，其中$\omega_r$为激励射频磁场频率，$\omega_0$为质子共振频率，所以$\omega_r=\gamma B_0=\omega_0$。这是磁共振基本公式，也称为拉莫（Lamor）公式。它要求在系统达到共振时，ω_r必须与ω_0 相同（ω_0和参与共振的原子核及磁场强度有关），质子才能吸收射频磁场的能量从能量低的状态跃迁到能量高的状态。这个公式将具有磁性的核、外界主磁场和激励射频磁场联系起来。

每一种具有磁性的原子核在磁场中的共振频率是不同的。对于氢质子核来说，$\gamma=26.75\times10^7$

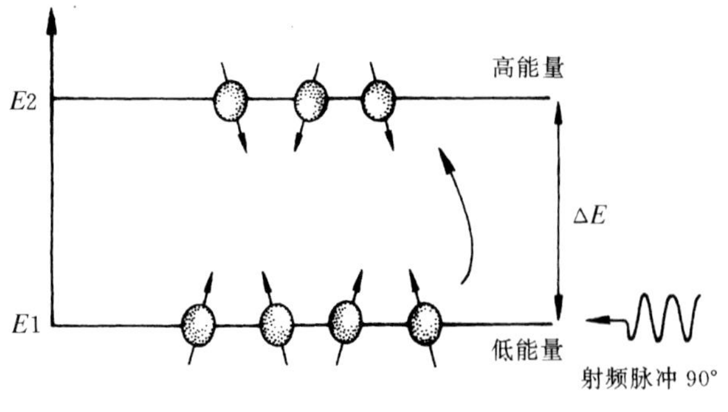

图 1-1-3 激励脉冲作用使处于低能级 $E1$ 的核跃迁至高能级 $E2$

$T^{-1}S^{-1}$，若磁共振扫描仪的磁场强度为 1.0T，则 ω_0 是 42.58MHz。

四、磁化矢量强度

前面，我们所讨论的是单个质子在外界磁场中共振的微观情况，每个质子在外界磁场中的取向不能任意，只能是两种状态中的一种。但是，我们都是观察在一定体积范围内所有质子在外界磁场作用之下的整体运动的宏观情况。

在质子系统处于平衡状态下时，由于所有质子在 XOY 平面内是随机分布的，低能级的质子数目多于高能级的数目，通过矢量叠加，得到所有质子磁矩的合磁矩，称为磁化矢量，用 M 表示（图 1–1–4A）。平衡状态下的磁化矢量用 M_0 表示。M_0 的方向是沿着 Z 轴（主磁场的方向），此时 M 没有横向磁化矢量分量（用 M_{xy} 表示）。但实际上，每个质子仍都在绕主磁场进动。由于各个质子磁矩的横向分量的无序性，导致了 $M_{xy}=0$，所以在宏观上只有总的纵向磁化矢量分量(用 M_z 表示)，$M_z=M_0$。

当质子从低能级跃迁至高能级时，整个质子系统的相位一致（有序排列），体现在射频脉冲作用后，出现一个很强的 M_{xy}，使受激原子核系统处于激发状态（图 1–1–4B）。当射频脉冲结束后，这些激发状态的原子核会将从射频磁场中所吸收的能量以电磁波形式向周围组织散发，回复至平衡状态（图 1–1–4C），这个过程就是弛豫（relaxation）。

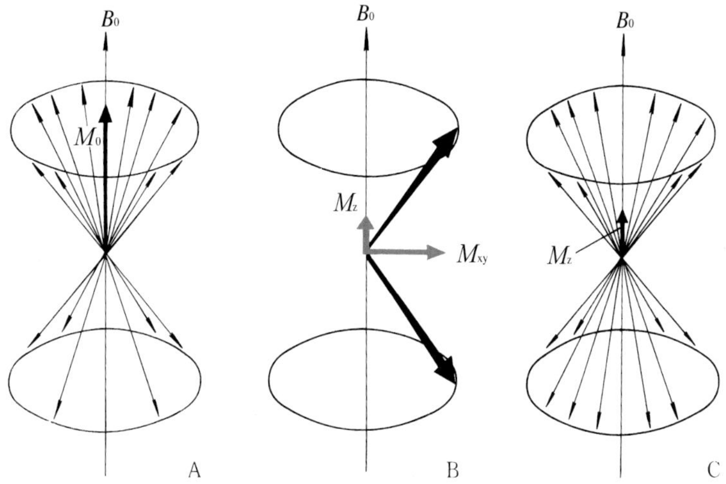

图 1–1–4 共振原子核的弛豫过程 A. 平衡状态下质子的分布情况；B. 激励射频磁场作用后质子趋于同相位，黑色箭头表示各磁矩合矢量。灰色表示 M_z 与 M_{xy}；C. 激励射频磁场关闭后，纵向弛豫速度慢，而横向弛豫速度快，质子在圆周上均匀分布。

五、弛豫过程和弛豫时间

弛豫过程是磁共振系统特有的一个物理过程，不同的共振核，它们的 M_z 和 M_{xy} 的弛豫速度是不同的，M_z 的恢复过程称为纵向弛豫过程，M_{xy} 的恢复过程称为横向弛豫过程。横向弛豫过程和纵向弛豫过程是两个机制完全不同的弛豫过程。

（一）纵向弛豫过程，T_1 弛豫时间 90° 脉冲使 M_z 消失（能级 E 1 与 E 2 上粒子数相等）而处于激发状态，但这是不稳定的，当射频磁场关闭后，M 又要回到原来的稳定状态，将共振所吸收的能量释放出来，这个过程称为纵向弛豫过程或自旋 – 晶格弛豫过程。

这是因为质子从高能级回到低能级时，通过热交换将共振所吸收的能量释放给周围的其他种类的原子核或晶格（磁共振一开始是用来研究原子核在其他种类的原子核环境中的运动规律，因此晶格就一直被用来表示其周围的其他种类的原子核），所以它是一个能量交换的过程。

它的恢复过程是一个指数上升的曲线（图 1–1–5）。纵向弛豫速度越慢，曲线越平坦。它可以用一个时间常数 T_1 来客观描述。纵向弛豫时间 T_1 的定义是：当 M_z 从 0 开始恢复到最大值 M_{z0} 的 63% 时所需的时间。当恢复时间为 $2T_1$ 时，M_z 恢复至最大值的 87%；当恢复时

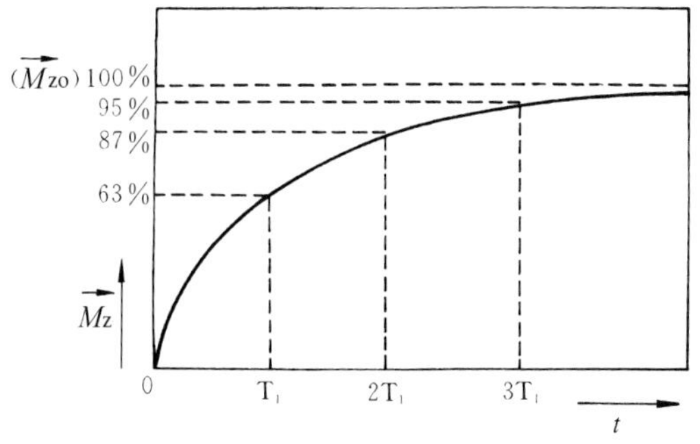

图 1–1–5 纵向弛豫过程

间为 $3T_1$ 时，M_z 恢复至最大值的 95%；当恢复时间为 $4T_1$ 时，M_z 恢复至最大值的 98%，基本上恢复至稳定状态。各种组织的 T_1 反映了各组织纵向弛豫过程的快慢，T_1 越长，弛豫越慢；T_1 越短，弛豫越快。生物组织的 T_1 值范围一般在 300 ~ 1 000ms 之间。

（二）横向弛豫过程，T_2 弛豫时间　90° 脉冲结束后，M_{xy} 增大，使所有系统内的质子处于同一个相位，当射频磁场关闭后，整个系统开始相散，M_{xy} 迅速下降，这个过程称为横向弛豫过程或自旋－自旋弛豫过程（图 1-1-6）。

这一过程是质子与质子之间（同种核）的相互作用。由于每个质子具有一个微小的磁矩，因此每个质子都要对其周围的其他质子产生影响；反之，每一个质子也都处在其周围的质子的微磁场内，每个质子实际上受到的磁场是这些微磁场和主磁场的叠加。由于每个质子所处的具体环境不同，实际上是处于不同的磁场强度下，这种磁场强度的不均匀，是由于原子核系统产生的，导致每个质子的自旋频率有微小差异，产生相散，所以这是原子核系统固有的现象。除此之外，质子与质子之间也发生能量的交换，交换的结果会导致相位上的无序性。所以横向弛豫过程是一个自发的过程。

横向弛豫过程是按指数规律变化的过程，横向弛豫过程快，该曲线越弯曲，可用客观的时间常数 T_2 来描述。横向弛豫时间 T_2 的定义为：M_{xy} 下降到最大值的 37% 所需要的时间。当衰减时间为 $2T_2$ 时，M_{xy} 衰减至最大值的 13%；当衰减时间为 $3T_2$ 时，M_{xy} 衰减至最大值的 5%。时间常数 T_2 反映了不同组织的横向弛豫过程快慢，横向弛豫过程越快，T_2 就越短；横向弛豫过程越慢，T_2 就越长。生物组织的 T_2 一般在 50 ~ 100ms 之间。

（三）表观横向弛豫过程，T_2^* 弛豫时间　由于局部主磁场的不均匀性，使磁场的不均匀程度增加，质子自旋频率的差异增大，使相散加快，引起横向弛豫过程速度也加快，使测得的 T_2 与理论上的 T_2 有一定误差，所以用 T_2^* 来表示组织的实际横向弛豫过程快慢（T_2^* 比 T_2 小），称为表观横向弛豫时间（图 1-1-7）。

因此，我们接收到的只是按 T_2^* 规律变化的信号，测出的是 T_2^* 的大小，而不是 T_2 的大小。所以，主磁场的均匀度会影响 T_2 图像的质量。T_2^* 与 T_2 越接近，说明了主磁场均匀度越高，磁共振扫描仪的性能就越好。

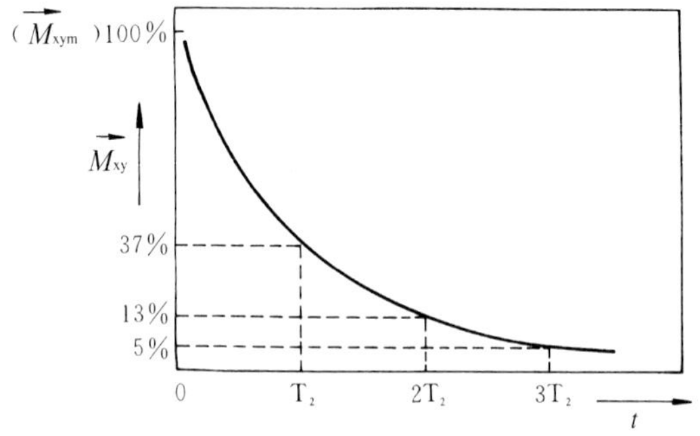

图 1-1-6　横向弛豫过程

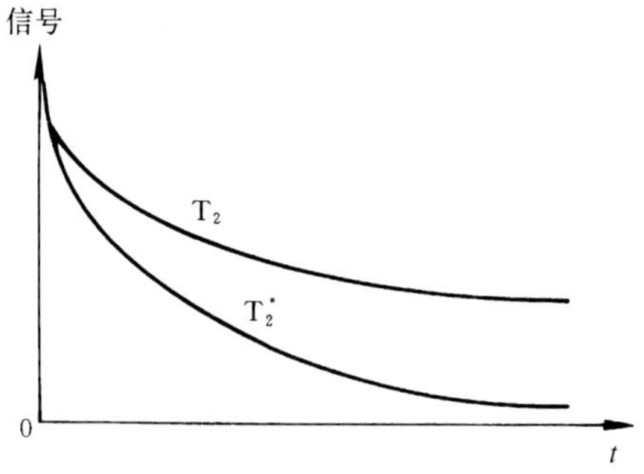

图 1-1-7　T_2^* 与 T_2 比较

六、磁共振信号

M_{xy} 的恢复过程是在快速进动的同时，因相散的作用，其幅度也在迅速降低，所以是一个螺旋下降的过程，它在 XOY 平面中的运动会在接收线圈中感生出一个交变的电动势（图 1-1-8），这个信号就是磁共振的信号，我们称为自由感应衰减信号（free induction decay, FID）。它是一个幅度按 T_2 指数规律变化的正弦波曲线（实际上是按 T_2^* 规律变化的）。

当 M_{xy} 在 XOY 平面内转动时，每当它朝向接收线圈时，就能收到一个正信号；当它背向接收线圈转时，收到一个负信号。

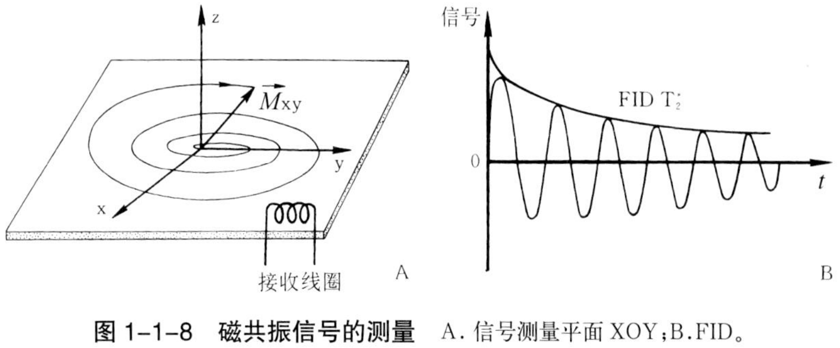

图 1-1-8　磁共振信号的测量　A. 信号测量平面 XOY；B. FID。

（黄　昕　江　浩）

第二节 MRI 序 列

将磁共振信号的强度转换成灰度级（黑的代表低信号，白的代表高信号）就得到了磁共振图像对比度。磁共振图像利用弛豫时间可达到500%的强对比度；而最差的是利用质子密度来成像，也可以达到15%的对比度。利用MRI的不同序列，通过成像参数的不同组合，利用被成像组织的某些性质上的差异，来增强图像的对比度，我们可以得到反映 T_1、T_2 和质子密度差异图像。

目前有许多不同的脉冲序列，一般将其分成常规成像序列和快速成像序列。

一、常规成像序列

（一）自旋回波（spin echo，SE）序列

1. SE 法　FID 由于磁场均匀度的影响，信号很快地按横向弛豫时间 T_2^* 衰减，使我们不能直接采到 FID。1955年，Hahn 提出一种可以在均匀度不是十分理想的磁场条件下得到横向弛豫时间 T_2^* 的方法，这就是 SE 法。

SE 法是一个以 90°－180° 为序列的脉冲序列（图1-2-1），先施加一个 90° 脉冲，使处于平衡状态 M_0 偏转 90° 而位于 XOY 平面上，出现一个很强的合矢量；

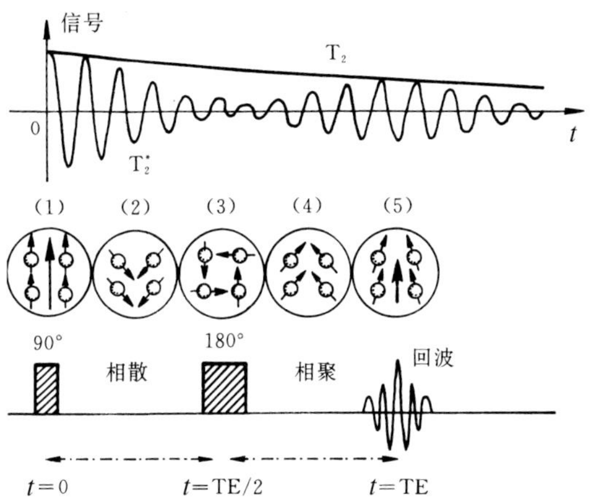

图 1-2-1　SE 序列

脉冲暂停后，由于共振原子核之间的相互作用和主磁场的不均匀性，导致了质子自旋频率上的差异，使质子系统迅速相散，出现合磁矩的迅速降低，因此收不到磁共振信号。SE 序列通过施加一个 180° 脉冲来校正相散现象。若在 90° 脉冲后等待 1/2 的回波时间（time of echo，TE，指 90° 脉冲至回波出现之间的时间），再施加一个 180° 脉冲，这个脉冲就会将所有不同相位的质子翻转 180°，原来旋转速度快、走在前面的质子，经过这个 180° 脉冲作用后走在了最后的位置上；原来旋转速度慢、走在后面的质子，变成走在前面的质子。由于它的速度仍然保持不变，再经过 TE/2 后，质子重聚在一起，变成同相位，再次出现磁共振信号，该信号称为回波（echo）（图1-2-2）。回波与 FID 是不同的，前者是 180° 脉冲作用的结果，等一段时间才出现，信号是从小到大然后再从大到小，体现了合磁化矢量相位的变化情况；后者是由 90° 脉冲作用后直接产生的，信号是从大到小，由于此信号无空间定位信息，MRI 无法利用此信号进行成像。

SE 序列是一个以 SE 法为基础来进行成像的方法，图1-2-1说明了这种方法是如何进行的。

（1）在 t=0 时，90° 脉冲使处于平衡状态下的 M_0 倒向 XOY 平面内，此时所有质子相位一致，M_{xy} 处于最大。

（2）由于主磁场的不均匀性和质子之间的相互作用，整个质子系统快速相散，M_{xy} 迅速下降（FID 变小）。

（3）在 t=TE/2，施加一个 180° 脉冲，使质子重新聚合。

（4）所有质子开始反向运动。

（5）在 t=TE，所有的质子相位重聚，出现了回波

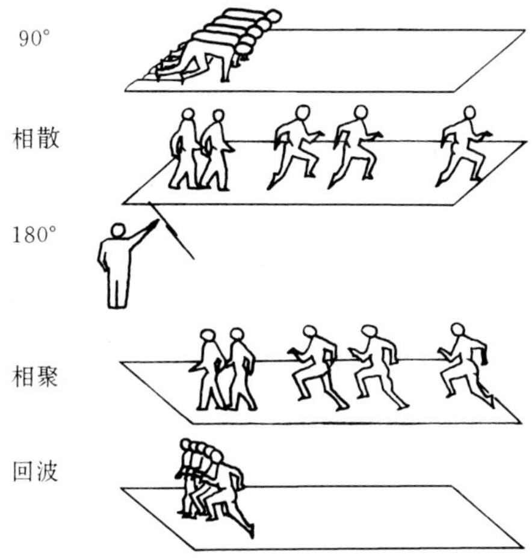

图 1-2-2　SE 产生过程

信号。

实际上，我们所用脉冲序列，每次只能对一个断面内的部分进行数据的采样。因此，要对所有断面（128×128 或 256×256 点阵的图像）进行数据采集，就要重复脉冲序列（重复128或256次）。重复时间（time of repetition，TR）是指两个基本序列之间的间隔时间，它取决于 M_z 恢复程度。

一个 180° 脉冲只能产生一个回波信号，但我们可以在一个脉冲周期内施加多个 180° 脉冲，这样每过一段时间，在每个 180° 脉冲后，就可以得到一个回波，直到磁共振信号消失为止。回波与回波之间的时间可以

是相等或不等。每个回波所得到的图像性质是不同的，所以通过施加多个 180° 脉冲后，我们可以在一次成像中得到同一层面的不同性质的图像，或者也可以是不同层面的图像。

对于 SE 序列，MRI 所需的时间与下列因素有关：TR、图像矩阵的行数（N_y，相位编码梯度磁场的变化次数）、激励次数（NEX）。SE 序列的图像数据采集时间为：$T_{采}$=NEX×N_y×TR。

例如，当 TR=1 800ms，图像矩阵为 256 列、256 行，NEX=2，则采集时间共需 30min。

2. *TR、TE 对磁共振图像的影响* TE 和 TR 对磁共振信号有着不同的作用。TE 决定了采集信号的时间点（因为曲线按 T_2 时间常数规律下降）；TR 决定了 M_0 中 M_z 的恢复量和它的初始值。所以，TE、TR 对 T_1 加权、T_2 加权的磁共振图像起着决定作用。

（1）TR 对磁共振图像的作用 在每个 TR 期间，M_z 按 T_1 时间常数恢复。TR 长，M_z 得到充分的恢复；TR 短，M_z 恢复不充分。所以，TR 决定了组织纵向恢复的程度，也就是决定了不同 T_1 组织在图像中的对比度。

例如，有两个 T_1 不同的组织（图 1-2-3）——组织R（T_1 短，恢复快）和组织 L（T_1 长，恢复慢）。如果 TR 长（2 000ms），尽管组织 R、L 的 T_1 不同，但都可恢复到平衡状态的值，在图像上就失去了 T_1 不同的对比。若 TR 短（500ms），由于组织 R 比组织 L 恢复快，再次激发时，组织R的 M_{xy} 大于组织 L，所以组织 R 的信号强度比组织 L 的高，两者构成明显对比，通过不同的 T_1 来显示组织的差别，这就是 T_1 加权像。T_1 加权像中，TR 越短，T_1 加权比重越大；TR 越长，T_1 加权比重越小。

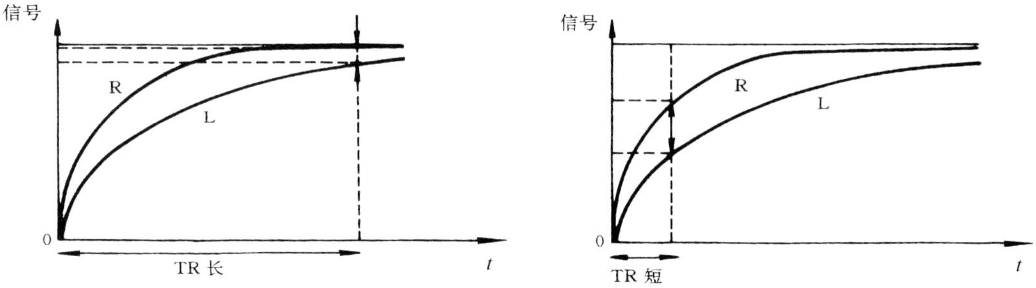

图 1-2-3 TR 的长短对信号的影响

（2）TE 对磁共振图像的作用 在每个 TE 期间，信号是按 T_2^* 时间常数衰减，也就是 TE 决定了每种组织 T_2^* 衰减的程度。TE 长，M_{xy} 衰减得多；TE 短，M_{xy} 衰减得少。所以，TE 决定了组织横向恢复程度的大小，也就是利用了不同组织 T_2^* 进行成像，组织在图像中的对比度取决于其 T_2^*。

组织 R 的 T_2 短，衰减快，组织 L 的 T_2 长，衰减慢（图 1-2-4）。如果采用长 TE（80 ~ 100ms），组织 L 的衰减比组织 R 慢，组织 L 的信号强度高，这种在图像中的亮暗差别就体现了组织的 T_2 差异，这种图像就是 T_2 加权像。若采用短 TE（20 ~ 30ms），尽管它们在横向弛豫时间上有着不同，但还没有完全体现出来，所以在图像上就失去了 T_2 不同的对比。T_2 加权像中，TE 越短，T_2 加权越弱；TE 越长，T_2 加权越强。

3. *T_1 加权像（T_1 weighted imaging，T_1WI）* 对于 T_1WI，为了减少 T_2 对图像的作用，可以使用短 TR（400 ~ 600ms）来增强 T_1 的对比度。从理论上来讲，TE 越短越好，但是由于磁共振扫描仪的限制（为了避免接收线圈的饱和），其次在这期间还要施加一个 180° 脉冲，所以一般 TE 在 15 ~ 30ms 之间。短 TR、短 TE 获得的 T_1WI 中（图 1-2-5），组织的 T_1 越短，恢复越快，信号就越强（白），组织的 T_1 越长，恢复越慢，信号就越弱（黑），如脂肪为强信号，而脑脊液为低信号。

4. *T_2 加权像（T_2 weighted imaging，T_2WI）* T_2WI 就是要将 T_1 作用减少到最小。通过增加 TR，能使 T_1 不同的组织都能得到充分的恢复。这样，信号对 T_1 的依赖性就很小。此外，长 TE（120ms）也能增加 T_2 的对比度。SE 序列的长 TR、长 TE 获得的 T_2WI 中（图 1-2-6），T_2 长的组织信号强（白），T_2 短的组织信号弱（黑），如液体及水肿表现为强信号，而肌肉为灰黑色。

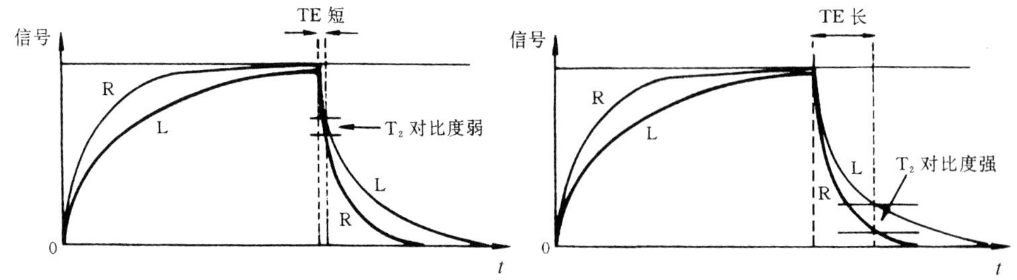

图 1-2-4 TE 的长短对信号的影响

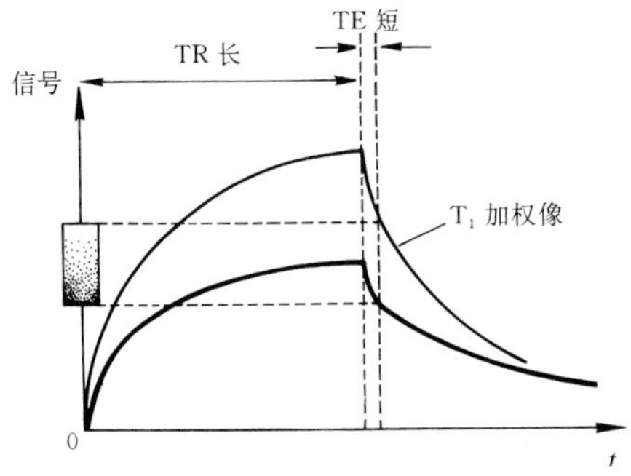

图 1-2-5 T_1 加权像

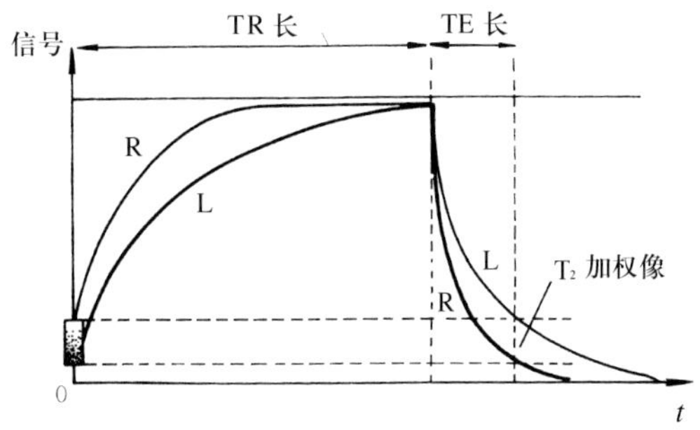

图 1-2-6 T_2 加权像

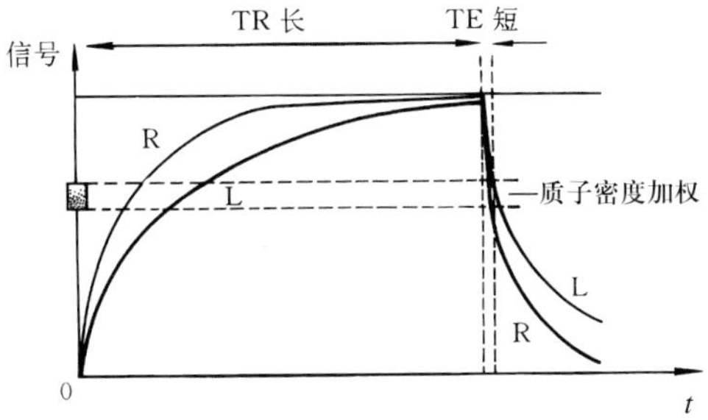

图 1-2-7 质子密度加权像

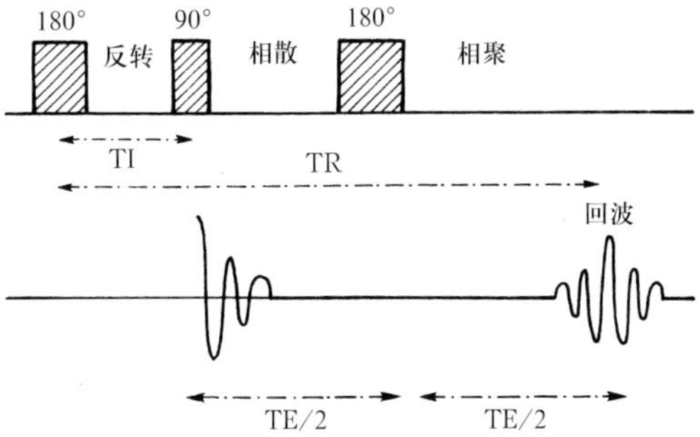

图 1-2-8 IR 序列

5. 质子密度加权像 质子密度加权像的对比度主要与质子密度有关，为了减少 T_1 和 T_2 的影响，选取长 TR（2 000ms）和短 TE（30 ~ 40ms）（图 1–2–7），使 M_z 基本恢复到平衡状态时的 M_{z0}。如果组织不存在质子密度上的差别，那么也就不存在信号强度上的差别；若组织之间的质子密度不同，在平衡状态时它们的 M_0 就有不同。由于生物组织的质子密度相差不大，所以质子密度加权像的对比度不强（一般为 10% ~ 15%），但是具有较高的信噪比，以便于观察细小结构组织。

通过改变 TR 和 TE 的长短，我们可以得到一个 T_1WI 或 T_2WI。但要得到一幅纯粹的 T_1WI、T_2WI 是不现实的。这是因为，每一幅图像或多或少与 T_1、T_2 和质子密度有关，只是各参数表现的程度不同而已。

对于多回波序列而言，TR 长（2 000ms）的序列中，一次扫描可以得到多个不同的回波信号。TE 短的回波与质子密度有关（脑脊液是黑灰色，灰质为灰，白质为强信号）；随 TE 逐渐延长，图像质子密度的作用逐渐减弱，而 T_2 因素逐渐增大（脑脊液与灰质信号逐渐加强，白质渐渐下降）；当 TE 很长时，图像为很重的 T_2WI（脑脊液为强信号，灰质变为弱信号，而白质为灰色，出现了信号强度的翻转）。SE 序列可以在同一个脉冲序列中得到质子密度加权像和不同权重 T_2WI，具有很大的临床应用价值。

（二）反转恢复（inversion recovery，IR）序列 由于 TE 有限，SE 序列的 T_1WI 的质量不尽理想。IR 序列是用来得到最佳的 T_1WI 的成像序列（图 1–2–8），它是以 180° –90° –180° 为序列的脉冲序列。第一个 180° 反转脉冲使 M_0 反转，反转脉冲结束后，无 M_{xy} 的存在，M_z 开始恢复，等 M_z 过了 0 点后，在时刻为反转时间（time of inversion，TI）时，再施加一个 90° 脉冲（此后的脉冲方式同 SE），将所需测量 M_z 倒向 XOY 平面，然后再施加 180° 脉冲，就可以得到回波信号。IR 序列的 TR 一般为 1 800 ~ 2 500ms，而 TI 为 400 ~ 600ms。

IR 序列相对于 SE 序列来说，在 M_z 的恢复过程中，由于经过了从（$-M_{z0} \sim +M_{z0}$）的过程，使不同 T_1 组织的恢复差别加大（图 1–2–9），再次激励后得到的图像中 T_1 权重增加（如白质与灰质之间的强度有了明显

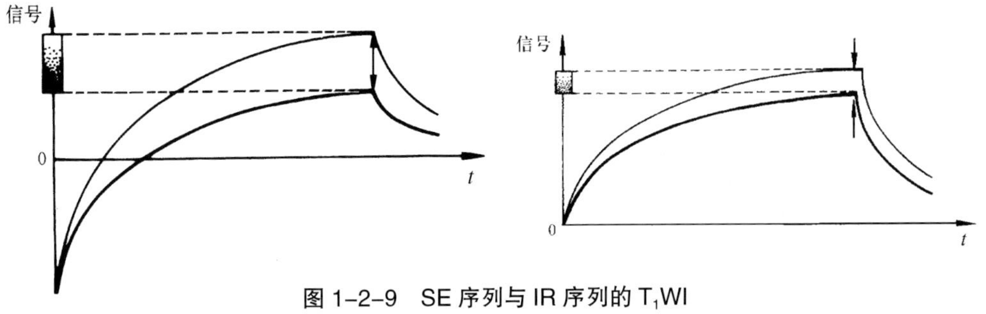

图 1-2-9 SE 序列与 IR 序列的 T_1WI

的差别）；但是，这个序列也有缺点，有些扫描仪只接收正信号，也会出现交叉点，使图像信息损失，早期有利用此法对某些组织的信号进行抑制。

二、快速成像序列

传统成像序列（SE 序列），由于成像时间长（二三个平面需要 15 ~ 60min）。若成像时间能缩短，则对重危患者、减少由运动产生的伪影、对运动性器官的成像等都有极大的意义。快速成像序列发展较快，种类也颇多，时至今日，MRI 已能对心脏、血流进行成像，甚至进行动态成像。下面介绍几种常用的快速成像序列。

（一）梯度回波（gradient echo，GE）序列 在 SE 序列中，TR 很长，目的是等待 M 的充分恢复。若使用小于 90° 的射频脉冲，如 30° 脉冲，则 M_{xy} 就已足够大，而 M_z 仍变化较小，就可以使 M 的恢复时间大大缩短，使成像时间比传统成像序列快 10 倍左右。由于该成像方法的 M_z 基本不变，所以就不能像 SE 序列中使用 180° 脉冲来聚合相位，只能施加梯度场，利用磁场的不均匀性，来对相位进行聚合和分散，这就是 GE 法。GE 法是利用射频脉冲之后的 FID 进行成像，要有很短的 TE，信号的衰减基本上按 T_2 变化，也可以较真实体现组织 T_2 特性。但若 TE 较长（TE 大于 10ms），FID 则按 T_2^* 变化。

GE 法是由两个梯度场组合变化而成，在第 1 个周期内（时间很短），第 1 个负向梯度场被加在频率编码方向上，在该方向上的所有质子即刻相散；当第 1 个梯度场关闭后，立刻打开第 2 个梯度场，这个梯度场的大小与第 1 个梯度场相等，但方向相反，它将相散的质子重新聚合（图 1-2-10）。由于 GE 法

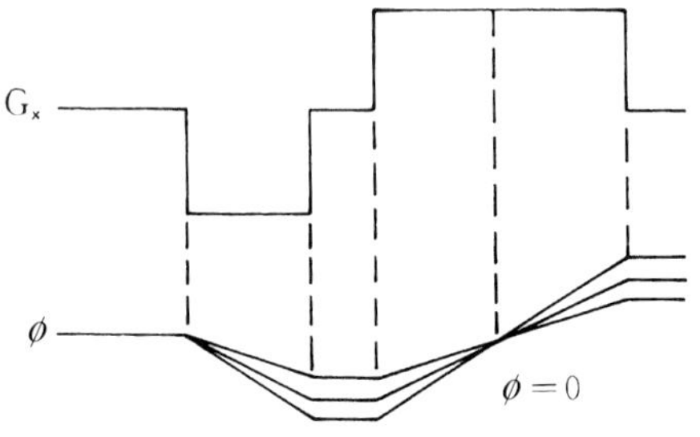

图 1-2-10 正、反梯度磁场聚合磁矩作用

是采用两个极性相反的梯度场来聚合相位，所以对主磁场的不均匀性十分敏感。

Ernst 发现，在 TR 和 T_1 值大小给定的前提下，通过下面 Ernst 公式：$\cos\theta_{Ernst}= e^{-TR/T_1}$ 能得到一个最佳的偏转角度 θ_{Ernst}，使信号最强。θ_{Ernst} 能将 M_z 的最大恢复和 M_{xy} 的最大回波协调起来。当 TR 长，θ =90°，信号值最大；而当 T R 短时，应当通过减少 θ 来得到最佳的信号值。若组织的 T_1=500ms，TR=2 500ms，θ 为 86°（接近 90°）；当 TR=100ms，θ 为 35°。

使用 GE 序列，若 TR 小于 T_2^*，下一个周期脉冲到来时，还存在着上一个周期的 M_{xy}（图 1-2-11），它的大小正比于 e^{-TR/T_2}，所以测到的信号来源于两个方面，其一是 M_z 的倾倒所产生的，其二是残余的 M_{xy}。

下面介绍几种常用的 GE 序列，并解释如何消除或增强残余的 M_{xy}。

1. 扰相快速小角度激发成像（fast low angle shot，FLASH）序列 脉冲激发方式如图 1-2-12 所示。其特点是：在 GE 之后，在层面选择梯度方向上再加一“扰相梯度”（spoiling gra-dient），使残留的质子横向磁矩在下次射频脉冲到来之前完全去相位（dephasing）。由于短 TR、TE，图像具有 T_1 加权性质。同时 TE 的大大缩短，使多平面成像成为可能。当翻转角为 90° 时，扰相 FLASH 序列所得到的图像与常规 SE 序列类似。若 TR 与 SE 序列 TR 相似时，因扰相 FLASH 序列的翻转角较小，质子的横向磁矩显然比普通 SE 序列的要小，所以回波信号也比 SE 序列的弱。

因为“扰相梯度”消除了残余的 M_{xy}，所以图像为 T_1 加权像或质子密度加权像。当倾倒角很小时（5° ~ 15°），M 很靠近它的平衡位置，充分恢复，信噪比较好，图像的强度主要取决于它们的质子密度的强弱。若倾倒角较大时（45° 左右），M 的恢复量主要取决于组织的 T_1，得到的图像是 T_1WI。在这个序列中，倾倒角的作用如同 SE 序列中的 TR 值。

若延长 TE，也能得到 T_2（T_2^*）WI，但是图像的信

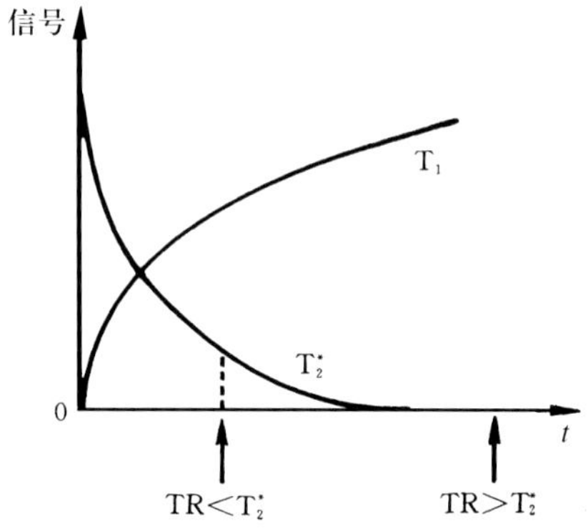

图 1-2-11 当 T R 小于 T_2^* 时，上一个周期残余的 M_{xy} 会对信号有影响

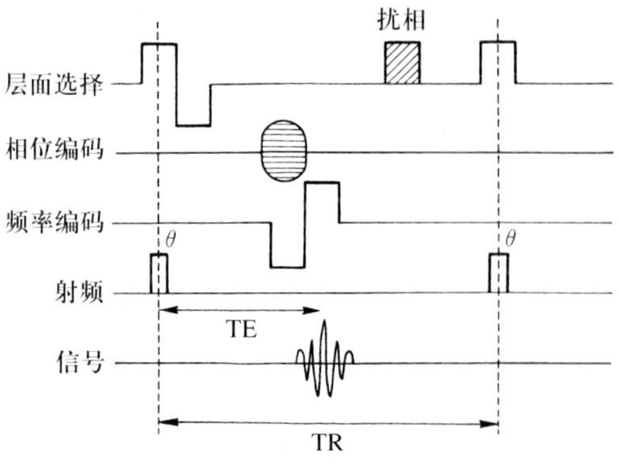

图 1-2-12 扰相 FLASH 序列时序图

噪比却有明显下降，甚至可能出现伪影，一般较少采用。

2. 稳态（steady-state）FLASH 序列 为了使不同周期内的残余 M_{xy} 能重新聚合，我们可以用稳态 FLASH 序列（GE 公司称为 GRASS 序列，Siemens 公司称为 FISP 序列，Picker 公司称为 FAST 序列），该序列与扰相 FLASH 序列相反之处是，扰相 FLASH 序列在回波之后给予一个"扰相梯度"以消除横向磁矩的同步性，而该序列却给予一个"补偿梯度"（rewinder），使相位达到最大程度的同步（图 1–2–13）。它是一个与相位梯度场大小相等、极性相反的梯度。它与"扰相梯度"的作用不同，主要是用来补偿因相位编码梯度场产生的相散，从而使残余的 M_{xy} 加强。

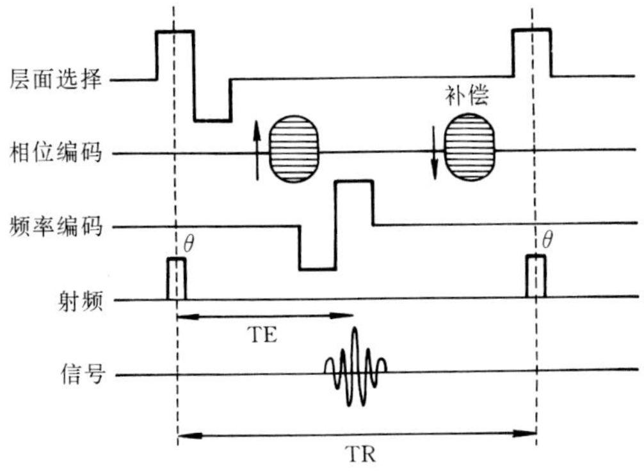

图 1–2–13 稳态 FLASH 序列时序图

稳态 FLASH 序列所接收的磁共振信号强度，取决于质子横向磁矩在获得补偿梯度之前是否去相位及其去相位的快慢（T_2^*）和质子接受补偿梯度后横向磁矩的相位聚合程度。一般来讲，在稳态 FLASH 序列中，对于 TR 远远大于 T_2^*（TR 为 100ms 左右），因下一次脉冲到来时无横向磁矩，其效果类似于 FLASH 序列中"扰相梯度"所造成的横向磁矩去相位化，此时稳态 FLASH 序列基本等同于 FLASH 序列，得到的是 T_1WI。当 TR 小于 T_2^*，质子相位聚合较完全，由于在这个序列中共有两个回波，其中一个在 M_z 的平衡位置附近（T_1 加权还是质子密度加权像取决于倾倒角的角度）；另外一个是在 M_{xy} 平衡位置附近（产生的是 T_2 加权），导致 M_z 与 M_{xy} 的相互混合，图像的信噪比较好，但参与对比度的因素复杂，与 T_2、T_1 都有关（实际上是与 T_2^*/TR、T_1/TR 有关）。若组织的 T_2 很长（脑脊液和水肿），它们会产生很强的信号。

随着 TE 的增加，可以得到强对比度的 T_2WI，但伪影同时加大。当 TR 缩短时，能使 T_2^* 保留有较多的相位聚合的横向磁矩。因此可以说，稳态 FLASH 序列对长 T_2^* 的组织显示较 FLASH 好。同样，因稳态 FLASH 序列最大限度考虑了组织的横向磁矩及其衰减的情况，也使 T_2 较长的组织显示较好。

3. 对比度增强（contrast-enhanced）FLASH 序列 由于 M_z 与 M_{xy} 的相互混合，尽管能提高图像的信噪比，但是图像的对比度却下降，而在对比度增强 FLASH 序列中，由于使用连续的相位聚合，在第 2 个回波形成时，M_{xy} 与 M_z 被分开（图 1–2–14），我们只收集第 2 个回波信号，产生 T_2(T_2^*) WI。由于 TE 长，所以信噪比就弱，但图像具有很强的 T_2（T_2^*）加权比重。

对比度增强 FLASH 是唯一能得到最佳 T_2WI 的 GE 序列。它的第 2 个回波处于 M_{xy} 平衡位置附近。在这个序列中，因为激励产生的回波要在下一个周期才收集，所以它的信噪比一般（TE 长）。

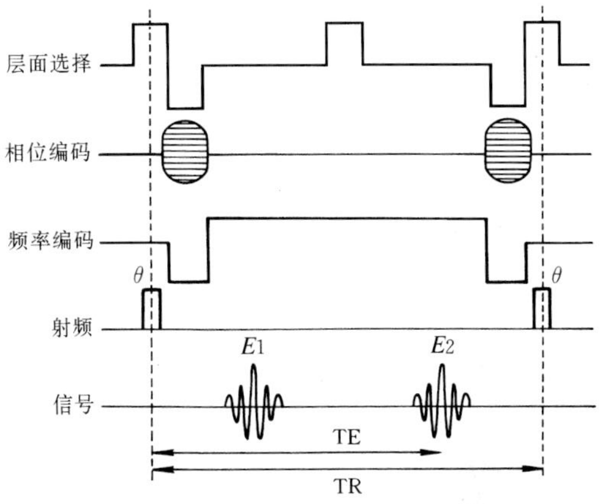

图 1–2–14 对比度增强 FLASH 序列

（二）快速自旋回波（fast spin echo，FSE）序列

FSE 序列是用来得到多个回波信号，并能明显缩短信号采集时间的一个脉冲序列（Bruker 公司称为 RARE 序列，GE 公司称为 fast spin echo 序列，Siemens 公司称为 turbo spin echo 序列）。该序列与 SE 序列有类似之处，都是采用 90°–180°–180° 的脉冲序列。不同之处在于 FSE 序列在单个 90°–90° 即 TR 期间内使用了多个 180° 脉冲，分别与不同的相位编码对应（图 1–2–15），可以通过一次扫描就能得到 64 或 128 个回波（若一个周期内梯度磁场变化数目为 64 或 128），并产生一幅图像；而常规 SE 序列是在一个周期之内，采用的是相同的相位编码，一次扫描只能得到一个层面的多个不同回波。FSE 序列在一个周期内的回波数，称为回波链长度（echo train length，ETL）。FSE 序列可明显减少数据采集的时间。

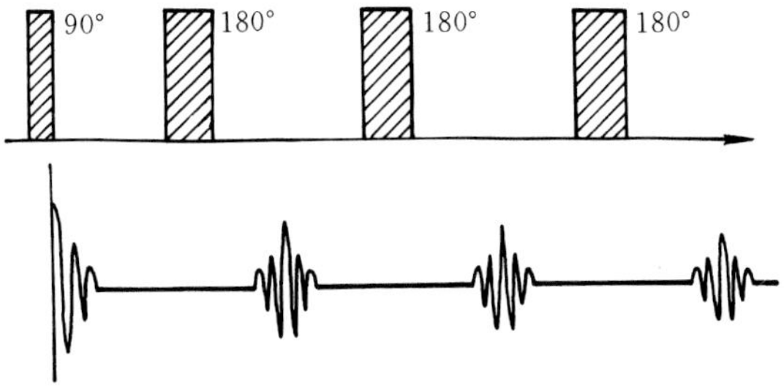

图 1–2–15 FSE 序列的时序图

FSE 序列的采样时间为：T=NEX× TR× 相位编码数 /ETL。

若 SE 序列与 FSE 序列的 TR 和 TE 均相同的话，则 SE 序列的成像时间与它的回波数目无关；而 FSE 回波数目越多，成像时间就越短。例如：图像矩阵为 128×256，TR=1 800ms，TE=33ms，NEX=1，SE 序列所需的时间为 3.84min。而 FSE 序列，当采用 8 个回波时，成像时间为 0.48min；64 个回波时，成像时间为 0.06min。

多个回波的使用，使质子的横向弛豫对磁共振信号的贡献明显增大，信号的强弱反映出质子 T_2 弛豫时间的长短。由此，FSE 序列具有明显 T_2 加权的性质，越在后面的回波，T_2 加权比重越大，液体信号很强。若得到的是多幅图像，则前几幅是质子密度加权像，后几幅是 T_2WI。

（三）回波平面成像（echo planar imaging，EPI）序列 自 1977 年 Mansfield 推出 EPI 以来，由于该成像方法复杂，对成像系统要求高，图像信噪比低，并且图像有几何变形和化学位移伪影的干扰，所以此技术未获应用。近年来，随 MRI 系统的硬件及软件技术的改进，如振荡梯度场及磁场均匀度的提高、抑制技术的成熟，此特殊的成像方法能将成像时间缩短至毫秒级，引起了广大放射医生的兴趣，这种方法极大地拓展了 MRI 的应用范围，使磁共振动态成像成为可能。EPI 速度极快，与其他的快速成像方法（如 FSE）相比，更具有竞争性。此外，EPI 序列具有独特的图像加权特性，所以为肌肉骨骼系统的成像提供了一种全新的成像方法。

1. EPI 序列成像方法 图 1-2-16 说明了 EPI 序列的脉冲及梯度场变化。EPI 序列的前半部与 SE 序列基本相同，使用 90° 和 180° 激励脉冲。后半部与 SE 序列完全不同，通过对频率编码梯度场快速地进行正负切换，使磁矩反复地进行相散和相聚，形成一系列梯度回波信号。

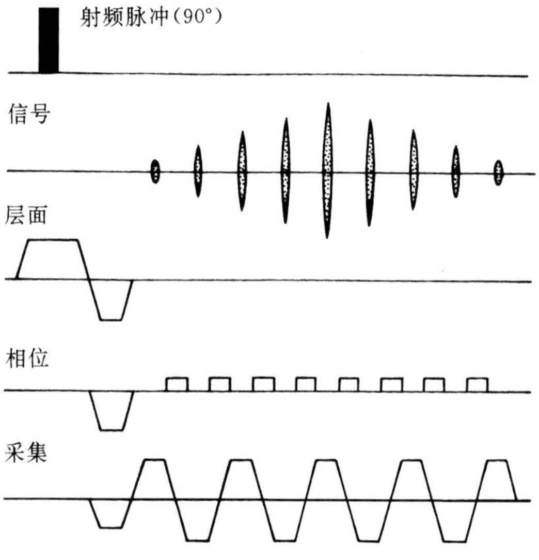

图 1-2-16 EPI 序列时序图

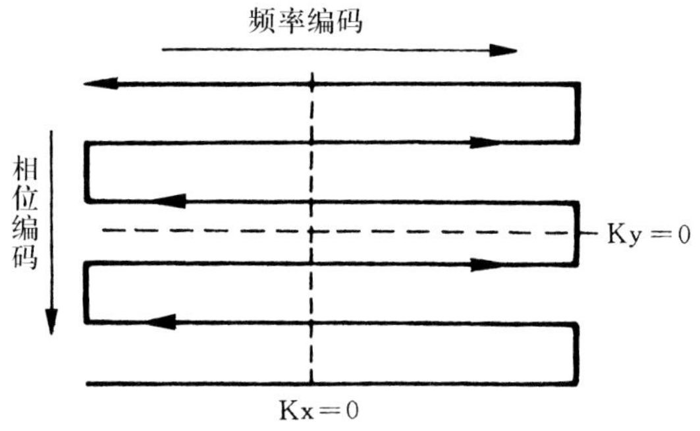

图 1-2-17 EPI 序列相位空间的变化情况

我们可以通过图 1-2-17 来了解数据的采集及相位空间的变化情况。在序列开始时，数据采集是从相位空间的左下角开始，然后逐渐向上（图中用箭头来表示）。每一次频率编码梯度场的变化，相对应于一行数据的采集；而相位梯度场变化一次相当于从一行至另一行的变化。当一个序列结束时，完成对全部相位空间的数据采集。

从功能上来讲，EPI 序列与 SE 序列的不同之处在于：EPI 序列能在一个 TR 周期内对多行数据进行采集。例如，选用 ETL=8，在每个周期内能对 8 行进行采集，这样就不能在一个周期范围内采集所有的数据，必须通过多次重复才能完成整幅图像的数据采集，这样的 EPI 序列称为多激发回波平面成像（multishot EPI）。若 EPI 序列能在一个周期范围内完成所有成像数据的采集工作，则将该序列称为单激发回波平面成像（single shot EPI），多激发回波平面成像的激发数（shots）为：激发数 = 相位编码数目 /ETL。而 SE 序列，每个周期内只能采集一行的数据，必须通过增加扫描次数来得到充分的数据。

对于 EPI 序列，其数据采集时间为：T =TR× 激发数。

EPI 序列与 FSE 序列基本相近，都能在一个周期内采集多行图像数据。但 FSE 序列是用 180° 脉冲对 *M* 进行相位聚合；而 EPI 序列不采用任何聚合相位脉冲，是通过改变频率编码梯度场方向来产生梯度回波。一般 EPI 序列的成像速度为 100ms，而 FSE 序列为 600ms 左右。

2. EPI 序列图像特点 EPI 序列成像采用梯度场来对相位进行编码，这种编码方法所产生的相位差异与质子的位置有关。这是因为刚开始激励时，处于共振区边缘质子的共振频率与共振区质子的共振频率存在差异，进动速度不同，由于没有 180° 脉冲来对质子相位进行重新聚合作用，随着回波数的增加，其相位偏差逐渐加大。当图像重建时，在共振区边缘的质子因存在相位上的误差，导致相位编码方向产生伪影，这种伪影对于脂肪尤为明显，所以必须进行图像校正处理。

（1）脂肪的化学位移伪影 脂肪由于信号较强，其化学位移与水的质子相差较大，在 1.5T 磁共振扫描仪，其共振频率与水质子的共振频率差约为 220Hz，所以会引起相位编码方向上伪影（脂肪图像偏移其原位置）。虽然在其他成像序列中也能观察到此类现象，但是 EPI 序列尤为显著（相位编码方向伪影大大超过频率编码方向），对于给定的视野及空间分辨率的大小，可以用下式来估计 EPI 序列图像中脂肪的化学位移伪影的偏离度：偏离点数（像素数）=220（Hz）× 回波序列持续时间。

通常回波序列持续时间为 100ms 左右，脂肪至少偏离原位 22 点像素。在 EPI 序列中，脂肪的化学位移伪影会严重干扰正常图像，必须采用脂肪抑制技术。

（2）几何变形　用 EPI 序列成像，会在共振区边缘处产生另外一种比脂肪化学位移伪影更为复杂的伪影，在视野区域内，由于磁场比较均匀，其内所有水的质子均处于共振。然而，在共振区边缘、组织与气体、组织与骨的交界面处，在顺磁物质的作用下，会产生局部磁场的不均匀，使该处水的质子进动频率偏离其共振频率，这种偏离程度难以确定，所以此类伪影就难以改善。几何变形一般在相位编码方向上较大。

随着 TE（约 60ms）增大，在图像上能观察到质量很好的关节软骨图像，但也必然会导致偏离共振区域水的质子相位偏差，使关节软骨在相位编码方向产生几何变形。这种伪影不能用脂肪抑制技术来消除，但可以通过降低回波序列的 ETL 使此类伪影得到改善。

由于骨与肌肉成像需要较高的空间分辨率，只有在高性能的磁共振扫描仪上进行 EPI 快速成像，才能提高成像速度和质量。而在常规磁共振扫描仪上可采用多段回波平面成像法来解决此类问题，一般采用 8 ～ 16 个 EPI 的数据采集段就可以得到与常规序列图像相近的质量。但在一些均匀性较差的区域，如肠、肺、组织与空气交界面处，就必须增加 EPI 的数据采集段数来改善图像的质量。

（3）EPI 序列对图像对比度的影响　EPI 序列的对比度一方面取决于序列之前使用的预脉冲，另一方面也取决于 EPI 序列的本身。如采用 90° −180° 的“SE-EPI”序列（图 1-2-18A），则在 90° −180° 脉冲之后，回波信号峰值是按 T_2 变化的，但回波的信号仍按 T_2^* 变化，所以图像的对比度与 T_2、T_2^* 有关。若 EPI 序列的预脉冲为 90° 时，采用“GE-EPI”（图 1-2-18B），则 90° 之后，回波信号仅与 T_2^* 有关，所以是 T_2^*WI。

除此之外，EPI 序列的本身也会对图像的对比度产生作用，因回波是按 T_2^* 规律变化的，所以 TE 长短也会对图像对比度有影响。

目前常用的快速成像序列有 GE 序列、SE 序列、FSE 序列和 EPI 序列。在相同的 TE 条件下，GE-EPI 序列的 T_2^* 权重最大，其后依次为 GE 序列、SE-EPI 序列、SE 序列和 FSE 序列。用 EPI 序列获得的图像对 T_2^* 具有很强的依赖性（TR 无限），但若在 EPI 序列前先施加一个 180° 脉冲，则也可以得到 T_1 加权的图像。

三、抑制信号技术

某些情况下，为了能清晰显示病变，通常需将某些很强信号的组织加以抑制，如对脂肪信号抑制。目前在低磁场磁共振扫描仪中常使用 Dixon 脂肪抑制技术，它是利用水的质子和脂肪中质子共振频率的差异来抑制脂肪信号。其原理是：在 SE 序列的不同回波时间点，分别采集水和脂肪的质子 M 一致的及相反的磁共振信号（图 1-2-19），两个磁共振信号相加可除去脂肪质子的信号，得到纯水的质子图像；如果这两个信号相减，可除去水的质子信号，得到纯脂肪的质子图像，由于各扫描层之间的定位差异及信噪比较小的缘故，后者不适合于骨与肌肉的成像。

信号抑制也可以用 IR 法来对某一组织的信号进行处理。因为在恢复过程中，所有组织的 M_z 都必须通过 0 点，而且时间不同。利用这一特点，可以对某一组织进行抑制，例如脂肪组织，选取 TI 为 $0.69T_1$（T_1 为脂肪的弛豫时间），使脂肪的信号强度正好处于 0 点，所以就接收不到它的信号。这种方法称为短 Tau 反转恢复法（short tau inversion recovery，STIR）。这种成像方法的缺点是，成像时间长，同时信噪比低。

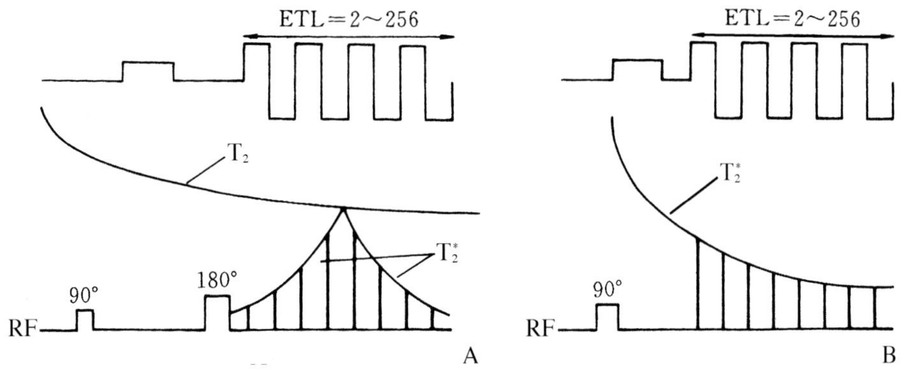

图 1-2-18 EPI 序列图　A.SE-EPI 序列；B.GE-EPI 序列。

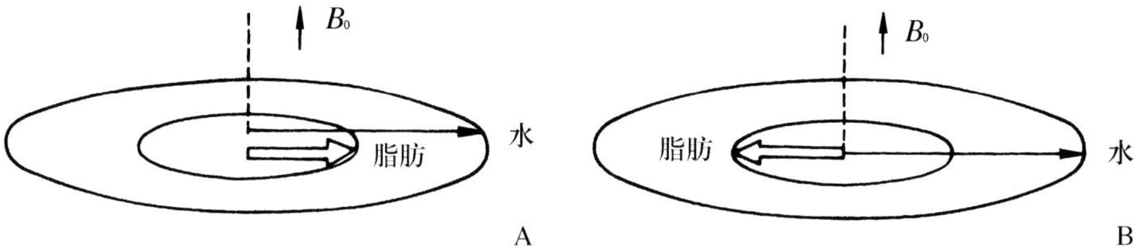

图 1-2-19 Dixon 脂肪抑制技术 A. 水与脂肪同相位；B. 水与脂肪反相位。

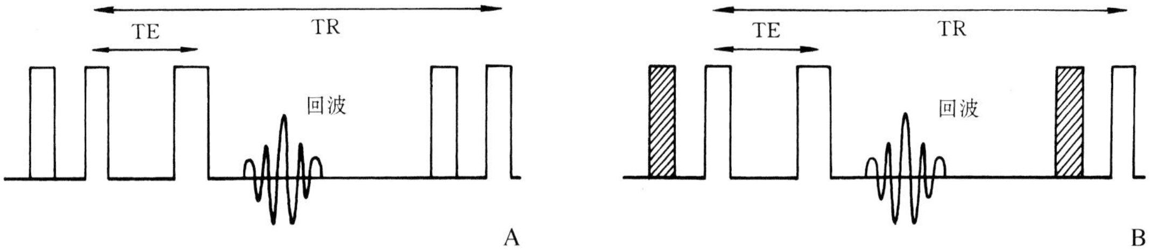

图 1-2-20 Chess 脂肪信号抑制法 A. 采集水的质子信号，浅灰色为脂肪的质子抑制信号；B. 采集脂肪的质子信号，深灰色为水的质子抑制信号。

频率饱和法也是一种常用的脂肪抑制技术，采用带宽较窄且与脂肪共振频率一致的射频脉冲，使脂肪产生饱和，然后再施加一个频带宽的脉冲对成像范围内的所有质子进行激励，其中脂肪已被抑制，发出的信号很弱或无信号产生。但此种抑制方法的缺点是，由于射频脉冲的不均匀性，导致整个图像范围内对脂肪抑制的不均匀。这种方法对运动性器官敏感，仅适合于二维成像。若脂肪与肌肉信号较近时，抑制效果就差，如常用的Chess方法，其原理是利用SE序列，分别选择与水、脂肪的质子的共振频率带宽一致的90° Gaussian形（第1个）90°脉冲激励，后再用含有水、脂肪的质子的混合带宽的SE序列（第2个）90°脉冲激励。如预选择的Gaussian形90°脉冲带宽与脂肪的质子共振频率一致，则脂肪的质子处于饱和状态。不能接收第2个90°脉冲激励，回波信号中无脂肪质子的成分，为纯水的质子图像。同样道理，如预选择的第1个90°脉冲带宽与水的质子共振频率一致，则得出的是纯脂肪的质子图像（图1-2-20）。

另外一种常用的脂肪抑制技术是“频谱空间法（spectral-spatial）”。这种方法不仅利用了频率选择法，而且又对空间具有选择性能，对脂肪的空间频谱进行抑制。在成像序列中采用的是针对水的质子频率且具有窄的空间选择性的射频激励脉冲，来取代宽带的空间选择激励脉冲。也就是说，在成像序列开始的层面选择激励脉冲只是对水的质子进行激励，而对脂肪的质子不进行任何处理。这种脂肪抑制技术的优点是，射频脉冲不均匀性对图像的影响较小，只对水的质子产生偏转角的偏差，而对脂肪的质子无任何影响。用这种方法对骨骼周围区域、骨髓成像，其图像质量有了很大的改善。

（黄 昕 江 浩）

第三节 磁共振扫描仪的成像方法和安全性

磁共振扫描仪是一个综合的复杂系统，主要由以下几大部分组成：主磁体、梯度磁场、射频磁场和控制部分组成。

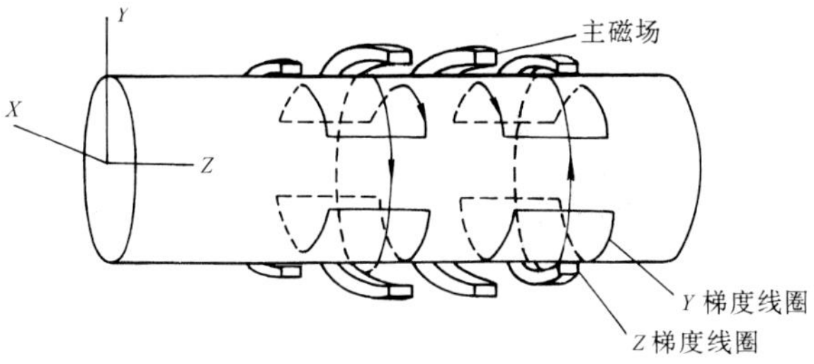

图 1-3-1 磁体线圈示意图

一、磁共振扫描仪的结构

（一）主磁体 这是一个最基本的单元。主磁体系统用于产生强大的、均匀的和高强度静磁场（图 1-3-1）。通常所说的磁共振扫描仪有多少特斯拉就是指主磁场的强度。主磁场的强度对图像的质量起着重要的作用，磁场强度越大，图像越佳，同时信噪比也就越高。主磁场的均匀度是由微调线圈来控制，也是机器性能优劣的一个重要指标。产生主磁场的方法很多，但要求它在受检区域中有很高的均匀度，其误差一般不能超过 50×10^{-6}。主磁场的作用就是让受检者体内的所有质子沿着主磁场进行定向排列。

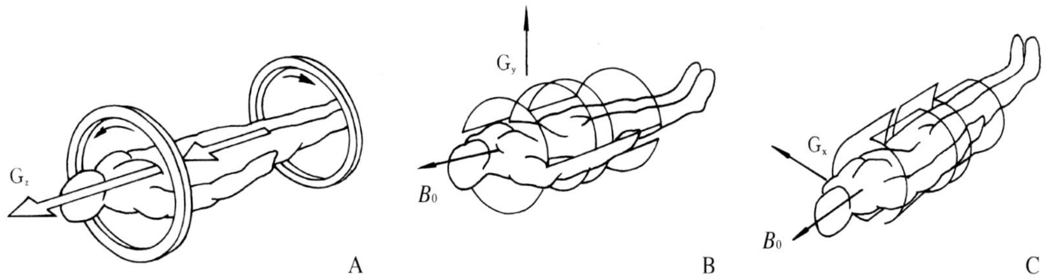

图 1-3-2 梯度磁场产生示意图 A.*Z* 方向的梯度磁场；B.*Y* 方向的梯度磁场；C.*X* 方向的梯度磁场。

主磁场按强度分有三类：低磁场 0.02 ~ 0.5T，中磁场 0.5 ~ 1.5T 和高磁场 1.5T 以上。磁场强度越高，得到的信号就越强，但会引起 T_1WI 的对比度下降，化学位移伪影和磁化伪影增加，高磁场磁共振扫描仪还可进行波谱成像。

磁共振扫描仪也可按产生方法不同分为三种：电磁型——在线圈中通以强电流，场强能达到 0.3T，但系统需要用水冷却。永磁型——用一块大的永磁铁，并通以强电流来产生磁场，它不需要用水冷却，缺点是磁体重、磁场强度弱，但它的磁场方向是垂直的。超导型——利用超导现象，就是在接近绝对零度（−269℃）时有些混合金属（铌－钛）的电阻趋向于 0 的现象，将线圈放入一个装有 −269℃的液氦内，其外充以液氮，使之与空气隔开，使线圈处于超导状态，超导线圈可以得到很高的磁场强度，但日常费用相对较多。

（二）梯度场 梯度场线圈能在空间某一个方向产生一个线性变化的磁场，使在该方向上的质子所受到的磁场不同（图 1-3-2），质子具有不同的自旋进动，通过施加不同频率的射频脉冲，使某一断层部位产生共振，并对磁共振信号的空间定位进行编码。由于在均匀的主磁场上增加一个线性变化的梯度磁场，使成像范围内出现磁场的线性变化，这样就能使该梯度磁场方向上的所有原子核处于不同的磁场作用之下，也就是沿该方向上的所有质子的进动频率不同，但同一层面上所有的自旋质子的进动频率均相同。若以其中的某一层面的进动频率作为射频脉冲的频率来进行激励，只能使具有相应频率的自旋质子产生磁共振信号并得以成像。

在 MRI 技术中，以 *Z* 轴为人体长轴方向，*X* 轴为左右方向，*Y* 轴为上下方向。可以利用这三个方向的梯度磁场作用，获得任意方向的梯度磁场。

在梯度磁场线圈的中心，*X*、*Y* 和 *Z* 三个方向的梯度磁场的强度均为 0，所以在此位置上的总磁场强度为 B_0，该点也称为线圈中心点。空间任一点的质子进动频率与该质子所处位置的有效磁场的强度有关。由于梯度磁场是线性变化的，所以质子的进动频率是与 *X*、*Y*、*Z* 方向的梯度磁场有关。下面的例子可以说明梯度磁场在 MRI 过程中是如何起作用的。

一个 10cm 长的水模置于 1.5T 的主磁场中（图 1-3-3），则所有的质子均以 63.876MHz 的频率进动。若此时在 *Z* 方向上施加一个强度为 10mT／m（1Gs／cm）的梯度磁场，则在沿 *Z* 方向的质子的进动频率的

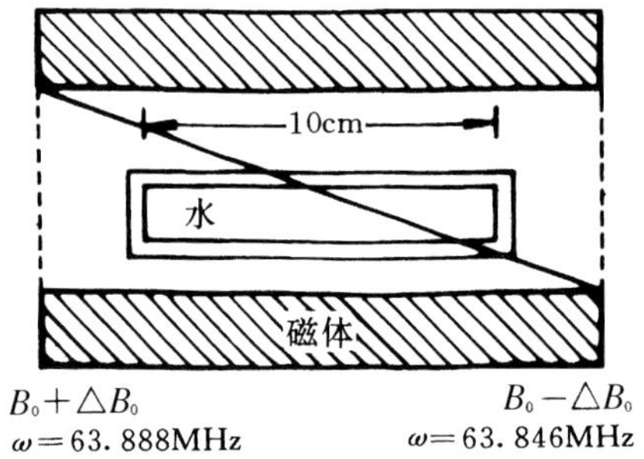

图 1-3-3 在梯度磁场存在时，质子在沿着梯度场方向上的旋转频率是不同的

频率带宽为：10(cm)×0.1(mT/m)×42.58(MHz/T)=42.580Hz。由于线圈中心处的频率为63.876MHz，所以水模两端的进动频率差为63.876±42.580Hz。其余各点的进动频率都在此范围之内。

（三）表面线圈 表面线圈是一个在MRI检查时被置于受检部位或器官表面的较小射频线圈（图1-3-4），用它来取代体线圈的接收信号功能，能缩小线圈与受检部位的距离，从而达到提高信噪比的目的。一般利用表面线圈来对颅脑、脊髓、乳腺和关节等部位的检查，可以得到高分辨率的图像。虽然用表面线圈可以得到很好的图像，但成像的深度有限，随着组织深度的增加，信号衰减很快。表面线圈能得到图像的深度约与它的线圈的直径或它的长度相当。由于成像范围较小，图像的噪声较小，空间分辨率增加，信噪比提高，但有时信号会产生失真现象。

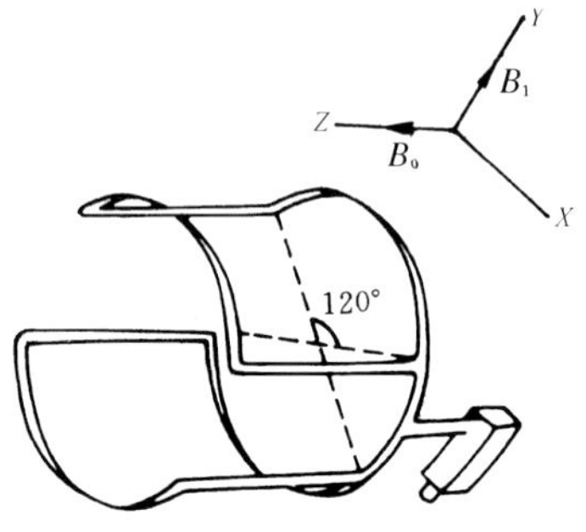

图 1-3-4 颅脑表面线圈

（四）其他设备 磁共振扫描仪配有能垂直和水平移动的检查床，并且带有激光定位器用于扫描定位，为了能方便地与受检者交流，一般还有对讲机和电视监视系统。

为了能高速处理图像，并能清晰显示图像，还配备高速计算机系统和高分辨率显示器。磁共振扫描仪也配备工作站。磁共振扫描仪通常有多种数据存储设备，如激光盘、磁光盘或磁带机，用于存贮图像。临床上，多用胶片存贮MRI图像，需要配有激光照相机，可同时接连小型冲片机，在明室条件下冲洗出干片。

二、磁共振的成像方法

（一）信号空间编码 以上我们主要讨论了处在均匀主磁场中的样品，在射频磁场的作用下产生的磁共振现象，因此所收到的信号来自整个样品，并没有把它们按空间区分。为了达到该目的，在采集信号前就必须先进行空间定位。二维成像法的空间定位需要以下的几个步骤：层面选择、相位编码和频率编码。要实现空间编码，主要依靠梯度磁场来完成。

1. *层面选择* 为了让各体素（voxel）具有自己特有的共振频率，要在主磁场上叠加一个与成像平面相垂直的梯度磁场，然后施以一定频率的射频脉冲进行激励，于是样品中共振频率与该射频一致的层面产生共振。如要对横断面进行成像时，就要选择 Z 方向的梯度磁场（G_z），这样在 Z 方向上的主磁场上再叠加一个 G_z 决定磁场强度 B_{Gz}，所以总磁场 $B=B_0+B_{Gz}$。

同样道理，选择 X 和 Y 方向的梯度磁场，就可以分别获取矢状和冠状切层面的图像。而当磁场梯度 G_x、G_y 和 G_z 都作用于被成像体时，我们就可以得到任意方向上的剖面图像。

例如，对一个10cm长的水模成像（图1-3-3），若水模中心的质子共振频率为63.87MHz，梯度磁场的磁场梯度 G=10mT/m，则样品的频率宽度范围为42 580Hz（±21 290Hz）。样品的左端，质子进动频率为63 879 290Hz；样品的右端，质子进动频率为63 854 710Hz。可知在沿梯度磁场的方向不同位置的层面上，其质子的进动频率是不同的，可以利用不同频率的激励脉冲来使不同层面上的质子以产生共振。若层面选择脉冲的频率为63 878 129Hz（+2 129Hz），利用此激励脉冲可以选中距线圈中心左边5mm位置处的层面（高频端），该层面的厚度为5mm。通过改变此激励脉冲的频率，从而能获得该样品从左到右20个连续层面的图像，图像的层面厚度为5mm。

梯度磁场的大小，直接影响扫描切层的厚度，梯度越大，层面就可越薄，改变梯度磁场的大小可得到不同层厚的图像。当然，梯度磁场的梯度不可能很大，因为要受到主磁场和对受检者的损伤等因素的限制。

2. *相位编码* 可从一个3×3大小图像矩阵的空间定位来看一下空间编码的整个过程。

首先进行的是相位编码（图1-3-5）。在施加梯度磁场前，所有的质子都以相同频率 ω_0（$\omega_0=\gamma B_0$）作进动。在 Y 轴方向，加上了相位编码梯度磁场 G_y 后，在行L1、L2和L3上的所有质子分别以 ω'_1、ω'_2 和 ω'_3 进动，经过一段时间后，它们分别具有 ϕ_1、ϕ_2 和 ϕ_3 的相位；当关闭 G_y 后，所有的质子又以 ω_0 开始进动，但它们都保持了相位 ϕ_1、ϕ_2 和 ϕ_3 的不变。这样经过了一段时间后，沿 Y 方向不同位置的质子均具有不同的相位。

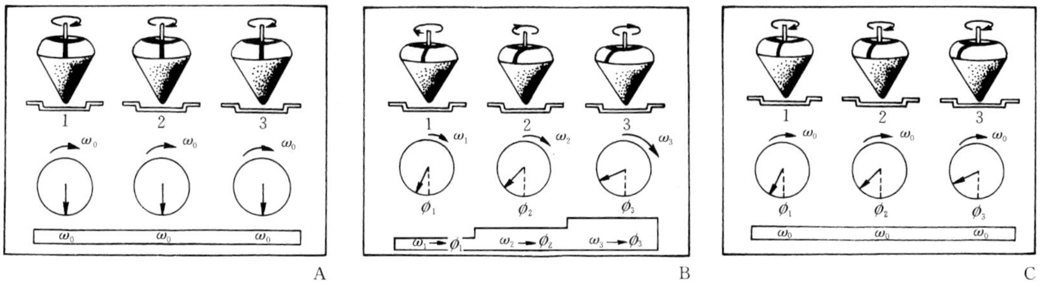

图 1-3-5 相位编码方法 A. 无相位编码梯场时，质子同频率进动；B. 有相位编码梯场时，质子的进行频率不同，磁场高处，质子进动快；C. 当相位编码梯场关闭后，质子进动频率恢复至 ω_0，但是相位保持不变。

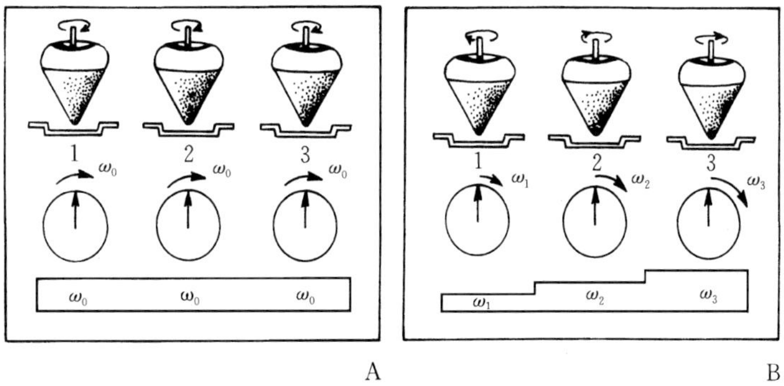

图 1-3-6 频率编码方法 A. 无频率编码梯度场时，质子以相同的频率旋转；B. 频率编码梯度场作用时，质子在频率梯度场方向上，质子以不同的频率旋转。

3. *频率编码* 相位编码后，我们在 *X* 方向上又加上一个频率编码梯度磁场 G_x（图 1-3-6），使所有的质子按列 C1、C2 和 C3 方向上，分别以不同的频率 ω_1、ω_2 和 ω_3 进动。在此同时，接收线圈开始接收回波信号，所以我们也将这个频率编码梯度磁场称为接收信号梯度磁场。

注意，相位编码和频率编码不能用同一个梯度磁场来进行，相位编码一定要在频率编码之前。在频率编码时，我们也可以同时加上两个梯度磁场，但这两个梯度磁场的合成结果仍然是一个梯度磁场，只是它的方向是倾斜的（在 XOY 平面内）。

相位编码和频率编码将所有的质子按行和列的方向进行编码，结果是在位置（L1、C1）上，质子的编码为（ϕ_1、ω_1），在（L1、C2）上，为（ϕ_1、ω_2）。然后再用二维的傅里叶变换来得到 *X*、*Y* 方向上的信息（图 1-3-7）。

磁共振信号是在频率编码梯度磁场作用时进行信号采集，所以空间分辨率与该梯度磁场的带宽、取样的点数有关，而梯度磁场的带宽、大小与视野的大小有关（如带宽为 1 000Hz）。

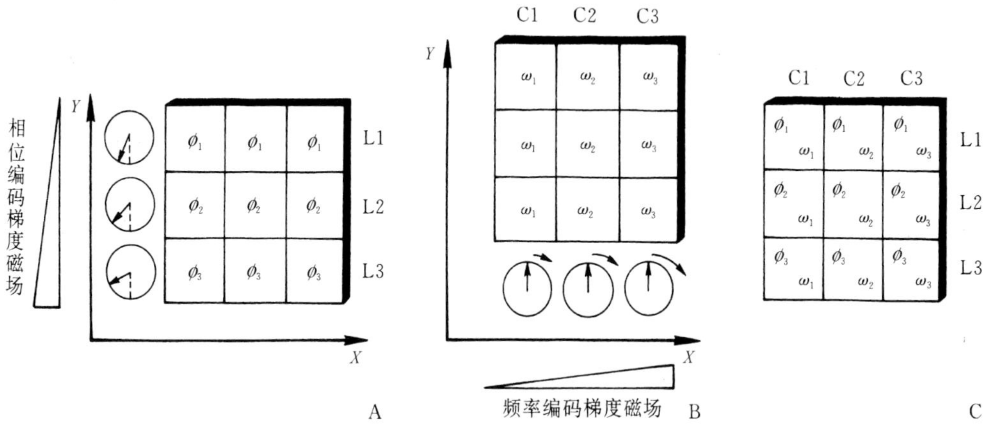

图 1-3-7 空间编码方法 A. 第 1 步进行相位编码，经过一段时间后，每 1 行的质子保持了一定的相位；B. 第 2 步进行频率编码，使同一列的质子具有相同的旋转频率；C. 经过相位频率编码之后，每一质子均具有特殊的频率和相位。

（二）扫描方法

1．二维成像法　前面我们所说的相位编码和频率编码，只能得到图像矩阵的一行信息（共有3行），为了得到其余行的信息（2行），需要重复上述的过程，每次重复都要增加相位编码梯度磁场的强度或它的持续时间，这样每行能得到3个不同的相位值。

若图像矩阵有256（或128）行，则必须重复相位编码梯度磁场256（或128）次，来得到在360°范围内的256（或128）个不同的相位值。

在成像中，需要各种不同的脉冲和梯度磁场变化，它们按一定的先后顺序，才能得到正确的磁共振信号。图1-3-8显示了一个SE序列的脉冲时序与梯度场变化及信号之间的关系。

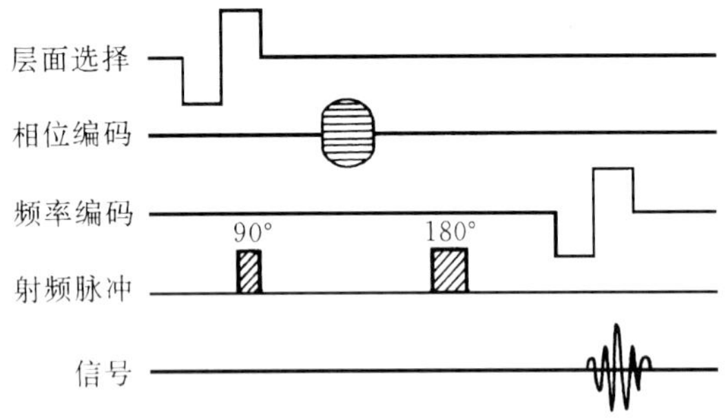

图1-3-8　成像序列时序图

（1）90°脉冲和层面选择梯度磁场同时作用，这样能够选择被成像的平面并激励该平面内的所有质子。

（2）180°脉冲的Y（行）方向的相位编码梯度磁场作用。

（3）X（列）方向频率编码梯度磁场作用，同时采集回波信号。

上述的时序过程，只是一个信号采集的周期。在一个周期内，只能采集一行的信息，为了能得到其他行的信息，需要重复该时序，但每次都要改变它的相位编码梯度磁场（其他参数保持不变）。随着梯度磁场的逐步增加，相当于将不同周期的正弦波叠加到每行上去，经过256次的循环，每行就有256个不同的相位值，这些值符合周期性变化规律。

为了得到更好的图像质量，可以对每一个周期进行重复2、4、8次，进行信号的累积，增加信号强度，来达到减少信噪比。重复的次数也就是信号的累加次数和激励次数。

梯度磁场的作用是使主磁场在某一个方向上产生线性变化，使这个方向上的所有质子的进动频率发生变化，也使质子相位不同。

层面选择梯度磁场作用时，由于层面具有一定的厚度，所有该方向上的质子的进动频率不同，在层面方向上就必然存在着相散，所以必须要校正该方向上的相散。通过施加一个梯度磁场（它与层面选择梯度磁场大小相等、方向相反），将相散的质子（由层面选择梯度磁场引起的自旋质子的相散）又能重新聚合。其结果是，仅消除了由层面选择梯度磁场产生的相位差，而不影响所有质子的频率信息。

当所有的图像信号采集完毕后，即可以进行图像重建。目前一般采用二维傅里叶图像重建法。傅里叶变换是一种可将一个各种混合频率的信号区分出其不同的频率和相位成分的数学工具，并得到该层面每个质子的象素值。

2．多层面成像技术　一次成像过程只能得到一幅图像，必将大大增加检查时间。而多层面成像技术能在一次成像中得到多幅图像，可缩短成像所需的时间。

在两幅图像采集的周期内，为了等待M_z的恢复，我们需要等待一个很长的时间TR（400～1 800ms）；在t=TE（20～120ms）时开始接收回波信号，所以在重复90°脉冲之前，有一段（TR−TE）的死时间来等待下一个周期的到来，而这段时间正好可以用来对相邻层面P2、P3、P4等进行信号的采集（图1-3-9）。

通过一个简单的例子来了解多层面技术是如何进行的。有一本与众不同的书，这本书是这样印刷的，第1行在第1页的第1行，第2行在第2页的第1行，依此类推，直到最后1页的第1行为止，然后再回到第1页的第2行，继续往下，直到最后1页的最后1行为止。其中，页代表了连续的层面，这样信号采集过程中含有2个过程。

（1）水平过程，印刷每1页中的相同行。

（2）垂直过程，印刷每1页中的下1行。

水平过程或垂直过程同时或混合进行，必然大大加快印刷速度。让我们回过来看一下整个多层面技术的成像过程。在第1个TR期间内，层面选择脉冲选中了第1个页面P1（90°脉冲），然后相位编码梯度磁场（180°脉冲）选中了第1个页面的第1行（P1的L1），在第1个TE期间接收第1个页面的第1行的回波信号；当第

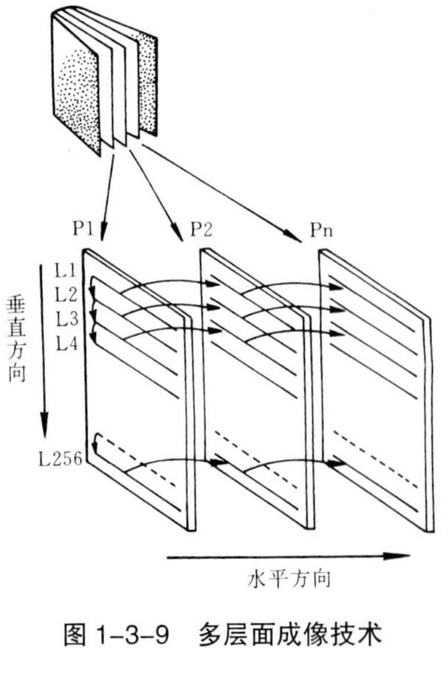

图1-3-9　多层面成像技术

1 个 TE 结束后，马上施加 1 个选择第 2 个页面的梯度磁场，选择第 2 个页面 P2，接下去的 180° 脉冲接收了来自第 2 个页面的第 1 行的信号（P2 的 L1）；就这样，一直到最后 1 页的第 1 行为止，这就是多层面成像技术的水平过程。当在第 2 个周期（第 2 个 TR）期间，接收的是所有页的第 2 行回波信号，这样一直循环，直到最后 1 个周期（256 或 128）的最后 1 行为止，这就是多层面成像技术的垂直过程。

多层面成像技术尽管单层的成像时间没有缩短，但是一次成像过程同时得到了多幅不同层面的像，没有必要一次次地成不同层面的像。临床实际中，一般要完成一定范围内多层扫描。多平面成像技术大大减少总成像时间，也就相当于每幅成像的时间大大地缩短了。多层面成像技术每次能获得层面的数目取决于 TR 和 TE(最长的回波时间）的长短，层面数与 TR/TE 相近，为 10 个左右。

3. 三维成像 一般二维成像方法为了提高成像的速度，通常采用牺牲分辨率的方法，这种方法对于颅脑和身体部位成像具一定可取性，因为这些部位的组织均匀又体积较大，然而对于组织结构比较精细的部位，如关节，若采用体积平均和非连续层面方法的二维成像法，则可能难以显示细小病变。三维成像在一定体积范围内进行三维编码，因此所得到的层面是连续的，可得到高分辨率图像，以便于对病灶进行细致观察。此外，三维成像法可以通过直接或者插值方法获得立方体状的体素，所以可方便地进行任意方向的断面重建，获得所需的不同方位的图像，而无需再进行扫描。

三维成像法可以方便地重构任意方向的层面，所以此方法特别适合于结构细小的组织，如神经、血管、软骨。由于三维成像法的特点，对关节的韧带和半月板显示特别清楚。三维成像方法数据量大，如扫描一次有 128×128×256 点，数据长度为 16 位的图像，有 8M 的数据量，计算机需要很大的内存来存放其运行中的中间变量并进行计算，所以一般使用高速的图像处理工作站来对三维成像的数据进行处理。

三维成像的扫描方式基本上与二维图像扫描方式相似（图 1-3-10)，三维成像可以对 8 ～ 20cm 厚度范围进行数据采集，在层面方向采用相位编码，相位编码的

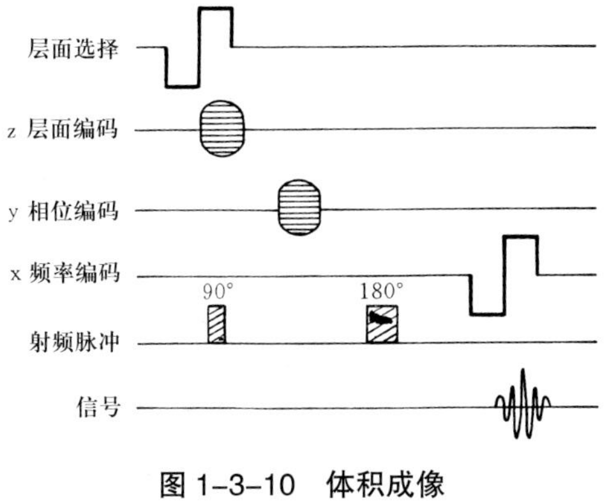

图 1-3-10 体积成像

数目一般为 128 或更多，其预脉冲用非选择性脉冲。

（三）MRI 图像绘制 虽然临床放射科医生熟悉二维图像的位置，但是可能由于复杂的解剖结构和层面之间信息难于综合，往往需要通过图像绘制来提高诊断的精度。

医学图像绘制是将过去看不见的人体器官能以三维图像形式显示出来，构造三维实体模型以及进行剖切显示，有助于理解复杂解剖特征的空间定位和随时间所发生的变化。

图像的绘制包括：面绘制和体绘制。可以用二维的平面扫描图像或者三维成像的数据。如果原始图像的分辨率不佳，则处理后的图像质量也较差。由于层面之间的间距存在，一些细小结构将会在绘制过程后难于观察甚至不显示。当二维图像的层厚较大时，在层面之间较小的组织也难以观察。所以在进行体绘制之前，必须合理地选取成像参数，如信噪比、层厚、对比度和空间分辨率等，以确保图像绘制的质量。

图像绘制之前，往往先进行图像区域分割，将所需要组织分离出来，进行区域标定和测量。由于 MRI 图像具有多参数的特性，如某一组织在 T_1 加权像中能清晰地显示，而另外一种组织能在 T_2 加权像中显示，则可以用多幅同一层面的图像组合成为一幅合成图像，用于同时显示多种组织。也可以对局部区域进行绘制或进行区域标定，这样就能方便观察，帮助立体定位。

三、MRI 检查的安全性

在进行 MRI 检查时，患者共受到三种不同形式的电磁辐射：静磁场、梯度场和射频电磁场作用。在正常情况之下，它们对人体所产生的损伤可以忽略；但若强度较大时，它们对人体所产生的生物效应就不能忽视。虽然有许多研究表明 MRI 检查对人体无显著的伤害，但是目前的任何数据都不能绝对地说明 MRI 检查的安全程度。

除了考虑 MRI 检查对受检者的副作用之外，我们也必须要了解对磁共振扫描仪操作者的身体安全性的影响。

（一）静磁场的生物效应 静磁场对人体的影响主要是静磁场具有很高的磁场强度。Vyalov 发现，在磁场 0.001 ～ 0.35T 之间工作的人员，会产生头痛、胸痛、容易疲劳、眩晕、食欲下降、失眠、发痒及其他现象。但是这些研究结果没有利用对照组进行比较，所以不能完全确定这些现象的产生是否与静磁场有关。此后又进行了更严密地研究，并未得到上述的结果。

关于静磁场对人体产生的温度效应也没有达成任何一致的结果。有人认为，磁场对人体组织的温度变化取决于组织在磁场中的位置。也有人认为，由于测量温度的设备受到磁场的影响，导致了所测温度的升高。所以，有人采用了荧光技术来测量温度，以避免磁场对测温的影响，所得到的结果证明了磁场对人体皮肤和体温没有

影响。

由于血液具有导电性，所以会在静磁场中产生生物磁效应现象。磁场强度大于0.1T时，电磁感应作用可使心电图T波幅度显著增大，其幅度的变化程度与磁场强度成正比，这种变化的产生可能是由于主动脉弓引起的。T波的变化会对MRI的心电门控成像法误触发。目前一般采用变换电极位置来减弱静磁场对心电图的干扰。当受检者离开磁共振扫描仪后，心电图又恢复至正常状态。低于2.0T的磁共振扫描仪，一般认为对人体无任何的损伤。

对于中枢神经系统，从理论上讲，静磁场会对中枢神经传输过程产生影响，但是研究结果情况不一。低于2.0T的磁共振扫描仪，其对中枢神经系统无明显副作用。而对于3.0T和4.0T磁共振扫描仪，操作者与受检者会出现了眩晕、恶心、头痛和磁光晕现象（磁场形成的眼前闪烁），此现象有待于进一步研究。

（二）梯度磁场对人体的影响 在成像过程中，人体要受到快速变化的梯度磁场的作用。由于电磁感应原理，梯度磁场会在人体内形成感应电流，生物体内的感应电流的大小与梯度磁场的强度、梯度磁场变化频率及生物体的导电率等因素有关。理论上讲，电流有趋肤效应，使组织表面电流密度分布较大。感应电流对人体影响的因素有：感应电压（热效应）和感应电流（非热效应）。热效应是由于MRI检查中所使用的梯度磁场的快速切换所产生的；而非热效应是指感应电流直接对神经及肌肉细胞的刺激而产生的心室颤动、癫痫、磁光晕现象。

磁光晕现象是对梯度磁场最敏感的反映，这是视网膜受到电刺激所引起，这种现象是可逆的，对人体无任何影响。一般电流密度为17 μA/cm^2就可以产生磁光晕现象，而对神经系统刺激需要3 000 μA/cm^2，对功能正常心脏要产生心室颤动就需要100 ~ 1 000 μA/cm^2，然而在低于1.95T的成像系统中还未有磁光晕现象的报道。

（三）射频电磁波的影响 射频电磁波在人体会产生热量。据美国环境保护报道，低能量电磁波辐射与癌症的形成有关。目前对MRI检查使人体产生的非热效应作用进行研究，发现组织对射频电磁波的吸收能力与组织的大小、射频电磁波的波长有关。若组织体积较大，则大部分射频电磁波的能量被组织的表面所吸收；若组织较小时，相应的吸收能量也小。所以，从小动物实验所得到的结果与人体临床检查所受到的剂量无法进行类比。

人体中有些对温度比较敏感的组织如睾丸和眼睛，它们特别容易受到射频电磁波的影响。实验表明：射频电磁波对睾丸的功能有一定影响，如精子产生数目减少、精子活动力的下降等。由于眼睛的散热功能差，所以若眼睛受到长时间和大剂量的照射时，也会产生一定升温。

（四）噪声 在MRI检查过程中会产生65 ~ 95dB的噪声，虽然噪声是在安全范围之内，但是这些噪声会对受检者产生一定的影响，如引起受检者烦恼、干扰医生与受检者之间的通信等。若受检者不带耳塞时会造成可恢复性听力损伤。噪声是由于MRI系统检查时射频磁场和梯度磁场作用所产生的，噪声随着层面厚度加大而减少，随视野缩小、重复时间和回波时间缩短而加大。

（五）MRI检查对胚胎的影响 虽然目前普遍认为MRI检查系统对于胎儿无损伤性。但是有报道指出，MRI检查也可能会对胎儿有一定的影响。用MRI系统对怀孕中期的鼠进行实验研究，发现无明显胚胎畸形，但是冠至臀长度缩短。Tyndall and Suilk用MRI的射频磁场对鼠照射后，会使鼠的器官生长产生影响。

（六）金属异物 MRI检查对装有心脏起搏器、体内有金属异物的患者有极大的危害性。MRI的磁场会使金属异物移位、产生感应电流及局部的升温现象，也会产生伪影，起搏器产生误动作及在电极处产生感应电流。

（七）超导冷却系统 超导MRI系统将线圈置入由液氦和液氮组成的冷却系统中，以维持超导状态。液氦的气化温度为−268.93℃（4.22K），若杜瓦瓶中的温度升高，液氦就会发生气化，引起杜瓦瓶内压增大，气体就会从活塞处溢出。在正常情况下，溢出的气体可以从室内排出到室外，但是也有可能在成像室中扩散。由于氦气温度低，可能使受检者窒息或冻伤，在此情况之下，应迅速将人员移到安全地区。

目前比较先进的MRI系统只使用液氦作为冷却液，但是仍然有许多成像系统采用液氦和液氮作为冷却液。液氮被置于液氦和外界空气之间，它的气化温度是77.3K。在氮气从杜瓦瓶中溢出时，由于液氮与空气的密度相近，所以它比液氦更容易接近地面。在氮密度高的环境中是十分危险，人接触5 ~ 10s后，即可失去知觉，所以必须立即将所有人员撤离该区域。

（黄　昕　陆建平　江　浩）

参考文献

[1] Wehrli FW, et al.Biomedical Magnetic Resonance Imaging: Principles, Methodology, and Applications. New York:VCH Publishers, 1988

[2] Hahn EL.Spin Echoes.Phys Rev, 1950, 80:580

[3] Haase A.Applications to T_1, T_2, and Chemical Shift Imaging. Magn Reson Med, 1990, 13 (1) : 77

[4] Henning J, et al.RARE Imaging:a Fast Method for Clinical MRI. Magn Reson Med, 1986, 3:823

[5] Mansfield P.Multi-planar Image Formation Using NMR Spin-echoes.J Phys Chem, 1977, 10:L55

[6] Dixon WT.Simple Proton Spectroscopic Imaging.Radiology, 1984, 153:189

[7] Bydder GM, et al.Imaging of the Liver Using Short T_1 Inversion Recovery Sequences. J Comput Assist Tomogr, 1985, 9:1084

[8] Keller PJ, et al.Multisection Fat-water Imaging with Chemical Shift Selective Presaturation.Radiology, 1987, 164:539

[9] Meyer CH, et al.Simultaneous Spatial and Spectral Selective Excitation.Magn Reson Med, 1990, 15:287

[10] Reid A, et al.Nuclear Magnetic Resonance Imaging and its Safety Implication:Fellow-Up of 181 Patients.Br J Radiol, 1982, 55:784

[11] Budinger TF, et al.Physiological Effects of Fast Oscillating Magnetic Field Gradients.J Comput Assist Tomogr, 1991, 15:909

[12] Fischer H, et al.Physiological Effects of Fast Oscillating Magnetic Field Gradients.Radiology, 1989, 173:382

[13] Vyalov AM.Magnetic Fields as a Factor in the Industrial Environment.Vestn Akad Med Nauk, 1967, 8:72

[14] Sperber D, et al.Magnetic Field Induced Temperature Change in Mice.Naturwissenschaften, 1984, 71:100

[15] Tenforde TS.Thermoregulation in Rodents Exposed to High-intensity Stationary Magnetic Fields.Bioelectromagnetic, 1986, 7:341

[16] Barnothy MF.Biological Effects of Magnetic Fields Vols 1 and 2.New York: Plenum Press, 1964.1969

[17] Dimick RM, et al.Optimizing Electrocardiographic Electrode Placement for Cardiac-gated Magnetic Resonance Imaging.Invest Radiol, 1987, 22:17

[18] Redington RW, et al.MR Imaging and Bio-effects in a Whole Body 4.0 Telsa Imaging System.In:Book of Abstracts, Society of Magnetic Resonance Imaging, 1988, 1:20

[19] Shellock FG, et al.Biological Effects and Safety Aspects of Magnetic Resonance Imaging.Magnetic Resonance Quarterly, 1989, 5:243

[20] Pool R.Electromagnetic Fields:the Biological Evidence.Science, 1990, 249:1378

[21] NCRP Report No.86.Biological Effects and Exposure Criteria for Radiofrequency Electromagnetic Fields.BethesdaMD:National Council on Radiation Protection and Measurements, 1986

[22] Heinrichs WL, et al.Midgestational Exposure of Pregnant Balb/c Mice to Magnetic Resonance Imaging.Magn Reson Imaging, 1988, 6:305

[23] Tyndall DA.MRI Effects on the Tertogenicity of X-irradiation in the C57 BL/6J Mouse.Magn Reson Imaging, 1990, 8:423

[24] Kanal E, et al.Safety Considerations in MR Imaging.Radiology, 1990, 176:593

第二章 关节软骨和软骨病变

位于关节表面的关节软骨是一种独特的组织，为结缔组织的一种特殊形式。关节软骨不仅能在人们运动时承受相当于百十倍以上的人体重力，吸收机械性的冲击和震荡，让负荷传递给其下方的骨组织，而且在两个非平行的关节面之间有非常低的摩擦力，以保持关节的正常活动。

软骨的代谢受到力学和体液因素的双重调节，如在良好的保健情况下，关节软骨在关节内可终身发挥作用，以保证人体的正常生理活动。但关节软骨也可由外伤、骨关节炎和其他炎性病变引起病损和破坏。软骨还能发生免疫反应，而且软骨的免疫反应可能是关节炎时软骨损伤的重要原因。软骨在过去被认为是缺少生物活性的组织，然而近年来的科学研究证明，软骨和人体内任何其他组织一样具有生物活性。

第一节 关节软骨的组织学结构

关节软骨由少量的软骨细胞和大量的细胞外基质所组成。基质的主要成分为水、大分子胶原及蛋白多糖等。从物理形态上可分为两部分：一部分是固态物质，包括软骨细胞、胶原、蛋白多糖和其他的糖蛋白；另一部分是液态物质，包括水和离子。

透明软骨内的胶原主要是Ⅱ型胶原，它是软骨的支架结构，约占软骨湿重的15.5%，干重的50%，但在浅层软骨中占软骨的绝大部分。蛋白多糖占软骨干重的25%。胶原的含量随深度增加而下降，而蛋白多糖的含量随深度增加而增加。

软骨表面的胶原呈平行、致密排列，胶原纤维间的有效孔隙很小，约6nm，相当于一个血红蛋白的直径。这样的滤过口径防止了基质大分子的移出和关节滑液中大分子（如免疫球蛋白）的进入，同时又给水、电解质等物质提供了自由出入的通道。软骨表面致密呈水平排列的胶原对软骨有保护作用，它的结构紊乱常常是关节炎的前奏。软骨中层近表层和深层近钙化层的胶原排列方向较不规则，大致呈拱形。

软骨的组织学结构反映了它所承受的张力、压力和切变力。软骨表层中的软骨细胞是扁平的。这一层中的软骨组织承受着关节中最强的切变力、压力和张力。表层是薄的胶原纤维层，胶原直径较细，互相平行呈致密排列，方向与关节面平行，水基本上不能透过这一层，这是关节产生液压负重机制的基础。中层又称过渡层，为厚的胶原纤维层，胶原纤维排列不规则，具有较多斜行方向的纤维可以抵抗关节表面的剪切力。深层，又称辐射层或辐散层，该层的胶原纤维多呈垂直平行状的排列，较少交叉，含水量很少，蛋白多糖含量最高，软骨细胞常聚成团。最深层又称钙化层，含有丰富的羟磷灰石盐，胶原纤维通过钙化层牢固地固定于其下的骨组织（图 2-1-1）。

形成网络的胶原纤维构成了关节软骨的支架，大量的折叠的糖蛋白分子嵌在这种复杂的胶原网内，糖蛋白中带负电的阴离子 SO_3^{2-} 和 COO^- 互相排斥并吸引阳离子（主要是 Na^+），从而产生渗透压，使水进入软骨内。软骨内的静电斥力、Donnan 平衡渗透压力所产生的“扩张压”、水和胶原纤维网所产生的摩擦阻力之间的平衡，决定了胶原蛋白分子的压缩程度、负电荷暴露的数量和关节软骨内水分的含量。水在关节表面含量最多，由软骨表层至深层逐渐减少，而蛋白多糖的浓度却渐渐增加。

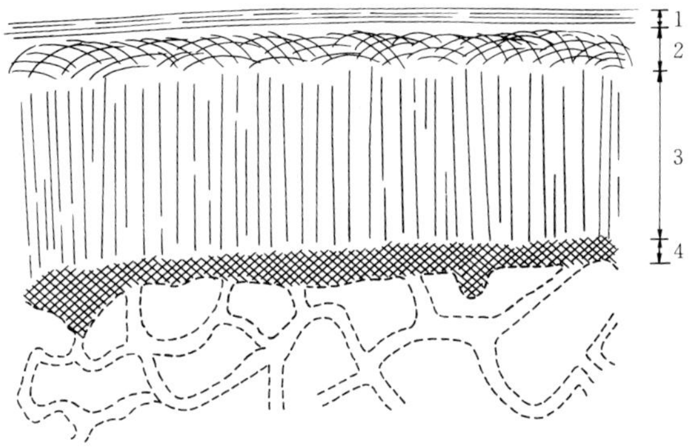

图 2-1-1　透明关节软骨胶原的分布特点　形成网络的胶原纤维构成了关节软骨的支架。在软骨的不同深度，其排列方法不一样，正是这种结构的差异，导致了关节软骨内 T_2 的差异，并形成了分带表现 1. 表层；2. 中层；3. 深层；4. 最深层。

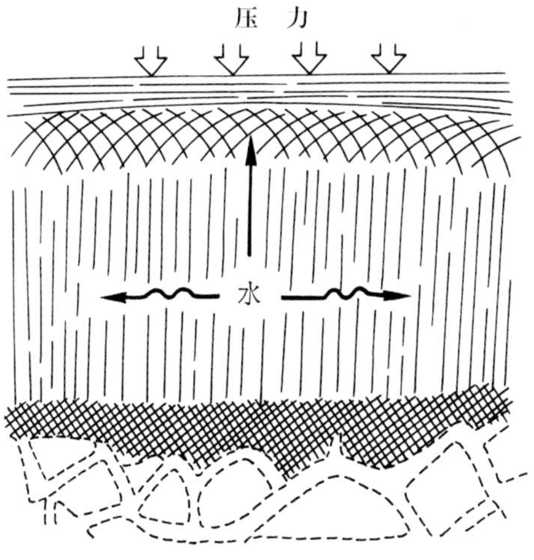

图 2-1-2　关节软骨负重时水的液压作用

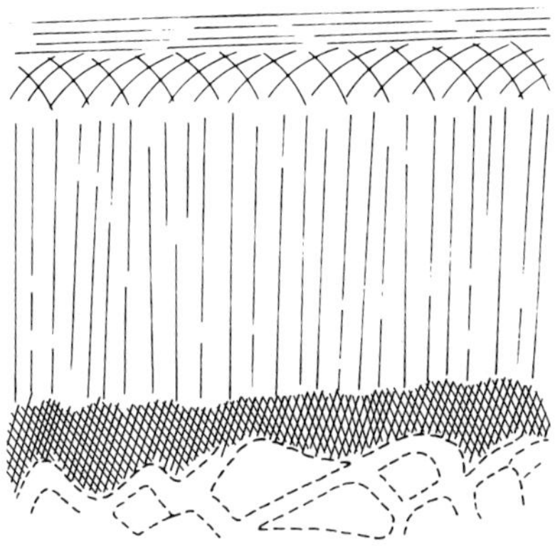

图 2-1-3　骨关节炎时软骨基质的病变特征　在骨关节炎的早期，胶原的退变丢失，最先出现在表层正切带。正切带的原纤维化和水的通透性的增加，削弱了关节软骨的抗压能力。随着基质内蛋白多糖的丢失与变性，使关节软骨更易受机械损伤，从而减弱了其负重能力。

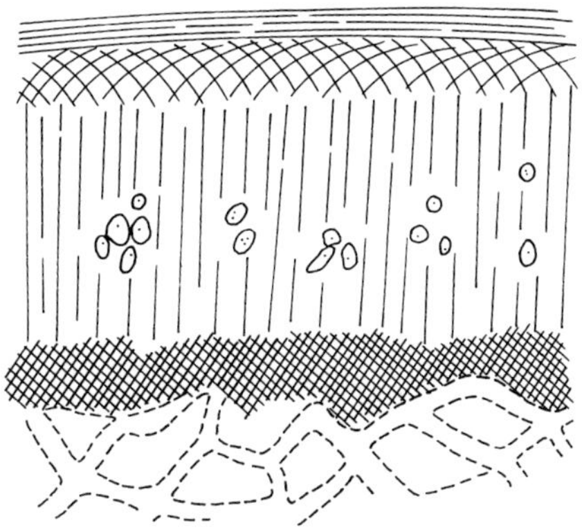

图 2-1-4　类风湿关节炎时软骨的病变特征　类风湿关节炎时，胶原的退变最先出现在辐射带软骨细胞基质周围。这主要是软骨下骨髓和滑膜细胞所产生的炎性细胞因子所致。在早期，关节软骨表面的病变很轻微。

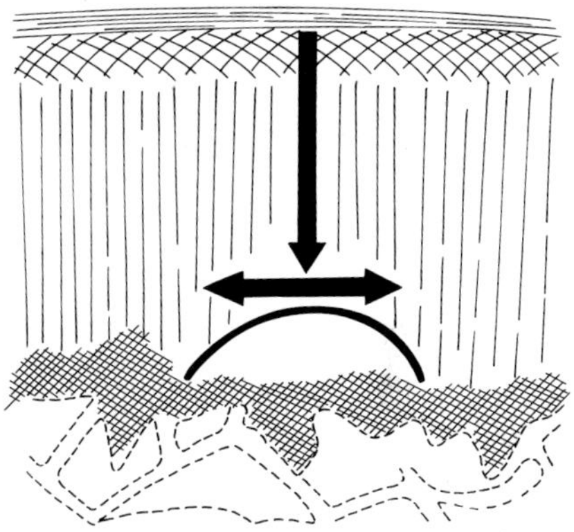

图 2-1-5　急性外伤时软骨深部钙化层的损伤　因过度负重而产生损伤时，在软骨和骨界面间产生较大的剪切力，它可以使钙化层断裂或钙化层与软骨下骨分离。这种损伤将致全层关节软骨的退变和软骨下骨的局灶变化。

软骨中的水因渗透压的作用，主要存在于胶原网眼间的空隙内。因软骨表层平行带是不透水的，软骨所承受的压力引起间质中的水在多孔固态基质（蛋白多糖和胶原）内，沿水平方向流动（图 2-1-2）。然而水流动的摩擦阻力主要是由硫酸软骨素产生的，水就是在这种情况下具有主要的承重作用的。这种液压机制是关节软骨的硬度和负重能力的基础。

胶原网架的断裂可使积聚的蛋白多糖分散展开，并暴露出更多的阴离子，故而增加了软骨内水的含量，可引起轻度的软骨肿胀。当蛋白多糖丢失时，残存的蛋白多糖就具有更大的伸展空间，也可增加水的含量。又因蛋白多糖的丢失则减少了水的流动阻力，故而降低了其液压机制的作用，使软骨表面的硬度及负重能力下降，造成更多的重力压迫在已受损的软骨固体基质上，以至于水肿的关节软骨更易受机械损伤，最终可使软骨发生碎裂脱落或修复。

尽管软骨基质丢失和软骨内的水分增加是骨关节炎、类风湿关节炎和外伤后软骨损伤的共同特征，但各自的病理过程是不同的。在骨关节炎早期，关节软骨表层中的Ⅱ型胶原首先出现退变，增加了关节表面的摩擦作用和对水的通透性。软骨内的水分在承重作用下迅速流出、网架损伤和蛋白多糖的丢失，都将严重削弱软骨的液压机制作用，可降低其负重能力（图 2-1-3）。在类风湿关节炎患者中，病变开始于深层软骨细胞周围的基质内（图 2-1-4），表明异常的软骨反应是由于细胞因子（如 IL-1、TNF-1）所引起的。在类风湿关节炎中，软骨表面的轻度退变可能是由于滑膜液中的多形核细胞作用所致。急性外伤可引起深部钙化层的断裂或钙化层与软骨下骨组织分离（图 2-1-5），大多是由于承重时横向剪切力所致。这种形式的钙化层断裂与分离可能是软骨退变的机制之一。

（陈克敏　韩洪杰）

第二节　正常关节软骨的 MRI 表现

由于关节软骨层相当薄，用 MRI 来评估关节软骨的细微变化常受到空间分辨率的限制，但近年来由于新的扫描序列的开发及各种关节表面线圈的改进，使 MRI 在关节软骨病变的检测方面已具有相当重要的作用。随着技术的改进，MRI 在软骨病变检查方面的优势和潜力已越来越明显。

目前在关节软骨成像方面，除了常规作 SE 序列 T_1 加权和 T_2 加权扫描外，采用关节表面线圈和 GE 序列，以及薄层、小视野、高梯度场及具有三维信息的成像技术等，可增加软骨成像的空间分辨率和对病变显示的敏感性（图 2-2-1）。

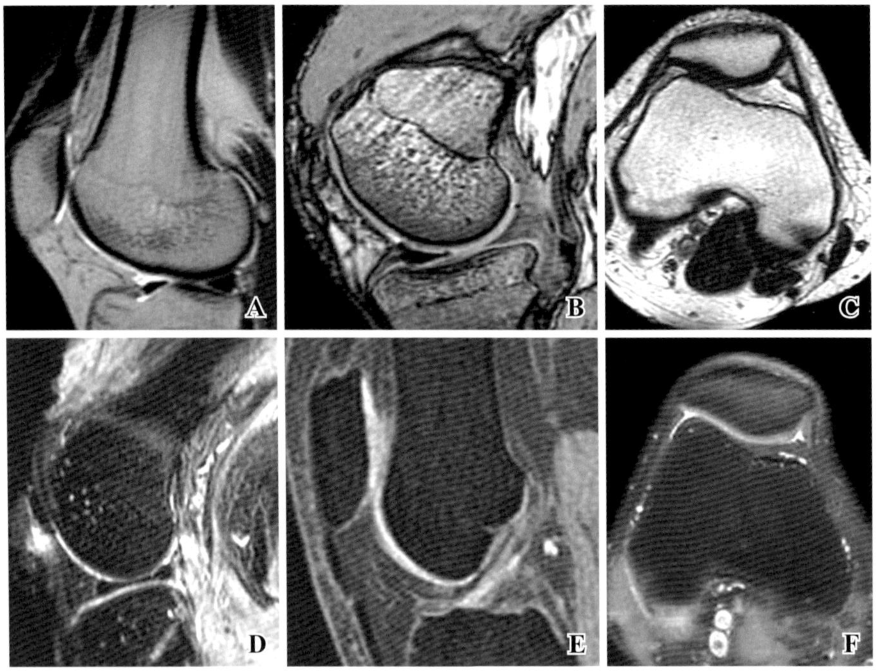

图 2-2-1　膝关节软骨在不同 MR 序列上的表现　A. 矢状面 T_1WI：软骨显示为均匀的低信号带；B. T_2^*GRE 像：具有 5 层的中高信号带；C. T_2WI：呈低信号带；D. STIR 像：呈低信号带；E. 脂肪抑制 SPGR 像：具有 5 层的高信号带；F. 脂肪抑制质子重度加权像：呈中等信号带。

关节软骨的磁共振信号特征反映了软骨的结构和生物化学特征。水化的蛋白多糖分子和多方向排列的胶原的含量及分布的不同，不仅影响软骨内水的含量（质子密度），而且还影响其运动状态（T_2），可使软骨在 MRI 图像上呈特征性带状表现。随着 TE 的增加，软骨的信号从深部开始衰减，主要是深部辐射层有较快的 T_2 衰减及软骨、骨交界处的磁敏感效应的共同作用所致。

软骨的 T_2 较短，一般在短 TE 图像上软骨显示较清楚。在软骨深层上部的区带中有一条 T_2 弛豫特别快的区带，所以在正常关节软骨的中部可见一条低信号的窄带。该带非常薄，部分容积效应及软骨非常轻微的弯曲都能使其模糊，也可以被磁角度作用所模糊，所以它通常出现在矢状面图像的中间层面上。在此低信号窄带表层的软骨部分（包括中层中不规则排列的胶原纤维）中有一条较长的 T_2 弛豫带，在 T_2WI 上呈中等信号。软骨表层是致密平行切线状排列的胶原纤维，虽然其含水量较多，但显示较快的 T_2 弛豫，所以软骨表面在长 TE 图像上显示为薄的低信号周边带，与周围的关节积液形成清晰的对比。

在短 TE 图像上，正常的关节软骨可显示为四层，由浅入深呈低信号与中等信号交替排列。这些层次特征可与软骨的组织学结构大致相对应：①低信号的浅层带对应表层。②浅层带下的中等信号带对应表层深部、中层全层和深层最上部分。③在深层中可出现一条低信号带。④最下部的中等信号带对应深层辐射带的深部和钙化带。但磁敏感效应和化学位移伪影有时可过度夸大软骨下皮质的厚度（图 2-2-2）。

相对较薄、信号强度较低的表层和中层上部可以

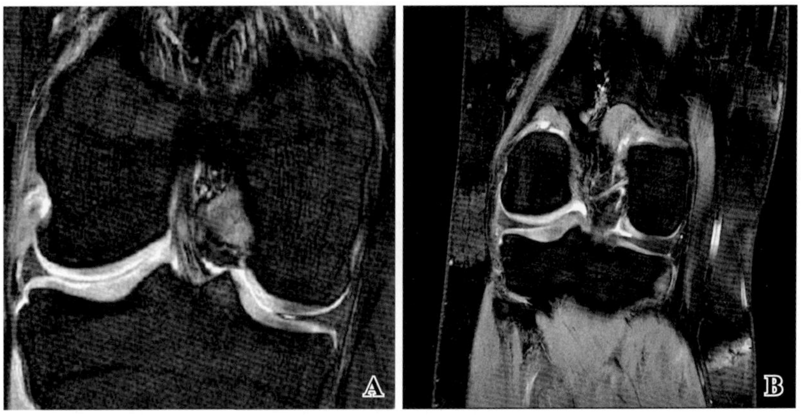

图 2-2-2 在短 TE 图像上关节软骨的四层改变

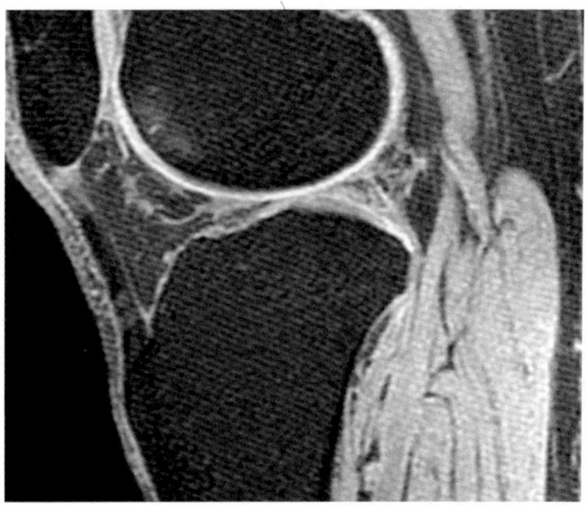

图 2-2-3 在较长 TE 像上软骨表现为三层结构

被关节软骨弯曲和倾斜处的部分容积效应所模糊。软骨表面的胶原纤维随着部位不同其排列方向也不同，在这个区带中，部分胶原纤维的走行方向与主磁场方向成55°，表层也可显示 T_2 的角度折射现象。所以在某些条件下，一些区带可以不显示。另外，当背景为黑色时，表层也可不显示（如含有较多关节滑液的膝关节，在脂肪抑制 GE 序列 T_1WI 中，关节滑液与软骨的表层均为低信号，两者之间缺乏对比度）。

随着 TE 的延长，软骨信号从深层开始衰减。软骨表现为三层结构：第 1 层，低信号的表层；第 2 层，中等信号的中层和深层上部；第 3 层，深层低信号层带，包括深层的部分结构和钙化层（图 2-2-3）。在重度 T_2WI 上，中层的信号也可降低，使关节软骨基本上表现为均匀一致的低信号。

（陈克敏 陆 勇 韩洪杰）

第三节 异常关节软骨的 MRI 表现

一、组织的变化

因外伤、炎症或退行性改变而引起的胶原丢失可增加软骨的信号强度，主要有两个因素：一是增加了软骨内的水含量；二是胶原纤维具有短 T_2 效应，胶原纤维减少可延长软骨的 T_2 弛豫时间。软骨损伤最早期的变化是信号改变，且在出现形态变化前渐渐变得明显。

骨关节炎患者的软骨在 T_2WI 上可显示局灶性高信号影（图 2-3-1），多为软骨肿胀所致，这些改变已被关节镜所证实。异常的关节软骨信号可出现在软骨表层、中层和深层，后者可能是软骨内钙化层的分离所致。这些改变可见于骨关节炎患者。深层关节软骨的局灶分离可导致软骨的磨损和软骨下骨的增生。但软骨深层的改变，在关节镜检查时一般不能被发现。通常在半月板损伤累及邻近关节软骨和骨关节炎时软骨内可观察到信号的异常（图 2-3-2）。

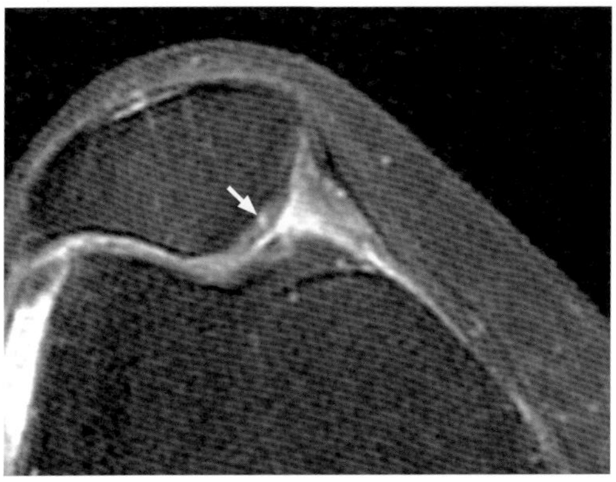

图 2-3-1 软骨肿胀表现 横断面 STIT 像：在软骨层内可见一个圆形的高信号影。

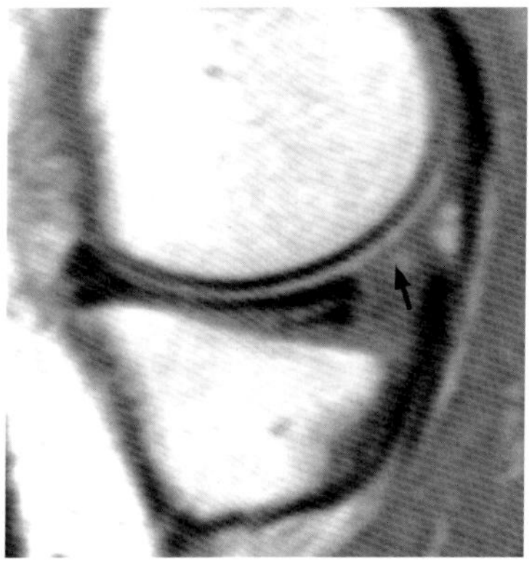

图 2-3-2 半月板撕裂伴近处关节软骨的损伤 矢状面质子密度加权像：内侧半月板后角内有条状的中等信号影（箭），达关节软骨面。股骨内髁面关节软骨表面毛糙，软骨的厚度尚无明显变薄。

二、形态学变化

外伤、炎症等可引起关节软骨的组成和生物化学成分的持续退变，最终将导致软骨内固态物质逐渐丢失，表现为软骨内局部或弥漫的小囊状病灶及局限于软骨表面的磨损、纤维化，或软骨出现部分至全层的缺损。在某些病例中，局灶的关节软骨肿胀也可在关节软骨表面磨损之前被检出。显示这些形态变化需要高的空间分辨率，且需在软骨和邻近关节结构间有高的对比度。

软骨－液体界面间的对比度在短TE图像（如T_1WI、质子密度加权SE序列图像和多数GE序列图像）上通常显示较差。SE序列T_2WI可提供较好的对比度，但信噪比低，而且它们的空间分辨率也有限，虽然可通过增加采集次数来提高信噪比，但要延长扫描时间。FSE序列T_2加权可以提供图像所需的高分辨率，且所需的时间只有常规SE序列的几分之一。FSE序列重度T_2加权加MTC技术可使低信号的软骨与周围的关节腔内的液体产生较高的对比度，这种序列具有较高的空间分辨率，可以较好地显示关节软骨表面的情况。大多局灶的表面缺损可在矢状面图像上被检查到，有时也可能在冠状面或横断面图像上显示得更好。

通常关节软骨与其周围结构之间微小的T_1弛豫时间差异可被短T_1的脂肪组织和长T_1的其他组织之间的较大差异所掩盖。由于关节软骨的T_1较其他邻近关节结构的T_1短，通过采用脂肪抑制序列可消除脂肪的高信号，从而增加关节软骨和邻近结构的对比度。脂肪抑制序列对软骨损伤有非常高的敏感性（96%）和特异性（95%）。运用上述脂肪抑制三维快速梯度回波（FGE）序列T_1加权进行扫描，所得到的三维数据采用最大信号强度投影（MIP）处理，可以获得软骨重建图像，得到一组多角度重建的软骨像，从中可以获取大量的三维空间信息（图2-3-3）。这种重建图像具有较高的空间分辨率，对软骨损伤可作出较为明确的判断和定位，利用这种方法可以直接观察到骨关节炎时软骨损伤的范围，有助于对骨关节炎的演变过程进行动态观察及评估治疗效果。

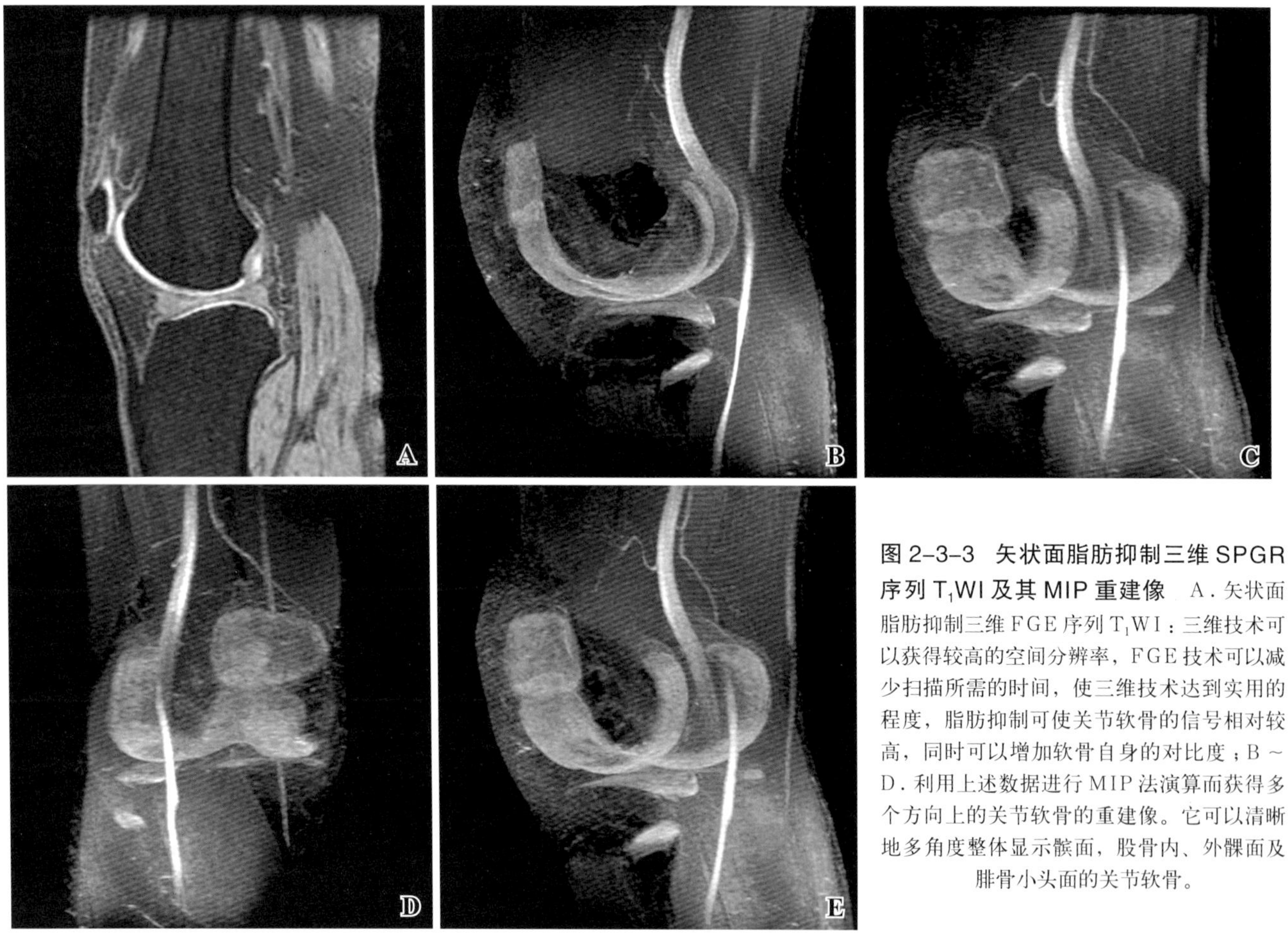

图2-3-3 矢状面脂肪抑制三维SPGR序列T_1WI及其MIP重建像 A．矢状面脂肪抑制三维FGE序列T_1WI：三维技术可以获得较高的空间分辨率，FGE技术可以减少扫描所需的时间，使三维技术达到实用的程度，脂肪抑制可使关节软骨的信号相对较高，同时可以增加软骨自身的对比度；B～D．利用上述数据进行MIP法演算而获得多个方向上的关节软骨的重建像。它可以清晰地多角度整体显示髌面，股骨内、外髁面及腓骨小头面的关节软骨。

（陈克敏　陆　勇　韩洪杰）

第四节　骨关节炎软骨损伤

骨关节炎与老龄化有关，使关节软骨出现原纤维变性，最早发生于关节边缘。原纤维变最初局限于软骨的表层，软骨轻微的裂开和磨损，使其表面变得粗糙不平。随着病变向深层发展，胶原纤维的网架结构破坏，蛋白多糖进一步丢失，软骨的钙化层受损伤，软骨下出现骨硬化，关节边缘骨刺形成，关节间隙狭窄甚至消失，最终形成纤维强直及骨性强直。

骨关节炎由于软骨表面层受损，软骨各组成部分受到暴露，从而引起免疫反应。这种免疫反应可进一步引起软骨的破坏，使更多的软骨抗原被暴露，从而更多地刺激免疫系统。这种正反馈性、自我修正的过程可能是骨关节炎慢性发展、持续存在的机制。长期以来，人们观察到这样的现象：完全切除软骨，或关节炎终末期时关节软骨被全部破坏后，关节腔内的炎症会奇迹般地消失；有学者已在患者体内发现了软骨内各成分的抗体及免疫细胞，还根据此原理建立慢性关节炎动物模型。这些都证明了骨关节炎与自身免疫有着密切的关系。

骨关节炎在中老年人群中的发病率较高，它和高血压、冠心病、脑血管病一样是中老年人的常见病。因为骨关节炎并不会直接危及人的生命，常不像其他疾病一样受到重视，易被忽略而未能及时治疗。骨关节炎给患者带来长期的痛苦和不便，如果没有及时诊断和治疗，最终会导致关节强直，丧失劳动能力。以前骨关节炎得不到及时治疗的一个重要原因是缺乏有效的早期诊断方法和对治疗效果的有效评估方法。常规X线检查、CT及关节镜等都有较大的限制，MRI则有相当的优势，它可以直接地、客观地显示软骨的结构，且无损伤性，患者易于接受。MRI可以对治疗效果进行及时评估，对临床治疗有较大帮助，且具有很大的潜在优势。

骨关节炎软骨损伤的MRI分期：①Ⅰ期：关节软骨一过性肿胀。②Ⅱ期：Ⅱa期，关节软骨表面出现毛糙；Ⅱb期，软骨内出现低信号小囊状病灶。③Ⅲ期：关节软骨明显变薄，但未累及钙化层。④Ⅳ期：软骨全层消失，同时伴有软骨下骨的硬化。

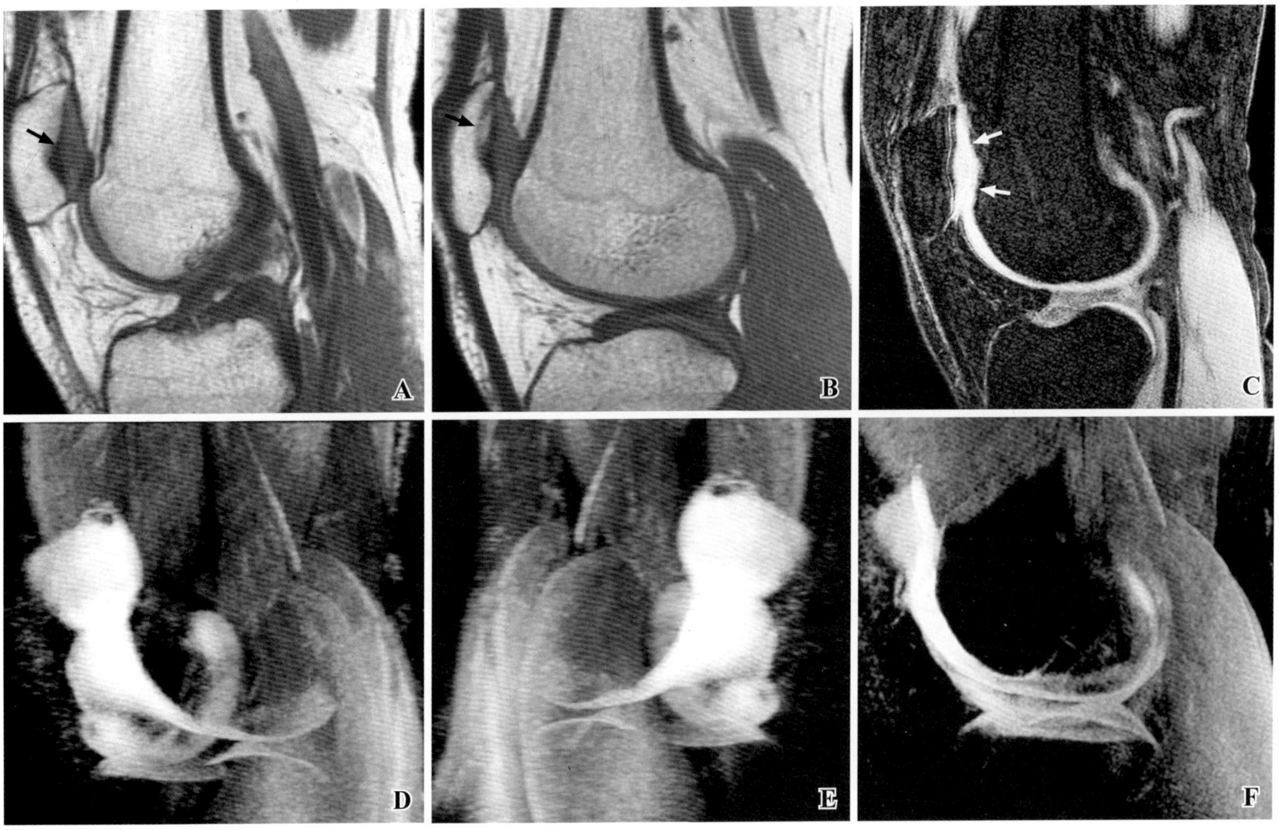

图2-4-1　骨关节炎关节软骨损伤Ⅰ期　A. 矢状面T_1WI和B. 矢状面T_2WI：髌骨面关节软骨中部明显增厚，部分软骨下骨内见有低信号硬化影，部分软骨下骨内见有与骨髓信号相同的高信号的骨质增生（箭）；C. 矢状面脂肪抑制三维FGE序列T_1WI：软骨中部明显增厚，于辐射带中可见一小片的不规则的低信号，为软骨内含水量增加所致（箭）；D～F. 三个角度膝关节软骨MIP像：部分髌面关节软骨明显增厚，并见大片信号减低区。

骨关节炎的软骨Ⅰ期损伤，在FSE序列T_2WI上呈明显的高信号，在三维脂肪抑制GE序列T_1WI上可见局部软骨的增厚。在MIP重建像上见软骨图像信号强度呈不均匀性降低（图2-4-1），这可能是局灶增厚的软骨内水分增加所致。这一期的软骨损伤主要是在软骨表面退变的基础上再加上机械因素，使某一段时间内承重处的软骨肿胀而引起的。

Ⅱa期，随着损伤的加重，表层断裂变薄，表面毛糙。在质子密度加权像上见软骨表面呈小齿状突起、粗糙。在脂肪抑制三维FGE序列T_1WI上常不敏感，虽然其空间分辨率较高，但表层在这时呈低信号，其背景亦为低信号，缺乏对比度，所以不敏感（图2-4-2）。但表层在三维T_2WI上可较为清晰。Ⅱb期，表层损伤后或软骨内分解代谢引起软骨内蛋白多糖等固体物质

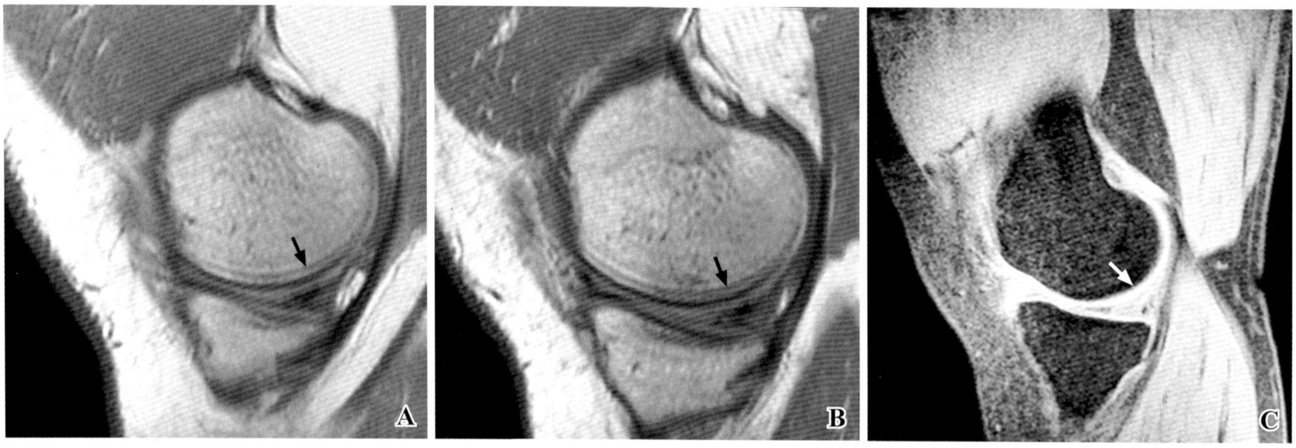

图2-4-2 关节炎软骨损伤Ⅱa期 A、B．矢状面质子密度加权像：股骨外髁面后部关节软骨表面毛糙，有尖状突起，但软骨厚度未见明显变薄（箭）；C．矢状面脂肪抑制三维FGE序列T_1WI：上图所示的关节软骨表面情况基本未得到显示（箭）。这是由于正切带和背景均为低信号，缺乏对比度，所以在该序列上对软骨表层正切带的病变显示不敏感。

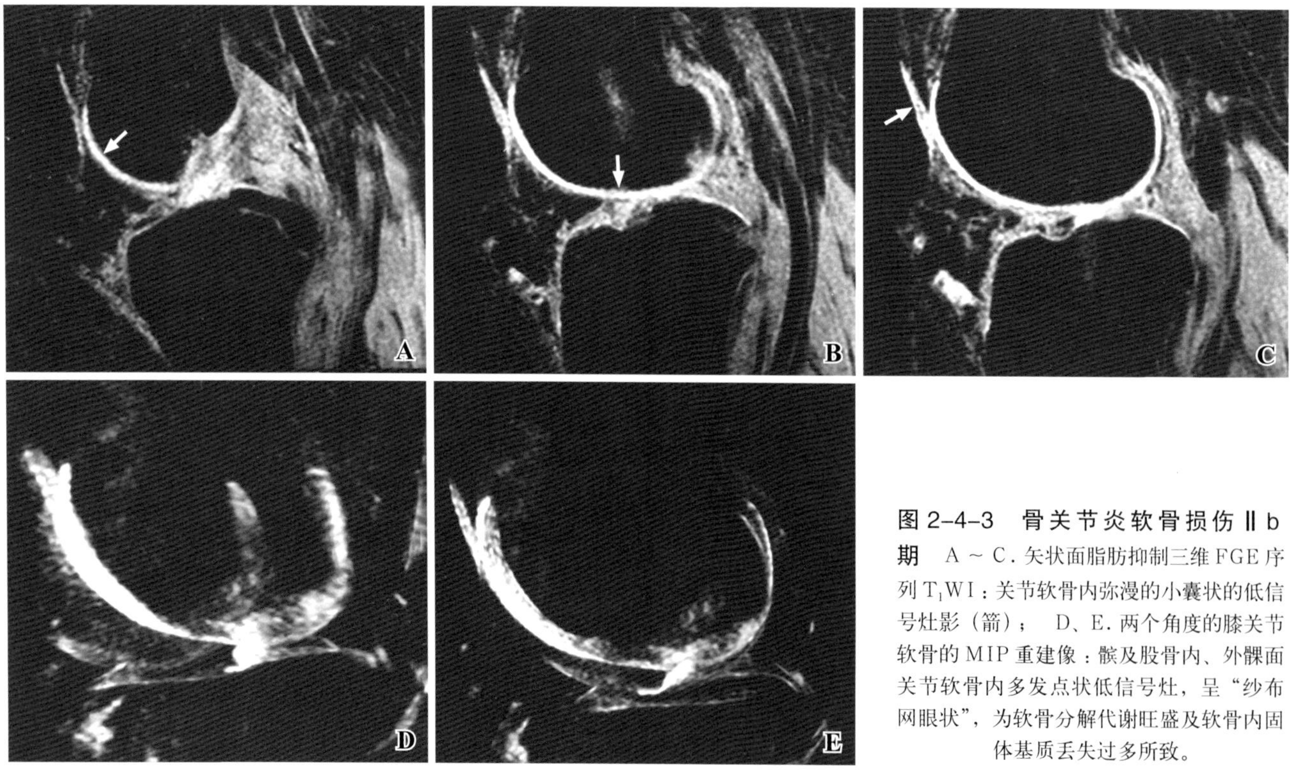

图2-4-3 骨关节炎软骨损伤Ⅱb期 A～C．矢状面脂肪抑制三维FGE序列T_1WI：关节软骨内弥漫的小囊状的低信号灶影（箭）； D、E．两个角度的膝关节软骨的MIP重建像：髌及股骨内、外髁面关节软骨内多发点状低信号灶，呈“纱布网眼状”，为软骨分解代谢旺盛及软骨内固体基质丢失过多所致。

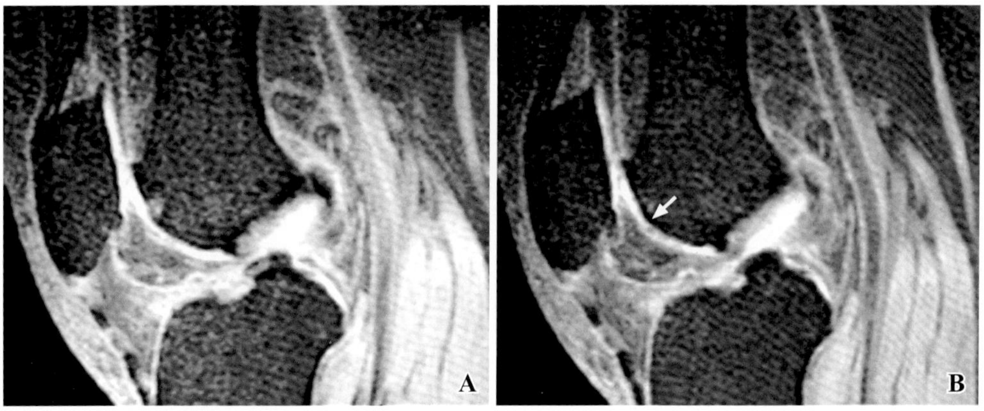

图 2-4-4 骨关节炎关节软骨损伤 Ⅱb 期 A、B. 矢状面脂肪抑制三维 FGE 序列 T_1WI：关节软骨内多发的虫噬样的小灶性的低信号（箭），为软骨内固体基质丢失所致。

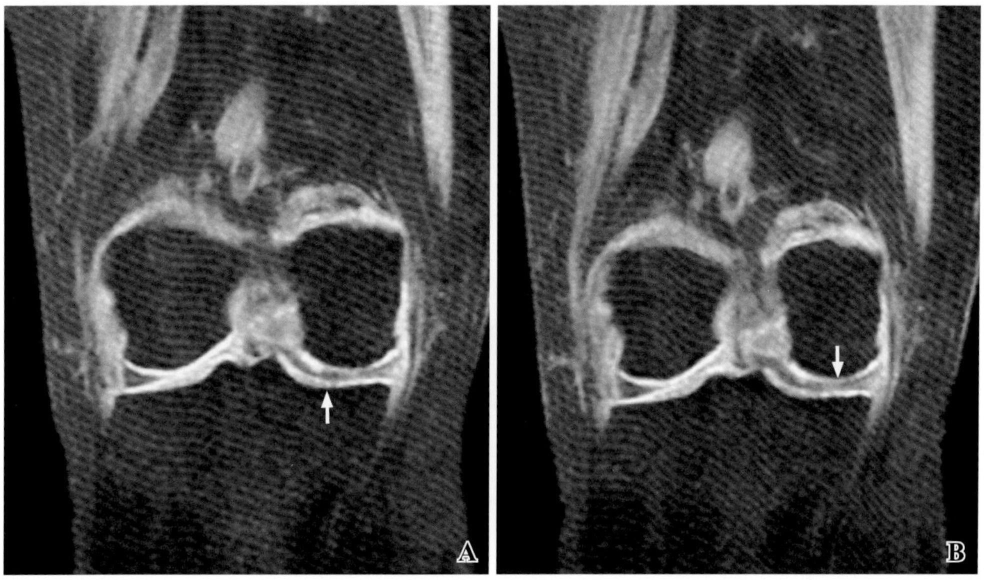

图 2-4-5 骨关节炎关节软骨损伤 Ⅱb 期 A、B. 冠状面脂肪抑制三维 FGE 序列 T_1WI：关节软骨内散在虫噬状的低信号灶（箭）。

丢失，在脂肪抑制三维 FGE 序列 T_1WI 上表现为虫噬样弥漫的小低信号灶；在 MIP 重建像上，重建的关节软骨显示为“网眼纱布状”（图 2-4-3，图 2-4-4，图 2-4-5）。

病变发展到Ⅲ期时，累及中层及深层，未及钙化带。在脂肪抑制三维 FGE 序列 T_1WI 上可见局部软骨明显变薄，但未累及软骨下骨组织。在 MIP 上，重建软骨内见局灶性斑片状的信号减低区，但软骨信号仍存在（图 2-4-6）。

当骨关节炎软骨损伤Ⅳ期时，多引起软骨下骨的硬化，在 T_1WI、T_2WI 上均可见软骨下骨髓内呈低信号的条状硬化影，在软骨的 MIP 重建像上可见“地图状的”不规则的软骨缺失区（图 2-4-7）。

在Ⅰ～Ⅲ期骨关节炎时的软骨损伤，软骨细胞有一定的修复能力，不仅能产生新的软骨细胞，还可以使软骨细胞的活性增加，大量合成新的软骨基质，以阻止软骨病变的发展，促进损伤软骨的愈合。较表浅软骨缺损的愈合，完全依赖靠近损伤边缘残留的软骨细胞。只要软骨下骨板未受损伤，即软骨损伤未到Ⅳ期，都有完全修复的可能。Ⅳ期的关节软骨损伤多见纤维瘢痕形成，使软骨失去润滑作用、弹性和修复再生能力。所以在骨关节炎软骨损伤Ⅰ～Ⅲ期时，从病因学上进行治疗，骨关节炎有可能达到治愈，软骨及骨的损伤可得以完全修复；在骨关节炎Ⅳ期，损伤的关节软骨或是纤维瘢痕愈合或造成其下骨质的暴露，随着运动的增加可加快其周围关节结构的退变过程。对骨关节炎关节软骨的Ⅳ期损伤可以进行外科手术治疗，通过手术改变其承重点，减少损伤处关节软骨所受的机械性冲击震荡，减缓关节的退变过程。另外，还可以进行关节软骨的体外培养，进行关节软骨移植术。因此，MRI 检查不仅对骨关节炎的诊断、治疗有重要的意义，而且对其病因研究及治疗的改进也具有重要意义。

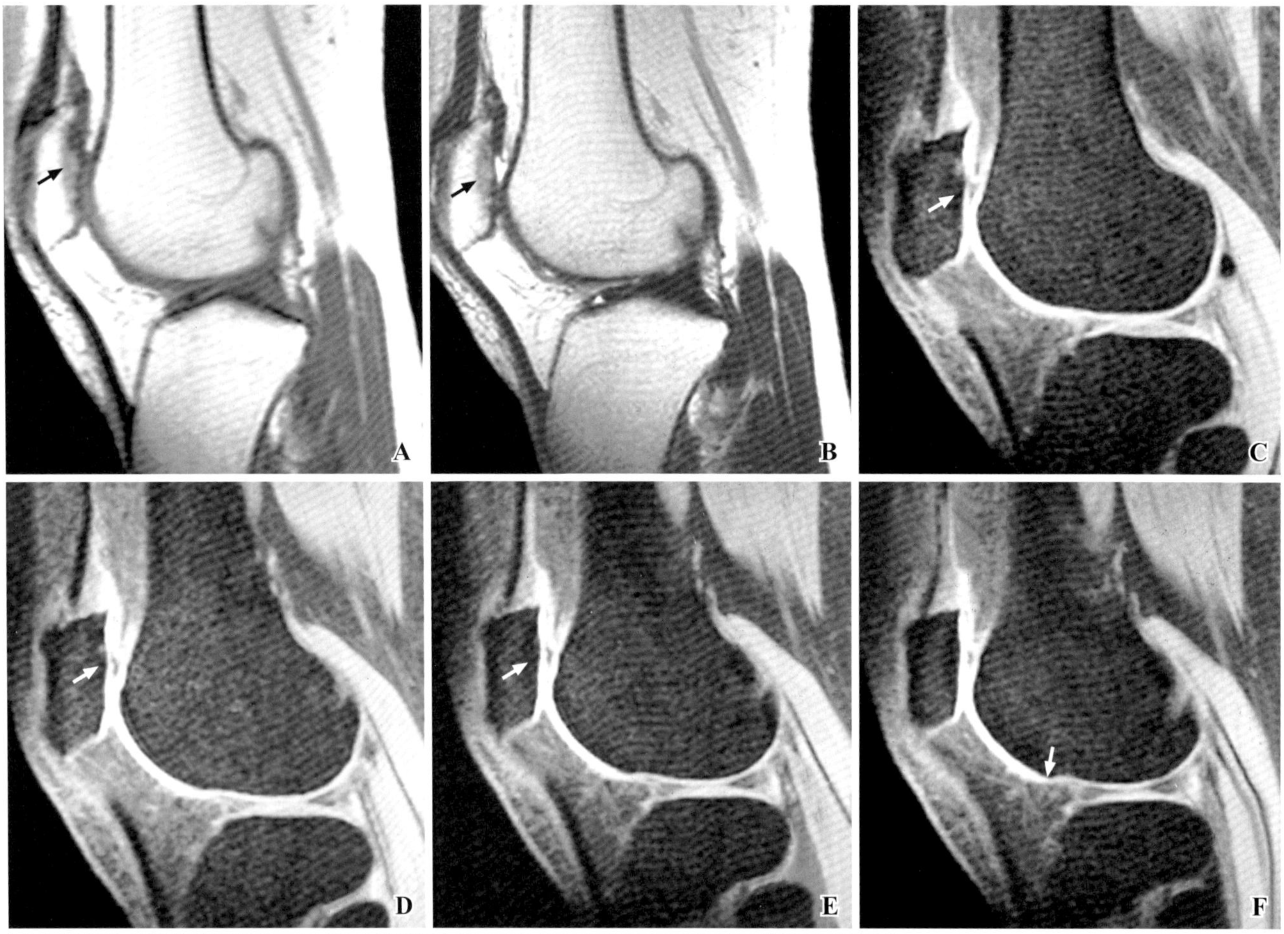

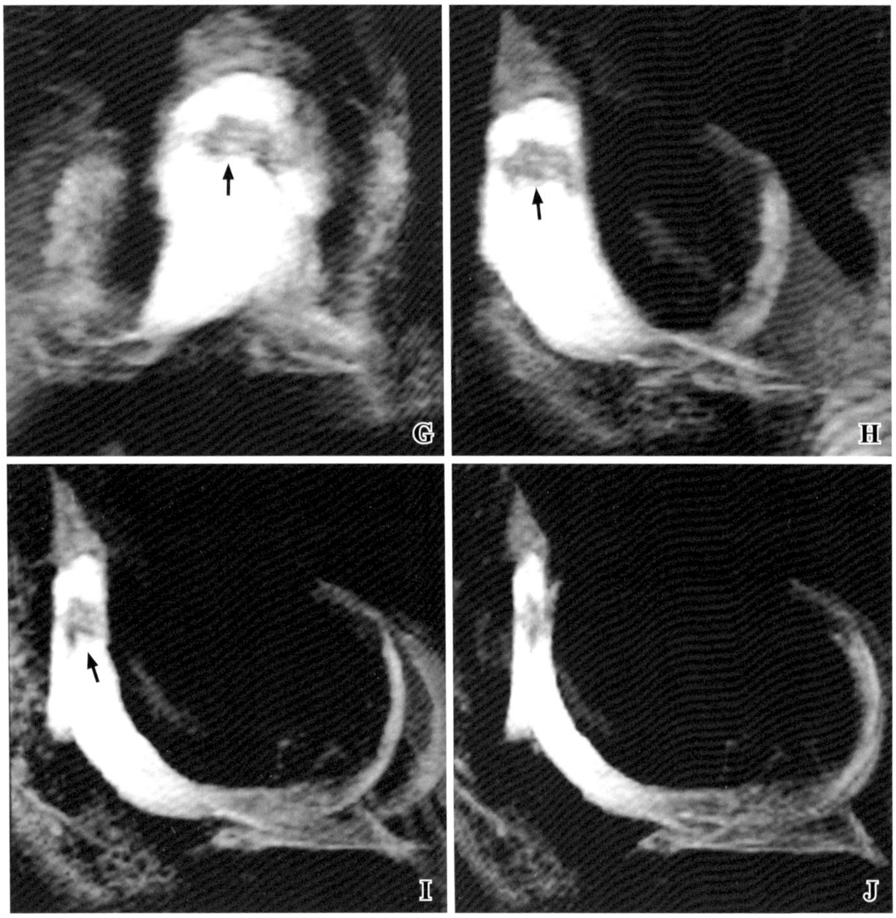

图 2-4-6　骨关节炎软骨损伤Ⅲ期　A．矢状面 T_1WI：髌骨中部关节软骨下有沿关节面的长条状的高信号（箭）；B．矢状面 T_2WI：A图中高信号灶仍为高信号（箭），其信号强度与骨髓信号相同，故考虑为软骨下骨质增生所致；C ~ F．上图骨质增生处的关节软骨明显变薄，软骨表面凹凸不平（箭），最深达深层深部及钙化层上部，钙化层尚完整；G ~ J．四个角度上MIP重建后关节软骨的投影像：髌骨中部呈不规则的片状的较低信号灶（箭），但低信号内仍有软骨信号存在。

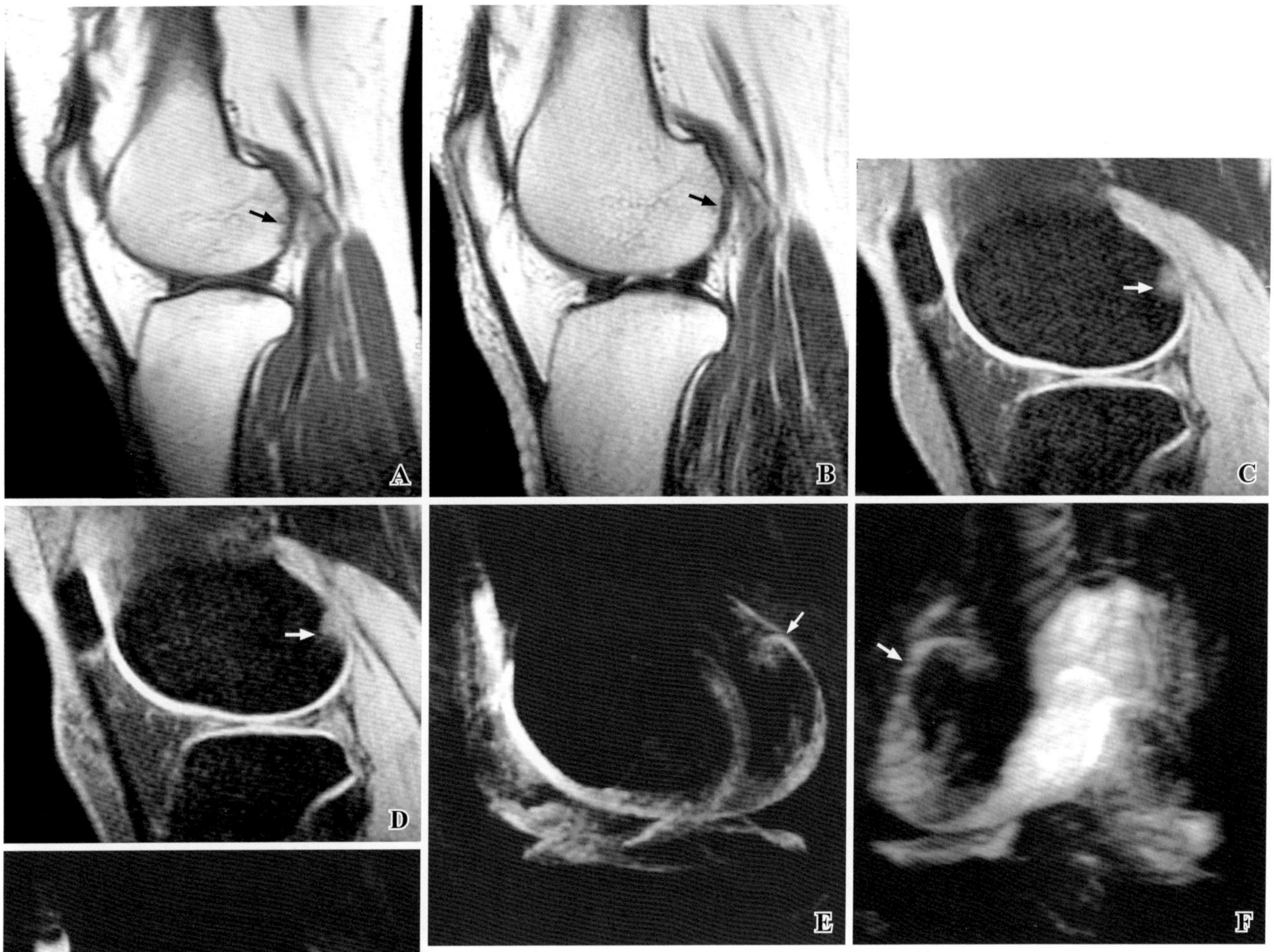

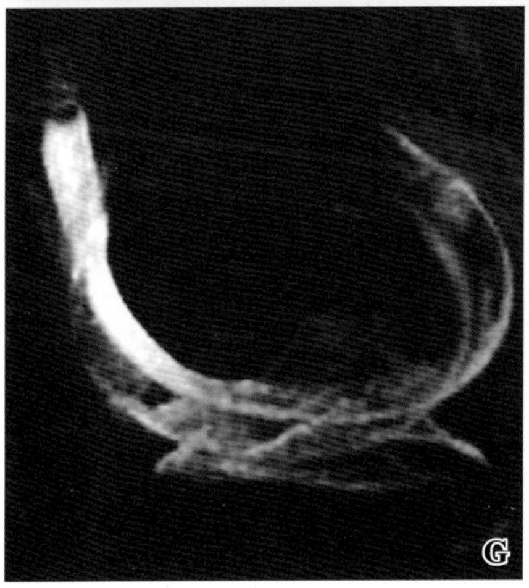

图 2-4-7 骨关节炎关节软骨损伤Ⅳ期 A. 矢状面 T_1WI：股骨外髁软骨下骨见不规则的沿关节面方向的低信号灶(箭)； B. 矢状面 T_2WI：A 图中所见病灶仍为低信号(箭)，考虑为软骨下骨硬化所致； C、D. 矢状面脂肪抑制三维 FGE 序列 T_1 加权像：上述硬化处关节软骨全层缺失（箭）； E ~ G. 股骨外髁后部的关节软骨内见一长条状不规则的明显低信号灶（箭），余处关节软骨见有“纱布网眼状”表现。

（陈克敏 陆 勇 韩洪杰）

参考文献

[1] Kiviranata I, Markku T, Jurvelin J, et al. Microspectrophotometric Quantitation of Glycosaminoglycans in Articular Cartilage Sections Stained with Saffanin.Histochemistry, 1985, 82:249 ~ 255

[2] Kiviranta I, Markku T, Jurvelin J, et al.Decalcification, and Tissue Processing Effects on Articular Cartilage Proteoglycans. Histochemistry, 1984, 80:569 ~ 573

[3] Lehner KB, Rechl HP, Gmeinwieser JK, et al.Structure, Function, Degeneration of Bovine Hyaline Cartilage:Assessment with MR Imaging in Vitro.Radiology, 1989, 170:495 ~ 499

[4] Resnick D, Niwayama.Diagnosis of Bone and Joint Disorders.2nd ed.Philadelphia: Saunders, 1988.758 ~ 764

[5] Muir H.Proteoglycans as Organizers of the Intercellular Matrix. Biochem Soc Trans, 1983, 11: 613 ~ 622

[6] Dale Vellet, MBBCH, FFRAD D, et al.Occult Posttraumatic Osteochondral Lesions of the Knee:Prevalence, Classefication, and Short-term Sequelae Evaluated with MR Imaging. Radiology, 1991, 178:271 ~ 276

[7] Mink JH, Deutsh AL.Occult Cartilage and Bone Injuries of the Knee:Dectection, Classification, and Assessment with MR.Radiology, 1989, 170:823 ~ 829

[8] Paul PK, Jasani MK, Sebok D, et al.Variation in MR Signal Intensity across Normal Human Knee Cartilage.J Magn Reson Imaging, 1993, 3:569 ~ 574

[9] Hodler J, Berthiaume M, Schweeitzer ME.Knee Joint Hyaline Cartilage Defects: A Comparative Study of MR and Anatomic Sections.J Comput Assist Tomogr Imaging, 1992, 16:597 ~ 603

[10] Jean M, Lowell A, Sether M, et al.Articular Cartilage: Correlation of Histologic Zones with Signal Intensity at MR Imaging.Radiology, 1991, 181:853 ~ 855

[11] Rubenstein JD, Kim JK, Morava-Protzner L, et al.Effects of Collagen Orientation on MR Imaging Characteristics of Bovine Articular Cartilage.Radiology, 1993, 188:219 ~ 226

[12] Mlinarik V, Degrassi A, Toffanin R, et al.Inestigation of Laminarance of Magnetic Resonace Microscopy.Magn Reson Imaging, 1996, 14:435 ~ 442

[13] Modl JM, Sether LA, Haughton VM, et al.Articular Cartilage:Correlation of Histologic Zones with Signal Intensity at MR Imaging.Radiology, 1991, 181:853 ~ 855

[14] Palma LD, Cova M.MRI Appearance of the Articular Cartilage in the Knee According to Age.Radiol Med, 1996, 92:171 ~ 179

[15] Recht MP, Kramer J, Marcelis S.Abnormalities of Articular Cartilage in the Knee:Analysis of Availabie MR Techniques. Ridiology, 1993, 187:473 ~ 478

[16] Recht MP, Kramer J, Marcelis S, et al.Abnormalities of Articular Cartilage in the Knee: Analysis of Available MR Techniques.Radiology, 1993, 187:378 ~ 473

[17] Bohndorf K.Injuries at the Articulating Surfaces of Bone (Chondral, Osteochondral, Dubchondral Fractures and Osteochondrosis Dissecans) .Europecon Journal of Radiology, 1996, 22:22 ~ 29

[18] Gylys-Morin VM, Hajek PC, Sartoris DJ, et al.Articular Cartilage Defects:Detectability in Cadaver Knees with MR.AJR, 1987, 148:1153 ~ 1157

[19] Monson N, Haughton VM, Modl IM.Normal and Degenerrating Articular Cartilage:Invitro Correlation of MR Imaging and Histologic Findings.J Magn Reson Imaging, 1992, 2:41 ~ 45

[20] Vahlensieck M, Dombrowski F, Leutner C, et al.Magnetization Transfer Contrast and MTC Sutraction:Enhancement of Cartilage Lesions and Intracartilaginous Degeneration in Vitro. Skeletal Radiol, 1994, 23:535 ~ 539

[21] Tervonen O, Dietz MJ, Carmichael SW, et al.MR Imaging of Knee Hyaline Cartilage:Evalution of Two-and Three-dimensional Sequences.J Magn Reson Imaging, 1993, 3:663 ~ 668

[22] Reiser MF, Bongartz G, Frlemann R, et al.Magnetic Resonance in Cartilaginous Lesions of the Knee Joint with Three-dimensional Gradient-echo Imaging.Skeletal Radiol, 1988, 17:465 ~ 471

[23] Lee P, Rooney PJ, Sturrock RD, et al.The Etiology and Pathogenesis of Osteoarthritis:A Review.Semin Arthritis Rheum, 1974, 3:189 ~ 218

[24] Howell DS, Sapolsky AL, Pita JC, et al.The Pathogenesis of Osteoarthritis. Semin Arthritis Rheum, 1976, 4:365 ~ 383

第三章　脊　柱

第一节　脊柱的MRI检查方法

一、胸、腰椎MRI检查方法

胸、腰椎MRI检查采用表面线圈、正交（方形）线圈或相控线圈。如果表面线圈可覆盖整个脊柱或采用相控复合线圈，根据成像的解剖部位选择性激励线圈，可以不用移动患者位置而改变感兴趣区。胸、腰椎的矢状面成像包括SE序列T_1加权、T_2加权，FSE序列T_2加权。T_1加权采用4～5mm层厚，1mm间距，视野30cm，矩阵256×256或256×192，TR 500ms，TE 20ms。T_2加权采用TR 2 000ms，TE 80ms，矩阵256×192，NEX=2。一般情况下，由FSE序列T_2加权代替SE序列T_2加权。FSE序列T_2加权采用TR 3 000～5 000ms，TE 90～110ms。胸、腰椎横断面成像一般采用FSE序列T_2加权，视野18cm，其他参数同矢状面成像。STIR序列对于感染及转移性疾病的诊断很有价值，常用的参数为TR 3 500ms，TE 35ms，TI 110ms。

二、颈椎MRI检查方法

颈椎MRI检查最好采用正交（方形）线圈或相控线圈。由于线圈距离气管很近，如果线圈前方位置摆放不当，就会产生很大的呼吸伪影。

矢状面通常采用SE序列T_1加权和FSE序列T_2加权，层厚4～5mm，间距1mm，视野24cm，距阵256×192，NEX=4。T_1加权TR 500ms，TE 30ms，可在Gd-DTPA增强前、后使用。FSE序列T_2加权采用TR 3 000ms，TE 100ms。STIR序列可以提高检出脊髓及软组织病变（如感染、创伤和转移性疾病）的敏感性。

颈椎横断面扫描通常采用T_2^*，TR 700ms，TE 20ms，翻转角30°，视野16cm。SE序列T_1加权可在增强前、后使用，应采用流动补偿以减少血管及脑脊液流动伪影。磁化转换梯度回波与GE序列、FSE序列T_2加权相比对比度提高，可更好地显示椎间盘突出、椎间孔狭窄及髓内病变。

（张　蓓　刘建军　江　浩）

第二节　脊柱的正常解剖

脊柱位于人体躯干的后部中央。按部位可分为颈段、胸段、腰段和骶尾段，由7个颈椎、12个胸椎、5个腰椎、5个骶椎、1个尾骨和椎间盘、椎间关节、椎旁韧带等所构成。

一、骨性脊柱各段椎骨的特点

椎骨由椎体、椎弓和从椎弓上发出的7个骨性突起所组成。椎弓包括椎板、椎弓根，相邻椎弓根之间构成椎间孔，脊神经由此离开椎管。椎体后缘与椎弓围成椎孔，各椎骨的椎孔共同连成椎管。

（一）颈椎　寰椎、枢椎有别于其他颈椎。寰椎没有椎体、棘突和关节突，而在椎体位置上的结构为枢椎的齿突。寰椎由前弓、后弓及其向两侧汇合形成的侧块所构成，呈弧形。后弓两侧邻近侧块处有椎动脉沟，椎动脉由此经过。位于前弓、后弓中线的结节为前纵韧带、后纵韧带的附着点。枢椎的特点是椎体前上部有一齿状突起，称为齿突(Dens或Odontoid Process)。齿突与寰椎前弓后缘构成关节，此间隙正常值为儿童不超过4mm、成人为2.5～3.5mm，否则即为脱位，常由寰椎横韧带断裂造成。枢椎的椎体及棘突均较大。从功能上讲，寰椎、枢椎主要进行旋转运动，而较少参与屈伸运动。第三颈椎至第七颈椎的椎体多呈方盒状，由上而下逐渐增大，其上面侧缘各有一向上的嵴状突起，称为椎体钩。其下面侧缘相对应处有斜坡状的唇样结构，相邻椎体的椎体钩与唇缘相对合即构成钩椎关节(Luschka关节)，这是颈椎的一种特殊连接。这种关节并非恒定的滑膜关节，而是5岁后随颈段脊柱运动而形成的，并随年龄增长，椎体钩骨质增生可越来越明显。若向外后方增生，使其外后方的椎间孔变窄及脊神经受压，常导致颈椎病。此外，钩椎关节外方的横突孔内有椎动脉通过，若骨质向外增生，可压迫椎动脉，导致椎动脉供血不足。横突末端分为前结节、后结节，结节间有脊神经通过。前结节是肋骨的遗迹，有时第七颈椎横突的前结节特别长，形成颈肋，可伸至斜方肌间隙压迫臂丛，或达第一肋上缘压迫臂丛和锁骨下动、静脉。关节突的关节面几乎呈水平位，受斜行或横向暴力时易脱位。

（二）胸椎 椎体两侧有肋凹，相邻椎体肋凹均靠近椎间隙，共同与肋骨小头构成椎肋关节。胸椎体由上而下逐渐增大，胸椎横突略上翘，可与颈椎横突相鉴别。横突与肋骨的结节亦构成另一椎肋关节。棘突较长，斜向后下，关节突的关节面近额状位，易发生骨折。

（三）腰椎 椎弓根间距由上而下逐渐增宽，椎体亦逐渐增大，关节突的关节面呈矢状位，易发生骨折或脱位。上关节突的后缘有一突起称为乳突。在横突根部的后下方有一小突起，称为副突。两突起之间有上关节突韧带。两突起之间的骨沟与上关节突韧带构成腰神经后内侧支的骨纤维管。因此，韧带增厚或骨质增生均可压迫腰神经后内侧支，引起一系列感觉功能障碍。腰椎棘突宽，呈近似水平位，棘突间距亦较宽。

（四）骶椎、尾椎 骶骨形若倒立扁三角，由5个骶椎融合而成。骶骨的内腔称为骶管，与椎管相连续，向下止于骶管裂孔，由骶骨背侧浅韧带覆盖。骶骨腹侧面较光滑，而背侧正中有纵行嵴状隆起，称为骶正中嵴。骶正中嵴两侧有4对骶后孔为骶神经后支穿出骶管的部分。尾骨由4个尾椎融合而成，其上有肛尾韧带附着。

二、椎骨之间的连接

（一）椎体间的连接 相邻两个椎体借助椎间盘及前纵韧带、后纵韧带相连。

1．前纵韧带 自颅底至第一骶椎，覆盖于椎体和椎间盘前缘，与椎体前缘形成紧密连接，而与椎间盘的连接比较疏松。前纵韧带宽而坚韧，主要功能是加强椎体的稳固性，防止椎间盘前突。

2．后纵韧带 位于椎体和椎间盘的后方，窄长但很坚韧。与前纵韧带相反，其与椎体的连接不如与椎间盘的连接紧密，长度自寰椎达第一骶椎。后纵韧带由椎体段的窄带经椎间盘时分为两个部分，并与椎间盘紧密结合。因此，椎间盘向后突出时常伴有后纵韧带的异常。后纵韧带与椎体后缘之间存在1～2mm的空间，其内为硬膜外脂肪和静脉丛。

3．椎间盘 由髓核、纤维环、上软骨板、下软骨板构成。上软骨板、下软骨板紧贴于椎体上、下面。纤维环为围绕于髓核周围的纤维软骨，其前部较厚，后外侧较薄，髓核呈胶状，位于纤维环的中央稍后区域。

（二）椎板及附件之间的连接

1．黄韧带 是连接相邻椎板的节段性弹性结缔组织膜，被覆于椎板的椎管面，并且参与构成椎管的后外侧壁。厚0.2～0.3cm，其厚度和宽度也因所处节段而不尽相同，颈段薄而宽，胸段窄而稍厚，腰段最厚。

2．棘间韧带 连接相邻两个棘突，前接黄韧带，后续棘上韧带。

3．棘上韧带和项韧带 位于棘突韧带和棘间韧带的后方，在颈段称为项韧带。脊柱过度前屈可引起棘上韧带和项韧带损伤。

4．横突间韧带 除颈段外，胸段、腰段均有连接于横突间的膜状结构，称为横突间韧带。

5．关节突关节 由相邻的上关节突、下关节突关节面构成，颈段的关节囊较松弛，易脱位，而胸段较紧密，腰段紧而厚。

6．寰枢关节 由寰椎、枢椎外侧和正中关节构成。外侧关节由寰椎下关节面与枢椎上关节面构成。正中关节面的前部由寰椎前弓与枢椎齿突构成，其后部则因齿突与寰椎横韧带间存在滑膜囊而得名。

7．寰椎横韧带 连于寰椎两侧块的内侧面，将寰椎的椎孔分为前、后两个部分，前部容纳齿突，后部容纳脊髓及其被膜。自寰椎横韧带中部向上、下各发出一条纵行纤维束，分别附着于枕骨大孔前缘和枢椎椎体前缘。纵横纤维束共同构成寰椎十字韧带，具有限制齿突后移的作用。当暴力损伤韧带时，齿突向后移位，可压迫脊髓而致命(图3-2-1)。

三、颅椎连接

（一）寰枕关节 由枕骨髁与寰椎上关节面构成，可使头作屈伸和侧屈运动。

（二）寰枕前膜 连于枕骨大孔前缘与寰椎前弓之间的结缔组织膜。其中部有前纵韧带加强。

（三）寰枕后膜 连于枕骨大孔与寰椎后弓之间的结缔组织膜。其外侧部有椎动脉和枕下神经通过。

（四）覆膜 是后纵韧带向上的延续，覆盖于齿突后方，向上附着于枕骨斜坡，有防止齿突后移、保护脊髓的作用。

（五）翼状韧带 位于寰椎横韧带的前上方，连于齿突与枕骨髁之间，可防止头部过度前俯和旋转。

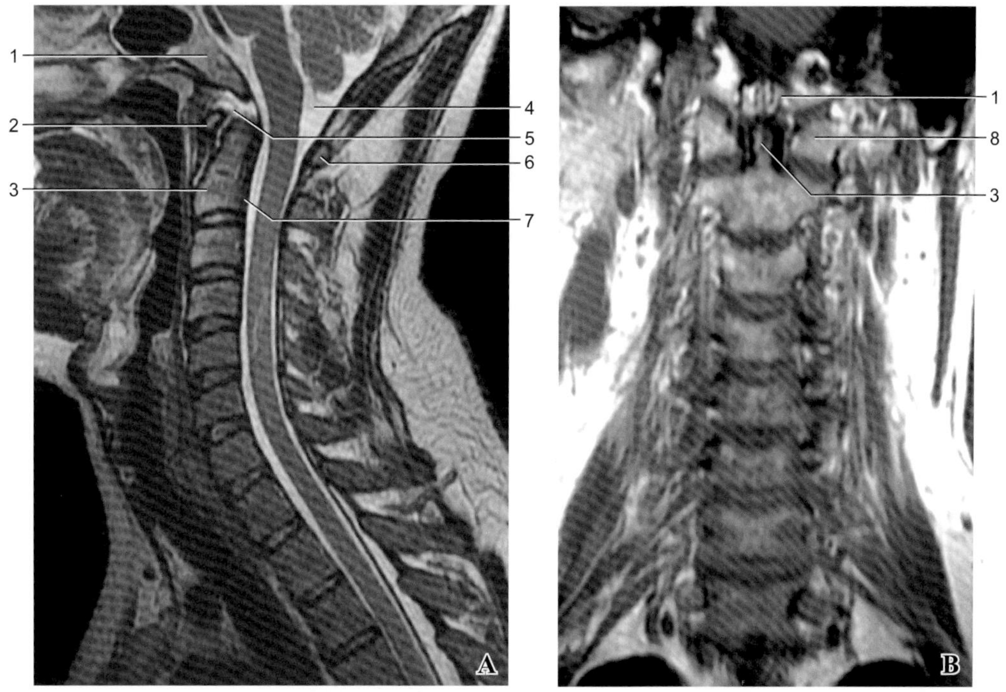

图 3-2-1 正常颅椎连接及寰枢关节 A. 矢状面 T_2WI；B. 冠状面 T_1WI。1. 斜坡；2. 寰椎前弓；3. 齿突；4. 枕骨大孔；5. 脂肪垫结构；6. 寰椎后弓；7. 覆膜；8. 侧块。

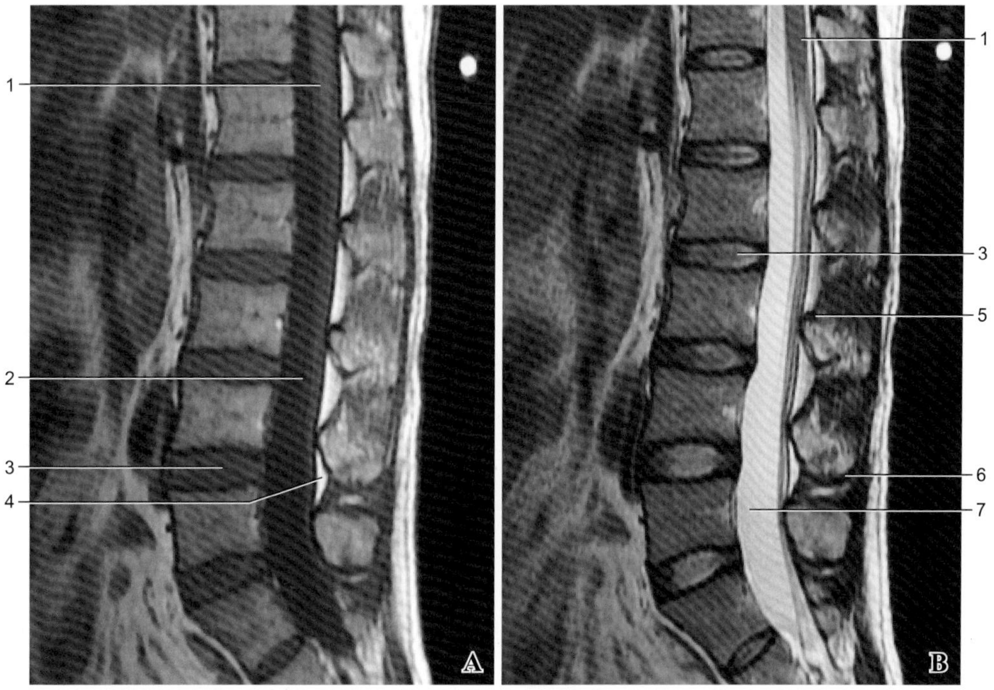

图 3-2-2 正常腰椎 A. 矢状面 T_1WI；B. 矢状面 T_2WI。1. 脊髓圆锥；2. 马尾；3. 椎间盘；4. 硬膜外脂肪；5. 黄韧带；6. 棘间韧带；7. 蛛网膜下腔。

四、椎管及其内容

（一）椎管 由各椎骨的椎孔和骶骨的骶管相连而成，上接枕骨大孔，和颅腔相通，下达骶管裂孔。椎管是骨纤维性管道，其前壁由椎体、椎间盘和后纵韧带构成，后壁为椎板及连于其间的黄韧带，两侧壁为椎弓根和椎间孔。其内容有脊髓、脊神经根、脊髓被膜、血管及少量结缔组织等。

（二）脊髓被膜及被膜腔 脊髓上端在枕骨大孔处连于脑干延髓部，下端止于第一腰椎下缘，小儿则平于第三腰椎。脊髓表面被覆三层膜，由外而内依次为硬脊膜、蛛网膜和软脊膜。被膜腔隙包括硬膜外腔、硬膜下腔及蛛网膜下腔。

1. 硬膜外腔 位于椎管壁和硬脊膜之间，其内填有脂肪组织、椎内静脉丛和淋巴管，并有脊神经根及其伴行的血管通过，呈负压。此腔起自枕骨大孔，硬脊膜向上附于枕骨大孔边缘，此腔与颅内不相通。椎静脉丛包括椎内静脉丛和椎外静脉丛。前者位于硬膜外腔，后者则分布于脊柱外侧面，如椎体前方、椎弓及其突起的后方，在寰椎与枕骨之间较为发达，称枕下静脉丛。椎内、外静脉丛之间可形成广泛吻合且无瓣膜，向上与颅内枕窦、乙状窦等相通，向下与盆腔等处的静脉丛形成广泛的吻合。因此，椎静脉丛是沟通上、下腔静脉和颅内、外静脉的重要通道。

2．硬膜下腔　位于硬脊膜与蛛网膜之间的潜在腔隙，与脊神经周围的淋巴间隙相通，内有少量液体。

3．蛛网膜下腔　位于蛛网膜与软脊膜之间，其内充满脑脊液，向上与颅内蛛网膜下腔相连，向下可达第二骶椎水平，并扩大形成终池，池内为腰骶神经根构成的马尾和软脊膜向下延伸形成的终丝，向两侧可围绕脊神经根形成脊神经根周围腔（图 3–2–2）。

（汪登斌　宋　琦　张　蓓）

第三节　正常脊柱的MRI表现

正常胸、腰椎的MRI表现

一、矢状面

胸、腰椎椎体矢状面呈方形或长方形。胸椎椎体从上至下逐渐增大。骨松质由薄的骨皮质包绕，椎体主要由骨松质组成，在SE序列 T_1WI 上呈中高信号，边缘骨皮质呈低信号（图 3–3–1）。椎体信号强度的高低与骨髓内脂肪含量、造血成分多少有关。正常椎体内信号强度较均匀，随年龄增长，骨髓内脂肪含量增多，在 T_1WI 上呈局灶或弥漫骨髓高信号，而在 T_2WI 上则呈中等信号，这是由于椎体内大量脂类或脂肪成分堆积造成的（图 3–3–2）。椎体侧后方有一对肋凹和肋骨头形成肋椎关节。椎管是由前方的椎体和椎间盘、外侧的椎弓根、后方的棘突和椎板组成。椎弓根由椎体上方向后突的骨柱构成，组成椎间孔的上、下缘，在 T_1WI 上，椎弓根与椎体信号强度相似。椎板自关节柱走向内后，两侧相结合延伸到棘突基底部，棘突从椎弓向后突，胸椎的棘突较腰椎的棘突细长，伸向后下。关节柱是指椎

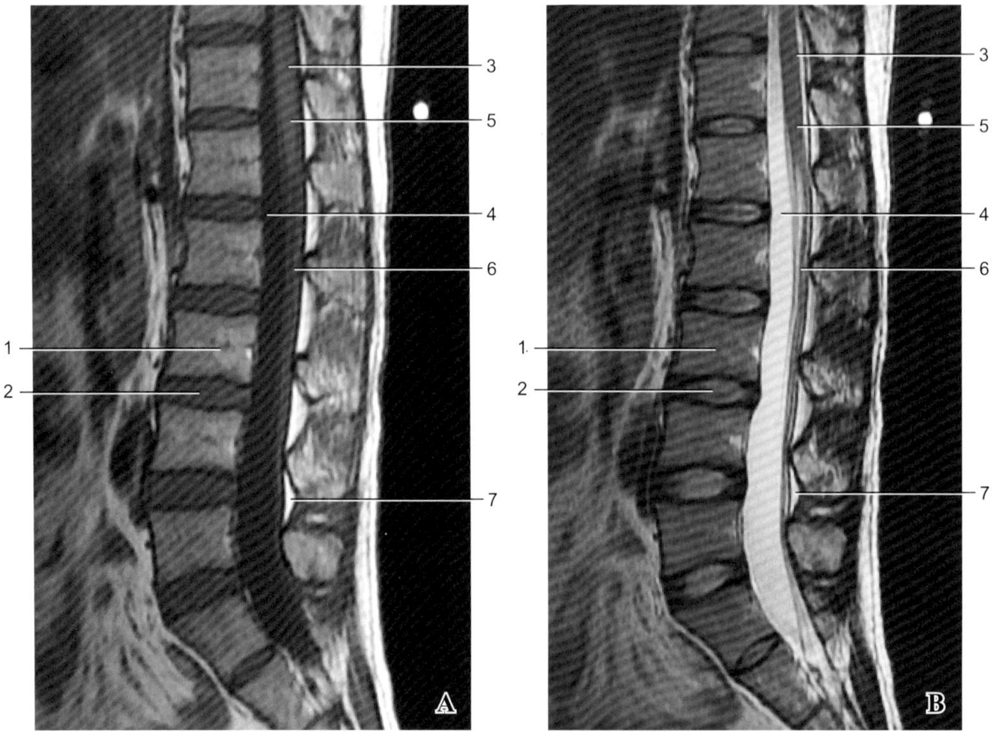

图 3–3–1　正常腰椎　A．矢状面 T_1WI；B．矢状面 T_2WI。1．椎体；2．椎间盘；3．脊髓；4．脑脊液；5．脊髓圆锥；6．马尾神经；7．硬膜外脂肪。

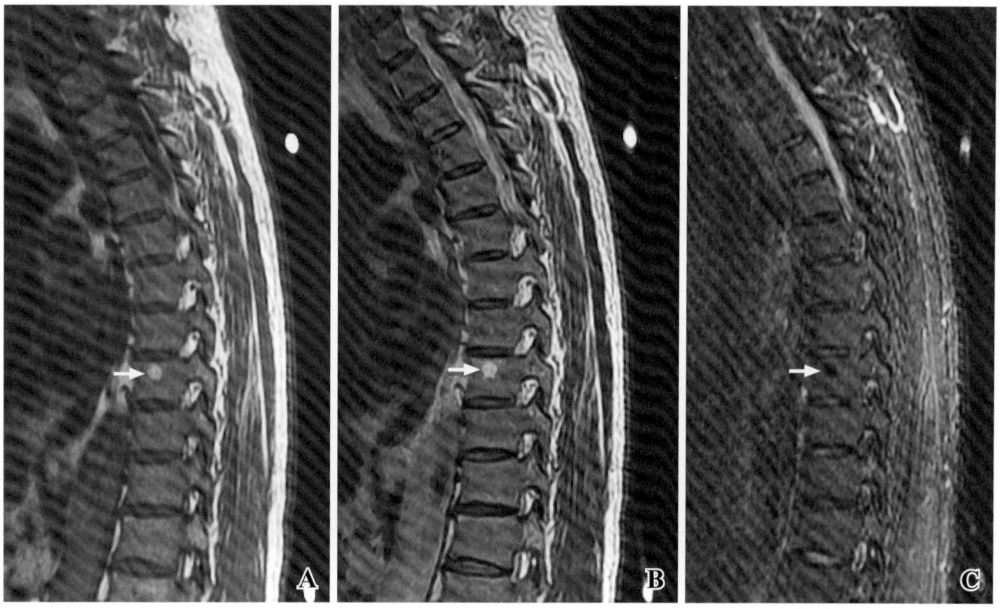

图 3-3-2 第八胸椎局灶脂肪沉积 A. 矢状面 T_1WI：第八胸椎椎体局灶高信号灶（箭），边缘清楚锐利；B. 矢状面 T_2WI：该病灶呈略高信号（箭）；C. STIR 像：异常信号灶完全抑制呈低信号（箭）。

板和椎弓根汇合处骨质，从关节柱发出上关节突和下关节突。下位椎体的上关节突位于前外侧，面向后内，与上位椎体的下关节突对应，形成关节。椎体小关节面由透明软骨覆盖，弹性纤维包绕着关节，内面有黄韧带加固。矢状面可以显示小关节面，在 T_1WI、T_2WI 上，关节软骨呈中等信号，以 T_2WI 显示清楚，关节软骨呈高信号。

后纵韧带附着于纤维环和椎体后上、下缘，而在椎体后方中间部位附着不牢固，血管结构可以从此进出。前纵韧带广泛覆盖在椎体和椎间盘前面，在颈段较窄，胸、腰段宽。前纵韧带、后纵韧带在 MRI 上均呈低信号，难以与骨皮质、椎间盘的外纤维环分开。

椎间盘由髓核、纤维环构成。纤维环分内纤维环及外纤维环（即 sharpey 纤维）。椎间盘在 T_1WI 上呈较低信号，分不清髓核与纤维环；在 T_2WI 上，髓核及内纤维环呈高信号；外纤维环在 T_1WI 和 T_2WI 上均呈低信号，这反映了椎间盘内含水量较高。髓核富含水合胶原蛋白及糖蛋白，内纤维环以Ⅱ型胶原蛋白为主，而外纤维环以含较少水合物的Ⅰ型胶原蛋白为主。正常椎间盘髓核、内纤维环、外纤维环之间移行可清楚显示。随着椎间盘退变，含水量减少，则移行部变得不明显。在成人椎间盘中央可见到一横行低信号带，认为是凹入或折入的纤维组织造成，属正常表现。椎体后方中部可见水平走向条状凹陷，为正常椎基底静脉所致，在 T_1WI 上呈低信号，在 T_2WI 上呈高信号。

硬膜外腔为硬膜外面与椎管壁之间的腔隙，其内富含脂肪、韧带、神经和血管。硬膜外脂肪在 T_1WI 上呈高信号，在 T_2WI 上呈中等信号，胸段硬膜外脂肪比腰、骶段要少些。在盲囊扩大的第五腰椎至第一骶椎平面，硬膜外前方脂肪较多，而后方由于与黄韧带和棘间韧带直接相贴，看不到硬膜外脂肪。

硬脊膜为致密纤维组织，其末端可至第二骶椎水平，它在神经根平面外突，其内含有蛛网膜，共同形成神经根鞘，蛛网膜附着于硬脊膜内面，其间潜在一菲薄腔隙为硬膜下腔。在 MRI 图像上，硬脊膜常难与蛛网膜分辨，统称鞘膜。脊髓表面包绕着软脊膜，软脊膜与蛛网膜之间的腔隙为蛛网膜下腔，其内为流动的脑脊液。在 MRI 上显示的鞘膜囊内的脑脊液实际上是位于蛛网膜下腔内的。在胸段，脊髓后方蛛网膜下腔比前方宽，在 T_1WI 上脑脊液呈低信号，较脊髓信号为低，在 T_2WI 上脑脊液呈高信号，较脊髓信号高，两者可以很好区别。鞘膜将硬膜外腔和蛛网膜下腔分开，但在 T_1WI 和 T_2WI 上，由于脂肪和脑脊液信号的影响，鞘膜通常不易显示；而在 T_2WI 上，鞘膜可呈中等信号；Gd-DTPA 增强 T_1 加权扫描时，鞘膜可强化呈高信号。

脊髓位于蛛网膜下腔内，在 T_2WI 上，脊髓与脑脊液、硬膜外脂肪相比呈中等信号，信号较均匀，类似椎间盘信号。脊髓圆锥在第十一、十二胸椎水平逐渐变细，其末端在第一、二腰椎水平，偏后方。马尾神经与脊髓圆锥相比呈低信号。5%的正常人群终丝纤维可见脂肪成分，可以局限于某部位，也可沿终丝至盲囊。在 T_1WI 及 T_2WI 上，脊髓呈均匀的中或低信号（与脑脊液相比）（图 3-3-3）。脊髓中央管一般难以显示。

椎间孔在旁矢状面可以很好显示。椎间孔内神经在周围高信号脂肪衬托下呈中等信号。在腰椎水平，T_1WI 上低信号的根静脉及中等信号的背侧神经根在椎间孔内丰富高信号的脂肪组织衬托下较易区分（图 3-3-4）。

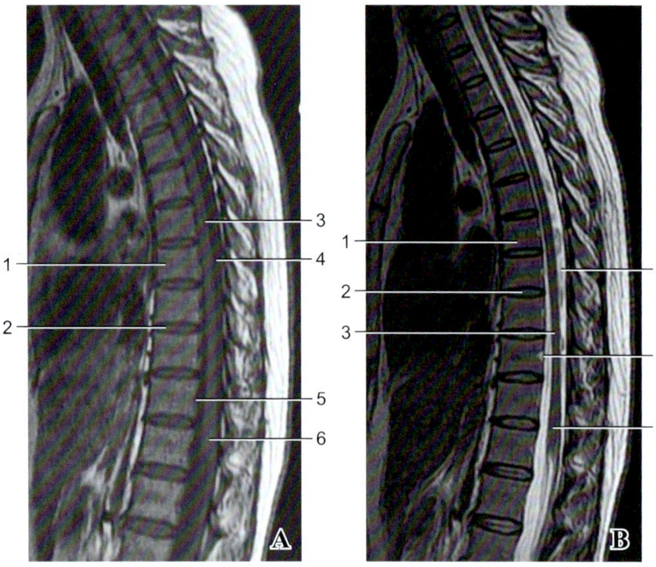

图3-3-3　正常胸椎　A. 矢状面T_1WI；B. 矢状面T_2WI。1. 椎体；2. 椎间盘；3. 脊髓；4. 脑脊液；5. 椎基底静脉；6. 脊髓圆锥。

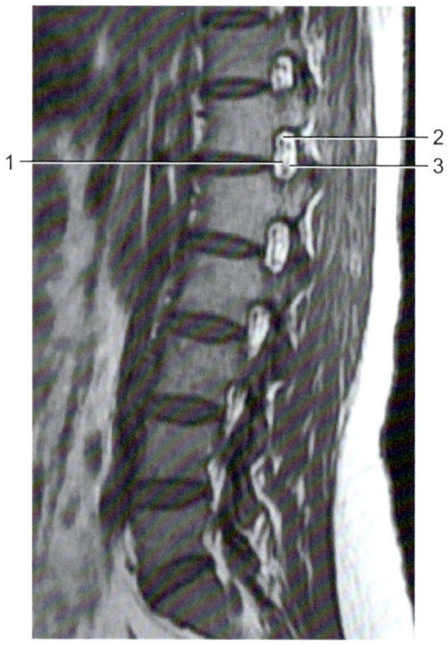

图3-3-4　正常腰椎旁矢状面经椎间孔层面T_1WI　1. 脂肪；2. 背侧神经根；3. 根静脉

二、横断面

在横断面上，椎体及附件（包括椎弓、椎板、横突、棘突等）的黄骨髓在T_1WI上呈高信号，在T_2WI上呈中等信号。横突由椎弓根与椎板向两侧并稍向后突出，主要由骨松质组成。在胸椎，横突上每侧有一个横突肋凹与肋骨构成肋横突关节。黄韧带位于椎管内面的后部，平行于两侧椎板内缘，参与椎小关节囊的组成。黄韧带不同于其他韧带，由于其含有大量弹性纤维，在T_1WI上呈中等信号强度，在T_2WI上亦为低信号，而在STIR上可呈低信号。

侧隐窝前面为椎体后缘及椎间盘，后面为上关节突前面，外面为椎弓根内面。

关节突关节间隙、关节软骨及关节内液体在横断面上可以显示。关节软骨厚2～4mm。关节软骨及关节滑液在T_1WI上呈低至中等信号；关节软骨在T_2WI上亦为低至中等信号，而液体为高信号；在T_2WI上，关节软骨及液体均呈高信号（图3-3-5）。

胸髓及马尾神经在横断面T_1WI上呈中等信号，周围脑脊液呈低信号；而在T_2WI上，胸髓及马尾神经与高信号的脑脊液相比呈中至低信号。圆锥末端在横断面上位于椎管中线稍靠后，周围可见许多神经根围绕（图3-3-6），这些神经根在蛛网膜下腔内围绕圆锥及终丝，前部的腹侧神经根常呈“V”形，后部的背侧神经根多呈“W”形，越到下腰椎层面，神经根越少且越分散。

在T_1WI上，低信号的硬膜外静脉位于呈中等信号的背侧神经根前方，脊神经根在周围高信号脂肪衬托下可清楚显示，脊神经根在每个相应椎体椎弓根上方穿过，背侧神经根位于椎弓根的下方，是非常敏感的主管痛觉的神经组织，如椎间盘向外侧方突出侵犯神经根，可引起疼痛。位于硬膜囊内的神经根位置偏后方较固定，而上神经根、下神经根则位于其侧方。呈低信号的蛛网膜下腔、脑脊液后方可见高信号硬膜外脂肪。

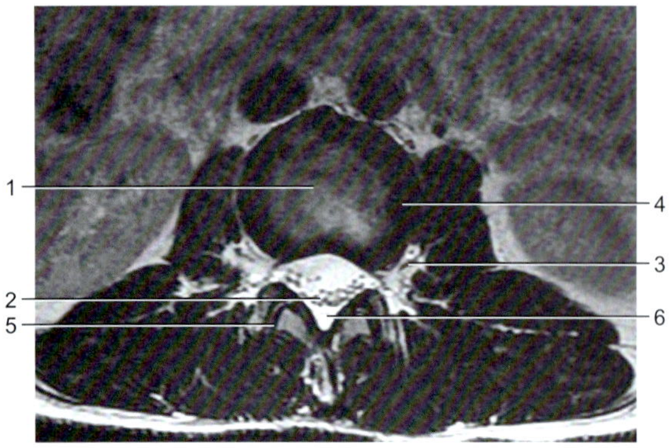

图3-3-5　正常第二、三腰椎椎间盘平面横断面T_2WI　1. 髓核；2. 马尾神经；3. 第二腰神经根；4. 纤维环；5. 小关节软骨；6. 硬膜外脂肪。

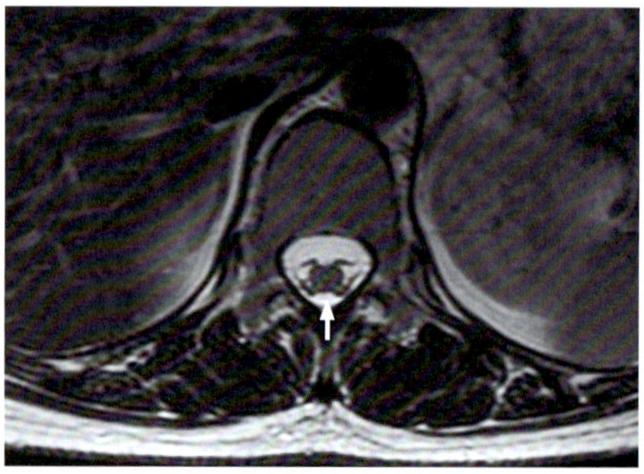

图3-3-6　第十二胸椎椎体平面横断面T_2WI　脊髓圆锥（箭）位于椎管中线偏后方，周围可见神经根围绕。

正常颈椎的 MRI 表现

一、矢状面

在矢状面图像上，颈椎生理屈度是前突的。寰椎由于没有椎体，可根据它的前弓和后弓断面来辨认。在 T_1WI 上，颈椎骨松质、黄骨髓呈中等偏高信号，脂肪沉积呈高信号；在 T_2WI 上，脂肪沉积呈中等信号。枢椎齿突与基底部结合处软骨呈条状低信号带。枢椎椎体信号强度较齿突高，且齿突上方有高信号脂肪衬托。在颈椎，连接椎体与关节柱的椎弓较短，从关节柱后正中板形成棘突。与胸、腰椎相同，下一椎体的上关节突与上一椎体的下关节突形成关节突关节。关节面软骨在 T_1WI 和 T_2WI 上均呈中等信号，而在 T_2WI 上呈高信号。枢椎至第六颈椎的横突孔内走行着椎动脉和小的静脉。椎管的前后径从寰椎至第三颈椎逐渐变细，在第三颈椎至第七颈椎相对较均匀一致。前纵韧带、后纵韧带在矢状面上可以显示（图 3–3–7）。

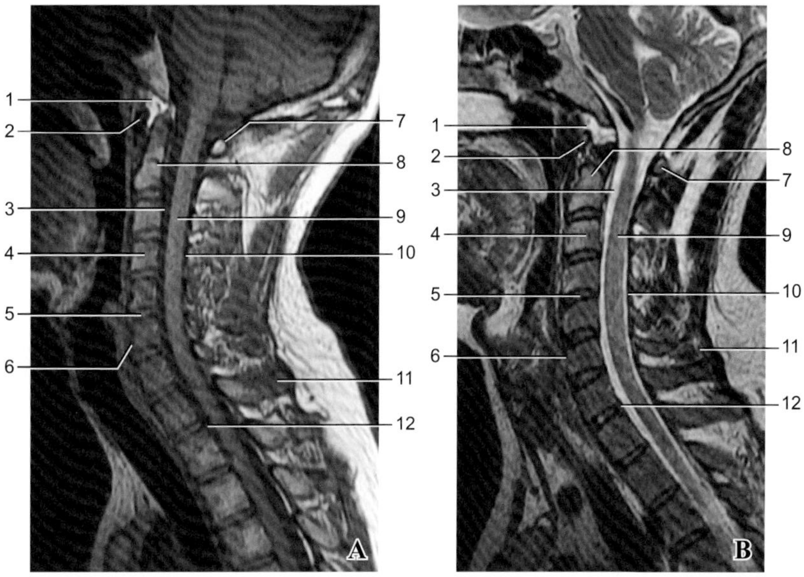

图 3–3–7 正常颈椎 A. 矢状面 T_1WI；B. 矢状面 T_2WI。1. 脂肪托；2. 寰椎前弓；3. 脑脊液；4. 椎体；5. 椎间盘；6. 前纵韧带；7. 寰椎后弓；8. 齿突；9. 脊髓；10. 黄韧带；11. 棘突；12. 后纵韧带。

在 T_1WI 上，颈椎椎间盘与低信号的脑脊液相比呈中等信号，脊髓相对呈高信号；而在 GE 序列 T_1WI 上（TR 400～500ms，TE 9ms，翻转角大于 110°），椎间盘呈高信号，脑脊液仍为低信号，脊髓为高信号。由于椎体后方骨皮质、纤维环后纵韧带及脑脊液在 T_1WI 上均为低信号而难于区别；而在 GE 序列 T_1WI 上，椎间盘呈高信号，脑脊液呈低信号，该序列能清晰地将椎间盘后缘边界与脑脊液、椎体终板区别开来。

在 T_2^*WI 上，翻转角小于 15° 时，椎间盘及脑脊液呈高信号，脊髓呈低信号；随翻转角加大，脑脊液逐渐变黑而脊髓信号相对增高。在 T_2WI 上，骨性椎体呈低信号，能清晰地显示椎管形态、侵入椎管内的骨赘及椎间盘、硬膜囊分界。

椎基底静脉穿过椎体后部的中部，和硬膜外静脉系统汇合。

在颈椎，脊髓前、后方蛛网膜下腔的宽度、大小基本相等。脊髓灰质和白质能否分辨要看脑脊液搏动伪影及截断伪影的情况。截断伪影呈带状，和脊髓平行，它和视野、TR/TE 及像素大小有关。为消除截断伪影，可增强距阵或对信号的滤过。

T_2 加权及 FSE 序列 T_2 加权扫描可很好地显示脊髓－脑脊液之间的对比度，一般用 FSE 序列 T_2 加权扫描取代 SE 序列 T_2 加权扫描。但在 FSE 序列 T_2WI 上的脂肪信号较 SE 序列 T_2WI 上的高，可通过增加 TR、TE 来弥补。STIR 序列可 100% 抑制脂肪组织，对于评价骨髓和软组织病变，椎体椎间盘连接处脊椎终板形态很有价值。STIR 序列通过脂肪抑制对脊柱转移性病变的诊断和鉴别诊断也非常有帮助，它可产生比 T_2 加权或 T_2 加权更明显的 T_1、T_2 对比效果。

颈椎的 45° 斜矢状面对显示椎间孔解剖较好，位于椎间孔内的背侧、腹侧神经根在 T_1WI 上呈中等信号，围绕以高信号的脂肪组织，而在 T_2WI 及 T_2^*WI 上，因脂肪中等信号，神经根亦为中等信号，缺乏对比，故不如 T_1WI 理想。在 T_2WI 上可以区别低信号的硬膜，但在相应的 T_1WI 和 T_2WI 上就不理想。

二、横断面

在横断面 T_1WI 上，颈椎椎间盘呈中等信号，低信号的钩突位于椎间盘侧方，髓核与纤维环不易区分，脑脊液呈低信号，脊髓相对呈略高信号；而在 T_2WI 上，由于髓核的原因而使椎间盘呈高信号，周围纤维环呈低信号。腹侧、背侧神经根形成一个三角形，呈中等信号；三角形前侧方为背侧神经根节、位于邻近神经孔背侧、腹侧神经根汇合处。在颈椎椎体平面（而不是椎间盘平面），在 T_1WI 上椎间孔内高信号脂肪衬托出呈中等信号的神经根及根鞘，而在 T_2WI 上，因脂肪亦为中等信

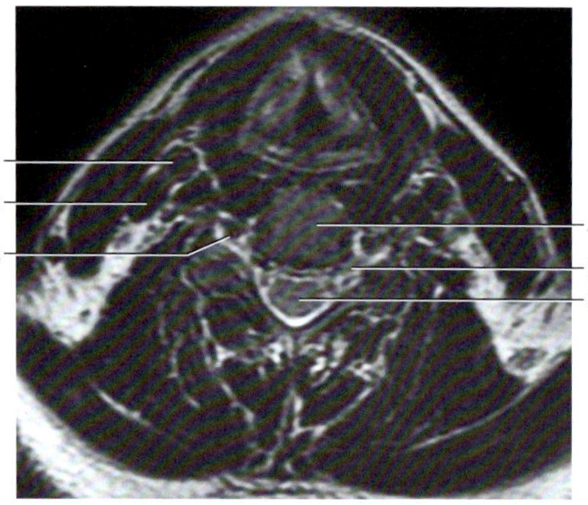

图 3-3-8 正常第四、五颈椎椎间隙平面横断面 T_2WI 1. 颈总动脉；2. 颈静脉；3. 椎动脉；4. 椎间盘；5. 神经根；6. 颈髓。

号而难以区分。

寰椎至第七颈椎的神经根从相应椎体上方水平椎间孔离开。椎动脉位于背侧神经根节的前方，在 T_1WI 上呈低信号，在 T_2WI 上呈高信号。硬膜外静脉位于椎体后方，以静脉丛的形式包绕椎动脉，在 T_1WI 上呈低信号，在 T_2WI 上呈明显高信号。注射 Gd-DTPA 增强扫描时，硬膜外静脉丛可明显强化，尤其是在沿椎管前侧方及椎间孔处。在 T_2WI 上，颈总动脉和颈静脉均呈高信号，居前正中方和后外侧方。骨皮质和骨髓均呈低信号，脑脊液呈高信号（图 3-3-8）。

（张 蓓 倪根雄 江 浩）

第四节 脊柱的病变

椎间盘突出症

椎间盘突出症（disc herniation）的诊断主要依靠详细询问病史、仔细体检，但是影像学检查在诊断椎间盘病变时，仍不失为重要的手段。

椎间盘突出的影像学检查包括腰椎 X 线检查、髓腔造影、CT、MRI 等。X 线检查由于不能显示脊柱的非骨性结构，如椎间盘、韧带、脑脊液和脊髓等，因此对诊断椎间盘突出的价值极为有限。髓腔造影是诊断椎间盘突出最先应用的一种特殊检查。由于造影为侵入性方法，患者须承受痛苦，且存在一定的危险性，现已很少使用。自从 CT 问世以来，由于它以检查方便、组织密度分辨率高、图像清晰、无侵入性等优点，广泛应用于椎间盘突出症的诊断。然而，CT 只能作横断面扫描，观察椎间盘病变所需的矢状面只能通过图像重建获得。另外，CT 对软组织密度的分辨率仍显不足，无法正确区别椎间盘的解剖成分。随着 MRI 技术的崛起，使椎间盘病变的检查进入了真正三维空间图像时代。MRI 不仅可以行横断面扫描，而且可以行矢状面、冠状面扫描，利用 MRI 的不同扫描序列还能反映不同组织的信号特征，提高了对椎间盘病变、术后复发、纤维化、瘢痕组织的分辨能力。随着表面线圈和软件技术的不断开发，相信 MRI 必将成为椎间盘突出检查不可缺少的重要方法。

【正常椎间盘】 正常椎间盘是由软骨终板、纤维环和髓核构成。软骨终板在椎体上、下各有 1 个，其平均厚度为 1mm。它的作用是承受压力、保护椎体，只要软骨终板保持完整，椎体不会因压力而产生吸收现象。软骨终板还可视作半渗透膜，在渗透压作用下，水分可以扩散至无血管的椎间盘。

纤维环分为内、外两层，外层由胶原纤维组成，内层由纤维软骨组成。纤维环的前部和两侧部分最厚，几乎等于后侧部分的 2 倍。外纤维环通过 Sharpey 纤维环连于骺环，骺环为椎体周围的骨皮质环。纤维环甚为坚固，紧密附着于软骨终板上，保持脊椎的稳定性。

髓核为脊索的残留物。儿童的髓核几乎完全由疏松的纤维软骨和大量的胶原物质构成。随着年龄的增长，胶原物质逐渐被纤维软骨所取代。胶原物质使髓核具有与水结合的能力。依据年龄的不同，水的含量可占髓核总量的 75% ~ 90%。各种成分结合在一起，使髓核形成立体网状胶样结构。

髓核具有可塑性，在压力下变为扁平，加于其上的力可以平均向纤维环及椎体软骨终板各个方向传布。椎间盘的主要生化成分为蛋白多糖、胶原、弹性纤维和水。Pearce 发现，不同程度退变的椎间盘均有蛋白多糖的减少，这一减少与退变程度成正比，并认为蛋白多糖的减少可加速椎间盘的退变。椎间盘含Ⅰ型和Ⅱ型胶原。其中，60% 为Ⅱ型胶原，40% 为Ⅰ型胶原。Ⅱ型胶原纤维含水量高于Ⅰ型胶原，可更有效地变形、吸收压力。外纤维环的胶原含量高于内纤维环和髓核。现代胶原生化资料显示，随着年龄的增长，Ⅰ型胶原与Ⅱ型胶原比例亦有变化，Ⅰ型胶原取代Ⅱ型胶原。椎间盘退变时，Ⅰ型胶原含量增加。

【病理与分型】 病理过程中的椎间盘，生化改变主要在髓核，使之凝胶特性蜕化。Ammstray 提出三个病理阶段：①髓核的进行性退变，水分减少，坏死块形成，纤维环后侧退变与断裂。②髓核从断裂的纤维环中突出。③经多年修复，纤维环为纤维结缔组织取代。Menab

提出将椎间盘突出分为五种病理类型：①周围性纤维环膨出，不引起严重的神经根压迫。②局部性纤维环膨出。③椎间盘突出、移位的髓核限于很少几层纤维环内，挤压纤维环向外突出。④椎间盘脱出：移位的髓核穿过纤维环而位于后纵韧带以下。⑤椎间盘游离，突出的椎间盘髓核物质游离于椎管内或硬膜内、椎间孔等处，压迫神经根与马尾神经。

椎间盘可以向各个方向突出，可通过纤维环、软骨终板，甚至椎体本身。由于前纵韧带坚强，前方及双侧纤维环均厚，在此不易突出。最常见的突出方向及部位是垂直向椎体内突出（Schmorl 结节），其次是向后外侧及后方突出。真正的后正中突出极少见，这是因为后纵韧带在此加强了中央部分纤维环的缘故。后外侧型突出往往在椎间盘偏上或偏下缘突出，而不在椎间隙中央。纤维环后部中线两侧的退变，使髓核物质的碎块在不同时间内向两侧突出，这种病变的患者可感觉双下肢痛，或先一侧痛而后对侧亦受累；另一病变为单侧突出，由小变大，并移至后纵韧带中央部分下，最终在偏中线侧出现。后外侧突出容易压迫神经根引起坐骨神经痛。后偏中央突出的突出物往往较大，易压迫马尾神经产生马尾综合征。故临床上的腰椎间盘突出症，以后外侧突出和后偏中央突出最多见。髓核还可沿椎体软骨终板和椎体之间的通道突出，造成侧位 X 线片上椎体边缘的游离骨块，称为经骨突出。

有关椎间盘突出症产生疼痛的机制，主要有三种学说：

(1) 机械性学说椎间盘突出导致神经根压迫或受累神经被过度牵伸呈紧张状态。若不及时消除，将发生神经炎症和水肿，导致神经内张力增高，神经功能障碍加剧。

(2) 化学性神经根炎学说神经根机械受压对引起疼痛虽起重要作用，但并不能完全解释椎间盘源性疼痛和体征。Murphy 和 Rothman 等提出，正常神经受压时并无疼痛发生，只有炎症神经受压时才引起疼痛。Mashal 等认为，其发生机制主要是椎间盘变性，纤维环薄弱破裂后，液状髓核液从破口溢出，沿椎间盘和神经根之间的通道扩散。髓核液的糖蛋白对神经根有强烈的化学刺激性，同时大量组胺的释放，神经根缺乏神经束膜化学屏障，因而产生化学性神经根炎。

(3) 自身免疫学说：近年来 Gerttzbein 等通过大量动物试验和临床研究，提出了椎间盘自身免疫病的设想。当椎间盘病损后，髓核突破纤维环或后纵韧带的包围。在修复过程中，新生血管长入髓核组织，髓核基质内的糖蛋白成为抗原而与机体免疫机制密切接触，机体在这种持续的抗原刺激下，产生免疫反应。由于免疫反应，一个节段的椎间盘突出还可引起其他节段的椎间盘变性和疼痛。

【临床表现】 椎间盘突出症的主要症状为腰背部疼痛，主要在下腰背部或腰骶部。发生腰背痛的原因主要是椎间盘突出刺激了外纤维环及后纵韧带中的椎突神经纤维。如果椎间盘突出较大，刺激硬膜，产生硬膜痛。

临床所见的腰背痛分为两型：一类是腰背部广泛钝痛，腰背起病缓慢，活动加重，但休息后疼痛可减轻；另一类是腰背痛发病急骤突然，腰痛甚为严重，伴腰背肌肉痉挛，各种活动均受限制。一般持续时间较长，要经 3 ～ 4 周始能缓解。以前者为多，后者较少。

前者多属椎间盘纤维环尚完整；而后者多为纤维环突然全部或大部分破裂，髓核突出。由于 95% 的椎间盘突出症发生于第四、五腰椎及第五腰椎、第一骶椎间隙。腰椎间盘突出症患者常有坐骨神经痛，这种疼痛多为逐渐发生，开始为钝痛，以后逐渐加重。疼痛多呈放射痛，由臀部、大腿后外侧、小腿外侧至跟部或足背。

在高位腰椎间盘突出症时，突出的椎间盘可压迫第一、二、三腰神经根出现相应神经支配的腹股沟区痛或大腿内侧疼痛。部分椎间盘突出症不出现下肢疼痛，而有肢体麻木感，此多为椎间盘组织压迫刺激了感觉和触觉纤维而引起。麻木感觉区域仍按神经根受压区域分布。

椎间盘突出压迫神经根严重时，可出现神经麻痹、肌肉瘫痪，较多见于第四、五腰椎椎间盘突出，第五腰神经麻痹所致的胫骨前肌、腓骨长肌、腓骨短肌、踇长伸肌和趾长伸肌麻痹，表现为足下垂。

当患者行走距离过长，椎管内椎静脉丛逐渐充血，加重了神经根的充血程度，引起症状加重。在卧床后，症状逐渐消失，此种间歇性跛行与椎管狭窄相似。此外，椎间盘突出症还可能引发患者肢体发凉、尾骨痛、圆锥综合征、马尾综合征等其他一系列临床表现。

【MRI 表现】

1．胸椎、腰椎椎间盘突出 北美脊柱协会（North American Spine Society）对椎间盘突出作出如下学术性命名：①椎间盘突出（herniation）是一个非特异性的诊断名称，只有在 CT、椎管造影或 MRI 检查后仍不能明确椎间盘突出的性质，才能使用。②椎间盘膨出（annuler bulge）的定义是，椎间盘组织向周边广泛鼓出并超过了相应椎体的边缘。③椎间盘凸起（protusion）指髓核进入外纤维环，造成局部纤维环突出椎体边缘，但外纤维环和后纵韧带保持完整。④椎间盘脱出（extrusion）为髓核突破外纤维环和后纵韧带进入硬膜外间隙。⑤髓核游离（free fragment disk）脱出的髓核与纤维环分离，离开椎间盘平面进入上、下椎管。由于椎间盘凸起和脱出在影像学表现上难于区别，临床上常合二为一称为突出。⑥椎间盘膨出的 MRI 表现：矢状面上变性的椎间盘向后膨出，后方条状低信号呈凸面向后的弧形改变，此现象在 T_1WI 上比在 T_2WI 上更为明显。横断面显示椎间盘对称性膨出，边缘光滑，无局部突出（图 3-4-1）。硬膜囊前缘和两侧椎间见脂肪可有轻度光滑压迹。椎间盘突出最易发生在受力最大的部位，以第四、五腰椎和第五腰椎、第一骶椎间隙最多见，而胸椎椎间盘突出较少见。

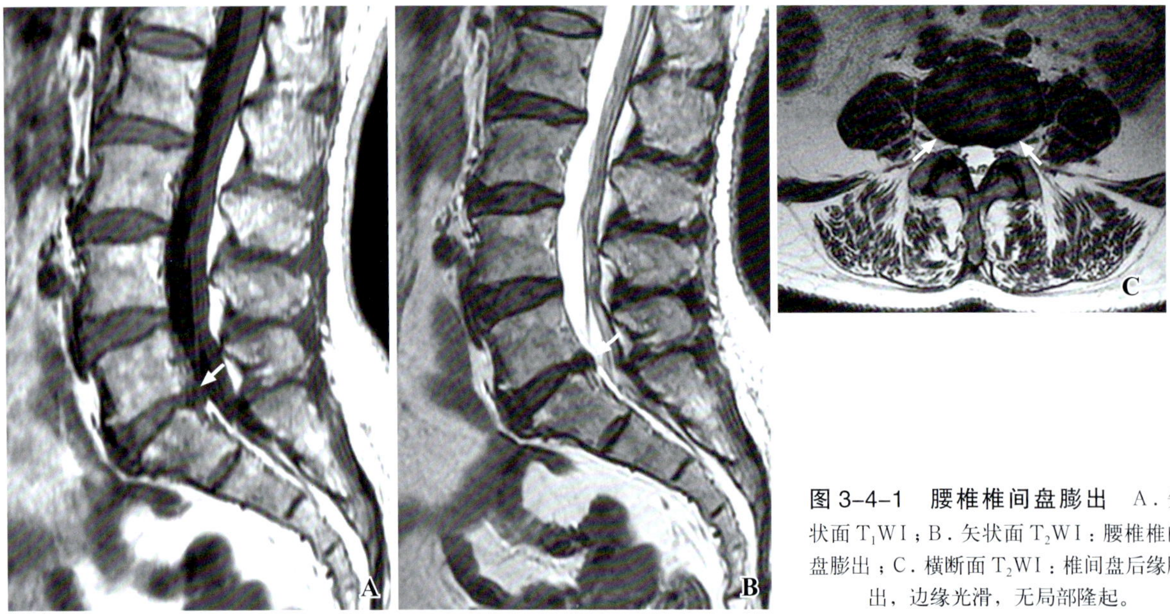

图 3-4-1 腰椎椎间盘膨出 A．矢状面 T_1WI；B．矢状面 T_2WI：腰椎椎间盘膨出；C．横断面 T_2WI：椎间盘后缘膨出，边缘光滑，无局部隆起。

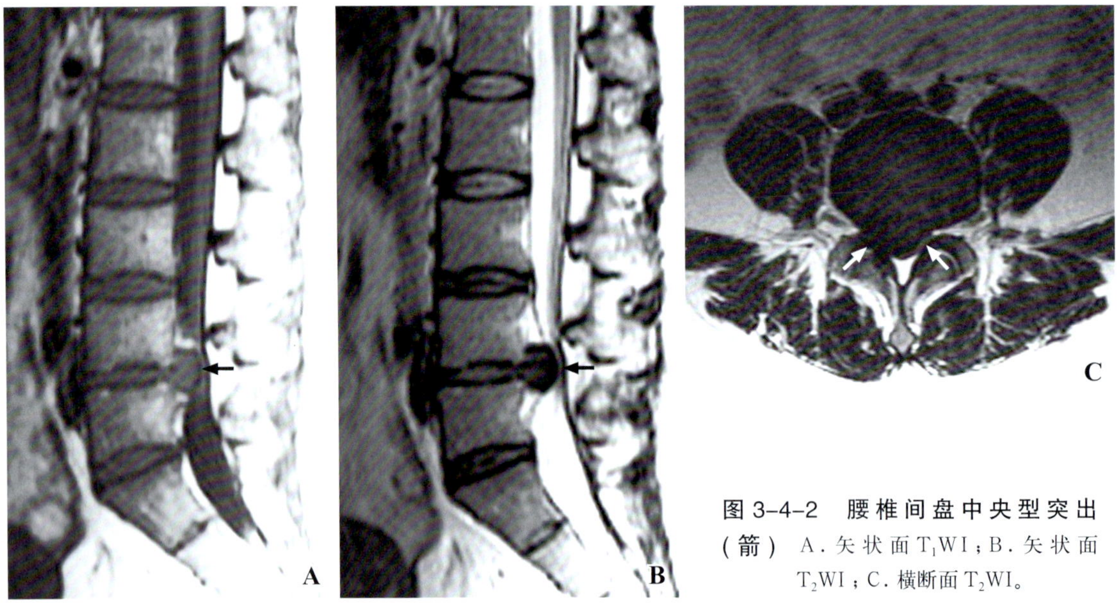

图 3-4-2 腰椎间盘中央型突出（箭） A．矢状面 T_1WI；B．矢状面 T_2WI；C．横断面 T_2WI。

根据椎间盘突出的部位将椎间盘突出症分为三型：①中央型突出：为髓核物质通过纤维环后部中央突出，到达后纵韧带下（图 3-4-2）。由于后纵韧带在此部位加强了后方纤维环，因此外纤维环完全破裂者罕见。②侧旁型突出：亦称椎间孔突出。突出物可压迫椎间孔内的神经根，引发下肢放射痛。③侧后型突出：纤维环后部最薄弱部位在椎间盘中线两侧，且缺乏后纵韧带的加强，因此为椎间盘突出最常见的部位。在 T_1WI 上，椎间盘突出表现为局部性后突。信号强度常与无变性的椎间盘中央部分相同。在 T_2WI 及质子密度加权像上，椎间盘为中等偏高信号（图 3-4-3）。椎间盘突出或者轻度变性时，椎间盘则可能表现为中等或低信号。矢状面 T_2 加权扫描对显示硬膜囊受压变形较为敏感，尤其有利于在椎间盘脱出时发现纤维环低信号的中断征象。

急性期椎间盘突出时，在 T_1WI 和 T_2WI 上均有可能表现为高信号影。采用 GE 序列时，后纵韧带和纤维环同为低信号，与椎间盘、脑脊液的信号反差较大，容易识别。

髓核突出在 SE 序列 T_1WI 和 T_2WI 上表现为低信号，而在 GE 序列图像上为高信号。T_2WI 上突出的髓核组织的高信号可能与继发性炎症或髓核组织水分增多有关。

突出的髓核与未突出的髓核之间有窄颈相连。此征象于矢状面显示清晰。横断面扫描能有效显示椎间盘向后侧方及侧方突出，并清晰观察椎间孔和神经根受压的情况（图 3-4-4）。矢状面 T_2WI 具有椎间盘造影的效果，可以清楚地反映髓核突出的路径。Boden 和 Modic 等分别报道，椎间盘突出压迫神经根可导致局部神经根增粗，注射造影剂后有强化表现。这可能与神经根受压水肿有关。若椎间盘突出压迫硬膜囊，其中的脂肪层变形、

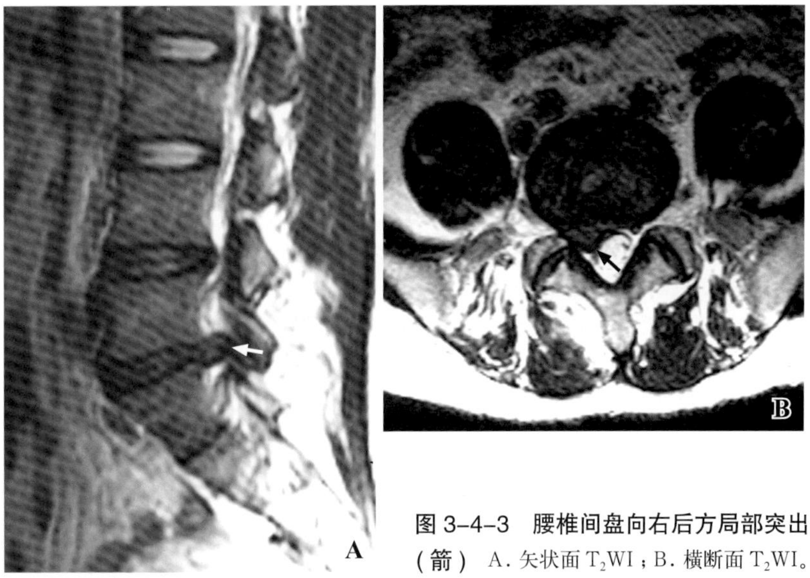

图 3-4-3 腰椎间盘向右后方局部突出（箭） A．矢状面 T_2WI；B．横断面 T_2WI。

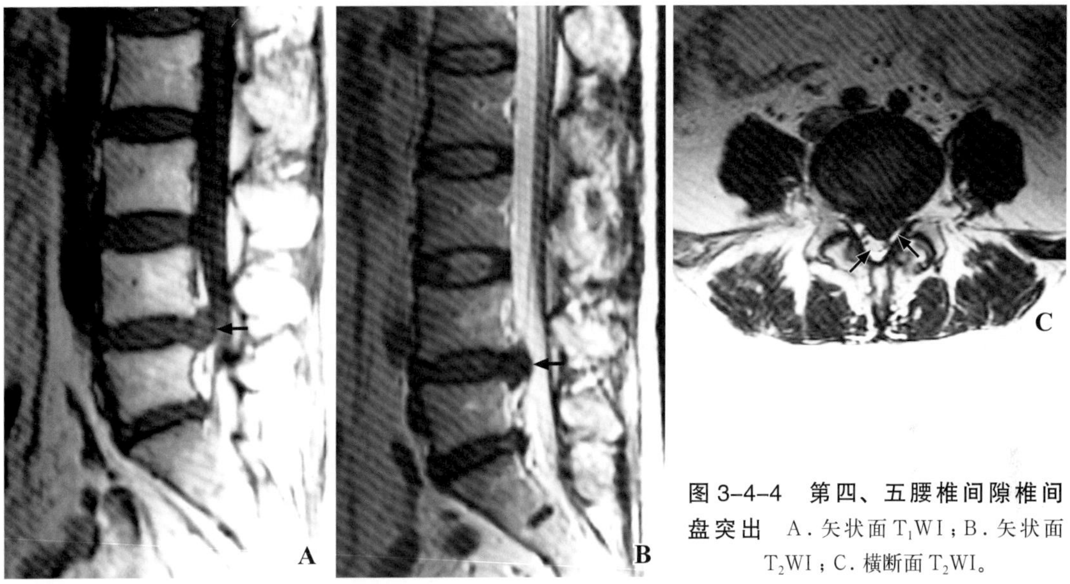

图 3-4-4 第四、五腰椎间隙椎间盘突出 A．矢状面 T_1WI；B．矢状面 T_2WI；C．横断面 T_2WI。

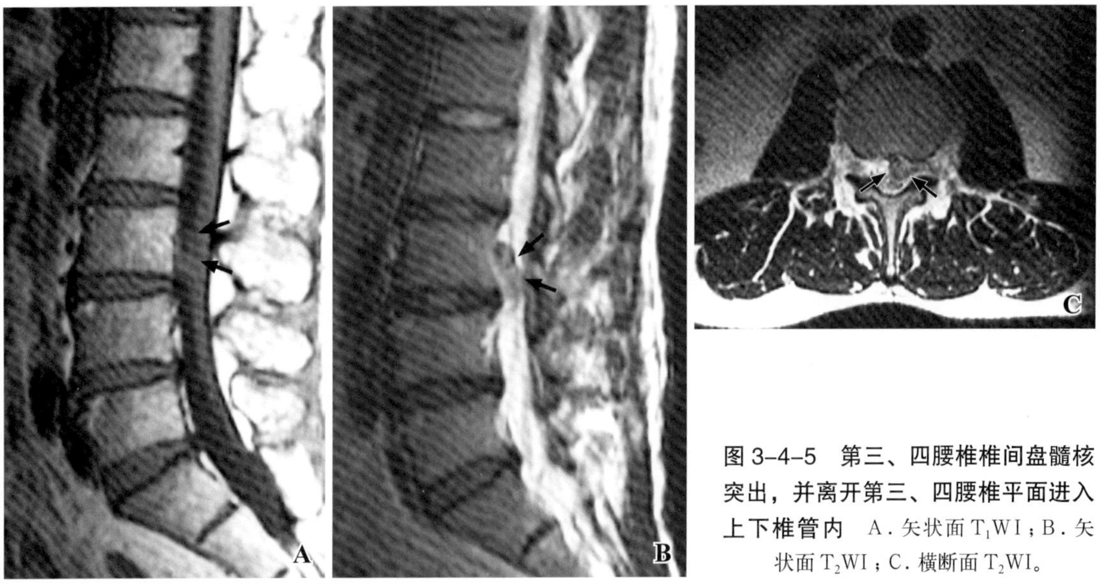

图 3-4-5 第三、四腰椎椎间盘髓核突出，并离开第三、四腰椎平面进入上下椎管内 A．矢状面 T_1WI；B．矢状面 T_2WI；C．横断面 T_2WI。

移位或局部消失，硬膜外静脉丛扩张。注射 Gd-DTPA 后，能很好地显示静脉淤滞征象。MRI 增强扫描可用于检测纤维环撕裂后造成的游离髓核，表现为圆形或卵圆形孤立团块的高信号影，这可能与血管生长和肉芽组织形成有关。游离髓核超出同一椎间隙上、下软骨板平面。Schellinger 报道，突出的髓核 42% 上移，40% 下移，其中 94% 存留于前硬膜外间隙。

游离髓核在 T_1WI 上呈中等至低信号，但比脑脊液信号稍高。在 T_2WI 和质子密度加权像上呈中等信号（图 3-4-5）。有时，在游离髓核与椎间盘之间可见一低信号带，同时后纵韧带破裂处亦表现为低信号带。两者共存，形成“双线征”（double-line sign）。游离髓核因有炎性肉芽组织包绕，注射 Gd-DTPA 后呈环形强化，而其中央部分仍为低信号，从而产生“牛眼征”表现（图 3-4-6）。此征象有助于鉴别神经纤维瘤、被膜外纤维化等疾患。此外，应注意与椎管前侧方因水肿而增粗的神经根相鉴别，以防误导外科手术医师。

髓核经终板突入椎体骨松质内称作椎体内突出，即所谓 Schmorl 结节。矢状面 T_2 加权扫描有利于显示 Schmorl 结节的存在，表现为比椎体终板软骨更高的信号强度。注射 Gd-DTPA 后有强化表现。

Janssen 等报道一组椎间盘突出症患者经 MRI、髓腔造影、髓腔造影 CT 检查与手术结果相对照，结果 MRI 符合率为 96%，髓腔造影为 81%，髓腔造影 CT 检查符合率为 57%。

胸椎椎间盘突出较少见，占椎间盘突出的 0.15%～1.8%。胸椎椎间盘突出常见于中、下段胸椎。MRI 矢状面扫描能显示椎间盘突出的确切部位。在矢状面

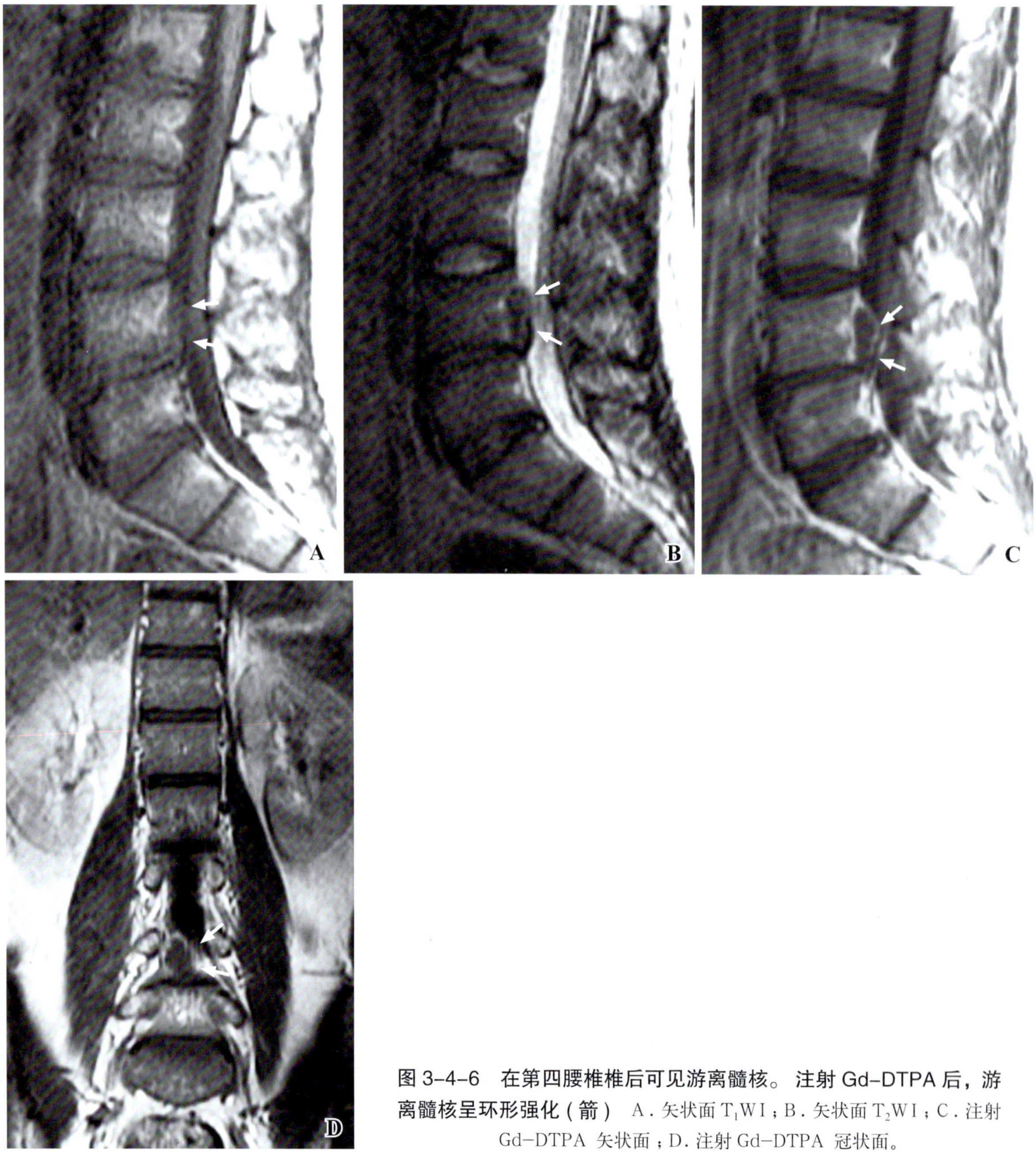

图 3-4-6 在第四腰椎椎后可见游离髓核。注射 Gd-DTPA 后，游离髓核呈环形强化（箭） A. 矢状面 T_1WI；B. 矢状面 T_2WI；C. 注射 Gd-DTPA 矢状面；D. 注射 Gd-DTPA 冠状面。

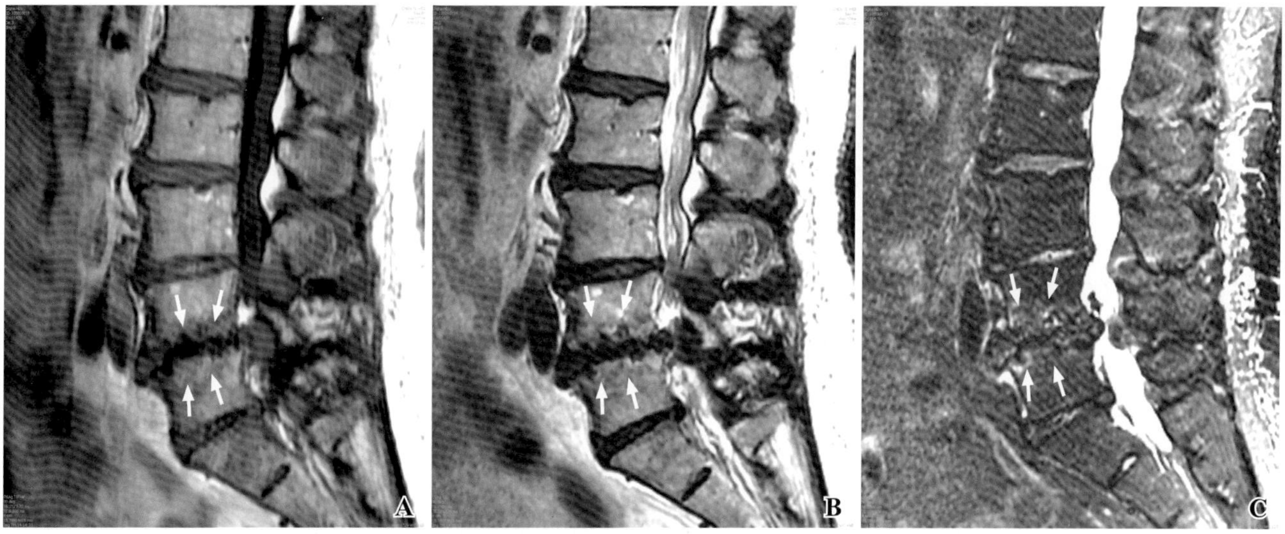

图 3-4-7 Ⅰ型腰椎椎体终板炎 A. 矢状面 T_1WI：第四、五椎间盘相应终板呈低信号；B、C. 矢状面 T_2WI 及 STIR 像：第四、五椎间盘相应终板呈稍高信号。

T_1WI 上，椎间盘突出呈低信号，易与脑脊液的信号相混淆；而 T_2WI 能显示硬膜囊或脊髓的受压情况。如果矢状面未发现异常，取横断面扫描有助于发现微小的硬膜受压征象。wood 等研究发现，对一组无症状人群进行胸椎 MRI 检查，37%的人存在椎间盘突出，53%有膨出，其中纤维环撕裂者占 58%。

几乎所有椎间盘突出都发现有退行性变，并可能伴有邻近椎体终板的改变。Modic 等将这种终板相邻的骨髓信号改变分为三型：①Ⅰ型：退变椎间盘相邻椎板的骨髓在 T_1WI 上呈低信号，在 T_2WI 上呈高信号（图 3-4-7），这反映了椎板裂隙形成和软骨下纤维组织生成。4%的椎间盘病变可观察到此型改变。②Ⅱ型：相邻终板的骨髓在 T_1WI 上呈高信号，在 T_2WI 上呈中等信号（图 3-4-8）。这表明相邻椎体中黄骨髓成分明显增多，使椎体的 T_1 弛豫时间显著缩短，T_1 弛豫时间也变短，此型约占 16%。③Ⅲ型：在 T_1WI 和 T_2WI 上，软骨下骨髓均为低信号，这是由于骨质硬化所致。

2. *颈椎椎间盘突出* MRI 矢状面成像能直观地显示椎间盘和颈髓的轮廓，以及它们的对应关系。矢状面 T_2^* 加权扫描具备髓腔造影的效果，有利于评估椎间盘突出对硬膜囊的压迫和椎管狭窄的情况。同时 GE 序列可以避免脑脊液运动伪影，获得高质量的图像，从而准确区分来自硬膜外的压迫（如椎间盘突、骨赘形成）。采用矢状面 FSE 序列 T_1 加权、T_2 加权，脂肪抑制 T_2 加权和 GE 序列扫描能显示大部分椎间盘突出的病变范围。但如果只作 FSE 序列 T_2 加权扫描，而不作 T_1 加权或脂肪抑制技术扫描，则有可能夸大椎间盘突出的程度，因为骨质增生和椎间盘组织在 FSE 序列 T_2WI 上都为低信号。矢状面 T_2^* 加权扫描有可能发生磁化敏感伪影，也可能过高估价颈椎间盘突出的程度和椎管狭窄

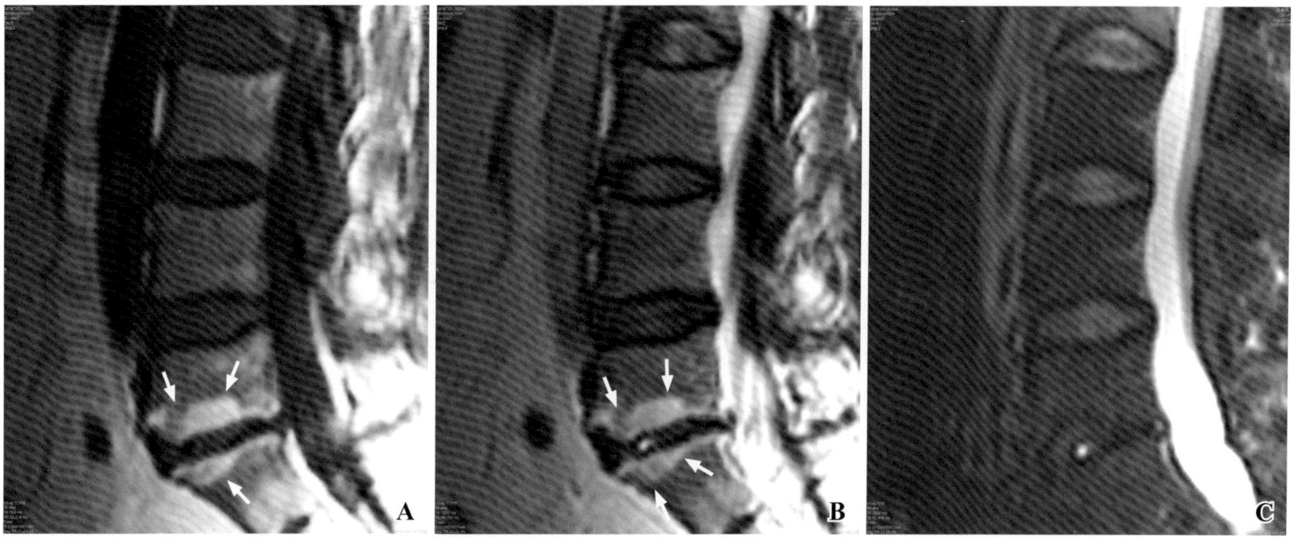

图 3-4-8 Ⅱ型椎体终板炎（第五腰椎至第一骶椎） A、B. 矢状面 T_1WI 及 T_2WI：第五腰椎至第一腰椎椎体终板呈高信号；C. 矢状面 STIR：第五腰椎至第一腰椎椎体终板呈等信号。

的程度。

旁矢状面和横断面扫描有助于显示椎间盘侧突的情况。矢状面成像能发现椎间盘膨出时向后方鼓出的征象，但横断面扫描能更清晰地显示髓核，以及它突出的路径（图 3-4-9）。当突出的椎间盘体积较大时，受压的脊髓可出现水肿，表现为在 T_1WI 上呈低信号，在 T_2WI 上呈高信号（图 3-4-10）。在 SE 序列 T_1WI 上，由于缺乏硬膜外、椎间盘、椎间孔的脂肪信号的衬托，常易遗漏较小的颈椎椎间盘突出。而 GE 序列 T_1 加权和 T_2 加权（T_2^*）扫描能弥补其不足。DeRoos 等指出，Ⅰ型可转变为Ⅱ型，但Ⅱ型往往不再发生变化。

颈椎间盘突出好发于第五、六颈椎和第六、七颈椎椎间隙，主要是向后及侧后方突出。由于颈椎钩突关节的存在，它们阻止椎间盘向侧方突出。此外，矢状面 GE 序列和横断面 T_2^* 加权扫描有利于检测椎间盘碎片游离的情况，表现为低信号的“双线征”，分别代表脱出的椎间盘碎片和被穿破的后纵韧带。

3. 椎间盘术后　椎间盘术后的最初 1 周内，局部血肿或早期瘢痕的 MRI 信号与突出的椎间盘信号相似，容易混淆。术后 2 周至半年，血肿或瘢痕逐渐吸收变小。硬膜外纤维化组织可与椎间盘相连，从而产生压迫效应。但硬膜外纤维化组织的边缘带不规则，据此可与复发的椎间盘突出相鉴别。MRI 检查有时可发现高信号的复发性突出周围有一环状低信号带。MRI 增强扫描可显示手术区原椎间盘部位有环形强化。此征象在术后 3 周发生率为 38%，至术后 3 个月降到 12%。同时，随术后时间的延长，强化形式由环状变为弥漫性。此外，手术区强化的形式还取决于突出物的肉芽组织成分和肉芽式瘢痕的成熟程度。瘢痕往往比椎间盘组织强化时间早，强化程度亦高。而早期瘢痕比陈旧瘢痕的强化范围广。瘢痕所处的部位同样也影响其信号强度。在 T_2WI 上，偏前的瘢痕 82% 呈高信号，偏侧方的瘢痕有 47% 呈高信号，而只有 20% 的偏后瘢痕表现为高信号。椎板切除后，侧后瘢痕在 T_1WI 上表现为不均匀的中等信号，在 T_2WI 上呈中等偏高信号，而此时椎间盘的手术瘢痕为高信号。

椎间盘术后患者无论有无症状，都可能出现手术区神经根强化表现。Boden 等报道。62%患者术后 3 周有

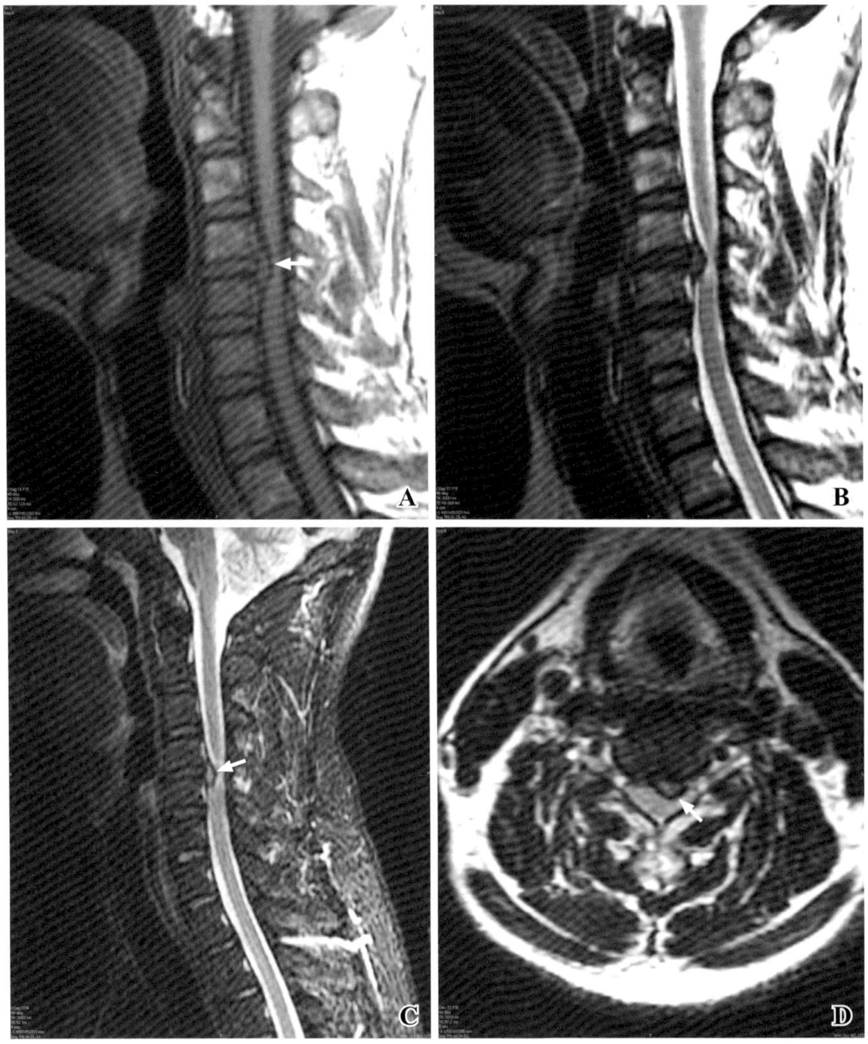

图 3-4-9　第四、五颈椎椎间盘向左后侧突出，后方硬膜囊受压　A. 矢状面 T_1WI；B. 矢状面 T_2WI；C. 矢状面 STIR；D. 横断面 T_2WI。

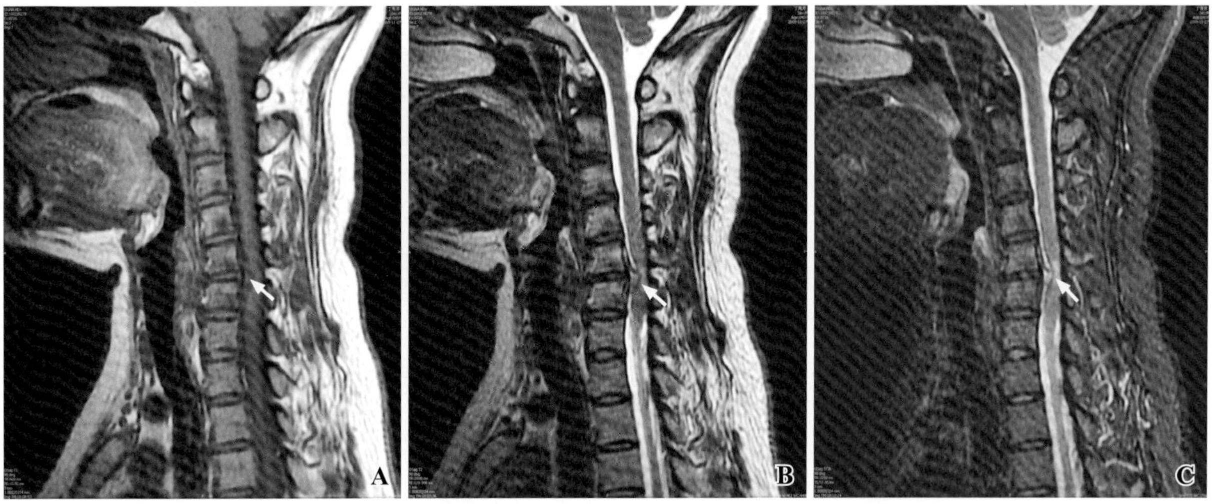

图 3-4-10 第五、六颈椎椎间盘突出伴脊髓水肿 A. 矢状面 T_1WI：水肿为低信号；B、C. 矢状面 T_2WI 及 STIR 像：水肿呈高信号（箭）。

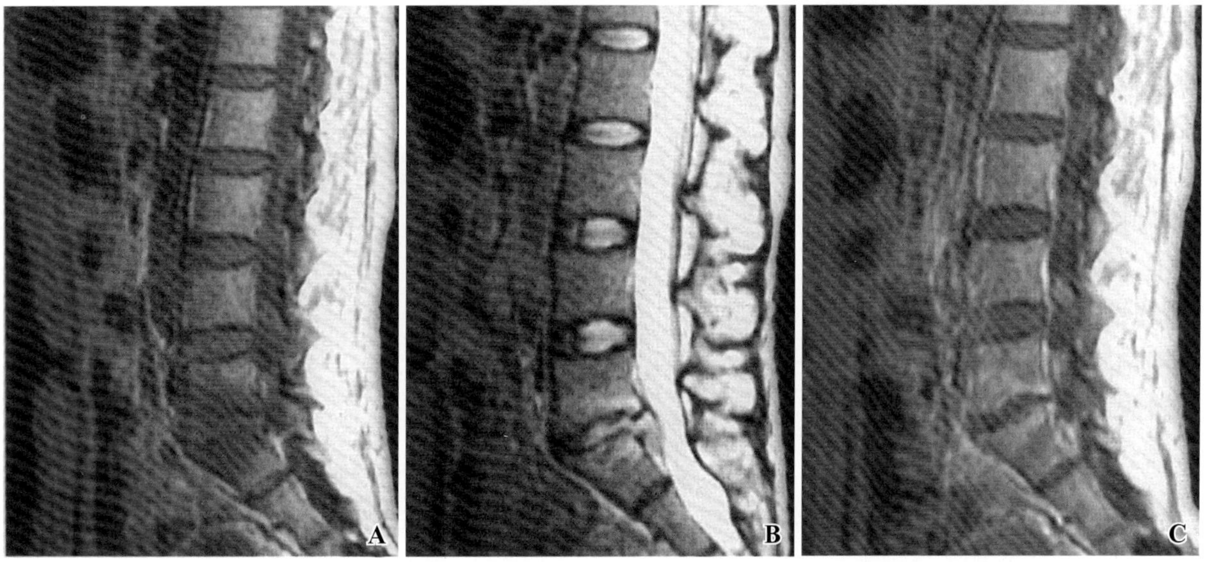

图 3-4-11 第五腰椎至第一骶椎术后椎间盘炎 椎体终板在 T_1WI 上呈低信号，在 T_2WI 上呈高信号，注射 Gd-DTPA 造影剂有强化表现。A. T_1WI；B. T_2WI；C. Gd-DTPA 增强扫描。

神经根强化，到术后 6 个月完全消失。这种神经根强化可不伴蛛网膜炎而独立存在。对于有神经根症状的患者在手术前、后均可见到神经根强化；而对于无症状的患者来说，神经根强化只出现在手术后 6 个月以内。

手术后椎间盘炎表现为椎体骨髓组织在 T_1WI 上呈低信号，在 T_2WI 上呈高信号，注射 Gd—DTPA 后有强化表现（图 3-4-11）。同时，椎体终板皮质模糊或破坏。临床上，鉴别椎间盘炎和手术后改变常常要借助血沉检查。一般而言，手术后 4 个月内血沉恢复至正常水平。有些患者需做经皮椎间盘髓核抽吸活检，同时进行组织培养以明确致病细菌和种类，采取有效的抗菌治疗。

对于鉴别复发性椎间盘突出和瘢痕组织，MRI 增强扫描比 T_2 加权、GE 序列扫描优越，它使强化的纤维组织和低信号的椎间盘、脑脊液形成明显反差（图 3-4-12）。在 GE 序列图像上，突出的椎间盘与相邻的

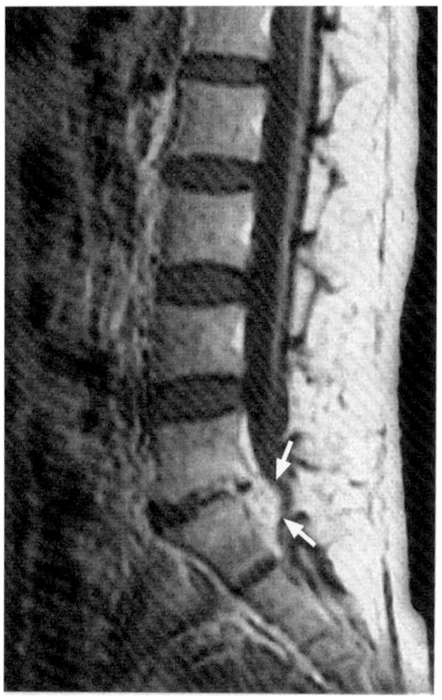

图 3-4-12 椎间盘术后局部纤维瘢痕形成 静注 Gd-DTPA 后行矢状面 T_1 加权扫描，椎间盘术后局部纤维瘢痕组织有增强。

纤维瘢痕相比呈中等或高信号。据报道，FSE 序列 T_2 加权扫描对区别瘢痕和复发性突出表现了其潜力。在此序列上，纤维瘢痕呈高信号，椎间盘突出部分呈低信号。对于有金属器械存留的椎间盘手术，MRI 可能产生伪影，表现为信号缺失，不要误认为是低信号病变。

脊柱滑脱

脊柱滑脱是指因椎管间骨性连接异常而发生的上椎体与下椎体表面部分或全部的滑移。此病由 killian 于 1853 年首先命名。至 1882 年，Neugebauer 研究认为，脊椎滑脱系由先天性的椎弓发育不良所引起。随着放射影像学的进展和矫形外科的建立，对脊椎滑脱已有了较深入的研究。

【分类】 1976 年，Willse 和 Coll 等人根据其病因将脊椎滑脱分为五种类型并得到国际腰椎学会的认可。

1. *先天发育不良性脊椎滑脱* 由于骶骨上部、小关节突发育异常或缺如，第五腰椎椎弓发育异常，从而缺乏足够的力量阻止椎体前移的倾向，使其向前滑出。此型滑脱有遗传倾向的报道。

2. *峡部病变* 其基本的病变在椎弓根峡部，又可分为三个亚型：①峡部疲劳骨折。②峡部细长薄弱。③创伤性峡部骨折。

3. *创伤性滑脱* 创伤后峡部骨折，还并存其他结构如椎弓、小关节骨折，使椎体前、后结构连续性破坏，发生滑脱。

4. *退行性腰椎滑脱* 又称假性滑脱，此型峡部仍保持完整。但由于相应小关节发生退变磨损，加之椎间盘退变，而逐渐发生滑脱。

5. *病理性骨折* 由于全身性或局部骨病变，累及椎弓、上关节突、下关节突，使椎体后结构稳定性丧失，发生椎体滑脱。

脊椎滑脱好发于第四腰椎和第五腰椎椎体，约占 95%，其中第五腰椎椎体的发生率达 90% 左右，其他腰椎少见，发生于颈椎和胸椎少见。一些外伤性滑脱和退行性滑脱可多节段同时发生，甚至出现向后移位滑脱。

【MRI 表现】 矢状面可显示椎弓峡部缺损，表现为椎弓根后下方、上关节突和下关节突之间斜行异常信号影，其走向由后上至前下。如有椎体滑脱，可见椎体前移，相邻两个椎体后缘连线失去连贯性。Meyeiding 将第一骶椎椎体上缘平均分为 4 等份，第五腰椎椎体每向前移动 1/4 为 I 度。此法简便、易行，为常用的估计滑脱程度方法。一般来说，当存在椎弓峡部断裂时，上椎体沿下椎体平面向前移。MRI 对于发现椎弓完全断裂的敏感度比 CT 低。有报告认为，采用矢状面准 T_2 序列连续扫描有助于观察椎弓缺损的情况。当椎弓峡部断裂造成椎体滑脱时，椎管的直径显示增大。此征象较有特异性，有助于与退行性腰椎滑脱相鉴别。横断面可显示在椎弓缺损处有低信号的硬化组织，形态为节段性或连续性，有时这种组织生长过度可造成侧隐窝甚至中央椎管狭窄（图 3-4-13）。40% 的脊椎滑脱患者可出现

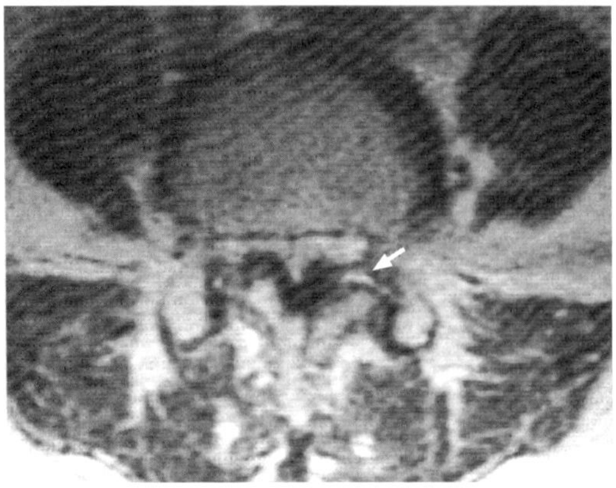

图 3-4-13 椎弓缺损 横断面 T_1WI：左侧椎弓缺损处硬化组织增生（箭），导致椎管狭窄。

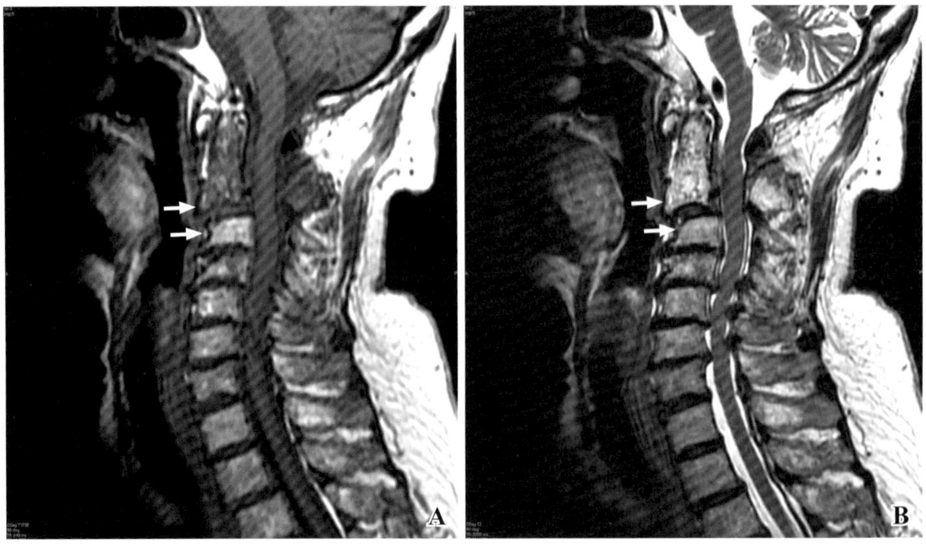

图 3-4-14 第二、三颈椎滑脱 严重颈椎外伤后，第二、三颈椎滑脱，第三颈椎椎体后移。A. 矢状面 T_1WI；B. 矢状面 T_2WI。

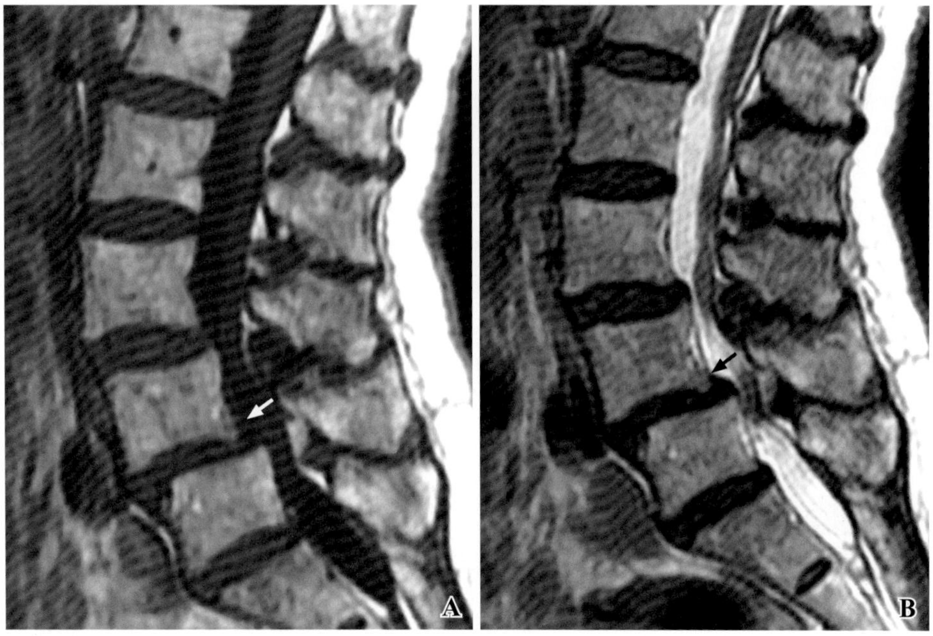

图 3-4-15 第四腰椎退行性滑脱 第四腰椎退行性滑脱，I 度前移伴椎管狭窄。A. 矢状面 T_1WI；B. 矢状面 T_2WI。

相邻椎板反应性骨组织改变，在 T_1WI 上表现为高信号，在 T_2WI 上为中等信号或高信号。一些严重外伤常会合并急性椎弓崩裂，椎体前移(图 3-4-14)，STIR 序列扫描可用来发现急性骨折病灶。

退行性腰椎滑脱由下关节突内上面磨损而引发。此时，MRI 矢状面结合横断面显示上、下关节面走向垂直，椎间盘变性突出，椎管变形狭窄(图 3-4-15)，有时还伴有小关节滑膜囊肿，在 T_2WI 上表现为高信号。虽然椎弓峡部完好无损，但由于小关节退行性变，关节囊增生，导致椎体不稳，加上椎间盘变性塌陷，椎间隙变窄，椎体失去有效的制约而向前滑移。

椎管狭窄

椎管狭窄是指脊椎椎管、神经根管或椎间孔因先天或后天(退变、外伤、失稳等)各种因素，导致单一平面或多平面的椎管管径变小而压迫硬膜囊、脊髓或神经根引起相关的神经压迫综合征。

【分型】

1. 根据病因分型

(1) 先天性发育性椎管狭窄 ①特发性。②软骨发育不全。

(2) 获得性椎管狭窄 ①退变性。②脊椎滑脱(峡部崩裂)。③医源性。④创伤后(晚期改变)。

(3) 混合性椎管狭窄 即在先天性异常基础上合并有获得性病变。

2. 根据病变部位分型

(1) 中央型狭窄指构成椎管中央部分的骨性结构及软组织成分因退变而增生肥厚所致。

(2) 侧方型狭窄是指位于侧隐窝、椎间孔的狭窄。

【MRI 对椎管狭窄的诊断价值】 ① MRI 检查能够进行横断面、矢状面、冠状面等多切面的扫描，能多方面了解椎管的解剖结构。②利用 T_1WI 和 T_2WI 各自的信号特点，不仅可以显示椎间盘的信号改变，而且可直接观察纤维环膨出的程度，以及脊髓、马尾神经和神经根的受压情况。③在矢状面 T_2WI 上，脑脊液呈高亮信号，可以像髓腔造影一样清楚地显示蛛网膜下腔的大小，有助于明确骨性椎管与硬膜囊、脊髓、神经根的对应关系。④根据椎管内组织结构的不同信号强度，可判断椎管狭窄的部位及范围，确定狭窄类型，指导治疗方案的选择。⑤ MRI 为非侵入、无损伤的影像学技术，容易使患者接受，有利于手术前后连续动态观察椎管狭窄程度的改变。

【椎管的测量】 MRI 能提供有关椎管形态的三维测量资料。临床上最常用的是测量椎管中央前后径。一般认为腰椎矢状径小于或等于 15mm，应考虑狭窄；小于或等于 12mm，应视为比较狭窄；当减小到 10mm，为绝对狭窄。在颈段，椎管矢状径小于 10mm 为绝对狭窄。我国学者研究认为，颈椎椎管横截面积在 $200mm^2$ 以上，而椎管狭窄者最大为 $185mm^2$。正常侧隐窝的矢状径为 5 ~ 7mm，当小于或等于 3mm 时肯定为狭窄。神经根管直径小于 4mm 为神经根通道狭窄的诊断依据。

【MRI 表现】 先天性椎管狭窄可累及一个或多个平面的骨性椎管。MRI 矢状面和冠状面的图像可显示广泛对称性的小椎管，主要表现为椎管向心性狭窄。在横断面上，椎弓根短小，走行趋向平行，椎管的矢状径狭窄。在 T_1WI 上，局部硬膜外脂肪的高信号消失，表明脂肪间隙受压，硬膜囊由圆形变为椭圆形。

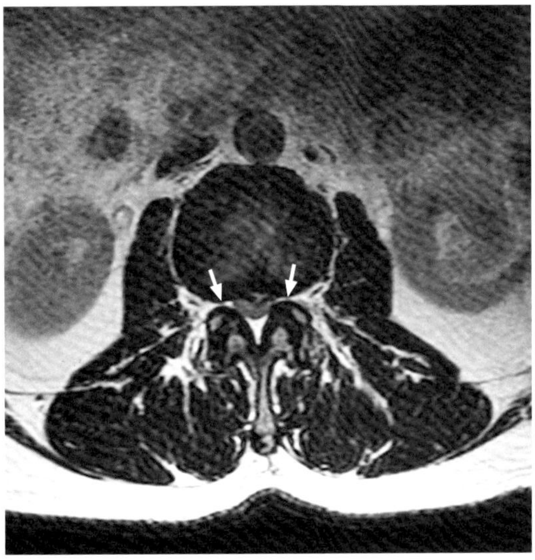

图 3-4-16 椎管狭窄 横断面 T_2WI：黄韧带增厚（箭），相应椎管狭窄。

后天获得性椎管狭窄常见于椎体小关节病变、椎间盘病变、椎体后缘骨质增生、后纵韧带骨化、黄韧带肥厚、脊椎滑脱和椎管内骨片、血肿。

腰椎椎管狭窄可由骨性或者软组织（如椎间盘）异常造成。中央型腰椎椎管狭窄，常见于第二腰椎至第五腰椎节段，尤以第四、五腰椎椎间隙最常见。椎间盘脱出（膨出）、椎体和椎小关节骨赘增生、韧带增厚都可导致中央型狭窄。MRI能很好地显示椎管中央型狭窄，并有助于判定病因。在横断面 T_1WI 和 T_2WI 上，黄韧带的信号比后纵韧带、棘间韧带略高，形态为尖端向后的"V"形线条影，增厚时宽度超过 5mm（图 3-4-16）。如狭窄累及多个平面，可于椎间隙水平面见硬膜囊前、后缘受压变形。矢状面准 T_2WI 可显示硬膜囊于多个平面狭窄，其后方脑脊液呈搓板样改变（图 3-4-17）。椎管中央型狭窄还可使马尾神经丛移位扭曲，甚至相互挤靠形成中等信号的"假团块"。当上、下关节突肥大引起中央型椎管横径狭窄时，成像平面内的部分容积效应常造成硬膜囊后方假性切迹征象。

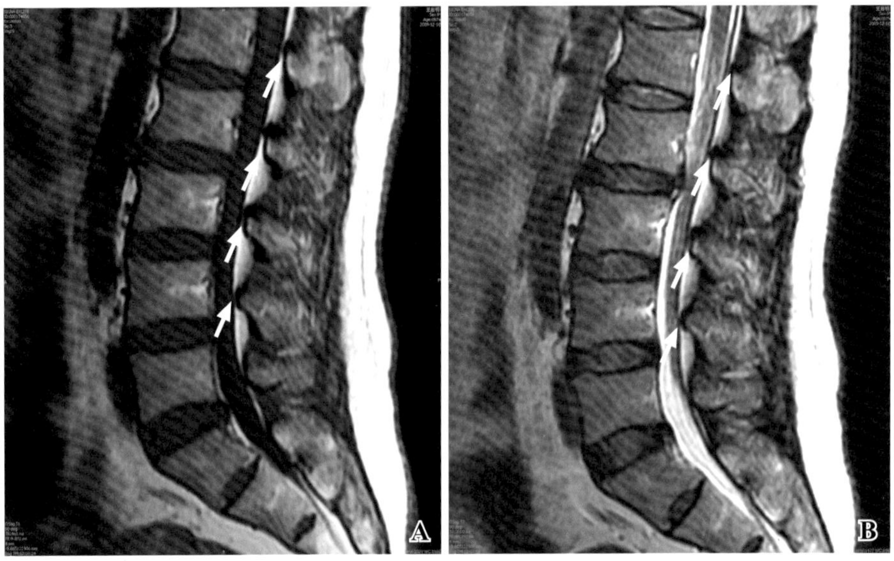

图 3-4-17 椎管狭窄伴硬脊膜囊受压 矢状面 T_1、T_2WI：腰椎多个平面黄韧带肥厚，硬脊膜囊后缘受压，呈搓板样改变（箭）。

侧方型腰椎椎管狭窄多由侧隐窝狭窄所致。此时MRI横断面检查宜用3mm层厚连续扫描，以减少部分容积效应，准确观察侧隐窝大小。若小于或等于4mm，提示侧隐窝狭窄。矢状面检查有助于观察上、下关节突增生，并能发现神经根鞘脂肪组织消失，同时还可以了解有否椎间盘侧方突出的可能。

椎间孔型椎管狭窄主要靠矢状面检查。这种切面能有效地了解椎间孔的情况，发现导致椎间孔狭窄的各种致病因素，如椎间盘局部嵌顿，上、下关节突肥大，椎弓短小，椎体骨质增生，椎弓横裂伴 Gill 小体等。

胸椎椎管狭窄的分类、原因及MRI表现与腰椎相似（图 3-4-18），但由于胸髓相对细小，胸椎椎管相对宽大，椎管狭窄的发生率相应较低。一般胸椎椎管狭窄多因脊椎外伤，椎体骨折碎片移位而压迫椎管造成狭窄（图 3-4-19）。

退变性颈椎狭窄常由两种病因所致。一组系由于椎体、钩突或小关节骨赘形成，后纵韧带肥厚或骨化，以及黄韧带肥厚所致；另一组则主要为椎间盘脱出所引起。

前一组病因所致的颈椎椎管狭窄常多处受累，好发节段依次为第四、五颈椎，第五、六颈椎，第六、七颈椎和第三、四颈椎间隙。在矢状面 T_2WI 上，在椎间隙平面，硬膜囊和脊髓前、后缘均有受压，外观呈蜂腰状（图 3-4-20）。在矢状面和横断面图像上，骨质增生、韧带肥厚和骨化均表现为低信号，椎间盘脱出所致的颈椎椎管狭窄通常仅1～2个椎间隙层面（图 3-4-21）。

中央型脱出者和侧方型脱出者分别于下中矢状面和

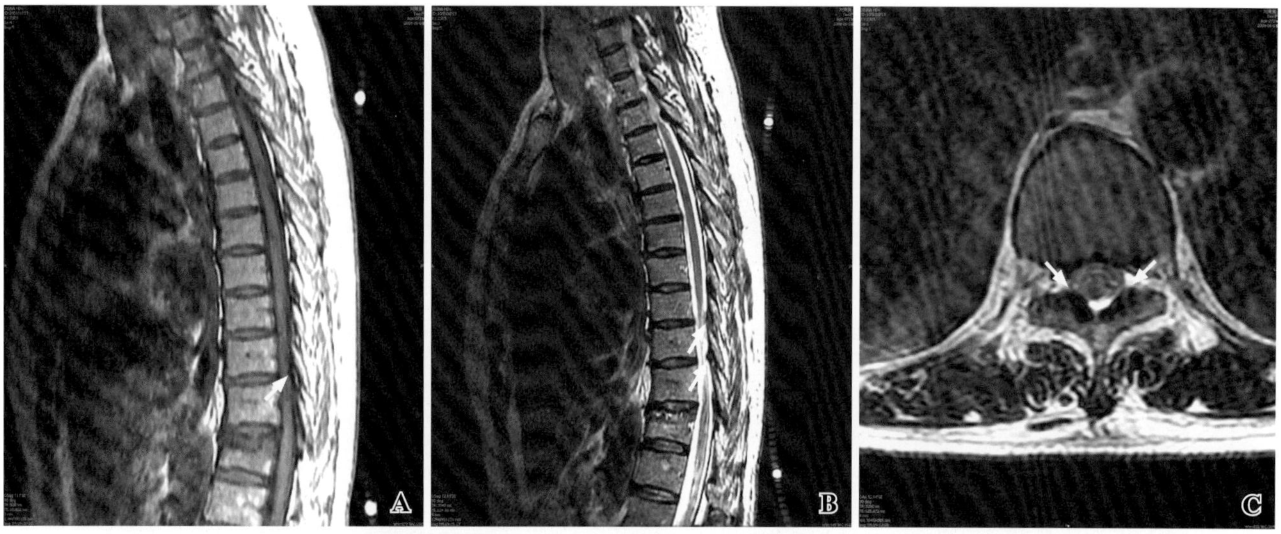

图 3-4-18　胸椎椎管狭窄　第九、十胸椎水平，后侧黄韧带肥厚，压迫前方硬脊膜囊导致椎管狭窄。A. 矢状面 T_1WI；B. 矢状面 T_2WI；C. 横断面 T_2WI。

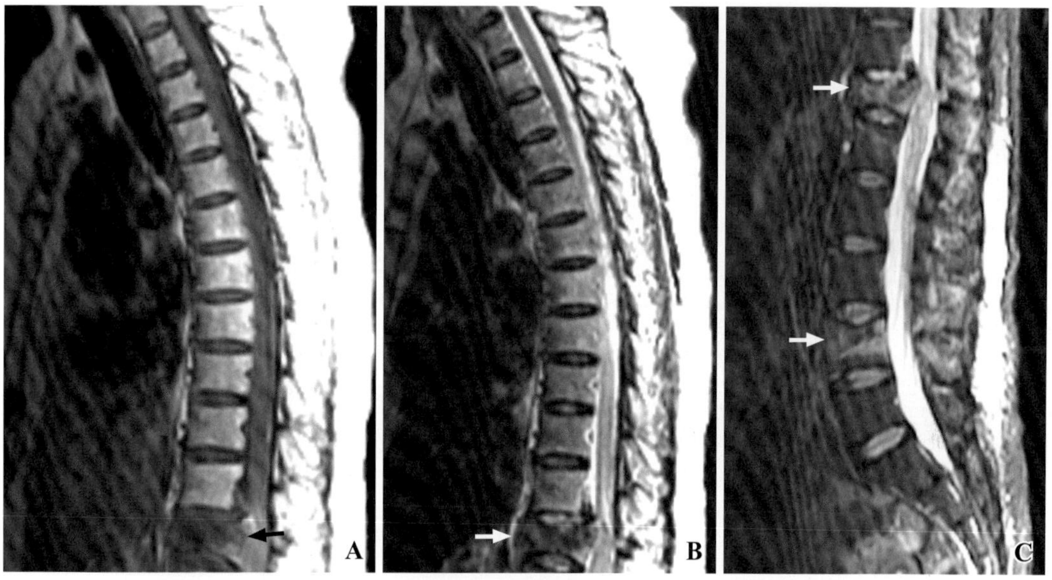

图 3-4-19　第十二胸椎及第四腰椎骨折　第十二胸椎骨折，破片后移导致后方椎管狭窄，相应胸髓受压。A. 矢状面 T_1WI；B. 矢状面 T_2WI；C. 矢状面 STIR。

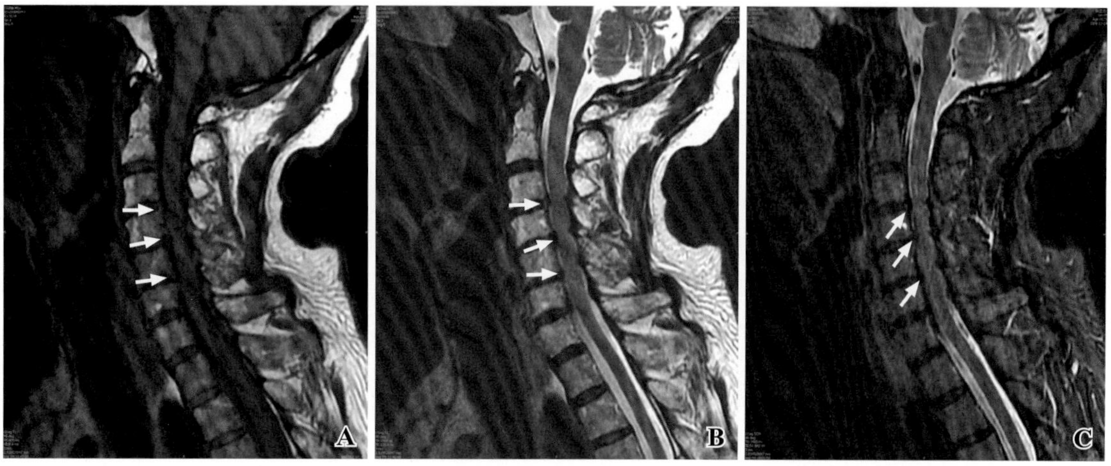

图 3-4-20　第四颈椎至第六颈椎椎间盘突出　第四颈椎至第六颈椎平面，硬脊膜囊前后受压，外观呈蜂腰状改变（箭）。A. 矢状面 T_1WI；B. 矢状面 T_2WI；C. 矢状面 STIR。

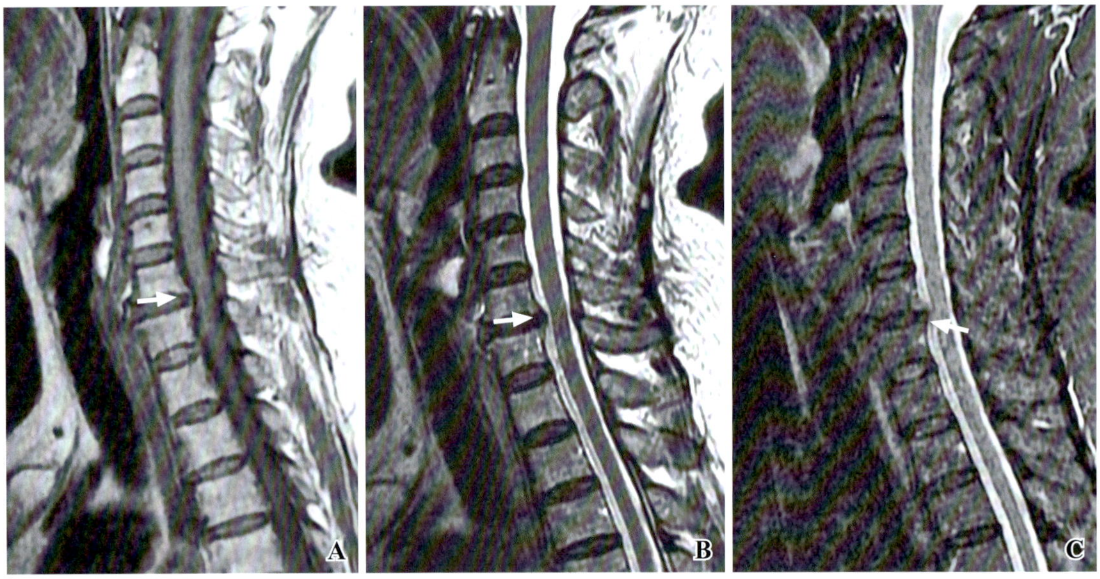

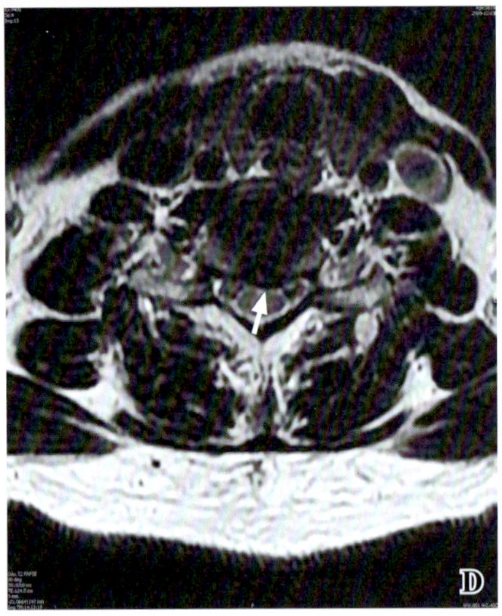

图 3-4-21　第六、七颈椎椎间盘突出伴椎管狭窄　第六、七颈椎椎间盘突出，后方硬脊膜囊受压，椎管狭窄。A. 矢状面 T_1WI；B. 矢状面 T_2WI；C. 矢状面 STIR 像；D. 横断面 T_2WI。

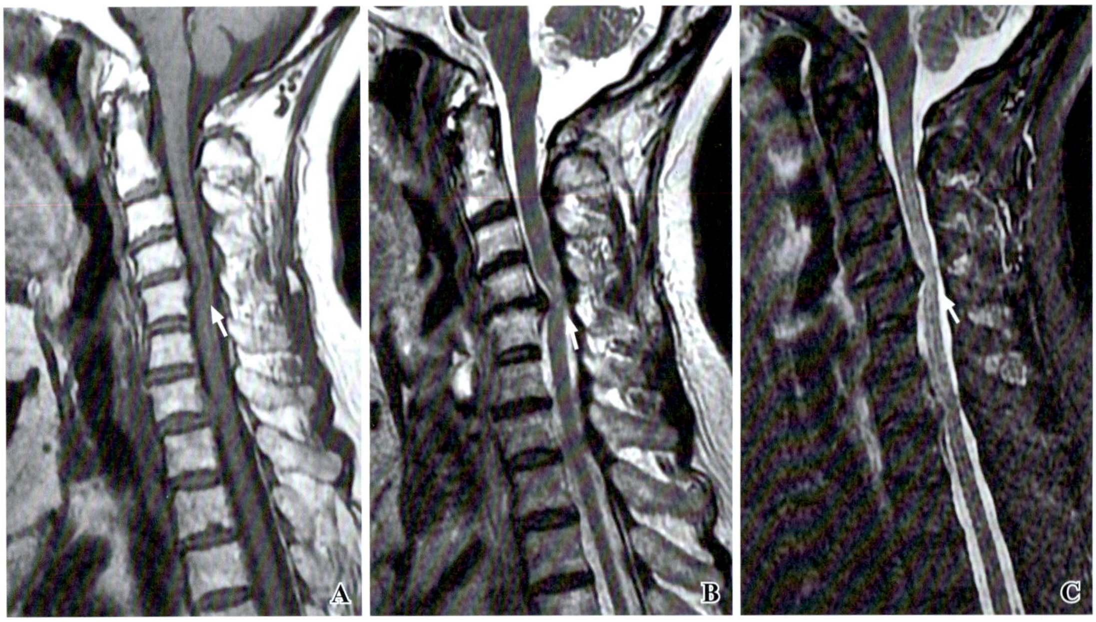

图 3-4-22　第四，五颈椎椎间盘中央型突出伴脊髓水肿　第五、六颈椎椎间盘突出压迫后方脊髓，产生水肿。A. 矢状面 T_1WI：颈髓内水肿呈低信号；B、C. 矢状面 T_2WI 及 STIR 像：水肿呈高信号。

患侧旁矢状面见硬膜囊和脊髓前方有弧形压迹；严重者，受压脊髓可发生水肿、软化和囊变，在T_1WI上为低信号，在T_2WI上为高信号(图3-4-22)。如脱出的髓核无钙化，在T_1WI、T_2WI上多表现为高信号。神经根管型狭窄可由小关节面和钩突退行性增生而引起。小关节面的退变可以引起椎体后移，导致椎管前后径进一步狭窄。

颈椎椎管狭窄症的发生率仅次于腰椎。退行性变和损伤等因素是导致临床发病的主要诱因。一般认为，在中年以后发生的椎间盘退变、椎体骨质增生、黄韧带增厚等因素都会引起颈椎椎管直接或间接狭窄(图3-4-23)。

总之，MRI可显示脊椎的三维结构，了解椎管内、外不同的组织成分，对确定椎管的管径、椎体后缘骨质增生、椎间盘退变程度及局部炎症情况等可提供准确的信息，为临床诊断椎管狭窄提供了有效且无损害的辅助检查手段。

脊柱和脊髓创伤

一、总论

【发病机制】 由于脊柱各部分结构具有不同的特点，即使受到同样的外力，造成的损伤亦不尽相同，通常按损伤的机制分为下列四种类型。

1. *屈曲性创伤* 由轴向承重和由前向后的水平推力所造成。过屈性创伤通常引起椎体前部楔变或椎体粉碎性骨折。严重的过屈性损伤中，椎骨后部韧带复合体(后纵韧带、黄韧带、棘间韧带、棘上韧带和囊韧带)将断裂，并由此导致关节突关节半脱位或(和)椎体骨折。若以水平方向推力为主时，损伤常较轻，而关节突可出现骨折及关节脱位、交锁等，而且颈椎关节突关节半脱位明显多于胸、腰椎。过屈性损伤使脊柱呈后突畸形(图3-4-24)。

2. *过伸性创伤* 主要受力为自前上向后下的推压力，可导致前纵韧带的断裂和椎骨后部骨折，如棘突骨折等。前纵韧带断裂时，可引起椎体前缘撕脱性骨折，此时常形成椎旁血肿，上方椎体向后移位。当合并较大的轴向压力时，可导致椎弓根骨折，损伤的椎体便出现向前移位，与其后部附件出现距离，如Hangman骨折。此类创伤多见于颈椎，而胸椎最少见，这与各段椎骨的生理弧度和关节突关节的牢固程度有关。

3. *轴向压缩性骨折* 此类创伤主要受力为垂直的上、下冲力，常见于颈、腰椎。颈椎创伤多见于跳水、体操事故，腰椎创伤则多见于高处坠地的患者。椎体的创伤常较严重，可形成粉碎性骨折。若合并屈曲受力，可导致椎体前部的横形压缩及椎骨半脱位，即椎体压缩的同时可伴有创伤性脊柱前移，此时关节突关节的骨折亦常见，且多见于腰椎。若相邻上、下关节突关节脱位即上关节突直达上一椎体的后缘，使椎间孔缩小，导致脊神经根明显受压或损伤(图3-4-25)。

4. *旋转性创伤* 脊柱旋转时伴有过屈或过伸的应力，可致单侧椎弓根骨折。与单纯性过屈或过伸创伤相比，此类创伤易引起韧带损伤。韧带断裂后常引起关节突关节单侧或双侧半脱位而形成不稳定性骨折。

综上所述，引起椎骨骨折和韧带损伤的机制有所不同。实验研究证明，韧带能抵抗压缩力和牵曳力，而遇到旋转力和切线应力时却显得脆弱，易被撕裂；相反，单纯的压力和张力常导致骨性终板骨折，即单纯的压缩力和牵曳力可引起骨折，而旋转力和切线应力常导致脱位。当然，在日常工作中，这些因素通常联合作用，故创伤以复合性居多。譬如爆裂性骨折，由Holdsworht于1963年首先提出，其创伤机制为脊柱在受到轴向压

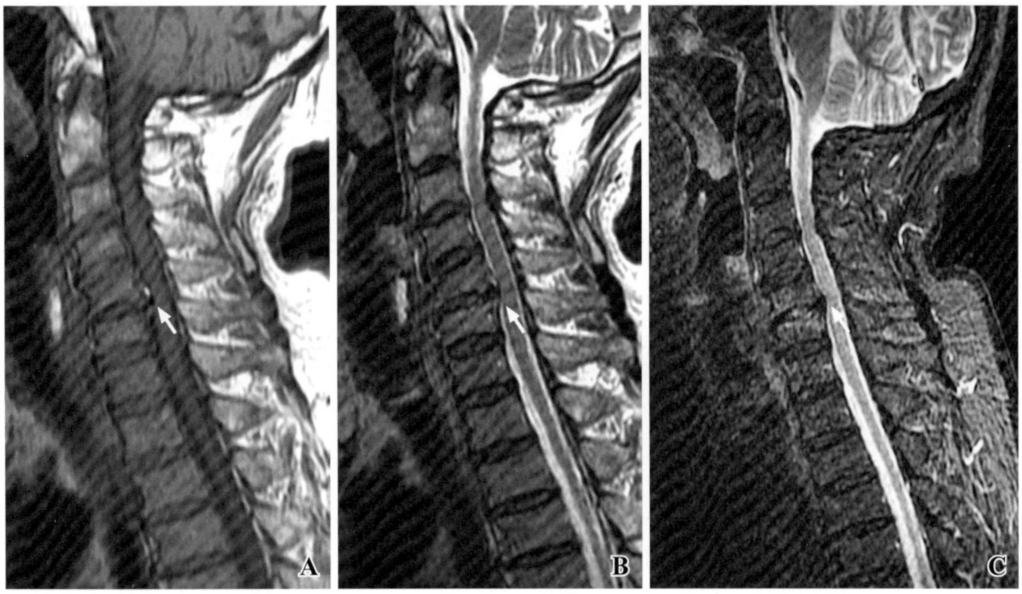

图3-4-23 颈椎椎体骨质增生伴椎管狭窄 颈椎椎体骨质增生，椎间盘变性膨出，导致椎管狭窄。A. 矢状面T_1WI；B. 矢状面T_2WI；C. 矢状面STIR。

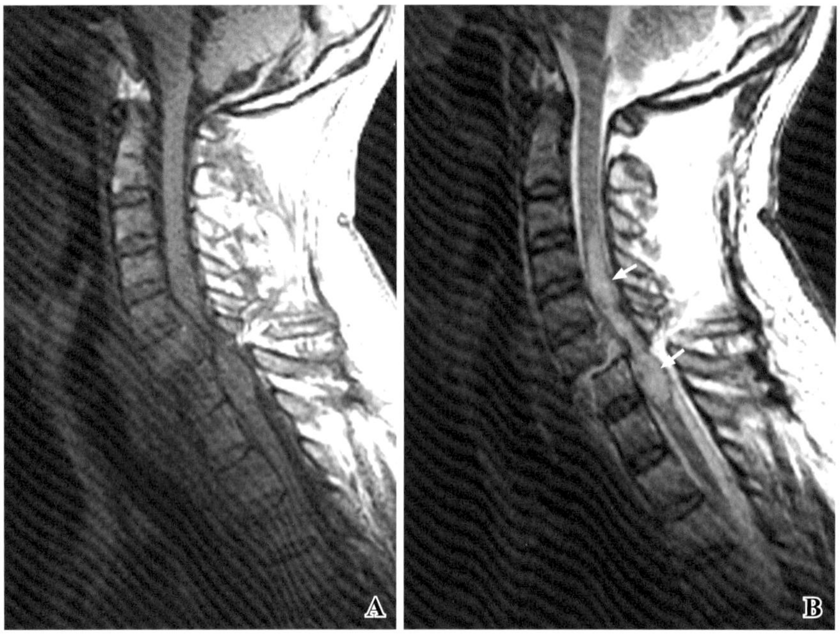

图 3-4-24 颈椎过屈损伤 A. 矢状面 T_1WI；B. 矢状面 T_2WI。1. 第六颈椎前滑脱并第六、七颈椎椎间盘撕脱伤；2. 脊髓胀肿受压水肿（箭）。

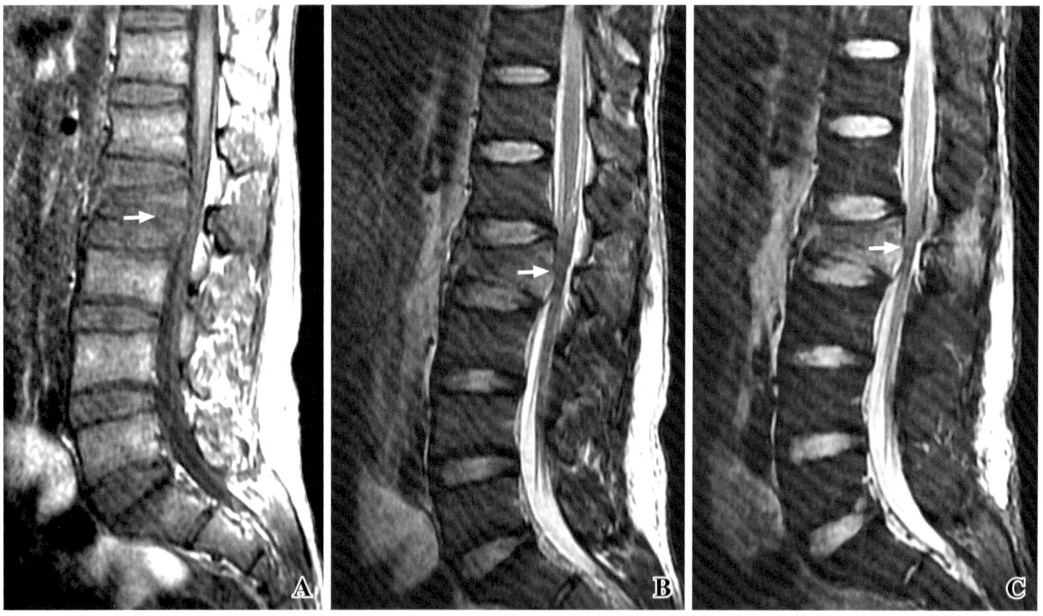

图 3-4-25 第二腰椎压缩性骨折 A. 矢状面 T_1WI：第二腰椎轴向压缩，腰椎椎体呈不均匀低信号；B、C. 矢状面 T_2WI 及 STIR 像：腰椎椎体为不均匀高信号。

力同时伴有不同程度的屈曲和（或）旋转，使椎间盘的髓核疝入椎体，导致椎体内压骤然上升，而使椎体由内而外爆裂，即粉碎性骨折，占脊柱骨折的 20%，是一种不稳定性骨折，即不能保持脊柱自身原有的稳定性，而使脊髓、神经根受损的脊柱骨折，常伴有不同程度的韧带损伤，甚至完全性断裂，是一种典型的复合性损伤。

临床上常用 Dnis 于 1983 和 1984 年提出的脊柱三柱的概念来判断脊柱创伤的稳定性。三柱的前柱指前纵韧带、椎体和椎间盘前 2/3；中柱为椎体、椎间盘后 1/3、后纵韧带；后柱为椎体后方的椎骨部分及黄韧带、棘间韧带、棘上韧带。Denis 认为，脊柱不稳定骨折至少存在两柱以上的创伤（图 3-4-26）。

由于几乎所有严重的脊柱损伤均可导致脊髓创伤，因此脊柱创伤最关键的问题在于患者是否存在永久性脊髓损伤。临床上，常将患者的临床表现按 Frankel 分类法划分为 A、B、C、D、E 五级。A：完全性截瘫。B：仅有部分感觉。C：具有少许运动，而不能完成特定功能。D：具有运动功能。E：无神经性功能障碍。Frankel 分类法常应用于观察和分析患者脊髓损伤程度和病情演变的情况，为制定针对性的治疗方案提供依据。

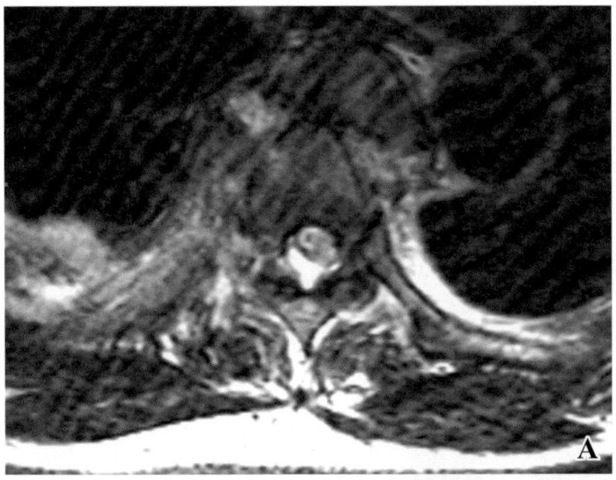

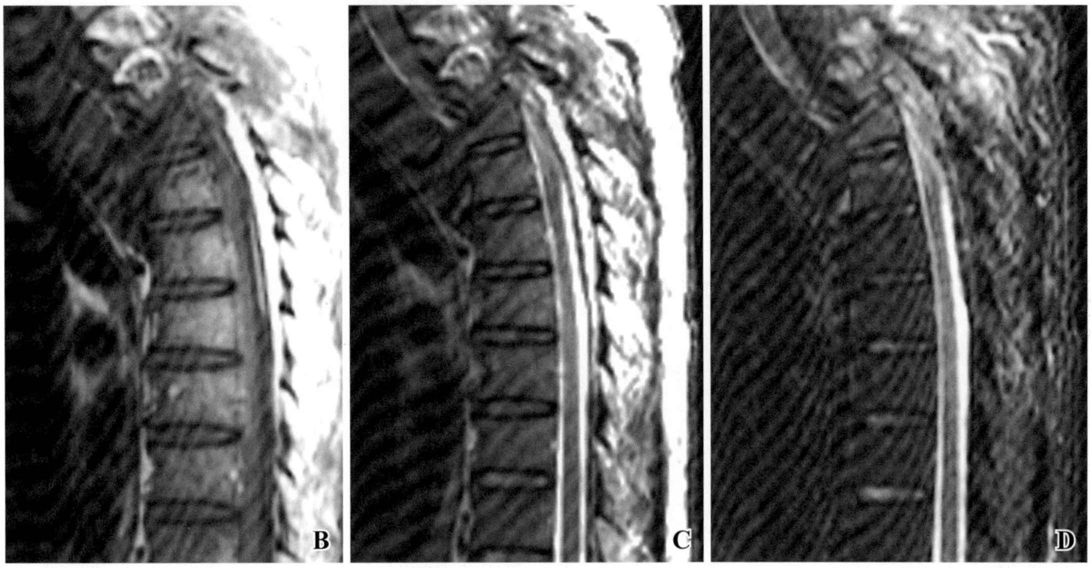

图 3-4-26　第五胸椎爆裂性骨折　A. 横断面 T_1WI：右侧椎弓根完全性断裂伴硬脊膜及蛛网膜撕裂，右侧椎板断裂伴周围软组织出血。椎管完全被破坏、变形，属于不稳定性骨折；B. 矢状面 T_1WI；C、D. 矢状面 T_2WI 及 STIR 像：第五胸椎爆裂性骨折，胸椎弯曲，后弓成角。1. 右侧椎板断裂伴周围软组织出血；2. 左侧椎弓根完全性断裂伴硬脊膜及蛛网膜撕裂；3. 椎体碎裂；4. 第四、五胸椎椎间盘破裂（T_2WI 上为高信号）；5. 椎前软组织血肿；6. 后纵韧带断裂。

【MRI 表现】　影像学检查是脊柱、脊髓创伤的重要检查手段。X 线及 CT 检查均能较明确地显示骨性脊柱创伤的情况，而且 CT 检查能发现细小的骨折及关节突的异常。近年来，螺旋 CT 扫描的三维重组图像对脊柱骨性创伤的检测亦具有较大的临床价值。但是，这些方法均不能直观地显示椎旁软组织及椎管内脊髓损伤与否，而 MRI 具有多平面成像及很高的软组织分辨力，能非常明确地显示脊髓和椎旁软组织是否损伤及损伤的具体细节。MRI 亦能较准确地显示椎骨的创伤。当然，MRI 在检测关节突和椎板较细小的骨折方面不如 CT。

1. *椎骨*　在 T_1WI 上，椎骨骨折处呈低信号，与骨折旁的骨质水肿区相连成片，但骨折线依稀可见。在 T_2WI 上呈高信号，信号通常不均匀病理改变包括骨折后出血及骨质水肿（图 3-4-27）。若椎骨骨折后向椎管方向移位，常导致或加重脊髓创伤，预后较差，爆裂性骨折通常出现上述情况。骨折片向后移位直接损伤韧带、硬脊膜、蛛网膜等，进而损伤脊髓，即使不直接造成脊髓创伤，也因椎管狭窄、硬膜外积血等而间接地引起脊髓受损。椎管狭窄常用分度方法为：0，无明确椎管狭窄。Ⅰ，椎管狭窄程度为 1/3。Ⅱ，椎管狭窄为 2/3。Ⅲ，椎管狭窄达 2/3 以上。椎管狭窄在一定程度上反映脊髓损伤的情况。因此，临床上强调对严重创伤的患者宜行早期治疗，如高压氧治疗、手术减压、椎管矫正术等，这些措施能有力地改善患者的预后。单纯性椎体压缩，预后较好。

2. *椎旁软组织创伤*　最常见者为韧带损伤，其他情况包括硬膜外积血、硬膜外静脉淤血肿胀、椎前软组织血肿等。韧带损伤常伴发于椎骨骨折。棘间韧带及棘上韧带损伤在 T_2WI 上呈片状或条状高信号，慢性期高信号变为不均匀或消失。前纵韧带、后纵韧带损伤，表现为椎体前、后低信号纵形线中断、掀起或增厚，并伴有在 T_1WI、T_2WI 上信号升高。若同时伴有椎间盘损伤时，此高信号与相邻椎间盘的高信号相连（图 3-4-28、图 3-4-29）。在 T_1WI 上，损伤的椎骨附近软组织厚度增加，信号不均匀性增高，提示存在出血。脊髓通常受压，硬膜外静脉丛淤血、肿胀。在 T_2WI 上，断裂的后纵韧带在脑脊液高信号的衬托下，显示黑色低信号连续线条中断或偏移。前纵韧带损伤时，椎前软组织内信号升高，软组织增厚，韧带连续性中断，严重的病例可出现椎前血肿。棘间韧带、棘上韧带及黄韧带损伤时，椎骨后方软组织间出现不均匀高信号，提示存在出血，常以棘突间为明显。

3. *椎间盘损伤*　过屈性损伤中，后纵韧带断裂使椎间盘随负压进入椎管硬膜外空间。过伸性损伤中，前

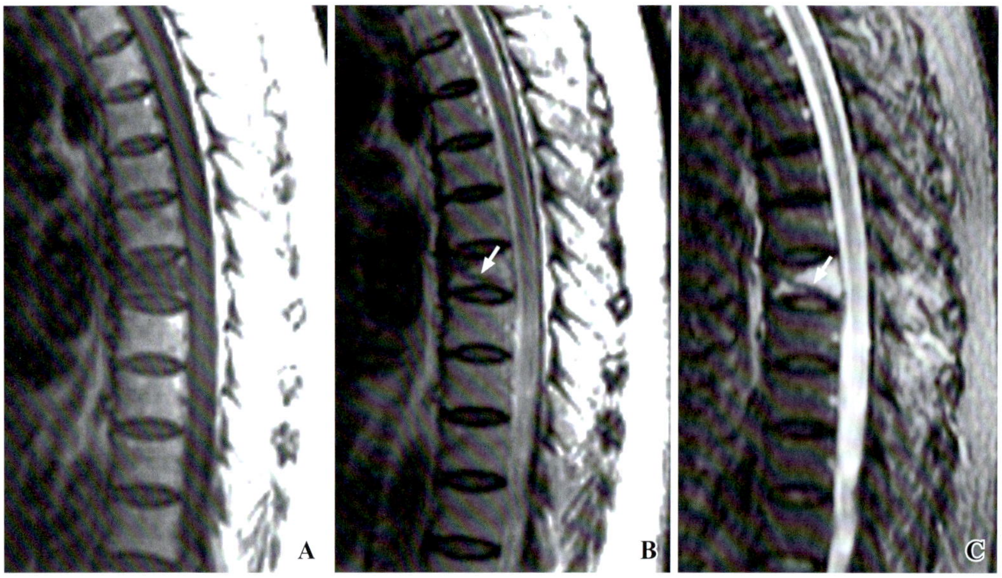

图 3-4-27 第七胸椎创伤 A. 矢状面 T_1WI，第七胸椎前、中部压缩伴撕脱性骨折信号较低；B、C. 矢状面 T_2WI 及 STIR 像：第七胸椎椎体压缩信号增高，骨折线呈低信号。

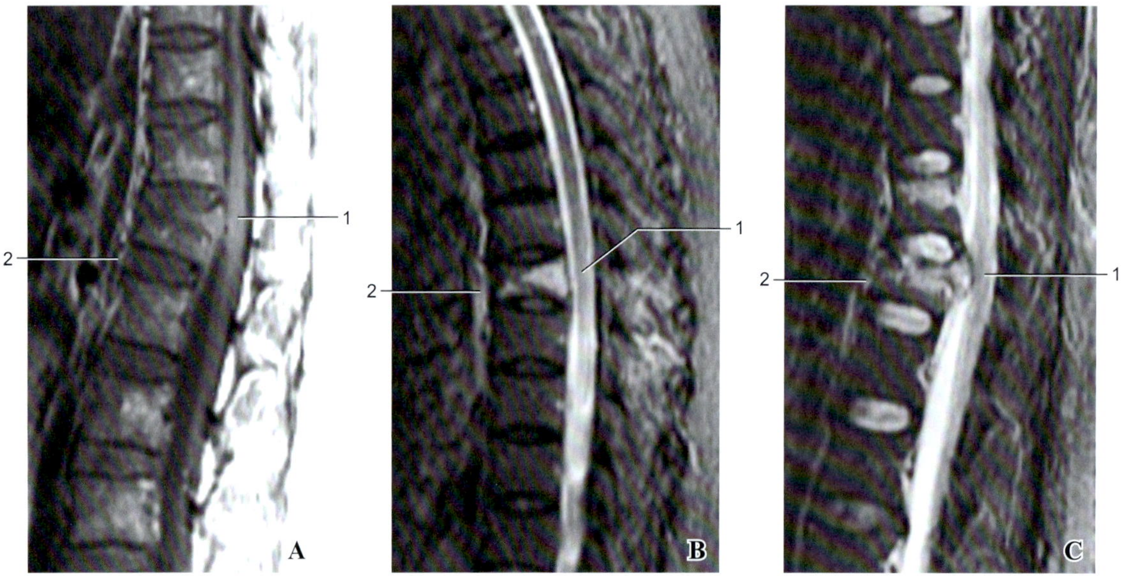

图 3-4-28 第五、六胸椎过屈创伤 A. 矢状面 T_1WI；B. 矢状面 T_2WI；C. 矢状面 STIR 像。1. 脊髓损伤；2. 椎前血肿。

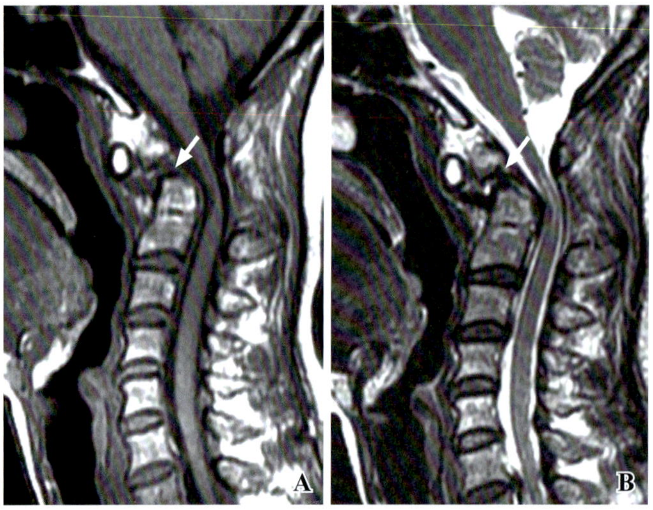

图 3-4-29 枢椎骨折脱位 A. 矢状面 T_1WI：齿突骨折，椎前血肿呈高信号，脊髓受压变扁呈低信号；B. 矢状面 T_2WI：齿突骨折，椎前血肿呈高信号，脊髓受压变扁呈高信号。

纵韧带撕裂，椎间盘向前突出。在 T_2WI 上，受损椎间盘仍为低信号，但体积增大，形态变扁，呈前突和（或）后突以至脊髓受压；在 T_2WI 上，受损的椎间盘呈高信号，与原有椎间盘退变不同，后者在 T_2WI 上呈低信号。若受损椎间盘除体积增大外，尚见信号不均匀，脊髓受压，常提示椎间盘撕裂。

4．脊髓创伤 包括损伤后的脊髓的形态和信号异常。急性期（24h 内）MRI 表现可概括为脊髓水肿、脊髓出血、脊髓挫伤、脊髓横断和脊髓受压。慢性期 MRI 表现概括为脊髓萎缩、脊髓软化、脊髓创伤性瘘管形成、创伤性脊髓空洞、椎管狭窄和骨质增生等，详见脊柱、脊髓创伤的急、慢性期表现。

二、颈椎创伤

车祸是造成颈椎创伤的重要因素。据统计，车祸中20%的丧生者为致命颈椎创伤所致。颈椎创伤的主要特点有：①寰椎、枢椎与下段的第三颈椎至第七颈椎无论在解剖上还是功能上都存在着显著的差异。其损伤机制及所导致的创伤亦大相径庭。椎板和（或）椎弓根骨折至少占颈椎骨折的 50%。上段颈椎创伤很少与下段颈椎创伤并存。②临床上，下段颈椎创伤引起的神经系统功能障碍较颅颈结合处创伤多见。原因是较多的颅颈结合处创伤常导致极严重的脊髓损伤，而致患者死亡。③头部创伤可合并上颈段脊柱创伤。

（一）上颈段创伤 12 岁以下儿童，寰枕、寰枢段非常脆弱，寰枕段是该年龄段脊柱创伤的最常见部位。上颈段创伤主要包括：创伤性寰枕关节脱位、创伤性寰枢关节半脱位、寰椎及枢椎骨折。

1．创伤性脱位

(1) 寰枕关节脱位 此类创伤非常严重，可因脊髓横断而致死，故临床上此类创伤进行影像学检查者很少。车祸中儿童较易出现此类创伤，发生机制是连接齿突、枕骨髁的覆膜和翼状韧带破裂，使头前移而形成寰枕关节脱位。在 T_1WI、T_2WI 上均显示咽后软组织肿胀增厚，比较特异性的征象为颅底点（枕骨大孔前缘中点）前移；寰枕关节间隙增宽（大于 5mm），齿突尖韧带断裂等，这些征象在 T_1WI 上较易显示。

(2) 寰枢关节脱位 单纯的创伤性寰枢关节脱位很少见。一般而言，此类脱位多伴有椎骨及韧带创伤，即齿突骨折或（和）限制齿突后移的横韧带撕裂。只有上述结构之一或同时损伤时，寰椎与枢椎便可发生脱位或半脱位，齿突与寰椎前弓后缘间距增大，儿童超过 4mm、成人超过 3mm 即为脱位，颈椎呈屈曲位时，在 T_1WI、T_2WI 上均显示此征。通常齿突骨折较横韧带撕裂多见，横韧带撕裂多见于患有咽部炎症的受伤者。因为寰枢关节的淋巴循环绝大部分引入咽后和颈深部淋巴组织，这种通道可导致逆行性寰枢关节的炎症，并因此可使横韧带强度减弱。

(3) 寰枢关节旋转固定或寰枢关节旋转性半脱位（俗称斜颈） 常发生于较轻的创伤或呼吸道感染的病例。寰枕关节只能作屈、伸，头和脊柱间的旋转主要由寰枢关节来实现。常用检查方法为齿突张口位摄片，X 线平片可以观察齿突与寰椎两侧块之间的距离是否对称。但由于患者受伤后常不能配合完成张口位的动作要点，故难以拍摄体位精准的张口位片。此外，枕骨的重叠亦影响张口位片的价值，而 MRI 可以进行冠状面扫描，无需患者作张口动作，成功率可达 100%。在冠状面 T_1WI 上可以准确地测量齿突与寰椎两侧块之间的距离是否对称。

上述三种创伤性脱位常合并枕骨髁、寰椎、齿突骨折（图 3-4-30，图 3-4-31）。

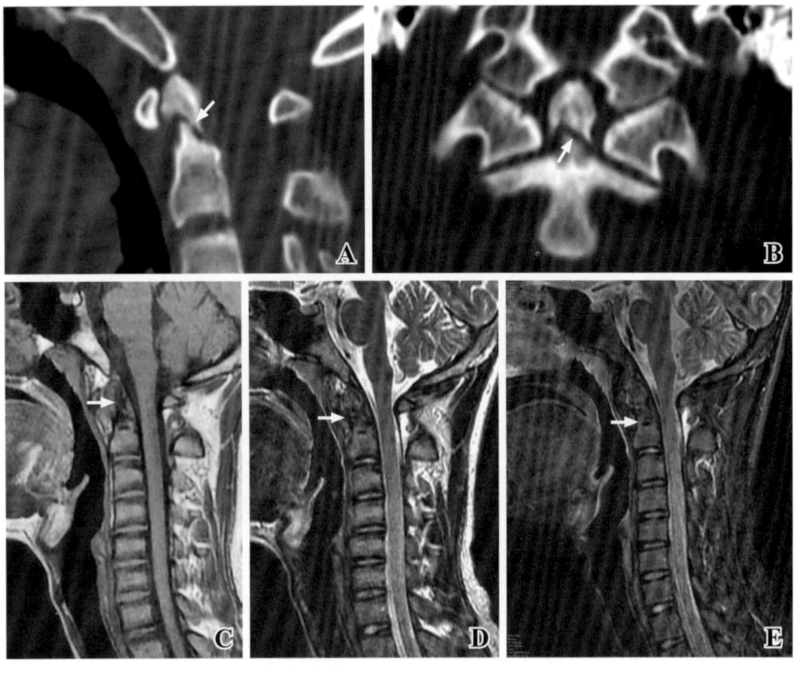

图 3-4-30 枢椎骨折伴轻度移位 A、B. CT 重建：枢椎见骨折伴轻度移位；C、D、E. 矢状面 T_1WI、T_2WI 及 STIR 像：枢椎见骨折伴轻度移位，颈髓未受损伤。

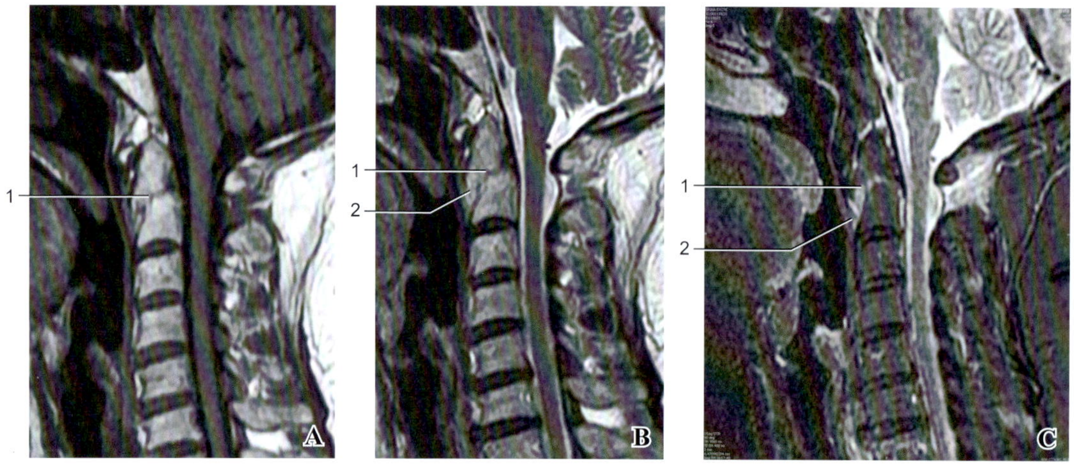

图 3-4-31 枢椎骨折 A～C. 矢状面 T_1、T_2WI 及 STIR 像。1. 枢椎骨折伴轻度移位；2. 椎前软组织增厚。

2. 寰椎、枢椎骨折

(1) 寰椎骨折 可单独发生，亦可合并枢椎骨折。寰椎骨折的最常见部位为后弓，如由于过度伸展，后弓与枕骨相碰撞，出现压缩性骨折，这种单纯性后弓骨折临床上属于稳定性骨折，并且无软组织肿胀，但双侧后弓受累占寰椎后弓骨折的 500%。Levine 和 Edward 将寰椎骨折分为三类：① Ⅰ：后弓骨折。② Ⅱ：侧块骨折。③ Ⅲ：Jefferson 骨折，即寰椎粉碎性骨折，由 Jefferson 于 1920 年首先描述，主要为寰椎受轴向压力，使前弓、后弓骨折，骨折线垂直或斜行于寰椎环的平面，可同时伴有枢椎骨折。

(2) 枢椎骨折 枢椎骨折大约占整个颈椎创伤的 27 %，43% 的寰椎骨折和 16% 的枢椎骨折为寰椎－枢椎联合骨折。枢椎骨折中最多见的是齿突骨折，Anderson 和 D'Alonrd 按骨折部位将齿突骨折分为三种类型：① Ⅰ型：因翼膜韧带撕脱形成斜经齿突尖部的斜形骨折，本型较少见，损伤处位于横韧带以上，故临床上属于稳定性骨折。② Ⅱ型：发生于齿突与枢椎椎体相连处。③ Ⅲ型：经过枢椎椎体的水平骨折。除此之外，我们在工作中尚遇到过齿突纵行骨折。在 MRI 应用于临床前，齿突骨折通常采用张口位 X 线检查来显示。近年来，螺旋 CT 的重建图像亦可较清晰地显示齿突是否异常。而 MRI 不仅可显示齿突的异常，而且，还可以观察椎骨附件及椎旁软组织损伤的情况，通常用冠状面、矢状面扫描，更重要的是能观察脊髓创伤的情况。Hangman 骨折：由于受到垂直压力和过伸性运动，而造成枢椎骨折，占所有颈椎骨折的 4% ～ 7%，表现为单侧或双侧椎弓根撕脱性骨折，引起创伤性椎体前移，椎板后移，有时骨折线经过椎板而不是椎弓根，造成半脱位。前纵韧带撕裂时，可形成枢椎过伸性泪滴样骨折。枢椎不典型骨折：大多数的枢椎骨折为齿突骨折和 Hangman 骨折，但尚有 25% 的枢椎骨折的部位主要位于椎体、椎板和棘突（图 3-4-32）。

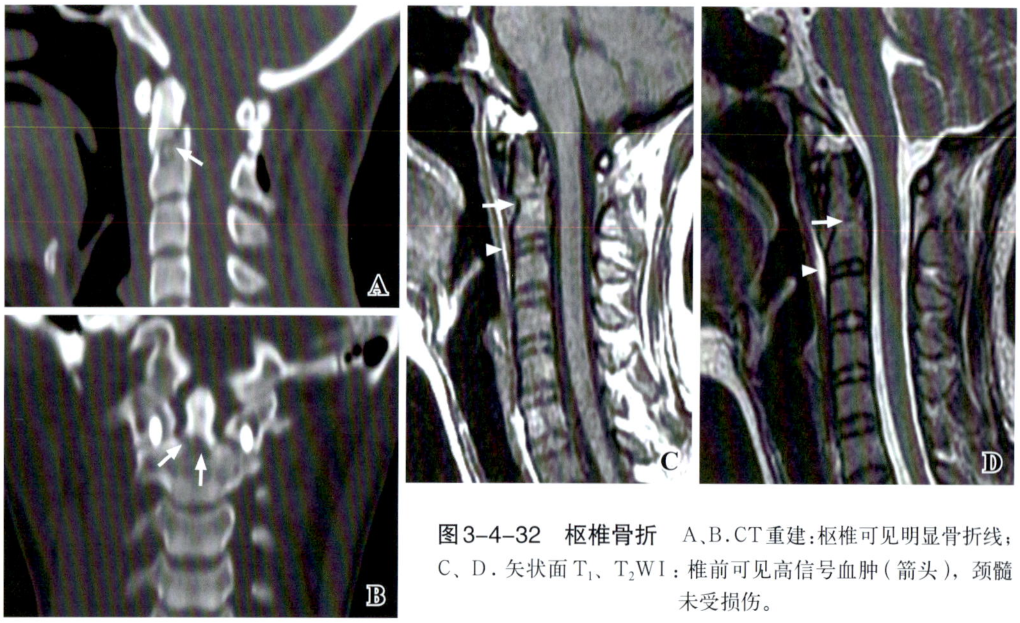

图3-4-32 枢椎骨折 A、B. CT重建：枢椎可见明显骨折线；C、D. 矢状面 T_1、T_2WI：椎前可见高信号血肿（箭头），颈髓未受损伤。

（二）下颈段创伤　最常见的是过屈性创伤。与上颈段相比，影像学检查更能推测其损伤机制。

1．过屈性创伤　单纯椎体前部压缩及铲土工骨折(clayshoveler 骨折)均由过屈性运动造成，但不影响椎管，属于稳定性骨折。因为椎体前部楔形压缩性骨折是椎体前部上终板粉碎性骨折，但椎体后部及椎弓、附件并未受累。Clayhoveler 骨折是肩胛肌剧烈收缩，并且与斜方肌收缩不协调，累及棘上韧带，从而形成第六颈椎或第七颈椎棘突撕脱性骨折。不稳定的过屈性颈椎创伤主要有过屈性扭伤、单侧或双侧关节突关节脱位、过屈性泪滴样骨折等。按照外力的形式和强度而论，单纯屈曲外力引起过屈性扭伤、椎体前部楔形压缩及双侧关节突关节交锁；若屈曲同时伴有旋转，单侧关节突关节交锁较为多见。关节面骨折在两种形式的外伤中均可出现，但屈曲和旋转同时作用于颈椎而引起的单侧关节突关节交锁，通常伴有神经功能障碍如神经根受压(70%)、脊髓损伤(10%)等。单侧关节突关节脱位最常见的部位是第五、六颈椎之间。过屈性扭伤是一种后纵韧带复合体撕裂和关节突关节脱位，关节突关节间隙增宽是最常见的征象。如果伴有椎间盘后部纤维环破裂，椎间隙常后宽前窄，上方的椎体前移。双侧关节突关节脱位包括关节突关节半脱位、关节突闲置(perching)、关节交锁。关节突关节半脱位主要表现为关节间隙增宽，完整对合的关节面减少。关节突闲置在 MRI 横断面及矢状面图像上呈现关节面裸露征，即小关节突关节面不再并列出现，而是在上椎骨的下关节突的下一层面出现下一椎骨的上关节突。关节交锁在横断面和矢状面上都能清晰显示。双侧性关节突关节交锁是屈曲性外力很强时，导致中柱、后柱韧带完全性断裂，上方椎体显著前移，可达半个椎体以上。由于颈段关节突关节面近乎水平，故上椎体的下关节突可移位于下方椎体上关节突的前方，形成关节突交锁，椎间隙前窄后宽。单侧关节突关节交锁是在受到屈曲外力时伴有旋转，使棘间韧带和小关节囊破裂，使上方椎骨的单侧下关节突前移至下方椎骨的上关节突前方。由于常出现神经系统损害或伴有关节突骨折，故常提示为不稳定性创伤，上椎体前移约1/4 椎体，较双侧交锁者轻，棘突亦可移位(随旋转方向而定)，椎间孔变形，变狭窄。MRI 可以清晰地显示骨折片对脊神经根和椎管内容的压迫和损伤。屈曲性泪滴样骨折通常发生于下颈段，由屈曲力和轴向压力联合作用，导致后部韧带复合体和椎间盘纤维环撕裂，因此是一种引起前脊髓综合征的不稳定性创伤。此型创伤的特点是在椎体前下缘形成较小的撕脱性骨折片，呈三角形，此骨折片与下方椎体排列一致，故脊柱呈后突，椎管狭窄，脊髓受压或损伤；若无明显移位，棘突间隙及关节间隙增宽亦提示此类创伤(图 3-4-33 ～ 37)。

2．过伸性创伤　与过屈性创伤相比，此类创伤的部分病例影像学检查可为阴性。因此，若患者有明确的颈部过伸性超范围运动，并伴有神经系统受损(尤其是伴有头面部损伤者)，应高度怀疑过伸性创伤的可能。下颈段过伸性创伤包括过伸性泪滴样骨折和单纯过伸性韧带扭伤。过伸性泪滴样骨折常伴有神经系统的损伤，撕脱性小骨折，亦位于椎体前下缘，与过屈性创伤不同的是，三角形骨折片常较小，无明显椎骨移位，而且发生于上颈段如枢椎的机会大于下颈段。单纯性过伸性韧带损伤在 MRI 应用于临床之前难以明确地显示出来。但临床上，患者神经系统功能障碍非常明确，这是因为形成折叠的黄韧带与椎体后缘之间的距离缩小，导致椎管狭窄，脊髓受压所致。前纵韧带和椎间盘撕裂可以引起椎旁血肿及椎间隙前部增宽，在 MRI 上显示前纵韧带低信号线状影掀起或中断，椎前软组织肿胀增厚，有时椎前形成血肿，且与撕裂的椎间盘相连。若过伸性外力与旋转力同时作用于颈椎时，可引起关节突游离或关节面骨折，占颈椎骨折的 3% ～ 11%。关节面骨折多见于第六颈椎或第七颈椎，并且 6% ～ 39% 的患者有神经根受损。过伸性关节突骨折常为粉碎性，关节突高度减

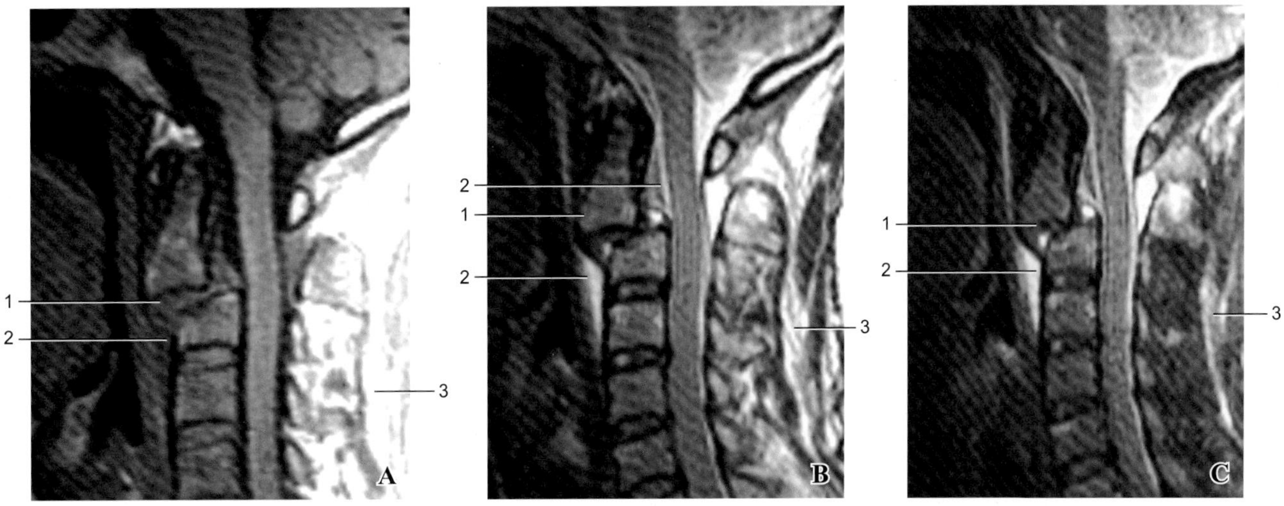

图 3-4-33　枢椎骨折伴脱位　A．矢状面 T_1WI；B．矢状面 T_2WI；C．矢状面 STIR 像。1．枢椎齿突骨折脱位；2．椎前及后纵韧带可见高信号血肿；3．颈部皮下血肿。

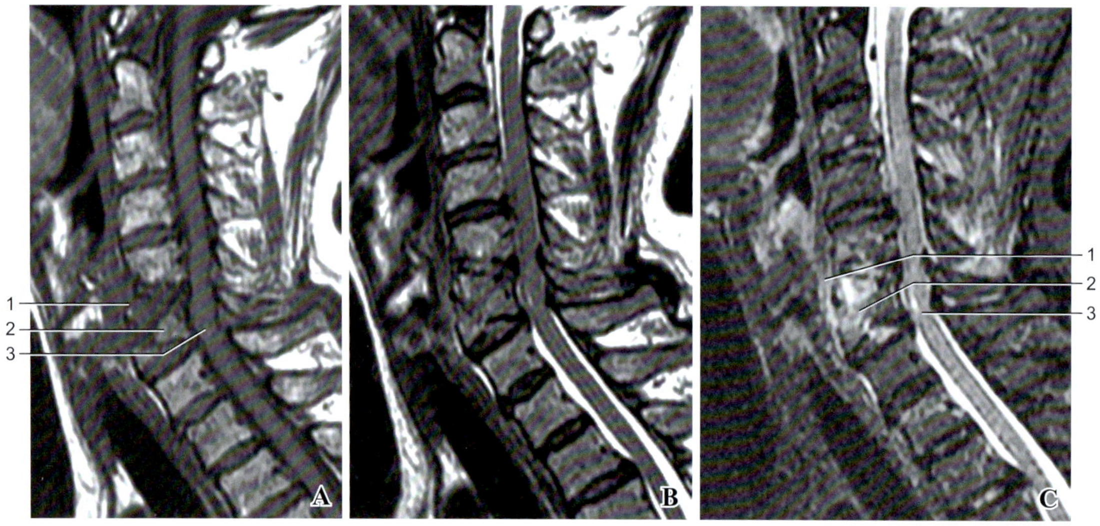

图 3-4-34　**第六颈椎骨折**　A. 矢状面 T_1WI；B. 矢状面 T_2WI；C. 矢状面 STIR 像。1. 椎前血肿；2. 第六颈椎骨折；3. 椎管狭窄伴脊髓压迫水肿。

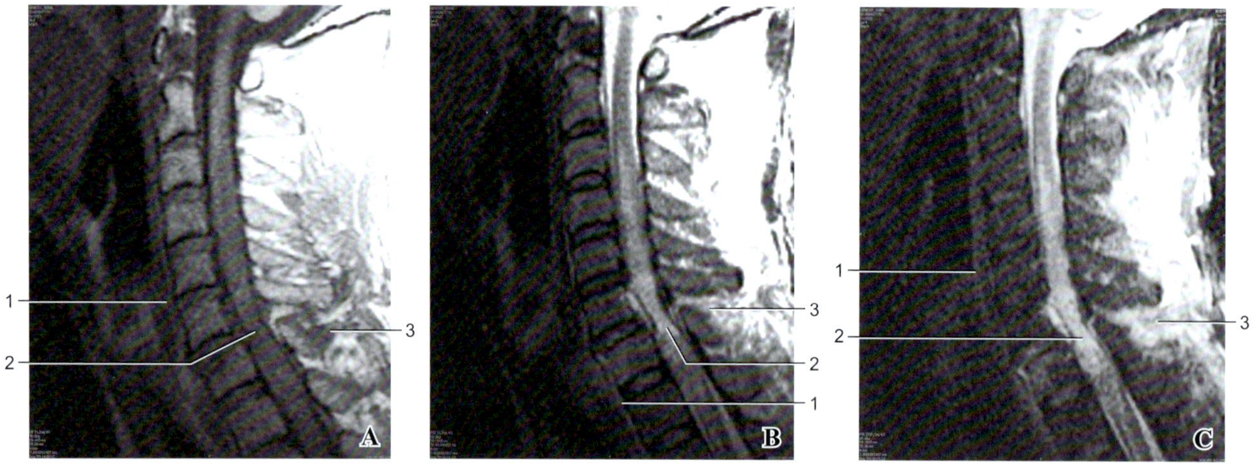

图 3-4-35　**第六、七颈椎创伤**　A. 矢状面 T_1WI；B. 矢状面 T_2WI；C. 矢状面 STIR 像。1. 椎前血肿；2. 脊髓受压水肿；3. 第六,七颈椎棘突骨折。

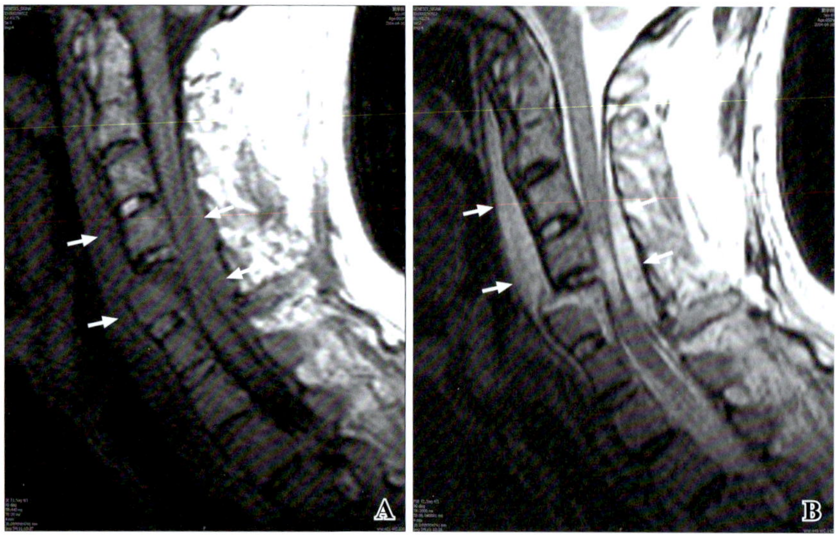

图 3-4-36　**第五颈椎骨折伴向前脱位**　A. 矢状面 T_1WI：第五颈椎骨折伴向前脱位，椎前血肿呈中等信号，颈髓后血肿使颈髓变细，颈髓水肿呈低信号；B. 矢状面 T_2WI：椎前和颈髓后硬膜外血肿呈高信号，使颈髓变细，颈髓水肿呈高信号。

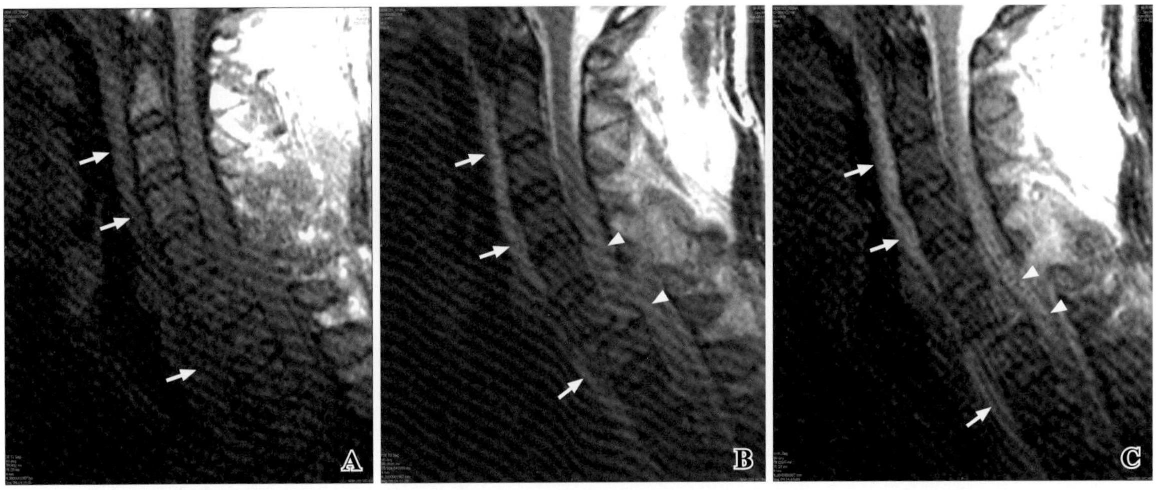

图 3-4-37　第六、七颈椎压缩性骨折伴滑脱　A. 矢状面 T_1WI；B、C. 矢状面 T_2WI 及 STIR 像。

低；而过屈性的关节骨折常局限于上关节突的顶部。

Whiplasth 损伤即鞭损伤，指颈椎损伤时，既有过屈性又有过伸性的超范围运动，常使下 3 个颈椎似鞭柄，而上 4 个颈椎好似皮鞭抖动，故常损伤第四、五颈椎。最多见于两车相撞事故中。客观地讲，Whiplasth 损伤在颈椎创伤中相当多见，因为绝大多数引起创伤的外力是复合性的。

三、胸椎创伤

（一）上胸椎创伤　由于上、中段胸椎具有肋椎关节及胸肋关节等构成的胸廓的保护作用，以及轻度生理性后突、关节突关节面较宽且坚实等特点，上、中段胸椎创伤性骨折比颈椎和胸腰段少见。只有在所承受的外力特别大，而且是复合性外力时，才会造成上、中段胸椎骨折，常同时伴有颈、腰段骨折。

上段胸椎创伤绝大多数是由过屈和轴向承重所致，造成后部韧带复合体撕裂，椎体前部压缩性骨折。常见的表现有关节突关节骨折和（或）脱位，上方椎体前移，下方椎体上终板压缩性骨折。若伴有旋转时，小关节突骨折，亦可见到上方椎体压缩。除此之外，MRI 上常见椎间盘损伤，在 T_2WI 上信号升高。此外，MRI 尚能显示椎前软组织肿胀，后韧带复合体中的后纵韧带、棘间韧带、棘上韧带损伤及椎板的异常信号。此类创伤常见于车祸中"安全带伤"，安全带以上椎体承受过屈力而损伤。由于胸段椎管较小，承受的外力巨大，故常造成脊髓损伤（占 50%），并可致患者截瘫。此外，由于上段胸椎旋转运动较少，骨折性脱位多于一般的压缩性和爆裂性骨折。上段胸椎创伤常引起椎旁血肿、纵隔增宽、血胸等（图 3-4-38 ~ 40）。

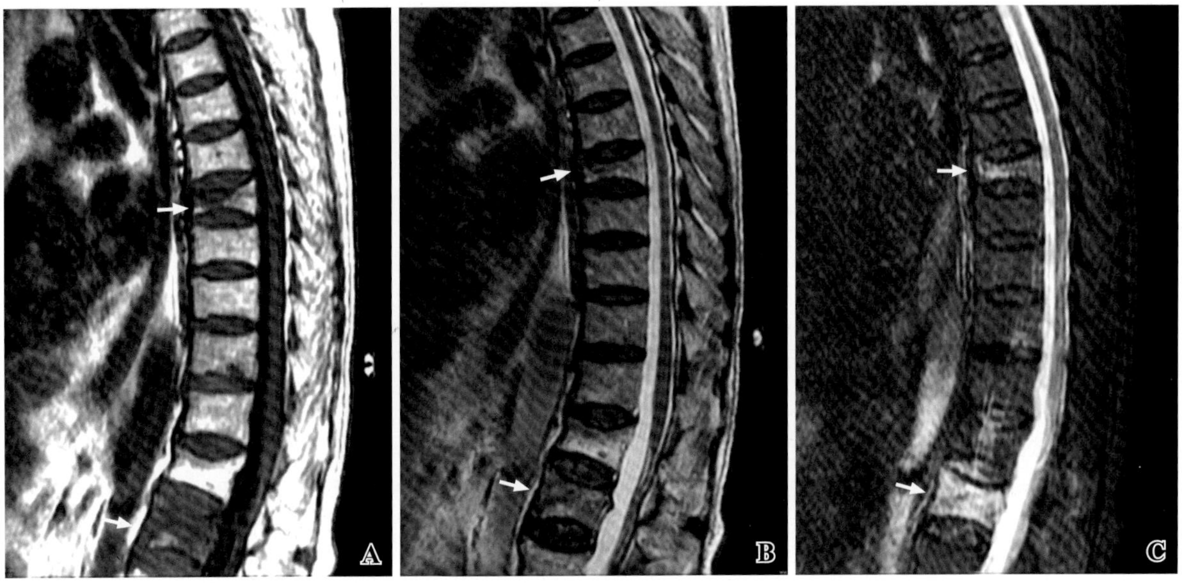

图 3-4-38　第八胸椎及第一、二腰椎骨折　A. 矢状面 T_1WI；B. 矢状面 T_2WI；C. 矢状面 STIR 像。

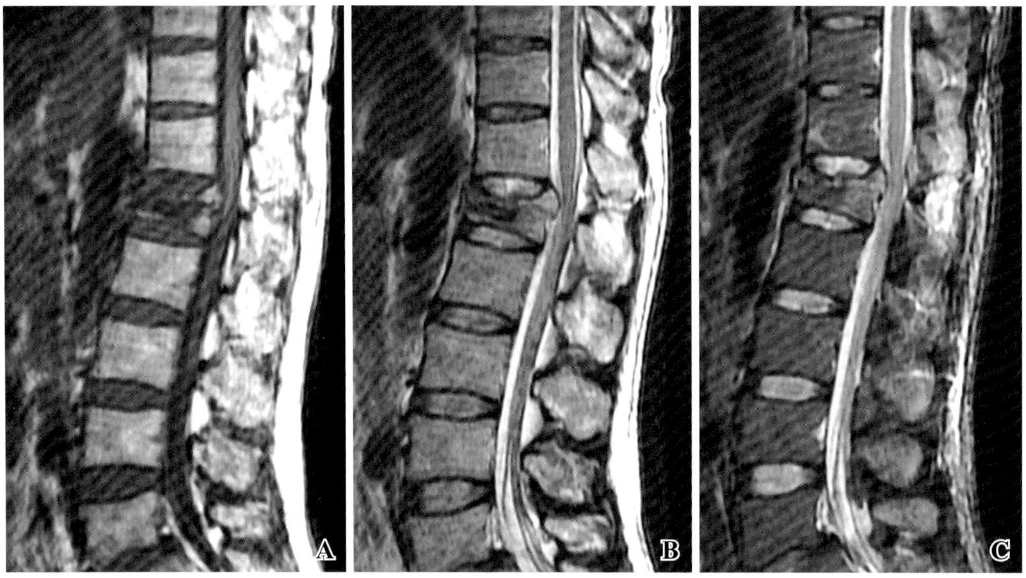

图 3-4-39 第一腰椎骨折 A ~ C. 矢状面 T_1WI、T_2WI 及 STIR 像。

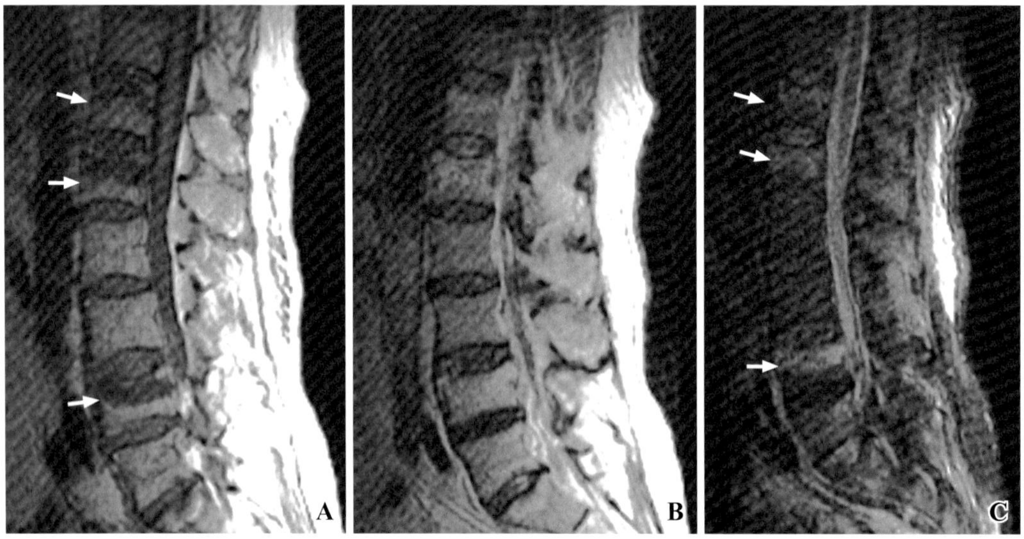

图 3-4-40 第十二胸椎及第一、四腰椎多发性骨折 A ~ C. 矢状面 T_1WI、T_2WI 及 STIR 像。

（二）胸腰段创伤 胸腰段脊柱不如上、中段胸椎稳固，且胸段脊柱关节突关节面呈冠状位，较坚固，而胸腰交界区以下，关节突关节面呈矢状位，即下椎骨的上关节突位于上椎骨下关节突的前外侧。这些特点使胸、腰椎乃至腰椎的活动幅度增大，易于受伤。正常生理情况下，第十二胸椎、第一腰椎椎体前部可呈轻度楔形表现。另一正常变异是胸腰段椎骨的椎弓根较细，相应椎弓根间距较大。

胸腰段是脊柱创伤的好发部位之一，其中 40% 伴有神经系统功能障碍，该段损伤几乎全由过度屈曲和轴向压力所引起。胸腰段骨折大致可分为以下四类：①压缩性骨折。②爆裂性骨折。③安全带伤（包括 Chance 骨折）。④骨折性脱位。

1. 压缩性骨折 此类创伤是胸腰段最常见的骨折类型，外力为过屈和轴向压力同时存在，椎体前部被压缩变扁，而椎体后部及其他部位椎管纵行韧带均无损伤。因此，骨折片向后移位进入椎管，通常椎体上终板骨折，而不影响椎弓根间距。若此距离增大，常提示三个 Denis 柱均受累，严重者可出现后纵韧带撕裂，骨折片突入椎管引起硬膜外血肿或（和）脊髓损伤（图 3-4-41、图 3-4-42）。

2. 爆裂性骨折 胸腰段是脊柱爆裂性骨折最好发部位。此类骨折一般在轴向承重基础上伴有过屈性损伤，大部分伴有骨折片突入椎管（二或三柱受累）所致的神经功能障碍。MRI 上见椎体前部呈楔形，后部向椎管方向移位，是一种不稳定型骨折。与其他压缩性骨折不同的是受损椎间盘疝入粉碎的椎体，椎体的前后径明显增大。典型的病例，其椎体的后上部常突入椎管，爆裂性骨折不仅引起前、中柱骨折，而且还可以导致椎弓根、椎板骨折和关节脱位（图 3-4-43、图 3-4-44）。

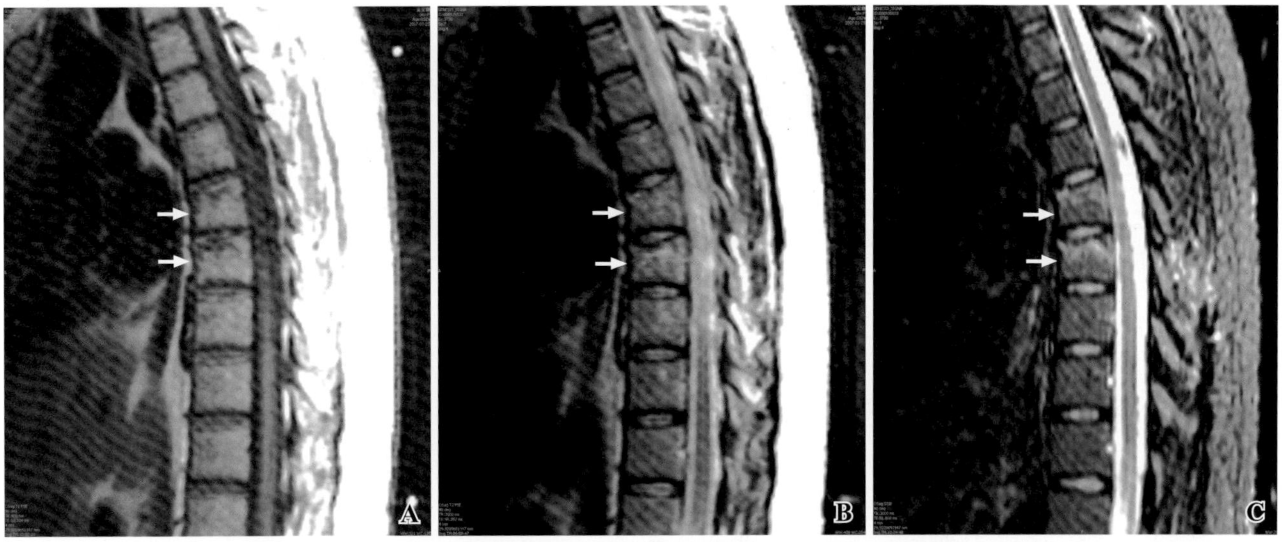

图 3-4-41 第六、七胸椎创伤 A. 矢状面 T_1WI：第六、七胸椎椎体呈低信号楔形变；B、C. 矢状面 T_2WI 及 STIR 像：第六、七胸椎椎体呈高信号楔形变。

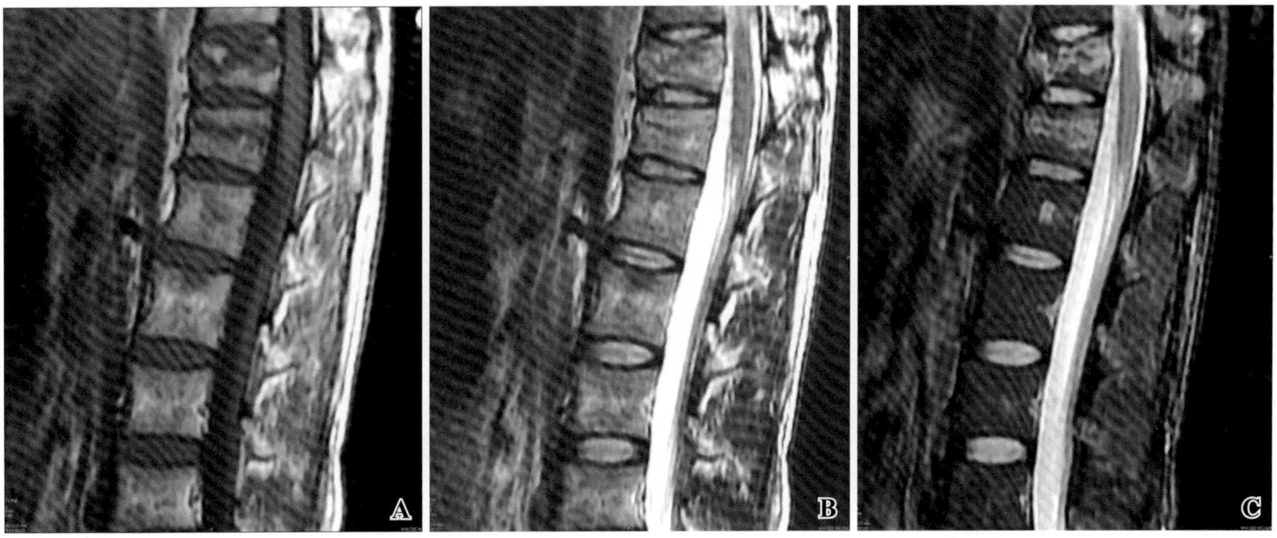

图 3-4-42 第十一，十二胸椎骨折 A ~ C. 矢状面 T_1WI、T_2WI 及 STIR 像。第十一、十二胸椎呈低信号楔形变，椎前血肿。

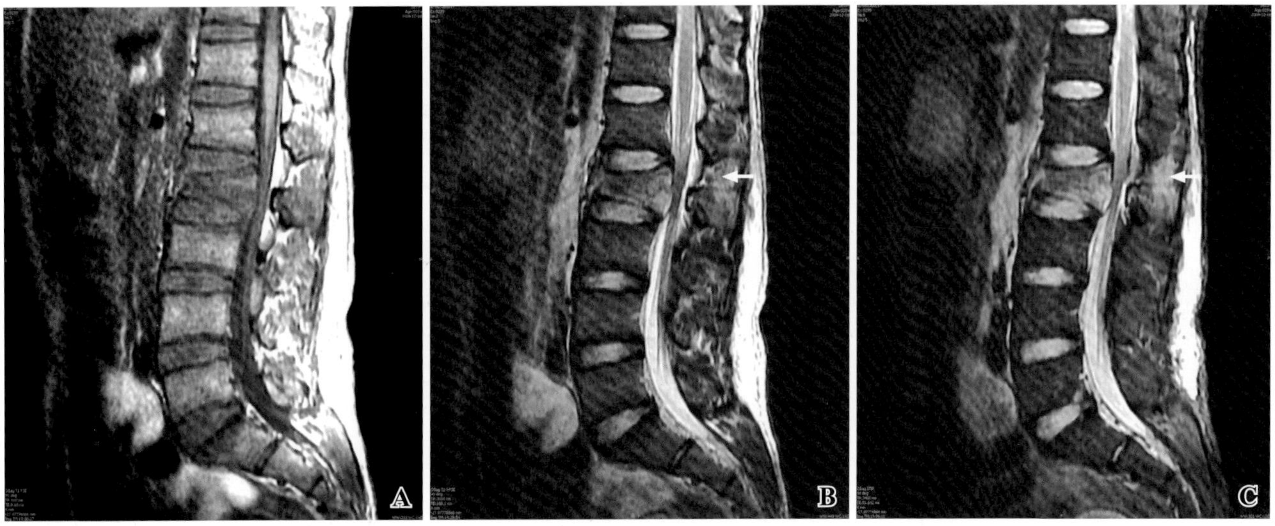

图 3-4-43 第二腰椎骨折 A ~ C. 矢状面 T_1WI、T_2WI 及 STIR 像。

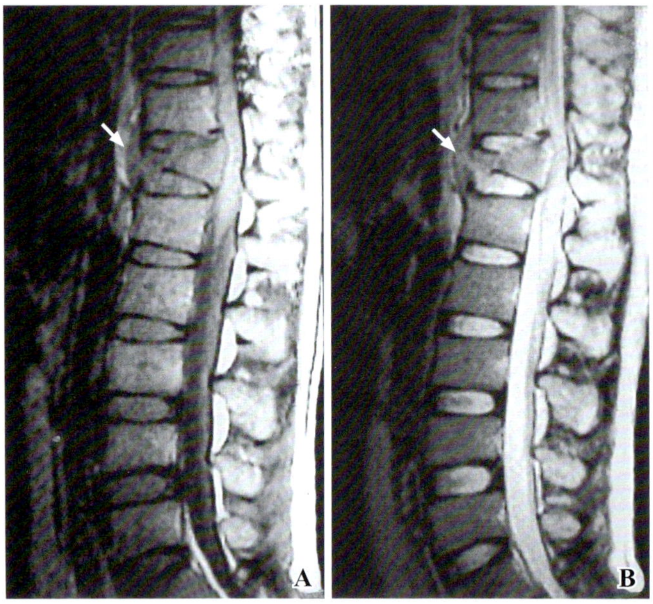

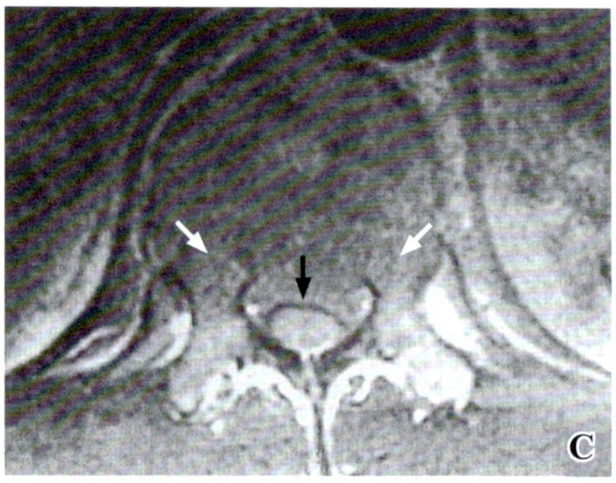

图 3-4-44　第十二胸椎爆裂性骨折　A．矢状面 T_1WI 和 B．矢状面 T_2WI：第十二胸椎爆裂性骨折，椎前血肿（箭），椎管狭窄，脊髓圆锥损伤；C．横断面 T_1WI：第十二胸椎椎体右侧部碎裂，双侧椎弓根骨折（箭），碎骨片向后移位，椎管变狭（箭）。

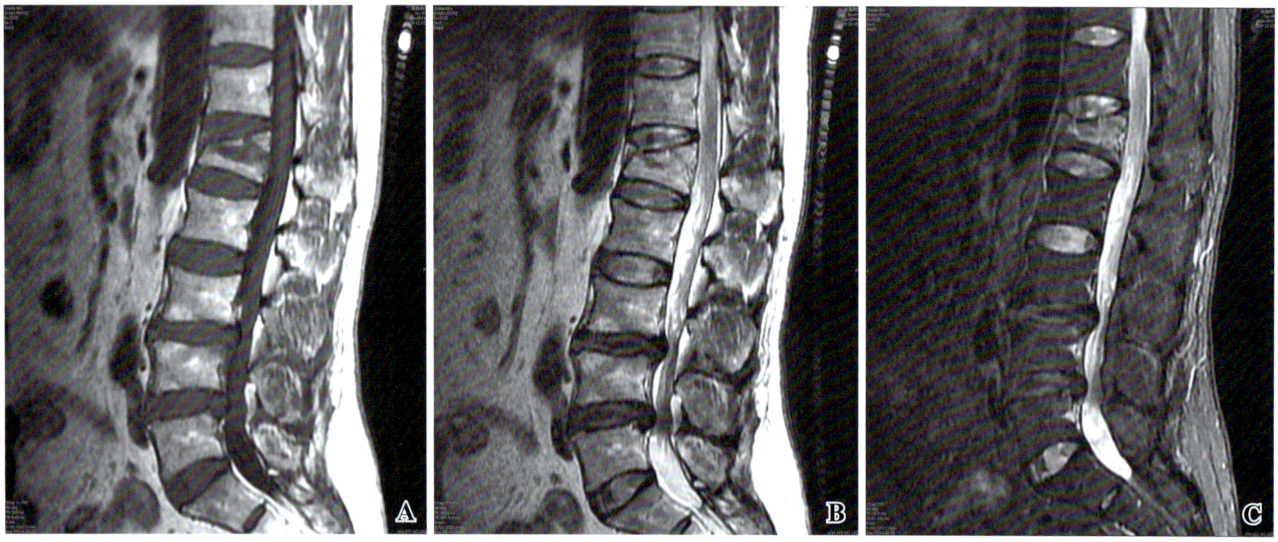

图 3-4-45　第一腰椎骨折　A．矢状面 T_1WI：第一腰椎椎体呈低信号楔形变；B、C．矢状面 T_2WI 及 STIR 像：第一腰椎椎体呈高信号楔形变。

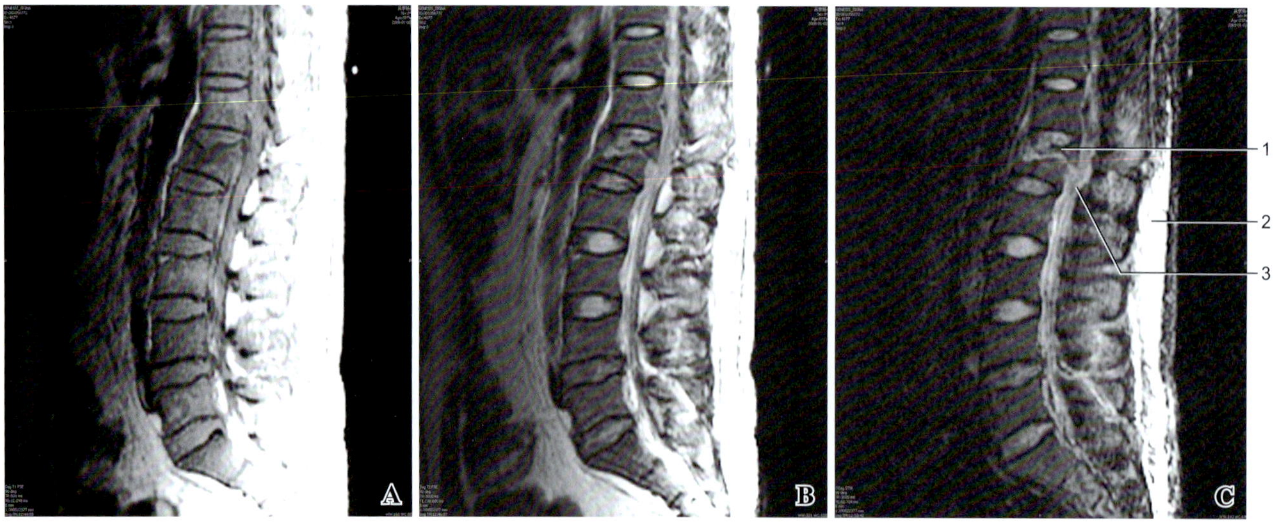

图 3-4-46　第一腰椎骨折　A ~ C．矢状面 T_1WI、T_2WI 及 STIR 像。1．第一腰椎后上椎体骨折分离；2．棘突及皮下广泛水肿；3．脊髓受压水肿。

3．安全带损伤　当乘客乘坐在车子上，并扣好安全带，若突然发生严重的车辆相撞，受害者身体向前冲，但腰以下被安全带固定，此时固定点即为受力之支点，此平面以上的脊柱被牵曳、过度屈曲和压缩。若仅有单纯性椎骨损伤，称为Chance骨折；当然，典型的Chance骨折常累及多个椎体。

4．骨折性脱位　常伴有神经系统损害，60%的关节突脱位发生于第十二胸椎、第一腰椎之间。关节突关节的半脱位、闲置或交锁与骨折常并存（图3-4-45、图3-4-46）。

四、腰椎及骶尾骨创伤

腰骶尾部创伤相对于颈和胸腰交界区要少得多。腰骶部创伤时常合并其他椎骨的创伤，此部分创伤大多只是多发创伤的一部分。骶骨不全性骨折的表现类似于转移性肿瘤的骨质破坏，在T_1WI上呈低信号，在T_2WI及脂肪抑制图像上呈高信号，但这类创伤多为对称性（图3-3-47）。对应的CT上可见骨小梁断裂。此外，此类骨折尚需与骶髂关节炎相鉴别，后者使关节面不规则，骨质侵蚀。早期，MRI增强扫描能作出鉴别。由于尾骨位置较隐蔽，受到损伤的机会较少，尾骨骨折常为臀部着地所致。在尾骨损伤中，尾骨脱位稍多于骨折。MRI上可以观察腰椎、骶椎、尾骨创伤时周围软组织及神经系统受伤情况，以及蛛网膜下腔及硬膜囊是否有出血；一般而言，骨折亦可清晰显示。腰椎的创伤机制、分型与胸腰段相仿，在此不再赘述。

五、脊髓及其被膜创伤

目前，MRI无疑是脊髓创伤最有效的影像学检查手段，它不仅可以观察脊髓创伤的形态改变，而且可以通过观察其内部信号是否异常和椎管内其他结构的创伤情况来判断脊髓损伤的程度，对制定治疗方案、推测预后有较大的指导意义。

（一）急性脊髓创伤

1．水肿　是急性脊髓创伤的早期表现，可以单独存在，也可位于血肿、坏死组织周围或与其混杂。在一段时间以后可以消退，故为可逆性损伤。在T_1WI上呈稍低或中等信号；在T_2WI上为高信号，较均匀（图3-4-48）。

2．出血　由于脊髓组织结构的特殊性，一旦其受

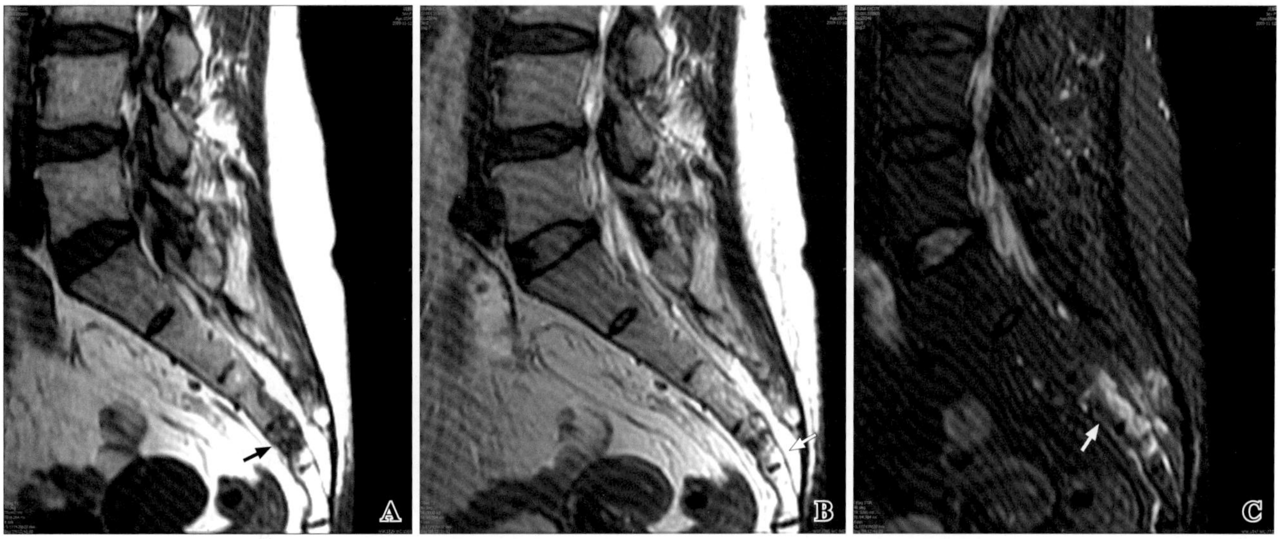

图3-4-47　第三骶椎骨折　A．矢状面T_1WI：第三骶椎呈低信号；B、C．矢状面T_2WI及STIR像：第三骶椎呈高信号，骶后可见水肿。

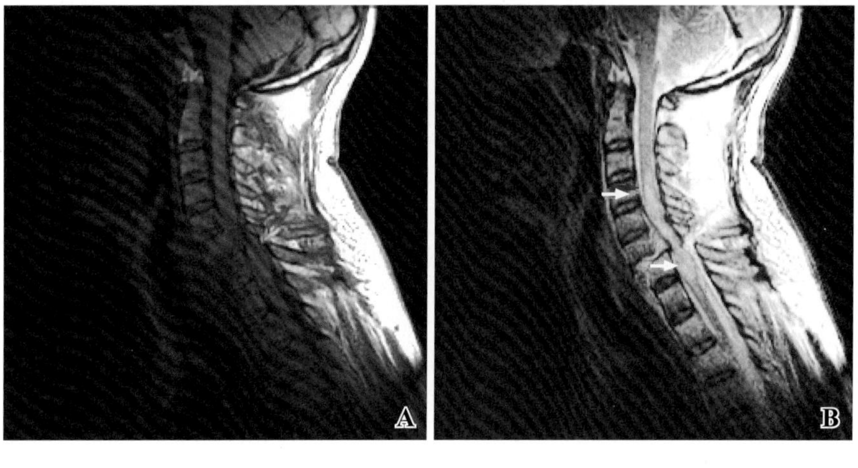

图3-4-48　急性脊髓切割伤　A．矢状面T_1WI：切割刀痕呈低信号（箭）；B．矢状面T_2WI：切割刀痕呈低信号（箭），刀痕上、下髓内可见水肿“彗星尾征”。

到创伤，在绝大多数情况下，脊髓的微循环随即出现改变，如毛细血管壁通透性升高、血管内血液细胞和血浆成分即可渗出进入组织内，最终导致轴索的萎缩和组织坏死，从而形成含有灰质颗粒和血液成分的坏死物。因此，脊髓内出血实为出血性坏死。病灶周围常伴有较广泛的水肿，呈“彗星尾”状（图 3–4–48）。急性髓内出血于 24h 内在高磁场 SE 序列 T_1WI 上呈中等信号或不均匀信号；在 T_2WI 上呈中央低信号（代表出血灶）、周围为高信号水肿区。3d 内，在 T_1WI 上，病灶中央信号逐渐升高；在 T_2WI 上仍为低信号。5 ~ 8d，在 T_1WI、T_2WI 上病灶均为高信号，但是在 T_2WI 上周围水肿区的高信号仍高于中央的高信号区，在 T_1WI 上出血灶周围为低信号水肿区。中等、低磁场的 MRI 上，出血灶在 T_1WI 上为低信号，在 T_2WI 和脂肪抑制图像上为高信号或中央低信号。髓内出血的显示具有较明显的场强依赖性，即高磁场机较中、低磁场机易于显示出血灶。不过，有文献报道，中等磁场（0.5T）GE 序列 T_2 加权扫描亦较敏感。髓内出血为不可逆性损伤。

3. 挫伤　挫伤是局灶性出血伴水肿，较小的出血往往被水肿区掩盖。在 T_1WI 上为中等信号或高信号，在 T_2WI 上呈不均匀高信号（区域常较 T_1WI 显示的要大），大多数为不可逆性损伤。从形态上讲，脊髓损伤的表现尚有：①脊髓肿胀。②脊髓受压。③脊髓扭曲变形。④脊髓横断。

有时，优质的 MRI 图像还可以显示脊神经根从脊髓上撕脱的征象。临床研究表明，急性创伤性椎管狭窄与神经功能障碍无直接相关，因为椎管狭窄纠正后，神经系统障碍仍无明显改善。急性期 MRI 诊断为髓内出血者，临床功能分级总是 Frankel　A 级，预后极差，常致终身截瘫。

（二）脊髓被膜损伤　包括硬脊膜撕裂、硬膜外血肿、硬膜下腔及蛛网膜下腔出血等。MRI 上显示椎管内脊髓外软组织增厚。软组织增厚在 T_1WI 上呈不均匀低信号，在 T_2WI 上呈高信号。局部硬膜外静脉丛出现肿胀、淤血等表现。蛛网膜下腔出血时，在 T_1WI 上，脊髓周围脑脊液信号极不均匀，偶见少许高信号影；在 T_2WI 上，脑脊液的高信号影内见不均匀低或中等信号影，常伴有脊髓本身的创伤。

六、脊柱、脊髓创伤的慢性期表现

创伤性椎管狭窄是脊柱创伤中最常见的并发症。即使急性创伤后经手术矫正过，仍会出现椎管狭窄。因此，创伤性骨质增生发生率很高，而且椎间盘的破裂、韧带断裂等使脊柱的活动度增大，而上述结构又必须按照生物力学的规律进行修复，即骨质增生、韧带肥厚等，那么势必引起或加重椎管狭窄。硬膜撕裂后的修复及蛛网膜撕裂、出血后均可引起椎管内粘连或（和）蛛网膜下腔的粘连、纤维化（图 3–4–49、图 3–4–50），这些继发改变是患者神经功能障碍的主要原因之一，常使神经根受压或出现一系列炎症性改变，在 T_1WI、T_2WI 上，椎管及蛛网膜下腔的信号极不均匀。

脊髓创伤的慢性期表现包括创伤性脊髓软化、瘘管形成、脊髓空洞、脊髓萎缩等。脊髓软化自创伤（多为出血）后 48h 后即开始。首先，创伤灶周围出现一系列炎症性反应，病灶周围小胶质细胞的增生及其吞噬功能增强，使髓脂质继而出现水肿、软化、液化，并被吞噬细胞吞噬和转移，最终病灶形成创伤性脊髓软化或形成空洞（图 3–4–51）。

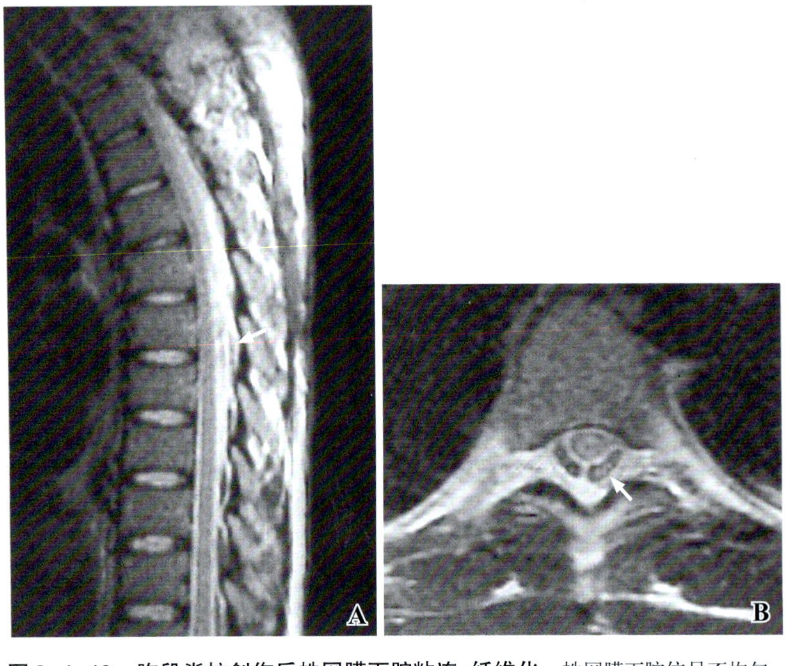

图 3–4–49　胸段脊柱创伤后蛛网膜下腔粘连、纤维化　蛛网膜下腔信号不均匀，于高信号影内见中等或低信号影（箭）。A. 矢状面 T_2WI；B. 横断面 T_2WI。

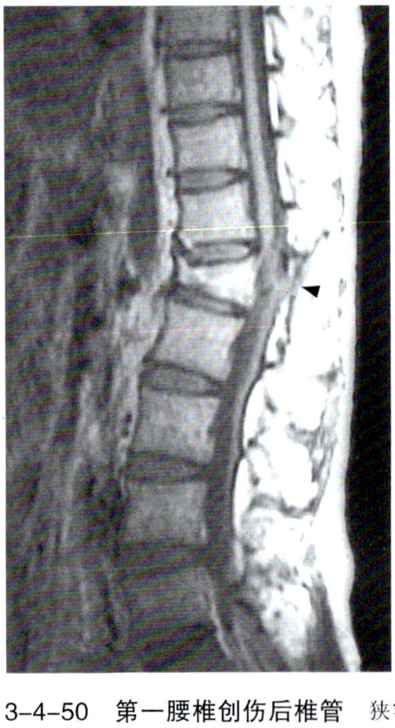

图 3–4–50　第一腰椎创伤后椎管　狭窄，蛛网膜下腔粘连矢状面 T_1WI；蛛网膜下腔信号不均匀增高，且见条索状影（箭）。

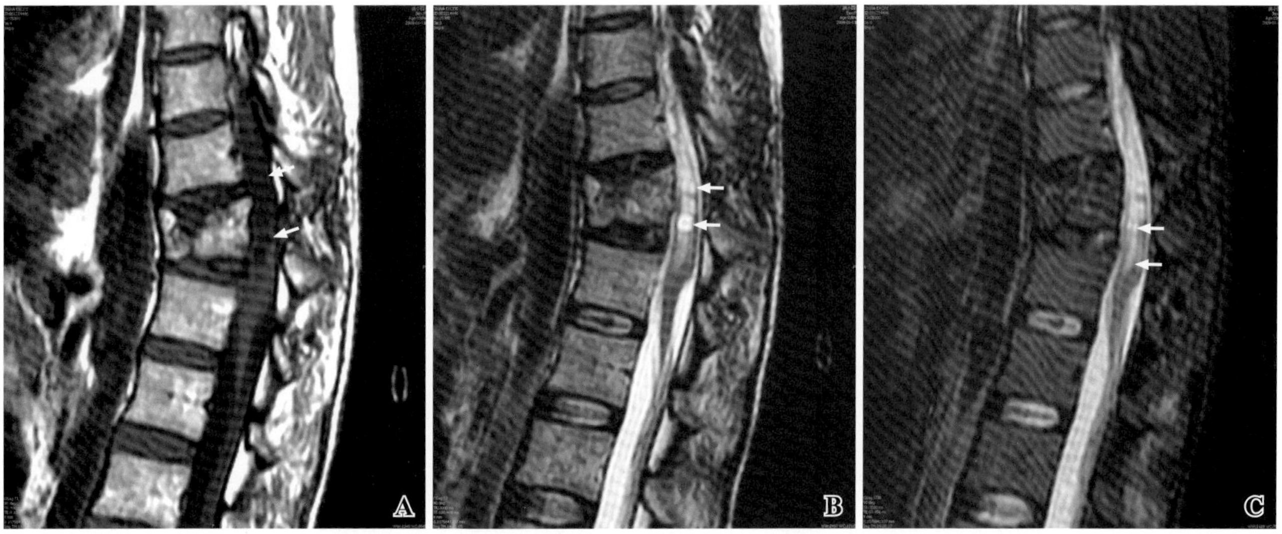

图 3-4-51 髓内空洞形成 A. 矢状面 T_1WI：第十二胸椎水平脊髓内见低信号；B、C. 矢状面 T_2WI 及 STIR 像：第十二胸椎水平脊髓内见高信号。

另一多见的慢性期表现为创伤性脊髓内瘘管形成。脊髓内病灶软化后形成的空洞与相邻的蛛网膜下腔相通，在 T_2WI 上显示高信号连于脊髓中央与蛛网膜下腔。

绝大多数严重的脊柱和脊髓创伤病例均可出现病灶及其上、下段脊髓的萎缩、变细等改变。

总之，MRI 是脊柱、脊髓创伤的重要检查手段，提供的信息亦最多；尤其能显示有关脊髓本身的创伤和椎管、椎旁软组织的改变。此外，磁共振血管造影对椎动脉损伤的检出率亦较高。当然，MRI 对椎骨特别是椎管后部的骨性部分如椎板及小关节突创伤的显示能力尚不如 CT 检查。因此，目前 CT 和 MRI 联合应用将能最科学地评价脊柱、脊髓创伤。

脊柱感染

一、脊柱结核

骨关节结核 80% 以上继发于肺结核或胸膜结核，其中脊柱结核是骨结核最常见的部位，占 40% ~ 50%。以往认为本病好发于儿童及青年。发病部位以腰椎为最多，胸椎次之，颈椎较少见，骶尾部很少见。少数病例可在不同阶段同时或相继发病。但近年的国内文献以及我们的资料表明，60 岁以上老年人脊柱结核的比例呈明显上升趋势，为另一发病高峰，可能与此期患者经幼年及青年期结核后获得的免疫力减弱有关。

脊柱结核是骨关节最为常见的疾病之一，典型的结核不难诊断，早期和不典型脊柱结核的正确诊断仍然是较困难的问题。

【病理】 约 90% 的脊柱结核病变均在椎体，此与椎体负重大、易劳损、椎体营养动脉多为终末动脉有关。椎弓结核约占 1% ~ 2%。

1. *中心型* 在儿童，椎体内部血供主要来自椎后动脉，此动脉分支在椎体后方进入骨内，因此患儿的病灶常位于椎体中心。由于小儿椎体松软，骨皮质分化差，病灶易向上、下两方扩展，可连续侵犯多个椎体及椎间盘，椎体塌陷后造成脊椎后突畸形。

2. *边缘型* 多见于成人，成年后供应椎体前方由肋间动脉及腰动脉分支而来的血管渐丰富起来，骨结核病灶常出现在椎体边缘，尤其是前上、下缘病变发展一般较慢，有局限于两个椎体的倾向，常使椎间盘破坏、椎间隙狭窄。

3. *韧带下型* 亦称骨膜下型。如患者因前纵韧带下大量结核性脓液积聚，对邻近椎体直接侵袭，造成连续多个椎体前方骨质破坏，则称继发性韧带下型结核。少数病例结核灶只累及一个椎体前方，病灶可以很小或不明显，伴有明显脓肿形成，可能是结核杆菌经血运停留在某椎体前方造成的，称为原发性韧带下结核。

4. *附件结核* 甚少见，可局限于椎弓、棘突或横突。受累部位骨质破坏，可伴脓肿，髓核、椎间盘无明显改变。

脊柱结核的愈合首先表现为骨破坏的停止，破坏区边缘变得很清楚和致密，破坏区内出现骨质硬化现象，但破坏塌陷的椎体及椎间盘不能恢复正常。

【临床表现】 本病起病缓慢，易至晚期才被发现。往往有或多或少的全身症状，如疲乏无力、消瘦、食欲不振、低热等。以后可有明显的局部症状，主要有疼痛、脊柱变形、脓肿或窦道形成及脊髓受累的症状。

1. *疼痛及运动障碍* 病变处局部疼痛是最早出现的症状，可为持续性或间歇性的钝痛或酸痛，劳累后加重。由于疼痛及肌肉痉挛引起脊柱运动障碍，患者姿势异常，如颈椎结核呈斜颈畸形；胸椎、腰椎或骶椎结核患者坐位喜扶椅，以减轻体重对受累椎体的压力。

2. *脊柱畸形* 脊柱变形与骨破坏的程度、发病部位、负荷体重等因素有关。脊柱后弯及侧弯最常见，胸椎结核常致后突畸形（驼背），严重时后突可呈明显锐角。

3. *冷脓肿与窦道形成* 结核性脓肿的形成亦与发

病部位有关。上颈部结核脓液向下流可形成咽后壁脓肿；胸椎结核易并发椎旁脓肿；下部胸椎结核，脓液常进入腰大肌鞘内形成腰大肌脓肿；上腰椎亦与腰大肌相连，亦可形成腰大肌脓肿；腰大肌脓肿又可向下流注至髂窝或腹股沟韧带后方甚至大腿，形成腿部脓肿。如果脓肿穿破肌肉，皮肤可形成窦道或瘘管，长期不愈。

4．脊髓受累现象　椎体后方的脓肿、肉芽肿及破坏的碎骨片可共同压迫脊髓，导致脊髓压迫症，甚至截瘫。颈椎及上段胸椎压迫者可致四肢截瘫。

【MRI表现】　脊柱结核以胸椎、腰椎较常见。关于脊柱结核的特点，文献报道不一。一般认为，相邻椎体骨破坏、椎间盘破坏、椎间隙狭窄或消失、椎旁脓肿形成是脊柱结核的特征。Gupta 等认为，骨碎裂和椎旁脓肿是脊柱结核的特征，是鉴别脊柱结核与肿瘤的关键。MRI 由于对水含量和蛋白含量多少的变化非常敏感，可在病变的早期，在其他影像检查结果阴性的情况下发现病变。MRI 是目前唯一能在病变早期发现病灶并确定病变确切范围的方法，MRI 的多平面成像有利于观察脊柱和椎间盘细微的病理改变、病变的范围，特别是矢状面检查有利于观察病变向椎管内侵犯的情况，多参数成像对于脊柱病变的鉴别诊断也很有帮助。

1．典型脊柱结核的 MRI 表现

（1）椎体及附件受累　脊柱结核以多椎体受累为特征，且以相邻的椎体受累为特点。文献报道，脊柱结核最多累及 8 个椎体，其中以 2 个椎体受累最常见，占 59%～80%。少数病例在椎体破坏的同时可累及附件（椎弓根、椎小关节、横突及棘突）。单独累及附件的结核灶甚少见，应与转移性肿瘤相鉴别。椎体的破坏可累及整个椎体，也可表现为椎体部分的受累，其中以前中部多见。

（2）椎体改变　脊柱结核的椎体改变是多样性的。大多数脊柱结核的椎体在 T_1WI 上呈均匀的低信号，少数病灶在 T_1WI 上呈混杂低信号，极少为中等信号和高信号；在 T_2WI 上多呈混杂高信号，部分病例呈均匀高信号，极少呈中等信号和低信号（图 3-4-52）。受累的椎体增强扫描可见强化，以不均匀强化较常见，少数可

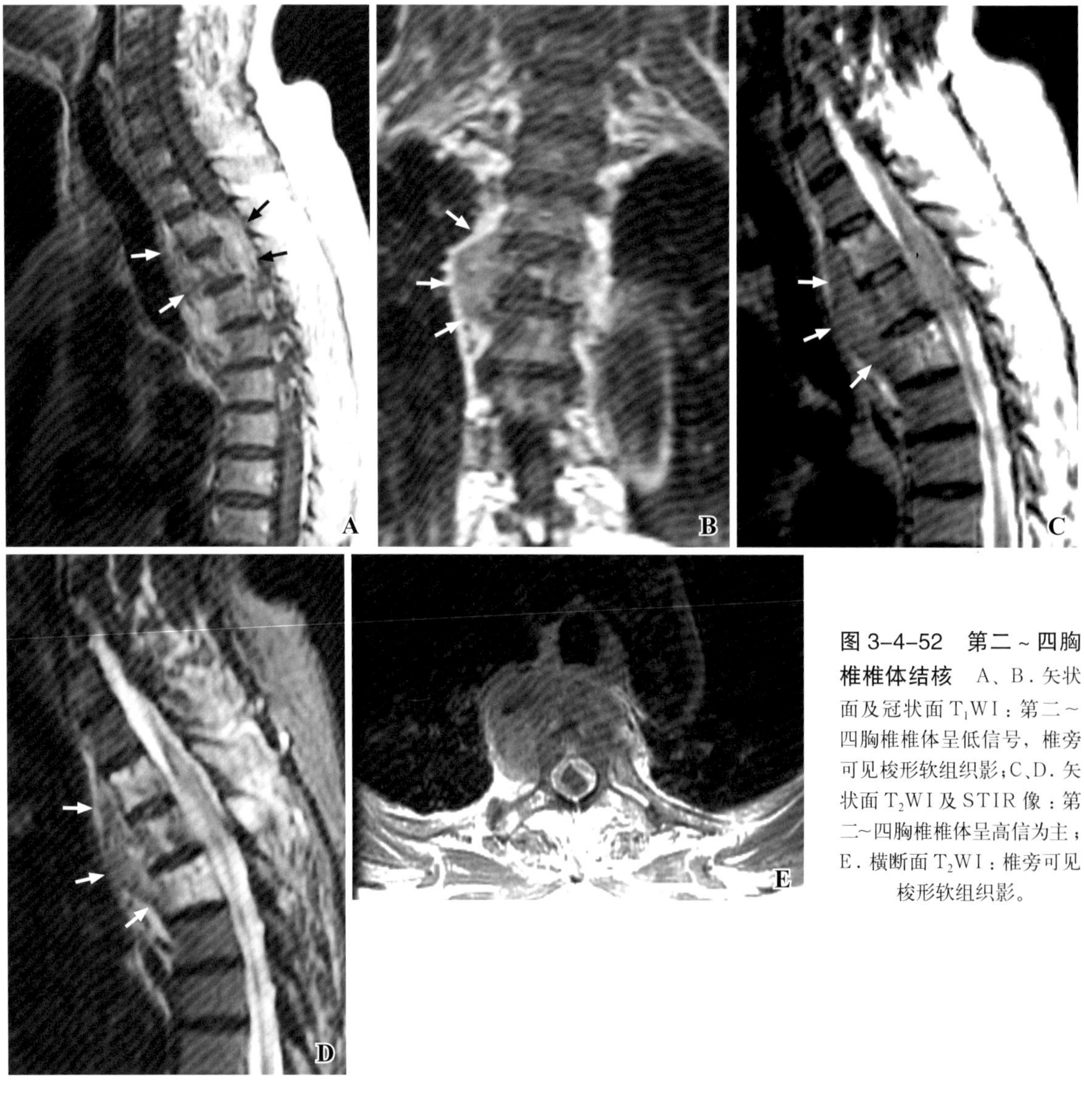

图 3-4-52　第二～四胸椎椎体结核　A、B．矢状面及冠状面 T_1WI：第二～四胸椎椎体呈低信号，椎旁可见梭形软组织影；C、D．矢状面 T_2WI 及 STIR 像：第二~四胸椎椎体呈高信为主；E．横断面 T_2WI：椎旁可见梭形软组织影。

见均匀强化。

(3) 椎间盘改变　脊柱结核的椎间盘改变包括椎间盘破坏、间隙消失及间隙狭窄。受累椎间盘在 T_1WI 上多呈低信号；在 T_2WI 上常为不均匀混杂高信号，少数为均匀高信号，尚未见到均匀低信号改变者。少数病例椎体受累破坏，而椎间盘信号未见明显异常改变。受累的椎间盘增强扫描显示不均匀强化。

(4) 脊柱和椎体形态改变　结核的脊柱形态改变包括脊柱后突、侧弯及椎体变形。椎体变形包括变扁、楔形和不规则形。

(5) 椎旁软组织影　椎旁软组织影包括脓肿和肉芽肿。椎旁软组织影在 T_1WI 上呈低信号，少数呈中等信号；在 T_2WI 上多呈高低混杂信号，部分为均匀高信号（图 3-4-53）。椎旁软组织影增强扫描有三种方式：不均匀强化、均匀强化及环状强化。椎旁软组织影的范围变化很大，可累及椎体前、后及两侧，或仅位于前方，或两侧及后方。冠状面检查易于显示椎旁脓肿及腰大肌脓肿的范围（图 3-4-54），矢状面及横断面检查有利于显示椎体后方脓液、变形破坏椎体及压迫硬膜囊和脊髓情况（图 3-4-55）。

(6) 硬膜囊和脊髓改变　硬膜囊和脊髓受压在脊柱结核中较常见，包括脓肿和（或）变形的椎体压迫，少数病例脓液通过椎间孔进入椎管从后方压迫硬膜囊和脊髓（图 3-4-56），脊髓受压水肿在 T_2 加权像上出现异常高信号（图 3—4—57）。

(7) 附件结核　单纯附件结核较少见。附件结核破坏在 T_1WI 和 T_2WI 上由于椎体后方脂肪信号的影响不易清晰显示；在 STIR 像上，可清晰地显示附件结构的破坏，呈明显高信号灶。

2．不典型脊柱结核的 MRI 表现　不典型脊柱结核一般包括单椎体结核（仅累及椎体后部的结核）、多椎体破坏而椎间盘完好、多椎体跳跃式受累及棘突单独受累等形式。造成脊柱结核表现不典型的原因是多方面的，与病原入侵椎体的途径、椎体血供的方式、结核的病程、患者的年龄等有关。椎间盘完好，未见椎旁软组织影，椎体前部可见异常信号，在 T_1WI 上呈低信号，在 T_2WI 上呈不均匀高信号。由于单椎体结核 MRI 表现缺乏特征，往往导致误诊，国外作者主张及早穿刺活检。结核侵犯椎体后部已有不少国外文献报道。一般而言，转移性肿瘤常首先破坏椎弓根和椎体后部，而脊柱

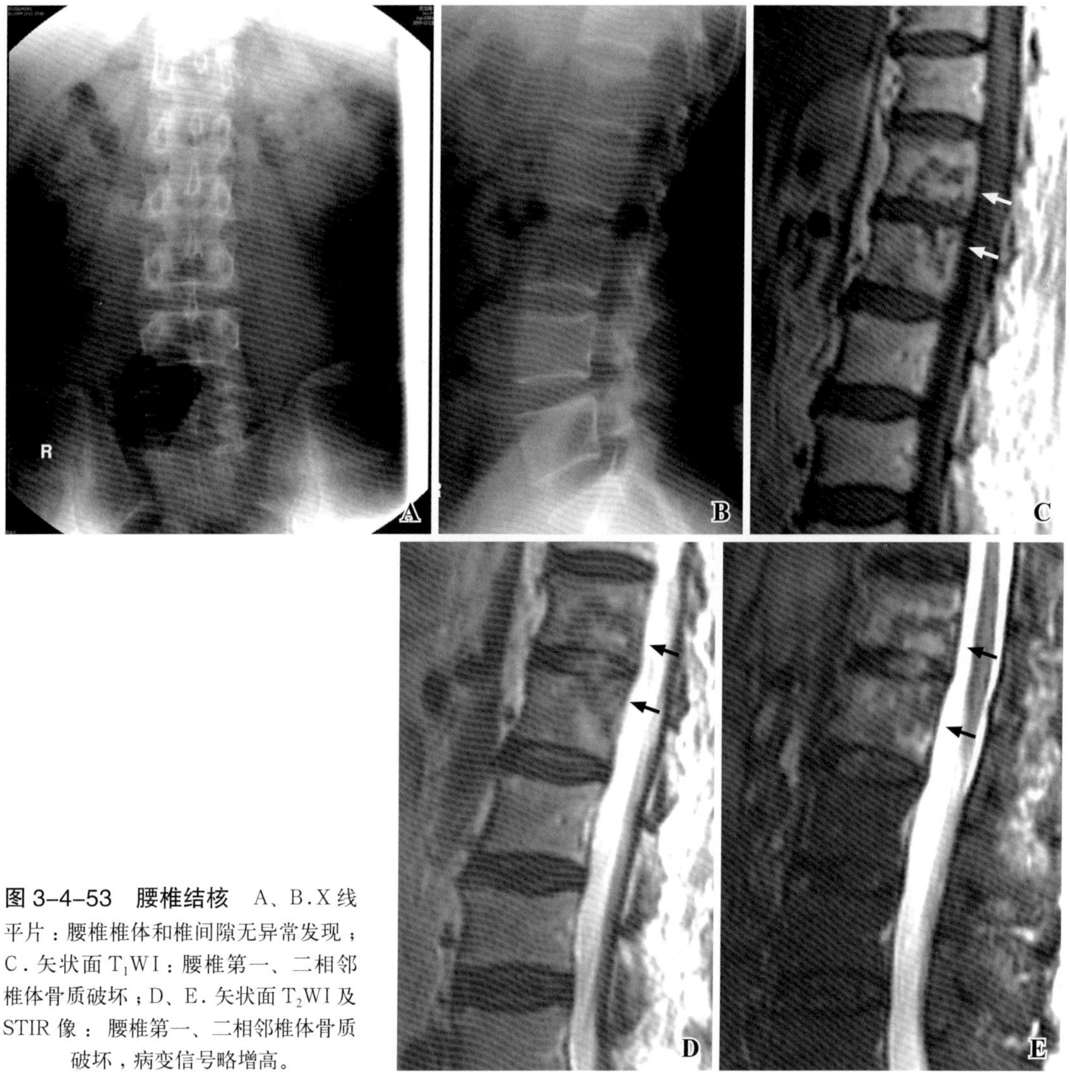

图 3-4-53　腰椎结核　A、B. X 线平片：腰椎椎体和椎间隙无异常发现；C. 矢状面 T_1WI：腰椎第一、二相邻椎体骨质破坏；D、E. 矢状面 T_2WI 及 STIR 像：腰椎第一、二相邻椎体骨质破坏，病变信号略增高。

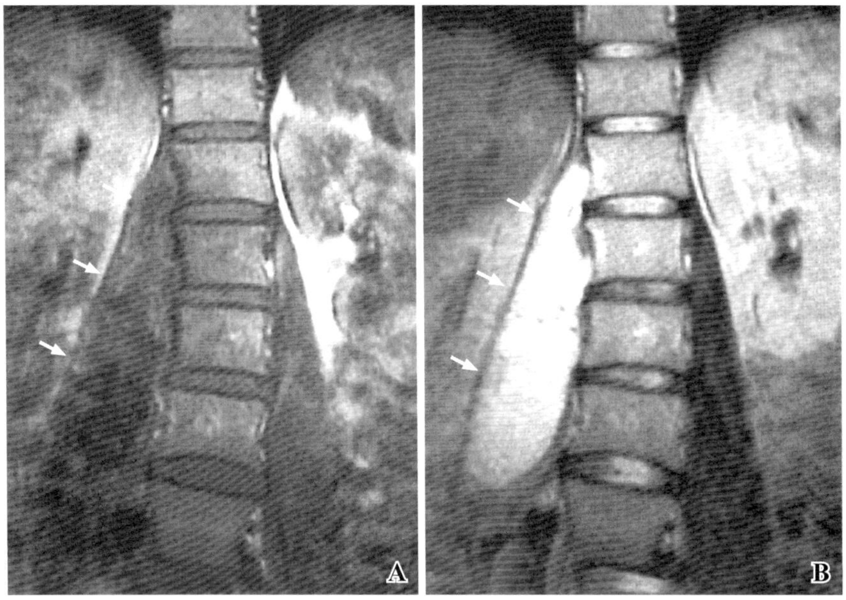

图 3-4-54　韧带下型结核　A．冠状面 T_1WI：右腰大肌脓肿信号不均（白箭），其内可见更低的信号，第一腰椎至第三腰椎椎体右侧缘邻近脓肿处可见局限性的低信号灶，左侧腰大肌影清晰；B．T_2WI：脓肿呈高信号，信号不均，边缘尚清（白箭），第一腰椎至第三腰椎椎体右侧缘小片状高信号。

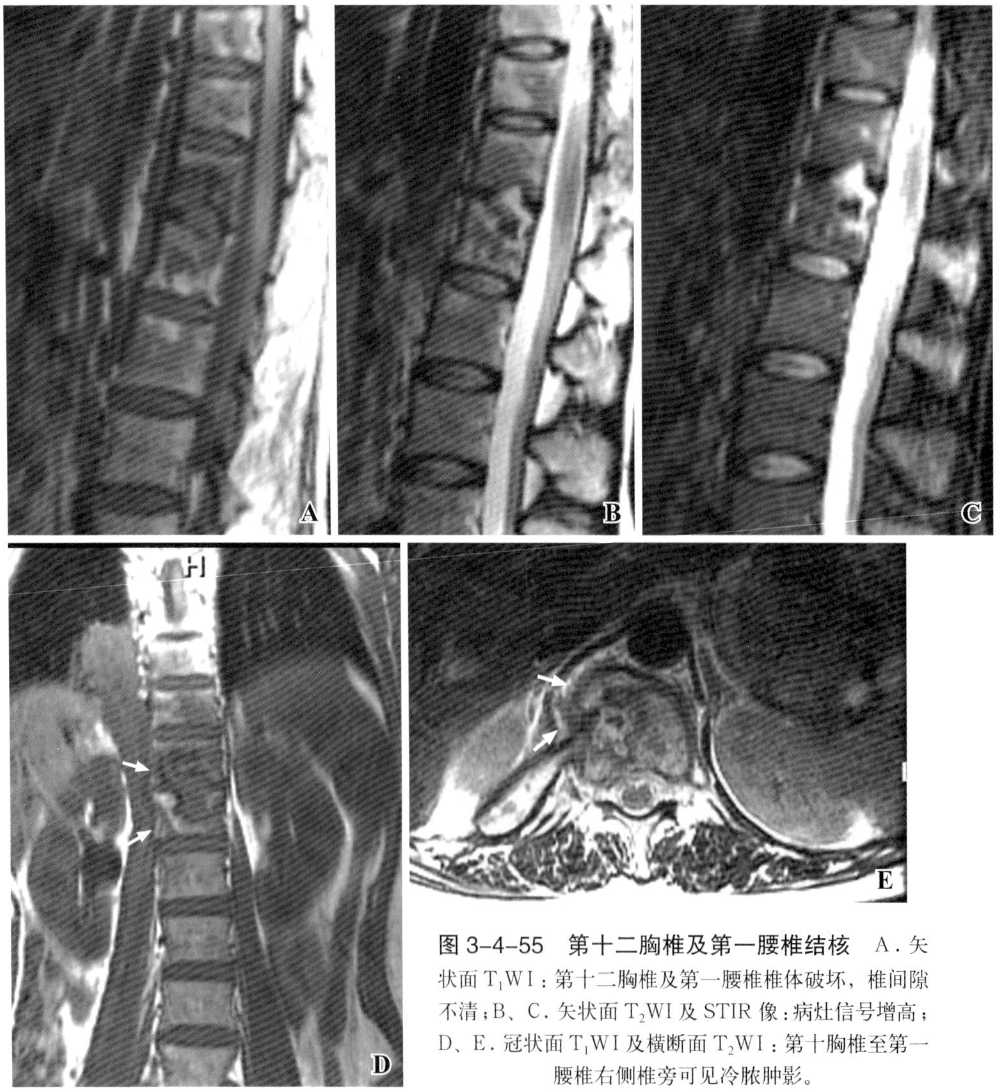

图 3-4-55　第十二胸椎及第一腰椎结核　A．矢状面 T_1WI：第十二胸椎及第一腰椎椎体破坏，椎间隙不清；B、C．矢状面 T_2WI 及 STIR 像：病灶信号增高；D、E．冠状面 T_1WI 及横断面 T_2WI：第十胸椎至第一腰椎右侧椎旁可见冷脓肿影。

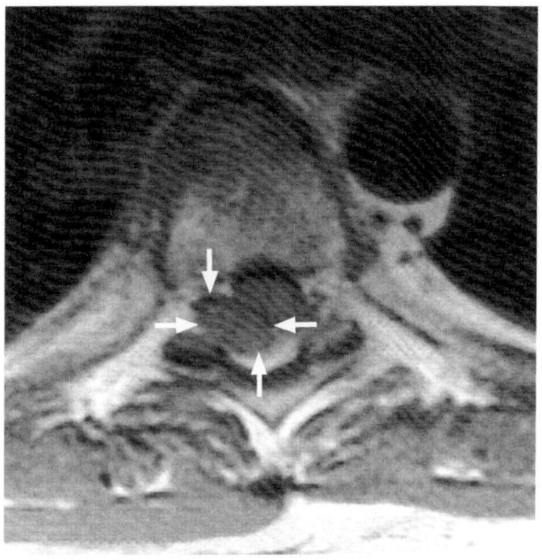

图 3-4-56 从椎间孔压迫脊髓 第九胸椎椎体平面横断面 T_1WI：脓液通过椎间孔进入椎管，从后方压迫硬膜囊和脊髓（箭）。

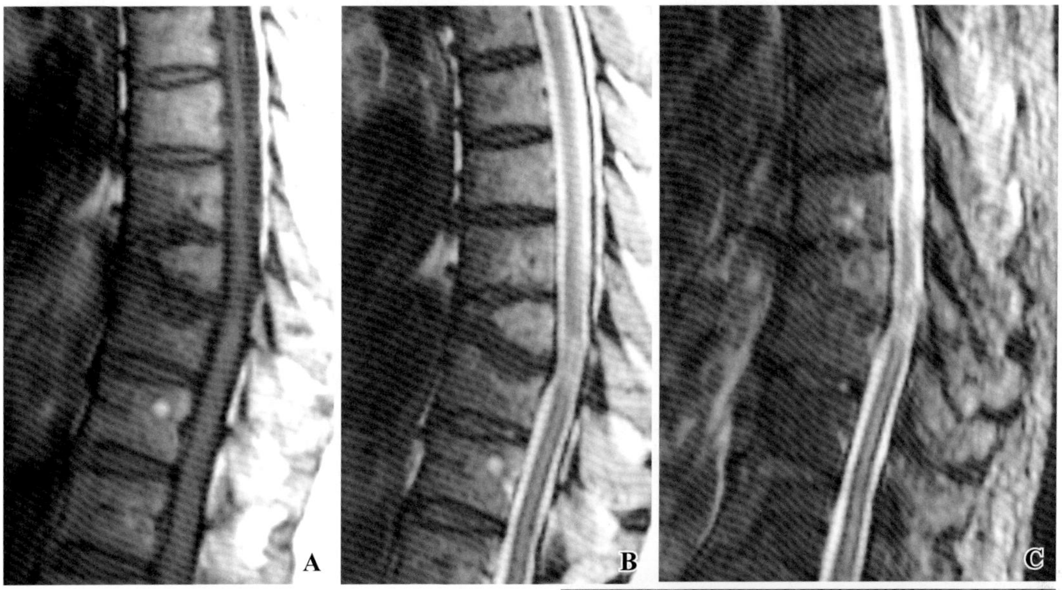

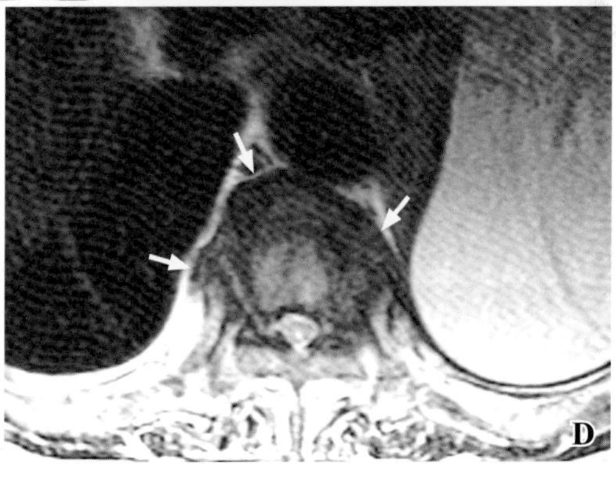

图 3-4-57 脊髓受压水肿 A. 矢状面 T_1WI：第十一、十二胸椎呈楔形破坏，且向后成角畸形；B、C. 矢状面 T_2WI 及 STIR 像：脊髓受压水肿；D. 横断面 T_2WI：椎体周围可见冷脓肿。

结核极少单独累及椎体后部，多为椎体广泛破坏累及。多椎体破坏而椎间盘完好也是脊柱结核中较少见的情形，有两种类型：①相邻的多个椎体出现程度不等的骨质破坏，而椎间盘未见异常信号。②不相邻的多个椎体出现程度不等的骨质破坏，而椎间盘未见异常信号。此类病例虽然椎间盘信号改变不明显，但往往可见明显的椎旁和（或）椎前韧带下的脓肿，在冠状面和矢状面上易于观察；脓肿增强扫描可见环状强化，此类结核多见于韧带下型（图 3-4-58）。椎体跳跃式骨破坏被认为是椎体转移性肿瘤的特征，极少见于椎体结核。上海交通大学医学院附属瑞金医院有 1 例脊柱结核，第八、九胸椎，第一、二腰椎，第四、五腰椎有跳跃式骨破坏，椎体破坏范围不大，伴椎间盘破坏间隙狭窄，软组织脓肿不明显，经手术病理证实（图 3-4-59）。

3. 老年人脊柱结核的 MRI 表现 以往文献报道，脊柱结核多见于 40 岁左右的中青年人。但近年的国内文献和我们的资料表明，老年人脊柱结核的比例明显上升，为另一个发病的高峰，而且老年人脊柱结核有一定特点。老年人脊柱结核常为边缘型，椎体的骨破坏多见于颈椎和胸椎。由于老年人椎体的血供与儿童不同，椎

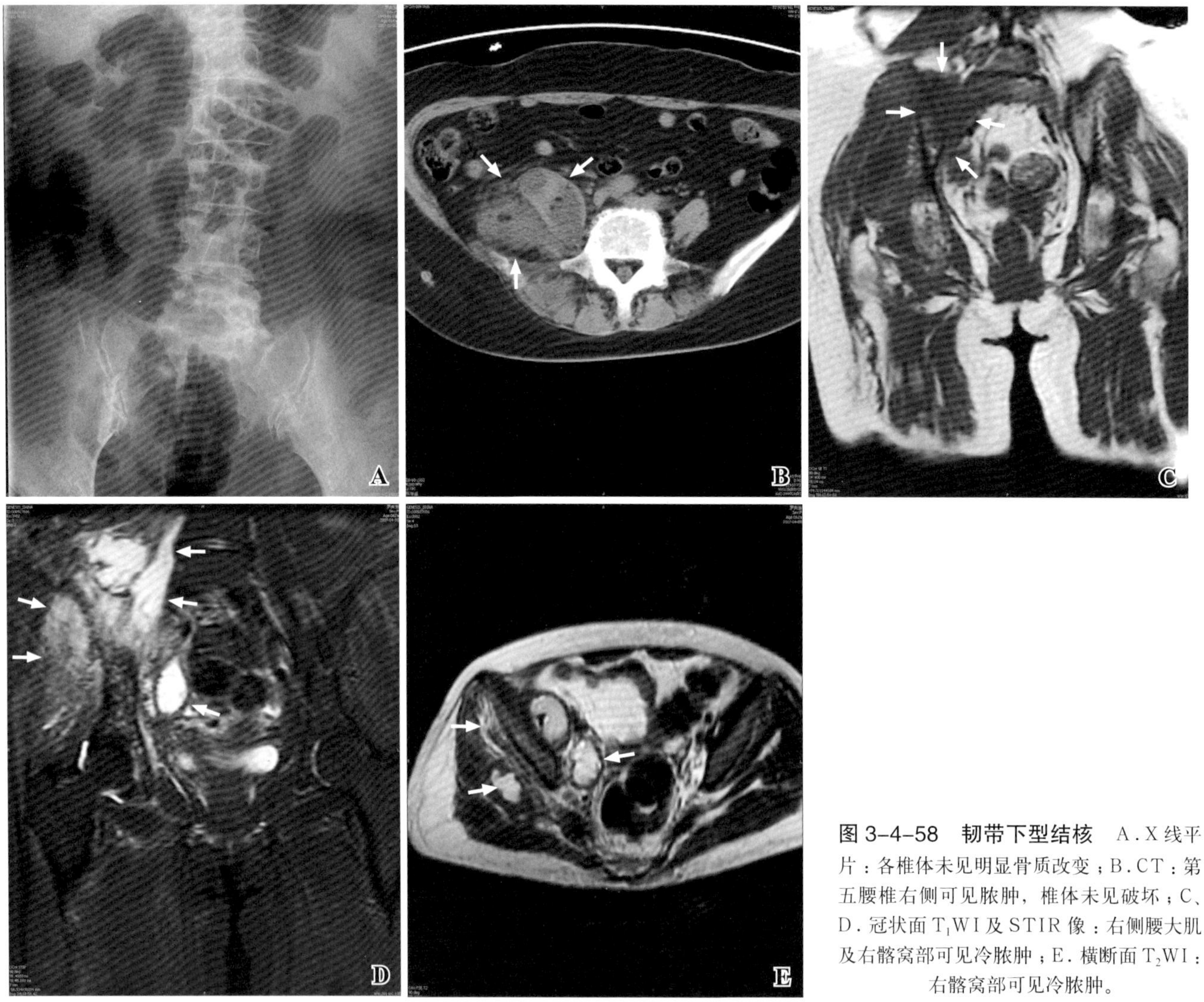

图 3-4-58 韧带下型结核 A. X线平片：各椎体未见明显骨质改变；B. CT：第五腰椎右侧可见脓肿，椎体未见破坏；C、D. 冠状面 T_1WI 及 STIR 像：右侧腰大肌及右髂窝部可见冷脓肿；E. 横断面 T_2WI：右髂窝部可见冷脓肿。

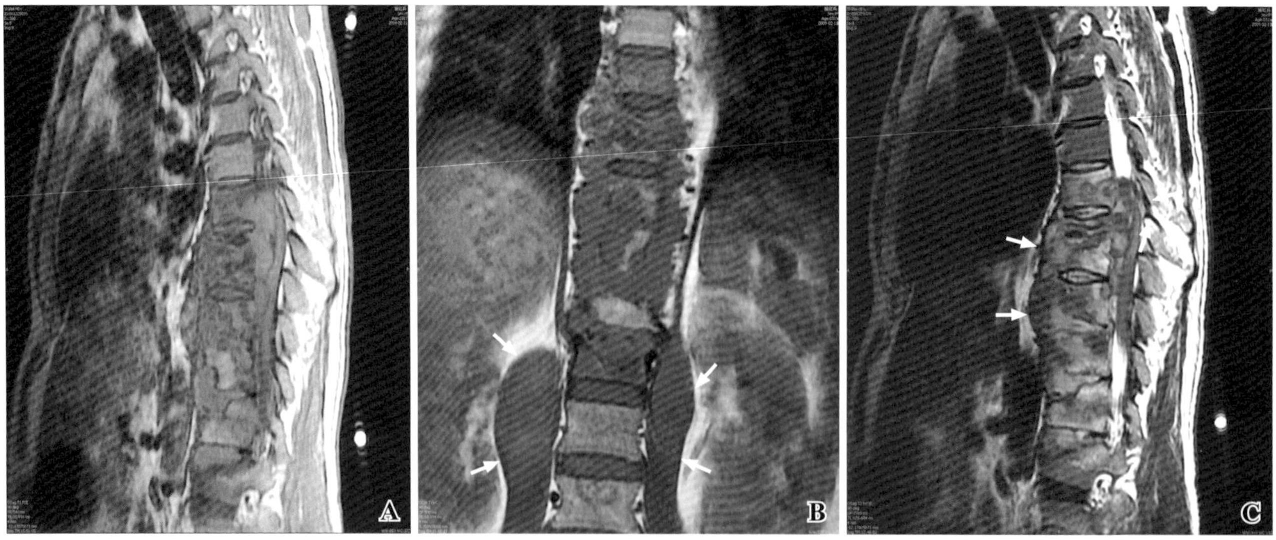

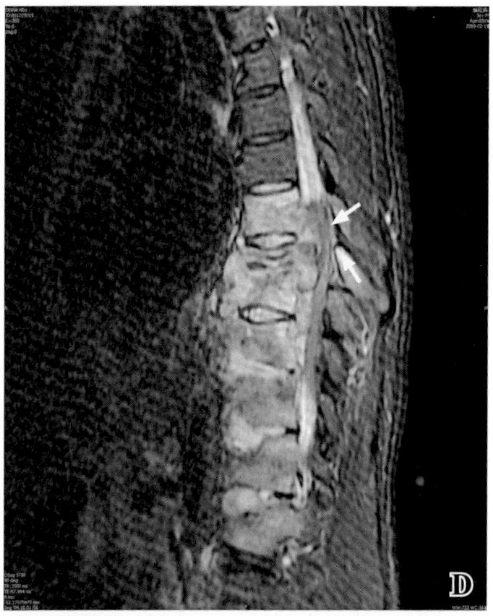

图 3-4-59 多发性脊椎结核 A、B. 矢状面及冠状面 T_1WI：第九至十二胸椎椎体呈低信号，椎间隙狭窄或消失，且可见双侧腰大肌脓肿；C、D. 矢状面 T_2WI 及 STIR：病灶呈高，低混合信号，椎旁可见冷脓肿、压迫脊髓。

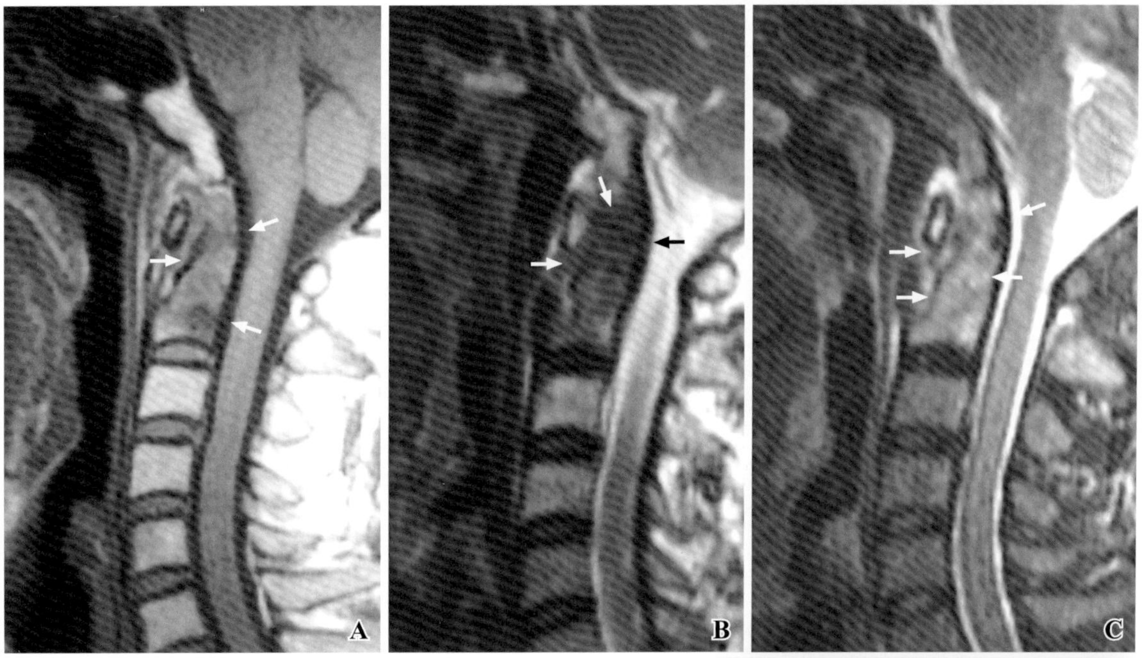

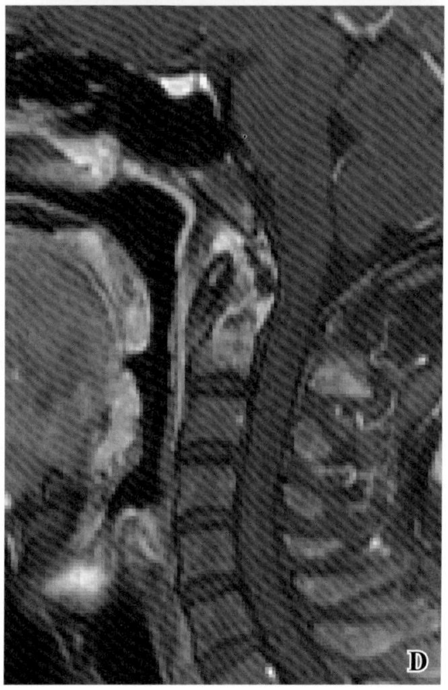

图 3-4-60 老年脊柱结核 男性，70 岁患者，颈项部不适，活动受限。A ~ C. 矢状面 T_1WI、T_2WI 及 STIR 像：枢椎椎体及齿状突骨质破坏变形（白箭），在 T_1WI 上呈低信号，在 T_2WI 上信号混杂，在 STIR 像上亦呈混杂信号，椎体前缘可见局限脓肿，范围较小。变形的椎体及脓肿共同向后方推压硬膜囊和颈髓；D. Gd-DTPA 增强扫描：破坏椎体呈不规则强化，椎前脓肿强化呈高信号（同一位置）。

体骨破坏以椎体中后部骨破坏多见，椎旁脓肿无或往往较小（图3-4-60）。尽管有文献报道，椎旁脓肿的大小、范围与病程有关，但我们认为可能与老年人的机体反应也有关，老年人机体反应较儿童和青年为弱。

【鉴别诊断】 脊柱结核主要应与化脓性脊柱炎、转移性肿瘤等鉴别。脊柱病变的鉴别诊断需结合临床表现，但采用合适的检查技术也非常重要。目前，采用较多的检查技术像脂肪抑制技术、GE序列T_2^*加权、动态增强扫描等都对鉴别诊断有帮助。除临床表现不同外，化脓性脊柱炎累及的椎体一般较结核少，椎旁脓肿较小，病灶的MRI信号较结核均匀，增强扫描对于鉴别诊断帮助较大。注射Gd-DTPA增强扫描，化脓性脊柱炎病灶表现为均匀强化，或中心均匀强化伴周边环状强化，与结核灶周边环状强化不同。化脓性病变椎体旁软组织增强表现为广泛的斑片状强化而无脓肿形成。与化脓性病变相比，结核易造成脊柱畸形，韧带下播散，连续的多椎体的侵犯，而髓内的水肿范围相对较小。不典型的结核需与转移性肿瘤鉴别。一般而言，转移瘤不侵犯椎间盘，常首先侵犯椎体的后部及椎弓根，表现为多个不相邻的或不同部位的椎体受侵，信号较结核稍均匀，病灶边界较清楚，软组织肿块呈分叶状，肿块增强扫描呈不规则强化。晕征或靶征被认为是较典型转移性肿瘤征象。

二、化脓性脊柱炎

化脓性脊柱炎比较少见，占骨关节化脓性炎症的5%。致病菌多为金黄色葡萄球菌。主要为血行感染，常继发于身体其他部位化脓性感染。非血行感染大多为局部感染所致，如外伤、椎间盘手术或腰椎穿刺等。可发生于任何年龄，以青壮年男性多见。好发生于腰椎，胸椎次之，颈椎、骶椎少见。

在抗生素广泛应用前的年代，化脓性脊柱炎是非常凶险的疾病，患者往往死于败血症。现在，典型的化脓性脊柱炎已不多见，多数病例临床表现不典型，给诊断和治疗带来新的问题。MRI是早期诊断化脓性脊柱炎最敏感、最准确的方法之一。文献报道，MRI的敏感性为96%，特异性为92%，准确性为94%，明显优于X线平片。MRI不但能观察病变的范围和部位，而且可以观察髓内的改变如脊髓炎，MRI在监测病情的转归方面也有重要的价值。

【病理】 由于椎体骨松质内有窦样静脉系统存在，细菌易在此停留、生长，形成化脓性病灶，骨质破坏。骨破坏可只累及骨松质及骨皮质小部分，或累及全椎体，同时还可累及横突及棘突等附件。早期病灶常位于椎体前方，邻近椎间盘充血水肿，见大量中性粒细胞浸润，骨小梁溶解，病灶边界模糊。炎症进一步发展可破坏椎间盘，引起椎间盘炎，并可侵及邻近椎体。在感染早期，于骨坏死及溶解的同时就可出现成骨性反应，这是和脊柱结核所不同的。

化脓性病变可向邻近软组织扩展，但不如结核明显。病变向邻近椎体扩展常是经过椎间盘直接侵袭，而结核多为韧带下积脓对邻近椎体直接侵蚀。

【临床表现】 分急性和慢性。急性化脓性脊柱炎起病突然，持续性高热，甚至可有神志模糊、谵妄，同时常有腰背部或颈部剧痛，脊椎活动受限，颈项强直；血常规示白细胞升高，血沉加快。慢性者全身症状不明显，仅偶有低热，局部疼痛，活动受限，不易与结核相区别，易误诊。本病的病程约1年，常遗留脊柱强直、活动受限等，这也是和脊柱结核的区别点。

【MRI表现】

1. *化脓性脊柱炎典型的MRI表现* 受累的椎间盘和相邻的椎体在T_1WI上呈较广泛的融合的低信号，椎间盘和椎体界限不清。在T_2WI上呈高低混杂信号，异常的椎间盘或隐约可见轮廓，或呈不均匀的线状，或表现为正常椎间盘形态的改变，即T_2WI上椎间盘中央的低信号裂隙影未消失（图3-4-61），这种改变在结核中是不多见的。受累的椎体和椎间盘增强扫描显示明显强化，可呈均匀强化和不均匀强化；不均匀的强化常表现为病灶中央的均匀性强化和周边的环状强化，强化持续时间较长。

2. *椎旁的软组织肿块* 在化脓性脊柱炎中较常见。软组织肿块往往以病灶为中心，肿块较弥散，界限不清。增强扫描，软组织块呈斑片状强化，很少伴脓肿形成。

3. *脊髓改变* 化脓性脊柱炎常合并脊髓炎，表现为在T_2WI上脊髓内的异常高信号，异常高信号的范围往往较广，大于椎体病变的范围。这种改变在结核不常见。

4. *硬膜感染和脓肿的形成* 文献报道，35%～50%的病例合并硬膜感染，部分病例形成硬膜脓肿。硬膜脓肿是造成患者神经症状和截瘫的原因。硬膜脓肿在矢状面T_1WI、T_2WI（特别是T_2^*WI）和STIR像上较易显示。MRI是目前显示硬膜脓肿的范围和大小的最佳方法。硬膜脓肿往往位于前硬膜腔，脓肿的中心部位往往是感染的椎间盘，高信号的病灶以感染的椎间盘为中心向头或尾侧扩展，脓肿的边界往往较清，在T_2WI上可以清晰地显示硬膜囊受压的情况。

【鉴别诊断】 不典型的化脓性脊柱炎需要与结核、退行性变及椎体转移性病变鉴别。一般而言，MRI对于化脓性脊柱炎与退行性变、转移性病变的鉴别优于核素和X线检查。转移性病变一般不累及椎间盘（尽管偶有文献报道称转移性病变累及椎间盘），这是良、恶性病变的鉴别点。需要注意的是，早期化脓性脊柱炎一般不累及椎间盘，诊断需结合MRI检查和其他实验室检查，并密切随访。在X线平片和核素骨扫描图像上，部分脊柱退行性病变的表现可相似于化脓性脊柱炎。MRI椎间盘信号改变的特点在鉴别诊断方面起重要作用。在T_1WI上，退行性病变的椎间盘与椎体的终板界限清晰，在T_2WI上呈低信号，这和化脓性脊柱炎截然不同。与结核的鉴别见“脊柱结核”。

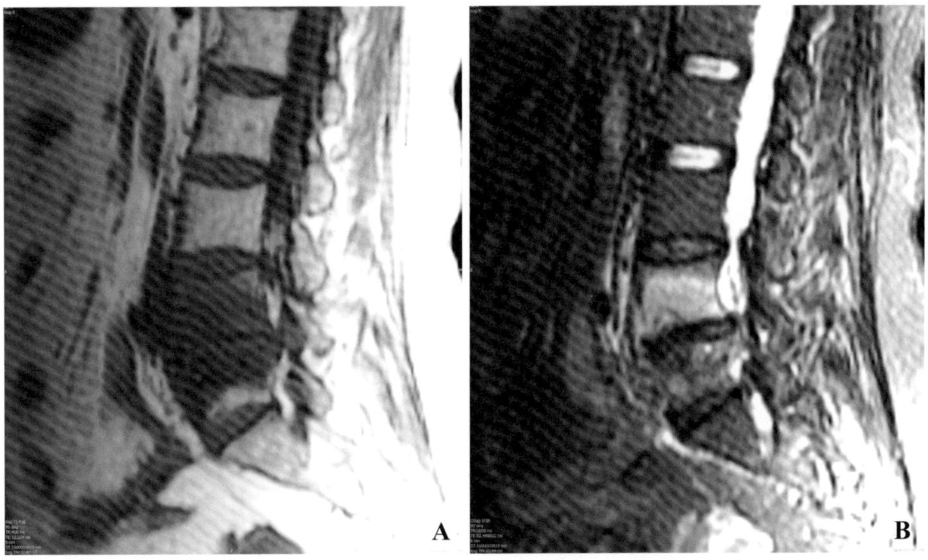

图 3-4-61 第四、五腰椎间盘术后化脓性脊柱炎 A．矢状面 T_1WI：第四、五腰椎椎体及椎间盘呈广泛低信号，椎间盘隐约可见，相对椎体终板模糊不清；B．T_2WI：受累椎体及椎间盘呈混杂信号，椎间盘中心低信号裂隙影隐约可见。

脊柱肿瘤

一、脊柱血管瘤

骨血管瘤为起源于血管的良性骨肿瘤，脊柱是骨血管瘤好发部位。脊柱血管瘤在脊柱肿瘤中约占 2% ～ 3%。脊柱血管瘤发病部位以胸椎多见，腰椎次之，颈椎及骶椎最少。病例中以中年女性多见。

【病理】 肉眼观察，肿瘤大小不一，可小至几毫米，也可大至充满整个椎体。可单发和多发，以单发多见。肿瘤无包膜，侵犯骨皮质时使其膨胀变薄，肿瘤处骨松质大部分被吸收，肿瘤穿插于骨小梁之间，残余的骨小梁代偿增粗，呈纵形排列。肿瘤易出血。

显微镜下可见肿瘤分海绵状血管瘤和毛细血管瘤。椎体血管瘤多为海绵状血管瘤。

【临床表现】 小的脊柱血管瘤多无症状。随着肿瘤的增大，疼痛为最早出现的症状。发生压缩性骨折或向椎管扩张的血管瘤，由于造成对脊髓或神经根的压迫，可表现有轻至重度的脊髓神经功能障碍，包括神经根疼痛，感觉、运动障碍，大小便失禁等，甚至截瘫。

【X 线表现】 脊柱血管瘤好发于胸椎，常为单发病灶，但有时也累及 2 ～ 3 个椎体。高电压、正侧位 X 线片可显示椎体的密度不均匀减低区，其中可见垂直、平行排列的骨条纹状阴影，呈栅栏状改变，栅栏状改变可延伸到附件。有时可表现为蜂窝状透光区，椎体骨皮质显粗糙、模糊，但轮廓尚完整。X 线片只能显示足够大的血管瘤，对小的血管瘤难以显示。当血管瘤侵犯椎体全部或大部分骨质时，血管瘤的典型改变可完全消失，代之以病理性压缩性骨折，表现为椎体塌陷。椎管不同程度受压变窄。

【CT 表现】 脊柱血管瘤的典型表现为受侵骨质呈网眼状或小蜂窝状改变，其内可测到脂肪密度。CT 能较好地显示血管瘤侵及椎体骨质，及其引起骨膜下出血而造成的软组织密度块影。作者曾分析 11 例脊椎血管瘤的 CT 表现，4 例是类圆形囊状骨破坏，以低密度为主，中间有少许高密度骨小梁；2 例为不规则蜂窝状低密度区；3 例呈类圆形均匀网眼状改变；2 例表现为椎体压缩塌陷。

【MRI 表现】 MRI 不仅能显示较大的和典型的脊柱血管瘤，对 X 线平片难以发现的较小血管瘤和难以鉴别的非典型血管瘤均可明确显示而正确诊断。由于 MRI 的矢状面检查有显示大范围椎体的能力，因此更容易发现多发椎体血管瘤（图 3-4-62）。典型血管瘤 MRI 表现为在横断面 T_1WI 上累及椎体一侧或整个椎体的不均匀占位，椎体外形正常或轻度膨胀。低信号区内可见代表增粗骨小梁的多个更低的点状信号，在横断面上成网格状；矢状面病变层面可见受累椎体有纵形排列的栅栏状异常信号区，低信号的骨小梁与高信号的脂肪平行相隔（图 3-4-63）。非典型血管瘤指肿瘤几乎占据整个椎体，受累椎体因重力而压缩变扁，典型的栅栏状表现不存在，代之以信号相对均匀的占位，肿瘤边缘模糊不清。受累椎体前后径变宽，可突入椎管而压迫脊髓或马尾。在 T_2WI 上，椎体占位的信号随 TE 的延长而逐渐增高（图 3-4-64）。

【MRI 分型及临床意义】 Lered 等将椎体血管瘤结合临床表现分为三类：①无症状性血管瘤。②压迫性血管瘤。③症状性椎体血管瘤，伴有临床症状。作者结合 MRI 资料和临床资料，提出了脊椎血管瘤的 MRI 分型及其临床意义。

1．A 型 为非压迫型椎体血管瘤。MRI 图像显示

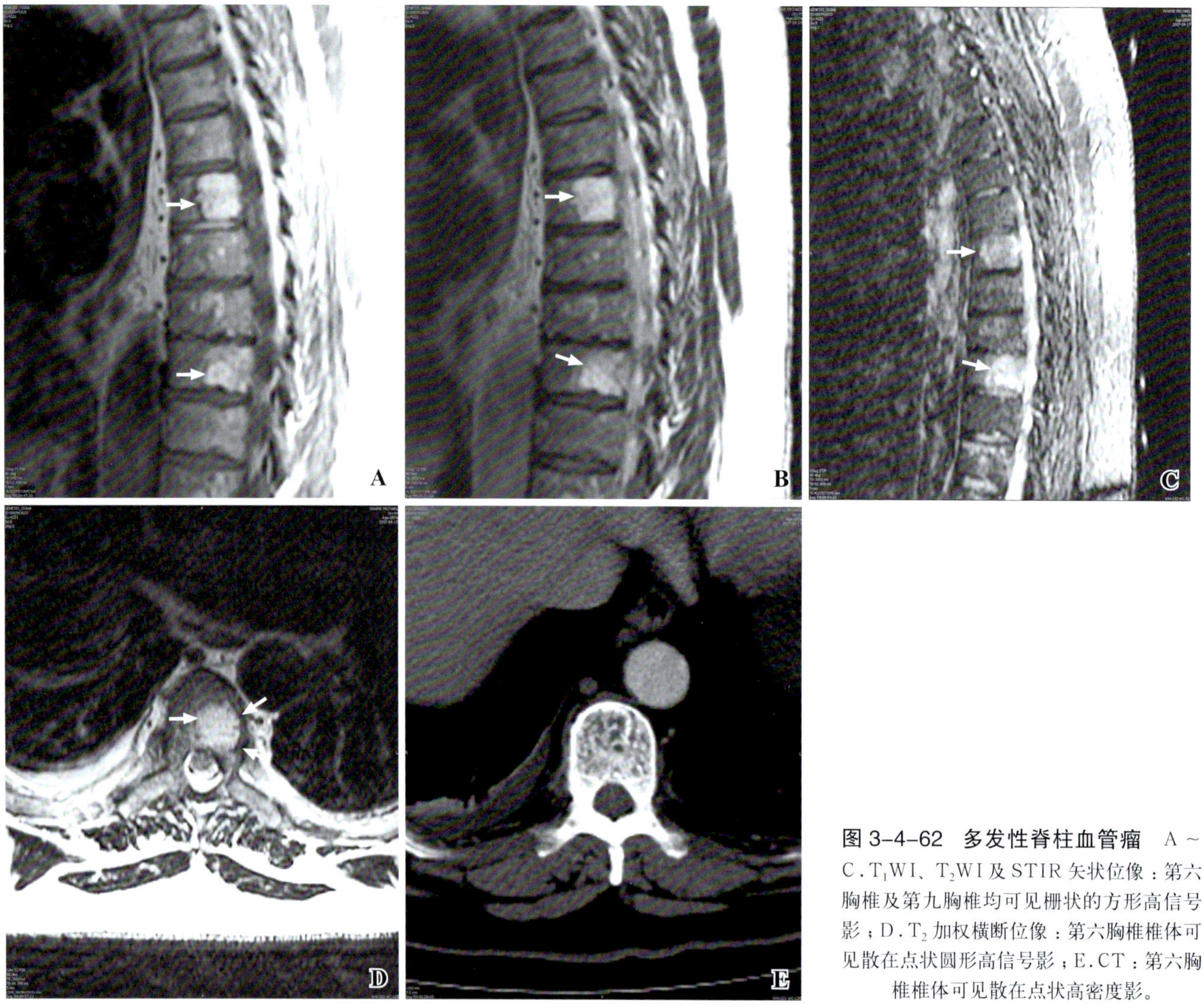

图 3-4-62 多发性脊柱血管瘤 A～C. T_1WI、T_2WI及STIR矢状位像：第六胸椎及第九胸椎均可见栅状的方形高信号影；D. T_2加权横断位像：第六胸椎椎体可见散在点状圆形高信号影；E. CT：第六胸椎椎体可见散在点状高密度影。

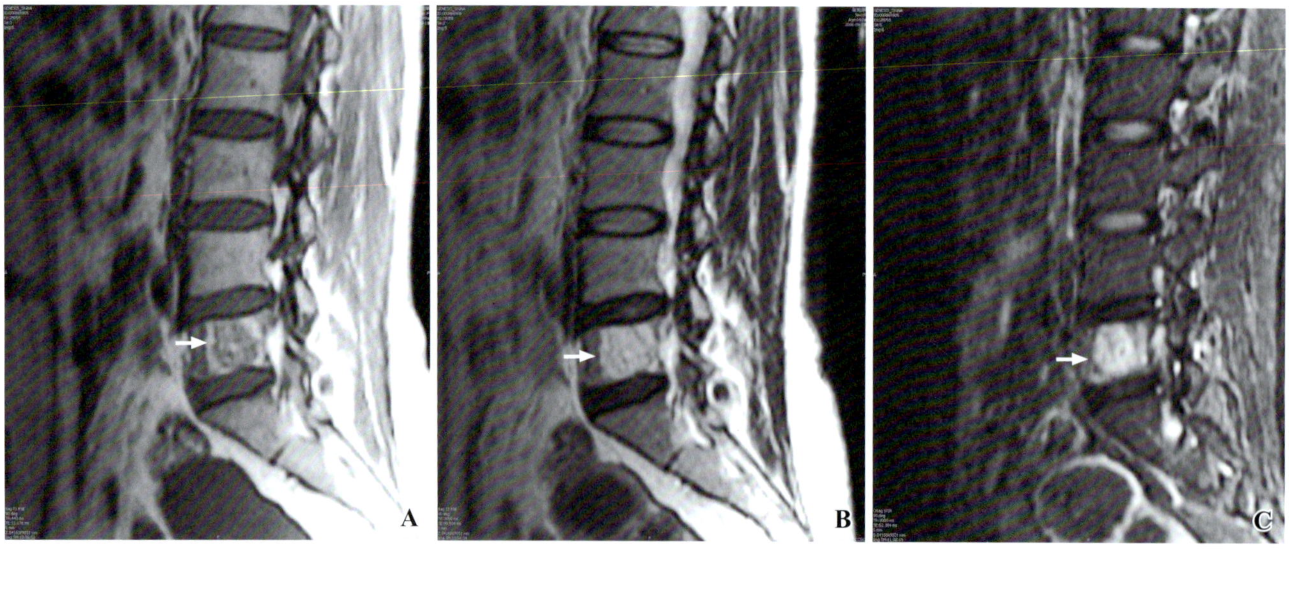

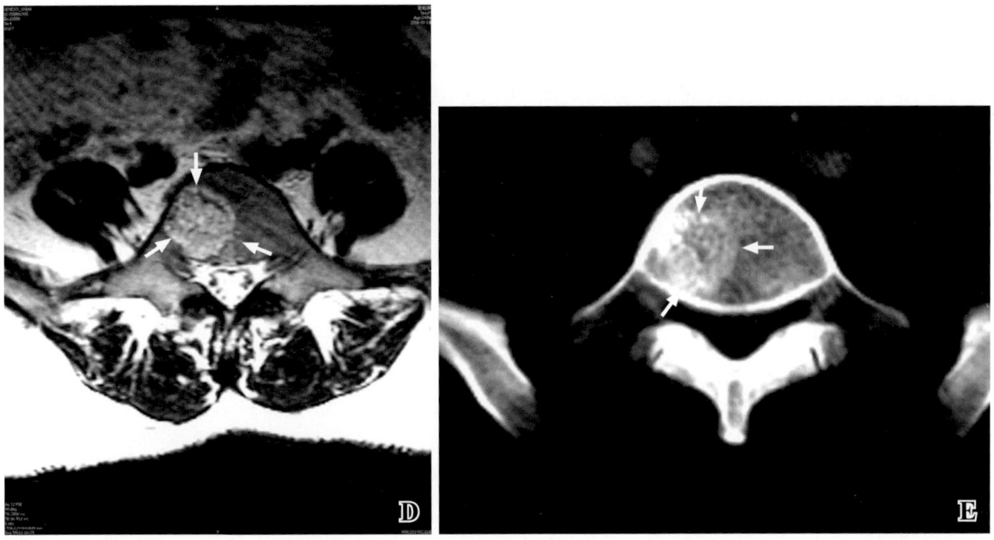

图 3-4-63 脊柱血管瘤 A ~ C.T_1WI、T_2WI 及 STIR 矢状位像：第五腰椎椎体均可见栅状的高信号影；D.T_2 加权横断位像：第五腰椎椎体可见点状圆形高信号影；E.CT：第五腰椎椎体可见点状圆形高密度影。

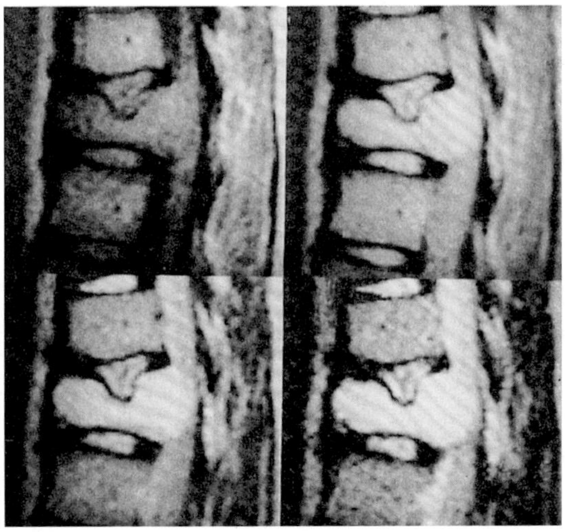

图 3-4-64 脊髓拴系伴脂肪瘤 胸椎 T_1WI：第十一胸椎椎体压缩变扁，伴第十、十一胸椎椎间盘突入，椎体见信号相对均匀的占位病变，病变边缘欠清。T_2WI：占位信号随回波时间的延长而逐渐增高，胸髓因椎体突入而明显受压，信号增高。

脊髓或马尾未受压。临床上多无症状或有腰背痛等轻微症状。

在此型中又根据椎体形态分为两个亚型：① A1 型：椎体高度正常，在 T_1WI 上有典型的栅栏状改变。② A2 型：椎体有不同程度的压缩变扁，未见有典型的血管瘤的表现。

2. B 型 为压迫型椎体血管瘤，指血管瘤累及椎管或整个椎体，椎体明显压缩变扁，前后径加宽，突入椎管。MRI 显示脊髓或马尾不同程度受压，受压脊髓肿胀增粗，信号异常。临床上有下肢麻木、乏力或下肢肌肉痉挛、僵直，严重者截瘫。

压迫型血管瘤又分为两型：① B1 型：指受累椎体高度正常，脊髓或马尾压迫是由于椎体血管瘤突入椎管或血管瘤本身位于椎弓根等附件部位，瘤体向椎管发展所致。② B2 型：指血管瘤侵及椎体大部或整个椎体，椎体因骨质疏松而塌陷，塌陷的椎体前后径增大而压迫脊髓或硬膜囊。

【鉴别诊断】 脊椎血管瘤应与较常发生在脊柱的结核和转移性肿瘤鉴别。脊柱结核为不规则溶骨性破坏，椎间隙变窄或消失，椎体骨质互相嵌入为常见表现，冷脓肿、骨桥形成及椎体融合等表现均有别于血管瘤。转移性脊柱肿瘤一般有原发灶，其瘤体形态不规则，边缘亦不清。在 T_2WI 上，瘤体信号不像血管瘤那样渐变亮是鉴别要点。多发的脊椎肿瘤需鉴别的还有骨髓瘤。骨髓瘤为全身性病变，检查头颅或肋骨、盆腔往往能发现类似改变。单发的脊椎肿瘤需与椎体嗜酸性肉芽肿、淋巴肉瘤、骨母细胞瘤等鉴别。典型的椎体血管瘤单凭影像表现不难与之鉴别，非典型的椎体血管瘤可凭 T_2WI 上的信号特征进行鉴别。

二、终丝脂肪瘤

椎管内脂肪瘤少见，约占椎管内肿瘤的 1%，多见于儿童及青少年。而发生于腰骶管终丝的脂肪瘤更少。

【病理】 位于腰骶管内的脂肪瘤，瘤组织容易包绕脊髓圆锥或终丝。终丝受脂肪浸润者，91% 产生脊髓栓系综合征，并常伴有隐性脊柱裂。由于终丝的脂肪团块束缚了脊髓端的正常回缩，致使圆锥部处于低位，脊髓发生病理改变而引起一系列临床症状，如大小便失禁、足部畸形、脊柱侧弯等。终丝脂肪瘤可通过隐形脊柱裂与腰背部皮下脂肪相通，腰背部皮肤可见凹陷，并可生长出毛发。

【临床表现】 单纯腰骶管内脂肪瘤，如不伴终丝马尾浸润、牵拉，一般无明显临床症状。绝大多数脂肪瘤合并有栓系综合征（脂肪瘤型脊髓栓系综合征），临床上表现较为复杂，有腰骶部皮肤凹陷、多毛发、腰背部疼痛、马蹄足、会阴区疼痛、脊柱侧弯等，都是常见的表现。大小便失禁，说明脂肪瘤已侵犯到圆锥。

【MRI表现】 MRI是显示终丝脂肪瘤及其并发症的主要方法。在T_1WI及T_2WI上均表现为腰椎管内均匀高信号的占位，高信号的椎管脂肪瘤通过椎板裂与腰骶部皮下脂肪形成瘤柄连接（图3-4-65、图3-4-66）。椎管内脂肪瘤组织分别包绕圆椎或马尾终丝。脂肪瘤与脊髓、马尾之间无明确界线。在矢状面T_1WI上可清晰显示脂肪瘤引起的脊髓低位；在横断面上可显示通过椎板裂的脂肪瘤柄连接椎管内、腰骶部皮肤下的脂肪（图3-4-67）。

【鉴别诊断】 终丝脂肪瘤有典型的MRI改变及特征性的临床病理改变，诊断一般不难。

三、脊柱转移

任何恶性肿瘤，不论癌或肉瘤均可转移至骨，以癌为多见。转移性骨肿瘤在恶性骨肿瘤中甚为常见。关于转移性骨肿瘤的真正发病率，由于各学者选择病例的标准不一致，所得到的结论差异很大。

有时由于原发性肿瘤非常隐蔽，转移性骨肿瘤可能是唯一的临床表现，少数病例甚至经尸检也查不出原发性肿瘤。绝大多数转移灶呈多发性，约占80%～90%，少数为单发。

根据肿瘤在骨内转移发生的频率，可分为亲骨性肿瘤和厌骨性肿瘤，以前列腺癌（84%）、乳腺癌（73%）、甲状腺癌（50%）及肺癌（32%）最常见骨内转移。

【转移途径】 肿瘤转移至骨有以下三个途径：直接侵犯、血行转移和淋巴转移。脊柱转移以脊柱静脉型转移为主。脊柱静脉丛无静脉瓣，胸腔、腹腔、盆腔及静脉瓣少的四肢静脉与脊柱静脉丛在每一个脊柱上相交通，这种脊柱静脉系统称Batson椎静脉系统。此静脉系统内血流缓慢，有时甚至发生逆流。由于咳嗽、喷嚏、举重及肌肉牵拉等因素使胸、腹腔压力增高，可使胸、腹腔内静脉中的癌栓不进入肺、肝而进入椎静脉系统，直接转移至脊柱。

【临床表现】 转移灶出现的时间与原发肿瘤的性质不同而长短不一，肿瘤恶性程度越高，年龄越小，发生转移越早。

脊柱转移的主要临床表现为疼痛。病初多为局部间

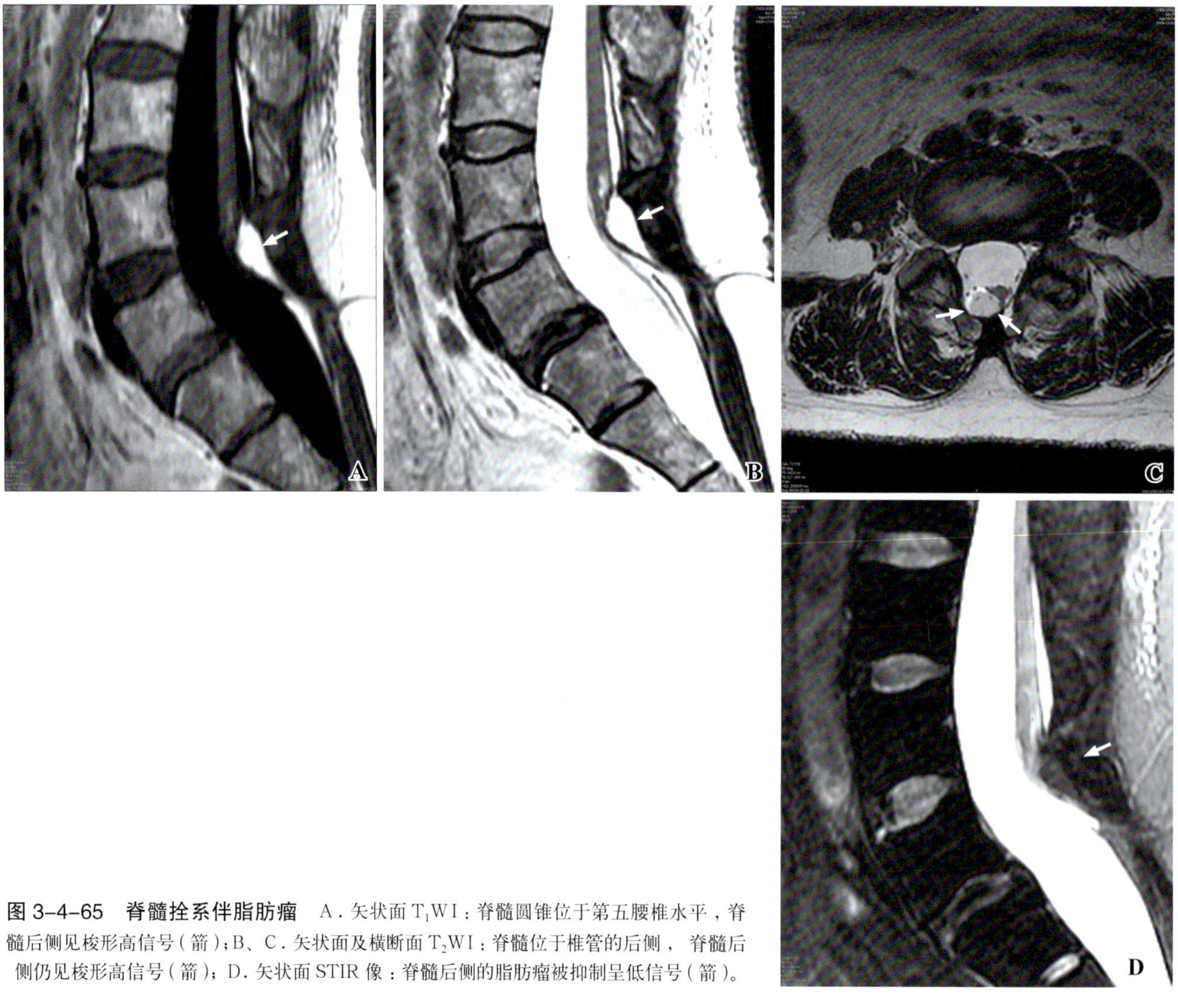

图3-4-65 脊髓拴系伴脂肪瘤 A．矢状面T_1WI：脊髓圆锥位于第五腰椎水平，脊髓后侧见梭形高信号（箭）；B、C．矢状面及横断面T_2WI：脊髓位于椎管的后侧，脊髓后侧仍见梭形高信号（箭）；D．矢状面STIR像：脊髓后侧的脂肪瘤被抑制呈低信号（箭）。

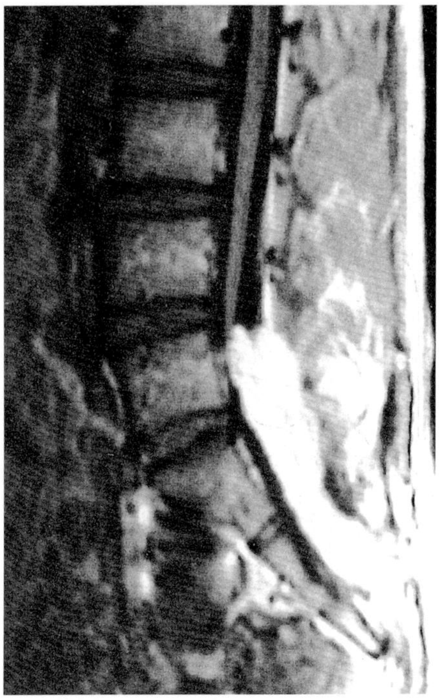

图 3-4-66 终丝脂肪瘤 椎管内脂肪瘤组织包绕马尾终丝，两者无明确分界。

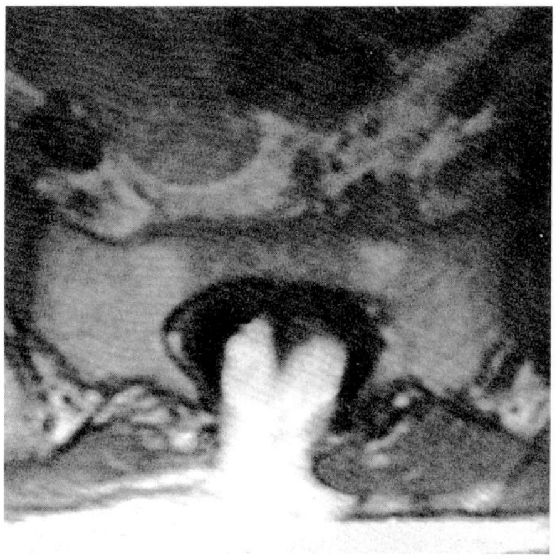

图 3-4-67 终丝脂肪瘤 横断面 T_1WI：通过椎板的脂肪瘤柄连接椎管内脂肪瘤和腰骶部皮下脂肪。

歇性胸背痛，继而逐渐变为持续性剧痛，夜间尤甚。

【X 线表现】

1．*溶骨型* 常为多个椎体广泛骨质破坏，个别椎体发生压缩性骨折，但椎间隙无改变，椎弓根常破坏，正位 X 线片表现为椎弓根边缘模糊或消失。

2．*成骨型* 多个椎体密度不均的增高，致密者呈大理石样改变，压缩性骨折发生较少。

3．*混合型* 溶骨型与成骨型同时存在。

【CT 表现】 无论是溶骨型还是成骨型，CT 显示骨质破坏较 X 线检查敏感，能清楚地显示骨质破坏的部位和范围，还能显示周围软组织的肿块，如肿瘤侵犯椎管也能显示。

【MRI 表现】 椎体主要由骨组织、红骨髓和黄骨髓三种成分组成。红骨髓随年龄增大而逐渐减小，黄骨髓随年龄增大而逐渐增加，附件骨的脂肪量比椎体更多。Uchidsa 指出，正常成人椎体含有 25% ~ 50% 脂肪的红骨髓组成，脂肪百分率随年龄增大而增加。Mallmin 也指出，骨髓内各种信号主要取决于它的细胞构成，即造血细胞和脂肪的数量关系，骨髓内的脂肪量随年龄逐渐增加。儿童以红骨髓为主，红骨髓含有造血细胞，病理组织切片发现细胞占 40% ~ 80%，它的 T_1、T_2 弛豫时间与血或浓缩的红细胞相似，均长于脂肪，在 T_1WI 和 T_2WI 上表现为中等信号。成人脊柱内红骨髓逐渐由黄骨髓替代，黄骨髓和脂肪相似，其 T_1、T_2 弛豫时间较短，Dooms 测量椎体骨髓 T_1、T_2 弛豫时间，发现其随年龄而逐渐缩短，在 T_1WI 和 T_2WI 上表现为高信号。在正常骨髓呈高信号的背景上更能显示低信号的转移灶。在 STIR 像上，椎体呈低信号，所以 STIR 序列对区别骨转移和局灶性脂肪浸润有帮助。

1．*椎体转移灶延长了 T_1、T_2 弛豫时间* 转移灶在 T_1WI 上的信号比正常骨髓低，在质子密度加权像上呈中等信号，在 T_2WI 上呈高或中等信号。对脊柱转移，用这种标准没有假阴性。因此，MRI 对发现转移是非常敏感的，当病变大于或等于 3mm 时，在相位对比像上是能发现的。脊柱转移分三类：溶骨型、硬化型和混合型，以混合型占多数。溶骨型脊柱转移，在 T_1 加权像上呈低信号，在质子密度加权像和 T_2WI 上呈高信号，在 STIR 像上呈高信号（图 3-4-68）。硬化型脊柱转移，在 T_1WI 和 T_2WI 上均呈低信号，在 STIR 像上也呈低信号（图 3-4-69）。混合型的脊柱转移常呈不均匀的混杂信号。绝大多数转移灶呈多发性，占 80% ~ 90%，少数为单发。

2．*脊柱破坏常伴附件骨质破坏* 附件骨脂肪量比椎体骨更多，正常的附件骨在 T_1WI 和 T_2WI 上呈高信号。Sapir 指出，椎体破坏伴有附件破坏，约 83% 是转移引起的。Yuh 也指出，脊柱转移在 MRI 上常显示附件破坏（88%）。约 91% 的脊椎转移伴附件破坏，而良性的病变不侵及附件。因此，附件破坏对鉴别脊柱的良、恶性压缩性骨折是有很大帮助的。转移灶在 T_1WI 上呈低信号，在 T_2WI 上呈高信号。而 STIR 像上显示的骨转移轮廓比 T_2WI 更清楚。因为转移灶在 T_2WI 上呈高信号，和周围正常骨髓融合在一起，难以区别转移灶和正常骨髓（图 3-4-70）。

3．*椎旁肿块* Willian 指出，脊椎转移可以侵犯椎

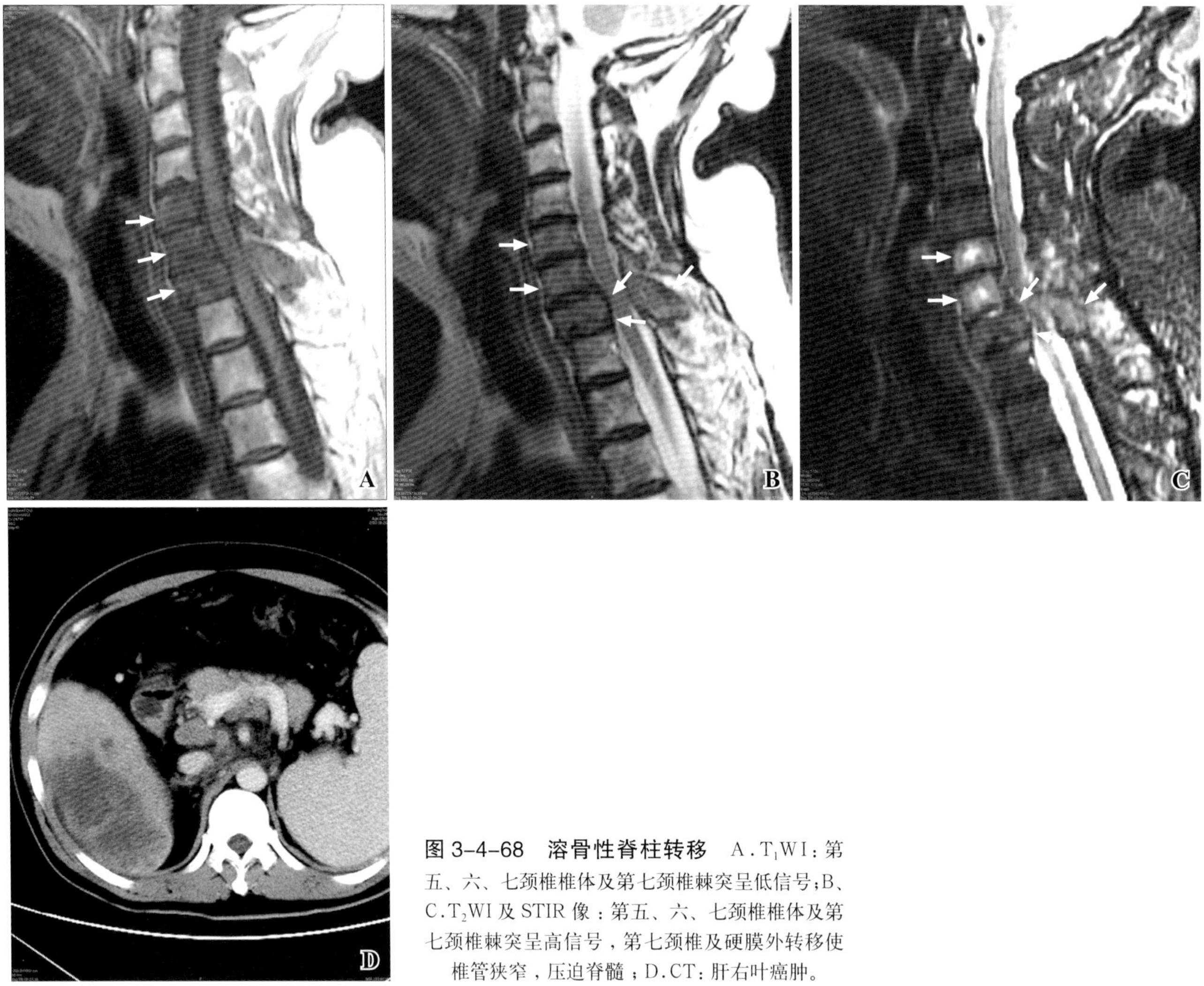

图 3-4-68 溶骨性脊柱转移 A.T_1WI：第五、六、七颈椎椎体及第七颈椎棘突呈低信号；B、C.T_2WI 及 STIR 像：第五、六、七颈椎椎体及第七颈椎棘突呈高信号，第七颈椎及硬膜外转移使椎管狭窄，压迫脊髓；D.CT：肝右叶癌肿。

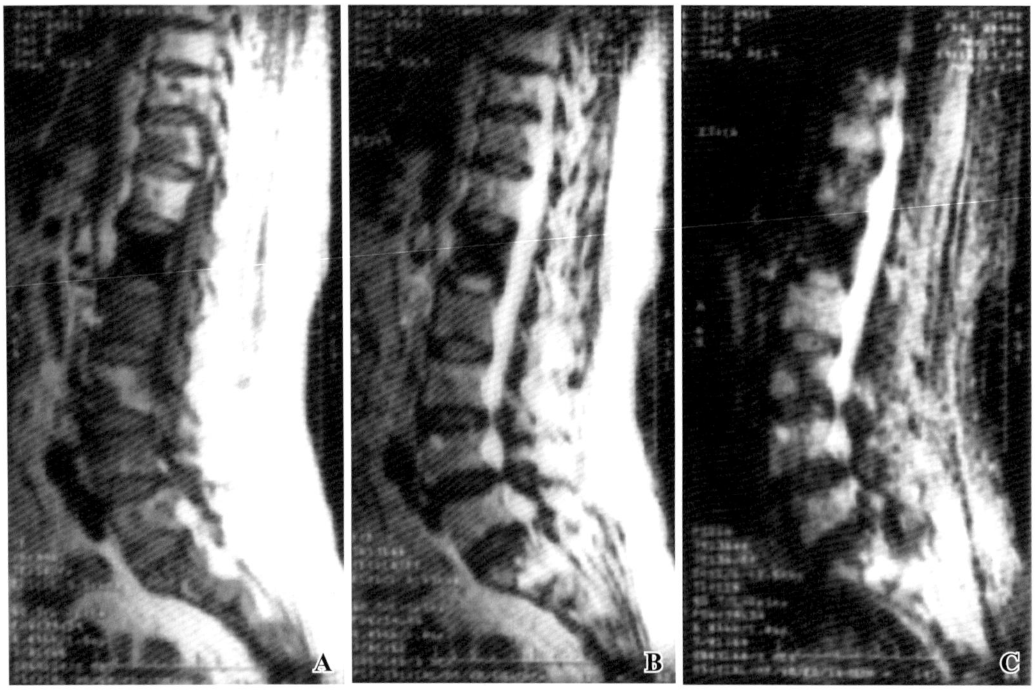

图 3-4-69 混合型脊柱转移瘤 A.T_1WI：除第一腰椎椎体呈低信号，其余椎体均见大小不一圆形略低信号；B、C.T_2WI 及 STIR 像：除第一腰椎椎体呈低信号，其余椎体均见高信号。

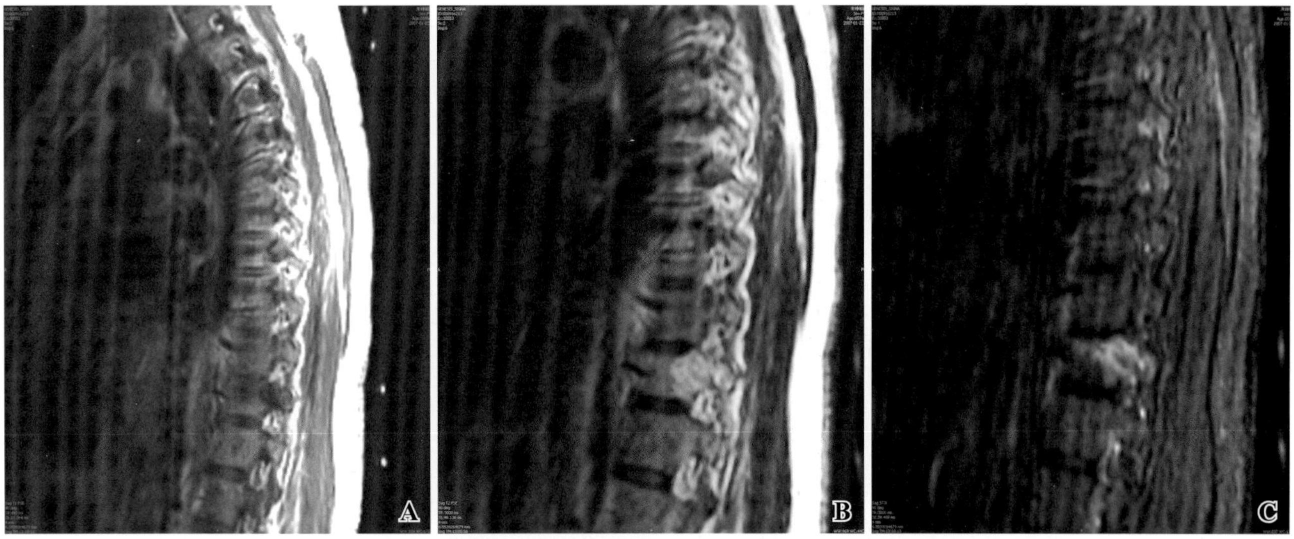

图 3-4-70 脊柱转移伴附件破裂 A.T_1WI；B.T_2WI；C.STIR。

旁软组织，例如侵犯腰大肌等形成椎旁肿块（图 3-4-71）。脊柱急性创伤性压缩性骨折，由于骨髓内部分水肿，使骨髓信号丧失，故在 T_1WI 上也和转移灶一样呈低信号，所以单从信号尚难区别创伤还是转移，而椎旁肿块和附件破坏常能帮助区别脊柱转移和良性脊柱压缩性骨折。大多数椎体转移不发生压缩性骨折，直到椎体完全被肿瘤替代，骨小梁和骨皮质破坏时才引起压缩性骨折。相反，由骨质减少所致的骨质疏松症，其椎体常引起压缩性骨折。

4. *脊柱转移不侵及椎间盘* 正常椎间盘的纤维环在 T_1WI 和 T_2WI 上呈黑色低信号，椎间盘的髓核在 T_1WI 和质子密度加权像上显示中等信号，在 T_2WI 上呈中等或高信号。椎体在 T_1WI 上呈低信号的征象，并不是恶性病变的特异性征象。椎体骨髓炎的异常信号局限于终板，且累及椎间盘，恶性肿瘤常不侵及椎间盘，椎体后的附件受累更提示为恶性肿瘤。

5. *脊柱转移常引起脊髓压迫* 脊柱 MRI 检查的主要优点之一是能发现硬膜外转移压迫脊髓（图 3-4-72）。过去用椎管造影来显示脊髓压迫，这是一种创伤性检查，可发生药物过敏，具有一定的危险性，常发生粘连等一些并发症，而且它仅显示脊髓受压，不能确定硬膜囊外的肿瘤情况和范围。椎管造影后的 CT 检查，可以评价肿瘤的范围，但对患者增加了辐射剂量。假如腰椎穿刺造影不能通过完全阻塞的部位，需做颈椎穿刺。MRI 能显示整个脊髓，因为约 10% 的病例的脊髓呈多发性水平的侵犯，MRI 能直接做矢状面、冠状面及横断面检查来评价椎体、椎旁和椎管内的软组织，早期发现脊髓压迫对决定治疗是非常重要的。

6. *当广泛转移致椎管狭窄* 难以确定脊髓压迫确切的部位时，注射 Gd-DTPA 可以进一步显示肿瘤轮廓及脊髓压迫的部位。脊髓压迫是由于椎体成骨性转移至椎管硬膜外，MRI 能显示硬膜外肿块引起的脊髓压迫，但在硬膜外肿块内不能显示骨的成分，这些骨的成分仅由 CT 来证实。此类患者对放射治疗不敏感，需外科作减压术。因此，有人建议使用 CT 来诊断成骨椎体转移，MRI 用来诊断硬膜外脊髓压迫。

7. *脊髓的髓内转移* 脊髓的髓内转移是相当少见的，脊髓转移常伴脊髓空洞症，MRI 显示脊髓内局限性肿块是敏感的，但是鉴别脊髓原发性和继发性肿瘤是非特异性的，有时伴脊膜转移。

当注射 Gd-DTPA 后，在短 TR 和 TE 的序列上，肿瘤组织信号增高，而邻近的脑脊液是黑的，由此可精确地勾画出肿瘤与脊髓之间界限。

【鉴别诊断】

1. *与椎体黄骨髓内的异常信号作鉴别* 椎体内常有局限性脂肪堆积，在 T_1WI 上呈高信号，有人误认为转移，但在 STIR 像上该信号被抑制。正常人椎体内红骨髓随年龄增长逐渐由黄骨髓替代。Uchida 提出，在 30 岁时约 52% 的人发生骨髓内局灶性脂肪浸润。由于椎体内红骨髓随年龄增长逐渐被黄骨髓替代，其椎体骨髓 T_1、T_2 弛豫时间随年龄增长而缩短，40 岁前男、女骨髓的 T_1、T_2 弛豫时间的值在同一范围，老年女性 T_1、T_2 弛豫时间比老年男性缩短更明显，故老年女性椎体发生脂肪局灶堆积更多见。

2. *与良性椎体压缩性骨折鉴别* Dooms 认为，骨容量的百分比从儿童至 50 岁保持稳定；在 20 ~ 45 岁时，椎体骨松质和矿物质无性别差异；随年龄增长，在绝经期后，椎体矿物质正常丧失更迅速。例如，75 岁时男性正常矿物质含量丧失 40%，女性为 55%。病理特征表现为骨皮质变薄，骨小梁的直径和数量减少。所以由骨质疏松引起椎体压缩性骨折以老年女性居多。Kaker 认为，在椎体慢性良性压缩性骨折，除在 STIR 像上呈低信号外，在其他 MRI 上呈正常骨髓信号，表示为正常的纤维组织。大多数椎体转移不发生压缩性骨折，直至椎体完全被肿瘤所替代，才会发生该种现象。反之，骨质减少所致的骨质疏松常使椎体发生压缩性骨折，但其

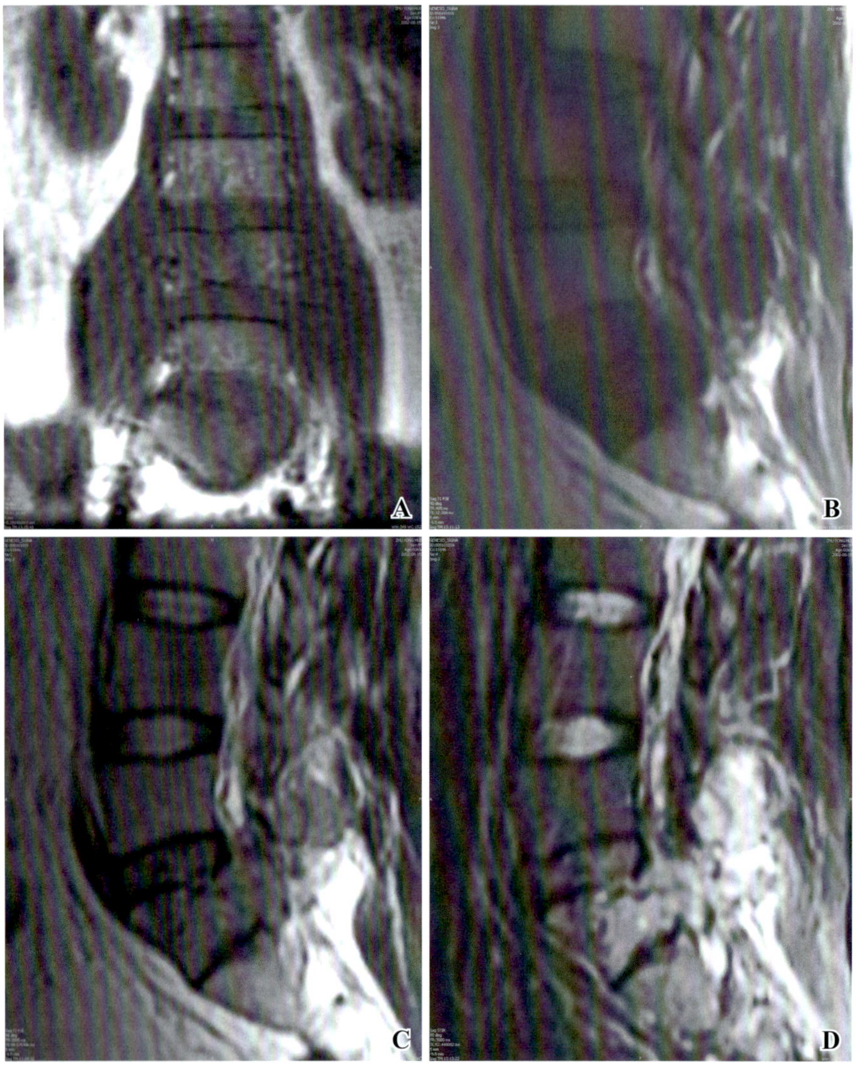

图 3-4-71　脊柱转移伴椎旁肿块　A.COR；B.T_1WI；C.T_2WI；D.STIR。

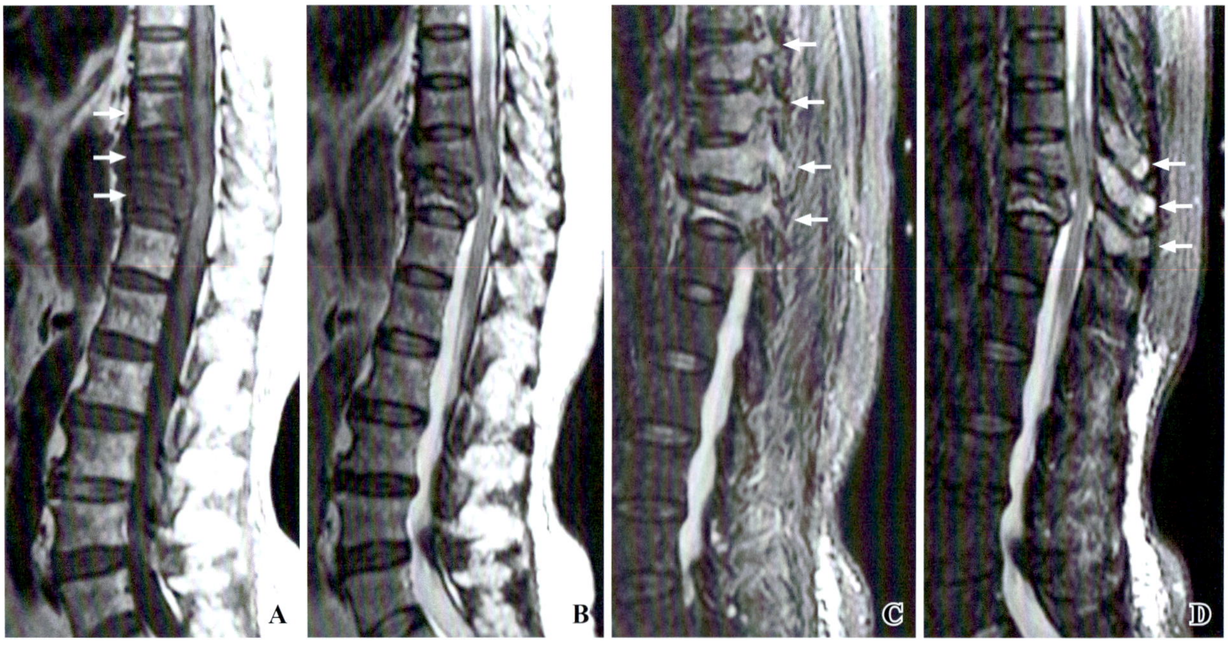

图 3-4-72　胃癌脊柱转移且侵及脊髓　A.T_1WI：第十、十一胸椎椎体呈低信号，向后侵及脊髓；B.T_2WI：第十、十一胸椎椎体呈混合信号，向后侵及脊髓；C、D.STIR 像：第十、十一胸椎椎体及第九、十、十一棘突呈高信号，且侵及脊髓。

骨髓仍保持正常。更重要的是，转移性病变常侵及附件，而良性椎体压缩性骨折的附件是正常的。急性创伤性压缩性骨折如没有病史，难以与恶性骨折区别，但椎间盘破裂及椎体碎片可以揭示创伤，转移性病变常侵及附件但不侵及椎间盘，转移性压缩性骨折的骨髓信号减低是持久而进行性的。

3．与脊柱结核的鉴别 脊柱结核与脊柱转移鉴别一般不难，有下列几点可以帮助与脊柱转移鉴别：①可以有发热等全身中毒症状。②常发生于相邻两个椎体。③椎体发生楔形变。④当冷浓肿形成时，在 T_1WI 上为低信号，在 T_2WI 上为高信号；当钙化形成时，在 T_1WI 上为等信号，在 T_2WI 上为低信号。⑤椎间盘破坏更有特异性。⑥常可见冷脓肿压迫硬膜囊。

【MRI 与其他影像学的比较】 常规 X 线检查对诊断脊柱转移是相当不敏感的。Traill 指出，用骨结构破坏（溶骨）和新骨形成（骨硬化）来推测骨转移，估计丧失 30% ~ 50% 骨结构才能在 X 线平片上观察到。

核素扫描是一种全身骨骼检查，但缺乏特异性。核素扫描的优点是检查速度快，又是全身骨骼检查，且与 MRI 检查相互补充，所以核素扫描仍是骨转移检查方法之一。

CT 对检查骨转移不是首选方法，因为辐射量不允许对全身骨骼广泛检查，但对骨皮质破坏是敏感的，髓腔内肿瘤浸润，可由于附近骨皮质辐射伪影造成诊断困难。

MRI 没有电离辐射损伤，主要依靠不同组织的 T_1、T_2 和质子数目的差异，选择不同的脉冲序列，在 MRI 中形成不同组织间的对比，其组织间对比度比 CT 更大。Mallmin 提出，MRI 对发现骨转移是敏感的，转移的信号不同于正常骨髓，当病变大于 3mm 时在 MRI 上即能发现。况且，MRI 可以进行矢状面、冠状面扫描，而 CT 仅是横断面，所以 MRI 诊断脊柱转移比其他影像方法更敏感及更具特异性。

小儿先天性畸形

一、开放性神经管闭合不全（脊髓膨出及脊髓脊膜膨出）

神经管闭合不全是指间充质、骨与神经组织在中线不能完全闭合。开放性神经管闭合不全包括脊髓膨出及脊髓脊膜膨出。

【病理】 妊娠第 3 周起，原始神经外胚层开始发生皱褶、卷曲，最后在中线逐渐形成从头侧向尾侧推进的原始神经管（将来的脊髓），由于此阶段各种各样的原因导致神经外胚层不能完成这个过程，这种神经组织就像一种神经平板，称为基板，它阻碍了与之相连的皮肤外胚层与其分离。因此，皮肤位于它的两侧，中胚层同样不能移行到神经管后方，最终导致中线缺乏骨、软骨、肌肉等中胚层成分。

【临床表现】 发生率占出生存活儿的(0.6 ~ 2)/1 000，女性略多于男性。主要表现为下肢感觉、运动障碍，大小便失禁，后脑功能不全，智商下降及脑积水等。体检发现，脊膜膨出好发于腰骶部中线附近，其表面呈红色，无皮肤覆盖，仅有一层菲薄的膜样组织覆盖，局部突出不明显。脊髓脊膜膨出也好发于腰骶部中线附近，颈胸段罕见，形成明显后突而无皮肤覆盖的肿块。

【MRI 表现】 脊柱中线宽大的骨质缺损，脊髓低位，约位于第二腰椎平面以下，脊髓变形（基板），脊髓或脊髓、部分脊膜、脑脊液通过骨缺损突向背侧，其表面无皮肤及皮下组织覆盖。横断面可见背侧神经根从神经基板腹侧发出，位于腹侧根两侧，蛛网膜下腔位于其腹侧。脊髓膨出椎管腔扩大不明显，而脊髓脊膜膨出椎管腔明显扩大（图 3-4-73 ~ 75）。

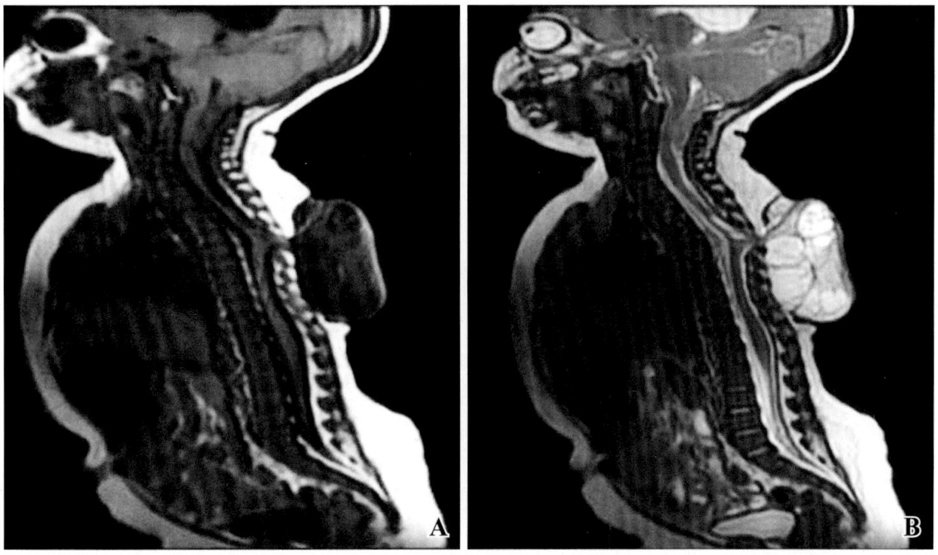

图 3-4-73 脊膜膨出合并 Chiair II 型畸形 A、B．矢状面 T_1、T_2WI：上胸段脊突裂，脊膜囊和脊髓神经组织外突，颈段椎管腔内见下疝的小脑和第四脑室，颅后窝狭小。

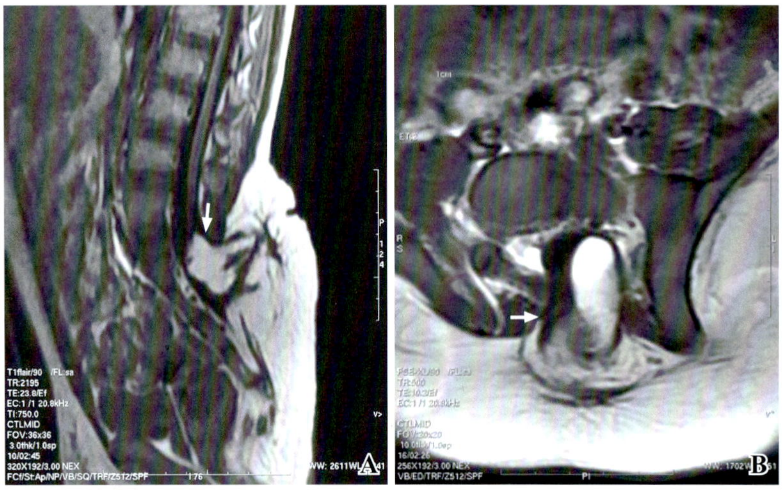

图 3-4-74 **脂肪脊髓脊膜膨出** A. 矢状面 T_1WI：腰骶部中线巨大骨质缺损，脂肪组织从背侧延伸到椎管内与低位的脊髓相连；B. 横断面 T_1WI：椎管内巨大脂肪瘤与右侧脊髓相连（箭），脊髓右侧可见疝出的硬膜囊（箭）。

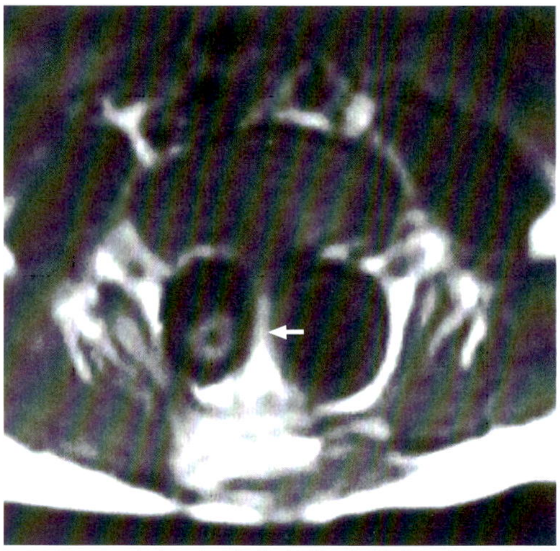

图 3-4-75 **脊髓纵裂** 横断面 T_1WI：椎管腔中见骨刺（箭）将椎管一分为二，左半脊髓积水（箭）。

【伴随畸形】 几乎 100% 脊髓脊膜膨出同时伴有 Chiari Ⅱ型畸形，脊髓积水约占 30% ~ 75%，脑积水占 80%，脊髓纵裂占 30% ~ 45%，其他非中枢神经系统畸形包括先天性脊柱侧弯、后突及髋部畸形等。鉴于开放性神经管闭合不全有如此高的中枢神经系统伴随畸形，故需行全脊柱及脑部 MRI 检查。

二、隐性神经管闭合不全

隐性神经管闭合不全包括脊膜膨出、脂肪脊髓脊膜膨出、脊髓纵裂、脊髓栓系综合征、背侧上皮窦等，病变处没有暴露的神经组织，背侧皮肤完整。

（一）脊膜膨出

【病理】 其病因不明。

【临床表现】 先天性脊膜膨出发生率很低，仅占出生存活儿 1/10 000，无明显性别差异。无神经系统功能异常。体检可见皮下囊性肿块，主要位于腰骶部背侧。单纯性脊膜膨出很少有其他伴随畸形。

【MRI 表现】 背侧棘突裂通常较小，脊膜及脑脊液通过骨缺损突向皮下组织，突出物中没有神经组织，其覆盖的皮肤及皮下脂肪完整，80% 的脊膜膨出位于腰骶部背侧，少数位于骶管内、骶前或椎旁（图 3-4-76）。

（二）脂肪脊髓脊膜膨出 脂肪脊髓脊膜膨出占隐性神经管闭合不全 50%。

【病理】 胚胎第 3 周，原始神经外胚层开始发生皱褶、卷曲，当尚未完全融合时，邻近的皮肤外胚层过早地与之分离，这样导致中胚层间充质移行至未闭的神经管内，阻止了神经管闭合，这部分间充质被神经板背侧

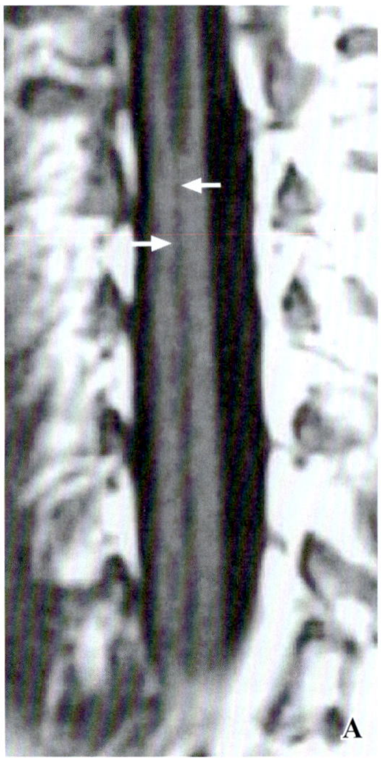

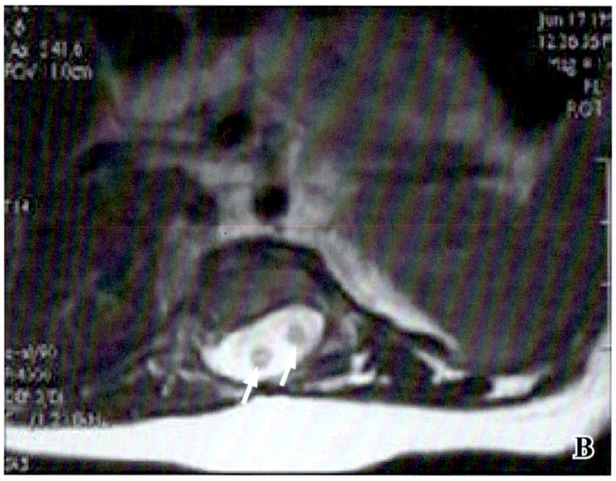

图 3-4-76 **脊髓纵裂** A. 冠状面 T_1WI：脊髓一分为二，上段脊髓积水（箭）；B. 横断面 T_2WI：白色脑脊液衬托下见 2 个灰色脊髓组织，同在一个硬膜囊。

面诱导形成脂肪。

【临床表现】 发病年龄各异，女性多于男性。主要表现小便失禁、下肢感觉异常、下肢骨骼畸形。体检可见中线腰骶部皮下肿块，大多数有局部皮肤异常如小凹、血管瘤、毛发等。

【MRI表现】 脊髓形态异常，低位，其背侧可见脂肪瘤将其栓系，该脂肪瘤通过背侧骨缺损与皮下脂肪相连续，背侧神经根从脊髓腹侧发出，位于腹侧根两侧，蛛网膜下腔位于其腹侧（图3–4–77）。

【伴随畸形】 半椎、蝴蝶椎、椎体分节不全、骶骨及骶髂关节畸形发生率高达50%。此外，脊髓积水约占25%，少数伴有Chiari Ⅰ型畸形。

（三）脊髓纵裂 脊髓纵裂、肠源性囊肿同属脊索裂综合征，是一种少见的隐性神经管闭合不全。

【病理】 脊髓纵裂顾名思义指脊髓纵形裂开，一分为二。病理上目前认为正常胚胎第3周后，外胚层细胞进入原条，从Hensen结向位于头侧的前脊索盘移行，从而形成脊索。这时若原始外胚层与内胚层发生粘连，脊索必须围绕粘连处开裂，向头侧延伸，由开裂的脊索诱导其背侧的神经外胚层产生了两个半脊髓。

【临床表现】 发病年龄各异，女性明显多于男性，占80% ~ 90%。其中45% ~ 85%的病变部位所覆盖的皮肤有异常表现，包括毛发斑块、痣、血管瘤等。非特异性神经功能异常如下肢乏力、反射不对称、大小便失禁等占84%。成人主要表现为下肢疼痛及感觉运动障碍。

【MRI表现】 脊髓纵裂主要发生于下胸段及上腰段，颈段罕见。绝大多数纵裂远端再融合重新形成单一的脊髓，脊髓往往低位，约50%两个半脊髓同在一个硬膜囊内没有任何间隔。另外，50%脊髓纵裂拥有各自的硬膜囊，脊髓被骨、软骨或纤维索带隔开，分离的脊髓往往不对称，远端常被栓系（图3–4–78）。

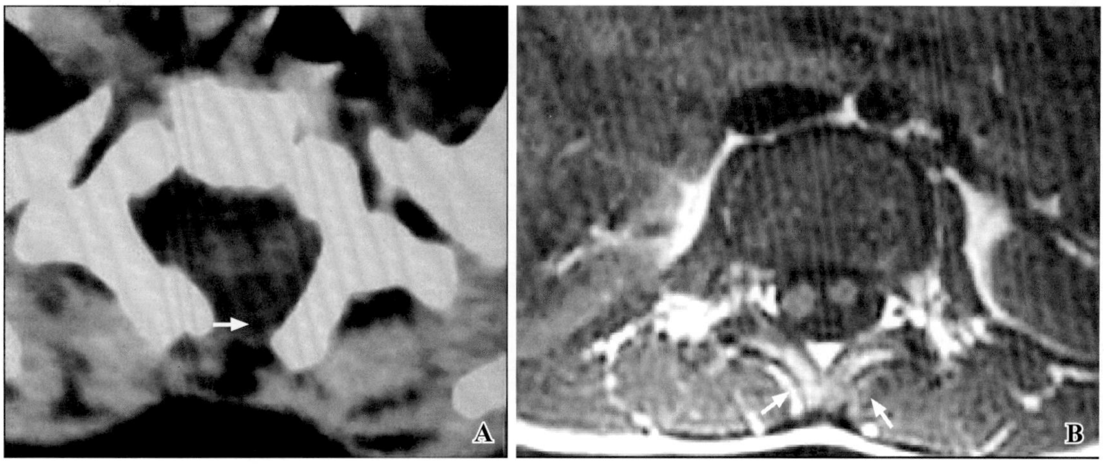

图3–4–77 脊髓纵裂 A.CT：棘突裂，椎管腔内隐约见两个分开的脊髓；B.横断面 T_1WI：椎管内见两个类圆形脊髓，纵裂的脊髓同在一个硬膜囊内。

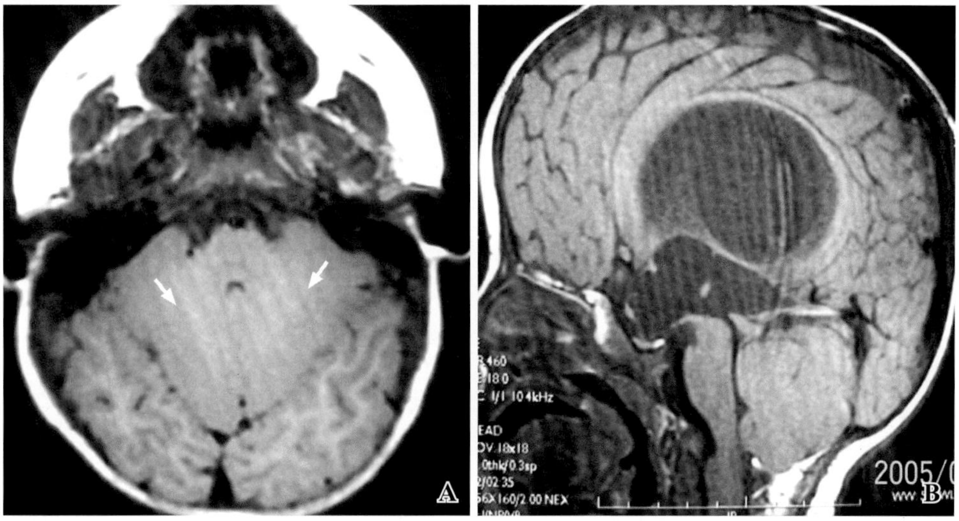

图3–4–78 脊髓纵裂 A.横断面 T_1WI：两侧小脑向前抱绕脑干形成山峰征；B.矢状面TWI：颅后窝狭小，四叠体板上翘，天幕抬高（箭头），小脑下移达枕大孔下水平，Chiair Ⅱ 型畸形。

【伴随畸形】 85%患者伴有椎体畸形，包括椎体分节不全、半椎、蝴蝶椎及椎间盘狭窄。另外脊柱侧突及后突占50%～60%，脊髓积水占50%，其他还有脊髓脊膜膨出、终丝增粗等。

（四）原发性脊髓栓系综合征

【病理】 远端胚胎性神经管得以延长是通过管道形成及退行性分化来实现的，其结果形成腰膨大的下半部、脊髓圆锥、终室及终丝。任何因素造成这个过程发育障碍，均可导致本病的发生。

【临床表现】 发病年龄各异，无明显性别差异。主要临床表现为疼痛、小便失禁、下肢强直等。

【MRI表现】 脊髓圆锥低位，常位于第二腰椎平面以下，终丝增粗，直径大于2mm且变短。有时在增粗的终丝中可见脂肪高信号，被称为纤维脂肪瘤。有时终丝被纤维索带粘连。10%～15%圆锥被拉长、变形、失去正常形态，通常位于第四腰椎至第一骶椎水平，这时圆锥与终丝分界在矢状面上无法辨别，需要横断面薄层扫描，因为圆锥有神经根发出，而终丝没有。

【伴随畸形】 棘突裂发生率高达100%，此外还有脊柱侧后突，其他脊髓脂肪瘤、脊髓纵裂等畸形导致的脊髓栓系不属于本病讨论范围。

三、Chiari畸形

Chiari畸形是由于后脑发育异常所致，通常将其分为三个亚型，即Chiari Ⅰ、Ⅱ、Ⅲ型。

（一）Chiari Ⅰ型畸形

【病理】 其病因不明，推测可能由于：①胎内脑积水引起小脑扁桃体下移。②颅颈交界处发育不全，如扁平颅底、寰椎枕骨化等。③颅底凹陷致枕骨大孔畸形，其他如积水多次腰椎穿刺，腰腹腔分流均可发生Chiari Ⅰ型畸形。

【临床表现】 发病年龄各异，从儿童到成人不等。症状可轻可重，主要表现枕部头痛、脑神经麻痹、肢体无力等。

【MRI表现】 小脑扁桃体呈三角形，向下延伸至枕骨大孔平面下5mm以上，位于颈髓后方，第四脑室、小脑蚓部及脑干位置正常。

【伴随畸形】 脊髓积水占25%～60%，寰椎融合占10%，颈椎分节不全占50%等。

（二）Chiari Ⅱ型畸形 Chiari Ⅱ型畸形是一个牵涉到后脑、脊髓、颅底及脊柱的复合畸形。

【病理】 目前还没有一个非常满意的理论来解释它的发生，比较能被大家接受的是Mclone和Knepper理论。即当神经管发育时，神经元需要一种特殊的碳水化合物分子，这种分子是神经管闭合及中央管局限膨胀，

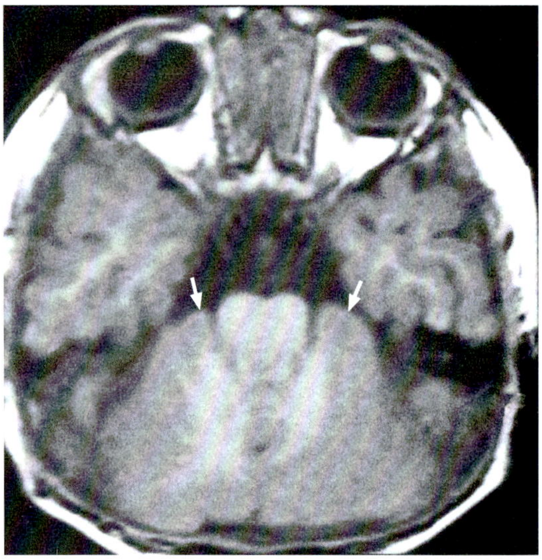

图3-4-79 Chiari Ⅱ型畸形 横断面T_1WI：小脑半球向前、向两侧包绕脑干，中脑顶盖略呈三角形。

最后脑室形成所必须的。当这种分子缺乏时，神经后孔不能闭合，脑脊液流入羊膜囊，脑室不能足够膨胀以至影响正常颅后窝的形成，以后脑组织发育时受到它的挤压，向下脱出，神经管不能闭合造成脊髓膨出及脊髓脊膜膨出，脑室不足够大同样影响两侧大脑半球的发育。

【临床表现】 吞咽困难占71%，喘鸣占59%，间断性窒息占29%，抽吸占12%，哭声低占12%，肢体无力占53%。

【MRI表现】 颅后窝容积小，小脑扁桃体和小脑蚓部向下疝入枕骨大孔平面，向下可达第三颈椎椎弓平面（图3-4-75A），小脑半球向前、向两侧包绕脑干（图3-4-79）；脑干拉长、变直、向下延伸；中脑顶盖呈鸟嘴样改变；延髓向下紧扣上颈髓后方，与上颈髓交界处形成典型的刺样改变；第四脑室被拉长，同样疝入枕骨大孔下方；天幕切迹发育不良可以导致小脑半球、蚓部向上疝入幕上；大脑镰发育异常表现为大脑内侧面呈指样改变。

【伴随畸形】 Chiari Ⅱ型畸形都合并有脊髓脊膜膨出，80%～90%的患者合并胼胝体发育不全，脊髓积水占50%，脑积水占100%，新生儿颅骨可呈腔隙性改变。

（三）Chiari Ⅲ型畸形 此型极其罕见，病理上主要是在Chiari Ⅱ型畸形的基础上再加上一个颅后窝内容物 通过颈颅交界或寰椎、枢椎棘突裂疝出。

四、神经纤维瘤病

神经纤维瘤病是神经皮肤综合征中最常见的一种疾病，它可以分为两个亚型，即神经纤维瘤病Ⅰ型和Ⅱ型。神经纤维瘤病Ⅰ型以前也称周围型，Ⅱ型也称为中央型，但由于Ⅰ型也常伴有颅内病变，Ⅱ型也有周围表现，故现在基本不采用这种分类法。

（一）神经纤维瘤病Ⅰ型

【病理】 属于常染色体显性遗传性疾病，有关基因是在长臂染色体 17。其中 50% 有基因突变。

【临床表现】 神经纤维瘤病Ⅰ型占整个神经纤维瘤病的 90%，发病率占出生存活儿 1/3 000，绝大多数儿童没有临床症状。

【诊断标准】 符合以下 2 条或 2 条以上表现者即可作出神经纤维瘤病Ⅰ型的诊断：① 6 个或超过 5mm 大的牛奶咖啡斑。②一个丛状神经纤维瘤，或 2 个或更多神经纤维瘤。③ 2 个或更多色素沉着性虹膜错构瘤。④腋部或腹股沟区斑。⑤视神经胶质瘤。⑥一级亲属患有神经纤维瘤病Ⅰ型。⑦特征性骨病变，如蝶骨大翼发育不全、假关节等。

【MRI 表现】 最常见的中枢神经系统肿瘤是视神经胶质瘤，约占 15%，可累及一侧或两侧，通常延伸至视交叉，大多数是低级星形细胞瘤。其在 T_1WI 上呈低或中等信号；在 T_2WI 上呈高信号；增强扫描绝大多数无强化，或轻度强化，偶尔也可明显强化。从状神经纤维瘤是神经纤维瘤病Ⅰ型的特征性的表现，约见于 1/3 患者，表现为多发性扭曲、蠕虫样肿块，通常沿周围神经轴分布。其在 T_1WI 上呈相对于肌肉的等信号；在 T_2WI 上呈明显高信号；增强扫描明显强化。80% 患者颅内有非肿瘤性的错构瘤病变，主要位于基底节、视辐射、脑干等。位于基底节的病变在 T_1WI 上常呈高信号。高信号的原因被认为是顺磁性物质的释放、钙化及含神经膜细胞的错构瘤或黑色素沉着。神经纤维瘤病也常累及颅骨及硬膜，表现头大、蝶骨翼发育不全、脊膜膨出等。

（二）神经纤维瘤病Ⅱ型

【病理】 神经纤维瘤病Ⅱ型也是常染色体显性遗传性疾病，具体表现在染色体 22 的缺乏。

【临床表现】 发生率占存活出生儿的 1/50 000。皮肤表现不常见，有时可见皮肤神经纤维瘤或神经膜细胞瘤。

【诊断标准】 ①两侧性听神经瘤。②一级亲属患有此病加上单侧听神经瘤，或加上以下两种肿瘤如神经膜细胞瘤、神经纤维瘤、脊膜瘤、胶质瘤等。

【MRI 表现】 最常见的是听神经神经膜细胞瘤、其次是三叉神经瘤及其他脑神经瘤。听神经瘤在 T_1WI 上肿瘤呈低信号，在 T_2WI 上呈中高信号，增强扫描呈不均匀强化。原因是听神经瘤容易发生变性、出血、囊变，有时听神经瘤可以破坏耳蜗及颞骨。颅内脑膜瘤也很常见，通常为多发性。此外，尚有一些非肿瘤性颅内钙化，如脉络膜丛钙化、小脑皮质钙化，偶尔有大脑表面皮质钙化。CT 在显示钙化方面明显优于 MRI。脊髓肿瘤在神经纤维瘤病Ⅱ型中是很常见，占 67% ~ 90%。髓外硬膜下占位如脊膜瘤、神经膜细胞瘤，其 MRI 信号同颅内表现。髓内肿瘤往往是典型的室管膜瘤。

（凌华威　汪登斌　童国海　张　蓓　李玉华
袁明远　史曙光　李　志　江　浩）

参 考 文 献

[1] Kathol MH. Cervical Spine Trauma. Radiol Clinics North Am, 1997, 35(3):507 ~ 532

[2] Pathria MN, Petersilge CA. Spinal Trauma. Radiol Clinics North Am, 1991, 29(4):847 ~ 865

[3] Hall AJ, Wagle VG, Raycroft J, et al. Magnetic Resonance Imaging in Cervical Spine Trauma. J Trauma, 1995, 34:21 ~ 25

[4] 上海第一医学院《X 线诊断学》编写组. X 线诊断学. 上海：上海科学技术出版社，1978

[5] 李景学，等. 骨关节 X 线诊断学. 北京：人民卫生出版社，1982

[6] 陈星荣，等. 全身 CT 和 MRI. 上海：上海医科大学出版社，1994

[7] 段承祥. 脊柱 X 线诊断学. 上海：上海科学技术出版社，1987

[8] 高元桂，等. 磁共振成像诊断学. 北京：人民军医出版社，1993

[9] Brodiu H. Path of Nutrition in Articular Cartilage and Intervertebral Discs. Acta Orthop Scoud, 1995, 24:177

[10] Ogata K, Whiteside La. Nutritional Pathways of the Intervertebral Discs:An Experimental Study Using Hydrogen Washout Technique. Spine, 1981, 6:211

[11] Hendly NGC. The Hydrotia of the Nucleus Pulposus and its Relation to Intervertebral Disc Derangement. J Bone Joint Surg, 1958, 40B:132

[12] 胡有谷. 腰椎间盘突出症. 北京：人民卫生出版社，1996

[13] Pearce KH, et al. Degeneration and Chemical Composition of the Human Lumbar Intervertebral Disc. J Orthop Res, 1987, 5:198

[14] Armstrong JR. Lumbar Disc Lesions. Baltimore:Williams & Wilkins, 1965

[15] Macnab I:Bachache. Baltimore:Williams & wilknes, 1977 邓相华，吴祖尧. 腰间盘突出症发病机理和硬膜外激素注射疗法. 国外医学参考资料（外科学分册），1979，6:149

[17] Murphy RW. Nerve Roots and Spinal Nerves in Degenerative Disc Disease. Clinical Orthop, 1977, 129:46

[18] Marshall LL, et al. Chemical Radiculitis. Clinical Orthop, 1977, 129:6

[19] Marshall L, Tretheaise PR. Chemical Irritation of Nerve Root in Disc Prolapse. Lancet, 1973, 2:320

[20] Gertzbein SD, et al. Autoimmunity in Degenerative Disc Disease of the Lumbar Spine. Orthop Clin North Am, 1975, 6:67

[21] Stoller DW. MRI in the Orthopedics and Sports Medicine. 2nd ed. Philadelphia:Lippincott-Raven, 1977

[22] Yessen PS, Swartz JD, Semin US. Acute Lumbar Disc Herniation:Imaging Diagnosis. CT MR, 1993, 14:1379

[23] Glickstein MF, et al. Magnetic Resonance Demonstration of Hyperintense Herniated Discs and Extruded Disc Fragments. Skeletal Radiology, 1989, 18:527

[24] Murayama S, et al. Diagnosis of Herniated Intervertebral Discs with MR Imaging:A Comparision of Gradient-refocused-echo and Spin-echo Pulse Sequences. A JNR, 1990, 11:17

[25] Boden SD. The Use of Radiographic Imaging Studies in the Evaluation of Patients who Have Degenerative Disorders of the Lumbar Spine. J Bone Joint Surg[AM], 1996, 78A:114

[26] Modic MT, Ross JS, Obuchowski NA, et al. Contrast-inhanced MR Imaging in the Acute Lumbar Radiculopathy:Pilot Study of the Natral History. Radiology, 1995, 195:429

[27] Ross JS, et al. Tears of Anulus Fibrosis:Assesment with Gd-DTPA-enhanced MR Imaging. AJR, 1990, 154:159

[28] Schellinger D, et al. Disk Fragment Migration. Radiology, 1990, 175(3):831 ～ 836

[29] Atlas SW. MRI of the Brain and Spine. New York:Raven Press, 1991, 795

[30] Jassen ME, Bertrand SL, Joe C, et al. Lumbar Herniated Disc Disease:Comparision of MRI, Myelography, and Post-myelographic CT Scan with Surgical Findings. Orthopedics, 1994, 17:121

[31] Francavilla TL, Powers A, Dina T, et al. MR Imaging of Thoracic Disk Herniation. J Comput Assist Tomogr, 1987, 11:106

[32] Alvarez O, Dpque CT, Pampati M. Multilevel Thoracic Disk Herniations:CT and MR Studies. J Comput Assist Tomogr, 1988, 12:649

[33] Williams MP, et al. Thoracic Disc Herniation: MR Imaging. Radiology, 1988, 167:874

[34] Williams MP, et al. Significance of Thoracic Herniation Demonstrated by MR Imaging. J Comput Assist tomogr, 1989, 13:211

[35] Wood KB, Garvey TA, Gundry C, et al. MR Imaging of the Thoracic Spine:Evaluation of Asymptomatic Individuals. J Bond Joint Surg[AM], 1995, 77A:1631

[36] Modic M, Masaryk T, Ross J. MR Imaging of the Spine. Chicago:Year Book of Medical Publishers, 1989. 75

[37] DeRoos A, et al. MR Imaging of Marrow Changes Adjacent to End Plates in Degenerative Lumbar Disc Disease. AJR, 1987, 149:531 ～ 534

[38] Dina Ts, Boden SD, Davis DO. Lumbar Spine after Surgery for Herniated Disk:Imaging Finding in the Early Postoperative Period. AJR, 1995, 164:665

[39] Boden SD, Davis DO, Dina TS, et al. Contrast-enhanced MR Imaging Performed after Successful Lumbar Disc Surgery:Prospective Study. Radiology, 1992, 182:59

[40] 贾连顺,李家顺. 现代腰椎外科学. 上海：上海远东出版社, 1995

[41] Wiltes LL. Treatment of Spondylolisthesis and Spondylolysis. Clin Orthop, 1976, 117:92

[42] Ulmer JL, Elster AD, Mathews VP, et al. Distinction between Degenerative and Isthmic Spondylokisthsis on Sagittal MR Images:Impotance of Increased Anteroposterior Diameter of the Spinal Canal. AJR, 1994, 163:411

[43] Stoller DW. MRI in the Orthopedics and Sports Medicine. 2nd ed. Philadelphia:Lippincott-Raven, 1997

[44] Arnoldi CC, et al. Lumbar Spinal Stenosis and Nerve Root entrapment syndromes:Definition and classification. Clin Orthop, 1976, 115:4

[45] Kirkaldy-Willis WH, et al. Lumbar Spine Nerve Lateral Entrapment. Clin Orthop, 1982, 169:177

[46] Verbiest HS, et al. Resaults of Surgical Treatment of Idiopathic Development Stenosis of the Lumbar Vertebral Canal. J Bone Joint Surg[Br], 1977, 59:181

[47] 李家顺，贾连顺. 当代颈椎外科学. 上海：上海科学技术文献出版社，1997

[48] Atlas SW. MRI of the Brain and Spine. New York:Raven Press, 1991. 795

[49] Modic M, Masaryk T, Ross J. MRI of the Spine. Chicago:Year Book Medical Publishers, 1989. 75

[50] Holdsworth FW. Fractures, Dislocations and Fracture/ Dislocations of the Spine. J Bone Joint Surg, 1963, 45-B:6 ～ 20

[51] Denis F. The Three Column Spine and its Significance in the Classification of Acute Thoracolumbar Spinal Injuries. Spine, 1983, 8:817 ～ 831

[52] Denis F. Spinal Instability as Defined by the Three-column Spine Concept in Acute Trauma. Clin Orthop, 1984, 89:65 ～ 76

[53] Davis SJ, Khangure MS. A review of Magnetic Resonance Imaging in Spinal Trauma. Australasian Radiol, 1994, 38: 241 ～ 253

[54] Hajnal JV, Kasuboski L, De Souza NM, et al. Magnetic Resonance Imaging: Spinal Cord Imaging with the Turbo-fluid Attenuated Inversion Recovery (Flair) Pulse Sequence. Clinical Radiol 1995, 50:1 ～ 5

[55] Ramon S, Dominguez R, Ramirez L, et al. Clinical and Magnetic Resonance Imaging Correlation in Acute Spinal Cord Injury. Spinal-Cord, 1997, 35(10):664 ～ 673

[56] Benzel EL, Hart BL, Ball PA, et al. Fractures of C2 Vertebral Body. J Neurosurg, 1994, 81:206 ～ 210

[57] Bohn D, Armstrong D, Becker L, et al. Cervical Spine Injuries in Children. J Trauma, 1990, 30:463

[58] Greene KA, Dickman CA, Marcino FF, et al. Transverse Atlantal Ligment Disruption Associated with Odontoid Fractures. Spine, 1994, 19:2307 ～ 2310

[59] Hanigan WC, Rowell FC, Elwood PW, et al. Odontoid Fractures in Elderly Patients. J Neurosurg, 1993, 78:32 ～ 36

[60] Maves Ck, Souza A, Preger EC, et al. Traumatic Atlanto-occipital Disruption in Children. Pediatr Radiol, 1991, 21: 504 ～ 509

[61] Lui T, Lee S, Wong C. C1-C2 Fractures-dislocations in Children and Adolescents. J Trauma, 1996, 40:408 ～ 413

[62] Levine AM, Edwards CC. Fractures of the Atlas. J Bone Joint Surg[Am], 1991, 73A:680 ～ 685

[63] Kathol MH, El-khoury GY. Diagnostic Imaging of Cervical Spine Injuries. Semin Spine Surg, 1996, 8:2 ～ 10

[64] Anderson LD, D Alonzo RT. Fractures of the Odontoid Process of the Axis. Joint Surg[Am], 1974, 56A:1663 ～ 1665

[65] Schaefer DM, Flanders A, Osterholm JL, et al. Prognostic Significance of Magnetic Imaging in the Acute Phase of Cervical Spine Imaging. J Neurosurg, 1992, 76:218 ~ 233

[66] El-Khoury GY, Kathol MH, Daniel WW. Imaging of Acute Injuries of the CervicalSpine:Value of Plain Radiography, CT, and MR Imaging. AJR, 1995, 164:43 ~ 48

[67] Flanders AE, Schaefer DM, Doan HT, et al. Acute Cervical Spine Trauma Correlation of MR Imaging Findings with Degree of Neurologic Deficit. Neuroradiology, 1990, 177:25 ~ 33

[68] Fagerlund M, Bjornebrink, Petterson K, et al. MRI in Acute Phase of Whiplash Injury. Eur Radiol, 1995, 5:297 ~ 302

[69] Blacksin MF, Lee HJ. Frequency and Signigicance of Fractures of the Upper Cervical Spine Detected by CT in Patients with Severe Neck Trauma. AJR, 1995, 165:1201 ~ 1210

[70] Kim KS, Chen HH, Russell EJ, et al. Flexion Teardrop Fracture of the Cervical Spine:Radiographic Characteristics. AJR, 1989, 152:319 ~ 326

[71] Davis SJ, Terest LM, Bradley WG Jr, et al. Cervical Spine Hyperextension Injuries:MR Findings. Radiology, 1991, 180:245 ~ 251

[72] Griffiths HJ, Olson PN, Everson LI, et al. Hyperextension Strain or "Whiplash Injuries" to the Cervical Spine. Skeletal Radiol, 1995, 24:263 ~ 270

[73] Foster BB, Koopmans RA. Magnetic Resonance Imaging of Acute Trauma of the Cervical Spine:Spectrum of Findings. Can Assoc Radiol J, 1995, 46 (3) :168 ~ 173

[74] Hoek TV, Propp D. Cervicothoracic Junction Injury. Am J Med, 1990, 8:30 ~ 36

[75] Shanmuganathan K, Mirvis SE, Dowe M, et al. Traumatic Isolation of Cervical Articular Pillar:Imaging Observations in 21 Patients. AJR, 1996, 166:897 ~ 904

[76] Berg EE. The Sternal-rib Complex:A Possible Fourth Column in Thoracic Spine Fractures. Spine, 1993, 18:1916 ~ 1919

[77] El-Khourg Gy, Whitten CG. Trauma to the Upper Thoracic Spine:Anatomy, Biomechanics, and Unique Imaging Features. AJR, 1993, 160:95 ~ 102

[78] El-Khoury GY, Moore TE, Kathol MH. Radiology of the Thoracic Spine. Clin Neurosurg, 1992, 38:261 ~ 295

[79] Meyers. Thoracic Spine Trauma. Semin Roentgenol, 1992, 27:254 ~ 261

[80] Bolesta MJ, Bohlman HH. Mediastinal Widening Associated with Fractures of the Upper Thoracic Spine. J Bone Joint Surg, 1991, 73-A:447 ~ 450

[81] Charlton OP, Marthinezs, Gehweiler JA. Pedicle Thinning at the Thoracolumbar Junction:A Normal Varianat. AJR, 1980, 134:825 ~ 826

[82] Brandser EA, El-Khourg GY. Thoracic and Lumbar Spine Trauma. Radiol Clin North Am, 1997, 35(3):533 ~ 557

[83] Saifuddin A, Noordeen H, Taglor BA, et al. The Role of Imaging in the Diagnosis and Management of Thoracolumbar Burst Fractures:Current Concepts and A Review of the Literature. Skeletal Radiol, 1996, 25:603 ~ 613

[84] Keenen TL, Antony J, Benson DR. Dural Tears Associated with Lumbar Burst Fractures. J Orthop Trauma, 1990, 4:243 ~ 245

[85] Fujii H, Yone K, Sakou T. Magnetic Resonance Imaging Study of Experimental Acute Spinal Cord Injury. Spine, 1993, 18:2030 ~ 2034

[86] Yamashita Y, Takahashi M, Matsumo Y, et al. Acute Spinal Cord Injury:Magnetic Resonance Imaging Correlated with Myelopathy. Br J Radiol, 1991, 64:201 ~ 209

[87] Hida K, Iwasaki Y, Imamura H, et al. Posttraumatic Syringomyelia:Its Characteristic Magnetic Resonance Imaging Fingings and Surgical Management. Neurosurgery, 1994, 35:886 ~ 890

[88] 吴振华，潘诗农，杨本强，等. 脊柱结核的 MRI 表现. 中华放射学杂志，1996，30:159

[89] 詹松华，戴勇，杨振燕. 脊柱结核的 MRI 评价. 中国医学计算机成像杂志，1996，2:252

[90] Bell GR, Stearn KL, Bonutti PM, et al. MRI Diagnosis of Tuberculousvertebral Osteomyelitis. Spine, 1990, 15:362 ~ 465

[91] de Roos A, Van Meerten EP, Bluemm RG, et al. MRI of Tuberculousspondylitis. AJR, 1986, 146:79 ~ 82

[92] Cotten A, Flipo RM, Drouot MH, et al. Spinal Tuberculosis:Study of Clinical and Radiological Aspects from a series of 82 Cases. J Radiol, 1996, 77:419 ~ 426

[93] Flipo RM, Cotten A, Chastanet P, et al. Evaluation of Destructive Spondyloar thropathies Inhemodialysis by Computerized Tomographic Scan and Magnetic Resonanceimaging. J Rheumatol, 1996, 23:869 ~ 873

[94] Jevtic V, Rozman B, Kos Golja M, et al. MR Imaging in Eronegativespondyloarthritis. Radiologe, 1996, 36:624 ~ 631

[95] Jinkins JR, Bazan C 3rd, Xiong L. MR of Disc Protrusion Engendered by Infectious Spondylitis. J Comput Assist Tomogr, 1996, 20:715 ~ 718

[96] Heindel W, Lanfermann H, Mesnil R, et al. Infections of the Cervical Spine. Aktuelle Radiol, 1996, 6:308 ~ 316

[97] Huang YC, Shih TT, Huang KM, et al. Infectious Spondylitis:MRI Characteristics. J Formos Med Assoc, 1996, 95:458 ~ 463

[98] Gillams AR, Chaddha B, Carter AP. MR Appearances of the Temporal Evolution and Resolution of Infectious Spondylitis. AJR Am J Roentgenol, 1996, 166:903 ~ 907

[99] Gupta RK, Agarwal P, Rastogi H, et al. Problems in Distinguishing Spinal Tuberculosis from Neoplasia on MRI. Neuroradiology, 1996, 38 Suppll:97 ~ 104

[100] Kapeller P, Fazekas F, Krametter D, et al. Pyogenic Infectious Spondylitis:Clinical, Laboratory and MRI Features. Eur Neurol, 1997, 38:94 ~ 98

[101] Kim NH, Lee HM, Suh JS. Magnetic Resonance Imaging for the Diagnosis of Tuberculous. Spine, 1994, 19:2451 ~ 2455

[102] Maiuri F, Laconetta G, Gallicchio B, et al. Spondylodiscitis:Clinic and Magnetic Resonance Diagnosis. Spine, 1997, 22:1741

[103] Stäbler A, Baur A, Krüger A, et al. Differential Diagnosis of Erosive Osteochondrosis and Bacterial Spondylitis:Magnetic Resonance Tomography MRT). Rofo Fortschr Geb Rontgenstr Neuen Bildgeb Verfahr, 1998, 168:417 ~ 420

[104] Stäbler A, Baur A, Krüger A, et al. Differential Diagnosis

of Erosive Osteochondrosis and Bacterial Spondylitis:Magnetic Resonance. Rofo Fortschr Geb Rontgenstr Neuen Bildgeb Verfahr, 1998, 168:421 ~ 428
[105] Thajeb P, Huang KM, Jeng CM, et al. MRI Appearance of Spinal Lesions:Metastatic Tumors or Infections. Chin Med J, 1995, 108:839 ~ 843
[106] Toussirot E, Dupond JL, wendling D. Spondylodiscitis in SAPHO Syndrome: A Series of Eight Cases. Ann Rheum Dis, 1997, 56:52 ~ 58
[107] Vorbeck F, Morscher M, Ba Ssalamah A, et al. Infectious Spondylitis in Adults. Radiologe, 1996, 36:795 ~ 804
[108] 段承祥. 脊椎X线诊断学. 上海:上海科学技术出版社, 1987. 156
[109] Ross JS, Masary K TS, Modic MT, et al. Veterbral Nemangiomas:MR Imaging. Radiology, 1987, 165:165
[110] Leredo JD, Reizine D, Bard M, et al. Verterbral Nemangiomas:Radiologic Evaluation. Radiology, 1986, 161:183
[111] 袁明远, 肖湘生, 洪庆坚, 等. 脊椎血管瘤的影像论断(附30例分析). 临床放射学杂志, 1997, 16(6):363
[112] Wood BP, Harwood Nash DC, Berger P. Intradural Spinal Lipoma of the Cervical Cord. AJR, 1985, 145:174
[113] Yamada S, Zinke DE, Sanders D. Pathophysiology of Tethered Cord Sydrome. J Neurosurg, 1981, 54:494
[114] 袁明远, 肖湘生, 刘光华, 等. 栓系综合征的MRI研究. 上海医学, 1997, 20(10):575
[115] Uchida N, Sugimura K, Kaijitani A. MR Imaging of Vertebral Metastases:Evaluatin of Fat Saturation Imaging. EJR, 1993, 17:91 ~ 94
[116] Mallmin MP, Nordsrom B, Andreasson I. MR Imaging with Histopathological Correlation in Vertebral Metastase of Breast Cancer. Acta Radiologica, 1992, 33:213 ~ 220
[117] Dooms G C, Fisher MR, Hricak H. Bone Marrow Imaging:Magnetic Resonance Imaging Studies Releted to Age and Sex. Radiology, 1985, 155:429 ~ 432
[118] Martin RH, Barnes DC, Pringle CR. Role of SPECT in Differentiating Malignant from Begign Lesion in the Lower Thoracic and Lunbar Vertebrae. Radiology, 1993, 187:193 ~ 198
[119] Daffner RH, Lupetin AR, Dash N. MRI in the Decection of Malignant Infiltration of Bone Marrow. AJR, 1986, 146: 353 ~ 358
[120] Modic MT, Weistein MA, Palvlicek W. Nuclear Magnetic Resonanace Imaging of the Spine. Radiology, 1983, 148: 757 ~ 762
[121] Mehta RC, Wilson MA, Perlman SB. False-negative Bone Scan in Extensive Metastatic Disease:CT and MR Findings. J Comput Assist Tomography, 1989, 13:717 ~ 718
[122] Baker LL, Goodman SB, Perkash I. Benign Versus Pathologic Compression Fractures of Vertebral Bodies:Assessment with Conventional Spin-echo, Chemical-shift, and STIR MR Imaging. Radiology, 1990, 174:495 ~ 502
[123] Sapir EE, Martin RH, Barnei DC. Role of SPECT in Differentiating Malignant from Benign Lesions in the Lower Thoracic and Lumbar Vertebrae. Radiology, 1993, 187:193 ~ 198
[124] William TC, Zachar CK, Barloon TJ. Vertebral Compression Fractures:Distinction between Benign and Malignant Causes with MR Imaging. Radiology, 1989, 172:215 ~ 218
[125] Greco A, Palmer N. MR Assessment of Spinal Metastases Using the Late 26 Sequence. Magnetic Resonance Imaging, 1989, 7:351 ~ 356
[126] Higgings C. B, Hricak, H, Helmsl CA. Magnetic Resonance. Imaging of the Body. 3rd ed. Philadelphia:Lippincott-Raven, 1997, 987
[127] Einat E S, Robert H M, David CB. Role of SPECT in Differentiating Malignant from Benign Lesions in the Lower Thoracic and Lunbar Vertebrae. Radiology, 1993, 187:193 ~ 198
[128] Yamashita K, Aoki Y, Hiroshima K. Metastatic Epidural Bony Tumor Causing Spinal Cord Compression:A Case Report. Clin-Orthop, 1996, 328:231 ~ 235
[129] Keung YK, Cobos E, White Head RP. Secondary Syringomyelia Due to Intramedullary Spinal Cord Metastasis:Case Report and Review of Literature. Am J Clin Oncol, 1997, 20:577 ~ 579
[130] Connolly ES, Winfree CJ, Mecormick PC. Intramedullary Spinsl Cord Metastasis Report of Three Cases and Review of the Literature. Surg Neurol, 1996, 46:329 ~ 338
[131] Phuphanich S, Zacharish S, Zachariah B. Magnetic Resonance Imaging of Syrinx Associated with Intramedullary Metastases and Leptomentingeal Disease. J Neuroimaging, 1996, 6(2):115
[132] Traill Z, Richards MA, Moore NR. Magnetic Resonance Imaging of Metastatic Bone Disease. Clinical Orthopaedics and Related Research, 1995, 312:76 ~ 78
[133] Anne S Patterson:Diagnostic Nuroradiology. 1st ed. Missouri:Mosby-Year Book, 1994. 802
[134] Emery JL, Lendon RG. The Local Cord Lesion in Neurospinal Dysraphism Meningomyelocele. J Pathol, 1973, 110:83 ~ 96
[135] Scott W. Atlas:Magnetic Resonance Imaging of the Brain and Spine. 2nd ed. Pildelphia:Lippincott-Raven, 1996. 1290
[136] Miller AW, Guille JT, Bowen JR. Evaluation and Treatment of Diastematomyelia. J Bone Joint Surg[Am], 1993, 75A: 1308 ~ 1317
[137] Pang D. Split Cord Malformation. Neurosurgery, 1992, 31:481 ~ 500
[138] Barkovich AJ. Pediatric Neuroimaging. 2nd ed. New York:Paven Press Ltd, 1996, 238
[139] Mclone DG, Knepper PA. The Cause of Chiari II Malformation:A Unified Theory. Pediatr Neurosci, 1989, 15: 1 ~ 12
[140] Vandertop WP, Asai A, Hoffman HJ, et al. Surgical Decompression for Symptomatic Chiari II Malformation in Neonates with Myelomengocele. J Neursurg, 1992, 77:541 ~ 544
[141] S. Van Es, K. N. North, K. Mchugh, et al. MRI Findings in Children with Neruofibromatosis Type I:A Prospective Study. Pediatr Radiol, 1996, 26:478 ~ 487
[142] Deliganis AV, Geyer JR, Berger MS. Prognostic Significance of Type I, Neurofibromatosis (Von-recklinghausen Disease) in

Children Optic Glioma. Neurosurgery, 1996, 38(6):1114

[143] Hitoshi TA, Barkovich AJ, Edwards BS, et al. Evolution of High-intensity Basal Ganglia Lesions on T_1-weighted MR in Neurofibromatosis Type I. AJNR, 1996, 17:755 ~ 760

[144] Mautner VF, Lindenau M, Baser ME, et al. The Neuroimaging and Clinical Spectrum of Neurofibromatosis 2. Neurosurgery, 1996, 38(5):880 ~ 885

[145] Parry DM, Eldrige R, Kaiser-Kupfer MJ, et al. Neurofibromatosis 2 (NF2) :Clinical Characteristics of 63 Affected Individuals and Evidence for Heterogeneity. Am J Med Genet, 1994, 52:450 ~ 461

第四章 肩 关 节

肩关节运动性损伤较为常见，是目前上肢各关节中最常发生的类型。与西方国家相比，我国人群中的肩关节病变发病率较低，但近年来有逐步增加趋势。这一方面是由于全民健身运动的不断推广使运动性损伤的发生概率有所增加，另外，也是人民群众对生活质量的要求不断提高，使因肩关节疼痛不适的就诊率上升。如何选择合理的肩关节影像学检查方法，并充分认识肩关节影像解剖是骨关节病和影像学工作者目前的重要任务之一。

肩关节的影像学检查方法很多。常规X线检查能较好地显示肩关节的骨性结构，如肩峰、肱骨近端骨松质、冈上肌出口等。但X线对肩关节的软组织如肩袖、关节囊及其韧带附着点、肩峰下空间等解剖结构的成像效果较差，因此很难对骨折以外的肩关节损伤性病变作出明确诊断。单纯的X线肩关节造影只能显示出肩袖的完全撕裂，对显示肩袖撕裂的大小、形态等方面的能力有限，无法判断肩袖断端缩回的程度及肩周肌肉的形态，肩关节周围韧带和盂唇的损伤程度，也不能显示肩袖的部分撕裂。因此，目前单纯肩关节造影已较少用于临床（图 4–0–1）。

常规的肩关节CT扫描能发现骨性结构的细微异

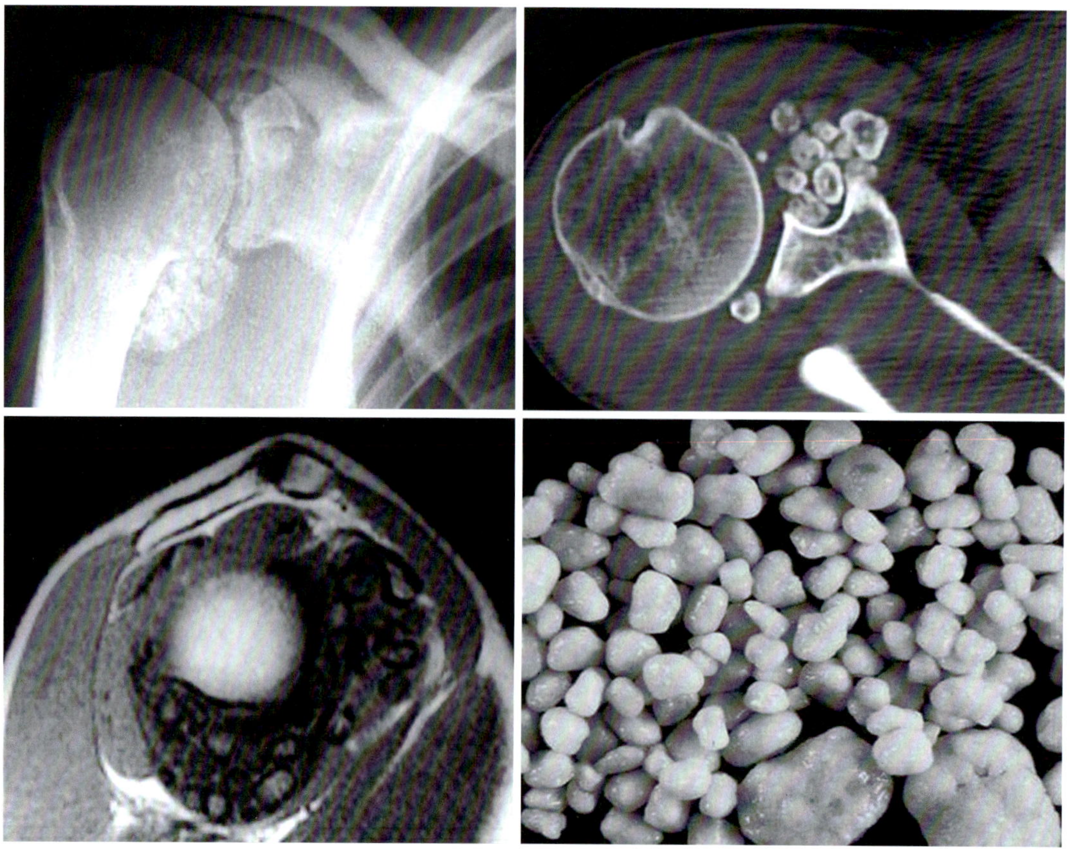

图 4–0–1　肩关节滑膜软骨瘤病　X线、CT和MR均清晰的显示关节囊内多发性病灶。影像学所见与病理标本较为相似。

常，对X线表现是较好的补充。CT肩关节造影则通过关节内注入造影剂和（或）气体，能对盂唇和肩袖直接成像，对盂唇撕裂合并骨损伤的病变有较高的诊断价值。但CT造影的软组织对比度差，空间分辨率低，在常规肩袖和关节韧带的检查中受到一定的限制，因此不是肩关节病变的常用检查方法。

肩关节的MRI，能较好地显示关节囊及关节盂的解剖形态。根据相应的横断面定位图像，可直接获得平行于冈上肌腱的斜向冠状面图像。斜向矢状面的MRI，可显示肩峰的解剖结构及喙肩韧带、喙肱韧带，也能显示出盂唇和关节囊的连接方式（图4-0-2）。GE序列的二维和三维MRI能获得从肩锁关节至盂肱关节各横断面的图像。利用关节内注入Gd-DTPA行MRI增强扫描，增加了对盂唇病变、肩袖部分撕裂、盂肱韧带撕裂、关节软骨裂隙等的敏感性，并能更好地显示盂肱关节囊的解剖结构。无论应用Dd-DTPA与否，MRI扫描均能显示出软组织和骨性结构的病变，而这在常规X线关节造影或CT是做不到的（图4-0-3）。

因此笔者推荐以下的肩关节影像学检查流程：肩关节X线平片是首选影像学检查方法（排除骨折、脱位等病变）；结合病史和体征，考虑为单纯退变引起的关节病变，则选择常规MRI检查即可。如体检和病史判断有肩袖或盂唇等结构损伤可能时，则选择CT和MR肩关节联合造影或MR关节造影。

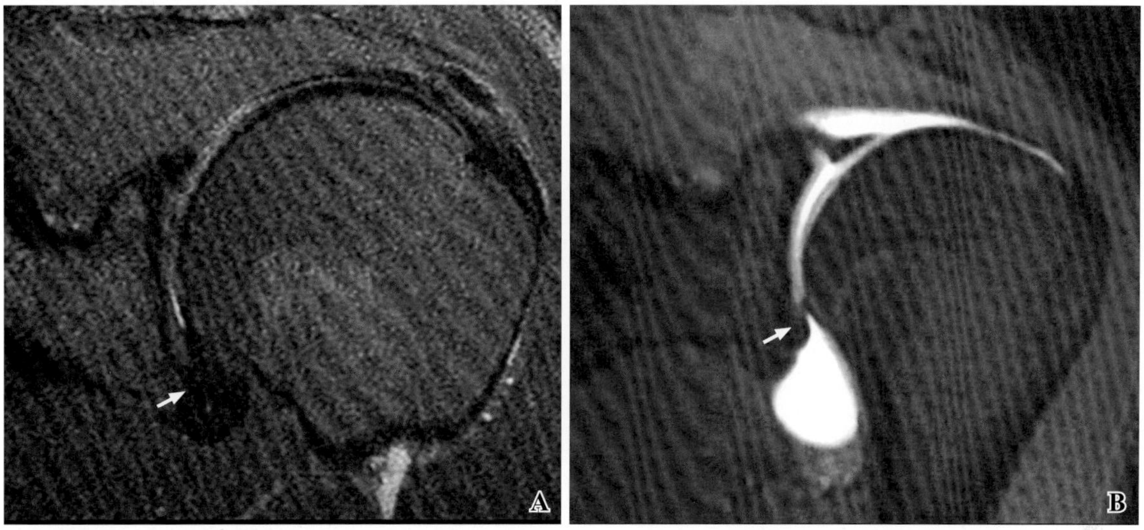

图4-0-2　斜矢状面　A.STIR序列序列和B.脂肪抑制 T_1 加权序列：清晰显示肩关节下盂唇软骨边界和形态表现。腋囊形态在关节造影上图像也显示的非常清晰。

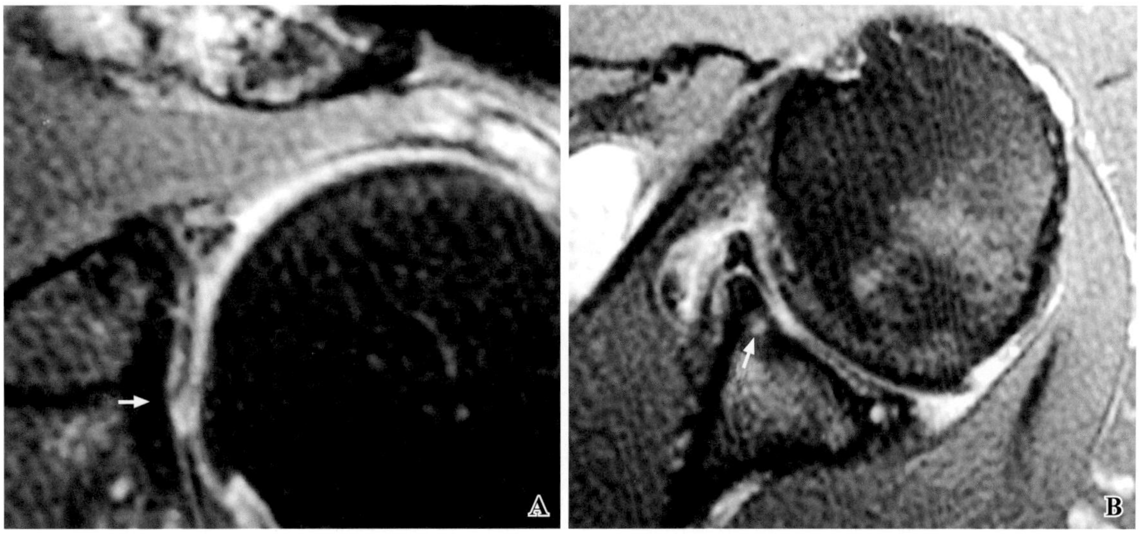

图4-0-3　斜冠状面（A）和横断面（B）肩关节　造影图像显示关节退变所致盂唇软骨磨损和局限性缺损，同时在软骨磨损区出现软骨下骨质水肿。

第一节 肩关节的MRI检查方法

随着表面线圈设计技术的发展，现在已能获得肩袖、肩关节及其关节囊的分辨率较高的图像。成像体位包括一般中立位和外展外旋位（abduction and external rotation，ABER）。中立位扫描时，患者呈仰卧位，上肢紧贴身体两侧，上肢相应拇指位于前方或有轻度外旋。上肢内旋会使前部关节囊更加松弛，成像效果差，造成影像学分析上的困难。而肩关节的完全外旋易造成肌肉痉挛，导致移动性伪影，同时也使肱二头肌腱更偏向外侧，更靠近冈上肌腱的附着处，给成像增加了困难。因此中立位是应用最为广泛的成像体位。外展外旋位是患者仰卧后将手掌枕于头下并手心朝上。患者不能忍受时，则可将患侧手臂搁置于额部上方，手心朝上。该体位能模拟前方盂唇和关节囊受力状态，可更好地显示前方盂唇撕裂破口。较多研究证实ABER位造影MR可显著增加前方盂唇撕裂的敏感度。其最大缺陷是部分病例不能忍受或因疼痛而产生运动伪影。关节内注射利多卡因能部分解决此问题。所以，在肩关节造影时，采用ABER位进行扫描是较可行的方法。

常规的盂肱关节检查的初始定位平面是经肩锁关节的横断面 T_1WI，冠状面的定位要求是平行于冈上肌腱（图4-1-1）。注意是平行于肌腱而不是冈上肌（冈上肌腱和冈上肌通常有不同的斜度）。斜向矢状面成像的定位一般要求平行于肩胛盂平面（图4-1-2）。

斜向冠状面成像需做 T_1 加权、T_2 加权或脂肪抑制FSE序列 T_2 加权扫描。层厚3～4mm，矩阵大小为256×256或256×192，视野为12～14cm。FSE序列 T_2 加权扫描时，采用较短的脉冲序列，且使用分辨率较高的矩阵和较长TE可获得更加清晰的图像。在脂肪抑制图像中，为了获得最大的信噪比，TE为40～50ms，TR为3 000～4 000ms（图4-1-3）。GRE和质子加权密度成像序列也能获得滑囊和肩袖较好的图像，可使液体和呈低信号的关节盂间的对比很明显。不同序列的综合运用是必要的，其能更好地显示肩关节内和周围不同的生理结构。结合各种文献和自身经验，建议：①多采用脂肪抑制序列：在脂肪抑制后，MRI能更好地显示肩峰，肱骨结节区松质骨损伤，骨髓水肿和肩袖的部分撕裂。特别是盂肱韧带周围有较多的脂肪存在，因此常规序列上盂肱韧带撕裂较难判断，而脂肪抑制序列能较好的解决此问题，显著提高诊断敏感度（图4-1-4）。②质子密度加权成像：对显示骨和关节内结构有较好的效果。质子密度加权成像时，骨髓为低信号，

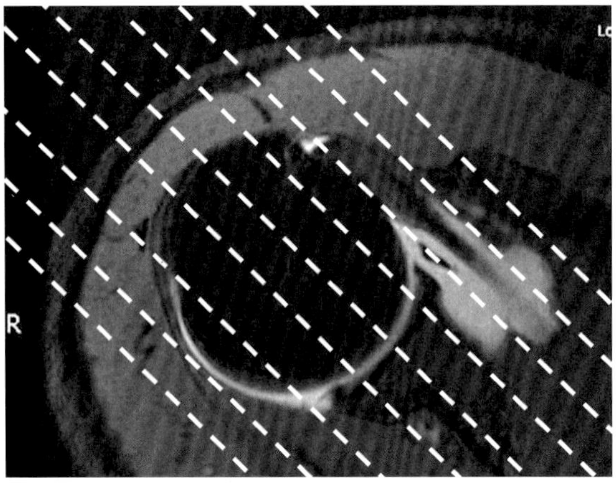

图4-1-1 肩关节斜向冠状面MRI的定位像 冠状面平行于冈上肌腱。

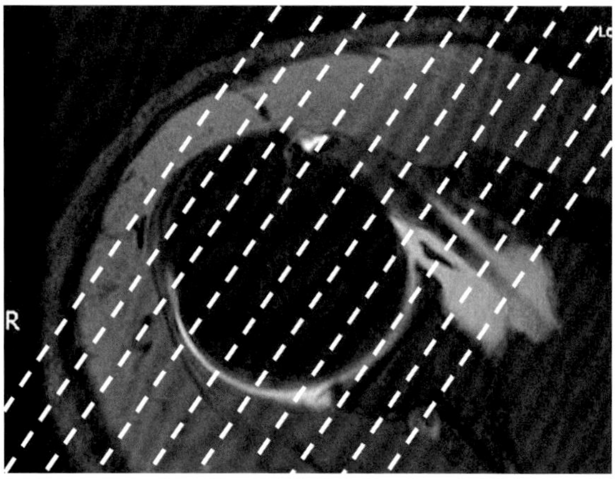

图4-1-2 肩关节斜向矢状面MRI的定位像 要求平行于肩胛盂平面。

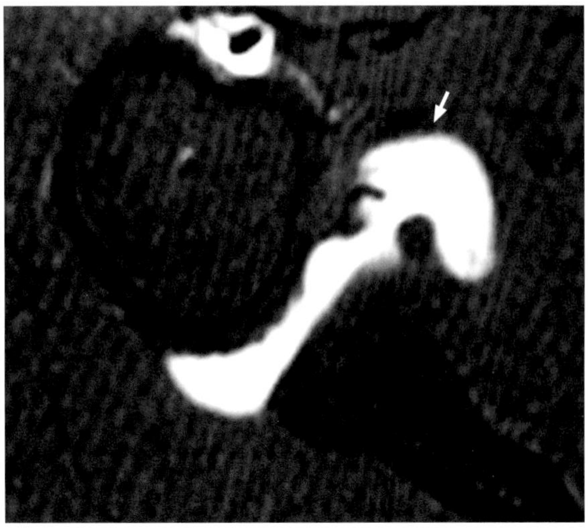

图4-1-3 采用脂肪抑制序列进行MR关节造影扫描 可清晰显示前关节囊破裂外渗和盂肱中韧带撕裂。

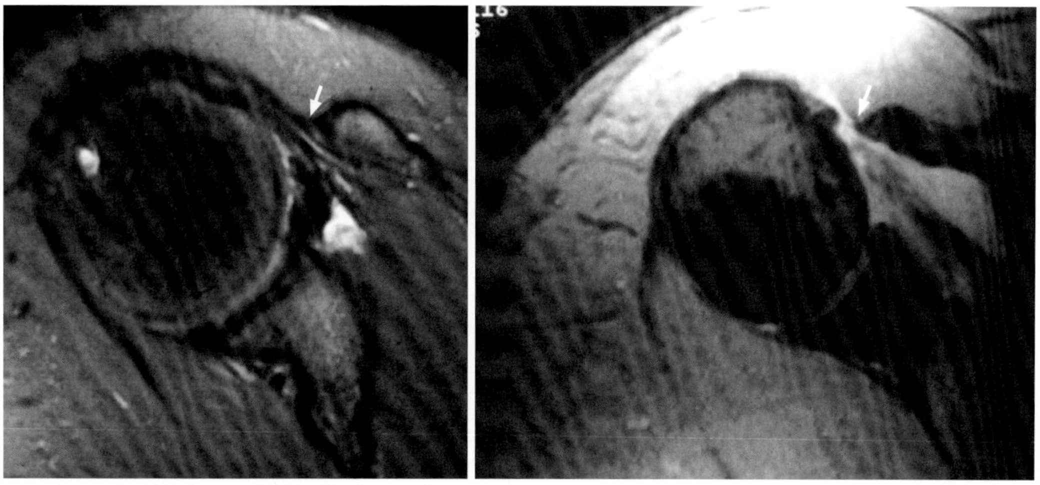

图 4-1-4 横断面质子密度加权图像 显示正常喙突与肱骨间保持 11mm 以上的间距（左）；但喙突骨质增生时喙肱间距减小，对肩胛下肌造成卡压碰撞。

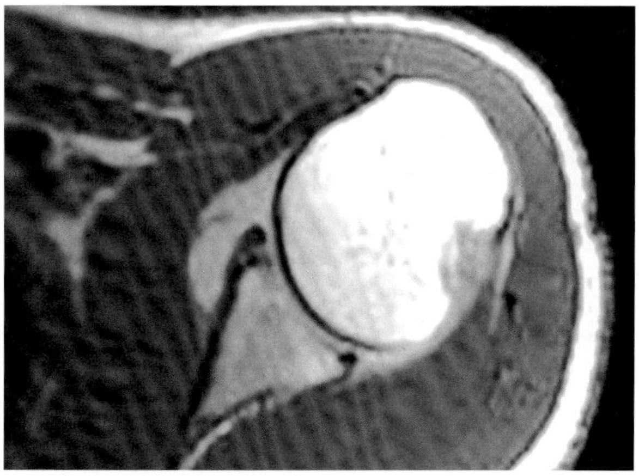

图 4-1-5 肩关节内注入 Gd-DTPA 后冠状面 MRI 关节囊扩张显示肱二头肌腱连于肩胛盂上极。

关节积液为高信号，能较好的衬托出肌腱和韧带信号。因此可作为常规 T_1WI 和 T_2WI 的补充。但质子密度加权图像上较易出现血管搏动伪影，因此适时改变脉冲序列编码方向是减少伪影的合适方法（图 4-1-5）。

肩关节的 MRI 扫描的横断面视野为 10 ~ 14cm。脂肪抑制序列和 FSE 序列 T_2 加权扫描能增加对肩峰下液体成像的敏感性，有助于诊断关节盂旁囊肿、冈盂切迹腱鞘囊肿和肌肉的病变。正常的盂唇及其变性、撕裂在 FSE 序列图像中的信号强度几乎均等，但该成像序列对撕脱的盂唇、软组织及其邻近渗液能够提供充分的对比度。

斜向矢状面常规 T_2 加权或 FSE 序列 T_2 加权扫描有助于对冈上肌腱和冈下肌腱的联合附着点的评估，对判断在冠状面图像中出现的可疑肩袖撕裂的大小，位置也有着重要作用。喙肩弓，包括肩袖和盂肱关节囊两者的关系，在斜向矢状面中的显示效果也较好。矢状面图像对显示盂肱下韧带结构、盂唇完整性和前盂唇 Bufford 复合体等结构同样具有重要意义。但是，肩袖的撕裂在斜向矢状面 T_1WI 中的特征不够明显。

斜冠状面是显示肩袖肌腱和上下盂唇结构的最佳层面。由于其图像与 X 线平片较为相近，因此在对照分析肱骨近端骨质异常、肩峰和肩锁关节病变方面非常重要。斜冠状面同样能较好的显示腋囊、三角肌下滑囊等关节腔结构。

MRI 关节造影能够显示关节盂的形态结构，确定肩袖的部分或全层撕裂，并且使关节囊和盂肱韧带在关节扩张时更好地显像。MRI 关节造影包括直接和间接法两种。间接关节造影就是静脉注射造影剂后待弥散至关节囊时进行肩关节扫描。其主要优势是无需穿刺，患者容易接受。但最大缺陷是成像等待时间长，没有将关节囊充分展开的效果，对关节结构的显示不佳。有研究显示，间接法关节造影与常规 MR 在盂唇病变和冈上肌部分撕裂诊断方面的敏感度和特异度无差异。因此目前间接关节造影主要用于病例随访或部分不能接受关节穿刺的病例。直接法 MR 造影是在关节内注入如 Gd－DTPA 顺磁性造影剂或生理盐水后进行成像。其作用在于：①使关节囊扩张，能较好的暴露盂唇和盂肱韧带；②增加了液体、肩袖和关节囊之间的对比度；③在加入利多卡因等麻醉剂后可进行 ABER 位扫描，提高了前部盂唇病变的诊断准确率；④部分关节粘连的患者在造影时加入麻醉剂后可进行被动运动以松解粘连，有一定的治疗作用。

MRI 关节造影在注入 Gd－DTPA 之前需作斜向关状面 FSE 序列 T_2 加权和横断面 T_2 加权扫描。这两种成像方法可检查出关节囊的表面撕裂或肩袖本身的变形改变。注射前进行 MRI 检查也可查出原先就存在的继发于渗出或出血的关节内液体。关节内液体的存在可以减少注射量或不必行关节内的注射。

进行常规 MRI 关节造影，在注入造影剂后，于 3 个平面（斜向冠状面、横断面、斜向矢状面）均使用脂肪抑制 T_1 加权扫描，层厚 3mm。脂肪抑制有助于避免将脂肪组织误认为高强度信号的顺磁性造影剂，从而使造影剂充分显像。整个关节盂应能显示在层厚3mm斜向矢状面的一幅图像中，将Gd－DTPA稀释至4 ∶ 1 000后直接注入肩关节12 ～ 16ml。生理盐水可经肩关节后路注射。利用生理盐水的MRI关节造影需作T_2加权和T^*_2加权扫描，此时的T_1WI对关节内液体不能充分显示。在成像时，利用肩关节的外展使盂肱下韧带及其附着的盂唇紧张，有助于肩关节前向不稳定或多向不稳定的评估。这个方法也可用来检查盂肱下韧带前束的松弛或撕裂。

在横断面图像中，臂丛紧邻锁骨下动脉分布，这可成为其在非中轴位冠状面图像中的定位标志。两上肢的横断面脂肪抑制序列或常规T_2加权扫描可用于检查发现臂丛的外源性损伤的原因（软组织或骨组织的侵犯）或呈高信号的创伤区域。

（陆　勇　江　浩）

第二节　肩关节的正常解剖

肩胛带的连接包括盂肱关节、肩锁关节、胸锁关节和肩胛、胸臂的连接。盂肱关节的肱骨头位于相对较浅的肩胛盂窝内，且肩关节的解剖结构使得它比身体任何其他关节有着更大的活动范围，因此其稳定性依赖于其周围的肌肉、韧带和盂唇的完整性。盂唇横断面呈楔形，以过渡性纤维软骨的组织形态附着于关节盂缘、外观似环形戒指。盂唇组织的存在使关节盂窝加深，从而增大了关节面的接触面积。

一、肩的骨骼学

锁骨连接着躯干骨和上肢带骨。外观呈“S”形，内侧部分向前凸，外侧向后凹。外侧端扁平、狭窄，内侧端粗大呈柱形。其内侧与胸骨连接，形成胸锁关节；外侧与肩峰连接，形成肩锁关节。

肩胛骨由肩胛体、肩胛冈、肩胛颈、肩峰、关节盂、喙突组成。肩胛下窝即肩胛骨肋侧的凹面，而其背侧凸面由肩胛冈分成冈上窝、冈下窝。肩胛上神经的走行经过冈上窝上缘的肩胛上切迹和冈盂切迹，因此肩胛上神经易因腱鞘囊肿或神经周围组织的粘连或肩胛上横韧带的增生而发生卡压。喙突起源于肩胛颈的内上方，尖端位于关节盂的前外方。在肩胛骨的外上角为关节盂，其上、下分别为盂上结节、盂下结节。

肱骨头近肩关节处由肱骨头、解剖颈、大结节、小结节组成。结节间沟或称肱二头肌腱沟位于大结节、小结节之间，沿肱骨前部外表面走行。

二、盂肱关节和关节囊

盂唇是盂肱韧带和关节囊附着于关节盂缘的纤维性组织。盂唇外观呈卵圆形，与关节盂缘的肾形外观相适应。正常的盂唇高约3mm、宽4mm，但其大小、形态和结构都可能发生适当的变异。按照附着形态不同，盂唇可分为两种类型：A型，盂唇游离缘分离悬挂于关节盂软骨面，周边完好附着；B型，盂唇不形成游离缘，完全附着于软骨（图4–2–1）。前部盂唇是盂肱下韧带前束附着于盂唇的主要区域（图4–2–2）。盂肱中韧带的形态变化较多，在向肱二头肌腱方向走行的过程中也发出部分纤维附着于前部盂唇的上端。上关节盂与肱二头肌腱一起对盂肱关节的稳定及其功能起着重要作用，两者的位置紧紧相邻。骺线下方的盂唇与关节软骨相延续，是盂肱下韧带的附着处。盂唇的前上部分在与关节盂连接时经常发生变异（图4–2–3）。肱二头肌长头肌腱与关节盂可有三种不同的附着方式：肱二头肌长头肌腱牢固地附着于关节盂的上极，关节盂的前上象限无唇下洞隙形成；或肱二头肌长头肌腱附着于关节盂矢状面的内侧几毫米处，使关节盂上极形成一个隐窝，可与唇下洞隙或肩胛下滑囊相交通；或关节盂外观呈类半月板样，因而在关节盂软骨斜上方、盂唇下形成一个较大的隐窝。这些正常的变异不要与肩关节的损害相混淆。

关节囊对关节有着重要的稳定和压缩作用，从而保证了关节面的紧密相贴及其完整性。而盂肱韧带和肱二

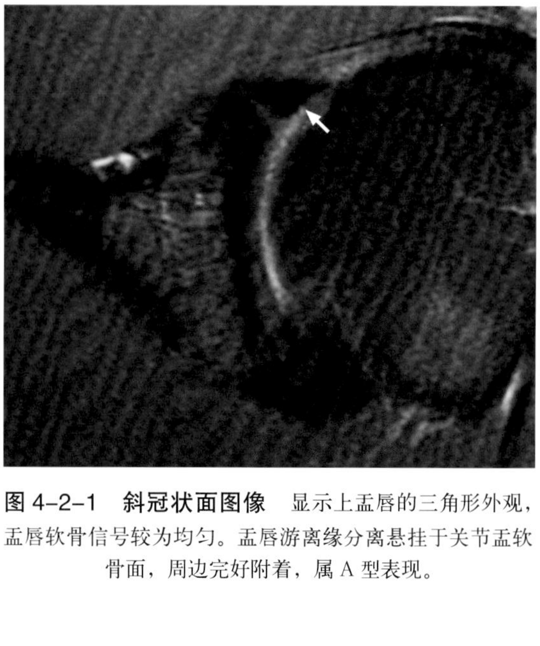

图4–2–1　斜冠状面图像　显示上盂唇的三角形外观，盂唇软骨信号较为均匀。盂唇游离缘分离悬挂于关节盂软骨面，周边完好附着，属A型表现。

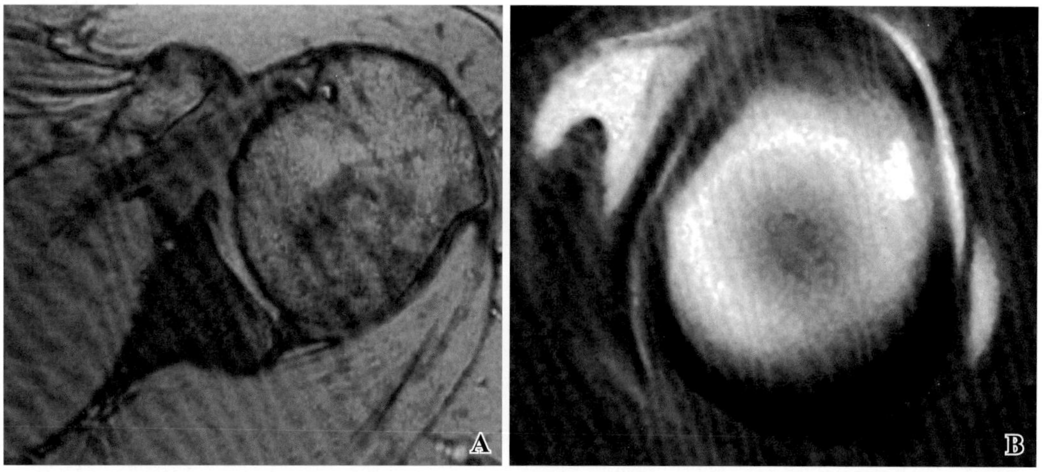

图 4-2-2 盂唇 MRI A. 横断面 T_2WI：显示前后盂唇为基本对称分布的三角形结构，边界清晰，离关节端与骨性关节盂骨膜相连；B. 斜矢状面脂肪抑制 T_1 关节造影像：显示前后盂唇在骨性关节盂周围形成较为完整的低信号带，边界清晰，信号均匀。

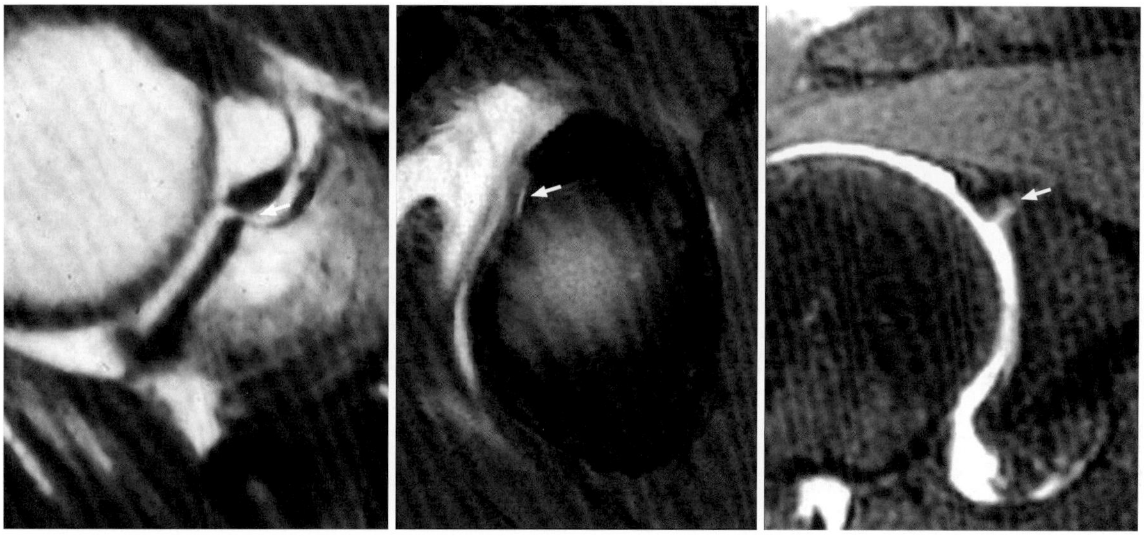

图 4-2-3 盂唇下孔 不同层面的 MR 图像上显示上盂唇与骨性关节盂之间存在潜在腔隙，但边界清晰，同时可见有软骨信号进入腔隙内。这也是区别于盂唇撕裂的特征之一。

头肌腱是维持盂肱关节囊稳定的重要结构。从盂肱关节前面观，自上而下依次为喙肱韧带，二头肌腱，盂肱上、中、下韧带。

喙肱韧带起源于喙突根部的外侧，喙肩韧带起源的下方，以水平位或横行附着于肱二头肌腱沟外侧的大结节上。在肩关节的前上方，喙肱韧带跨过盂肱上韧带而位于较浅层，和盂肱上韧带一起在肩关节外展外旋时限制肱骨头的向下移位。后部关节囊是指关节囊肱二头肌长头腱后部及盂肱上韧带后束上方的部分，这是关节囊最薄弱的部分。

肱二头肌长头腱附着于盂上结节，经冈上肌和冈下肌之间的裂孔穿出而定位于结节间沟内。在肩胛盂上极水平，可见二头肌腱的四个分离附着点：①盂上结节；②后上盂唇；③前上盂唇；④附着在喙突基底部外侧缘的关节外附着点（图 4-2-4）。二头肌与关节盂唇构成复合体，盂唇上端的前部和后部均含有肱二头肌腱发出的纤维，其相当于肩胛盂上 1/3 部分（图 4-2-5）。二头肌盂唇复合体与肩胛盂有三种不同的连接方式：I 型，复合体牢固附着在肩胛盂的上极，在盂唇 12 点至 3 点方向无唇下孔；II 型，复合体附着在肩胛盂矢状面内侧，肩胛盂透明软骨在盂唇下继续向内侧延伸；III 型，半月形盂唇并形成沟样结构，在盂唇下发出并越过肩胛盂软骨。肱二头肌腱的腱鞘内滑膜则是由关节腔内滑膜延伸而来（图 4-2-6）。

盂肱韧带（上、中、下）是前部关节囊增厚而形成的带状部分。

盂肱上韧带是关节囊组织中最小的结构，起源于关节盂上极和喙突根部，与盂肱中韧带、肱二头肌腱和关节盂都有相连，并附着于小结节稍上方的肱二头肌腱沟的区域。盂肱上韧带的大小可为细如线样至增厚为牢固的关节囊韧带。盂肱上韧带与关节外的喙肱韧带的关系密切（图 4-2-7）。

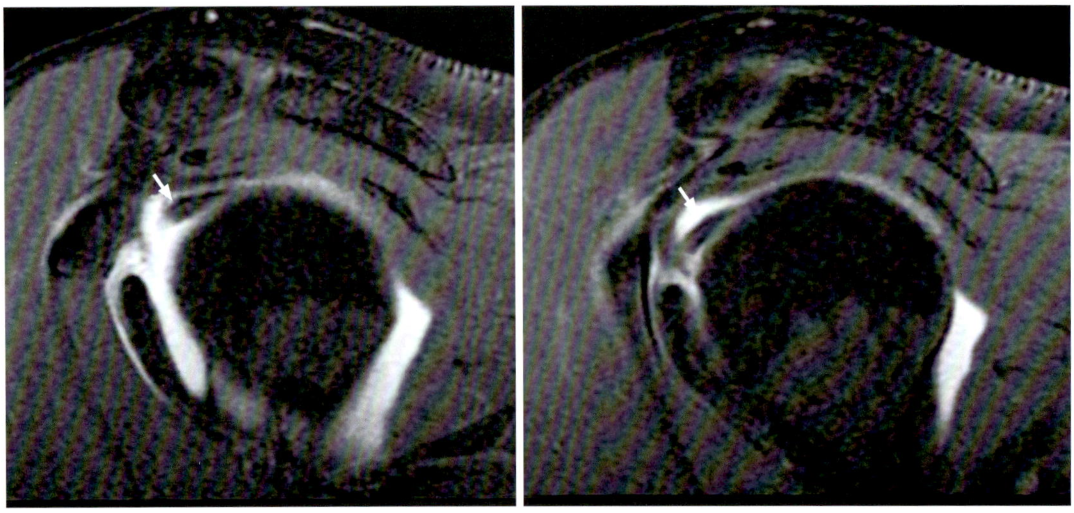

图 4-2-4 正常肱二头肌 在斜矢状面图像上显示为紧贴于肱骨头表面的肌腱信号。

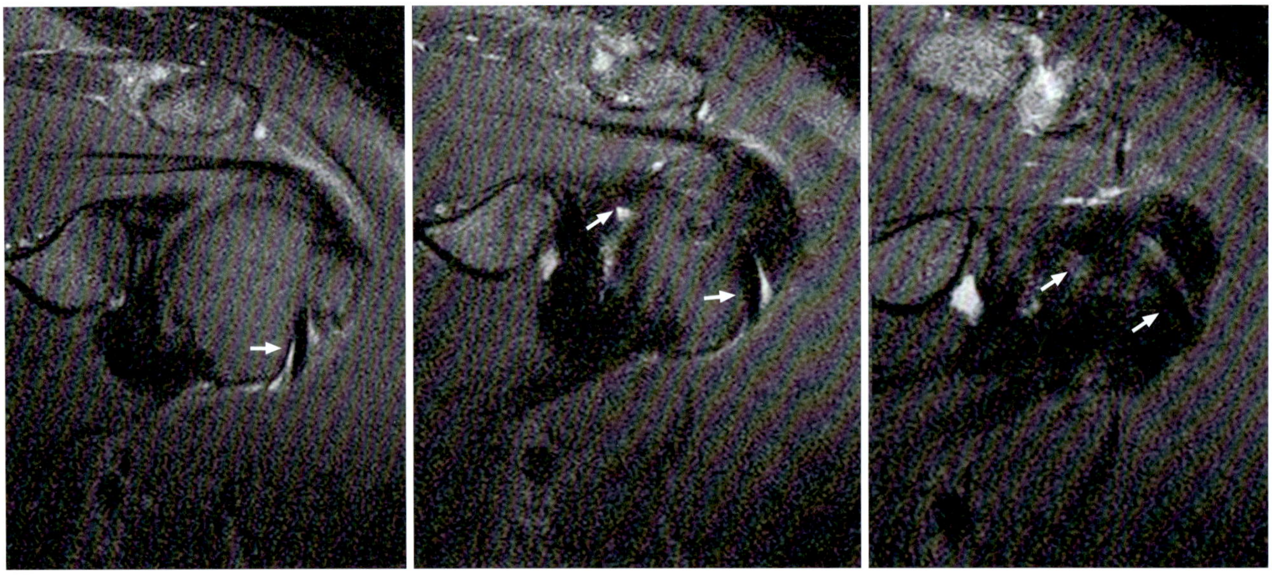

图 4-2-5 正常肱二头肌 二头肌与关节盂唇构成复合体，盂唇上端的前部和后部均含有肱二头肌腱发出的纤维，最后延伸至肱骨结节间沟内。

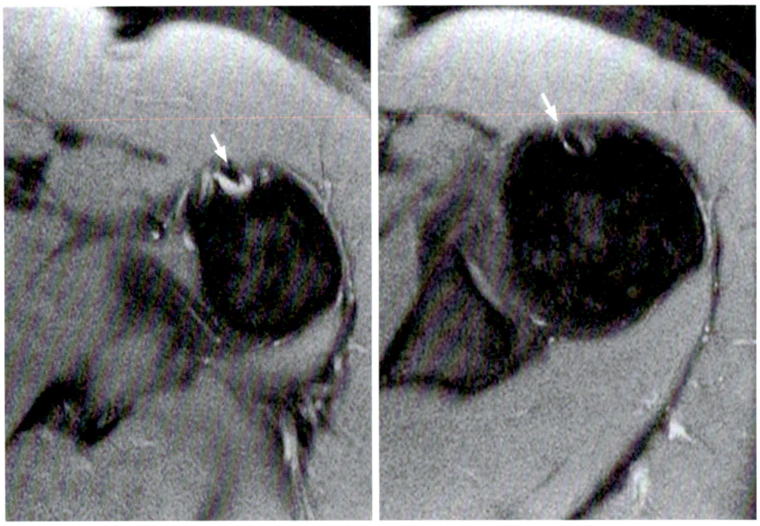

图 4-2-6 正常肱二头肌 肱二头肌腱的腱鞘内滑膜由关节腔内滑膜延伸而来。因此在 MR 关节造影时会显示肌腱周围高信号的造影剂。

盂肱中韧带附着于肱骨解剖颈的前方、小转子的内侧。在关节盂，它以盂唇的形式连于关节盂或附着于肩胛颈（图 4-2-8）。盂肱中韧带位于肩胛下肌腱（或穿过肩胛下肌腱）与前部盂唇或盂肱下韧带前束之间。Weitbrecht 孔（肩胛下黏液囊开口）正处于盂肱上、中韧带之间可与肩胛下软骨相交通。而 Rouviere 孔位于盂肱中、下韧带之间。上述两孔分别位于盂肱中韧带的前、后方。在盂肱韧带中，盂肱中韧带大小、厚度的变化最多，可呈现为薄薄的韧带组织或粗如肱二头肌腱的绳索样表现。后者称为索状盂肱中韧带，如中韧带在二头肌前方与上盂唇直接相连，并有前上盂唇缺如，则形成 Buford 复合体（图 4-2-9、图 4-2-10）。

盂肱下韧带是最大、最重要的盂肱韧带，其前、后束分别附着于前、后盂唇，并参与盂唇的形成。肩关节内收时，盂肱下韧带呈松弛状态；随着肩关节的外展，盂肱下韧带的紧张度增加，其前、后束相对于肱骨头向上移动。盂肱韧带起源于盂唇或肩胛颈，附着于肩关节另一侧的肱骨解剖颈周围。盂肱下韧带前束附着于关节盂，从而形成前部盂唇。同样，盂肱下韧带的后束形成后部盂唇。盂肱下韧带的整体可分别以两种不同形式附着于肱骨的解剖颈领口样附着或“V”形附着。盂肱下韧带前后束围成腋囊，经盂唇与关节盂周边的下 2/3 部分连接。因此盂肱下韧带盂唇复合体构成了盂唇下缘的紧密结合，起到了稳定关节囊的作用（图 4-2-11）。

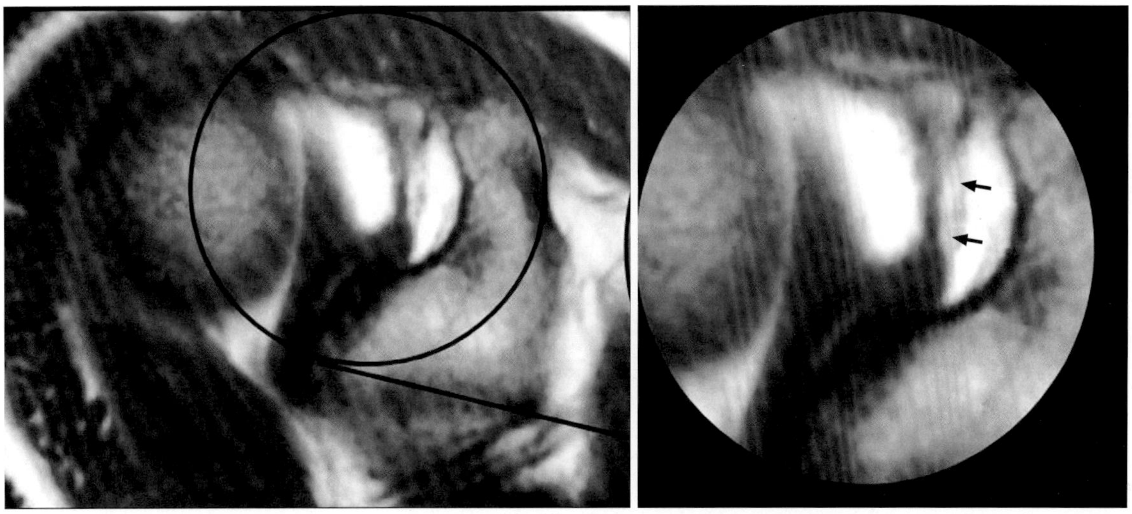

图 4-2-7 盂肱上韧带 横断面 T_1 加权关节造影像：显示位于关节盂上极和喙突根部之间的盂肱上韧带，在高信号造影剂衬托下，韧带周边境界清晰。

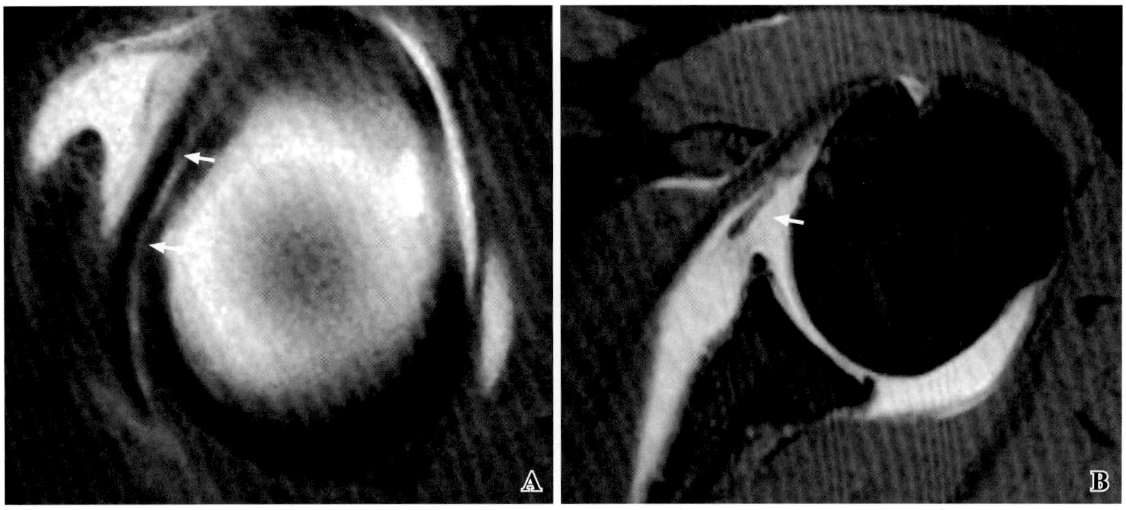

图 4-2-8 盂肱中韧带 关节造影的斜矢状面（A）图像显示盂肱中韧带以盂唇的形式连于关节盂；横断面图像（B）显示其位于肩胛下肌腱（或穿过肩胛下肌腱）与前部盂唇或盂肱下韧带前束之间。

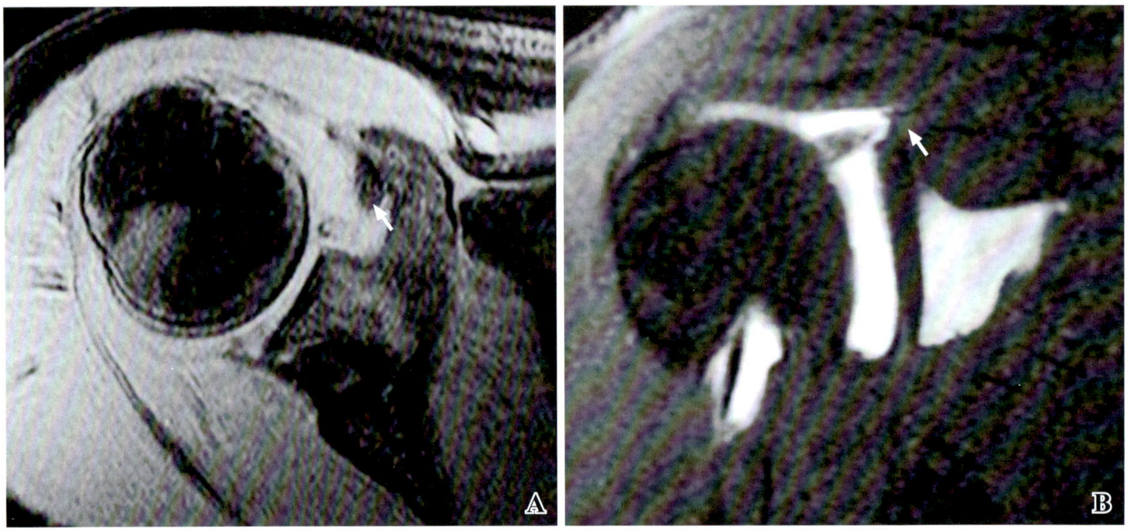

图 4-2-9 Buford 复合体 MR 造影显示索状盂肱中韧带（A），中韧带在二头肌前方与上盂唇直接相连（B）。

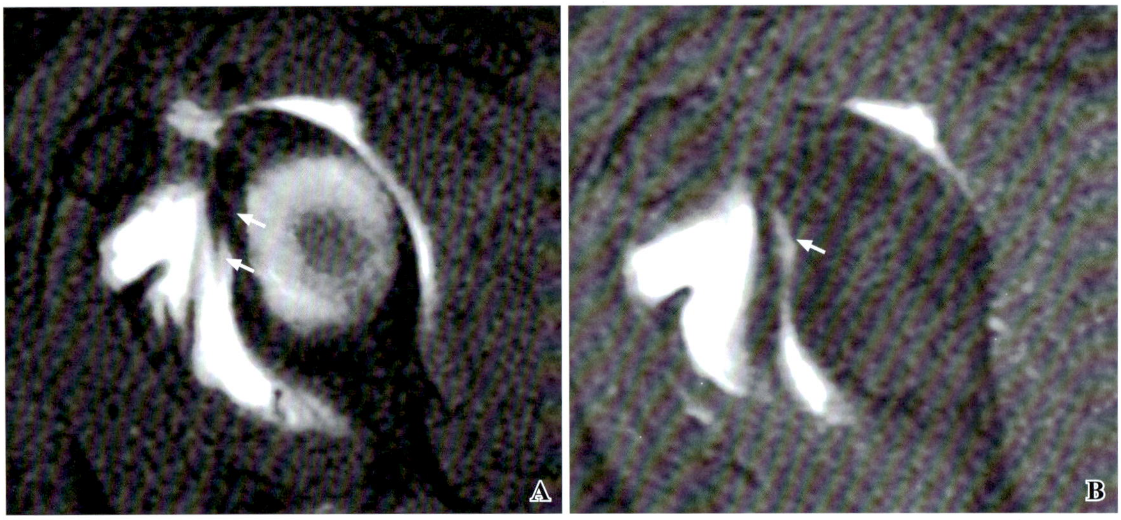

图 4-2-10 Buford 复合体 索状盂肱中韧带直接连于上盂唇（A），斜矢状面图像（B）清晰显示前上盂唇缺如。

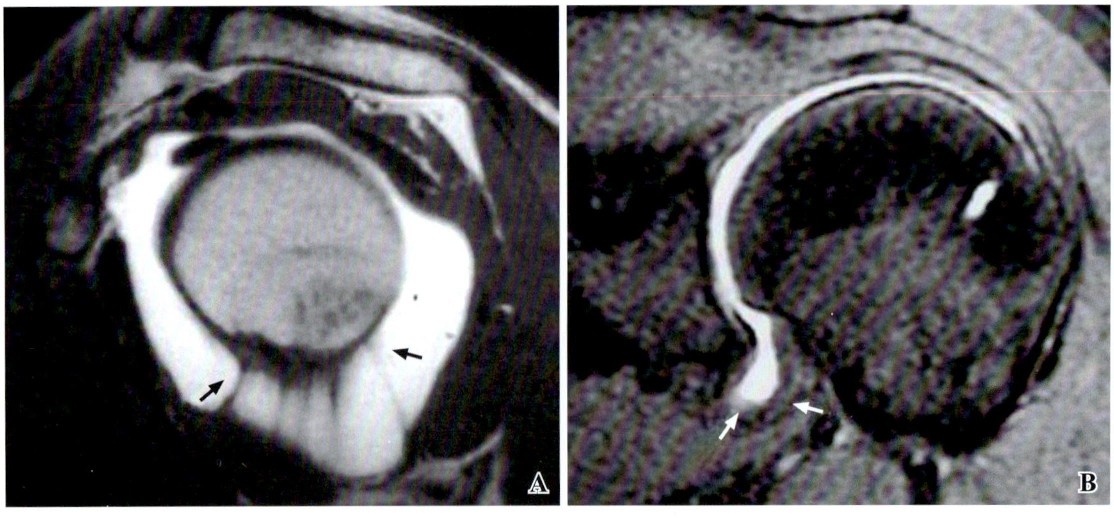

图 4-2-11 盂肱下韧带 该例盂肱下韧带整体以“V”形附着于肱骨解剖颈（A）。盂肱下韧带的部分纤维形成后部盂唇，并构成下关节囊，在矢状面图像上联结于关节盂（B）。

三、肩袖

肩袖也被称为肩回旋套（rotator cuff）。其由冈上肌、冈下肌、小圆肌、肩胛下肌共同组成。其基本作用是使肱骨头位于中心，在肩关节外展时，限制肱骨头的向上移位。冈上肌腱、冈下肌腱和小圆肌腱附着于大结节，而肩胛下肌腱附着于小结节。肩胛下肌腱位于前部关节囊的前方，而肌腱的上段位于关节内。而肩胛下滑囊位于肩胛下肌腱和肩胛骨之间。肩袖存在一个间隙，位于肩胛下肌腱的上方和下方之间，容纳喙肱韧带和盂肱上韧带。三边孔由大圆肌、小圆肌下缘和肱三头肌长头腱围成，内有旋肩胛血管通过。三边孔外侧的四边孔（内有腋神经和旋肱后动脉通过）由小圆肌的下缘、大圆肌的上缘、肱三头肌的外侧缘和肱肌的内侧缘围成。

四、喙肩弓

喙肩韧带是喙肩弓的重要结构，有两束分成三带，起源于喙突的外侧面，分别附着于肩峰的前侧、外侧、下表面。喙肩弓具有稳定肱骨头限制其向上移位的作用。肩峰下滑囊位于肩峰、喙肩韧带和肩袖之间。其外侧，滑囊走行于冈上肌腱和冈下肌腱之上，并向肩峰的前外方延伸，直到三角肌下。这就使滑囊在肩袖和喙肩弓之间成为一个润滑装置。

肩锁关节与胸锁关节一样，关节面皆是由纤维软骨覆盖的滑膜性关节。关节囊由上肩锁关节韧带、下肩锁关节韧带加强。关节腔被一楔形关节盘分成两个部分。肩锁韧带、锥形韧带、斜方韧带一起对肩锁关节的稳定起着重要作用；喙锁韧带在垂直方向起稳定作用；肩锁韧带则限制锁骨的后移。

（陆　勇　江　浩）

第三节　正常肩关节的MRI表现

一、横断面

在较高位置的MRI横断面成像中，正常呈斜形走向的冈上肌呈中等信号。冈上肌腱从肱二头肌长头腱后方的大结节和关节囊的附着处开始，至肩胛骨的冈上窝皆呈低信号。冈上肌在 T_2WI 和脂肪抑制图像上呈等信号，而其肌腱呈低信号。肩峰骨髓呈高信号，位于冈上肌的外侧且与之平行走向。肩关节内收时，冈上肌腱突出于肩峰的外侧。冈下肌的长轴在喙突上方的横断面中起源于肩胛骨的后下方，于冈上肌的后方穿过盂肱关节，附着于大结节的外侧面。冈下肌接近大结节的后外方时，低信号的冈下肌腱同低信号的肱骨骨皮质一起显示。冈上肌、冈下肌分别位于肩胛冈的两侧，小圆肌位于冈下肌的后外方，它起源于肩胛骨的腋缘，附着于大结节的下面（图 4-3-1）。

在横断面图像中，肱二头肌长头腱位于结节间沟内呈低信号，有时其周围伴随少量呈高信号的脂肪组织。肩胛上动脉和神经位于肩胛盂上缘的内后方。低信号的盂唇位于喙突下盂肱关节的水平范围内。正常时，前盂唇和后盂唇在横断面呈典型的三角形，但后关节盂相对较小、略呈圆形。内旋时，前盂唇显得比后盂唇更大。盂肱关节软骨覆盖整个关节盂窝的凹形面上，在 T_1WI 上呈低信号，而在 T_2^*WI 上呈较高信号，因此盂缘的关节软骨也许会被误认为盂唇的撕裂。关节软骨在脂肪抑制图像中可以更好的显示。肩胛下肌在关节盂的前内侧，从肩胛下窝发出，附着于肱骨小结节。肩胛下肌位于前部盂唇尖端的前方，出现于盂肱关节的中上水平范围。盂肱中韧带位于前盂唇前方，呈低信号，为细条带或粗绳索样，也可紧贴于前关节盂的前缘或敷于肩胛下肌腱下缘，在非造影成像时，很难与低信号的肩胛下肌区别开来。盂肱下韧带前束位于前盂唇和肩胛下肌腱之间。盂肱上韧带位于喙突和肱二头肌腱水平。

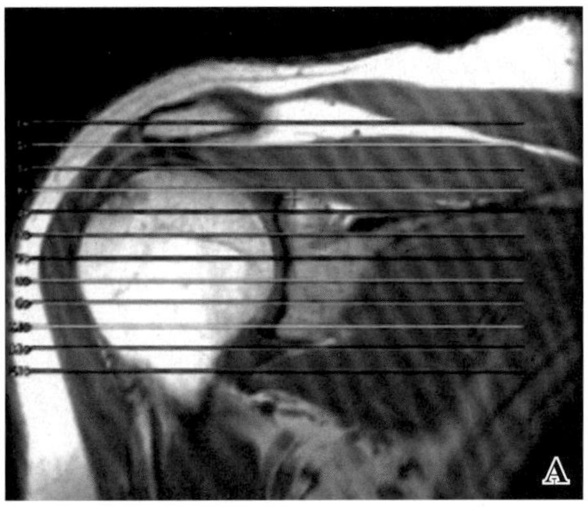

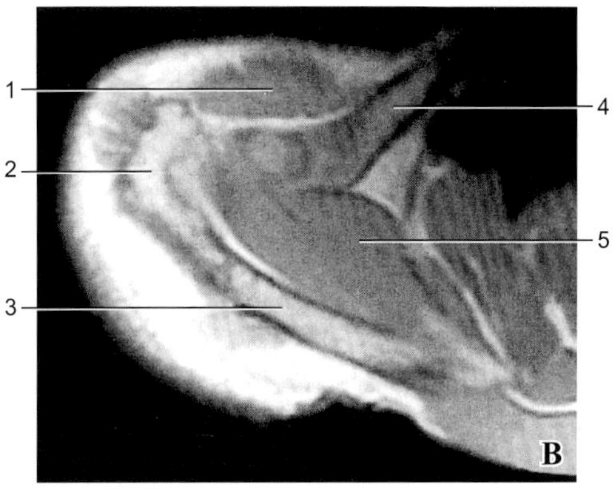

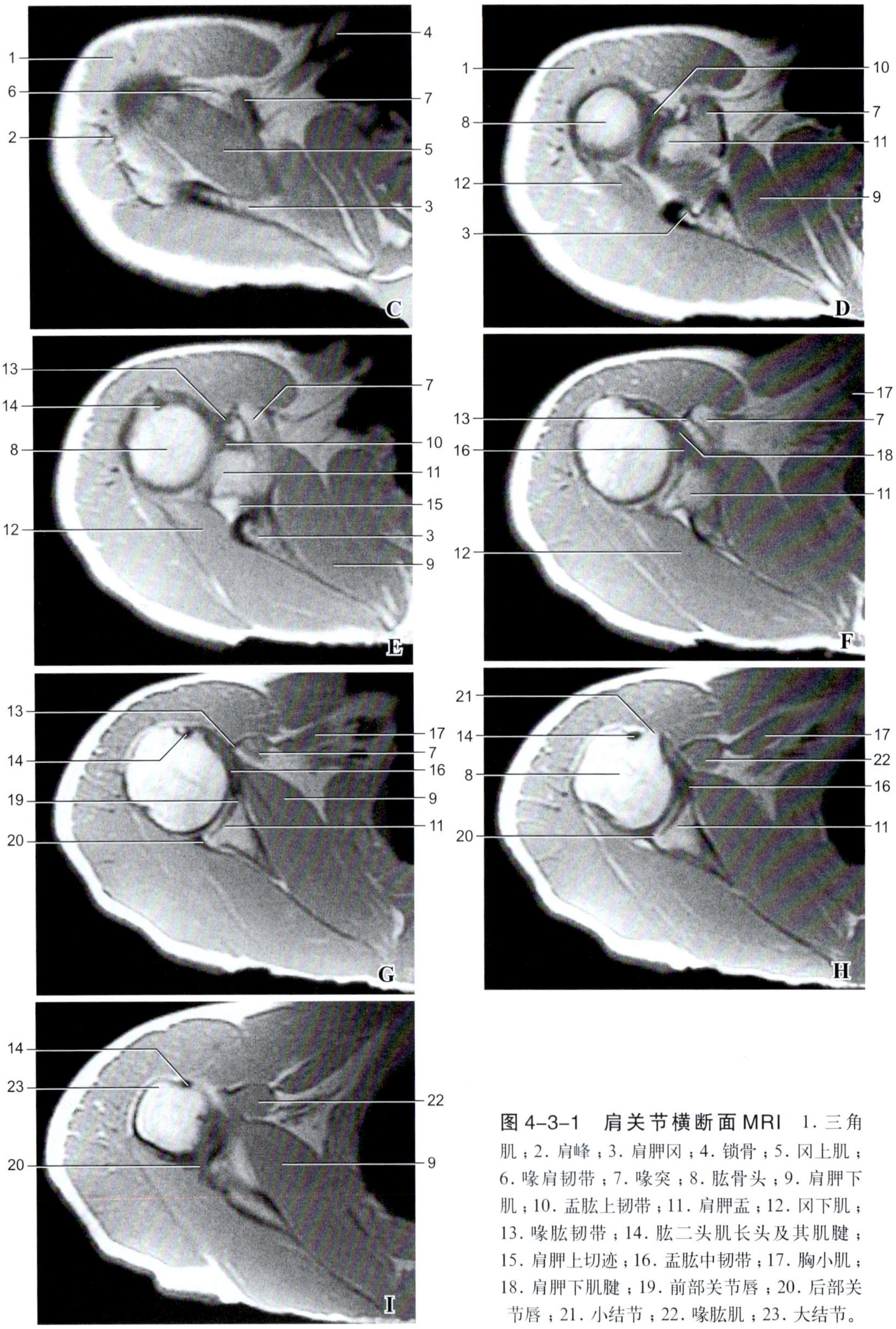

图 4-3-1 肩关节横断面 MRI 1. 三角肌；2. 肩峰；3. 肩胛冈；4. 锁骨；5. 冈上肌；6. 喙肩韧带；7. 喙突；8. 肱骨头；9. 肩胛下肌；10. 盂肱上韧带；11. 肩胛盂；12. 冈下肌；13. 喙肱韧带；14. 肱二头肌长头及其肌腱；15. 肩胛上切迹；16. 盂肱中韧带；17. 胸小肌；18. 肩胛下肌腱；19. 前部关节唇；20. 后部关节唇；21. 小结节；22. 喙肱肌；23. 大结节。

二、冠状面

肩袖的冈上肌腱的解剖结构在冠状面中能够很好地显示。冈上肌及其肌腱在斜向冠状面图像上可以完整显示出来，而且能显示出冈上肌腱附着于大结节。肩峰下滑囊位于肩袖和肩峰之间。在肩峰、肩锁关节和滑囊上壁之间存在着一个纤维脂肪层。

在前方的冠状面中，肩胛下肌纤维和肌腱组织汇合集中附着于小结节上。前方的斜向冠状面，能显示出喙肱韧带和喙肩韧带呈较窄的低信号的组织结构。上肢处于中立位且肱骨头内旋时，斜向冠状面可显示结节间沟内的肱二头肌长头腱。肱二头肌长头腱于冈上肌腱下方进入关节囊，附着于关节盂的上缘。喙锁韧带也可在前方的斜向冠状面中显示。肩锁关节的解剖结构在经冈上肌腱的斜向冠状面图像中显示最佳。当肩锁关节内有液体存在时，可作为无症状性骨性关节炎的一种表现。盂肱下韧带及腋下囊在斜向冠状面可很好地显示。在前方冠状面中，能显示肩胛下肌下滑囊内的液体向关节盂内下方延伸。

在正中冠状面图像上，冈上肌肌腹越过关节盂向外侧延伸，直至其肌腱进入肩袖的肌肉、肌腱结合部。盂肱下韧带及腋下囊分别在关节盂下极的附着处和肱骨解剖颈，在冠状面图像中均可显示。还能经常看到关节内渗出而潴留在腋下囊内不等量的液体，这往往与骨性关节炎、肩袖的病变有关。从由前至后的经肩关节的斜向冠状面中可以看出腋下囊的大体形态（图 4-3-2）。

肩关节后半部分的冠状面图像中可见到冈上肌腱与冈下肌腱在肩锁关节后方联合附着于大结节。在更靠后的冠状面中，冈下肌腱易被误认为冈上肌腱，而冈上肌腱并不在此平面内。肱骨头表面的关节软骨在 T_1WI 上呈中等信号，位于冈上肌腱之下，骨皮质之上。旋肱后动脉和腋神经位于喙肱肌、背阔肌、小圆肌及其肌腱的内侧。小圆肌及其肌腱出现在更靠后的斜向冠状面图像中，与肩胛冈处于同一水平，附着于大结节之上。

三、矢状面

三角肌、冈上肌、冈下肌、小圆肌及大圆肌，这组肌肉群在矢状面图像中可以很好地显示。在中间及靠外侧的矢状面图像中，冈上肌、冈下肌以及它们的联合肌腱位于肩峰和肱骨头的上端关节面之间。在肩关节的矢

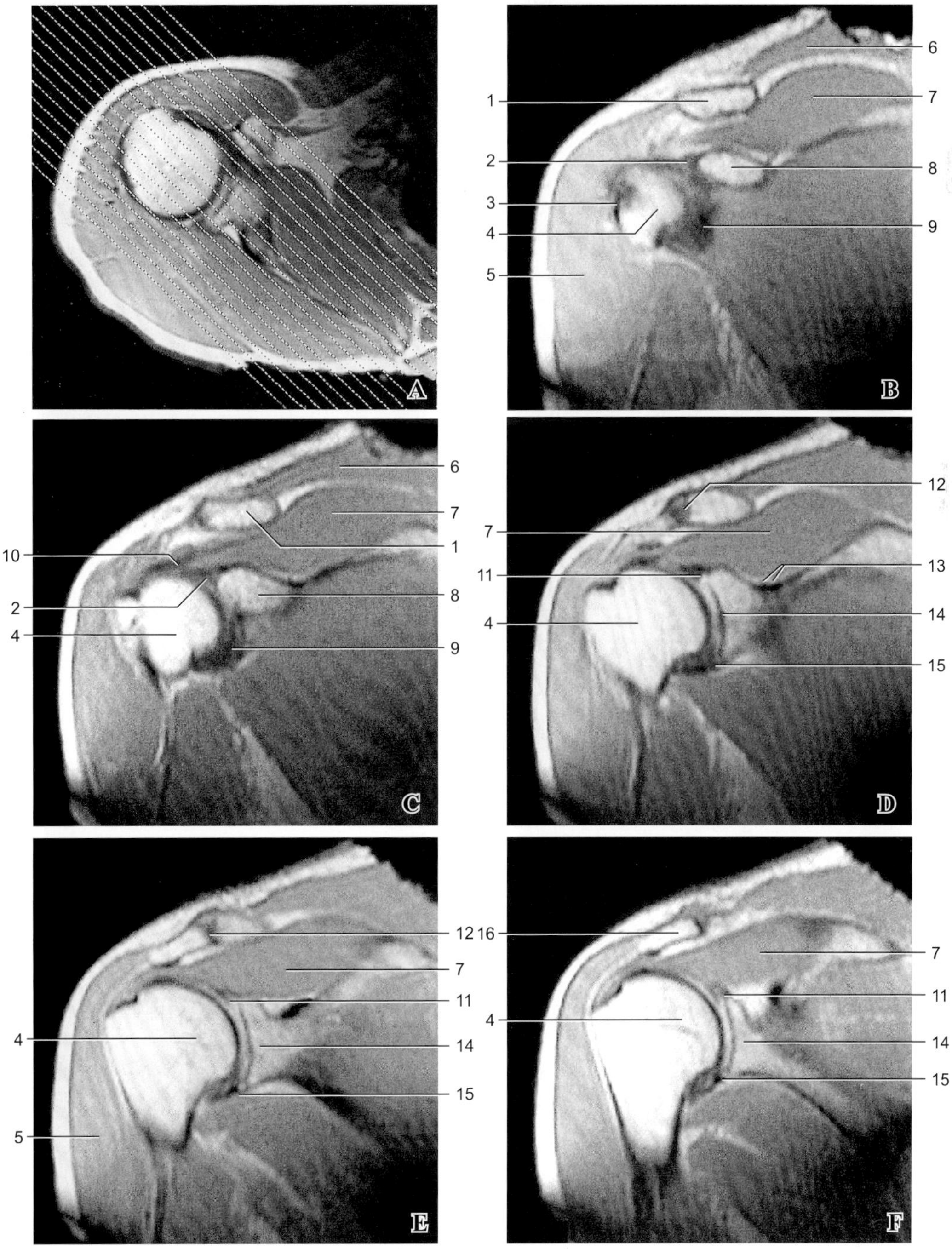

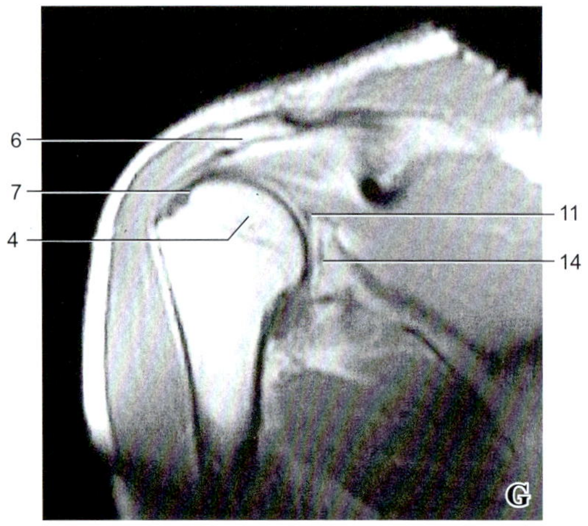

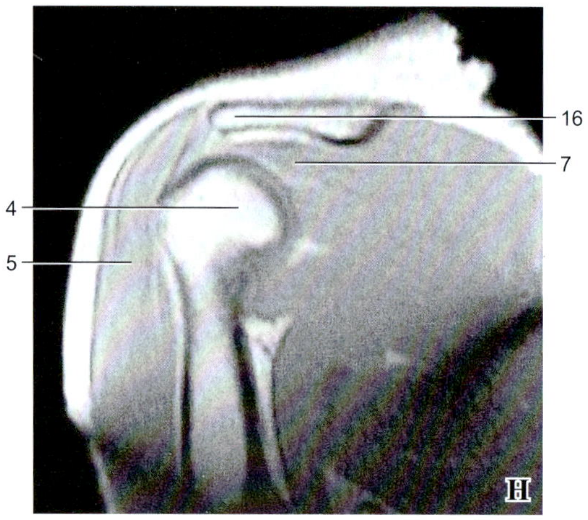

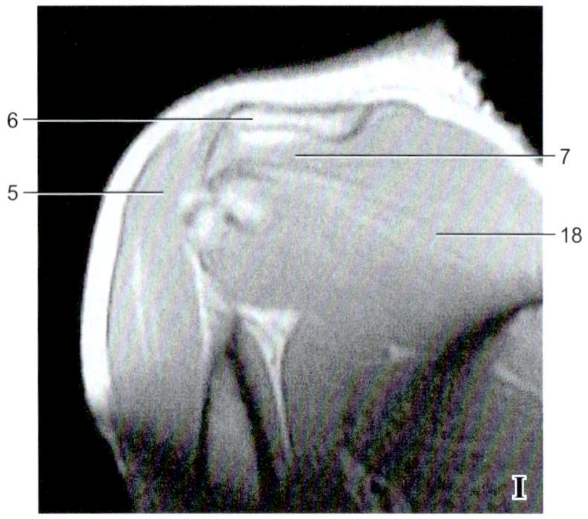

图 4-3-2　肩关节冠状面 MRI　1. 锁骨；2. 喙肱韧带；3. 肱二头肌长头及其肌腱；4. 肱骨头；5. 三角肌；6. 斜方肌；7. 冈上肌；8. 喙突；9. 肩胛下肌腱；10. 冈上肌腱；11. 上关节唇；12. 肩锁关节；13. 肩胛上动脉和神经；14. 肩胛盂；15. 下关节唇；16. 肩峰；17. 冈上肌腱和冈下肌腱；18. 冈下肌。

状面图像中的前方区域，较厚的肌腱为冈上肌的成分，而呈弓形跨过肱骨头的后半部分较扁平的肌腱则属于冈下肌腱的组成部分。在较外侧的矢状面图像中，肱二头肌腱位于冈上肌腱的前下方，并于盂肱关节面附着于关节盂上极。当矢状面图像中出现肩胛盂时，可观察到低信号呈束状的喙肩韧带，从肩峰到喙突，跨过肩袖的前部。内侧的矢状面则从侧面显示锁骨和肩锁关节。在矢状面中也能看到斜形走向的肱骨干。干骺端远端的髓腔内的骨髓呈不均匀性，通常认为是因为红骨髓向黄骨髓转化不完全所致（图 4-3-3）。

在位于肱骨关节平面的矢状面中，能够看到呈低信号的盂唇。盂肱下韧带前束向前上方延伸，直至变成前部盂唇。盂肱中韧带位于前部盂唇的前方，而肩胛下肌又位于盂肱中韧带的前方，这种位置关系比较固定，尽管盂肱中韧带的大小和形状经常发生变化，甚至缺如。

内侧矢状面图像中可显示出肩锁韧带，并能观察到冈上肌位于肩胛下肌的前段。胸小肌及喙肱肌位于喙突的前方。腋动脉、腋静脉、臂丛在冈下肌的前方、胸小肌的深部。冈下肌及其肌腱位于盂肱关节囊的前部。在冈上肌腱的前下方、盂肱关节的上端，肱二头肌长头腱进入关节囊。盂肱上韧带位于肱骨头和肩胛盂的前方、肱二头肌长头腱之下。盂肱中韧带处于肱骨头的内侧或关节盂的外部的前方。下部盂唇较厚，沿着关节盂的下方呈低信号。

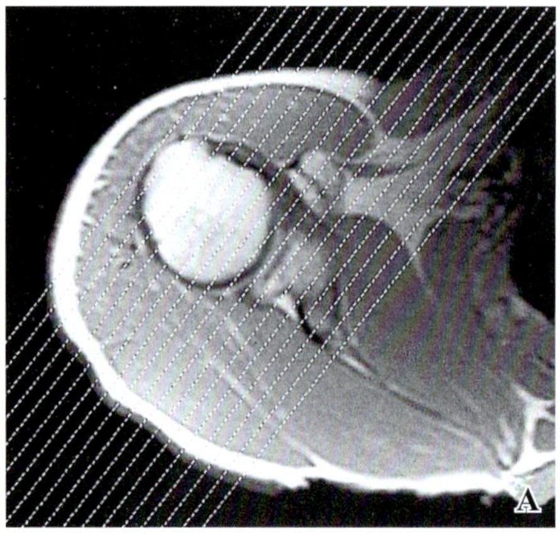

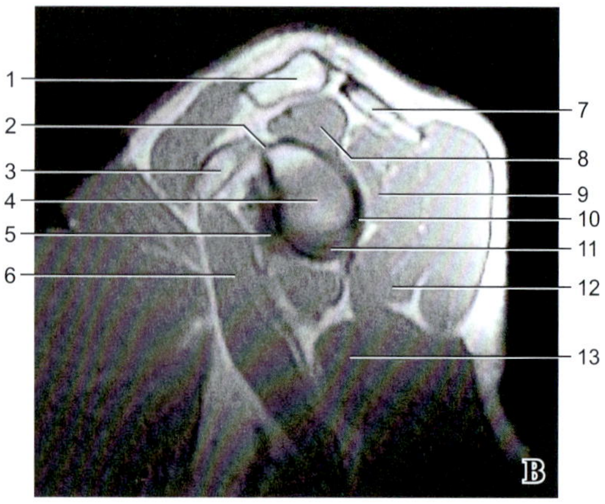

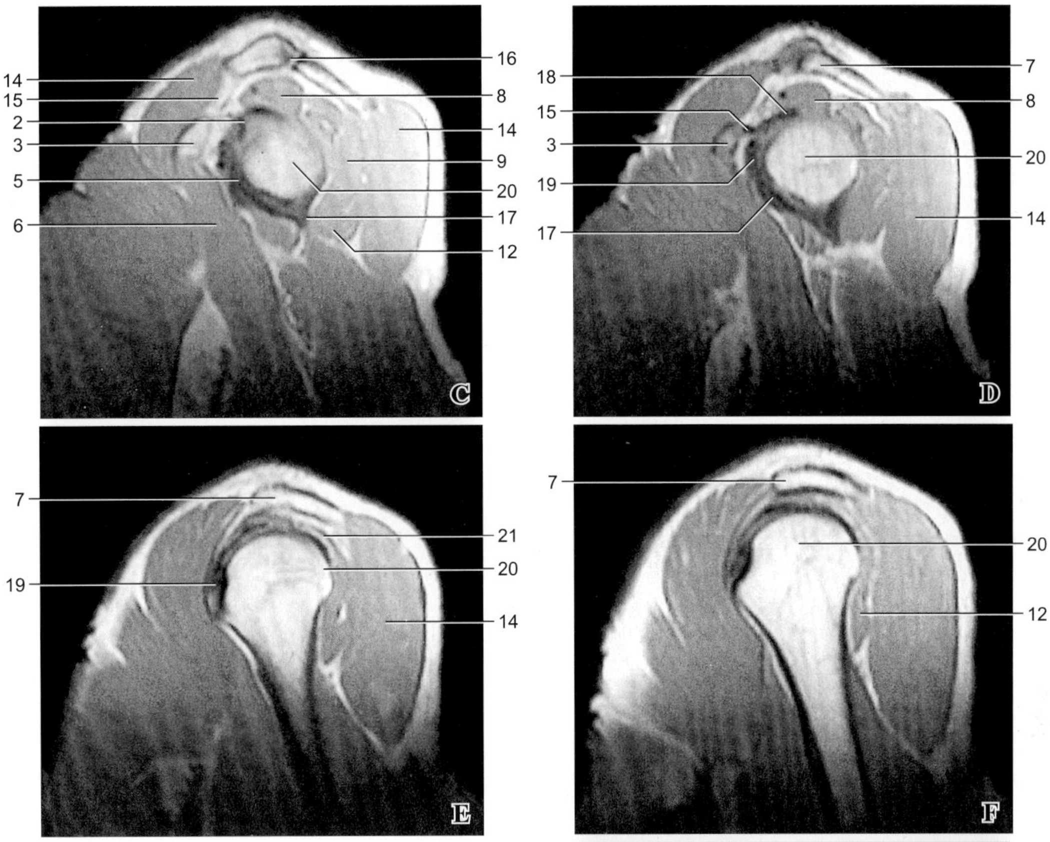

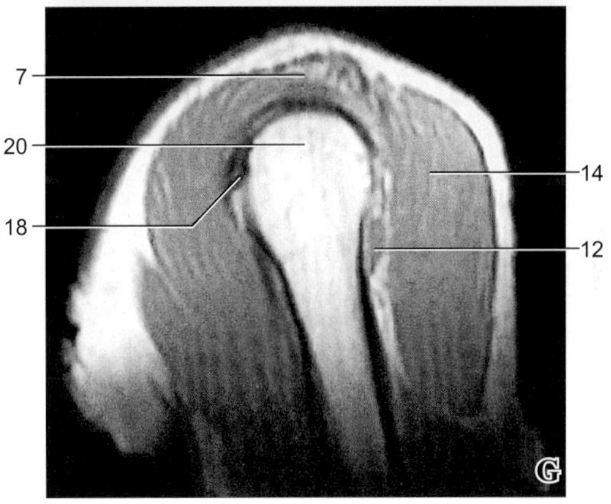

图 4-3-3　肩关节矢状面 MRI　1. 锁骨；2. 喙肱韧带；3. 喙突；4. 肩胛盂；5. 前部关节唇；6. 喙肱肌；7. 肩峰；8. 冈上肌；9. 冈下肌；10. 后部关节唇；11. 下部关节唇；12. 小圆肌；13. 大圆肌；14. 三角肌；15. 喙肩韧带；16. 肩锁关节；17. 盂肱下韧带；18. 肱二头肌长头腱；19. 肩胛下肌腱；20. 肱骨头；21. 冈下肌及其肌腱。

（陆　勇）

第四节　肩关节的病变

肩撞击症

【病因和病理】　正常的盂肱关节，冈上肌腱可在冈上肌出口内自由滑动（冈上肌出口为肱骨头上方和肩峰下方间的一间隙，其下方为肱骨头上表面，后方为肩胛骨的肩胛冈，上方为肩峰的下表面，前方为喙肩韧带）。由一些解剖结构病变引起冈上肌出口狭窄，压迫肩峰下滑囊和（或）冈上肌腱，并引起相应的临床表现，称肩撞击症（或称肩卡压综合征、肩痛弓综合征）。许多关节结构的病变都可引起肩撞击症，肩腱袖、肱二头肌长头、肩峰下滑囊、喙肩弓、肩峰和肱骨头六个解剖结构在肩撞击症中起重要作用。在年轻的患者，卡压常与使用过度或手臂举过头的活动有关（尤其见于一些运动员）。在年龄较大的患者，撞击常与退行性病变或骨质增生有关。

肩撞击症（impinge syndrome）的软组织病理改

变最常见为肩峰下滑膜囊炎和冈上肌腱退变。冈上肌腱退变好发生于肩腱袖纤维附着于肱骨大结节处，如果卡压严重或持续时间较长，冈上肌腱可被撕裂。周围结构挤压引起的滑囊炎和肌腱炎可引起疼痛和冈上肌、冈下肌的废用性萎缩。慢性压迫和刺激作用可引起喙肩韧带产生突向前方的骨刺，进一步引起肩峰下区的卡压。喙肩韧带以宽带状附着于肩峰下面，正常厚度2～5.6mm，喙肩韧带肥厚可引起冈上肌出口狭窄。肩部慢性创伤可引起软组织肿胀和炎症，当软组织水肿时，冈上肌出口的相对间隙进一步缩小。导致骨性冈上肌出口病变的因素包括肩峰前端骨刺、肩峰的特殊外形（肩峰有一个向前的沟或呈鱼嘴样突出）、喙肩弓的骨质增生等。

不归类在冈上肌出口卡压综合征的其他卡压原因还有肱骨大结节骨折后连接不良、肩腱袖撕裂和肱二头肌腱撕裂、关节表面破坏或韧带松弛导致的盂肱关节支点功能丧失、斜方肌麻痹或喙肩弓病变导致肩胛骨旋转功能障碍以及肩峰的一些病变，包括肩峰前部骨骺不融合、骨折后连接不良、肩峰下滑膜囊增厚等，但少见。

【临床表现】 肩撞击症的临床表现为盂肱关节外展至一定范围即有肩部和上臂疼痛，而在此幅度以外活动时则无疼痛。为明确肩撞击症的诊断，可在肩峰下间隙注入1%利多卡因10ml，如肩关节疼痛消失并可自由活动，碰撞综合征的诊断即可成立。

【MRI表现】 肩撞击症需观察肩部许多结构的改变，包括肩腱袖肌腱的外形和信号改变，肩峰、喙肩弓病变，肩峰下滑膜囊炎等。

1. *肩峰下滑膜囊炎* 肩峰下滑膜囊炎（亦称三角肌下滑膜囊炎）一般认为是继发于肌腱变性或肩撞击症。在正常情况下，滑膜囊在MRI上不显影或表现为肩峰前端下方薄层脂肪信号，这种脂肪信号来自滑膜内的脂肪及滑膜外周围的脂肪垫。滑膜囊炎使滑膜囊增厚，在T_1WI上呈低信号或滑膜周围的脂肪消失；因炎症渗出和滑膜增生，在T_2WI上呈高信号，或薄层脂肪信号增宽（图4-4-1）。肩峰下滑膜囊增厚而在T_1WI和T_2WI上均呈低信号，提示为慢性滑膜囊炎的增生性改变，在肩腱袖完整时，肩峰下滑膜囊一般无大量积液。如果滑膜囊内有大量积液，应该仔细观察有无肩袖撕裂或其他原因引起的滑膜囊炎（如感染性滑膜炎）。

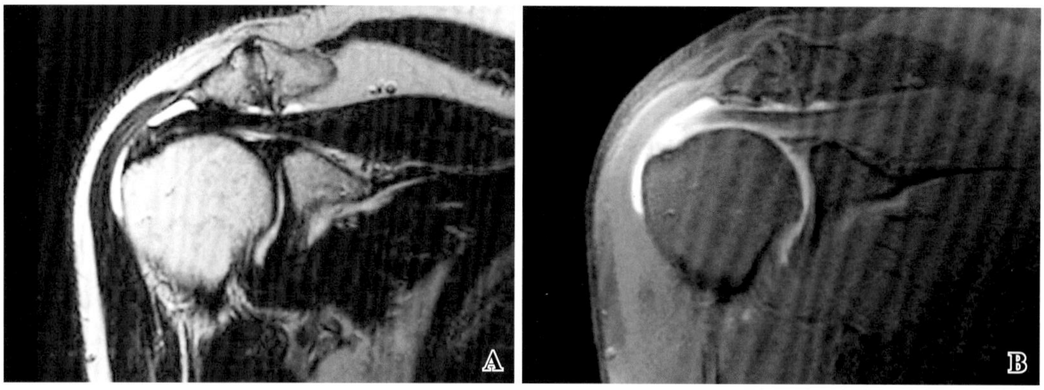

图4-4-1 肩峰下滑膜囊炎 肩峰向下向外侧方倾斜，导致肩峰下滑囊炎。A. 斜向冠状面T_1WI；B. 斜向冠状面T_2WI。

2. *肩腱袖改变* 肩腱袖病变引起卡压病变。斜向冠状面或斜向矢状面成像显示肩腱袖肌腱最理想，横断面起辅助定位作用。正常肩腱袖肌腱在T_1WI、T_2WI及脂肪抑制图像上均呈低信号。肩腱袖肌腱变性在组织学上并没有急性炎症，而是一些瘢痕、纤维化、黏液样变等，在T_1WI和质子密度加权像上呈中等信号带，在重T_2WI上，这些异常信号可减低或保持不变。在无症状的志愿者中，在T_1WI和质子密度加权像上，肩腱袖肌腱（尤其时冈上肌腱远端）可见中等信号带或信号不均区，其原因不明，可能与该部分冈上肌腱纤维排列方向特殊有关。上述伪影和早期肩腱袖肌腱变性有时很难鉴别。

肩腱袖肌腱变性和部分撕裂的MRI表现可类似，判断肌腱病变需注意滑囊和关节表面形态，并结合各种扫描序列。肩腱袖退变时，在T_1WI、质子密度加权像、T_2WI上均呈中等或稍高信号（图4-4-2、图4-4-3）。肩腱袖部分撕裂时，在T_1WI、质子密度加权像和T_2WI上病变信号相对较高。区别较严重的肌腱退变和肩腱袖部分性撕裂时需仔细观察肩腱袖关节面和滑膜囊面的连续性，以及在各种序列中的信号改变。Zlatkins将肩腱袖病变为三级：Ⅰ级，肌腱退变但其外形正常，急性期肩撞击症的肌腱外形肿大（轮廓正常）亦为此类。Ⅱ级，肌腱炎或退变，但有外形改变（变薄或不规则）。Ⅰ级或Ⅱ级的肩腱袖病变在T_1WI和质子密度加权像上呈中等信号，但在T_2WI上信号强度没有进一步增加。Ⅲ级，同时有外形和信号的改变，其信号在T_1WI和质子密度加权像上呈中等信号，但在T_2WI上呈高信号。Ⅲ级肩腱袖病变即为肩腱袖撕裂。应该注意，肩峰下滑膜囊的少量积液及肩峰下脂肪层信号消失并不是提示肩腱袖退变或肩腱撕裂。

3. *骨结构改变* 肩撞击症可由一些骨性改变引起，主要为肩峰退行性病变。肩峰前骨刺从肩峰的前下方

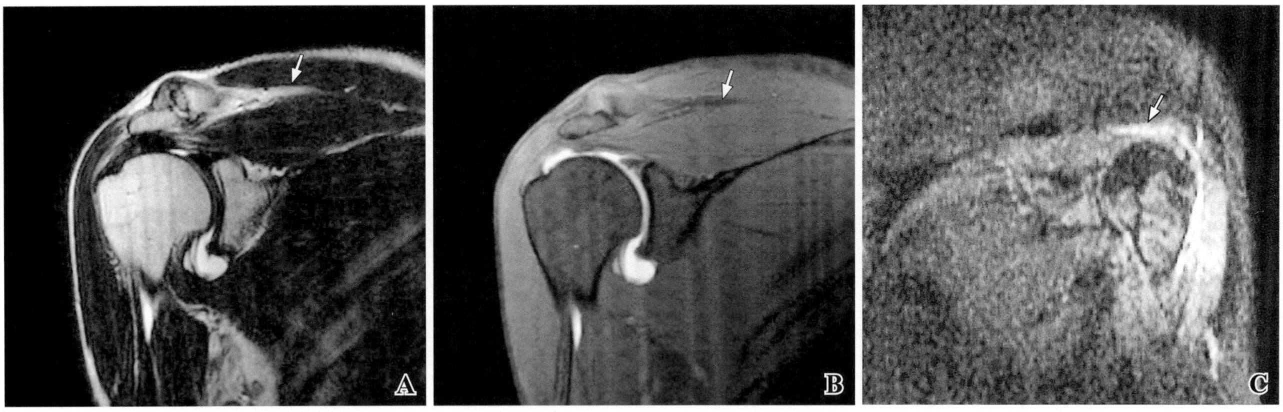

图 4-4-2　冈上肌腱损伤　冈上肌腱稍高信号（箭）。A. 冠状面 T_1WI；B. 冠状面 T_2WI；C. 脂肪抑制图像。

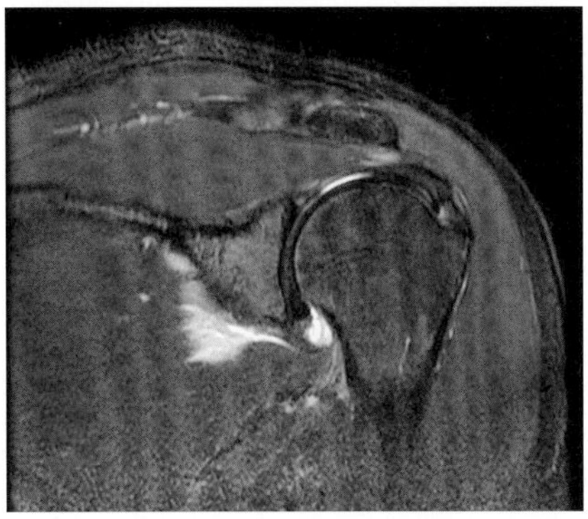

图 4-4-3　冈上肌腱损伤　斜冠状面 STIR 像：冈上肌腱局部稍高信号。

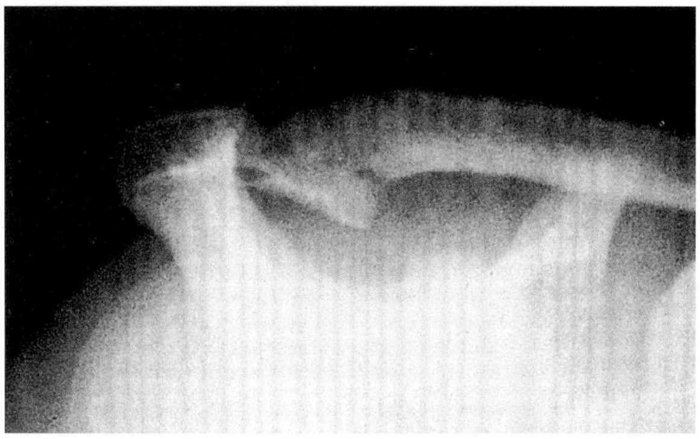

图 4-4-4　肩撞击症　X 线片示肩峰前骨刺压迫冈上肌出口。

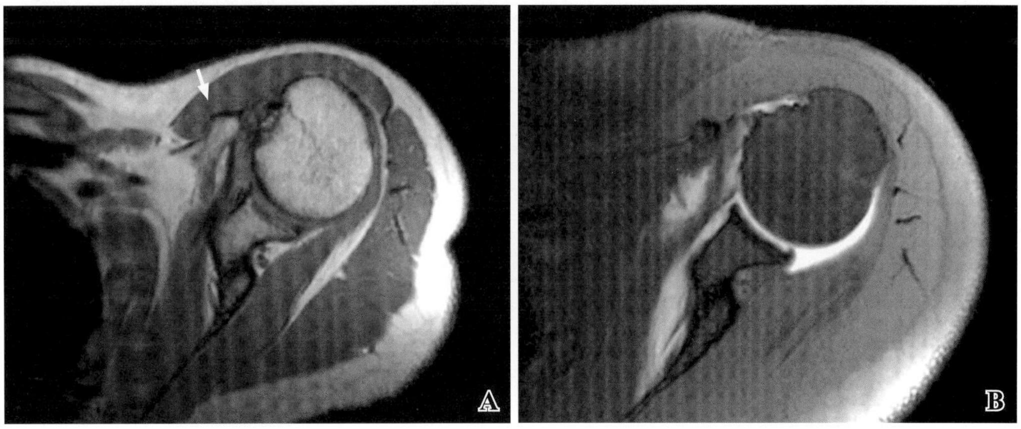

图 4-4-5　肩峰前骨刺压迫冈上肌腱（箭）　A. 横断面 T_1WI；B. 横断面脂肪抑制质子加权像。

向内、向下生长，但注意不要将喙肩韧带或肱三头肌肌腱附着处误认为骨刺。肩峰骨刺在斜向矢状面上显示最好，骨刺的骨皮质在 MRI 上呈低信号，而内部骨髓呈高信号（图 4-4-4、图 4-4-5）。肩峰前 1/3 下表面的不平整，这种改变可在斜向冠状面或矢状面图象上显示。肩峰骨骺永久性不融合亦可能与碰撞综合征、肩腱袖撕裂有关。横断面能最好地显示肩峰未融合部分的大小和外形。部分永久性肩峰骨骺的不稳定性亦与喙肩弓退变有关。

喙肩弓的骨质增生使冈上肌出口处引起卡压。喙肩弓骨质退变呈低信号的 MRI 特征，软骨下囊肿、骨髓充血在 T_2WI、STIR 像上呈高信号。虽然喙肩弓的骨质退变可由放射学检查发现，碰撞综合征仍需结合临床作出诊断。有时冈上肌或冈下肌腱被喙肩弓压迫变形，患者亦可无临床症状。

肩关节的退变和肩腱袖撕裂是碰撞综合征的晚期。肱骨肩峰间距离缩短也是碰撞综合征的晚期表现。晚期碰撞综合征可发现肱骨大结节的骨质退变，包括骨质硬化及骨皮质下囊肿。

喙突和肱骨头间距的缩短可引起卡压，这种现象在内旋时最为明显。正常喙突和肱骨小结节的间距在横断面内旋时应大于 11mm。卡压时，喙突肱骨头间距小于

11mm（图 4-1-9）。MRI的表现还可有喙突下滑膜囊的信号异常、增厚及积液。

肩腱袖撕裂

肩腱袖撕裂主要为冈上肌腱撕裂，单独的冈下肌腱撕裂少见，但严重的冈上肌腱撕裂可累及冈下肌或肩胛下肌腱，单独的肩胛下肌腱撕裂不常见，小圆肌撕裂极为罕见。大多数冈上肌的撕裂累及冈上肌附着于肱骨大结节处，并常有一小部分纤维残留附着于肱骨大结节，肩腱袖撕裂可伴有肱骨大结节撕脱。肩腱袖撕裂的病因包括急性外伤、慢性卡压，或两者同时有。大多数的肩腱袖撕裂的病因包括急性外伤、先引起肌腱退变及纤维化，而后肩腱袖滑膜表面部分性撕裂，最后致肩腱袖全层撕裂。冈上肌的退变、变薄、全层撕裂可延伸累及肱二头肌长头和冈下肌腱。因此肩腱袖病变可分为三期：Ⅰ期为肌腱的水肿和出血，Ⅱ期为肌腱退变和纤维化，Ⅲ期的病变可发现部分或完全性肩腱袖撕裂，并可伴有肩峰前端骨刺、肱骨大结节骨质增生和滑膜囊增厚、纤维化等。

肩腱袖撕裂可为部分性和完全性两种。部分性肩腱袖撕裂的发病率比完全性肩腱袖撕裂高出一倍。部分性肩腱袖撕裂表现为不同深度地累及肩腱袖的关节面或滑膜面，撕裂常位于肌腱内，与肌腱表面不相通。完全性肩腱袖撕裂（贯穿肩腱袖全层）时，肩峰下滑膜囊和盂肱关节直接相通。MRI 诊断部分性和完全性肩腱袖撕裂的敏感性分别为 91% 和 88%，准确率为 89%。而关节造影可能漏诊部分性肩腱袖撕裂。一般而言，MRI 对检出冈上肌腱全层撕裂很敏感（图 4-4-6、图 4-4-7），而部分性撕裂检出相对困难。

一、部分性肩腱袖撕裂

肩腱袖的滑膜面或关节囊面撕裂区的液体是部分性肩腱袖撕裂的特征性表现，关节面撕裂比滑膜囊面撕裂或肌腱内撕裂更常见。部分性撕裂在冠状面 T_1WI 上呈低到中等信号，在质子密度加权像上呈中等到高信号，在 T_2WI、脂肪抑制图像上呈高信号。脂肪抑制 SE 序列 T_2 加权扫描对检出小的部分性肩腱袖撕裂比 T_2 加权扫描更为敏感。在 T_2WI 上，边界清晰的肌腱内线样高信号不累及关节面或滑膜囊面，提示肌腱内部分性撕裂。关节内注射 Gd-DTPA 对显示小的关节面方向部分性肩腱袖撕裂颇为有用，尤其以手臂置于外展、外旋位时显示最佳。脂肪抑制技术可避免将小条状脂肪误认为撕裂。

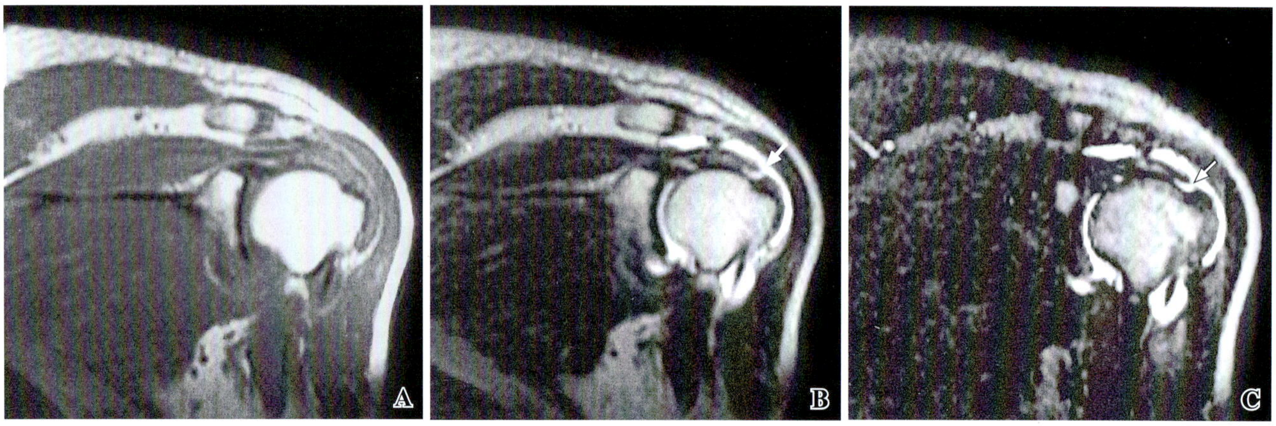

图 4-4-6 冈上肌腱撕裂 撕裂部位在 T_1WI 上显示欠清，在 T_2WI 和脂肪抑制图像上为高信号（箭）。A.T_1WI；B.T_2WI；C. 脂肪抑制图像。

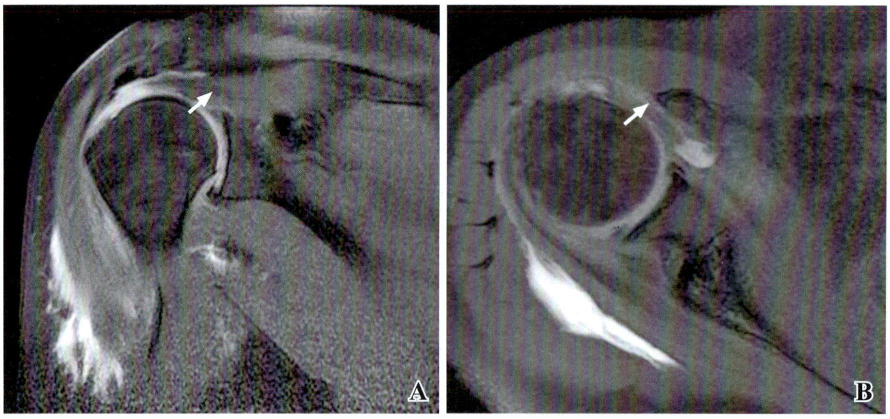

图 4-4-7 冈上肌腱完全性撕裂 冈上肌腱完全性撕裂，肌腱断段回缩至关节盂水平（箭），冈上肌萎缩（箭）。A. 斜冠状面脂肪抑制 T_1WI；B. 横断面脂肪抑制质子加权像。

二、完全性肩腱袖撕裂

完全性肩腱袖撕裂的MRI表现可分为原发性和继发性征象两类。原发性征象是肌腱局部缺如，或盂肱关节和肩胛下滑膜囊相通（线样异常信号越过肩腱袖肌腱，从盂肱关节囊延伸到肩峰下滑膜囊）。关节积液和肉芽组织在 T_1WI、质子密度加权像上呈中等信号，在 T_2WI 和脂肪抑制图像上呈高信号。T_1WI 对显示小的部分性肌腱撕裂有一定困难，但显示伴发的冈上肌萎缩和喙肩弓骨质增生退变较为有用。在MRI上，如显示肩腱袖完全缺如，则提示大肌腱断裂，肱骨头可直接和肩峰下表面接触。严重肩腱袖撕裂时可同时有冈上肌腱和冈下肌腱的累及和有关肌腱的回缩。冈上肌腱和冈下肌腱的回缩在冠状面上显示良好，回缩的肩腱袖肌腱可到达骨性关节盂边缘水平。同时，撕裂区其他肌腱可检出退变或部分性撕裂。冈上肌腱大片撕裂时，X线检查可显示肩峰和肱骨间距离正常，而MRI检查发现其间距缩小。这是因为X线检查时患者常直立而臂下垂，而MRI检查时患者仰卧。有冈上肌腱大片撕裂时，肱骨头可向上半脱位。

完全性肩腱袖撕裂的继发性征象包括：①肩峰下滑膜囊积液：完全性肩腱袖撕裂常伴有大量渗液。②冈上肌肌肉、肌腱接合处回缩（正常情况下，冈上肌肌肉、肌腱结合处位于肱骨头上方）。③慢性完全性肩腱袖撕裂可伴有冈上肌脂肪变性（在 T_1WI 上可见与冈上肌长轴平行的条状脂肪信号）及肩峰下滑膜囊周围脂肪层被肉芽组织、瘢痕或液体渗出替代。

三、一些少见部位的撕裂

（一）旋肌间隙撕裂 旋肌间隙是冈上肌和肩胛下肌腱上缘间的间隙，此区没有肌腱，由一些弹力膜性组织构成。一般发生长轴方向的间隙撕裂，常见于大于40岁患者的急性盂肱关节脱位，亦可见于35岁以下年轻患者的反复创伤，可同时累及肩胛下肌腱。矢状面 T_2WI 上可显示液性异常信号穿透旋肌间隙。MRI关节造影显示尤佳。

（二）肩胛下肌腱撕裂 大多数肩胛下肌腱撕裂和冈上肌腱、冈下肌腱撕裂同时发生，偶尔可成为单独的损伤。肩胛下肌腱撕裂以横断面显示最清。部分撕裂可显示位肩胛下肌腱局部增厚和纤维不连续。从股骨小结节上完全脱离，可伴有液性异常信号延伸至回缩的肌腱。

（三）小圆肌腱撕裂 小圆肌腱撕裂临床上罕见，可伴有小圆肌的水肿和萎缩，同时伴有卡压和腋神经撕脱。

盂肱关节不稳定（习惯性盂肱关节脱位）

盂肱关节的稳定性取决于关节周围的所有肌腱及韧带，其不稳定可分前部不稳定、后部不稳定和多方位不稳定，尤以前部不稳定多见，好发于年轻人，尤其是投掷运动员。

一、盂肱关节前部不稳定

盂肱关节不稳定最常见为前部不稳定，多由盂肱下韧带病变引起。盂肱下韧带的前带形成盂唇前部。盂肱下韧带和前盂唇从关节盂边缘撕脱，称为Bankart病变（图4-4-8）。Bankart病变可以没有骨性关节盂的骨折。盂肱韧带亦可在其中部撕裂或在其附着于肱骨处撕裂。盂肱韧带的撕脱有时是肩不稳定的唯一原因。盂肱韧带过长亦可引起肩不稳定。盂肱关节前部不稳定的骨性原因包括HiLL-Sachs骨折（肱骨头上端后外侧压缩性骨折）和Bankart骨折（骨性关节盂前部骨折）。后者与一般性Bankart病一样存在韧带和盂唇复合体撕脱，主要区别为是否有骨折出现。

【MRI表现】

1. Bankart骨折 MRI可以显示前盂唇撕脱和骨性关节盂的骨折。急性期，在 T_2WI、脂肪抑制图像上尚可显示软骨下骨质内高信号。在一些运动员常有在慢性Bankart病变基础上的急性创伤。

2. 前盂唇韧带骨膜袖撕裂 前盂唇韧带骨膜袖撕裂（anterior labrolimentous peritoneal sleeve avulsion，ALPSA），即盂肱下韧带前束在前盂唇附着部的撕脱（图4-4-9）。ALPSA的肩胛骨前部骨膜完整，使前下盂唇结构向内侧和下方移位，在肩胛骨颈下旋转；而在Bankart病变时，肩胛骨前骨膜破裂，导致盂唇及其附着韧带向前移位。这是两者的最大区别（图4-4-

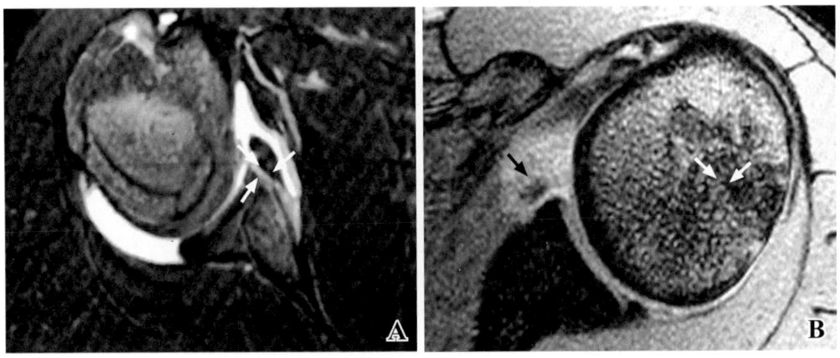

图4-4-8 Bankart骨折 A、B．横断面 T_2WI：前盂唇（箭）及盂肱下韧带前带（箭）撕脱。

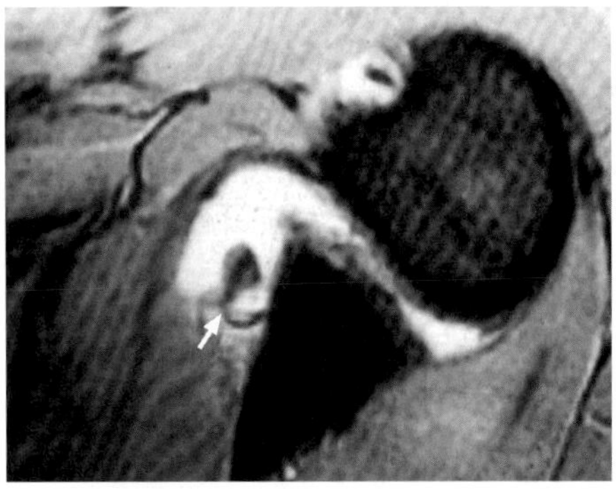

图4-4-9 ALPSA 盂肱下韧带前束在前盂唇附着部撕脱，前盂唇向内下侧移位，但前部骨膜完整。

10)。在慢性ALPSA中，向内侧移位的盂肱下韧带盂唇复合体在盂唇附着部会出现滑膜纤维沉积（图4-4-11）。

3．盂唇关节面破裂　盂唇关节面破裂(glenolabral articular disruption，GLAD)，是发生在肩部外旋、外展位时外力作用下的内收型损伤，有前下盂唇的撕裂，合并前下关节盂软骨损伤。一般没有肩关节前部不稳定的外科指征。由于该病变主要为前下盂唇的浅表撕裂，因此常规的中立位MRI不易显示撕裂部位和程度，因此可在肩关节放置于外旋、外展位后进行成像，而肩关节造影是较好的选择（图4-4-12）。

4．盂肱韧带肱骨部撕脱　盂肱韧带肱骨部撕脱

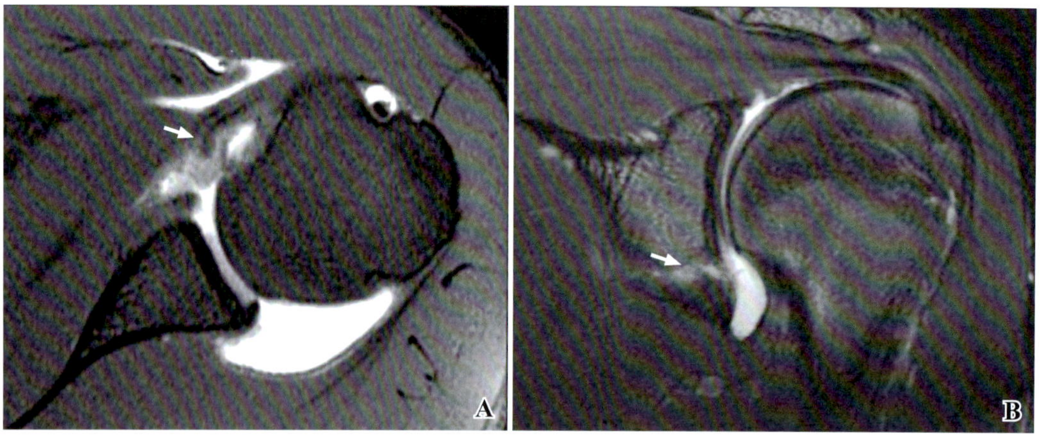

图4-4-10　ALPSA　横断面图像显示盂肱下韧带前束中断，局部回缩形成不规则团块样结构（A）；斜冠状面上，盂肱下韧带关节盂附着部撕裂（B）。

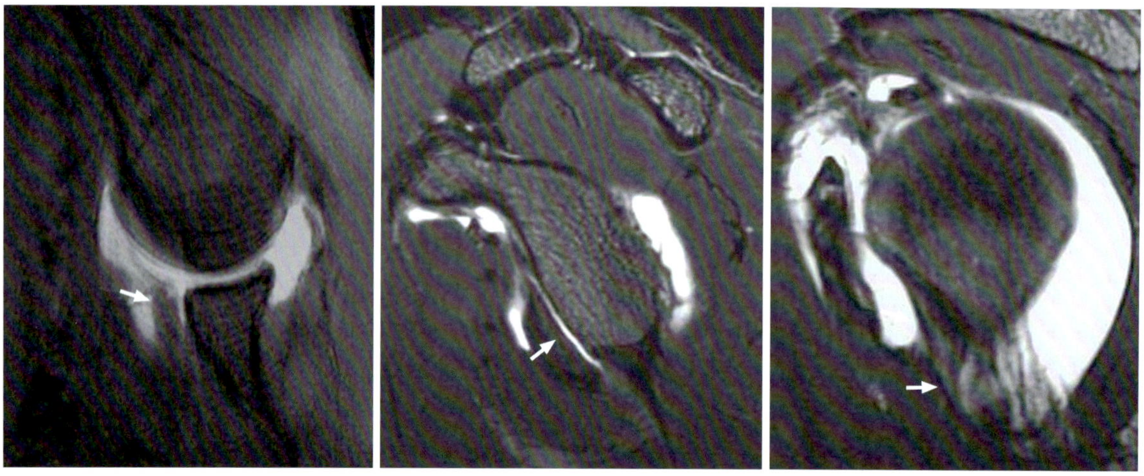

图4-4-11　慢性ALPSA　向内侧移位的盂肱下韧带在盂唇附着部会出现低信号的滑膜纤维沉积，局部结构边界不清。(箭)

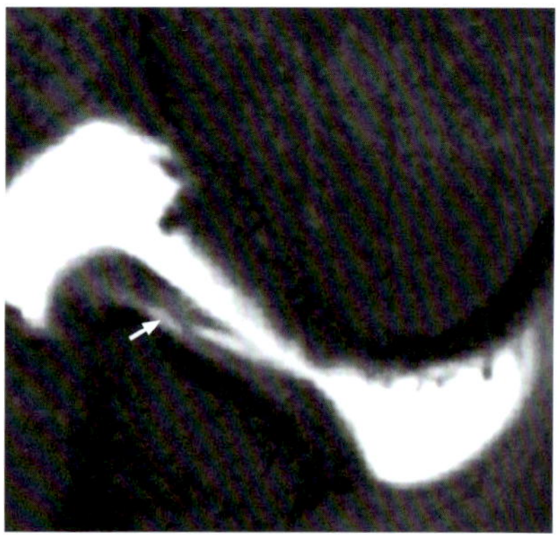

图4-4-12　GLAD　肩关节外旋外展（ABER）位扫描图像显示前下关节盂软骨损伤，关节面破裂。

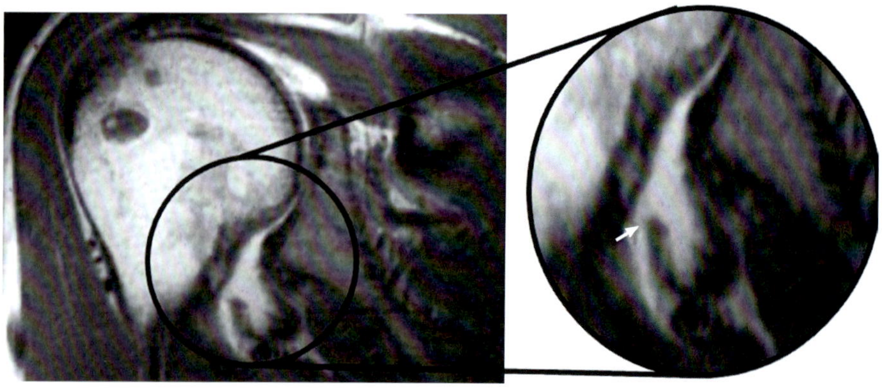

图4-4-13　HAGL　盂肱下韧带在肱骨解剖颈附着部撕脱，在MR关节造影的斜冠状面图像上能清晰地得到显示。

(humeral avulsion of the glenohumeral ligament, HAGL)，可引起肩前部不稳定，但远比 Bankart 病变少见，其指盂肱下韧带在肱骨解剖颈附着部的撕脱。HAGL 造成韧带肱骨附着部下垂，因此在 MR 冠状面上腋囊呈 j 型移位。其可伴或不伴有关节盂前唇撕裂。常规 MRI 较难显示 HAGL，但关节造影有较大的诊断意义（图 4–4–13、图 4–4–14）。

5.Hill-Sachs 骨折　即肱骨头上端后外侧压缩性凹陷性骨折。主要表现为肱骨后方骨小梁断裂、变形，在 T_1WI 上为片状低信号，T_2WI 及 STIR 像上呈高信号表

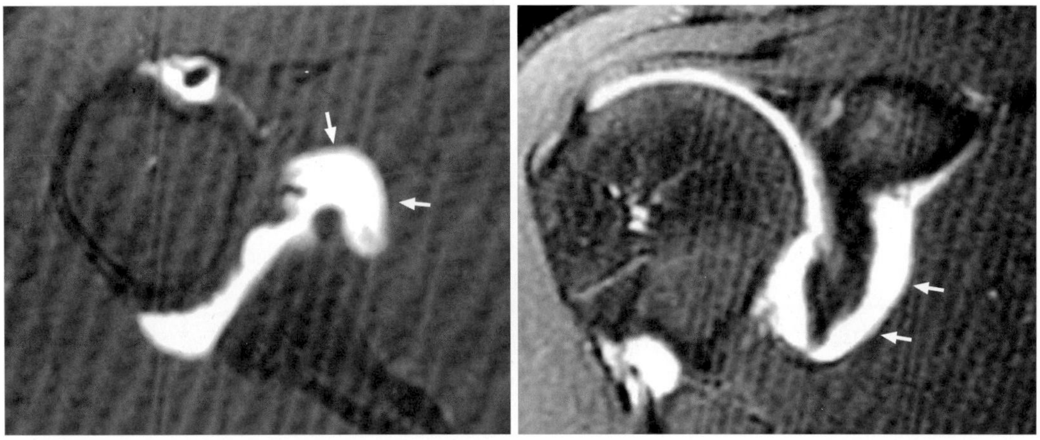

图 4–4–14　HAGL　关节造影上显示造影剂渗至喙突内侧区域，下关节囊在肱骨止点区域明显不连续。

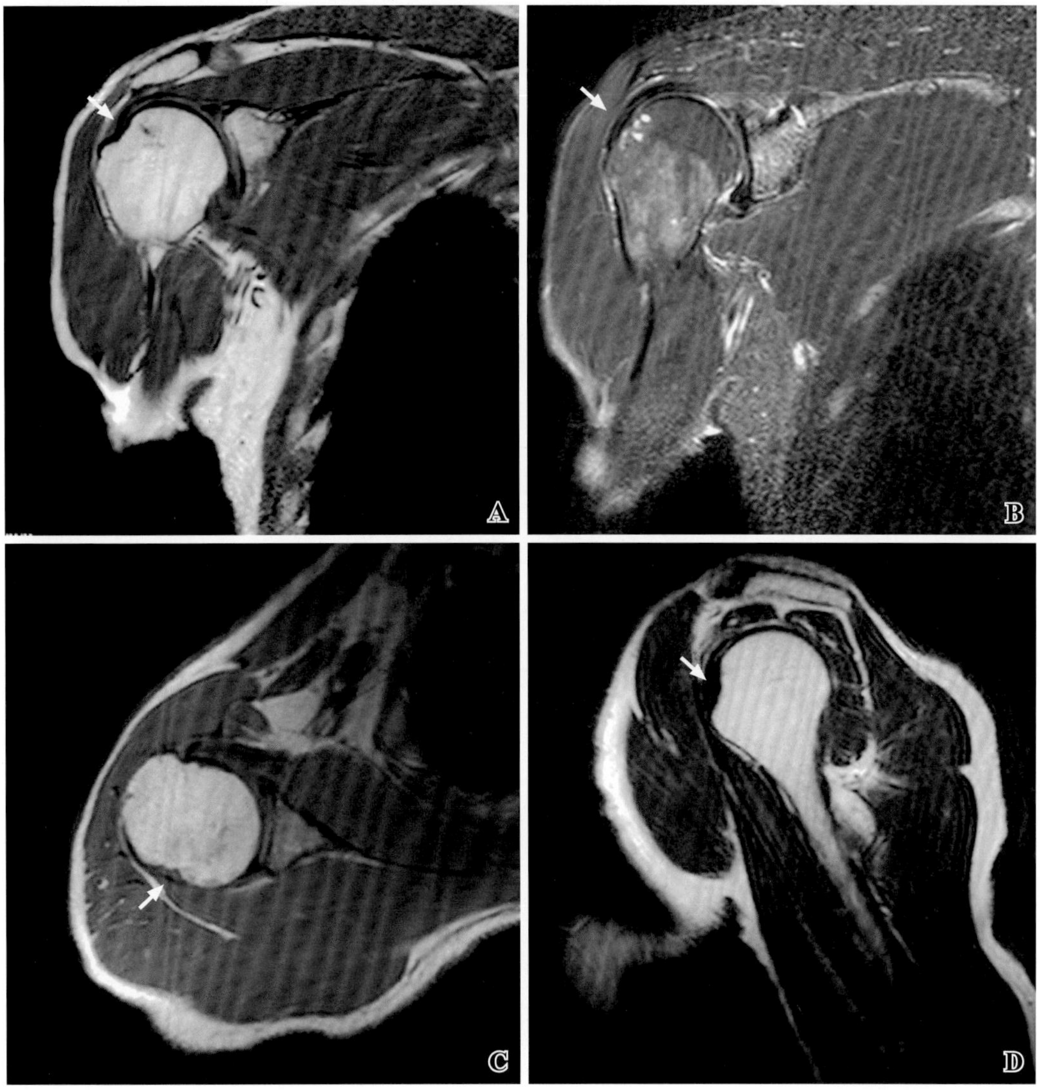

图 4–4–15　Hill–Sachs 骨折　肱骨近端后外侧骨质凹陷，骨小梁断裂。A．斜冠状面 T_1WI；B.STIR 像；C．横断面 T_1WI；D．斜矢状面 T_2WI。

现（图 4–4–15）。

二、盂肱关节后部不稳定

盂肱下韧带的后带的主要功能是在肩关节 90° 外展时防止向后移位，转肌间隙囊（或称前上囊）在限制肩关节向后、向下移位时也很重要。肩关节急性后脱位可继发于内收、屈曲和内旋作用的间接外力。只有在盂肱下韧带后束和旋肌间隙囊联合断离时才可能发生向后移位。肩关节后部不稳定占肩关节不稳定的 2%～4%，虽然少见，但在后盂唇发生破裂或粉碎时应考虑到其可能性。麻醉后让患者侧卧，手臂内收、前屈和内旋，有助于发现这种损伤。固定肩胛骨有助于检出向后移位的程度和外展、外旋时肱骨头的位置。在肩关节后部不稳定时，肱骨头常向后半脱位。MRI 关节造影可显示造影剂向后方在后盂唇、关节囊和冈下肌间渗出。Bankart 骨折的反转型，即后盂唇撕裂伴肱骨头向前、向内、向上嵌顿，也可在 MRI 上显示。后盂唇撕裂在横断面或矢状面上显示。横断面还可显示后盂唇撕裂的积液和显示撕裂后的后囊松弛（图 4–4–16）。

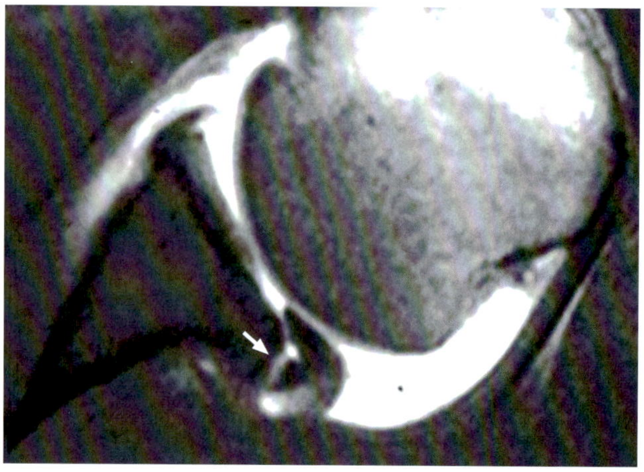

图 4–4–16　反向 Bankart 骨折　后盂唇撕裂伴肱骨头向前、向内嵌顿。

三、盂肱关节多方位不稳定

肩关节多方位不稳定可表现为向前、向下、向后脱位，但多表现为向下半脱位，其原因多为非创伤性，好发于年轻女性，无明显韧带或盂唇损伤。MRI 可显示关节韧带松弛及盂唇萎缩。治疗以理疗为主，外科治疗疗效不佳。

盂唇病变

盂唇约占关节窝深度的 50%，同时增加了关节盂的表面积，以更好地容纳肱骨头。盂唇可分为六个部分：①上唇。②前上唇。③前下唇。④下唇。⑤后下唇。⑥后上唇。盂唇的后下部在肩关节外展时承受 90% 的外力，因此盂唇的后部结构比较强壮，外形上显三角形。与盂唇的后上部、下部相比，盂唇的上部、前上部的血供相对较少，因此盂唇的上部随年龄增长易发生退变，而且易于发生上盂唇前后向撕裂病变。

盂唇常规在矢状面、横断面和冠状面三个方位上成像，但横断面提供的诊断信息最多。完整的纤维性盂唇在各种序列上均显低信号，环绕着关节盂关节表面，在轴位上常显示为三角形。盂唇的周围部分结合关节囊和关节盂肱骨韧带，组成盂唇关节囊复合体，通常在斜向矢状面上显示较清晰。当用 MRI 评价盂唇时，应采用与评价膝关节半月板一样的原则，盂唇应仔细观察其大小、形态和内部信号特征。盂唇变小时，可能为磨损（如反复的关节部稳定或骨关节炎）或者撕脱（Bankart 骨折）（图 4–4–17）。盂唇撕裂表现为低信号的盂唇内线样中等信号并达关节表面。虽然盂唇撕裂常伴有肩关节失稳，但盂唇撕裂不一定提示肩关节失稳；反过来，临床上有肩关节失稳时，盂唇不一定有撕裂。

近年来，盂唇病变随着体育健身运动的广泛开展而有一定的增长，特别是与投掷类运动项目有较为密切的

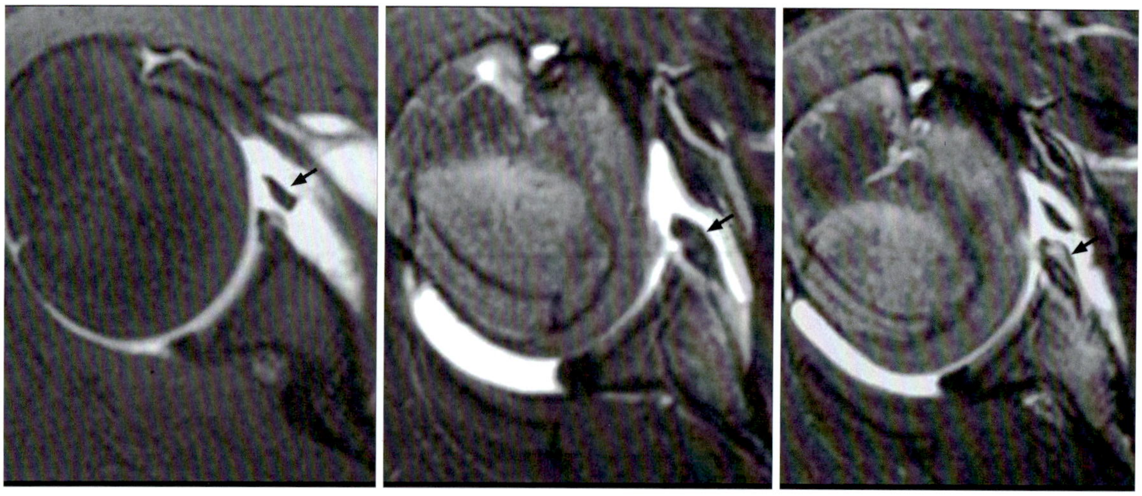

图 4–4–17　前盂唇撕裂（Bankart 骨折）　横断面 MR 肩关节造影图像清晰显示前盂唇部分游离，其内信号不均匀。

关系。运动医学和微创外科的发展也对盂唇形态研究和病变分类标准提出了新的要求。其中研究最为深入，并具有较大临床意义的是对盂唇撕裂的诊断和治疗。

一、盂唇正常变异

1．*盂唇孔*　盂唇的形态和附着方式有多种变异，最常见正常变异的是前上 1/4 部骨关节盂处无盂唇附着，形成盂唇孔，不要将其误认为盂唇撕裂。正常情况下，盂唇孔不延伸至喙突下水平。

2．*Buford 复合体*　Buford 复合体由三个部分组成：①索条样盂肱中韧带。②盂肱中韧带直接附着于肱二头肌前方的上关节盂。③缺乏前下盂唇。认识到 Buford 复合体是一种正常变异，可避免将 Buford 复合体中的缺乏前下盂唇误认为盂唇撕裂。

3．*盂唇和关节盂软骨部分离*　通常情况下，盂唇牢固的附着于肱骨骨骺线处，并与关节盂的软骨表面相连续。随着年龄的增加而退变，纤维性盂唇可和关节盂软骨部分分离。

4．*半月板样盂唇*　盂唇以其周边部分通过一纤维软骨移行带附着于关节盂，盂唇的中央缘呈半月形游离状。半月板样盂唇常涉及上盂唇。

5．*索条样盂肱中韧带*　人群中约 2/3 人盂肱韧带表现为前关节盂唇和肩胛下肌腱间关节囊的折叠增厚，呈带状，而人群中 1/3 人盂肱韧带表现为索条样。少数盂肱中韧带可极薄或先天性缺如。

二、盂唇病变

盂唇病变包括退变、瓣状撕裂、纵向撕裂、上盂唇前后向撕裂等。虽然盂唇撕裂可单独发生，但临床上更常见的是盂肱关节囊或韧带盂唇复合体撕裂（图 4-4-18）。盂唇从骨性关节盂上撕脱伴关节囊撕裂，可导致肱骨关节盂关节失稳。盂唇退变表现为盂唇磨损，是肱骨关节盂关节退变的一部分。退变的盂唇表面不平整，导致关节摩擦增加及肱骨头软骨软化。如盂肱关节长期失稳或反复脱位，盂唇可被严重磨损，MRI 上表现为萎缩。

盂唇撕裂可分以下四种：①瓣状撕裂：瓣状撕裂是盂肱关节急性或亚急性外伤最常见的盂唇撕裂方式，这种撕裂可发生于任何部位，但最常见于盂唇的后上部。盂唇的瓣状撕裂也可见于慢性剪力作用。②纵向撕裂：纵向撕裂是盂唇撕裂中最少见的，并常伴有移位的碎片。好发于半月板样的盂唇，常见于盂唇上部。③前上部盂唇撕裂：前上部盂唇撕裂可伴发盂肱中韧带撕裂，或合并盂唇撕脱及磨损，同时可有肱二头肌肌腱累及部分性肩腱袖撕裂。④上盂唇前后向撕裂（superior labrum from anterior to posterior，SLAP）。这是最常见也是最重要的盂唇撕裂类型。根据撕裂部位和累及结构的不同，SLAP 有不同的分型标准。目前在关节外科领域最常用的是七型：①Ⅰ型：二头肌盂唇复合体部磨损伴上盂唇退变，但二头肌在前后盂唇上附着部则保持完整（图 4-4-19）。②Ⅱ型：上盂唇和二头肌上盂唇固定扩展部分（锚部）撕脱。在 SLAP 中，二头肌腱长头附着于盂上结节，并无断裂。因此本型主要指二头肌与上盂唇相连

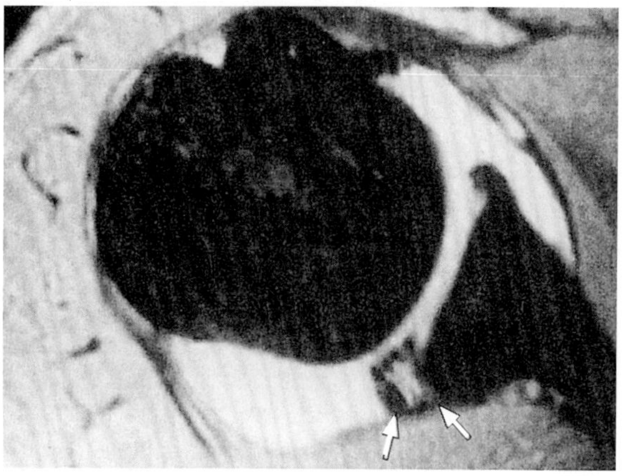

图 4-4-18　关节盂后唇撕裂　横断面 T_2WI：后盂唇的多发性条状高信号带提示撕裂（白箭）。

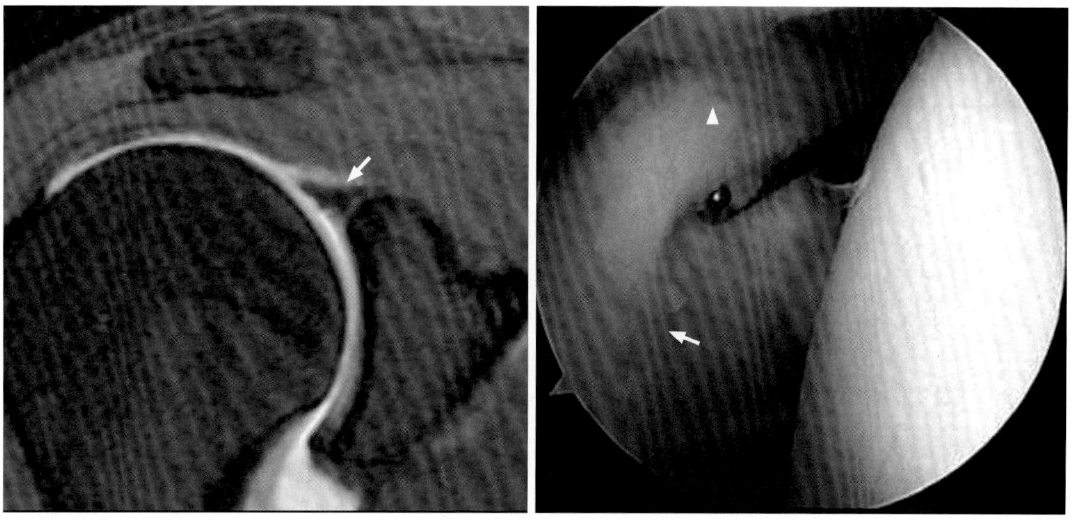

图 4-4-19　SLAP Ⅰ型撕裂　MR 和关节镜探查均显示上盂唇磨损退变（箭头），二头肌在前后盂唇上附着部则保持完整（三角形）。

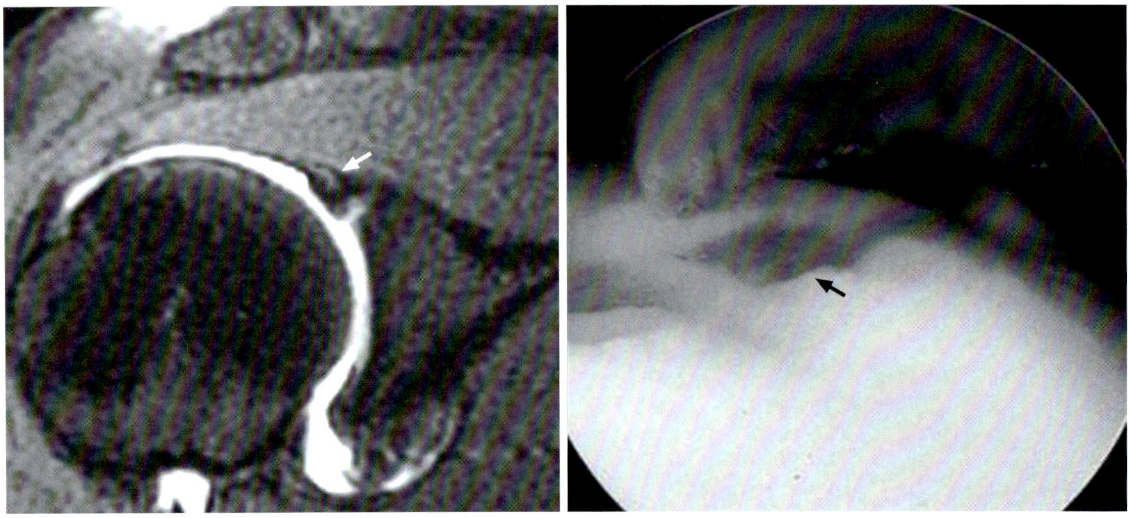

图 4-4-20 SLAP II 型撕裂 上盂唇和二头肌上盂唇固定扩展部分（锚部）撕脱，MR 显示异常信号局限于上盂唇与二头肌交界处。

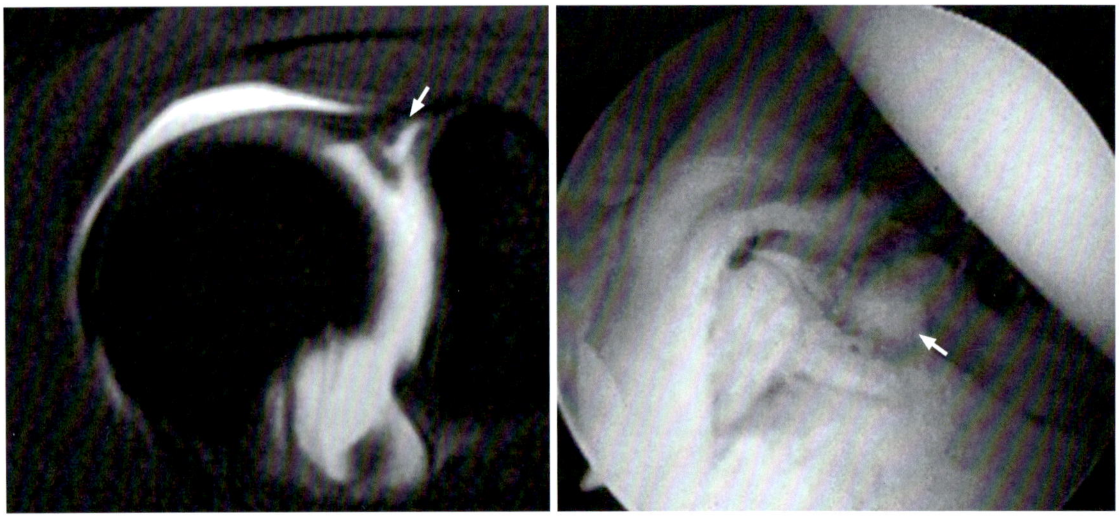

图 4-4-21 SLAP III 型撕裂 上盂唇桶柄状撕裂（箭头），但二头肌固定部完整。

的薄层纤维撕脱（图 4-4-20）。③Ⅲ型：上盂唇桶柄状撕裂，但二头肌固定部完整（图 4-4-21）。④Ⅳ型：上盂唇桶柄状撕裂并累及二头肌腱（图 4-4-22）。⑤Ⅴ型：前上 Bankart 骨折（前上盂唇撕裂及盂肱下韧带撕脱）向上延伸而累及上盂唇，同时伴二头肌腱分离。⑥Ⅵ型：上部前后盂唇撕脱，呈帽边样改变，同时伴二头肌腱分离。⑦Ⅶ型：为 II 型 SLAP 的严重类型，向前累及盂肱中韧带。

以上分型对于制订外科手术治疗方案有一定帮助。根据现有经验，I ~ III 型 SLAP 可采取肩关节镜进行修补，但 IV 型以上的 SLAP 病变一般采用切开手术的方法。因此进行术前影像学评价是必要的。

【MRI 表现】 常规的肩关节 MRI 检查对显示盂唇撕裂具有一定的限度，特别是对 SLAP 病变的判断和分型存在困难。综合既往报道，以关节镜作为对照，普通的中立位肩关节 MRI 对 SLAP 病变诊断的敏感度为 65% ~ 75%，特异度为 50% ~ 65%。有 25% ~ 35% 的病例无法通过常规扫描确定 SLAP 的分型。其主要原因在于①关节盂唇和肱二头肌锚部结构精细。通常情况下，前上盂唇厚度仅 5 ~ 7mm，而锚部纤维仅为 2 ~ 3mm 左右，这对 MRI 的分辩率提出了挑战。②盂唇和肱二头肌附着部变异较多。国外尸检资料显示，25% 左右的成年人盂唇结构和肩袖肌腱附着部位存在变异，其中 20% 与病理性改变具有重叠。③盂唇病变类型种类繁多，且没有相对应的典型症状和体征，因此 MRI 诊断缺乏可供参考的临床依据。④盂唇病变可不伴有显著的关节积液。这对造成盂唇及周围结构重叠，影响诊断的准确率。即使在关节镜下，上盂唇游离缘也存在一定的探查盲区。

但 MRI 作为术前最为重要的影像学检查方法，仍能提供较多的形态学信息以供外科医师参考。作者建议可采用以下方法以提高诊断精确度和分型可靠性。

1. *直接型肩关节造影* 肩关节造影可最大限度的扩张关节囊，减少关节盂唇和周围结构的重叠，更好地显示盂唇形态和病变部位。肱二头肌腱和上盂唇连接部

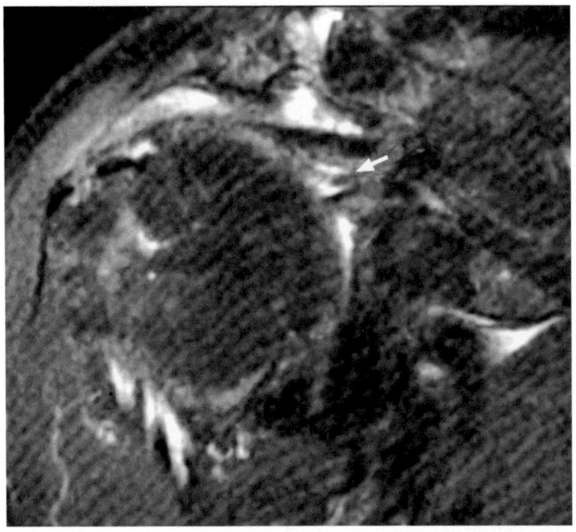

图 4-4-22 SLAP Ⅳ型撕裂 上盂唇形态异常伴肱二头肌腱部分纤维中断，关节造影后对比剂进入肌腱内。

在常规 MRI 上较难显示，但在造影后可得到较为清晰地显示。这在 SLAP 判断和分型方面具有较大意义。关节内造影剂的存在能够区分关节囊和盂唇、肌腱。在脂肪抑制像上，液性背景可清晰地反衬出关节内结构的外形。另外，含钆造影剂带有负电荷，可渗入关节盂唇软骨的浅小裂隙，显示常规扫描无法发现的早期退变和表浅撕裂。因此，目前肩关节造影是诊断盂唇病变的首选影像学技术。

2. *外展外伸（ABER）位扫描* 该扫描体位减少了盂唇和关节囊之间的重叠，充分扩张了下关节囊，因此能较好地显示关节囊、盂肱下韧带、下盂唇和盂唇软骨等结构。另外，该体位模拟肩关节外旋、外展活动时关节结构状态，因此适用于发现 GLAD 等在肩部外旋、外展位时外力作用下的内收型损伤，显著提高诊断准确率。国外报道与常规中立位扫描相比，ABER 体位扫描对 GLAD 等少见肩关节不稳定病变的诊断敏感度提高 20%，特异度提高 15%。但该体位对 MR 扫描线圈有一定要求，另外很多关节疼痛患者无法有效耐受检查。因此在病史和体检提示存在盂唇病变而常规扫描未见明确损伤的情况下可选作 ABER 位扫描。

3. *以冠状面和横断面作为基准扫描方向* 层厚 4mm 及以下的冠状面图像可较好地显示关节盂唇边缘情况，肱二头肌与盂唇的关系和盂肱下韧带形态。冠状面图像也有利于 SLAP 分型。横断面则能清晰显示盂唇游离缘和盂肱中韧带形态，并能显示前后关节囊的附着点。因此冠状面和横断面成像是观察盂唇形态的较好选择（图 4-4-23）。

虽然盂唇病变类型多样，表现复杂，但其具有某些共同的 MRI 征象：①喙突和肩胛下肌腱水平以下的前盂唇下积液与盂唇撕裂具有较为密切的关系，往往可提示盂唇撕裂；②后盂唇的线样撕裂和粉碎较少见，主要发生于肩关节后部不稳定和反复向后半脱位的患者；③盂唇碎裂和撕脱显示为广泛的盂唇信号异常，在 T_1WI、T_2WI 以及脂肪抑制像上，盂唇软骨均为低信号；在发生撕裂时，其可出现局限性或广泛性信号增高或不均匀分布；④伴有肱二头肌异常时则出现肌腱松弛，边缘毛糙或游离；肌腱盂唇附着点撕裂则可表现为上盂唇病变区内出现液性信号；⑤关节囊撕裂可表现为肩胛下肌或肌腱内的液体信号，或沿肩胛骨前缘的撕裂。

肱二头肌腱病变

肱二头肌疾病是肩痛的常见原因之一，肱二头肌几乎参与肩部的所有活动，由于其解剖和功能的特点，所以容易损害。肱二头肌的常见病变包括肌腱滑膜炎、肌腱脱位及肌腱断裂（图 4-4-24、图 4-4-25）。

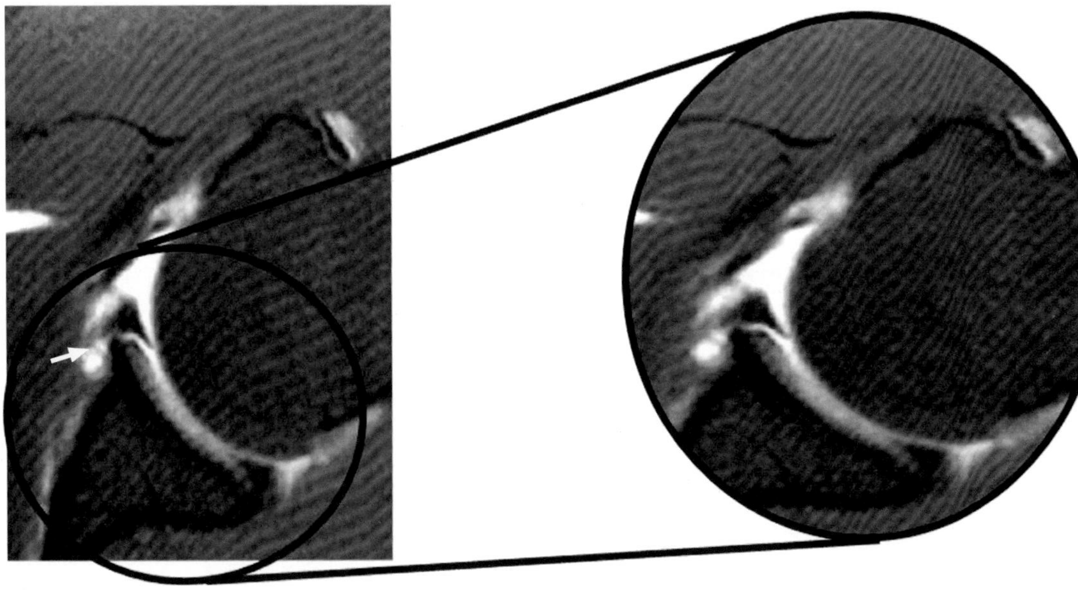

图 4-4-23 Perthes 病 MR 造影显示关节盂骨膜撕脱，但盂唇本身信号均匀，结构完整。

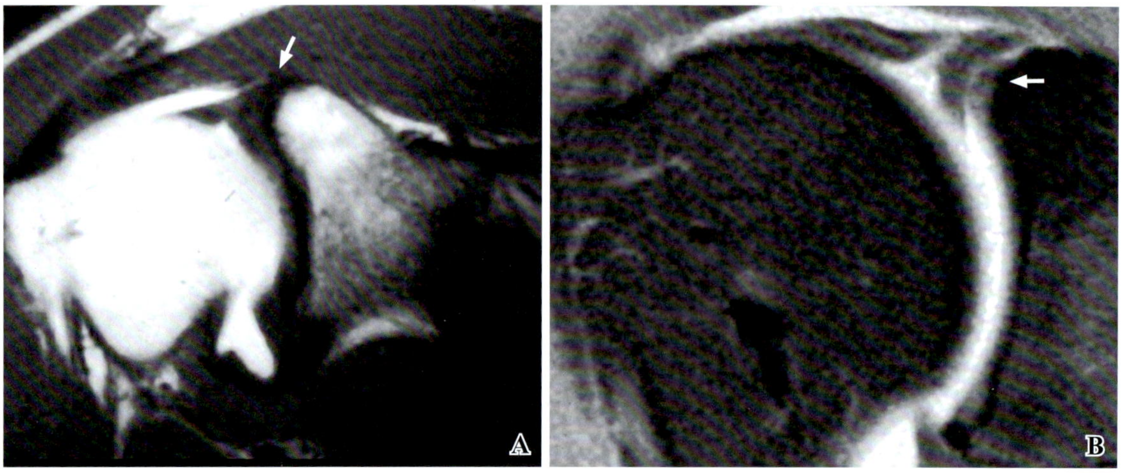

图 4-4-24 肱二头肌盂唇复合体与肩胛盂连接方式 I型（A），复合体牢固附着在肩胛盂上极；II 型（B），复合体附着在肩胛盂矢状面内侧。

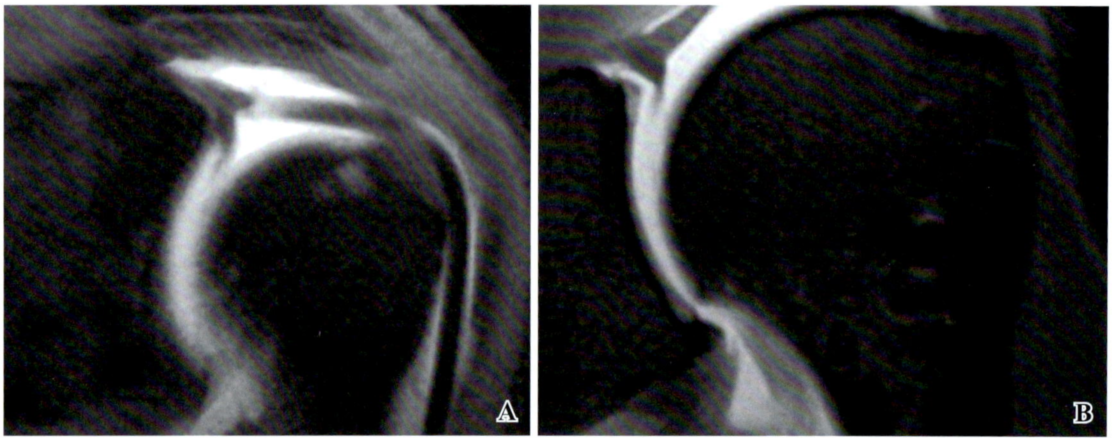

图 4-4-25 肱二头肌盂唇复合体与肩胛盂连接方式 III 型（A），半月形盂唇并形成沟样结构；肱二头肌盂唇孔（B）。

一、肱二头肌肌腱滑膜炎

肱二头肌肌腱滑膜炎（即肱二头肌肌腱炎症）通常是一种退行性病变，部分与外伤有关。其病理为腱鞘充血、水肿、纤维化增厚、囊鞘内积液（在 T_1WI 上呈低信号，在 T_2WI 上呈高信号）、肌腱内部异常信号和肌腱增厚。正常情况下，肱二头肌腱滑膜囊鞘和关节囊间存在交通，但在肱二头肌腱滑膜炎时，积液可仅见于肱二头肌肌腱滑膜囊鞘，而盂肱关节囊内没有积液。肱二头肌肌腱炎及肱二头肌肌腱滑膜炎是肱二头肌病变的早期阶段，严重者可导致肱二头肌腱断裂。

二、肱二头肌腱脱位

肱二头肌长头附着于关节盂上结节，对盂唇的上部和后部有重要的支撑作用。部分肱二头肌长头亦支撑并组成盂唇前部。退行性改变和肱骨头结节间沟先天性较浅为肱二头肌腱脱位的内因，损伤为外因，可见于肌腱袖完整性丧失或肱二头肌腱周围的支撑结构受损，尤其是结节间沟前方肱骨横韧带撕裂，肌腱滑脱于腱沟外。在内旋或外旋位的横断面 MRI 图像上很容易发现肱二头肌脱位。

三、肱二头肌腱断裂

正常的肱二头肌腱很少发生断裂，年轻人多在缺少准备而强力收缩时使肱二头肌腱发生断裂；中老年人则因原有不同程度的退行性改变，大结节、小结节及结节间沟有粘连，一旦发生强烈收缩而发生撕裂。肱二头肌肌腱撕裂通常为完全性，偶尔见部分性撕裂（图 4-4-26）。完全性撕裂时，肌腱通常卷曲在结节间沟以下。在 MRI 横断面图像上，肱二头肌长头应在肱骨头结节间沟中看到；如果结节间沟中不能发现肱二头肌长头应提示肌腱断裂或回缩（图 4-4-27）。由于肌腱撕裂常是慢性卡压的结果，肱二头肌腱撕裂作 MRI 检查时，须同时检查冈上肌腱和喙突肱骨弓，观察有无其他卡压的征象和肌腱袖撕裂。注意，肱二头肌腱的先天性纵向分叉可误认为撕裂，但肱二头肌腱的先天性纵向分叉常延伸至关节盂以下，而肱二头肌腱的纵向撕裂常局限于肱二头肌腱的较上方一段（图 4-4-28）。

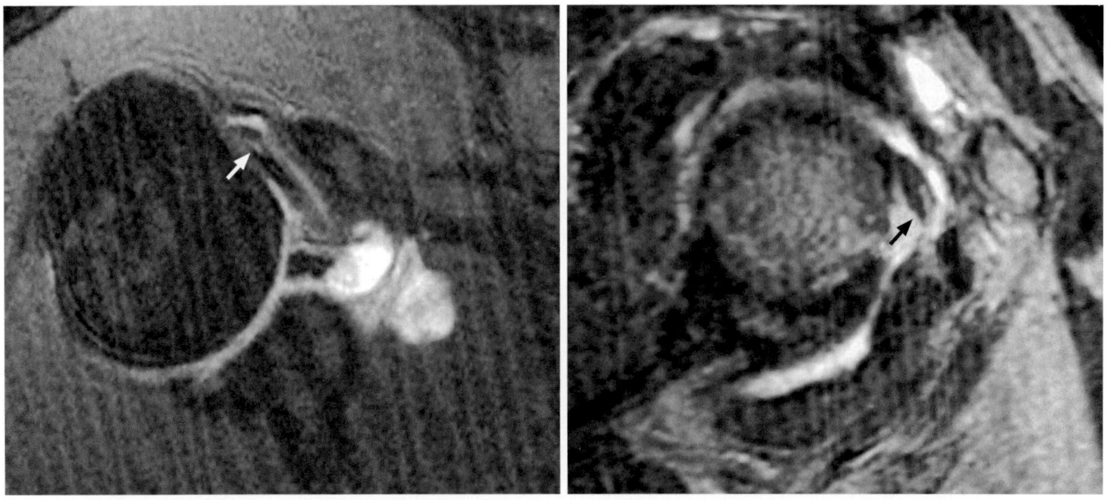

图 4-4-26 **肱二头肌部分性撕裂** 肌腱内出现与肌腱方向平行的异常信号，未累及肌腱表面。

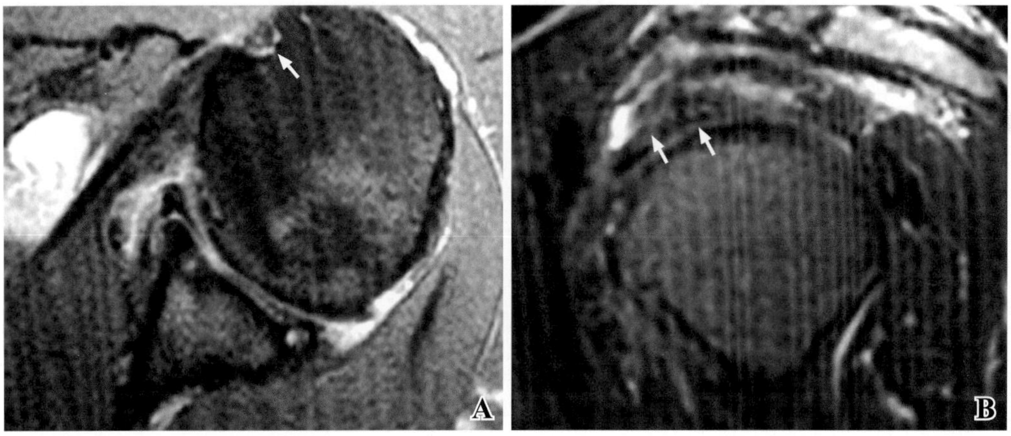

图 4-4-27 **肱二头肌完全撕裂** 肱骨结节间沟内无肱二头肌长头腱（A）；斜矢状面显示肌腱扭曲纠结（B）。

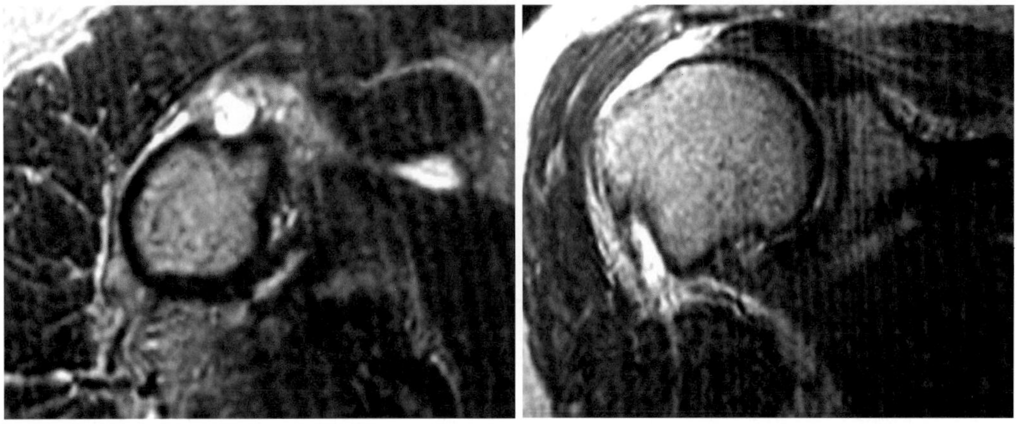

图 4-4-28 **肱二头肌完全撕裂** 肱骨结节间沟以及肱骨头表面均未见二头肌长头腱显示。

肩部骨结构外伤

诊断肩部骨结构的损伤临床上主要应用 X 线及 CT 检查，MRI 起辅助作用，可有利于观察伴发的软组织损伤。

一、肱骨近端骨折

肱骨近端骨折按涉及部位分为四类：①肱骨解剖颈骨折。②肱骨大结节骨折。③肱骨小结节骨折。④肱骨干或外科颈骨折。80% 的肱骨近段骨折因肩腱袖、关节囊及骨膜的保护而没有移位或错位极小（错位的定义是骨折两段间间距大于 1cm 或成角大于 45°）。MRI 对常规 X 线未能检出的没有移位或成角的骨折特别有用。T_1WI 可显示骨折的外形及关节软骨表面的连续性中断（图 4-4-29），脂肪抑制像对检查出血及软骨下骨髓充血比较敏感（图 4-4-30、图 4-4-31）。

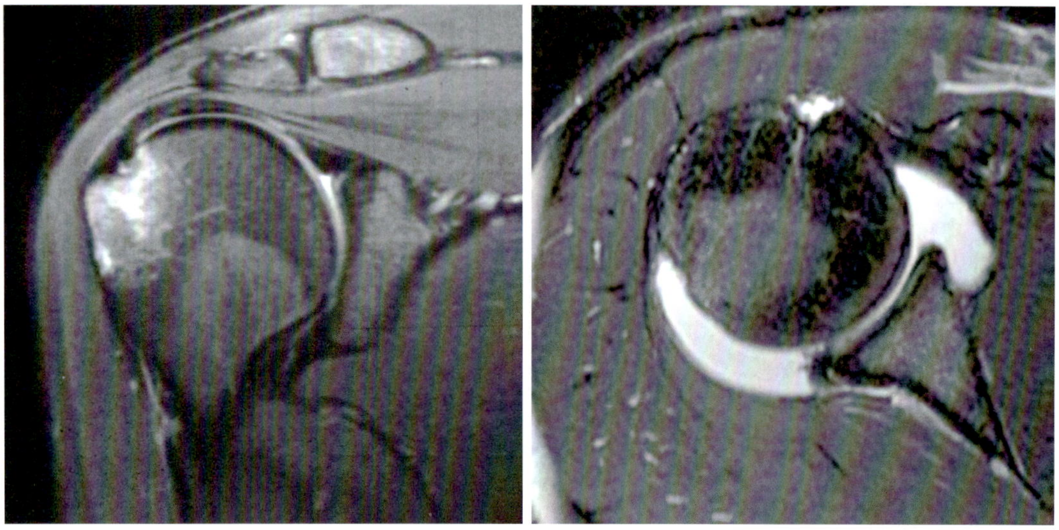

图 4-4-29　肱骨近端骨折　肩关节冠状面 T_1WI 显示肱骨大结节及外科颈骨折。

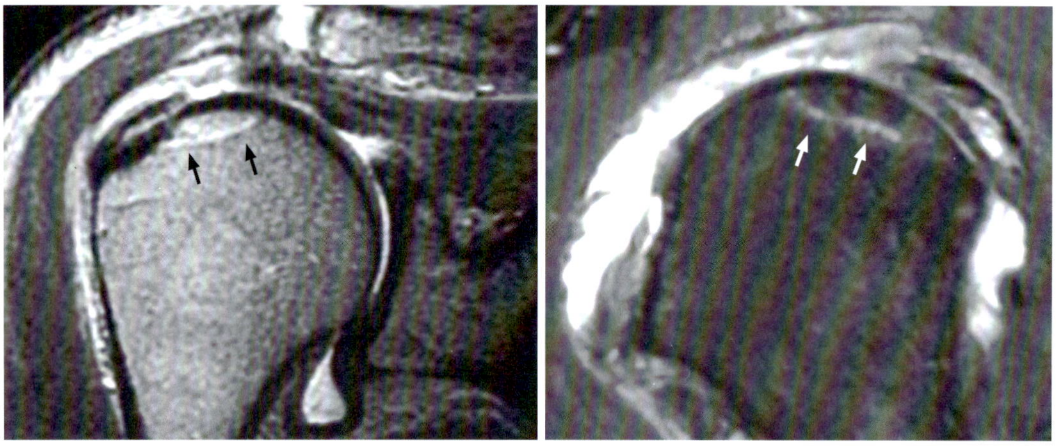

图 4-4-30　肱骨大结节骨折　MRI 显示大结节区域骨质中断，可见条带样异常信号表现。其临床症状与肩袖撕裂较为接近（箭）。

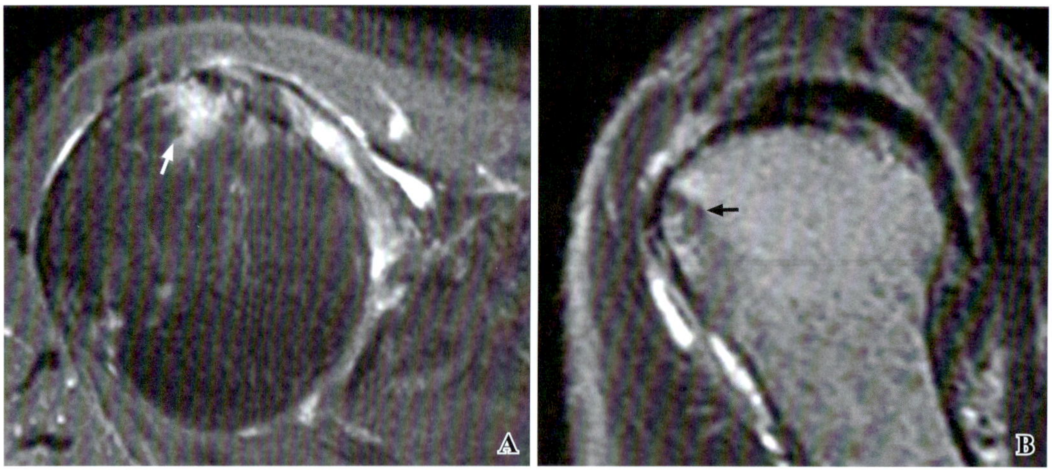

图 4-4-31　肱骨大结节骨折　早期表现为大结节区片状水肿，边界不清（A）。1 个月后骨质水肿吸收，局部出现硬化表现（B）。

二、肩峰锁骨分离

肩峰锁骨分离分三型：I 型为肩锁关节囊的扭伤或不完全撕裂；Ⅱ型为肩锁关节囊的完全撕裂，但喙锁韧带完整；Ⅲ型为肩锁关节囊和喙锁韧带的完全撕裂。肩锁关节间隙增大至 1.0 ～ 1.5cm 及喙突锁骨间距增加 25% ～ 50% 为肩锁关节囊的撕裂和喙锁韧带的扭伤，肩锁关节间隙增大至 1.5cm 或喙突锁骨间距增加 50% 为喙锁韧带断裂。除非伴有肩腱袖或盂唇的损伤，一般不用 MRI 诊断肩峰锁骨分离。

关节盂旁囊性积液

如同膝关节可发生囊性积液一样，肩关节也可发生滑膜囊性积液。这些囊性积液可以误症状，也可因其占位效应而产生疼痛、肿块、神经压迫症状。尤其是肩胛上切迹的囊性积液，此区的肩胛上神经可被包裹。囊性积液压迫或包裹神经后可引起相应肌肉萎缩。如冈上神经受压迫或包裹的早期，可出现冈下肌和（或）冈上肌水肿。在 T_1WI 上呈低信号，而在 T_2WI 上呈高信号；以后可引起冈下肌和（或）冈上肌萎缩及脂肪变性。

关节盂旁囊性积液好发生于盂肱关节的后部，常并发盂唇的后上部撕裂。前下方的关节盂旁囊性积液则常并发于盂唇的前下部撕裂。大多数关节盂旁囊性积液和关节盂撕裂相连。关节盂旁囊性积液可局限于肩胛冈关节盂切迹或向前延伸至肩胛上切迹。上部和后部的关节盂旁囊性积液常并发上盂唇前后向撕裂及盂唇撕裂。肩关节周围的囊性积液在 MRI 上易于发现，表现为边界清晰的积液信号，有时可和关节相通。磁共振关节造影可更好地显示关节盂旁囊性积液于盂肱关节地直接相通。

盂肱关节炎

由于肩关节不是负重关节，盂肱关节的退行性关节炎较髋关节和膝关节少见。盂肱关节的退行性关节炎好发于中老年患者，但也可见于年轻患者，尤其是因反复脱位而手术治疗的患者。虽然 Bankart 手术及其他关节囊折叠术可防治反复脱位，这些手术也严重地影响关节动力学，使患者易于发生退行性关节炎。年轻患者的患者的退行性关节炎可磨损关节软骨，严重影响关节结构的协调性，引起疼痛和功能障碍。盂肱关节退行性关节炎表现为关节软骨间隙狭窄、骨质增生、关节软骨下囊肿及肩腱袖的软组织退行性改变。

盂肱关节的退行性关节炎在 T_1WI 上表现为关节软骨中等信号病变，骨髓脂肪变性后高信号，以及骨质增生引起的高信号。肩锁关节及盂肱关节也可看到关节软骨下囊肿及滑膜积液（图 4–4–32）。

肩腱袖的肌腱退变性钙化（钙化性肌腱炎）最常发生于冈上肌腱，也可发生于肩腱袖的其他肌腱（图 4–4–33）。钙质沉着可引起疼痛。钙化块增大时可引起肩峰下滑膜囊上抬，严重者可引起滑膜囊破裂（图 4–4–34）。

粘连性关节囊炎继发于关节囊和滑膜的增厚和收缩，有疼痛和严重的关节运动障碍。关节造影时可发现关节腔变小，造影剂注入困难，肩胛下滑膜囊和腋囊变小、增厚。一般认为，腋隐窝水平关节囊和滑膜的增厚大于 4mm，可提示粘连性关解囊炎（图 4–4–35、图 4–4–36）。

肱骨头缺血性坏死

肱骨头缺血性坏死较股骨头缺血性坏死少见，其病因与外伤、使用类固醇激素、镰状细胞疾病及酒精中毒有关。如同 MRI 对检出股骨头缺血性坏死高度敏感一样，此种方法对检出股骨头缺血性坏死也非常敏感。

缺血性坏死最早见于肱骨头内侧后部，Neer 将其分为四期：I 期，无临床症状，常规 X 线检查显示无异常，

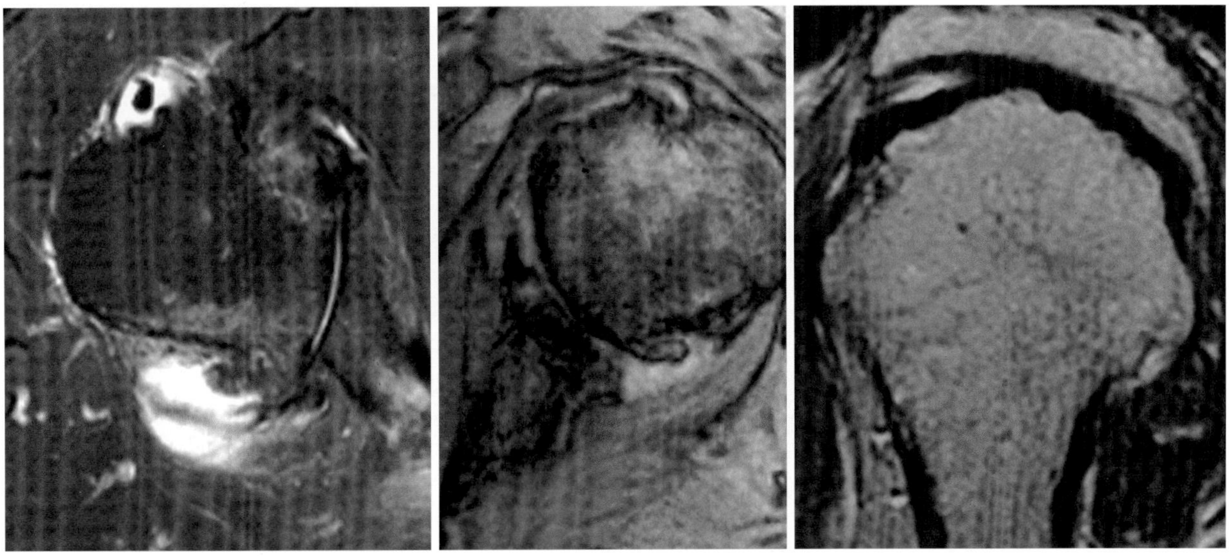

图 4–4–32　肩关节退变　MR 显示关节积液，关节囊增厚，骨质赘生等表现，与其他大关节退变性骨关节炎表现类似。

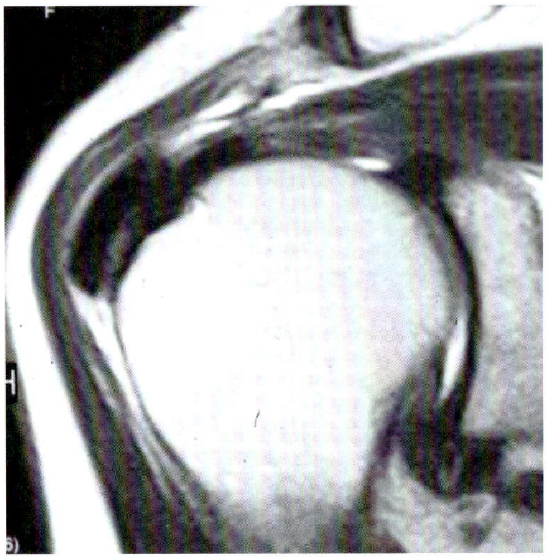

图 4-4-33 肩关节 MRI(T_1WI) 造影 关节囊显示良好，造影剂无外渗，冈上肌腱钙化呈小条状低信号。

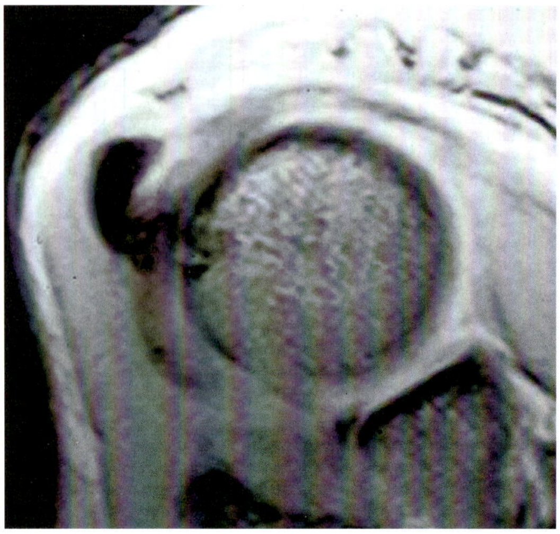

图 4-4-34 钙化性肌腱炎 冈上肌腱肱骨结节止点区域出现大片低信号钙化区，边界清晰。肌腱本身完整，无明显撕裂和回缩表现。

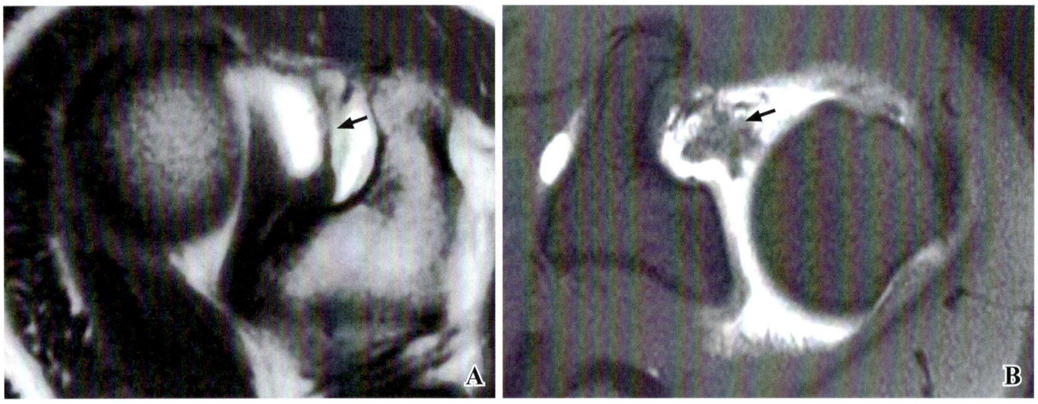

图 4-4-35 正常盂肱上韧带与退变性韧带增厚比较 正常韧带边界清晰，信号均匀（A）；退变韧带明显增厚，呈不规则团块样改变（B）。

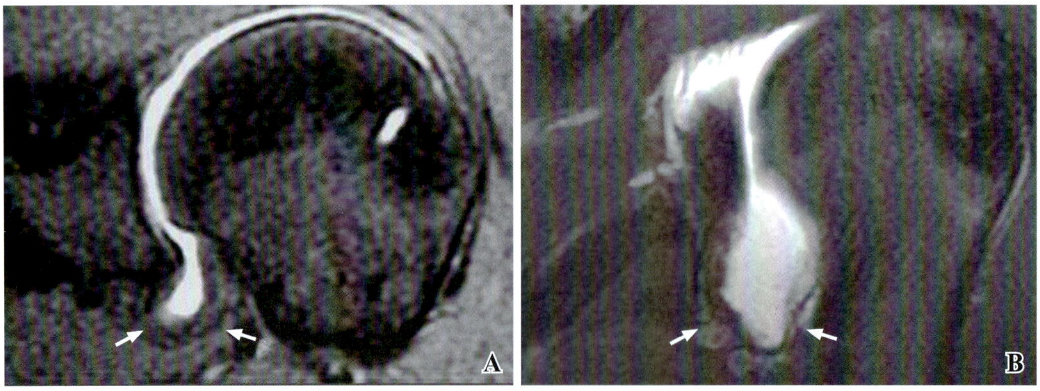

图 4-4-36 正常盂肱下韧带与退变韧带比较 正常韧带边界清晰，信号均匀，关节囊边缘光滑（A）；退变韧带厚度不均，局部可见结节样增厚表现，关节囊松弛，囊壁厚度不均（B）。

MRI 可发现软骨下骨髓改变；Ⅱ期，临床表现为疼痛，肱骨头保持其正常外形，关节软骨可有轻度压缩性改变，III 期，关节软骨表面不规则，关节软骨下骨质有骨折和塌陷。Ⅳ期，肱骨头变形，严重影响关节结构的协调性。与退行性关节炎不同，缺血性坏死的软骨下低信号缺血仅局限于肱骨，不累及关节盂。有关肱骨头缺血性的病理改变见“肱骨头缺血性坏死”。

（陆 勇 王毅翔 江 浩 宋 琦）

（感谢美国南加州大学 KECK 医学院放射科 Eric White 教授提供关节镜和部分造影图像。）

第五章　肘　关　节

随着MRI技术及设备的不断改进和完善，高分辨率表面线圈的使用，使肘关节的成像质量得到了明显的提高。在骨科领域中，肘关节的病变逐步受到了临床医生的重视，尤其是近年来MRI越来越多运用于肘关节疾病的诊断，对临床的诊断及治疗带来了很大的帮助。同时，MRI具有很高的组织分辨力和软组织对比度，因此在显示肘部肌肉、肌腱、神经、血管、骨和软骨结构等方面，MRI图像明显比常规影像来得清晰。在肘部创伤性疾病的诊断方面，MRI更具有其独特的优势，利用MRI的多参数成像、多层面及多方位扫描技术，其不仅能清晰地显示骨和软组织的病变所在，而且能较精确地描绘出病变的范围。近年来作为一种非侵袭性的诊断方法，MRI在诊断肘关节病变上正日趋受到临床医生及放射科医生的青睐。

第一节　肘关节的MRI检查方法

受检者一般采用仰卧位，肘部伸直自然置于身体的一侧，腕部保持中性位置。这种体位最能被受检者所接受，扫描时所产生的运动性伪影的机会亦最少。但是，由于受检查窗孔径大小、患者体态及临床所需体位的限制，有时需采用所谓次适度体位检查，例如对体态肥胖的患者或为了观察肱二头肌腱需肘关节屈曲时，此时受检者只能采取侧卧，手臂向头侧伸展姿势，但这种体位易造成受检者的不适，由此而产生的运动性伪影将明显增多，造成图像质量的下降，影响临床诊断。

表面线圈通常使用12 ~ 14cm直径大小的环状型表面线圈。若没有这种特定的肘关节表面线圈，可用颈部表面线圈替代。对肘部屈曲而不能伸直的患者，可用肩关节表面线圈来代替。对检查儿童或体型瘦弱的患者，可选用腕部的表面线圈。国外有作者在研究肘关节的微细病理变化需进行双侧对比检查时，采用双表面线圈检查法，这样做可大大缩短检查所需的时间。

对肘关节的MRI扫描，目前常采用横断面SE序列T_1WI（SE 500ms/20ms）和T_2WI（SE 2 000ms/20 ~ 30ms、60 ~ 80ms）扫描。GE序列、STIR序列也适用于肘部。

肘关节的MRI定位像采用冠状面SE（200ms/10 ~ 20ms）序列，层厚1mm，视野32 ~ 40mm，矩阵256×128，NEX=1。在冠状面定位像上，肱骨及尺骨、桡骨应同时显现，这样有助于横断面的正确定位。换言之，可根据肘的提携角来确定横断面图像的扫描定位。在横断面图像的基础上，按病变的部位、大小及临床所需作T_1加权（SE 400 ~ 500ms/10 ~ 20ms）横断面、冠状面和矢状面扫描（图5-1-1）。在某些特殊情况下，还可根据韧带或肌腱的走行方向采取多方位的斜切面扫描方法。参照横断面图像可制定出冠状面和矢状面的扫描方位，冠状面扫描以平行于肱骨内上髁、外上髁连线为基准；矢状面扫描以垂直于肱骨内上髁、外上髁连线为基准。显示肘关节的韧带及肌腱组织，以双回波序列加权扫描（SE 2000ms/20ms、60ms或2 000ms/20ms、80ms）为最佳选择。对疑有骨质方面的病变时，应加用脂肪抑制序列。GE序列T_2^*WI能很好地显示关节软骨组织，但对因手术后关节内含有微小金属体者，应避免使用GE序列。FSE序列和快速STIR序列的扫描时间要比常规SE序列和脂肪抑制序列短，对不能忍受较长时间检查的患者或有幽闭恐怖症的患者可采用这种扫描序列方式。若以与常规扫描相同的时间进行FSE序列或快速STIR序列扫描，所获得的图像分辨率要高于

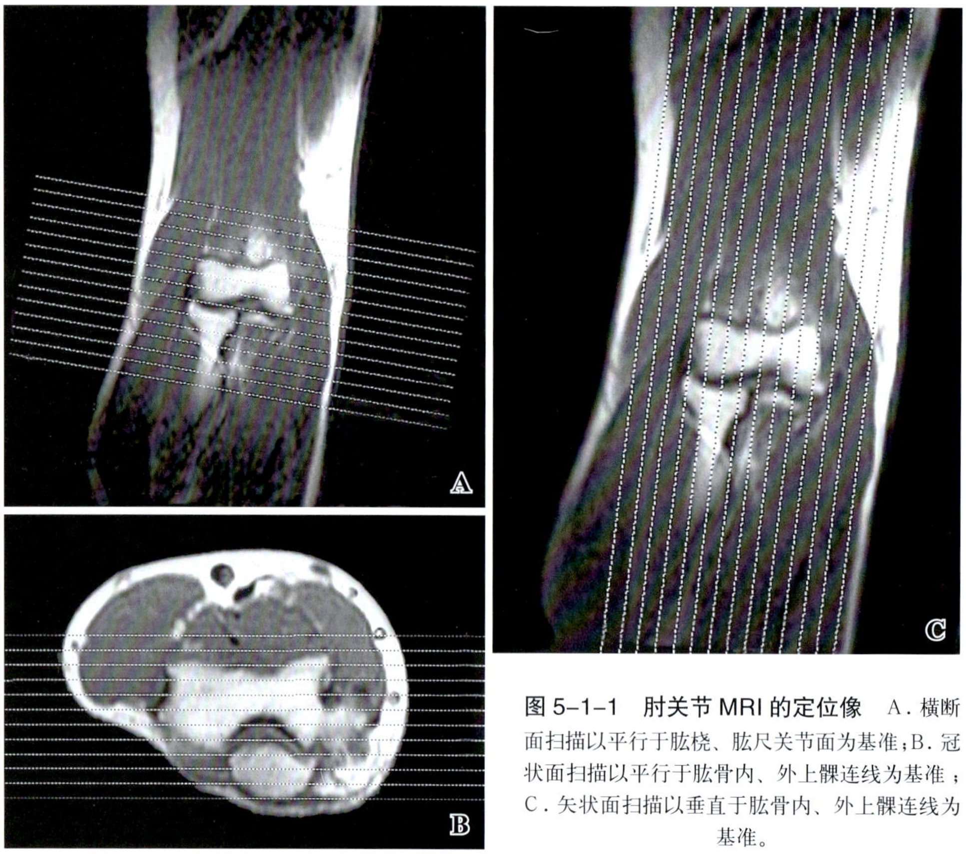

图 5-1-1 肘关节 MRI 的定位像 A. 横断面扫描以平行于肱桡、肱尺关节面为基准；B. 冠状面扫描以平行于肱骨内、外上髁连线为基准；C. 矢状面扫描以垂直于肱骨内、外上髁连线为基准。

常规序列图像。静注顺磁性造影剂（gadolinium）后行 T_1WI 增强扫描，可明显缩短组织的 T_1、T_2 弛豫时间，有利于对肘关节的肿瘤与非肿瘤病变鉴别，同时对水肿组织及感染性病变也有良好的鉴别能力。

扫描层厚、层距的选择一般以病变的大小为依据，对可触及的较大病灶，可适当增加扫描层厚及层距（层厚可选为 7 ~ 10mm，层距可选为 2 ~ 3mm），而对微小病灶的扫描宜采用较小的层厚及层距（层厚可选为 3 ~ 5mm，层距可选为 1 ~ 2mm）。视野大小的选择视扫描方位的不同而不同。一般来讲，横断面视野的大小应尽量接近被扫部位的横断面直径，冠状面及矢状面视野应大于横断面的视野，以最大限度包括肘关节两端的组织结构，有利于同时发现肘关节附近的病变（表 5-1-1）。

表5-1-1 肘关节的常规MRI扫描序列

	脉冲序列 (ms)	层厚/层距 (mm)	视野 (mm)	距阵	NEX
定位像(冠状面)	SE 200/10~20	10	30~40	128×256	1
横断面(T_2WI)	SE 2 000/20、60~80	5~10/1~3	12~16	256×256	1~2
横断面、冠状面、矢状面(T_1WI)	SE 500/10~20	3~10/1~3	12~24	256×256	1

（潘自来　杜联军　江　浩）

第二节 肘关节的正常解剖

一、骨与关节

肘关节由肱骨下端和尺骨、桡骨上端的关节面所组成。肱骨内下方的肱骨滑车与尺骨的半月切迹组成肱尺关节，肱骨外下方的肱骨小头与桡骨近端的桡骨头的关节凹构成肱桡关节。另外，桡骨头的环状关节面与尺骨的桡侧切迹形成桡尺近侧关节。所有的关节表面都被覆一层透明软骨，在SE序列图像上呈中等信号。肱骨下端略呈扁平，并向内、外侧突起，分别形成内上髁和外上髁。内上髁的内下方有尺神经沟，尺神经由此通过。肱骨滑车关节面以滑车沟为界，分为内侧部和外侧部，滑车的外侧部较小，内侧部较大且低。滑车与肱骨相连接处较薄，其前上方的骨性凹陷为冠突窝，尺骨的冠突在屈肘时与其相吻合。滑车后上方的骨性凹陷为鹰嘴窝，尺骨的鹰嘴在伸肘时与之相吻合。尺骨冠突前下方的粗糙隆起为尺骨粗隆，系肱肌腱的附着点。桡骨头与桡骨体之间较细部分为桡骨颈，桡骨颈、桡骨体连接处的后内侧有骨性隆起为桡骨粗隆，系肱二头肌腱的止点。

二、韧带与关节囊

肘部的韧带主要由桡侧副韧带、尺侧副韧带及桡骨环状韧带等组成。

（一）桡侧副韧带 亦称外侧副韧带。起自肱骨外上髁的前下部，行走于伸肌总腱的深部，与桡骨环状韧带及旋后肌纤维相连，止于尺骨的旋后肌嵴。该韧带起加强肘关节囊外侧壁的作用，防止桡骨头向外侧脱位，并防止肘部的过度内翻。此外，在桡骨颈与尺骨的桡骨切迹下缘之间有一层薄而松弛的韧带，称为方形韧带，其被覆在关节下端的滑膜表面，起着支撑滑膜的作用。桡侧副韧带以冠状面MRI图像显示最佳。

（二）尺侧副韧带 亦称内侧副韧带，呈三角形，相当厚韧。起自肱骨内上髁的前下部，呈放射状向下分为前、中、后三束，前韧带束止于尺骨冠突的内侧缘；中间韧带束止于冠突和鹰嘴之间的骨嵴上；后韧带束止于尺骨鹰嘴的内侧面。尺侧副韧带可防止肘部过度外翻。冠状位MRI图像上可较清晰地显示前韧带束结构。

（三）桡骨环状韧带 此韧带环绕于桡骨头，起自尺骨的桡骨切迹前缘，止于尺骨的桡骨切迹后缘，同时有部分纤维紧贴桡骨切迹的下方，继续环绕桡骨而形成一完整的纤维环。桡骨环状韧带呈上口大、下口小的外形，可防止因外力造成桡骨头的脱位。显示桡骨环状韧带以横断面MRI图像为最佳。

（四）关节囊 肘关节囊的上界为肱骨下端关节软骨边缘、内上髁和外上髁基底、鹰嘴窝上缘，其下界为桡骨头与尺骨上端关节软骨缘。肘关节的关节囊纤维层在前、后方较薄弱，但其前方尚有肱肌纤维束，后方有肱三头肌腱束，起到一定的加强作用。关节囊的两侧纤维增厚，参与构成桡侧副韧带和尺侧副韧带。正常的关节腔内含有很少量的液体，约3～4ml。一般情况下，除关节囊内含有较多的渗液或进行关节腔内造影外，MRI图像上较难显示关节囊腔，同时也难以将肱肌、肱三头肌和关节囊的界限完全区分开来。

（五）滑液囊 肘部的滑液囊分为表浅滑液囊和深层滑液囊。表浅滑液囊有鹰嘴滑液囊、内上髁滑液囊和外上髁滑液囊；深层滑液囊有肱桡滑液囊、旋后肌滑液囊、肱二头肌滑液囊、桡侧腕短伸肌下滑液囊和尺神经滑液囊。鹰嘴滑液囊又可分为三个部分，即鹰嘴皮下滑液囊、腱内滑液囊和腱下滑液囊，前者较为常见。肘部的滑液囊可在横断面及矢状面MRI图像上观察到，但有时可能会与肘部软组织内的渗出性病变相混淆，需加以区分。深层的滑液囊较难在MRI图像上发现，但当这些滑液囊因感染而积聚液体时，在T_2WI或T_2^*WI上能清晰地看到滑液囊的轮廓结构，并呈现为均匀的高信号改变。

三、肌肉与肌腱

肘部的肌肉按部位可分为肘前肌群和肘后肌群。肘后肌群由肱三头肌及肘肌组成；肘前肌群由肱桡肌、肱肌、旋前圆肌、桡侧腕屈肌、掌长肌、尺侧腕屈肌等组成。按各肌肉所司的功能可分为屈肌群、伸肌群、旋前肌群及旋后肌群。各肌群的起止、作用、血供及神经支配详见表5-2-1。

表5-2-1 肘部主要肌肉的起止、功能、血供及神经支配

肌肉	起自	止点	功能	血供	神经及其节段
肱二头肌	长头：肩胛骨关节盂上方	桡骨粗隆	肘关节屈曲及旋后	肱动脉分支	肌皮神经 第五、六颈神经
	短头：喙突	前臂屈肌腱膜			

（续表）

肌肉	起自	止点	功能	血供	神经及其节段
肱肌	肱骨下2/3前缘	冠突及尺骨粗隆	肘关节屈曲	肱动脉分支	肌皮神经 第五、六颈神经
肱桡肌	肱骨外上髁	桡骨茎突	肘关节屈曲	桡动脉及桡返动脉	桡神经 第五、六颈神经
旋前圆肌	肱骨头：肱骨内上髁及骨间膜 尺骨头：尺骨冠突	桡骨中部外侧	肘关节旋前	尺动脉及尺返动脉	正中神经 第五、六、七颈神经
肱三头肌	长　头：关节盂下粗隆 内侧头：肱骨后面桡神经沟以下 外侧头：肱骨后面桡神经沟以上	尺骨鹰嘴	肘关节伸展	桡动脉	桡神经
肘肌	肱骨外上髁后面	尺骨近端及鹰嘴外侧	肘关节伸展	桡返动脉	桡神经
旋后肌	肱骨外上髁、桡侧副韧带及尺骨	桡骨上端外侧	肘关节旋后	桡动脉	正中神经

四、血管与神经

肘部的局部血管、神经解剖及它们之间的相互关系，通过MRI图像可较明确地显现出来。肘部外伤或软组织肿块会造成周围神经血管的受压，从而引起一系列的临床症状。所以，了解肘部的血管、神经在各个肌肉间的位置关系就显得很重要。随着三维成像及磁共振血管造影技术的不断发展，对进一步了解和研究血管、神经的解剖变异及它们与病变之间的关系带来了广阔的前景。

肱动脉在肘窝与正中神经相伴行，并在此分为内侧的尺动脉和外侧的桡动脉，桡动脉在进入前臂后发出浅表支供应拇长屈肌。尺动脉通常与正中神经伴行，并从表浅进入指深屈肌。在横断面MRI图像上可清晰地看到肱动脉及其分支。

通过肘部的神经为臂丛神经的终末支，可分为皮神经及深层神经。深层神经由正中神经、桡神经和尺神经组成。正中神经行于肱肌和肱二头肌的结合部之间，在喙肱肌的止点处，由原来行走于肱动脉外侧，斜行越过肱动脉的浅面或深面，位于肱动脉的内侧降至肘窝内。尺神经在肘部沿肱三头肌内侧头的前面下降到肘后侧，在肱骨内上髁和尺骨鹰嘴之间，经尺神经沟，穿过尺侧腕屈肌到前臂。桡神经穿过臂外侧肌间隔，至肘前外侧沟下降，在肱肌和肱桡肌之间，即在肱骨髁上的外前方，在此层面的横断面MRI图像上可显示桡神经。当上述神经在前臂分成浅分支和深分支后，在MRI图像上则难以显示。

（潘自来　杜联军　江　浩）

第三节 正常肘关节的MRI表现

一、横断面

肱二头肌及肱肌位于前方，于桡骨粗隆部可见肱二头肌腱，于尺骨粗隆部可见肱肌腱，两者皆呈低信号。肱二头肌腱膜呈条状低信号影，其位于肱二头肌腱联合区与内侧的屈肌、旋前肌组筋膜之间。在内上髁水平的横断面上，肱二头肌腱膜深处有正中神经及肱动脉、肱静脉走行，分别附着于内上髁、外上髁的伸肌与屈肌总腱呈低信号。桡神经位于肱肌与肱桡肌之间，其深层的分支在旋后肌的深头及浅头之间通过。于桡骨头关节软骨表面可见一环形、薄的低信号结构，即为桡骨环状韧带。于桡骨颈平面，尺骨外侧区域可见尺侧副韧带的附着点，其呈低信号影；于此平面的远端，尺侧副韧带前束位于尺骨冠状突的内侧缘、尺神经的前外侧。在横断面的后方区域，经鹰嘴平面处可见呈低信号的肱三头肌腱，鹰嘴的后外侧可见呈中等信号的肘肌 ；在后内侧可见尺神经及伴行的尺侧返动、静脉后支，其位于肘管支持带的深部（内上髁平面）。尺神经远端行于尺侧腕屈肌的尺骨头深面。在鹰嘴窝平面可较清晰地显示桡尺近侧关节（图 5–3–1）。

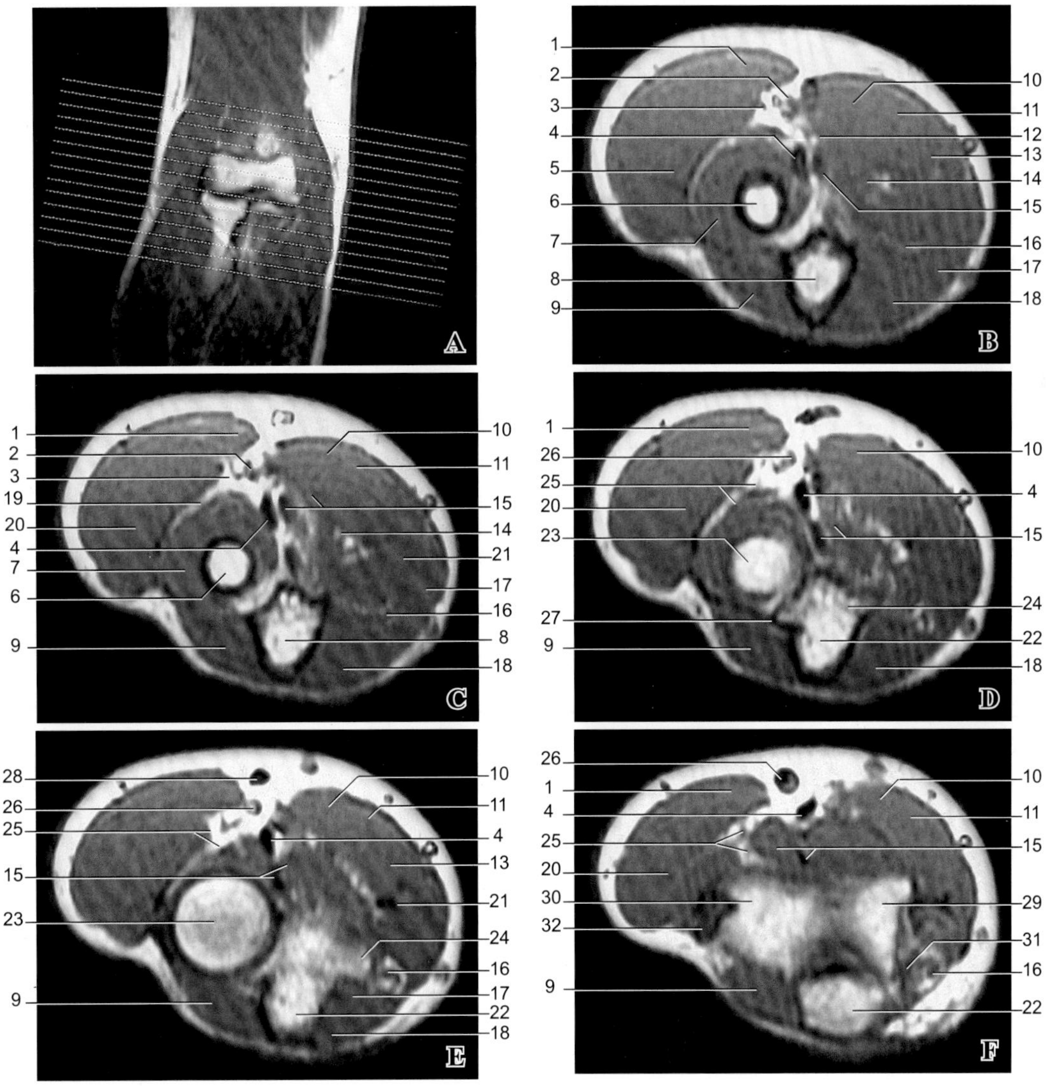

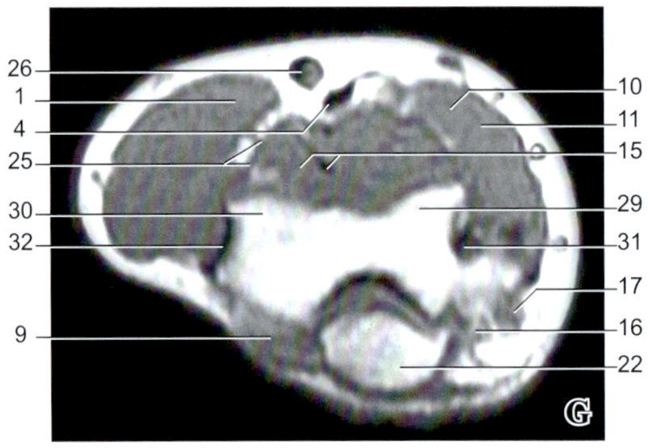

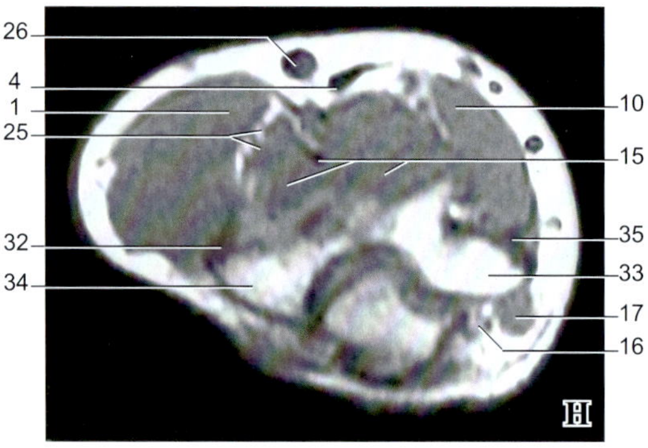

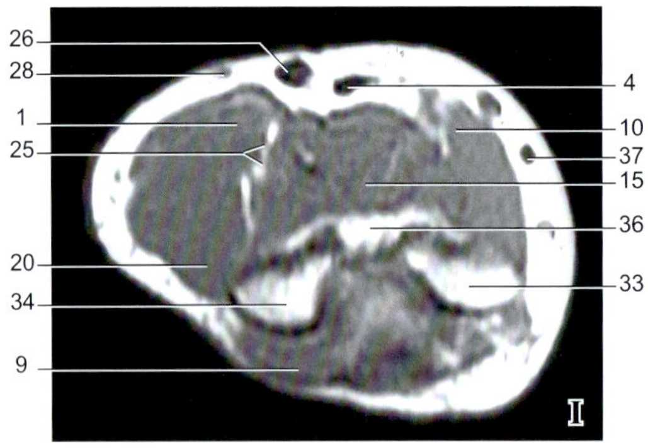

图 5-3-1 肘关节横断面 MRI 图像 1. 肱桡肌；2. 桡动脉；3. 桡神经浅支；4. 肱二头肌腱；5. 桡侧腕短伸肌；6. 桡骨；7. 旋后肌；8. 尺骨；9. 肘肌；10. 旋前圆肌；11. 桡侧腕屈肌；12. 尺动脉；13. 掌长肌；14. 正中神经；15. 肱肌；16. 尺神经；17. 尺侧腕屈肌；18. 指深屈肌；19. 桡神经深支；20. 桡侧腕长伸肌；21. 指浅屈肌；22. 尺骨鹰嘴；23. 桡骨头；24. 冠突；25. 桡神经浅支及深支；26. 肱动脉；27. 环状韧带；28. 头静脉；29. 滑车；30. 肱骨小头；31. 尺侧副韧带；32. 伸肌总腱；33. 内上髁；34. 外上髁；35. 屈肌总腱；36. 前脂肪垫；37. 贵要静脉。

二、矢状面

常规肘关节矢状面(图 5-3-2)由内侧向外侧扫描。在经肱骨外上髁平面上可见伸肌总腱，呈中低信号影；在经内上髁平面的矢状面图像上可见屈肌总腱，呈中低信号；沿着内上髁的后缘可见呈中等信号的尺神经由此通过。近中线的旁矢状面图像上可见肱三头肌及其肌腱附着于尺骨鹰嘴上。在鹰嘴的后缘可见正常的皮下脂肪填塞于鹰嘴滑液囊浅表处。在肱骨远端前、后缘呈高信号的前、后脂肪垫清晰显示，在前、后脂肪垫的外缘可见薄的、呈低信号的肘关节囊结构，肘关节囊的前方为肱肌，其远端附着于尺骨粗隆上；于桡骨粗隆处可见肱二头肌腱附着，邻近有低信号的肱肌及尺动脉，需分清它们之间的解剖关系，不能相互混淆。肱桡关节及肱尺关节在矢状面图像上清晰显现，正常尺骨半月切迹中央缺乏软骨成分而呈现为一“裸区”，需与骨、软骨缺损性病变相区别。同样，肱骨小头后缘存在非关节性的表面，需与嵌入性骨折及骨、软骨性缺损性病变相鉴别。

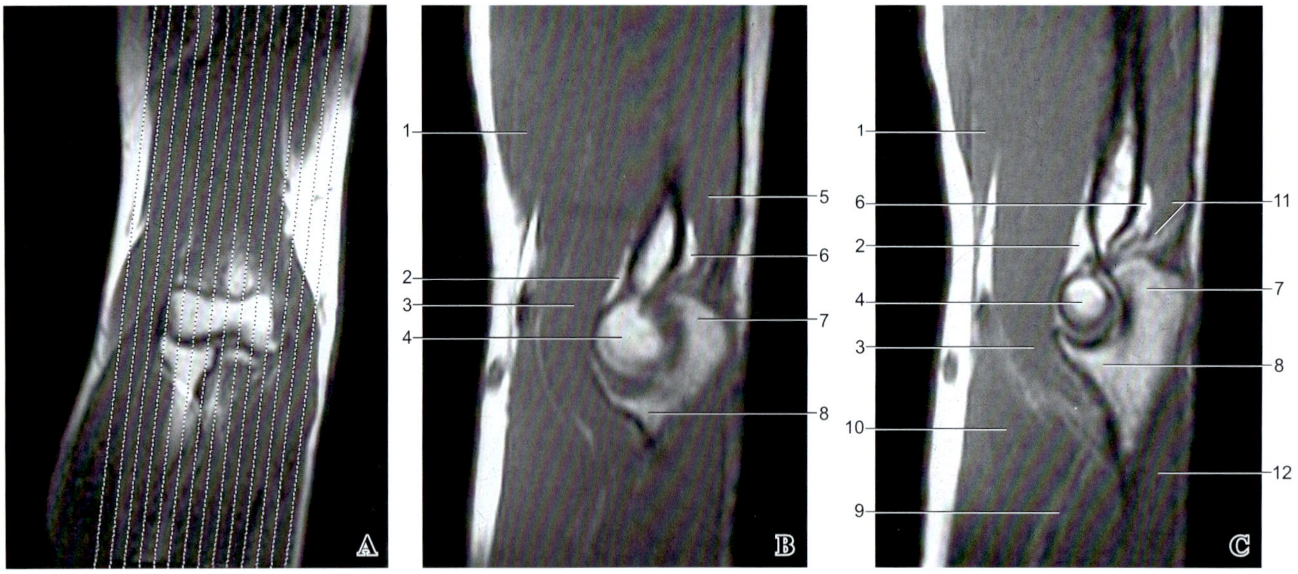

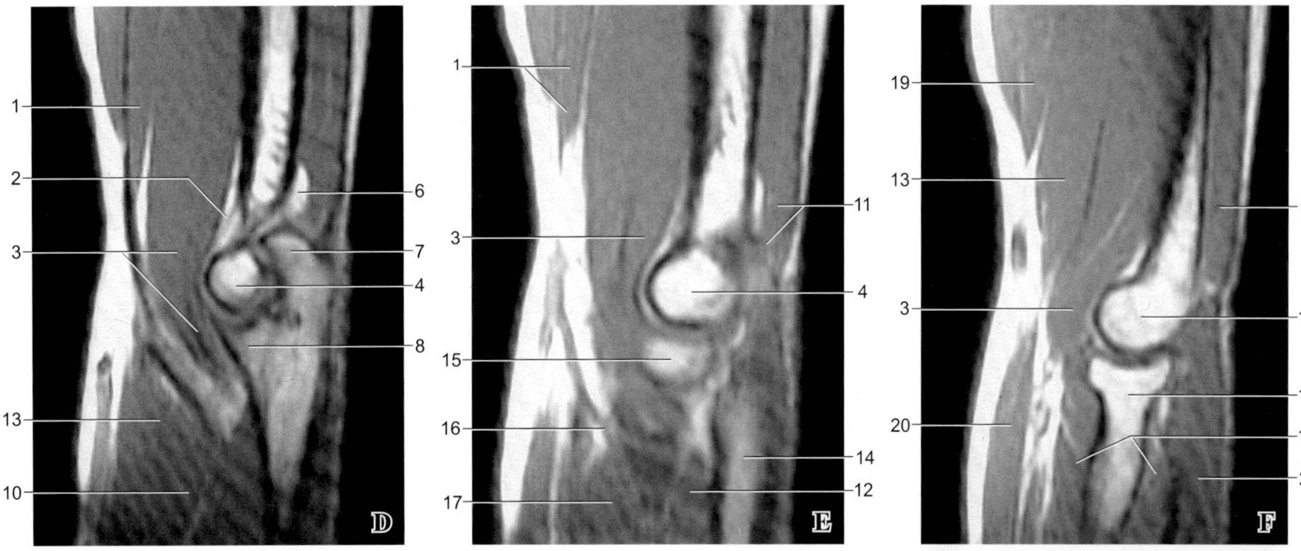

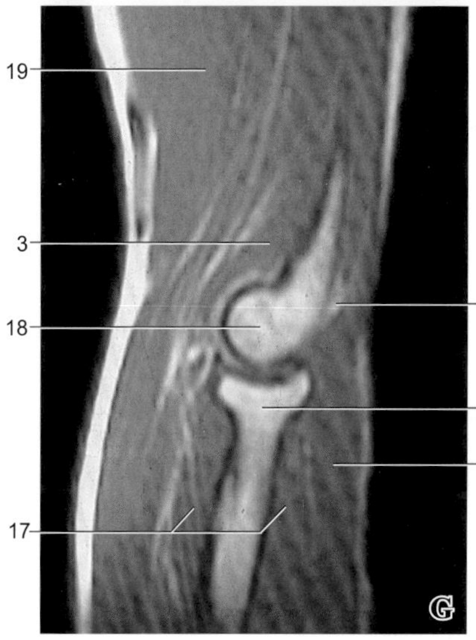

图 5-3-2　肘关节矢状面 MRI 图像　1. 肱二头肌及肌腱；2. 前脂肪垫；3. 肱肌；4. 滑车；5. 肱三头肌；6. 后脂肪垫；7. 尺骨鹰嘴；8. 冠突；9. 尺动脉；10. 旋前圆肌；11. 肱三头肌及肌腱；12. 指深屈肌；13. 肱桡肌；14. 尺骨；15. 桡骨头；16. 桡动脉；17. 旋后肌；18. 肱骨小头；19. 肱二头肌；20. 桡侧腕长伸肌、桡侧腕短伸肌；21. 尺侧腕伸肌；22. 肘肌。

三、冠状面

常规肘关节冠状面（图 5-3-3）取从后向前扫描。在冠状面图像上，尺侧副韧带、桡侧副韧带及其表浅的伸肌总腱、屈肌总腱可清晰显示，尺侧副韧带前束从内上髁下缘伸展至尺骨冠突的前内侧缘；桡侧副韧带的尺侧束沿桡骨近端的后外侧缘止于尺骨的旋后肌的外侧。肱骨滑车与尺骨冠突构成关节，桡尺近侧关节及肱桡关节可清晰地显示。

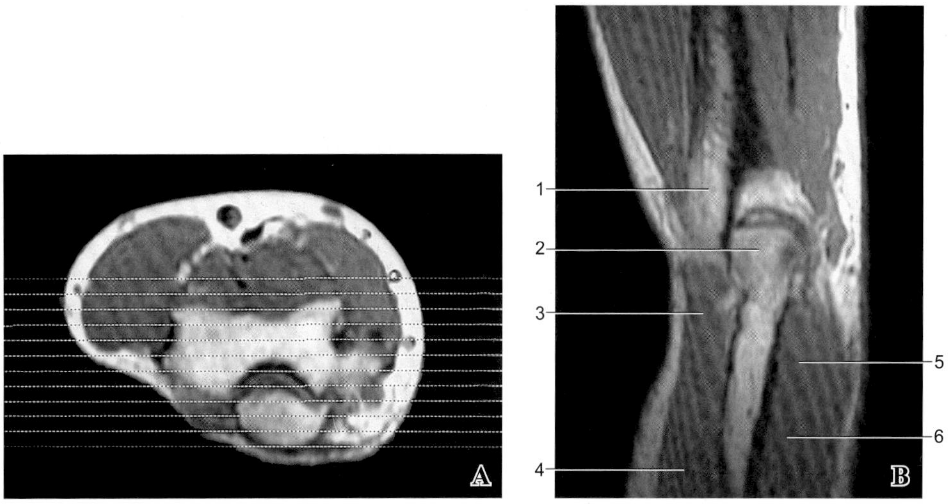

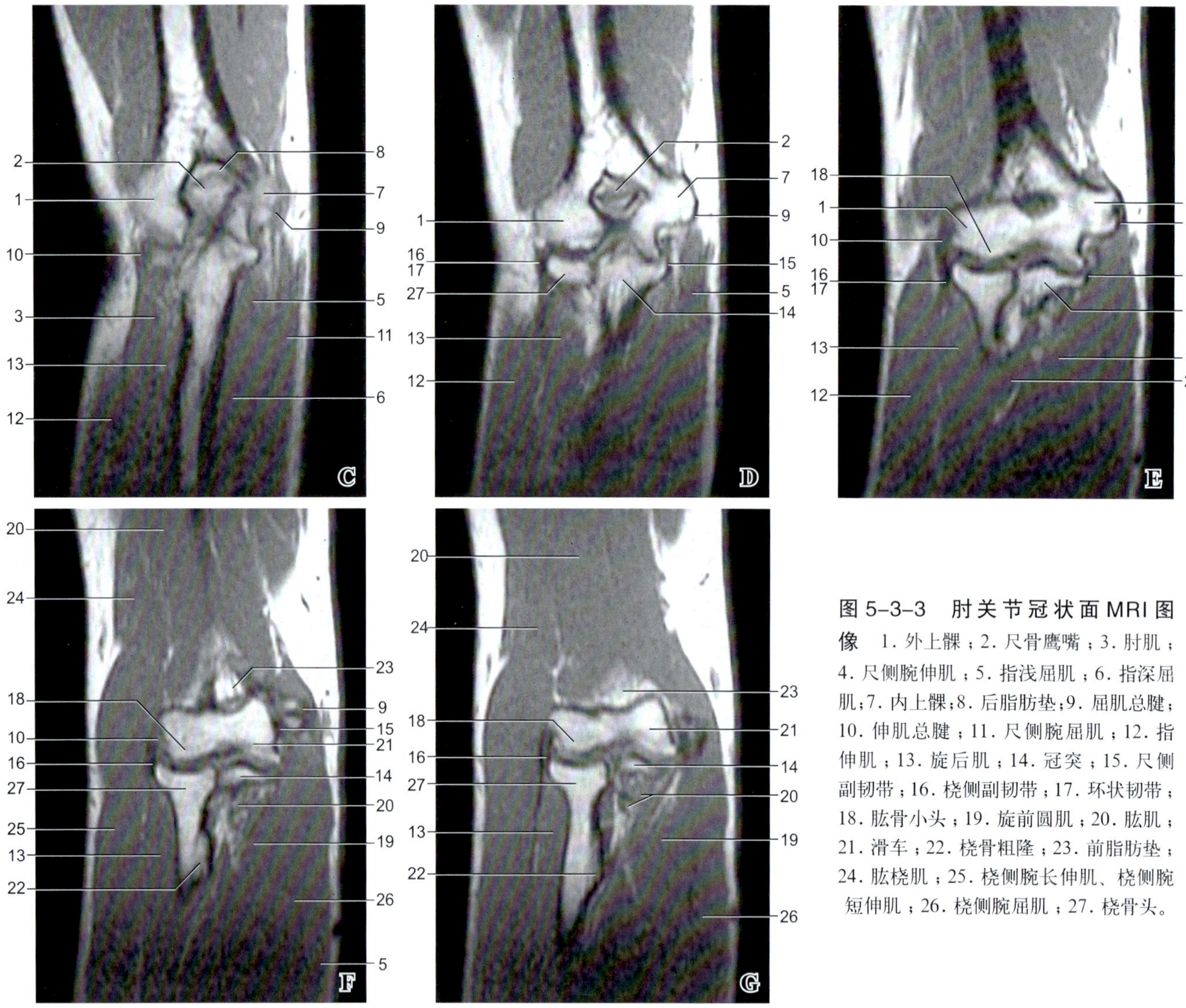

图 5-3-3 肘关节冠状面MRI图像 1. 外上髁；2. 尺骨鹰嘴；3. 肘肌；4. 尺侧腕伸肌；5. 指浅屈肌；6. 指深屈肌；7. 内上髁；8. 后脂肪垫；9. 屈肌总腱；10. 伸肌总腱；11. 尺侧腕屈肌；12. 指伸肌；13. 旋后肌；14. 冠突；15. 尺侧副韧带；16. 桡侧副韧带；17. 环状韧带；18. 肱骨小头；19. 旋前圆肌；20. 肱肌；21. 滑车；22. 桡骨粗隆；23. 前脂肪垫；24. 肱桡肌；25. 桡侧腕长伸肌、桡侧腕短伸肌；26. 桡侧腕屈肌；27. 桡骨头。

（潘自来 管永靖 江 浩）

第四节 肘关节的病变

骨 折

肘关节的骨折一般用常规X线或CT检查就能作出明确地诊断。但对微小的骨折或损伤，常规检查很难发现，尤其对骨髓内的隐匿性骨折和生长性骨折，MRI能早期发现。在T_2WI和脂肪抑制图像上，骨折碎片呈高信号，而正常的骨皮质呈低信号。骨髓组织的损伤，采用常规X线或CT检查一般难以作出正确的判断，而MRI T_1WI可表现为受损伤的骨髓组织呈低信号。另外，MRI对监测骨折的愈合方面有其独特的优点。当骨折断端之间出现纤维性愈合时，T_1WI、T_2WI表现为断端间的信号强度降低；而尚未出现纤维性愈合时，因骨折断端间有组织液存在，所以断端处在T_1WI上表现为低信号，在T_2WI上呈高信号。

一、尺骨冠突骨折

尺骨冠突骨折是由于暴力造成肘关节向后半脱位或脱位时，肱骨滑车对其直接的剪切作用力而产生的。冠突骨折往往同时伴有尺侧副韧带的撕裂和周围肌腱的损伤，肘关节的前关节囊也有损伤表现，矢状面T_2WI显示肘关节的后脱位及冠突骨折最清晰。

二、肱骨髁上骨折

对临床上高度怀疑的肱骨髁上骨折，而在常规X

线检查又无法显示骨折的存在时，MRI 可对此作出鉴别，以冠状面 T_1WI、T_2WI 显示此型骨折最佳。在儿童型的髁上骨骺分离中，MRI 上可见分离的骨骺间存在异常的高信号影。

尺侧副韧带损伤

尺侧副韧带损伤常在肘关节扭伤时合并发生。正常情况下，肘关节完全伸直时，尺侧副韧带前束呈紧张状态，此时作剧烈的肘外翻动作，应力将集中于前束上，导致韧带的损伤或撕裂。尺侧副韧带的损伤可伴有或不伴有屈肌总腱的损伤。

【临床表现】 尺侧副韧带损伤多因跌倒时用手撑地且手臂呈伸直外展位而致。国外报道，本病多见于从事投掷性运动的运动员。临床上多有较明确的外伤史，患者的肘关节内侧有明显压痛，活动受限，并有程度不同的肿胀，以关节的内侧为著。

【MRI 表现】 MRI 上可清晰显示尺侧副韧带的损伤部位及程度，以冠状面、横断面图像为佳。Conway 等观察了大量从事投掷运动而造成尺侧副韧带撕裂的患者，并就撕裂发生的部位进行了统计，发现损伤部位多见于韧带的中部（占 87%），而撕裂发生于韧带近端和远端者相对较少，分别占 3% 和 10%。尺侧副韧带撕裂在 T_1WI、T_2WI 上分别表现为局限性的低信号和高信号，在脂肪抑制图像上呈高信号。另外，邻近的指浅屈肌起始点往往也同时受累，表现为长 T_1 和长 T_2 异常信号（图 5-4-1 ～ 4）。对于不完全性尺侧副韧带撕裂，尤其是靠近关节腔侧的韧带部分性撕裂，采用常规 MRI 检查方法容易造成假阴性结果。Schwartz 等采用磁共振关节腔造影检查法，发现注射到关节腔内的造影剂可渗漏到韧带的部分撕裂口处，从而提高了对此类型损伤的诊断率。

尺侧副韧带的长期慢性受损可造成韧带的退行性改变，在 MRI 上表现为韧带增厚、瘢痕形成或出现钙化等，呈相应的信号强度改变，结合临床病史，对此诊断不难。

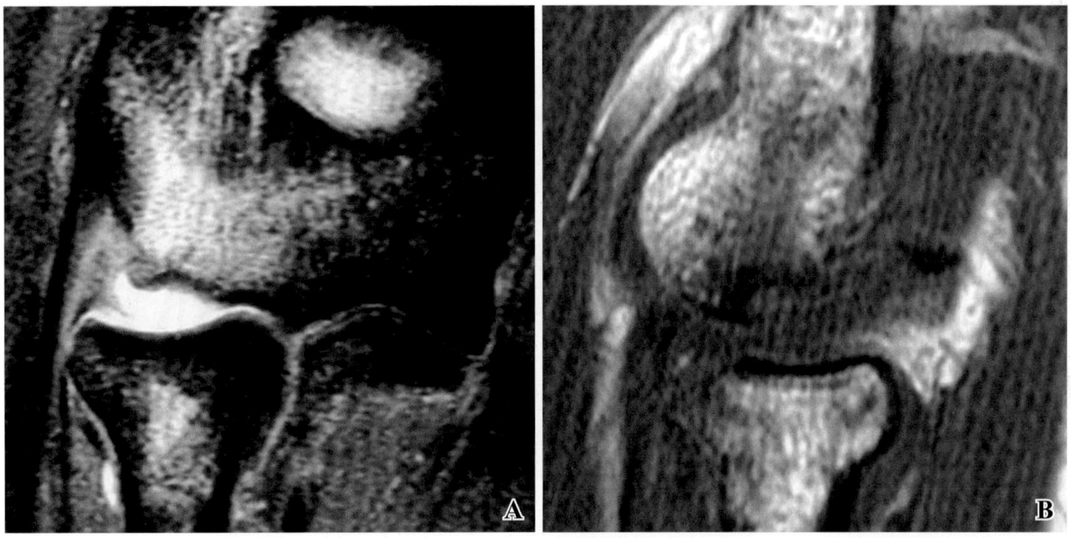

图 5-4-1 肱骨髁上骨折 A. 冠状面 STIR 显示局部骨质水肿高信号表现。肘关节局部积液改变；B. 矢状面 T_2WI：肱骨髁骨质不连续，并有错位表现，软骨伴随分离，关节腔内积液。

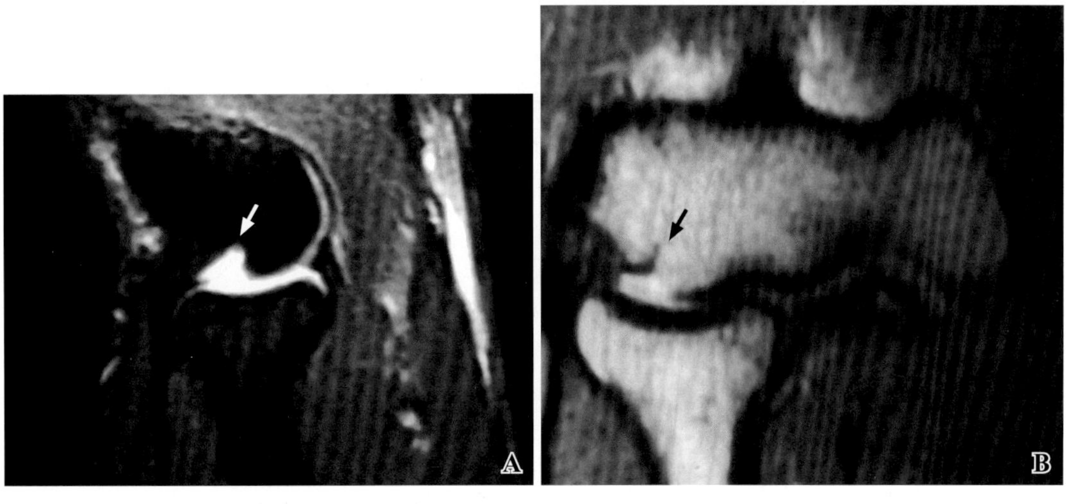

图 5-4-2 肱骨骨软骨骨折 A. 矢状面 STIR：肘关节肱骨关节面局限性缺损，累及骨皮质；B. 冠状面 T_2WI：皮质连续性中断，相邻关节腔局限性积液表现。

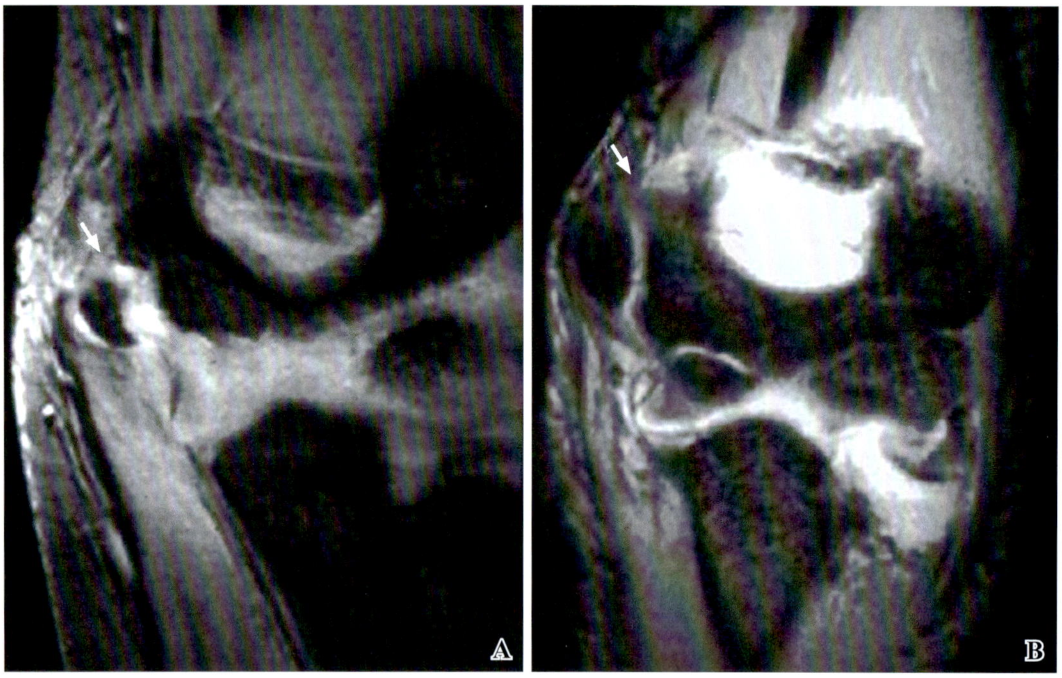

图 5-4-3 肱骨髁骨骺分离 A．冠状面脂肪抑制质子密度加权像：肱骨外上髁骨骺外移，骨骺周围软组织肿胀；B．外上髁骨骺肿胀。

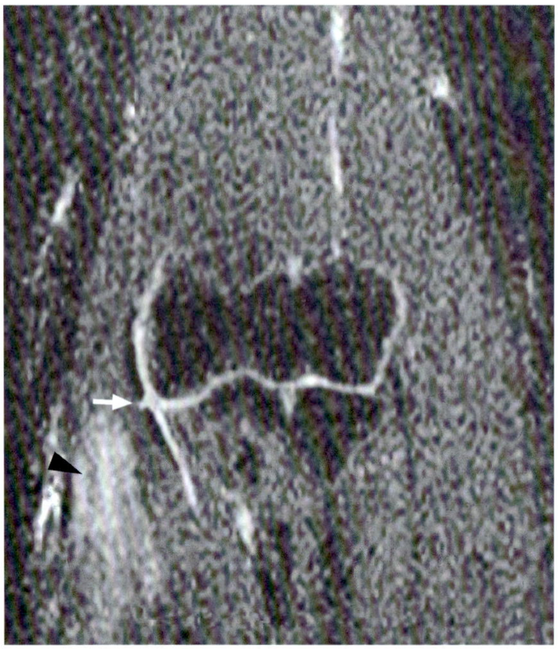

图 5-4-4 尺侧副韧带撕裂 冠状面STIR像：呈低信号的尺侧副韧带前束中断，出现高信号影（白箭），同时可见相邻的指浅屈肌内呈高信号改变（黑箭）。

肱骨外上髁炎

肱骨外上髁炎又称网球肘，为常见的肘部慢性损伤性病变。附着于肱骨外上髁的肌肉颇多，有肱桡肌、旋后肌、桡侧腕长伸肌、桡侧腕短伸肌、尺侧腕伸肌、指总伸肌等。这些肌肉主要起伸腕、伸指及前臂旋后等功能。因此，长期重复这些肌肉运动时，都会使附着于肱骨外上髁的肌腱筋膜受到牵拉，引起肌腱的慢性劳损性损害。

【病理】 表现为局部充血、水肿、瘢痕形成及血管纤维母细胞增生，并可有肌腱和筋膜纤维的微小撕裂等。

【临床表现】 本病起病较缓慢，多见于网球运动员及长期从事臂力劳动的患者。一般无明显的肘外伤史，少数可有多次肘外上髁部的损伤。临床上，患侧肘关节外上方有活动性疼痛，疼痛向前臂桡侧放射。体检时，一般在肱骨外上髁处有局限性压痛点，手的握持力下降，前臂旋转运动受限，而肘关节的伸屈运动不受影响。严重者，患侧作手指伸直、伸腕或执笔动作时即可引起外上髁部疼痛。

【MRI表现】 正常附着于肱骨外上髁部的伸肌总腱在MRI上表现为低信号影，其边界清晰，尤其在冠状面T_2WI上显示较清晰。当肱骨外上髁处的肌腱筋膜有损伤或发生部分性撕裂时，在 T_2WI 上可见患处出现不规则的高信号区，在冠状面脂肪抑制图像上呈高信号（图 5-4-5）。肱骨外上髁炎往往伴有桡侧副韧带的损伤，因此桡侧副韧带也有类似的信号改变，在冠状面 T_2WI 或脂肪抑制图像上，肌腱在外上髁的附着点与肌腱之间可出现高信号，代表此处有水肿存在（图 5-4-6 ~ 8）。值得注意的是，当肱骨外上髁局部被注射类固醇激素行封闭治疗后，MRI 上的注射区域也可出现高信号区，易与真正的外上髁炎所表现的高信号影相混淆，需结合临床作出分析与鉴别（图 5-4-9）。

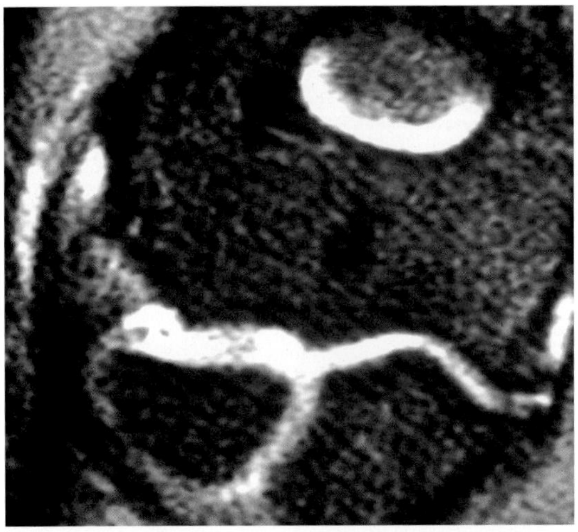

图 5-4-5　肱骨外上髁炎　冠状面 STIR 像：肱骨外上髁周围肌腱肿胀，信号增高，但骨质本身无水肿表现。

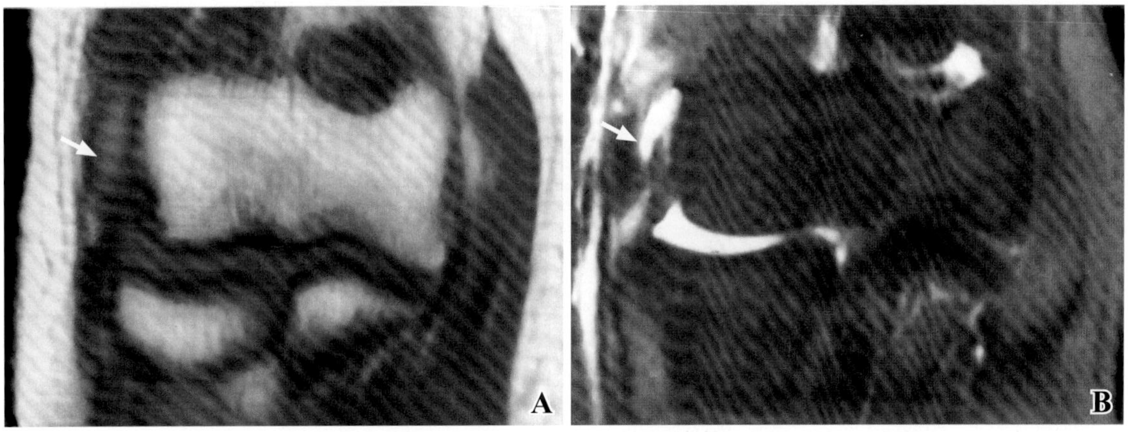

图 5-4-6　肱骨外上髁炎　A．冠状面 T_1WI：肱骨外上髁外侧的伸肌总腱局限性信号增高（箭），其下方的桡侧副韧带因部分撕裂而出现中高信号改变；B．冠状面 STIR 像：上述相应部位呈更高信号（箭）。

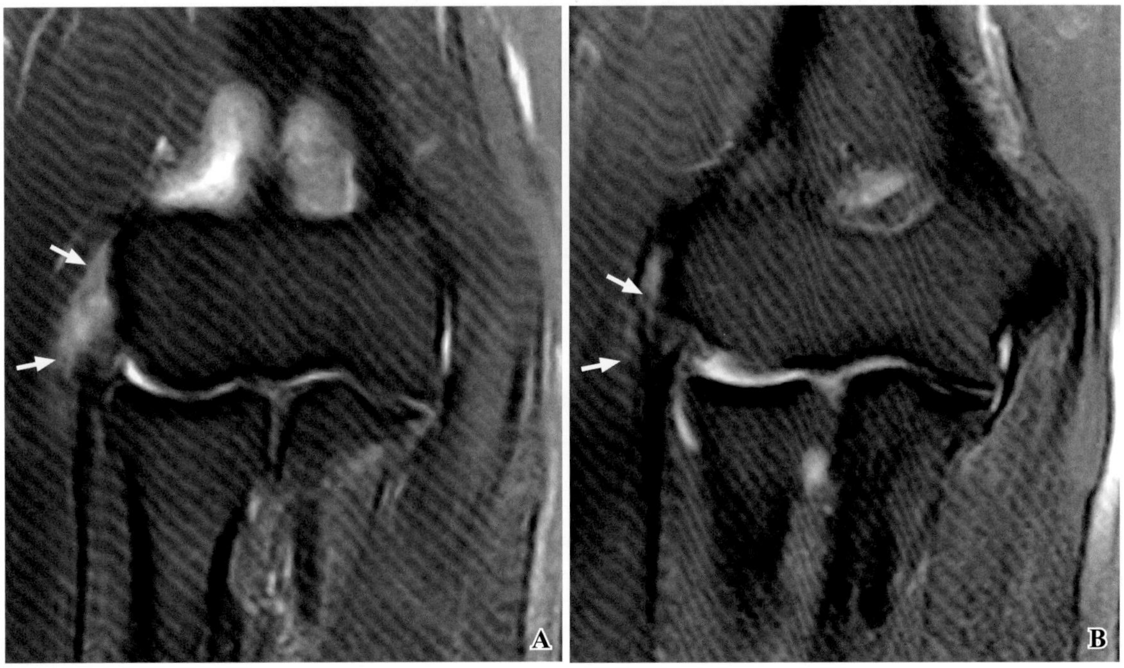

图 5-4-7　肱骨外上髁炎　A．脂肪抑制质子密度加权像：肱骨外上髁伸肌总腱肿胀，信号增高；B．冠状面 STIR 像：伸肌总腱部分纤维不连续。

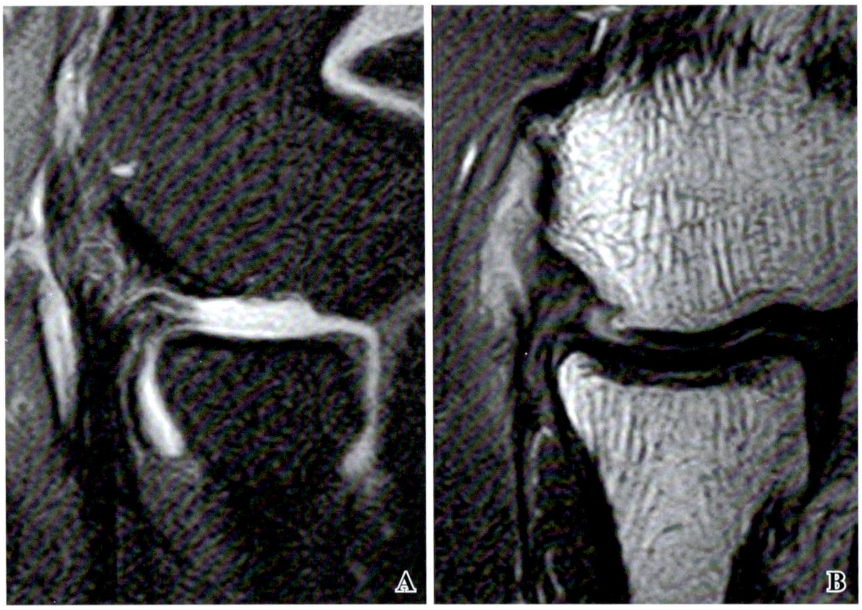

图 5-4-8 肱骨外上髁炎 A. 冠状面 STIR 像：伸肌总腱纤维紊乱，明显增厚肿胀，周围可见少量积液；B. 冠状面脂肪抑制 GRE 像：伸肌总腱部分撕裂表现。

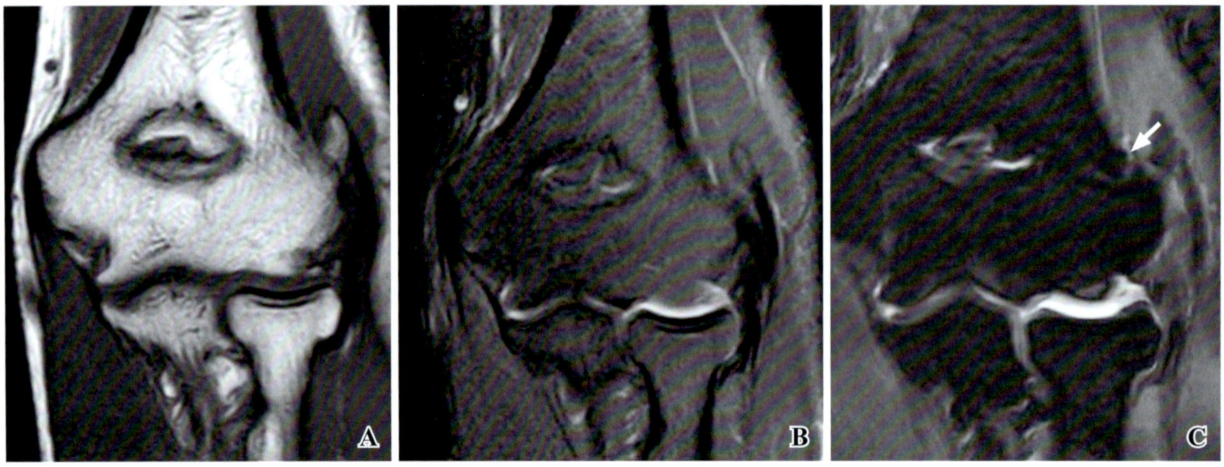

图 5-4-9 伸肌总腱损伤伴外上髁撕脱性骨折 A. 冠状面 T_1WI；B. 脂肪抑制质子密度加权像；C. STIR 像：伸肌总腱肿胀增粗，中段信号中断，肱骨止点可见撕脱骨片形成。(↑)

肱二头肌远端肌腱损伤

肱二头肌远端肌腱的损伤及撕裂较少见，约占整个肱二头肌腱损伤的 3% ~ 10%。根据 Morrey 统计，肱二头肌远端肌腱损伤多见于中年男性的着力惯用手，占 80% 左右。肱二头肌远端肌腱损伤大致分为急性外伤性和慢性退行性。急性损伤多因提携重物时，致肌腱超负荷而撕裂，此类型损伤以举重及健美运动员居多。慢性退行性损伤系肌腱本身的磨损、微小损伤及瘢痕形成，或肌腱附着点附近有滑囊炎、腱鞘囊肿形成，造成肌腱张力的减退。在这种状态下，肌腱遭受外力的作用，可产生撕裂或部分撕裂。

【临床表现】 急性损伤者有患侧肘窝疼痛，局部皮肤出现瘀斑，急性损伤后疼痛可减轻而转为持续性钝痛。体检时，患肘屈肘肌力减退，肘窝有压痛等。当肱二头肌腱膜未受损时，屈肘肌力可能未受影响，临床诊断有一定的困难。但无论上述何种情况下，前臂的旋后肌力必定受影响。另外，在临床上，肱二头肌远端肌腱的完全性撕裂比部分性撕裂多见。

【MRI 表现】 以往采用常规 X 线检查很难对肱二头肌远端肌腱损伤作出诊断，往往需要依赖临床检查和肌力检测等方法来确诊。MRI 评价肱二头肌远端肌腱损伤有其独特的价值，其不仅能作出诊断，而且能区分完全性和部分性肌腱撕裂。横断面 SE 序列 T_2WI 和 GE 序列 T_2^*WI 对显示肱二头肌远端肌腱最佳。为避免诊断遗漏，横断面的扫描范围应包括肌肉、肌腱的交接点及桡骨粗隆部。在经桡骨粗隆的矢状面 T_1WI 上可显示肱二头肌远端肌腱及肌腱的附着点，尤其将肘关节作屈曲 45°、前臂作旋前或旋后位时显示的肱二头肌远端肌腱较为满意。肱二头肌远端肌腱部分撕裂在 MRI 上表现

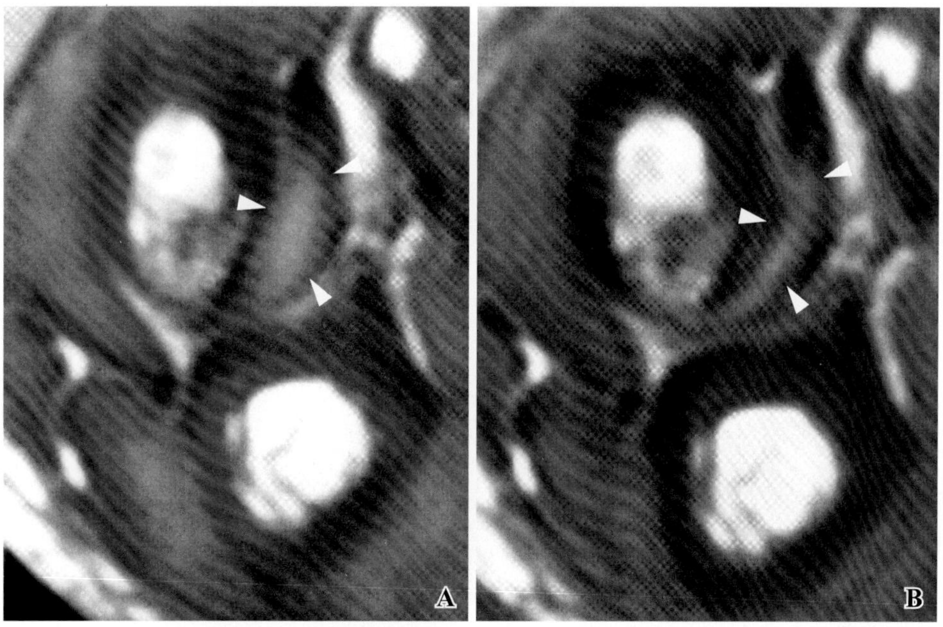

图 5-4-10 肱二头肌远端肌腱完全性撕裂 A．横断面 T_1WI：桡骨粗隆旁肱二头肌远端肌腱信号增高（箭头）；B．横断面 T_1 加权增强扫描：肱二头肌腱有强化改变（箭头）。

为肌腱增厚，肌腱撕裂处在 T_2WI 上呈高信号，肌腱周围可见高信号的液体环绕；肱二头肌远端肌腱完全撕裂表现为原来正常低信号的肌腱组织消失，完全被高信号的液体所取代，邻近的肌肉组织信号往往也有改变（图 5-4-10）。上述的肱二头肌远端肌腱损伤的 MRI 表现以横断面表现最为直观，显示最清晰。另外，在矢状面 T_1WI 及脂肪抑制图像上，可见完全撕裂的肌腱因为松弛而在肌腱撕裂的近端呈扭曲状改变。

MRI 可判断肌腱的撕裂程度，测量出肌腱撕裂的大小及范围，确定肌腱的撕裂部位，对手术方案的制定有指导意义，对愈合的监测及术后的改变可提供可靠的影像学依据。

肱三头肌远端肌腱损伤

肱三头肌远端肌腱撕裂的发生率很少见，到目前为止文献报道仅 60 多例，而肱三头肌远端肌腱不完全性撕裂的发生率则远远低于完全性撕裂。Anzel 等报道的 856 例上肢肌腱撕裂病例中，仅有 8 例为肱三头肌腱撕裂，占 0.93%。造成肱三头肌远端肌腱撕裂的因素可分为外来暴力作用和肌肉本身的过度收缩。另外，肌腱本身的退行性改变、肌腱附着点处邻近病变的影响或局部滥用类固醇激素等，也是导致肌腱损伤的潜在内因。肱三头肌远端肌腱的撕裂往往伴有尺骨鹰嘴部小骨片撕脱，此时常规 X 线检查也能发现。肱三头肌远端肌腱撕裂多发生于近鹰嘴附着点处的肌腱部，而肌腹部或肌腱、肌肉交接处的撕裂则相当罕见。

【临床表现】 肱三头肌远端肌腱损伤在临床上可表现为肘的伸展肌力减退或丧失，患肘的鹰嘴部疼痛和局部出现肿胀。严重的撕裂伤往往限制了临床的体检，MRI 检查可弥补这一缺陷。

【MRI 表现】 横断面及矢状面 T_2WI、脂肪抑制图像对显示肱三头肌远端肌腱最为理想。完全性肱三头肌远端肌腱撕裂时，在 T_2WI 及脂肪抑制图像上表现为尺骨鹰嘴后上方的正常肱三头肌腱低信号影消失，被高信号的液体所取代，矢状面图像上可见鹰嘴与肱三头肌腱之间被高信号的渗液或血液成分隔开（图 5-4-11）。部分性肱三头肌远端肌腱撕裂在 T_2WI 和脂肪抑制图像上表现为低信号的肌腱内出现高信号影，肌腱撕裂的裂口内被高信号的渗出液或血液充填，周围仍可见呈低信号的正常肌腱存在，在这点表现上与完全性撕裂者不同。因此，根据 MRI 的不同表现，MRI 可对完全性和部分性撕裂作出鉴别。临床上，两者的治疗方案迥异，前者必须行手术治疗，而后者可采取保守疗法。所以，MRI 可以对肱三头肌远端肌腱的损伤程度、范围及类型作出判断，指导临床医生选择正确的治疗方案。

肘关节游离体

肘关节游离体的发病率仅次于膝关节，临床上并非少见。游离体为关节内骨或软骨样结节，也可为骨关节炎形成的关节软骨碎片或骨、软骨骨折碎片组成。小的游离体可从关节囊液中汲取营养而逐渐增大。关节内游离体可贴在滑膜壁上，或游离于关节腔内。游离体的大小、形状、数目及部位各异，小的游离体如米粒大小，大者可如蚕豆。数目可为 1 个或者 10 余个不等。

【病理】 游离体由透明软骨或骨组成，大部分有退行性变性、软化、纤维化和钙化，并常有坏死。

【临床表现】 本病多见于男性患者，病程缓慢。早期一般无明显症状，当发生游离体嵌入关节间隙内，造

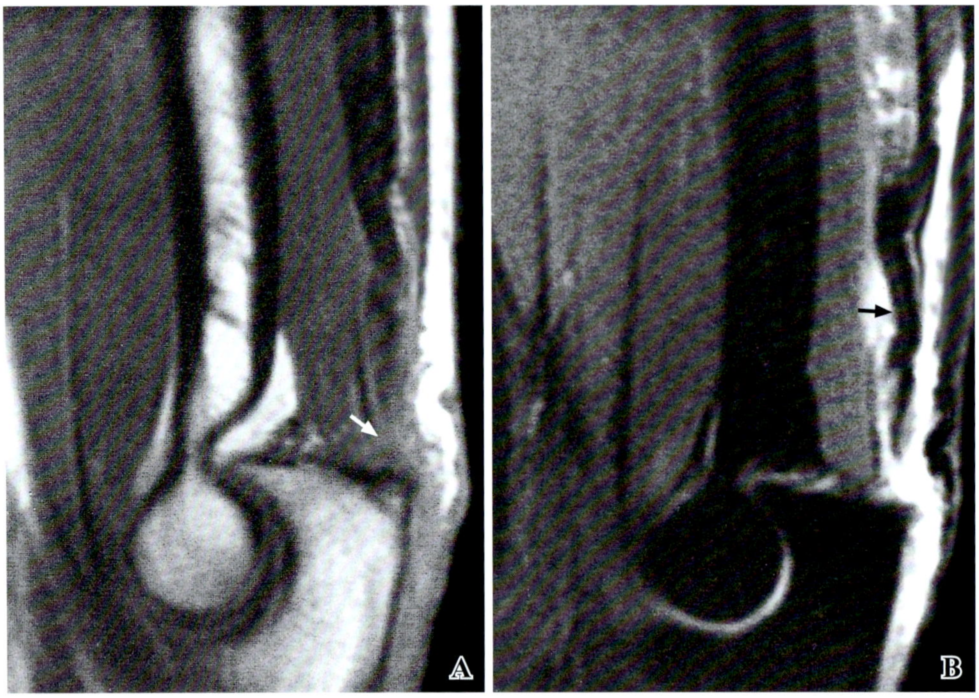

图 5-4-11　肱三头肌远端肌腱撕裂　A. 矢状面 T_1WI：肱三头肌远端肌腱与尺骨鹰嘴之间被高信号的液体分隔开(箭)；B. 矢状面STIR像：肱三头肌腱周围出现明显的高信号影，同时见肱三头肌腱卷曲收缩(箭)。

成关节伸屈运动受限或关节交锁时，可出现关节疼痛和肿胀，稍事活动后，交锁状态有时可解除。多数游离体位于肘关节的前部，少数较大的游离体可在肘部触及。

【MRI 表现】　肘关节内较大的游离体容易在 MRI 上发现，而较小的游离体有时在 MRI 上难与其他类似的信号影相鉴别。如医源性造成关节腔内小气泡形成(近期行关节腔内注射或关节腔内引流术)，关节腔内的小气泡影与游离体影在形态上很相似；但由于小气泡与周围组织的磁化率明显不同，可造成磁化率伪影，因此在表现为信号缺损的小气泡影边缘可见高信号影，而真正的呈低信号的游离体边缘无此征象。显示肘关节内的游离体以 GE 序列 T_2^*WI 较为理想，尤其是当游离体内出现钙化时，在 GE 序列 T_2^*WI 上显示更加清晰。关节游离体往往与关节腔内积液同时存在，在 T_2WI 上，关节积液呈高信号，低信号的游离体在高信号的积液衬托下表现更为突出。在出现肘关节交锁时，MRI 往往可发现游离体嵌于关节间隙内，如肱尺关节间隙较为多见。

肘部压迫性神经病变

肘部的尺神经、正中神经及桡神经受到其周围异常软组织、骨性突起或肿瘤组织的压迫或解剖变异，造成神经活动过度，引起相应的神经水肿、变性等病理变化，最终造成该神经的麻痹，产生临床一系列症候群。这种病变有时也称为截断性神经病变（entrapment neuropathies）。

【病理】　尺神经由臂丛神经的内侧束发出，在通过肱骨内上髁与鹰嘴平面时行于肱骨内上髁后方的肘管内。正常时，肘管支持带由尺侧腕屈肌腱膜部分深层纤维组成，是一层菲薄的纤维组织，其连接于内上髁与鹰嘴之间。当此层纤维组织异常增厚时，可压迫其深层的尺神经，造成后者的损伤。同时，尺侧副韧带的异常增厚、骨化及内上髁骨赘形成，都可造成对尺神经的压迫和摩擦。另外，尺神经周围的关节游离体、移位的骨折碎片、瘢痕、腱鞘囊肿及肿瘤等也可影响到尺神经。

【临床表现】　临床上，受损的尺神经可引起尺神经的麻痹症状，表现为尺神经所支配的前臂和手的尺侧皮肤麻木不适，严重者出现感觉消失。随着病程的延长，手部的肌肉出现萎缩，导致手的功能障碍。

经过肘部的正中神经和桡神经同样也会受到其周围的病理组织或变异的组织结构影响，造成正中神经和桡神经的病变。其病因学与尺神经受损相类似。临床表现与相应的神经支配受累相关，在此不再赘述。

【MRI 表现】　压迫性正中神经和桡神经炎的 MRI 表现与压迫性尺神经炎相似。以压迫性尺神经炎为例，受损的尺神经呈增粗、移位或受压变扁（图 5-4-12），经肱骨内上髁、外上髁平面的横断面 T_2WI 显示尺神经为最佳。在此平面上，内上髁后方的尺神经信号比正常时增高，神经周围有脂肪浸润。未受累的神经在 T_2WI 上呈中等信号。另外，肘管内除尺神经通过外，尚有尺侧返动脉、静脉穿过，在 T_2WI 及脂肪抑制图像上，与水肿的尺神经信号相似。因此，在观察肘管内结构时需加以区别。

肘关节滑膜炎

【病理】 肘关节滑膜炎多为创伤性及化脓性病变引起，其次为神经性骨关节病和风湿性疾病。当肘关节滑膜受到各种外伤、炎症或关节内其他损伤的刺激时，引起关节滑膜充血、水肿等一系列反应，导致关节内有多量液体渗出。这些渗出液内含有较多的红细胞、白细胞、巨噬细胞、黏液素和纤维蛋白成分，随着关节内积液的吸收，纤维蛋白出现沉积，而逐渐黏附于关节滑膜表面，造成关节滑膜增生、肥厚、粘连，使关节活动受限。在滑膜炎后期，尤其是慢性滑膜炎，常可引起肘关节强直。

【临床表现】 临床上，肘关节滑膜炎患者都表现为肘关节疼痛、肿胀及关节伸屈功能障碍等。肘部局部皮温可增高，但患者一般无发热症状。伴有肘关节化脓性炎症的滑膜炎患者，可有发热症状。

【MRI表现】 肘关节滑膜炎一般都同时伴有关节囊积液，因此可见关节囊内积液在 T_1WI、T_2WI 上分别呈低信号及高信号。肘关节滑膜炎可造成关节滑膜的增生、增厚及粘连。由于滑膜周围可产生含铁血黄素沉积、纤维化和（或）游离体，在 T_1WI、T_2WI 上可出现低信号环影，增厚的滑膜往往较难显示。Camelia 等认为，静脉注射 Gd-DTPA 后行增强扫描，在 T_1WI 上可清晰地显示病变的滑膜组织，此时病变的滑膜有强化改变，呈较明显的高信号，并与周围呈低信号的积液分界清晰，而正常的滑膜组织没有强化表现。

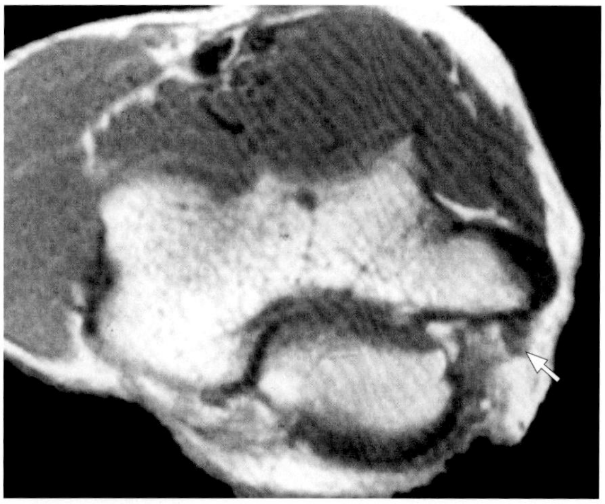

图 5-4-12 外压性尺神经炎 横断面 T_1WI：肱骨内上髁后方肘管内尺神经明显增粗，并向内侧移位（箭）。

（潘自来 陆 勇 杜联军 江 浩）

参考文献

[1] Hardy CJ，Katzberg RW，Frey RL，et al.Switched Surface Coil System for Bilateral MR Imaging Radiology，1988，167:835

[2] Wright SM，Wright RM.Bilateral MR Imaging with Switched Mutually Coupled Receiver Coils.Radiology，1989，170:249

[3] Thomas HB.MRI of the Musculoskeletal System.3rd ed.New York:Raven Press Ltd，1996

[4] Morrey BF.Tendon Injuries about the Elbow.2nd ed.Philadelphia:WB Saunders，1993:492 ～ 504

[5] Conway JE，Jobe FE，Glousman RE，et al.Medical Instability of the Elbow in Throwing Athletes.J Bone Joint Surg，1992，74A:67 ～ 83

[6] Weissman BN.Advanced Imaging of Joints:Theory and Practice. Chicago:RSNA，1993.97 ～ 105

[7] Murphy BJ.MR Imaging of the Elbow.Radiology，1992，184:525 ～ 529

[8] Conway JE，Jobe FW，Glousman RE，et al.Medial Instability of the Elbow in Throwing Athletes:Treatment by Repair or Reconstruction of the Ulnar Collateral Ligament.J Bone Joint Surg Am，1992，74:67 ～ 83

[9] Schwartz ML，Al-Zahrani S，Morwessel RM，et al.Ulnar Collateral Ligment Injury in the Throwing Athlete:Evaluation with Saline-enhanced MR Arthrography.Radiology，1995，197:297 ～ 299

[10] Edelman，Hesselink，Zlatkin.Clinical Magnetic Resonance Imaging.2nd ed.Philadelphia:WB Saunders，1996，58:1887 ～ 1890

[11] Russell CF，Lynne SS，Phillip FJ，et al.MR Imaging of the Elbow.Radiologic Clinics of North America，1997，1(35):135 ～ 139

[12] Anzel SH，Covey KW，Weiner AD，et al.Disruption of Muscles and Tendons:Analysis of 1014 Cases.Surgery，1959，45:406 ～ 414

[13] Aso K，Torisu T.Muscls Belly Tear of the Triceps.Am J Sports Med，1984，12:485 ～ 467

[14] Stoller DW.Magnetic Resonance Imaging in Orthopaedics and Sports Medicine.2nd ed. New York:Lippincott-Raven，1997. 808 ～ 812

[15] O'Driscoll SW，Horii E，Carmichael SW，et al.The Cubital Tunnel and Ulnar Neuropathy.J Bone Joint Surg(Br)，1991，73:613 ～ 617

[16] Rosenberg ZS，Beltran J，Cheung YY，et al.MR Imaging of the Elbow: Normal Variant and Potential Diagnostic Pitfalls of the Trochlear Groove and Cubital Tunnel.AJR Am J Roentgentol，1995，164:415 ～ 418

[17] Camelia GW，Timothy EM，William TC，et al.The Use of Intravenous Gadopentetate Dimeglumine in Magnetic Resonance Imaging of Synovial Lesions.Skeletal Radiology，1992，21:215 ～ 218

[18] Winalski CS，Weissman BN，Aliabadi PW，et al.Intravenous Gd-DTPA Enhancemant of Joint Fluid:A Less Invasive Alternative for MR Arthrography(Abstract).Radiology，1991，181:304

[19] Weissman BN，Winalski CS，Aliabadi PK，et al.MR Imaging of the Knee in Patients with Rheumatic Diseases(Abstract). Radiology，1990，177:182

第六章　腕关节和手

手、腕关节的MRI检查曾因手腕部解剖结构较小而受到技术因素的限制。近10年，随着MRI技术的改进，特别是高强度磁场磁共振扫描仪的逐渐普及和小直径表面线圈的应用，MRI对手、腕关节病变的诊断能力已明显提高，尤其是对无菌性坏死的诊断已成为敏感性和特异性最高的首选检查。虽然在大部分检查中心，三腔腕关节造影仍被作为参照检查，但随着MRI新技术的普及，尤其是三维FSE序列超薄层 T_2 加权扫描的应用，MRI已显示出取代单纯性腕关节造影的趋势，越来越受到手、腕外科医生的注意，成为骨关节放射医生新的研究热点。

第一节　腕关节和手的MRI检查方法

受检者一般采用俯卧位，前臂向前方伸直，手掌面向下。应注意保持腕部处于中立位。桡侧或尺侧的偏斜均会导致腕骨的相应移位而造成某些病理性假象，如桡侧偏斜会使手舟骨趋向水平，月骨向掌侧倾斜；而尺侧偏斜会使手舟骨趋向垂直，月骨向背侧倾斜。两者都会构成腕不稳定症的现象。

目前较为常用的表面线圈是8～15cm直径的环状接收型。因腕部病变以掌侧为多见，故线圈应置于掌侧，与手、腕保持良好接触。在不具备小直径表面线圈的情况下，也可采用膝关节线圈。应注意将被检查部位置于线圈中心。

序列及断面的选择应根据所要诊断的病种及所要检查的解剖结构决定。

（1）显示韧带　冠状面 T_2 加权或 T_2^* 加权扫描为最佳选择，尤其能很好显示舟月韧带和月三角韧带。最好选用FSE序列或三维GE序列，视野8cm，距阵256×256，层厚1～2mm。为更好显示三角韧带，还需加用矢状面 T_2 加权扫描。在某些情况下，还应根据韧带的走向选用斜切面。

（2）显示软骨　应首选GE序列 T_1 加权扫描，亦以冠状面为最佳，T_2^* 加权扫描也能很好显示关节软骨，特别是软骨内病变。视野8cm，距阵256×256，层厚1～3mm。

（3）显示骨结构　SE序列 T_1 加权扫描能很好显示正常骨髓及骨皮质。SE序列 T_2 加权扫描及STIR序列被常用于发现骨髓水肿或充血。脂肪抑制技术加静脉内注射造影剂是显示新生血管及肿瘤组织的最好方法。检查层面以冠状面最为常用，矢状面也是很好的选择。视野8cm，距阵192×256，层厚2～4mm。

（4）显示腕管及肌腱 T_2 加权扫描或 T_2^* 加权扫描能很好显示腕管，尤其是肌腱病变，横断面为最佳选择，层厚可增加至5mm以提高信噪比。

（朱　桦　江　浩）

第二节 腕关节和手的正常解剖

一、骨与关节

腕的骨结构由远端桡骨、尺骨，八块腕骨（手舟骨、月骨、三角骨、豌豆骨、大多角骨、小多角骨、头状骨及钩骨）和所有掌骨的基底部构成。这些骨结构组成了桡尺远侧关节、桡腕关节、腕骨间关节和腕掌关节。前三者之关节腔互不相通，是腕关节三腔造影的解剖基础。

（一）桡尺远侧关节 由桡骨远端内侧面的尺切迹和尺骨头构成，其关节面向远端及尺侧倾斜约 20°，以保证前臂的旋转性。此关节在背侧和掌侧均有关节囊韧带加固。另外，三角纤维软骨盘也参与其稳定性。

（二）桡腕关节 由桡骨远端关节面、手舟骨、月骨近端关节面和三角韧带构成。在大多情况下，尺骨远端关节面在桡月关节处与桡骨远端关节面处于同一水平线，称为尺骨变异征中性（neutral ulnar variance）。此时，尺骨与月骨无直接接触。当尺骨关节面位于桡骨关节面近端时，称为尺骨变异征阴性（negative ulnar variance）。而当其位于桡骨关节面远端时，称尺骨变异征阳性（positive ulnar variance），是尺骨嵌入综合征（ulnar impaction syndrome）的病因。

（三）腕骨间关节 腕骨在解剖上被分为近侧列腕骨（手舟骨、月骨、三角骨、豌豆骨）和远侧列腕骨（大多角骨、小多角骨、头状骨和钩骨）。同侧列腕骨之间有腕骨间关节，两列腕骨之间则有中腕关节。近侧列腕骨除豌豆骨不参与腕关节生物力学外，其余活动性大于远侧列腕骨，尤其在桡侧。这也是为什么大部分腕不稳定症与手舟骨、月骨有关的原因。

二、韧带

腕部韧带大致可分为三组，由浅及深为：外周韧带、关节囊内韧带及腕骨间韧带。另外，三角韧带也应被包括在韧带结构之中。

（一）外周韧带 位于腕关节以外，包括腹侧环状韧带和背侧环状韧带，腕和指的屈、伸肌腱分别穿行其间。故此韧带起着稳定关节和肌腱的双重作用。

（二）关节囊内韧带 亦被称为腕骨外韧带，起着将腕骨连为一体以对应于桡骨、尺骨及掌骨活动的作用，分为掌侧部和背侧部，以前者更为厚韧。

1. 掌侧关节囊内韧带

（1）腕桡侧副韧带　起于桡骨茎突尖，止于手舟骨桡关节面及手舟骨腰部。

（2）桡腕掌侧韧带　由以下四组韧带构成：①桡舟头韧带：最为厚韧，起于桡骨茎突尖，一小部分纤维止于手舟骨腰部桡侧面，主干则止于头状骨的头部。②长桡月韧带：起于桡骨远端掌侧缘，止于月骨掌面桡侧缘。③短桡月韧带：起于桡骨远端月关节面，止于月骨掌面，与长桡月韧带的纤维汇合。④桡舟月韧带：由桡月韧带（Testut 韧带）和桡舟韧带（Kuentz 韧带）组成。

（3）尺腕韧带　由三角纤维软骨复合体构成（图 6-2-1）。其组成如下：①三角纤维软骨盘：起于桡骨远端月关节面尺侧缘和尺切迹，经桡尺远侧关节后分为远、近两组纤维，止于尺骨茎突尖及基底部。②桡尺韧带：分掌、背两组，起于桡骨尺切迹掌、背侧骨皮质，覆盖关节软骨掌、背缘，止于尺骨茎突基底部。③类半月板：起于桡尺背侧韧带和尺侧腕伸肌腱鞘，向掌侧伸展，在内侧跨过尺骨茎突，止于三角骨。④尺月韧带：起于桡尺掌侧韧带，止于月骨尺侧面。⑤尺三角韧带：起于桡尺掌侧韧带，止于三角骨尺侧面。

2. 背侧关节囊内韧带　较掌侧韧带为薄弱，出现

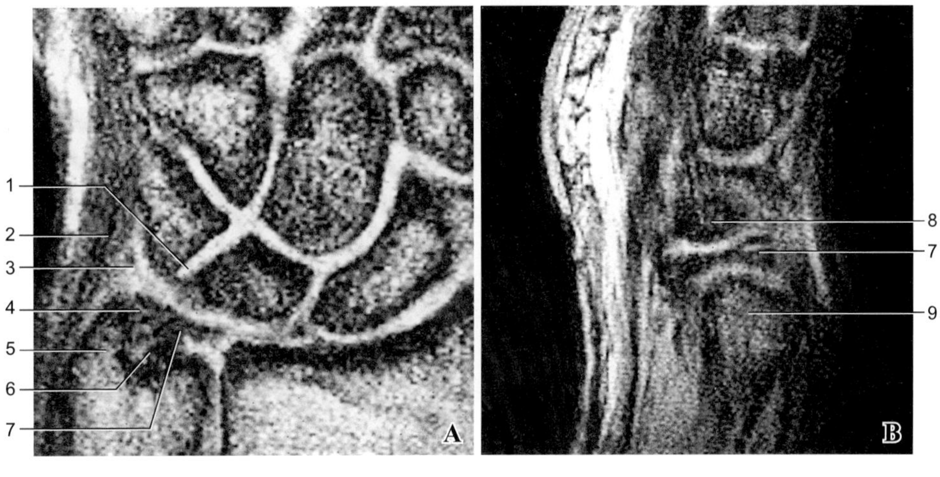

图 6-2-1　三角纤维软骨复合体　A. 冠状面 T_2^*WI：显示三角韧带的最佳选择。三角韧带分远近二支附着于尺骨茎突；B. 矢状面 T_2WI：亦能很好显示三角韧带。1. 月三角韧带；2. 尺侧副韧带；3. 类半月板；4. 三角韧带远支；5. 尺骨茎突；6. 三角韧带近支；7. 三角纤维软骨盘；8. 三角骨；9. 尺骨。

率亦较不恒定。

(1) 桡舟月三角韧带　为背侧关节囊的增厚，起于桡骨远端背缘，分别止于手舟骨、月骨和三角骨的背侧面。

(2) 舟三角韧带　为背侧关节囊的条状增厚，连接手舟骨和三角骨的背侧面。

(三) 腕骨间韧带　位于各腕骨之间的小韧带保证各腕骨的协调联动，在腕骨的生物力学中起着非常重要的作用。

1. *舟月韧带和月三角韧带*　是保持近侧列腕骨稳定的重要结构，其意义相当于膝关节中的交叉韧带。两韧带的共同解剖特点是都拥有厚韧的掌侧带，而在腕骨之间的部分只是一层薄膜。另外，掌侧带、背侧带与相应的关节囊滑膜相连结，因而将桡腕关节与腕中关节完全分隔开来。

2. *弓状韧带*　为连接近侧列和远侧列腕骨的骨间韧带。主要有两束，尺侧束起于月骨和三角骨掌面，止于头状骨颈部；桡侧束起于头状骨，止于手舟骨远端。两束之间的区域韧带结构薄弱，被称为手舟骨周围薄弱带或Poirier间隙。手舟骨或头状骨易从此间隙内脱位而出。

3. *远侧列腕骨间韧带*　大多角骨与小多角骨、小多角骨与头状骨、头状骨与钩骨之间均有韧带连结。这些韧带不像近侧列腕骨间韧带那样有与关节囊滑膜相连的掌侧带、背侧带，故腕中关节腔与腕掌关节腔是相通的。

三、肌腱

(一) 屈肌腱　掌侧环状韧带将腕屈肌腱、指屈肌腱分为三组。

(1) 最内侧为Guyou管，是屈肌支持带向尺侧延伸的结构，其中有尺神经和尺动脉通过，是尺神经易受压迫的部位。

(2) 中间部分即为腕管，内有拇屈肌腱和指屈肌腱通过。在腕管中，中指和环指的浅屈肌腱走行于示指和小指的浅屈肌腱的浅侧。浅屈肌腱止于中节指骨两侧，深屈肌腱止于末节指骨基底。

(3) 桡侧腕屈肌腱走行于最外侧的纤维管中。尺侧腕屈肌腱走行于掌侧环状韧带之外，位于其浅侧。

(二) 伸肌腱　背侧环状韧带将屈肌腱在腕背侧分为六组。由外侧向内侧为：①拇长展肌腱和拇短伸肌腱。②第一桡伸肌腱、第二桡伸肌腱。③拇长伸肌腱。④指伸肌腱、示指伸肌腱、小指伸肌腱。⑤尺后肌腱，其腱鞘与掌侧环状韧带分离，故可单独脱位。

四、神经

(一) 尺神经　如前述，尺神经在腕部走行于腕管内前侧的Guyou管内。

(二) 正中神经　在腕部走行于腕管中，位于桡侧浅层，指浅屈肌腱和桡侧腕屈肌腱之间。其在腕管远端分支为指神经。

(朱　桦　沈　军　江　浩)

第三节　正常腕关节和手的MRI表现

一、横断面（图6-3-1）

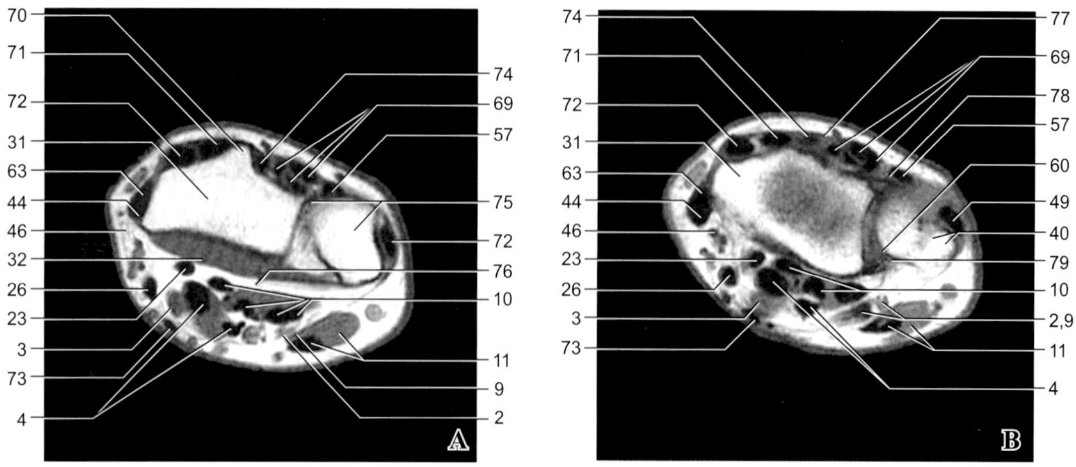

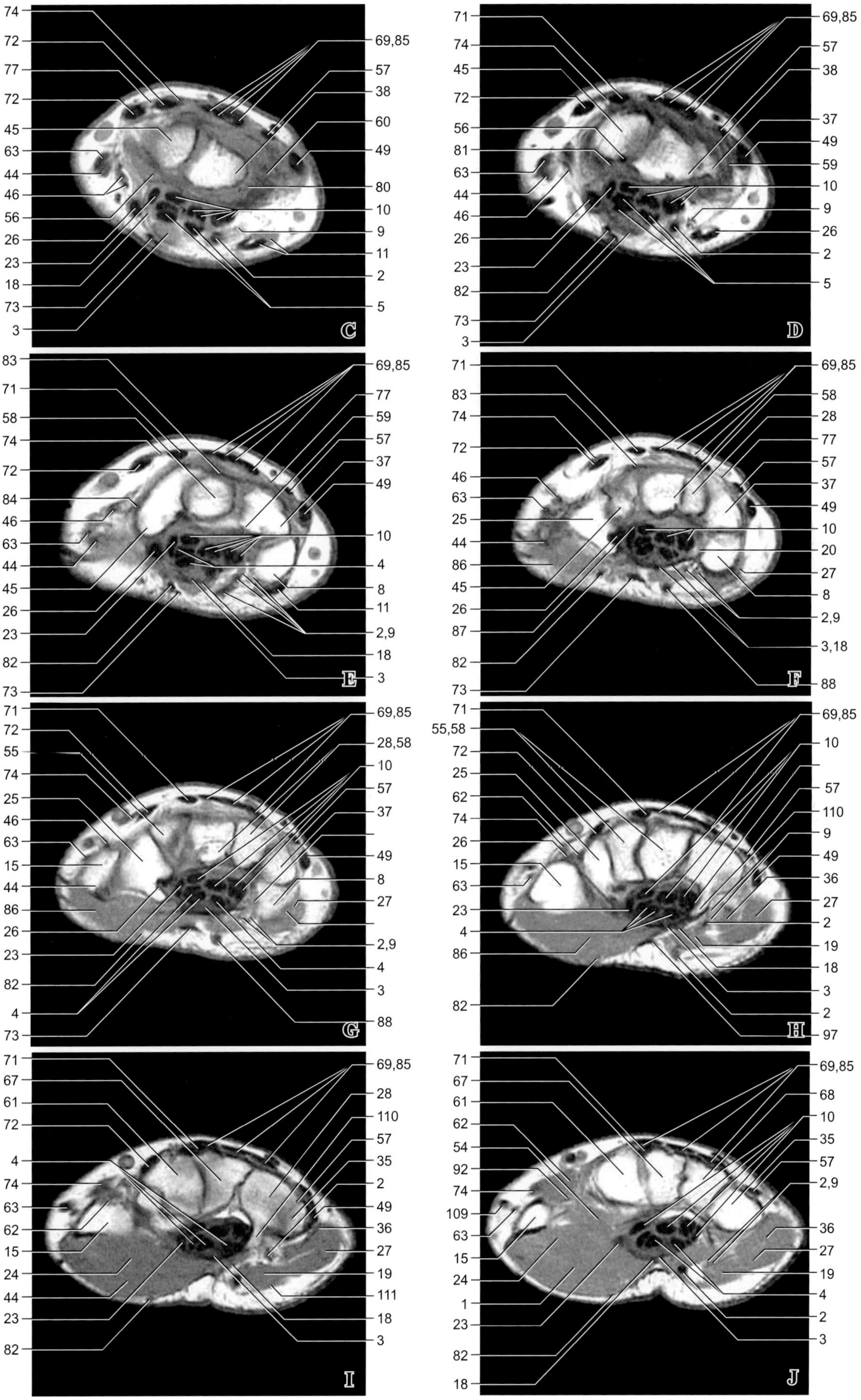
74
72
77
72
45
63
44
46
56
26
23
18
73
3
69,85
57
38
60
49
80
10
9
11
2
5
C
71
74
45
72
56
81
63
44
46
26
23
82
73
3
69,85
57
38
37
49
59
10
9
26
2
5
D
83
71
58
74
72
84
46
63
44
45
26
23
82
73
69,85
77
59
57
37
49
10
4
8
11
2,9
18
3
E
71
83
74
72
46
63
25
44
86
45
26
87
82
73
69,85
58
28
77
57
37
49
10
20
27
8
2,9
3,18
88
F
71
72
55
74
25
46
63
15
44
86
26
23
82
4
73
69,85
28,58
10
57
37
49
8
27
2,9
4
3
88
G
71
55,58
72
25
62
74
26
15
63
23
4
86
82
69,85
10
57
110
9
49
36
27
2
19
18
3
2
97
H
71
67
61
72
4
74
63
62
15
24
44
23
82
69,85
28
110
57
35
2
49
36
27
19
111
18
3
I
71
67
61
62
54
92
74
109
63
15
24
1
23
82
18
69,85
68
10
35
57
2,9
36
27
19
4
2
3
J

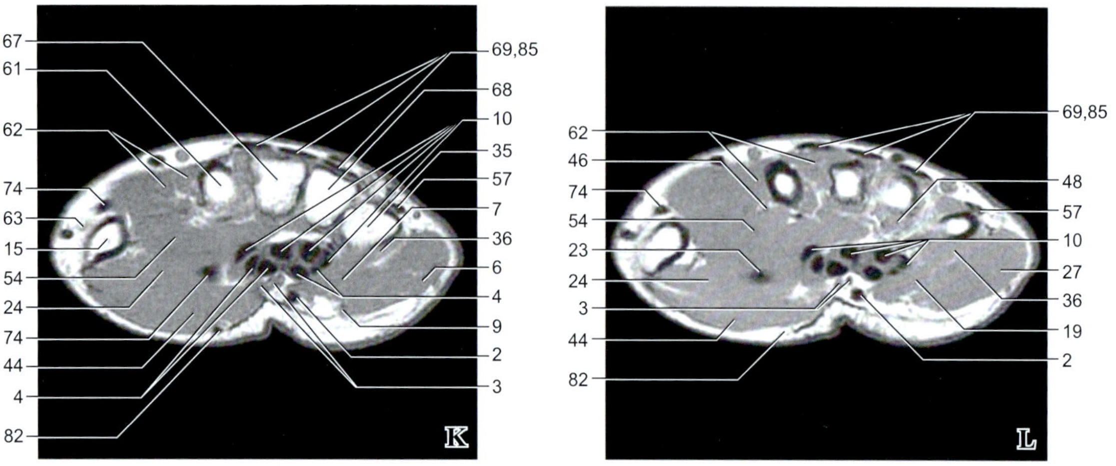

图 6-3-1 腕关节横断面 MRI 1. 拇短展肌；2. 尺动脉；3. 正中神经；4. 指浅屈肌腱；5. 指浅屈肌；6. 小指屈肌；7. 小指短展肌；8. 豌豆骨；9. 尺神经；10. 指深屈肌；11. 尺侧腕屈肌；12. 尺神经背侧皮下支；13. 蚓状肌；14. 正中神经分支；15. 第一掌骨；16. 拇短收肌；17. 拇短屈肌；18. 屈肌支持带；19. 小指短屈肌；20. 尺管；21. 第一近侧指骨；22. 侧副韧带；23. 拇长屈肌腱；24. 拇对掌肌；25. 大多角骨；26. 桡侧腕屈肌腱；27. 小指展肌；28. 钩骨；29. 豆钩韧带；30. 指屈肌腱；31. 桡骨；32. 旋前方肌；33. 籽骨；34. 收肌腱膜；35. 第五掌骨；36. 小指对掌肌；37. 三角骨；38. 月骨；39. 纤维三角软骨；40. 尺骨茎突和小凹；41. 纤维三角软骨桡侧附着部；42. 内侧副韧带及腱膜；43. 外侧副韧带；44. 拇长展肌；45. 舟状骨；46. 桡动脉；47. 第三、四、五掌骨；48. 掌侧骨间肌；49. 尺侧腕伸肌；50. 尺侧半月板复合体；51. 纤维三角软骨茎突附着部；52. 尺桡间隙；53. 尺骨；54. 拇内收肌；55. 小多角骨；56. 舟月韧带；57. 小指伸肌腱；58. 头状骨；59. 三月韧带；60. 纤维三角软骨体部；61. 第二掌骨；62. 背侧骨间肌；63. 拇短伸肌腱；64. 桡舟关节透明软骨；65. 第三四掌骨；66. 第二掌指关节；67. 第三掌骨；68. 第四掌骨；69. 指伸肌腱；70. 桡骨结节；71. 桡侧腕短伸肌腱；72. 桡侧腕长伸肌腱；73. 掌长肌腱；74. 拇长伸肌腱；75. 尺骨及远侧尺桡关节软骨面；76. 前臂掌侧间隙（Parona 间隙）；77. 伸肌支持带；78. 背侧尺桡韧带；79. 掌侧尺桡韧带；80. 尺月韧带；81. 桡月韧带；82. 掌浅动脉弓桡侧部分；83. 背侧腕骨间韧带；84. 桡侧副韧带；85. 示指伸肌腱；86. 鱼际肌；87. 三角韧带；88. 掌浅动脉弓尺侧部分；89. 掌侧腕掌韧带；90. 桡动脉掌浅支；91. 浅表静脉；92. 桡神经表浅支；93. 桡神经分支；94. 掌动脉；95. 背侧腕掌韧带；96. 桡舟头韧带；97. 掌腱膜；98. 近侧腕管；99. 腕骨间深间隙；100. 背侧桡腕韧带体部；101. 掌深动脉弓；102. 背侧桡腕韧带；103. 头月关节掌侧间隙（poirier 间隙）；104. 腕骨间关节；105. 桡腕关节；106. 腕沟韧带；107. 掌侧关节囊；108. 背侧关节囊；109. 头静脉；110. 钩骨钩部；111. 掌短肌。

二、冠状面（图 6-3-2）

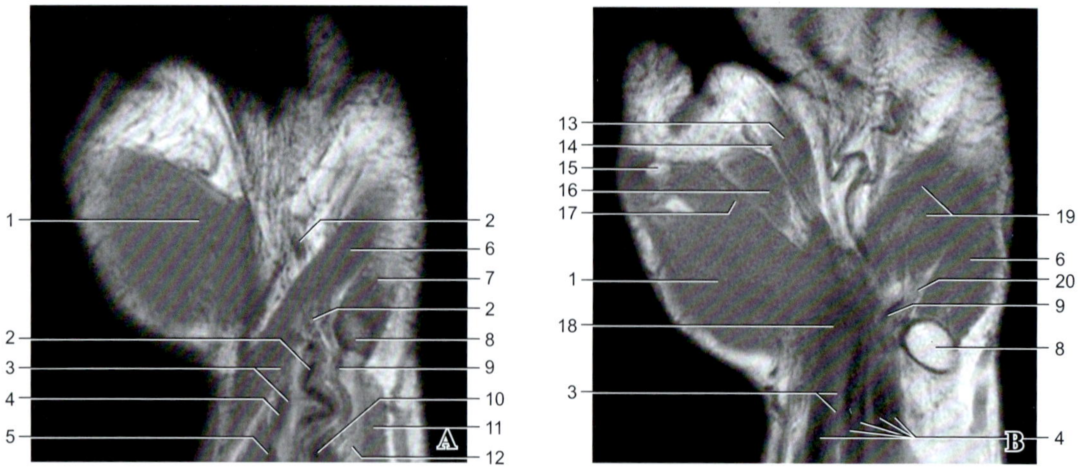

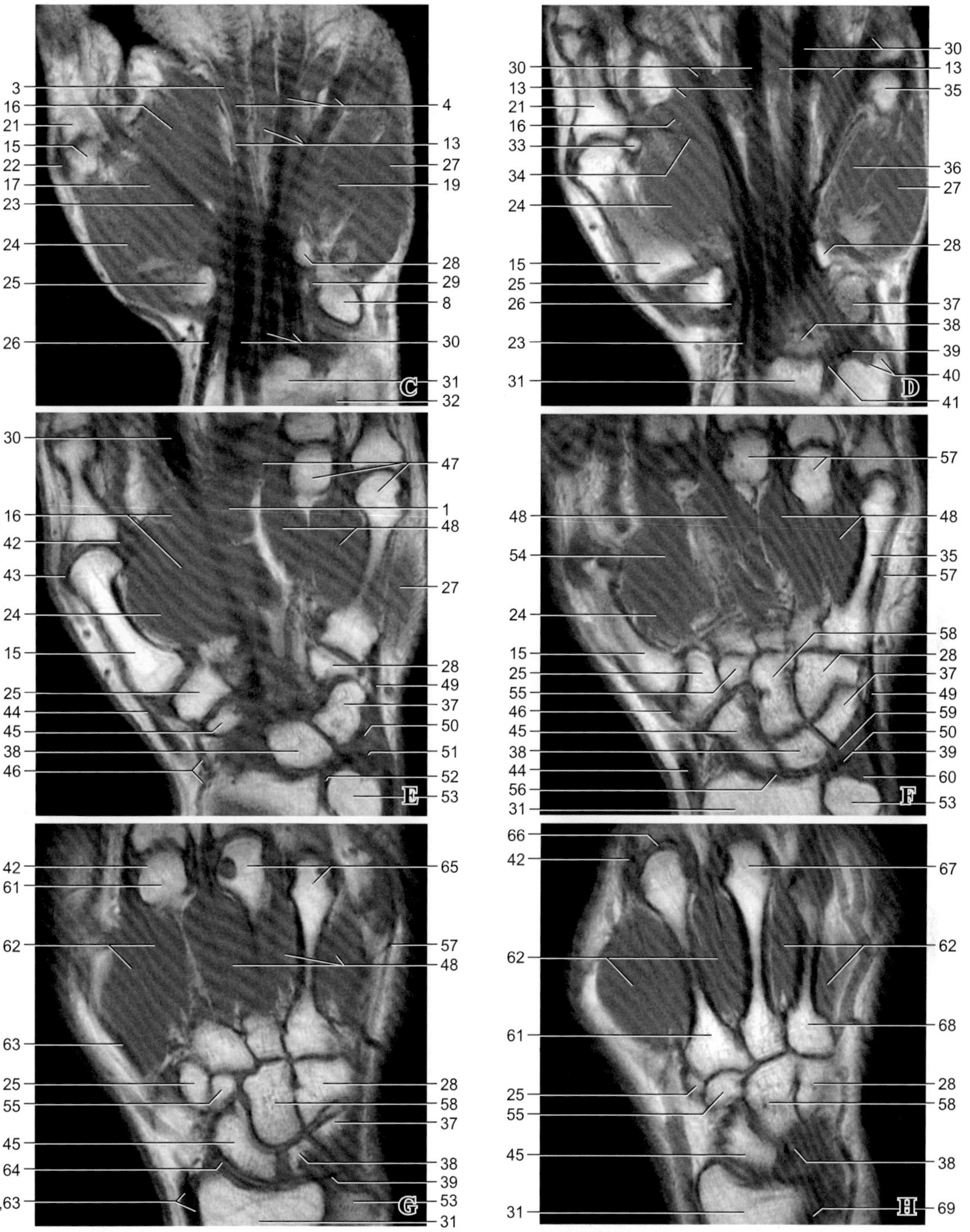

图 6-3-2 腕关节冠状面 MRI 1. 拇短展肌；2. 尺动脉；3. 正中神经；4. 指浅屈肌腱；5. 指浅屈肌；6. 小指屈肌；7. 小指短展肌；8. 豌豆骨；9. 尺神经；10. 指深屈肌；11. 尺侧腕屈肌；12. 尺神经背侧皮下支；13. 蚓状肌；14. 正中神经分支；15. 第一掌骨；16. 拇短收肌；17. 拇短屈肌；18. 屈肌支持带；19. 小指短屈肌；20. 尺管；21. 第一近侧指骨；22. 侧副韧带；23. 拇长屈肌腱；24. 拇对掌肌；25. 大多角骨；26. 桡侧腕屈肌腱；27. 小指展肌；28. 钩骨；29. 豆钩韧带；30. 指屈肌腱；31. 桡骨；32. 旋前方肌；33. 籽骨；34. 收肌腱膜；35. 第五掌骨；36. 小指对掌肌；37. 三角骨；38. 月骨；39. 纤维三角软骨；40. 尺骨茎突和小凹；41. 纤维三角软骨桡侧附着部；42. 内侧副韧带及腱膜；43. 外侧副韧带；44. 拇长展肌；45. 舟状骨；46. 桡动脉；47. 第三、四、五掌骨；48. 掌侧骨间肌；49. 尺侧腕伸肌；50. 尺侧半月板复合体；51. 纤维三角软骨茎突附着部；52. 尺桡间隙；53. 尺骨；54. 拇内收肌；55. 小多角骨；56. 舟月韧带；57. 小指伸肌腱；58. 头状骨；59. 三月韧带；60. 纤维三角软骨体部；61. 第二掌骨；62. 背侧骨间肌；63. 拇短伸肌腱；64. 桡舟关节透明软骨；65. 第三四掌骨；66. 第二指关节；67. 第三掌骨；68. 第四掌骨；69. 指伸肌腱；70. 桡骨结节；71. 桡侧腕短伸肌腱；72. 桡侧腕长伸肌腱；73. 掌长肌腱；74. 拇长伸肌腱；75. 尺骨及远侧尺桡关节软骨面；76. 前臂掌侧间隙（Parona 间隙）；77. 伸肌支持带；78. 背侧尺桡韧带；79. 掌侧尺桡韧带；80. 尺月韧带；81. 桡月韧带；82. 掌浅动脉弓桡侧部分；83. 背侧腕骨间韧带；84. 桡侧副韧带；85. 示指伸肌腱；86. 鱼际肌；87. 三角韧带；88. 掌浅动脉弓尺侧部分；89. 掌侧腕掌韧带；90. 桡动脉掌浅支；91. 浅表静脉；92. 桡神经表浅支；93. 桡神经分支；94. 掌动脉；95. 背侧腕掌韧带；96. 桡舟头韧带；97. 掌腱膜；98. 近侧腕管；99. 腕骨间深间隙；100. 背侧桡腕韧带体部；101. 掌深动脉弓；102. 背侧桡腕韧带；103. 头月关节掌侧间隙（poirier 间隙）；104. 腕骨间关节；105. 桡腕关节；106. 腕沟韧带；107. 掌侧关节囊；108. 背侧关节囊；109. 头静脉；110. 钩骨钩部；111. 掌短肌。

三、矢状面（图 6-3-3）

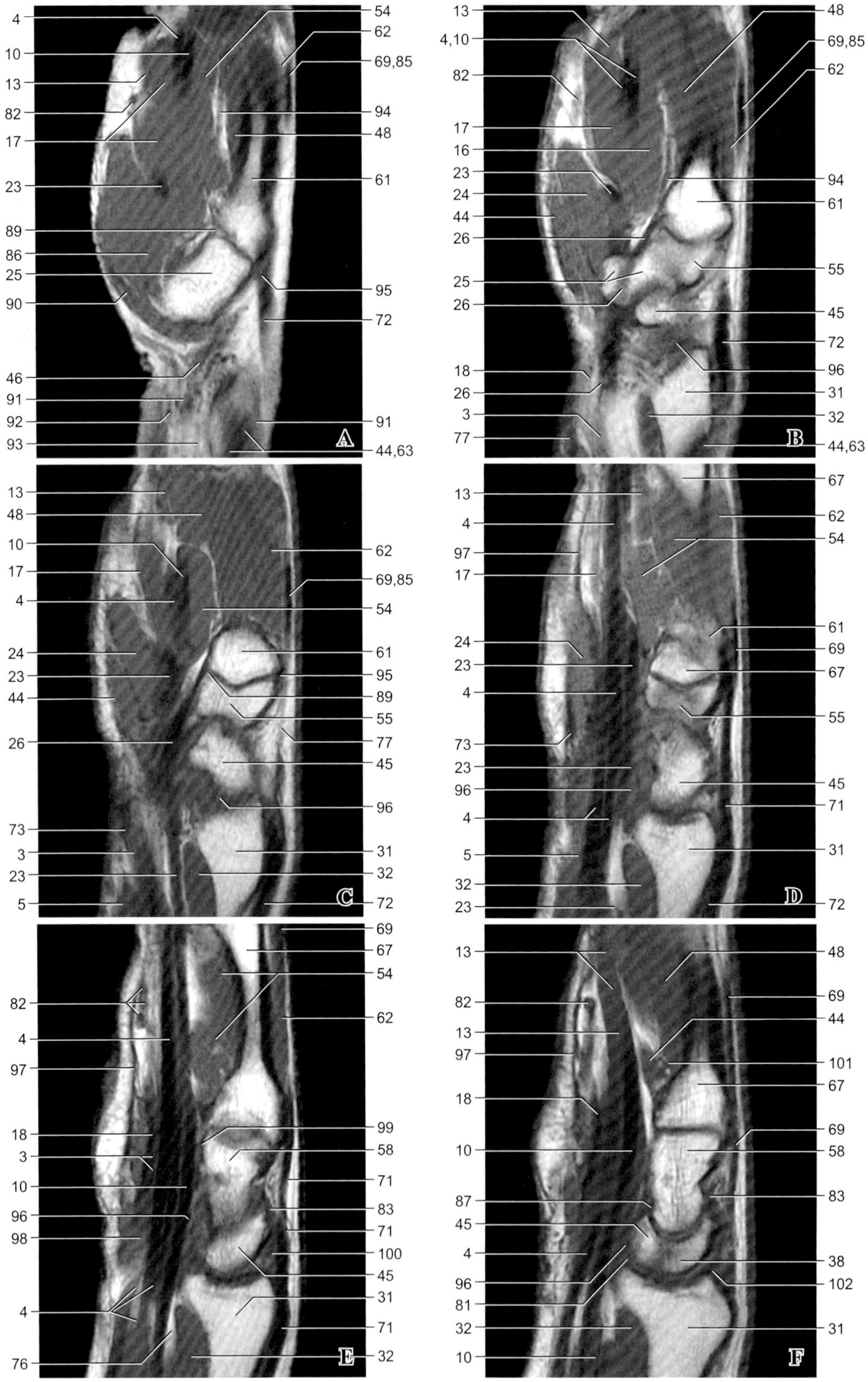
4
10
13
82
17
23
89
86
25
90
46
91
92
93
54
62
69,85
94
48
61
95
72
91
44,63
A
13
4,10
82
17
16
23
24
44
26
25
26
18
26
3
77
48
69,85
62
94
61
55
45
72
96
31
32
44,63
B
13
48
10
17
4
24
23
44
26
73
3
23
5
62
69,85
54
61
95
89
55
77
45
96
31
32
72
C
13
4
97
17
24
23
4
73
23
96
4
5
32
23
67
62
54
61
69
67
55
45
71
31
72
D
82
4
97
18
3
10
96
98
4
76
69
67
54
62
99
58
71
83
71
100
45
31
71
32
E
13
82
13
97
18
10
87
45
4
96
81
32
10
48
69
44
101
67
69
58
83
38
102
31
F

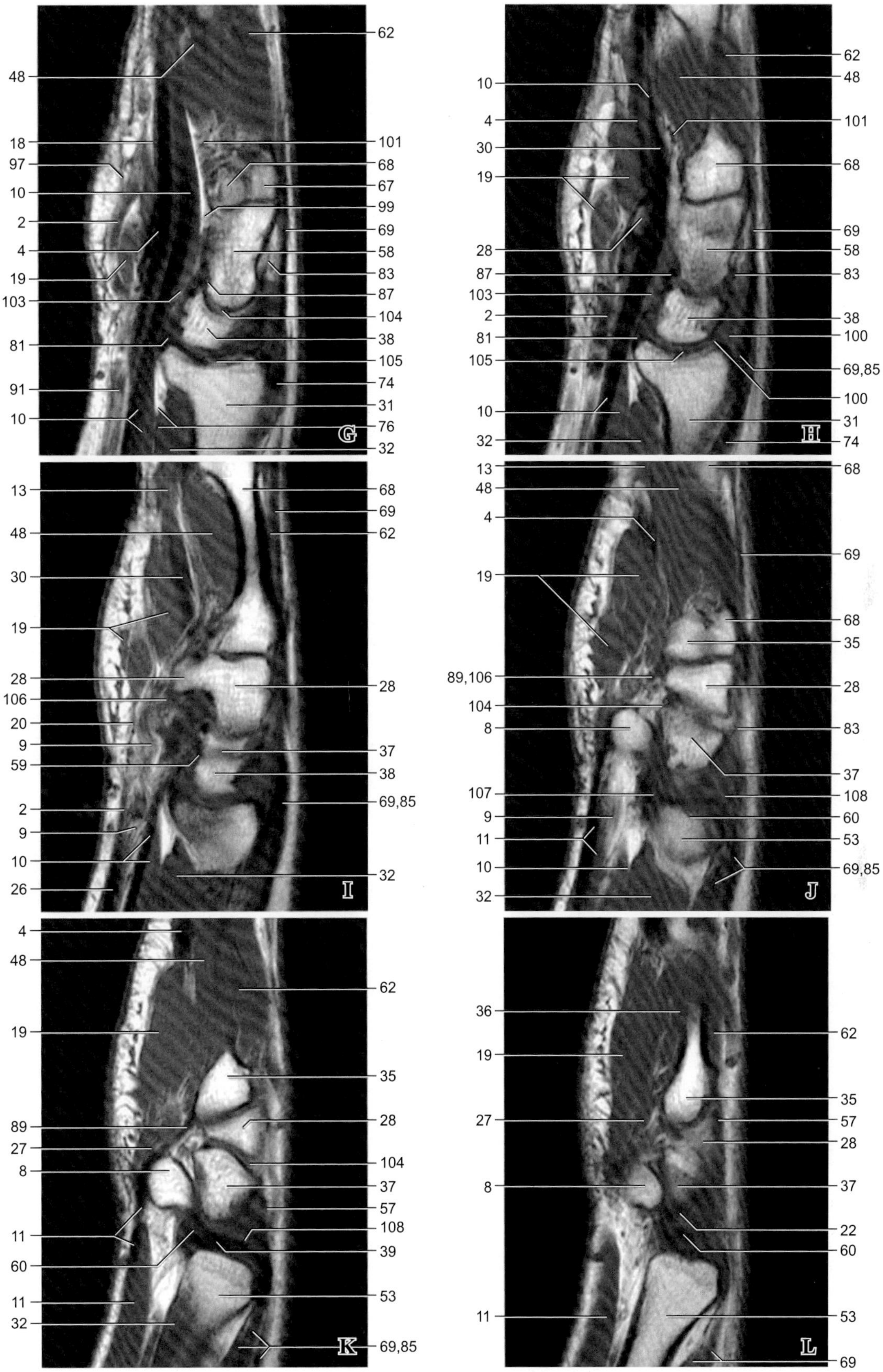

图 6-3-3 腕关节矢状面 MRI 1. 拇短展肌；2. 尺动脉；3. 正中神经；4. 指浅屈肌腱；5. 指浅屈肌；6. 小指屈肌；7. 小指短展肌；8. 豌豆骨；9. 尺神经；10. 指深屈肌；11. 尺侧腕屈肌；12. 尺神经背侧皮下支；13. 蚓状肌；14. 正中神经分支；15. 第一掌骨；16. 拇短收肌；17. 拇短屈肌；18. 屈肌支持带；19. 小指短屈肌；20. 尺管；21. 第一近侧指骨；22. 侧副韧带；23. 拇长屈肌腱；24. 拇对掌肌；25. 大多角骨；26. 桡侧腕屈肌腱；27. 小指展肌；28. 钩骨；29. 豆钩韧带；30. 指屈肌腱；31. 桡骨；32. 旋前方肌；33. 籽骨；34. 收肌腱膜；35. 第五掌骨；36. 小指对掌肌；37. 三角骨；38. 月骨；39. 纤维三角软骨；40. 尺骨茎突和小凹；41. 纤维三角软骨桡侧附着部；42. 内侧副韧带及腱膜；43. 外侧副韧带；44. 拇长展肌；45. 舟状骨；46. 桡动脉；47. 第三、四、五掌骨；48. 掌侧骨间肌；49. 尺侧腕伸肌；50. 尺侧半月板复合体；

51. 纤维三角软骨茎突附着部；52. 尺桡间隙；53. 尺骨；54. 拇内收肌；55. 小多角骨；56. 舟月韧带；57. 小指伸肌腱；58. 头状骨；59. 三月韧带；60. 纤维三角软骨体部；61. 第二掌骨；62. 背侧骨间肌；63. 拇短伸肌腱；64. 桡舟关节透明软骨；65. 第三四掌骨；66. 第二掌指关节；67. 第三掌骨；68. 第四掌骨；69. 指伸肌腱；70. 桡骨结节；71. 桡侧腕短伸肌腱；72. 桡侧腕长伸肌腱；73. 掌长肌腱；74. 拇长伸肌腱；75. 尺骨及远侧尺桡关节软骨面；76. 前臂掌侧间隙（Parona 间隙）；77. 伸肌支持带；78. 背侧尺桡韧带；79. 掌侧尺桡韧带；80. 尺月韧带；81. 桡月韧带；82. 掌浅动脉弓桡侧部分；83. 背侧腕骨间韧带；84. 桡侧副韧带；85. 示指伸肌腱；86. 鱼际肌；87. 三角韧带；88. 掌浅动脉弓尺侧部分；89. 掌侧腕掌韧带；90. 桡动脉掌浅支；91. 浅表静脉；92. 桡神经表浅支；93. 桡神经分支；94. 掌动脉；95. 背侧腕掌韧带；96. 桡舟头韧带；97. 掌腱膜；98. 近侧腕管；99. 腕骨间深间隙；100. 背侧桡腕韧带体部；101. 掌深动脉弓；102. 背侧桡腕韧带；103. 头月关节掌侧间隙（poirier 间隙）；104. 腕骨间关节；105. 桡腕关节；106. 腕沟韧带；107. 掌侧关节囊；108. 背侧关节囊；109. 头静脉；110. 钩骨钩部；111. 掌短肌。

四、手指（图 6-3-4 ~ 6）

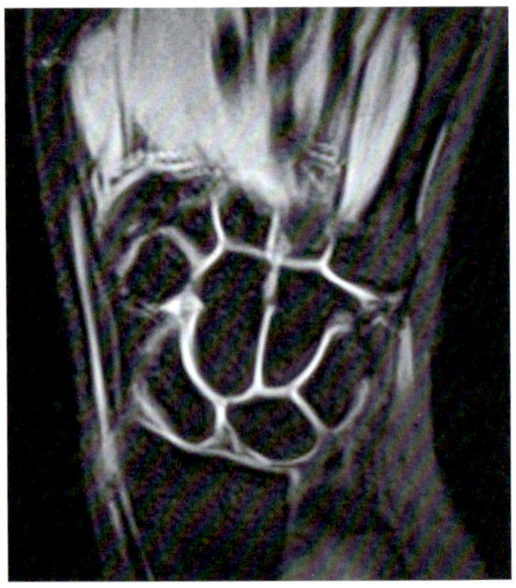

图 6-3-4 正常关节软骨 冠状面脂肪抑制质子密度加权像。桡腕关节以及腕骨间关节表面可见被覆软骨，关节间隙清晰。

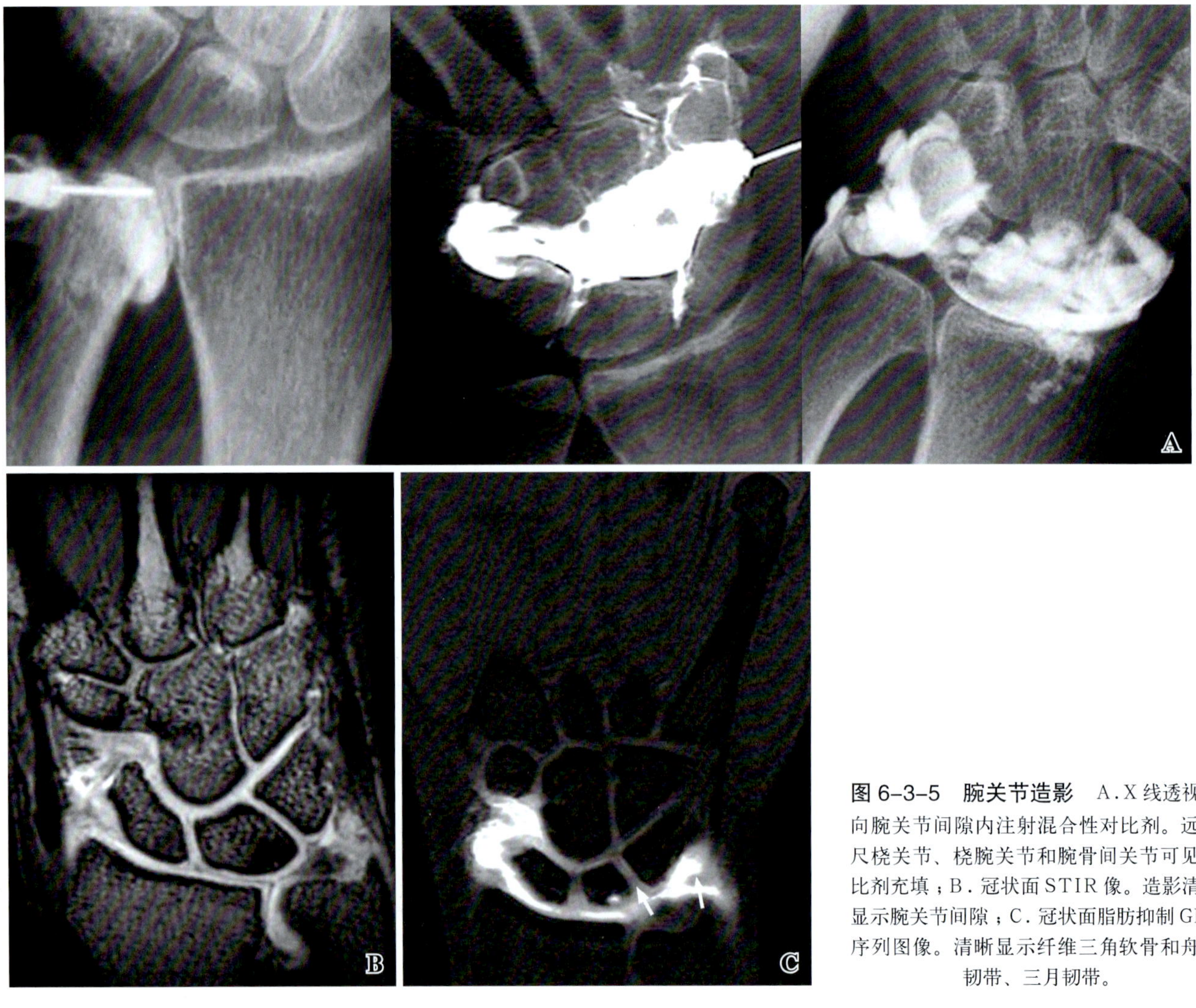

图 6-3-5 腕关节造影 A. X 线透视下向腕关节间隙内注射混合性对比剂。远侧尺桡关节、桡腕关节和腕骨间关节可见对比剂充填；B. 冠状面 STIR 像。造影清晰显示腕关节间隙；C. 冠状面脂肪抑制 GRE 序列图像。清晰显示纤维三角软骨和舟月韧带、三月韧带。

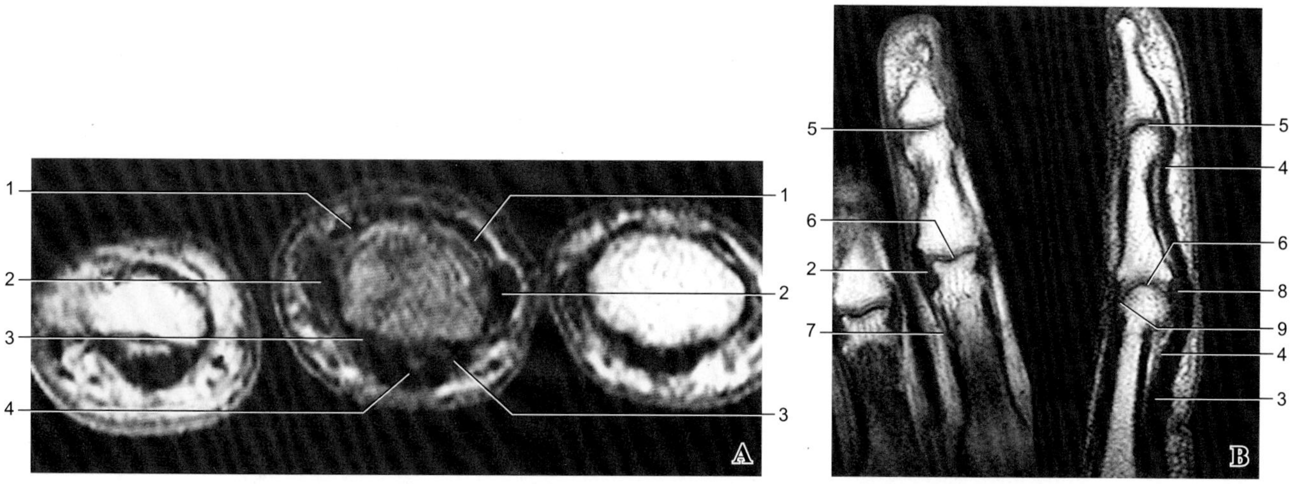

图 6-3-6 手指 MRI A. 手指横断面；B. 手指冠状面和矢状面。1. 指伸肌腱；2. 侧副韧带；指浅屈肌腱；4. 指深屈肌腱；5. 远端指间关节；6. 近端指间关节；7. 伸肌腱侧支；8. 关节囊；9. 伸肌腱中央支。

（陆 勇 朱 桦 江 浩）

第四节 腕关节和手的病变

腕不稳定症

腕的稳定性取决于两大因素：腕骨在大小形状上的相互匹配和腕部韧带的完整性。任何能影响此因素的病变都能造成腕的不稳定。

腕的稳定是指腕部各结构在生理活动时能保持互相间的正常空间关系。腕不稳定的定义是某一或某些腕骨在生理活动时脱离其他腕骨或（和）周围结构如桡骨、尺骨及掌骨的正常解剖关系。由于腕关节与髋关节一样，始终处于某种受力状态之中，不稳定现象可以在腕关节静止时衡定存在（静态腕不稳定症或腕骨脱位），也可以仅在某些腕部活动之后出现（动态腕不稳定症）。

【腕生物力学】 腕的活动性在很大程度上取决于腕骨间，尤其是近侧列腕骨间的联动性。若将各腕骨人为固定，腕的伸、屈能力将下降一半，尺侧偏斜能力减少1/2，桡侧偏斜能力则减少2/3。因而，了解腕骨在生理活动时的正常空间联动是理解腕不稳定症的基础。

在腕部的运动中，侧向运动较伸、屈运动复杂。此时，两侧的腕骨必须变换空间位置以保持整体腕骨高度的衡定。这种空间位置的变换主要发生于近侧列腕骨。尤其以外侧（桡侧）为明显。

1. *桡侧偏斜* 手舟骨趋向于水平以减低腕外侧高度，而三角骨则沿钩骨螺旋面上升以适应腕内侧高度增加的需要。与此同时，由于舟月韧带的牵动，月骨向掌侧倾斜，其背侧关节面裸露于桡尺远侧关节面外（由于月三角韧带的紧密联带关系）。三角骨也轻度向掌侧倾斜。

2. *尺侧偏斜* 手舟骨趋向于垂直，以增加腕外侧高度，三角骨则沿钩骨螺旋面下降使腕内侧高度降低。月骨向背侧倾斜，其关节面完全被桡尺远侧关节面覆盖，三角骨也随其向背侧轻度倾斜。

3. *背伸运动* 主要关节活动位于腕中关节，月骨向背侧倾斜，手舟骨趋向垂直，与桡骨长径处于同一轴线。但在任何正常情况下，手舟骨后缘都不与桡骨远端关节后缘接触。

4. *掌屈运动* 月骨向掌侧倾斜，手舟骨趋向于水平，其长轴垂直于桡骨长径，舟月角减小近似0。

【腕部测量】 矢状面上测量各腕骨间及腕骨、桡骨的夹角，在腕不稳定症的诊断中有着重要的作用。

1. *桡月角* 桡骨长径与月骨的轴线（月骨前、后角连线的中点的垂直线）间的夹角。正常值小于15°。

2. *桡舟角* 手舟骨在正常情况下向掌侧倾斜，其长径与桡骨长径的夹角。正常值为小于58°。

3. *舟月角* 手舟骨长径与月骨轴线的夹角。正常值为30°～60°（平均值47°）。

4. *月头角* 月骨轴线与头状骨长径的夹角。正常值为0～30°。

5. *腕高指数* 头状骨最远端至月骨最近端的距离与第三指骨长度的比值。正常值为0.54±0.03。正常情况下，腕的高度不随腕部活动特别是侧向偏斜而变化。

应该指出的是，以上正常值是从X线平片上得出的。

在MRI矢状面上，舟月角、桡月角和头月角均大于X线平片的测量值，尤其在腕部向尺侧偏斜时更为明显，可能被误诊为背向移位不稳定（dosal intercaleted segmental instability）。这种差别的可能原因是俯卧、肘关节伸直的MRI检查体位与坐位、肘关节90°弯曲的X线检查体位的不同造成的腕部受力的不同，因而影响了腕骨间的相互关系，尤其是头状骨对月骨压力的增大使得月骨尽量将其最薄的后角移向头状骨关节面，以减轻压力而形成背向倾斜的趋势。因此，在MRI检查中不应仅仅根据角度测量来诊断背向移位不稳定，在有疑问时应加摄X线侧位片来校正测量值。

另外，在MRI中，我们不能在同一矢状面图像上显示手舟骨和月骨，所以舟月角的测量要采取图像叠加的方法，将有最佳手舟骨像和最佳月骨像的矢状面图像叠加起来进行测量。

【腕不稳定的分类】

（1）比较简单的方法是根据导致不稳定的病因是骨性还是韧带性来分类。

1）骨性病变：可导致腕不稳定的骨性病变主要有：①手舟骨骨折：手舟骨横断骨折时，其近端被月骨向后牵，远端被舟月韧带向前拉，整个手舟骨呈水平向，头状骨对月骨的压力增加，将月骨挤向背侧，形成背向移位不稳定。②月骨或头状骨的无菌性坏死：在病变后期，由于腕骨形态的改变常造成掌向移位不稳定（volar intercaleted segmental instability）。此类病变因常伴有韧带损伤而使不稳定状态加剧。③桡骨茎突骨折：茎突关节面的骨折使桡月关节失去稳定，月骨向掌侧移位，形成掌向移位不稳定。而桡骨远端骨折的不良骨病，几乎总是向背侧倾斜愈合，形成背向移位不稳定。

2）韧带损伤：近侧列腕骨没有任何肌肉附着，韧带损伤对其影响最大，其中又以舟月韧带撕裂最为常见，舟月不稳定占全部韧带源性腕不稳定的80%。此外，月三角韧带的损伤可导致月三角不稳定，头三角韧带的撕裂可引起钩三角不稳定。

（2）另一较常见的方法是Amadio提出的以不稳定的严重程度、腕骨移位方向、病变部位和损伤类型为特性的分类法。

1）严重程度：从轻至重分为动态不稳定、静态半脱位、静态全脱位。

2）移位方向：腕骨移位时可向掌侧脱出，以月骨为多见，也可向背侧脱出，多见于月骨周围诸腕骨。另外，也可向桡侧、尺侧、近侧或远侧移位。

3）病变部位：以月骨不稳定最为多见。

4）损伤类型：大致可分为三类：①关节囊内韧带和腕骨间韧带损伤导致腕骨移位，称分离性腕不稳定（carpal instabilities dissociative）。②腕骨间韧带损伤未导致腕骨移位，称未分离性腕不稳定（carpal instabilities non dissociative）。③复合性损伤。

【MRI表现】 MRI常用于诊断腕部韧带损伤。正常韧带结构因其极高的胶原含量而极少有运动质子，所以在MRI上不论为何种序列均表现为低信号影。在病理情况下，MRI主要表现为高信号影。韧带撕裂因其出血而表现为在沿韧带走行方向上中等信号（T_1WI和质子密度加权像）或明显高信号影（T_2WI）。T_2WI高信号也反映了关节液进入撕裂的韧带中。伴随信号强度的变化，亦可见韧带形态的变化如断裂、变薄、边缘不规则等。炎症在T_2WI上也表现为高信号，但强度较撕裂时弱，边界也更模糊。应该指出的是，MRI很难将瘢痕性纤维、陈旧性出血的含铁血黄素沉着与正常韧带结构在信号强度上区分开来。

1．舟月不稳定　是最常见的不稳定类型。舟月韧带撕裂导致手舟骨趋向水平，头状骨对月骨的压力增加。由于月骨的最薄部位为其后角，月骨被挤推向掌侧，其头月关节面转向背侧，舟月关节间隙增大（正常时不超过2mm），头状骨则滑入此增大的间隙中，致使腕高度减低。舟月韧带完全撕裂时，韧带的正常三角形低信号影（图6-4-1）在冠状面T_2加权像上被积液的高信号影取代（图6-4-2～4）。正常情况下被舟月韧带所分隔的桡腕关节和腕中关节此时被积液沟通。在矢状面上，头月骨关节面向背侧倾斜，可见舟月角增大（大于70°）、月头角增大（大于30°）及桡月角增大（大于15°），形成背向移位不稳定（图6-4-5）。如上所述，MRI测量值与X线测量值不完全相同，前者的正常值接近于后者的背向移位不稳定的值。所以，在没有韧带病变的情况下，不应单以MRI测量为根据诊断背向移位不稳定（图6-4-6～9）。

以关节镜为对照标准，MRI对舟月韧带撕裂的诊断准确率为95%，敏感度86%，特异性100%。

2．月三角不稳定　月三角韧带撕裂时，月骨失去了三角骨的牵制，而随手舟骨向掌侧倾斜，头状骨滑入月骨在背侧留下的空隙，从而形成掌向移位不稳定。冠状面T_2WI上可见月三角关节处有高信号积液影，正常

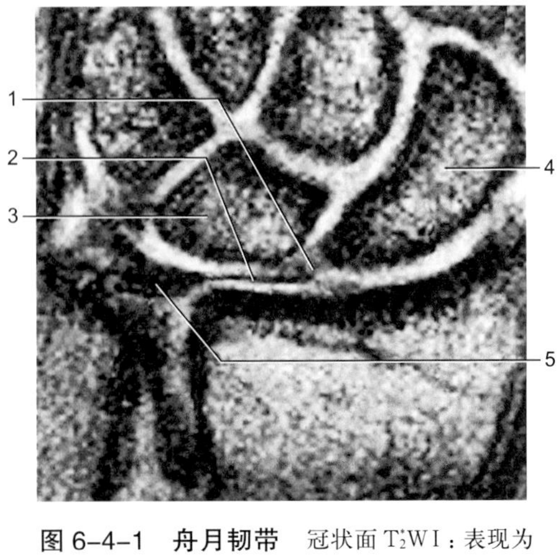

图6-4-1　舟月韧带　冠状面T_2WI：表现为三角形低信号影。月骨桡侧关节面有一层低信号的纤维软骨覆盖。1．舟月韧带；2．纤维软骨；3．月骨；4．手舟骨；5．三角纤维软骨盘。

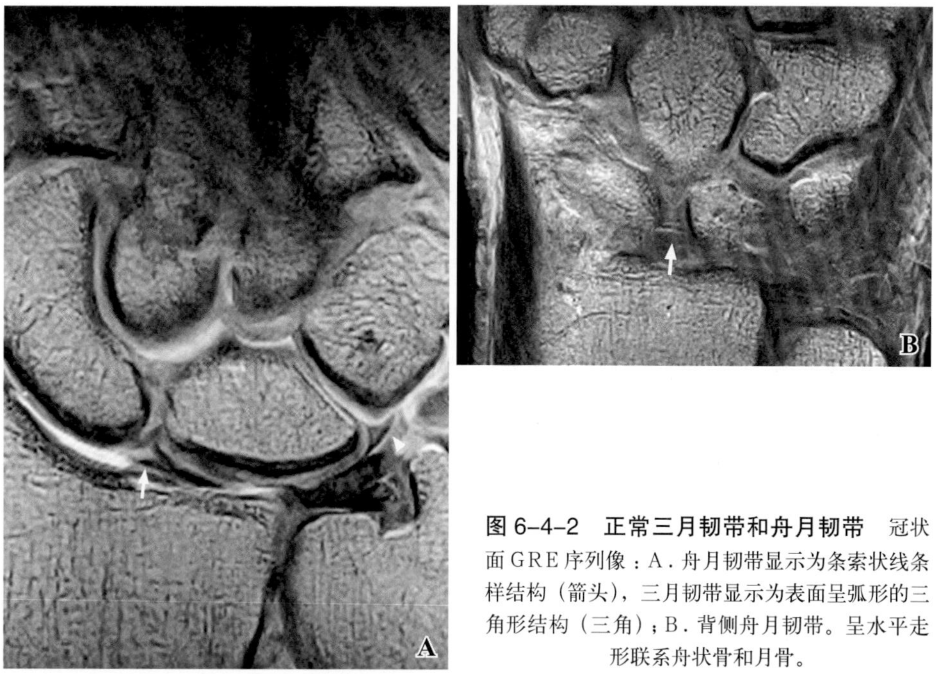

图 6-4-2 正常三月韧带和舟月韧带 冠状面GRE序列像：A．舟月韧带显示为条索状线条样结构（箭头），三月韧带显示为表面呈弧形的三角形结构（三角）；B．背侧舟月韧带。呈水平走形联系舟状骨和月骨。

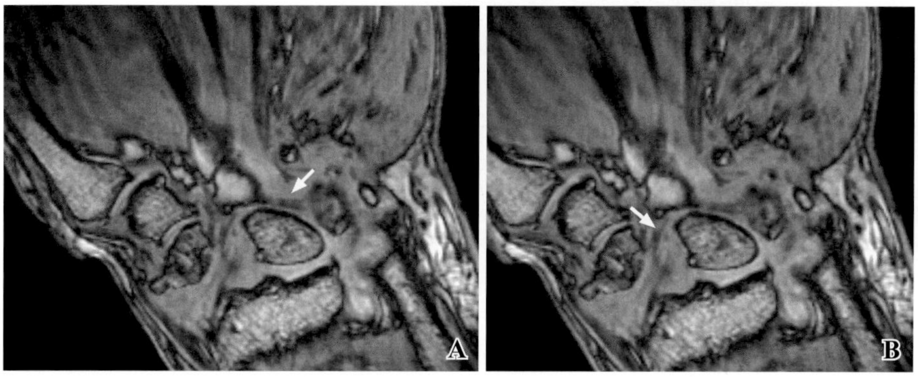

图 6-4-3 正常弓状韧带 冠状面脂肪抑制GRE像：A．正常尺侧弓状韧带，位于头状骨尺侧，为条索样结构，止点位于头状骨上缘；B．正常桡侧弓状韧带，位于头状骨桡侧，细条索状结构。

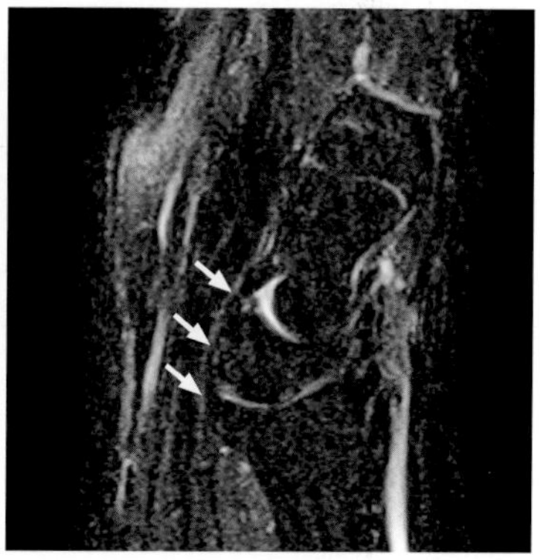

图 6-4-4 正常弓状韧带 正常桡舟月韧带。矢状面STIR像：韧带跨越月骨、舟状骨，止于桡骨远端。

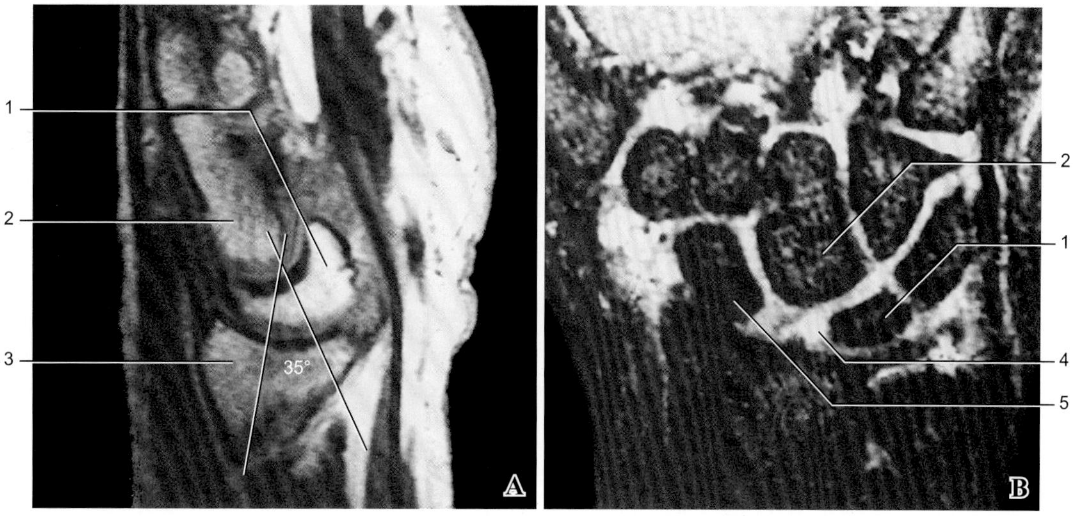

图 6-4-5 舟月不稳定 A．矢状面T_1WI：月骨向背侧倾斜，桡月角增大至35°，头状骨向近端移位，形成背向移位不稳定；B．冠状面T_2WI：舟月关节间隙增大至10mm，舟月韧带的低信号影被积液的高信号影取代。头状骨向近端移位，滑入增大的舟月间隙。另外，腕舟脂肪垫处可见积液的高信号影，提示桡侧副韧带和桡舟头韧带的撕裂。1．月骨；2．头状骨；3．桡骨；4．舟月关节间隙；5．手舟骨。

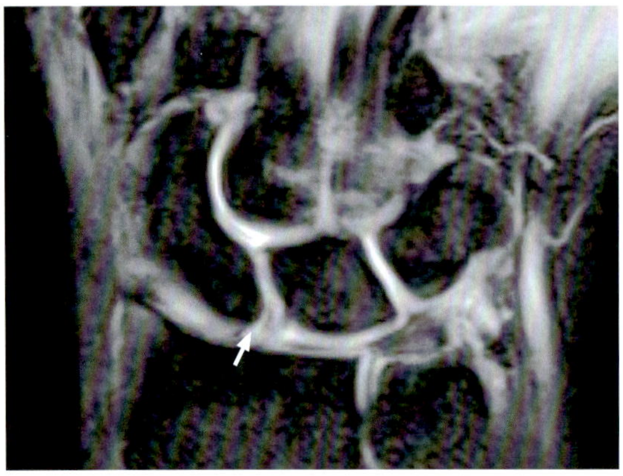

图 6-4-6 舟月韧带撕裂 冠状面 STIR 像：舟月韧带近舟状骨止点附近纤维不连续，边界不清，腕骨间距无明显变化。

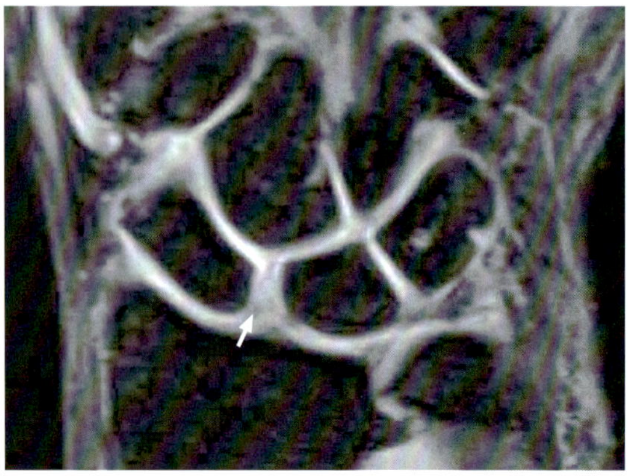

图 6-4-7 舟月韧带撕裂 冠状面脂肪抑制质子密度加权像：舟月韧带不连续，且舟月骨间距超过 3mm（正常不超过 2mm）。

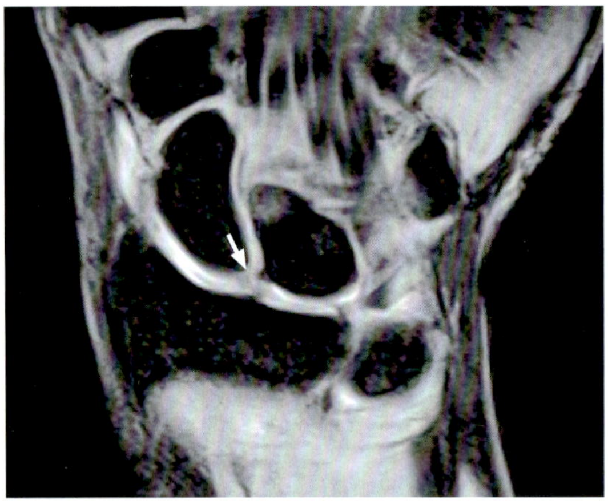

图 6-4-8 中央穿孔型舟月韧带撕裂 冠状面脂肪抑制质子密度加权像：舟月韧带中央部分纤维断裂，失去原有条索样结构。

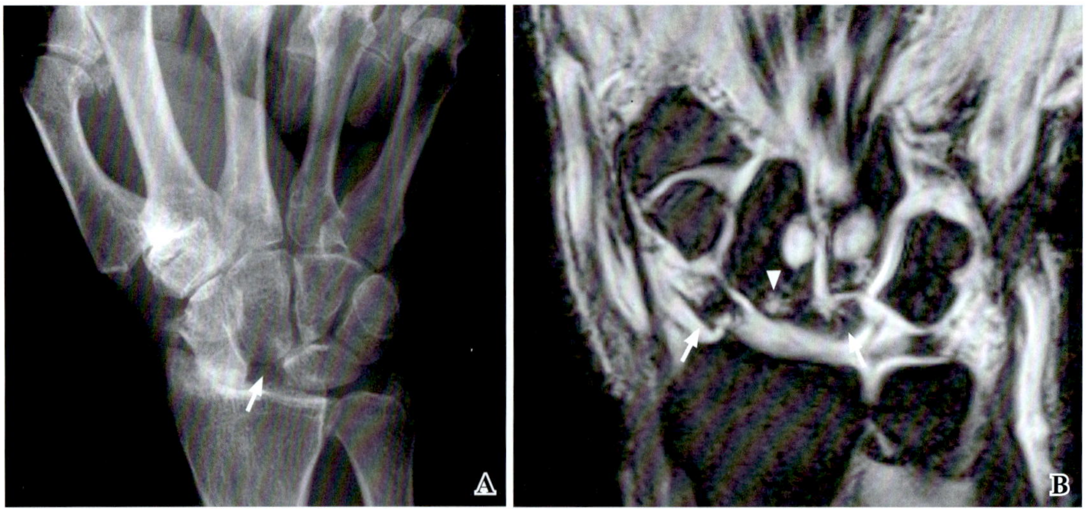

图 6-4-9 进展型舟月不稳定（SLAC） A. X 线显示舟状骨和月骨间隙增宽（箭头）；B. 冠状面脂肪抑制质子密度加权像：舟月骨间距明显增宽（黑白箭头），舟月韧带未见显示，头状骨下移，嵌入舟月骨间隙中。头状骨可见关节面下骨质软化（三角）。

低信号韧带图像消失，月三角关节间隙增大，积液沟通正常情况下分隔的桡腕关节和腕中关节，矢状面上可见舟月角减小（小于 30°）（图 6-4-10 ~ 13）。

以关节镜为对照标准，MRI 对月三角韧带撕裂的诊断准确率为 80%，敏感度为 50%，特异性则高达 100%。

3．钩三角不稳定　由头三角韧带的损伤引起。此损伤在矢状面 T_2WI 上较易见到，以在头状骨掌侧见带状高信号影为典型表现。同时，月骨向背侧倾斜。此变化在腕部从桡侧偏斜转为尺侧偏斜时更为明显。

尺骨嵌入综合征

尺骨嵌入综合征（ulnar impaction syndrome）是腕部慢性病痛的常见病因，主要临床表现有腕部尺侧疼痛。此疼痛在腕部向尺侧偏斜的情况下作旋前和旋后动

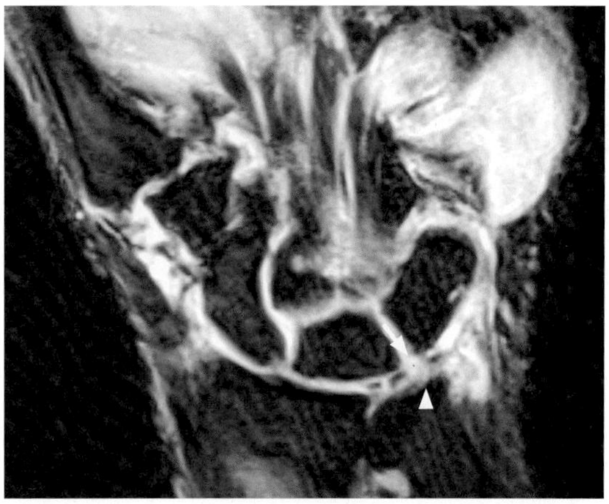

图 6-4-10　月三角不稳定伴继发性纤维三角软骨撕裂　冠状面脂肪抑制质子密度加权像：月三角韧带撕裂（箭头），纤维三角软骨失去正常外观，于中央处撕裂，分为两部（三角）。

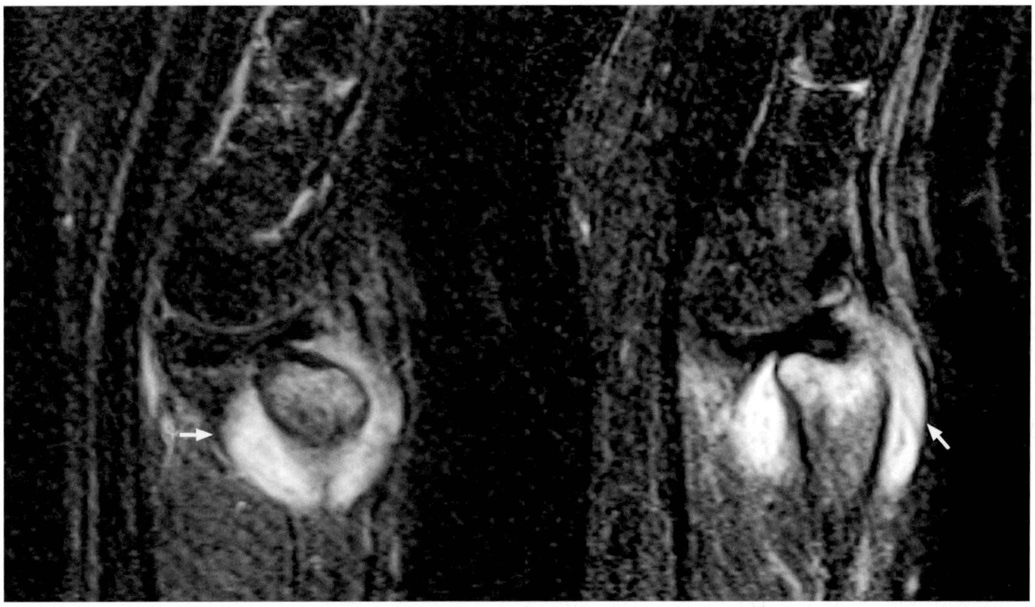

图 6-4-11　远侧尺桡关节不稳定　矢状面 STIR 像：尺骨茎突周围显著积液，尺骨茎突骨髓水肿。

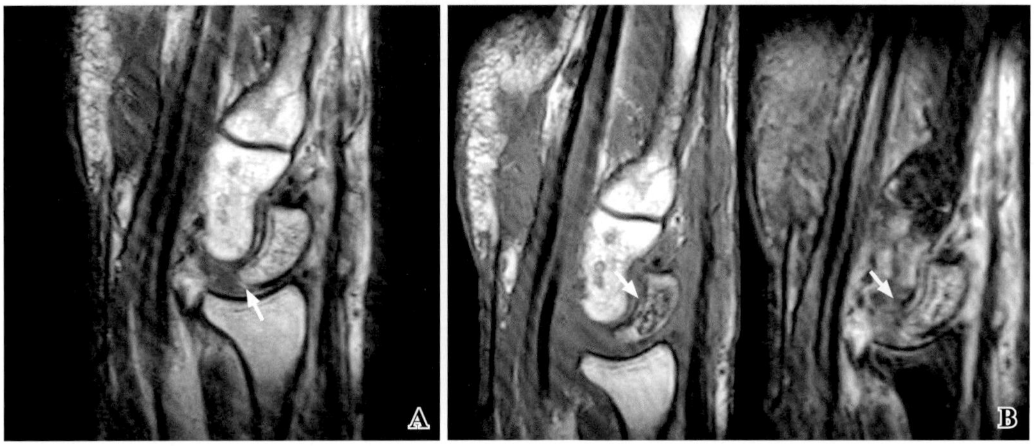

图 6-4-12　月骨脱位　A．矢状面 T_2WI：舟月韧带区域结构紊乱，未见条索样韧带出现（箭头）。月骨向背侧移位；B．矢状面 T_1WI 和 STIR 像：月骨内骨髓水肿伴细小裂痕出现（箭头），月骨周围软组织肿胀。

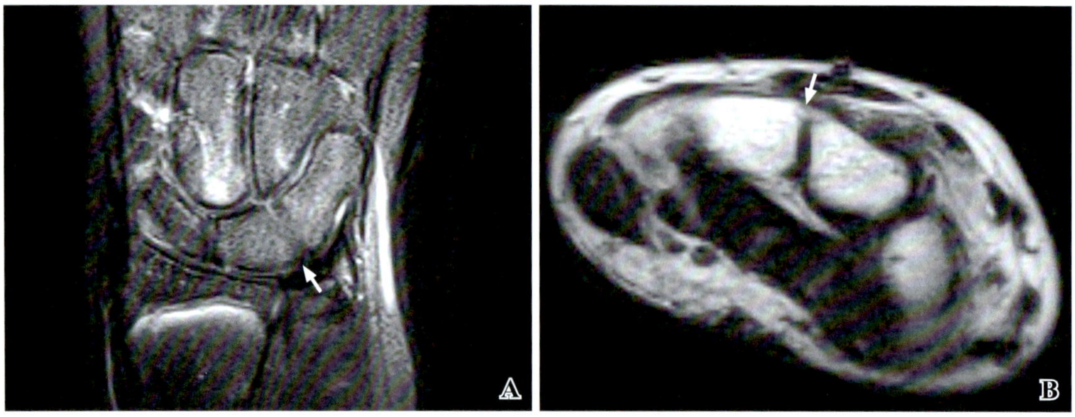

图 6-4-13 舟月骨融合 A. 冠状面 STIR 像；B. 横断面 T_2WI。舟状骨和月骨间距消失，骨小梁延续，在月骨与舟状骨之间没有软骨样信号出现。

作时加剧，称尺腕压迫症阳性。另外，在月骨、三角骨及尺骨头处有压痛点，关节运动时可有软骨作响。患者可有外伤史。

【病因】

（1）尺骨变异征阳性 正常情况下，桡骨长于尺骨，腕部受力只有约 20% 经尺骨传递到前臂。尺骨长度的增加会大大增加其所传递的力度，并使尺骨头与尺侧腕骨（月骨尺侧面、三角骨桡侧面）有直接接触的机会，这是尺骨嵌入综合征的主要病因。此综合征亦可发生于尺骨变异征中性患者，但很少发生于尺骨变异征阴性患者。

（2）使桡骨缩短的病变如桡骨远侧骨折（Colles 骨折）、桡骨头骨折或骨切除、马德隆畸形、创伤所致的骨骺板过早闭锁。

（3）亦可见于关节固定术后（桡尺远侧关节、肘关节），但较少见。

【病理】 尺骨嵌入综合征的病理发展过程缓慢，在各种原因造成尺骨受力增加，尺骨与月骨尺侧面不正常接触后，最初仅有三角纤维软骨复合体水平部分即三角韧带的退行性变，继之以整个复合体的退行性变和尺骨头、月骨尺侧关节面的软骨软化。如病变进一步发展，可发生三角韧带穿孔、撕裂，尺骨头及月骨、三角骨近侧关节面软骨下囊性变及骨硬化，并可伴有月三角韧带撕裂。病程的最终结局是累及桡尺远侧关节的退行性关节病。

【MRI 表现】

1. 软骨病变 MRI 目前还不能发现最早期的软骨内原纤维形成病变。但 GE 序列能在 T_1WI 特别是 T_2^*WI 上显示软骨软化，表现为软骨层变薄，边缘不规则，软骨内显示有灶性低信号（T_1WI）或高信号（T_2WI），晚期则伴有软骨下骨硬化及囊性变。

2. 骨病变 病程早期的月骨尺侧面、三角骨桡侧面及尺骨头的充血、水肿表现为骨皮质下的灶性低信号（T_1WI）或高信号（T_2WI）。病变进展期充血、水肿灶转变为坏死、硬化灶，在 T_1WI、T_2WI 上均表现为低信号影。当有退行性囊性变形成时，可在骨皮质下见边缘较锐利的圆形或类圆形病灶，在 T_1WI 上为低信号，在 T_2WI 上则为很强的高信号。应该指出的是，这些骨病变均位于月骨尺侧面、三角骨桡侧面或尺骨头远端桡侧面，即这些骨结构之间的异常接触面（图 6-4-14 ~ 16）。

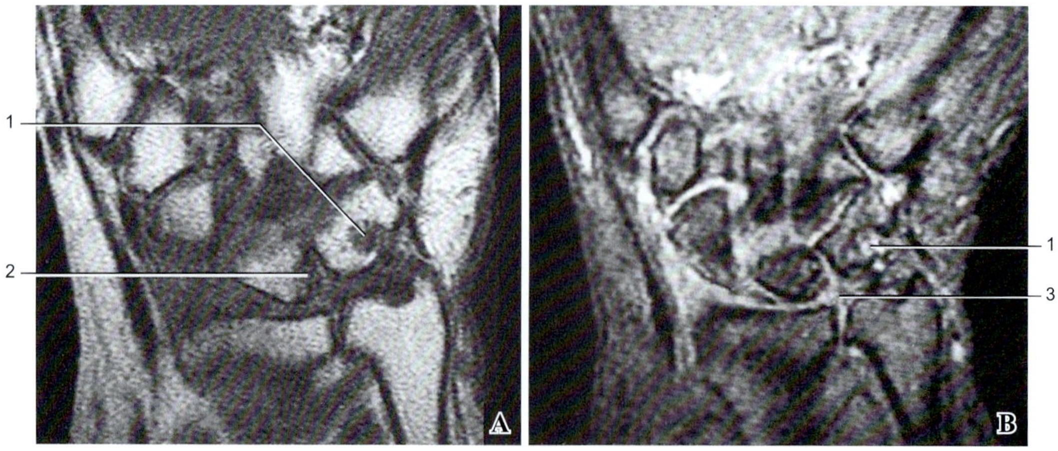

图 6-4-14 尺月邻近综合征 三角骨尺侧骨皮质下低信号（T_1WI）或高信号（T_2WI）囊状影。月骨尺侧骨侵蚀。尺骨远端关节面与桡骨远端关节面处于同一水平（尺骨变异征中性）。月三角韧带尚未受损伤。A. 冠状面 T_1WI；B. 冠状面 T_2WI。1. 三角骨坏死灶；2. 月骨坏死灶；3. 月三角韧带。

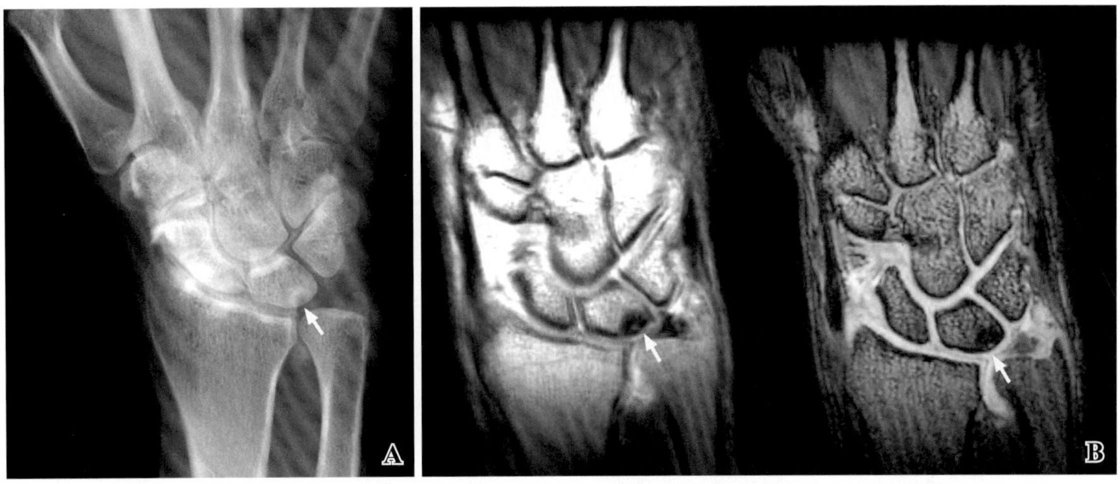

图 6-4-15 尺月临近综合征 A. X 线图像显示尺骨茎突周围软组织肿胀，月骨基底部可见关节面下骨质囊变合并硬化表现（箭）；B. 冠状面 T_1WI 和 STIR 像显示月骨和尺骨远端对应性骨质硬化，月骨可见小囊变表现。

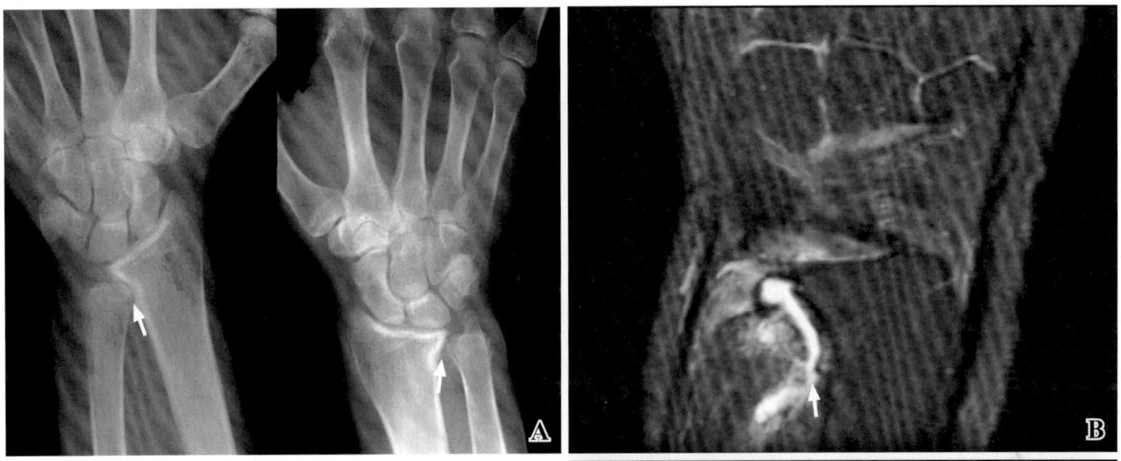

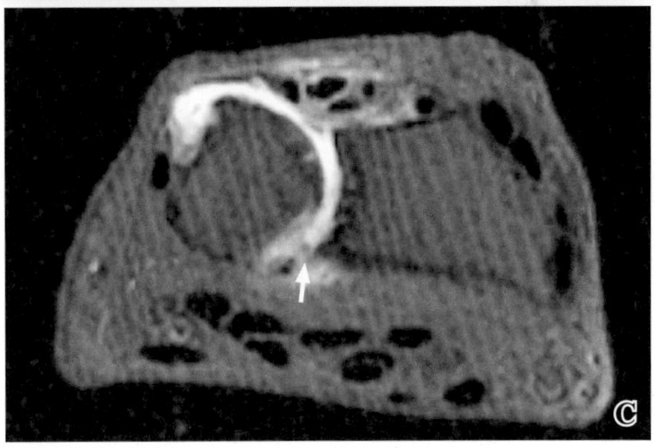

图 6-4-16 尺骨变异征阴性合并骨关节炎 A. X 线显示尺骨远端显著短于桡骨，尺桡骨间距减小，远端尺桡关节周围骨赘形成；B. 冠状面 STIR 像：尺骨远端骨质水肿伴骨赘形成，远端尺桡关节积液；C. 横断面 STIR 像：尺桡横韧带损伤（箭头）。

3. *韧带病变* 以三角韧带的穿孔和撕裂为主。穿孔表现为连通近侧和远侧关节面的软骨盘内 T_1WI、T_2WI 高信号病灶，同时在桡尺远侧关节内可见积液，在 T_2WI 上为高信号影。撕裂表现为软骨盘的破碎或贯通软骨盘的线状高信号影，并伴有桡尺远侧关节的积液（图 6-4-17）。除了软骨盘病变外，月三角韧带的撕裂也较常见。其直接表现与三角软骨盘撕裂相同，间接表现为沟通腕中关节和桡尺远侧关节的积液。类半月板的撕裂常表现为该部位的积液（图 6-4-18）。

值得指出的是，三角韧带的穿孔与月三角韧带的撕裂的发生率随着年龄的增大而增长。故而不应单以此类病变的存在而作出尺骨嵌入综合征的诊断。

【鉴别诊断】

1. *月骨无菌性坏死* 在临床上可有尺侧腕部疼痛，X 线平片上亦可见月骨的硬化和囊性变，易与尺骨嵌入综合征混淆。但无菌性坏死多发生于尺骨变异征阴性人群，骨变化较广泛，常累及整个月骨，若病变较局限，也是位于月骨桡侧面。更主要的是无菌性坏死不伴有三角骨和尺骨头的骨病变。

2. *骨囊肿* 单就 MRI 图像来说，很难与尺骨嵌入

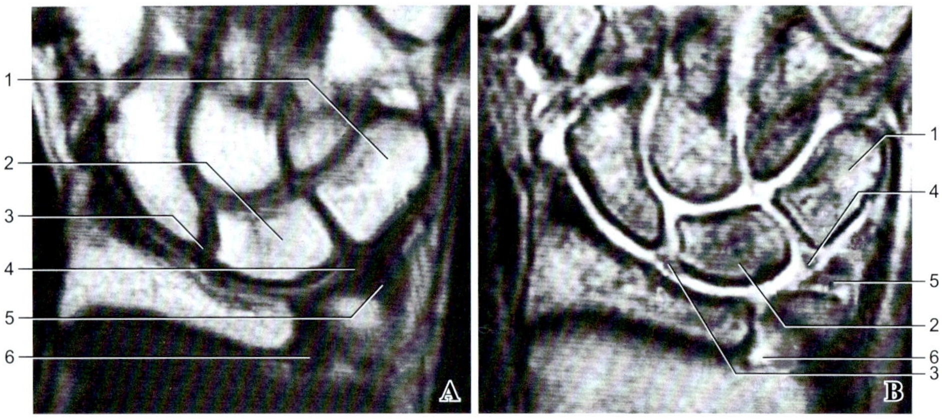

图 6-4-17 三角韧带撕裂 三角韧带盘内可见贯穿表面的水平走向高信号线状影。桡尺远侧关节内可见低信号(T_1WI)或高信号(T_2^*WI)的积液影。A. 冠状面 T_1WI；B. 冠状面 T_2^*WI。1. 三角骨；2. 月骨；3. 舟月韧带；4. 月三角韧带；5. 高信号线状影；6. 桡尺远侧关节内积液。

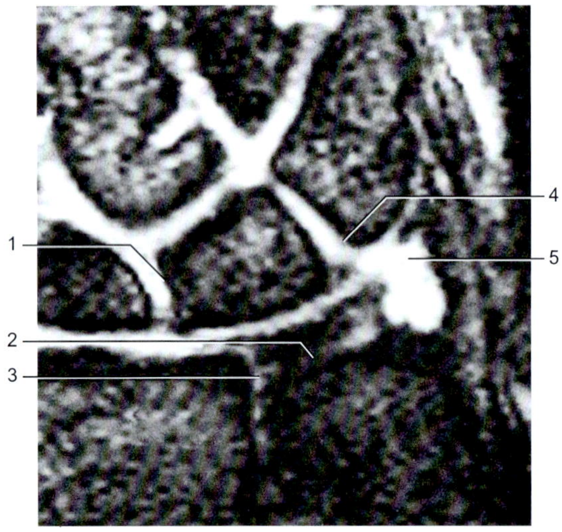

图 6-4-18 类半月板撕裂 冠状面 T_2^*WI：类半月板处积液，类半月板正常影像消失。1. 舟月韧带；2. 三角纤维软骨盘；3. 桡尺远侧关节；4. 月三角韧带；5. 类半月板处积液。

综合征的骨囊性变区别。但无临床症状、尺腕压迫征阴性、无尺骨头及三角骨伴随病变及无韧带病变均有助于鉴别诊断。

三角纤维软骨复合体病变

三角纤维软骨复合体由三角纤维软骨盘、尺桡韧带、类半月板、尺月韧带、尺三角韧带、尺侧副韧带及尺侧腕伸肌腱鞘组成（图 6-4-19，图 6-4-20）。其穿孔与撕裂是腕部尺侧疼痛的重要原因，主要病因有创伤与退行性变。

一、三角纤维软骨盘病变

三角纤维软骨盘穿孔与撕裂的MRI诊断标准与膝关节半月板撕裂的诊断标准类似。创伤性撕裂常位于软骨盘周边部分，而退行性变则导致中央部位穿孔。MRI具体表现在前一节已有叙述。应该指出的

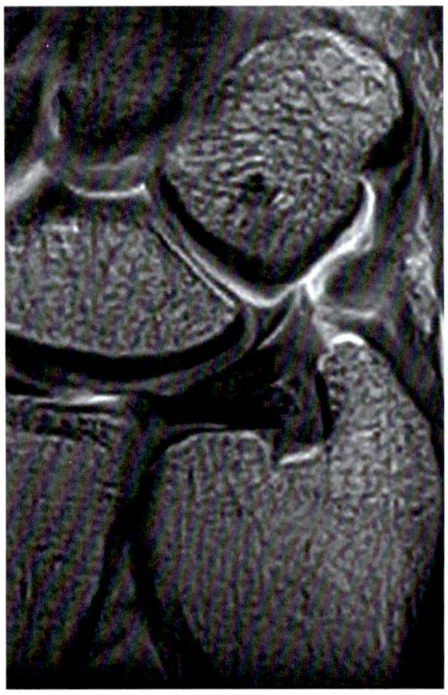

图 6-4-19 正常三角纤维软骨复合体 冠状面 T_2^* GRE 图像：三角纤维软骨盘为位于正中的三角形低信号结构，边缘清晰。

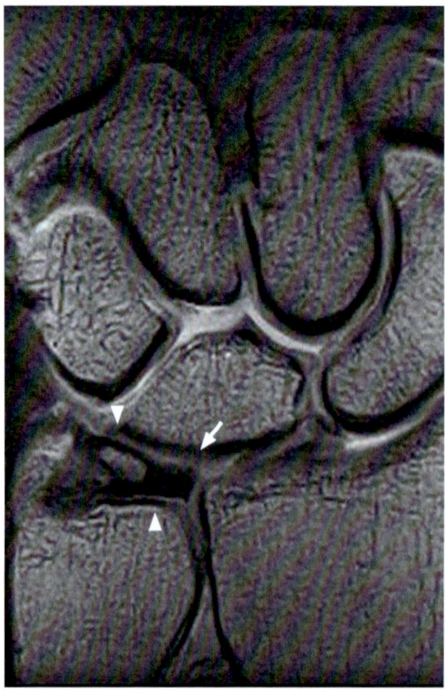

图 6-4-20 正常三角纤维软骨复合体 冠状面 T_2^* GRE 图像：三角纤维软骨盘（箭）通过尺三角韧带和类半月板（三角）与三角骨和尺骨茎突联系。

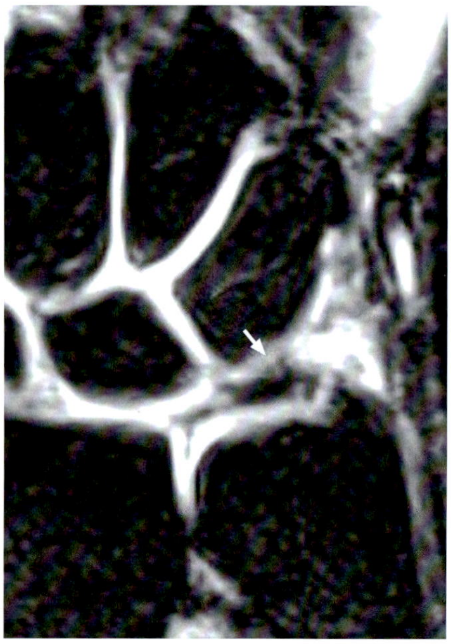

图 6-4-21 纤维三角软骨不完全撕裂 冠状面 STIR 像：三角软骨盘失去正常外形，远侧边缘毛糙，局部变薄。

是，由于软骨盘结构细微，应尽可能地采用高分辨率成像（0.3mm×0.3mm ×1.0mm，即视野 8cm，矩阵 256×256，层厚 1.0mm），以提高诊断准确率。在技术条件有限的情况下，应注意以下在低分辨率图像中易被误为病变的假象（图 6-4-21）。

（1）三角纤维软骨盘在附着于尺骨茎突处被中等信号强度的疏松结缔组织分隔成远、近两支，分别附着于茎突尖和基部。这层疏松结缔组织在低分辨率图像中可表现为较高强度信号的边缘模糊的带状影，易被误为撕裂。

（2）月骨、三角骨与三角纤维软骨盘相接触的关节软骨表面有一层低信号的胶原质，与月三角韧带融为一体。在低分辨率图像上，这部分低信号结构有可能被视为三角纤维软骨盘的一部分，从而将月骨和三角纤维软骨盘中间的少量正常关节液的高信号影视为撕裂。

（3）在三角纤维软骨盘中央部分非常薄的情况下，这部分低信号的软骨可能在低分辨率图像上被隐去，造成中央穿孔的假象（图 6-4-22）。

（4）三角纤维软骨盘近侧关节面与掌、背侧尺桡韧带皱折有非常紧密的结合。这些皱折在高分辨率图像上表现为横向的高信号线状影，在低分辨率图像上则易被误认为横向撕裂。

二、韧带病变

冠状面图像不是显示三角纤维软骨复合体中韧带结构的最佳断面。在技术条件许可时，应采用三维序列以根据韧带走行作重建斜切面图像。发现韧带中有高信号影并伴有形态改变时应考虑撕裂可能。尺桡韧带特别是掌侧支的撕裂可伴有桡尺远侧关节脱位（图 6-4-23）。

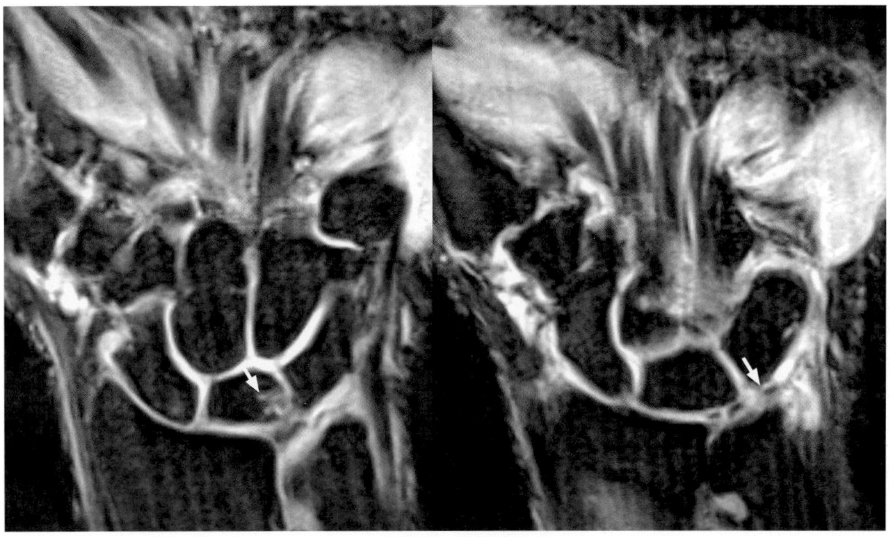

图 6-4-22 尺月临近综合征患者的纤维三角软骨完全撕裂合并三角韧带撕裂 冠状面脂肪抑制质子密度加权像：月骨尺侧面出现局部骨质水肿伴硬化（左侧箭）；纤维软骨盘分裂为两部分，中央部分不连续，同时三角韧带未见显示（右侧箭）。

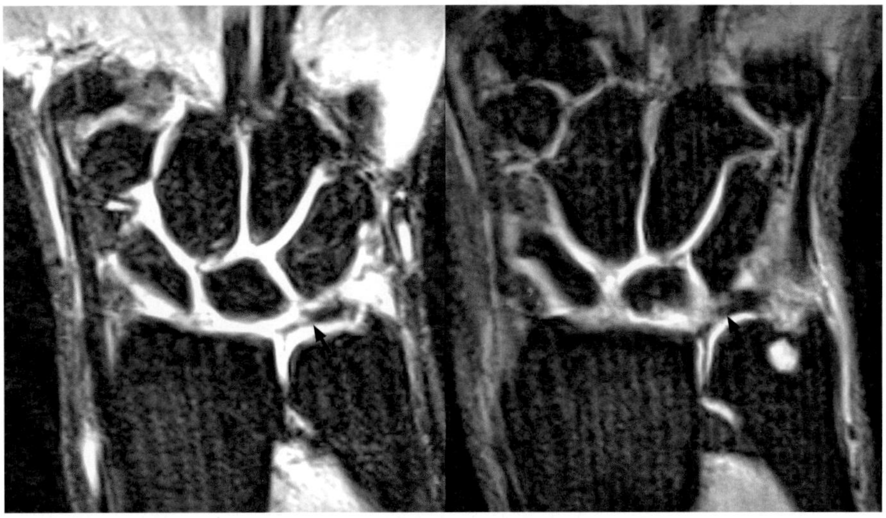

图 6-4-23 急性和慢性纤维三角软骨撕裂比较 急性撕裂表现为边缘清晰锐利的断裂或穿孔（左侧箭头），周围骨质无明显骨赘形成；退变基础上的纤维三角软骨撕裂主要表现为边缘毛糙的不完全撕裂，穿孔少见，周围骨质可见皮质下囊变等退变表现（右侧箭头）。

手舟骨骨折、无菌性坏死及假关节形成

手舟骨骨折是最常见的腕骨骨折，70% 发生于手舟骨腰部，20% 于近端，10% 于远端。由于手舟骨的血供来自桡动脉分支，骨折时近侧部分的血供明显减少，是造成手舟骨骨折不愈合、假关节病和坏死的主要原因。一般认为，骨折线宽度在 1mm 以下的为稳定性骨折。不稳定性骨折在保守治疗下有 50% 不愈合。在临床实践中，如何区分愈合迟缓与不愈合造成的假关节病是一个棘手的问题，因为前者只需继续进行保守治疗，而后者则必须及时手术治疗以防止无菌性坏死、腕骨塌陷和关节病的发生。

常规 X 线和 CT 检查对明显的假关节形成的诊断没有困难，而疑难病例则 MRI 有较大优势。正在愈合的骨折线在 T_1WI 和 T_2WI 上为低信号或中等信号，与周边骨髓的相对高信号形成反差，尤其在 T_1WI 上是如此。注射造影剂后，骨折线附近有增强现象，表示有新生血管和成骨过程存在。假关节病的骨折线在 T_2WI 上呈高信号，骨折近侧部分骨髓的充血、水肿在 T_2WI 上呈高信号影。纤维性假关节的骨折线像骨折正在愈合时一样，在 T_1WI、T_2WI 上呈低信号或中等信号，但没有造影剂增强现象（图 6–4–24、图 6–4–25）。

假关节形成的原因之一是骨折时伴有韧带损伤但未被发现。MRI 的一大优势是在显示骨结构病变的同时发现韧带病变。手舟骨骨折时的韧带损伤主要涉及舟月韧带、桡舟头韧带和桡月三角韧带。后两者在矢状面最易显示。当有 T_2^*WI 高信号影时，应考虑有撕裂存在。

由于手舟骨血供的特点，在手舟骨骨折近端易发生无菌性坏死，尤其在骨折不愈合（假关节形成）的情况下更是如此。其主要表现是骨折近端部分的 T_1WI、T_2WI 呈低信号影，而在远端部分则可见反应性充血水肿的 T_2WI 高信号影。有时在坏死部位可见局限性 T_2WI 高信号的积液影像（图 6–4–26）。手舟骨的无菌性坏死也可以在没有骨折的情况下发生，此时称其为 Preiser 病。MRI 表现与月骨无菌性坏死相同，见后述（图 6–4–27、图 6–4–28）。

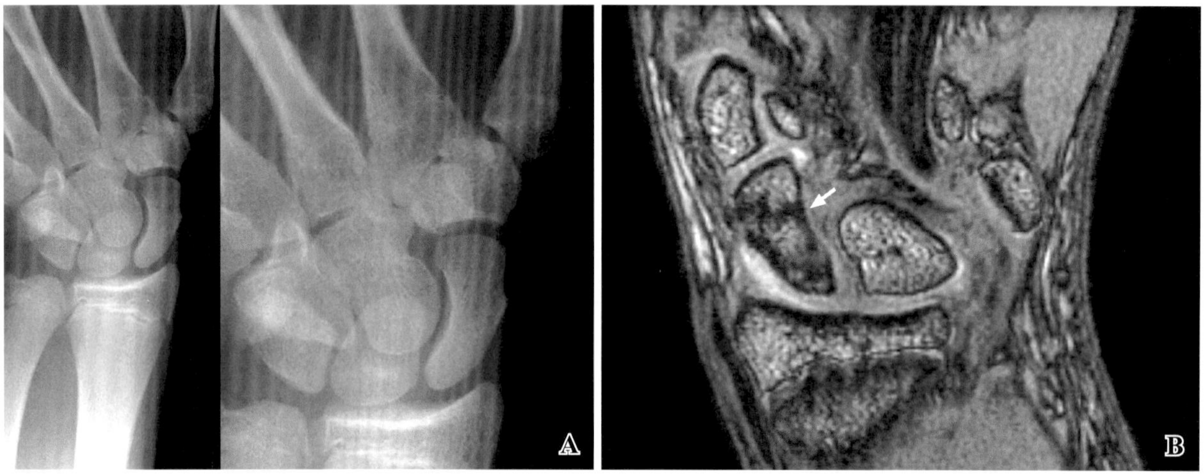

图 6–4–24　舟状骨骨折　A．X 线仅显示舟状骨体部骨质皱褶样改变，未见明显骨折线；B．冠状面 T_2^*GRE 序列：清晰显示舟状骨体部骨折线及周围关节积液。

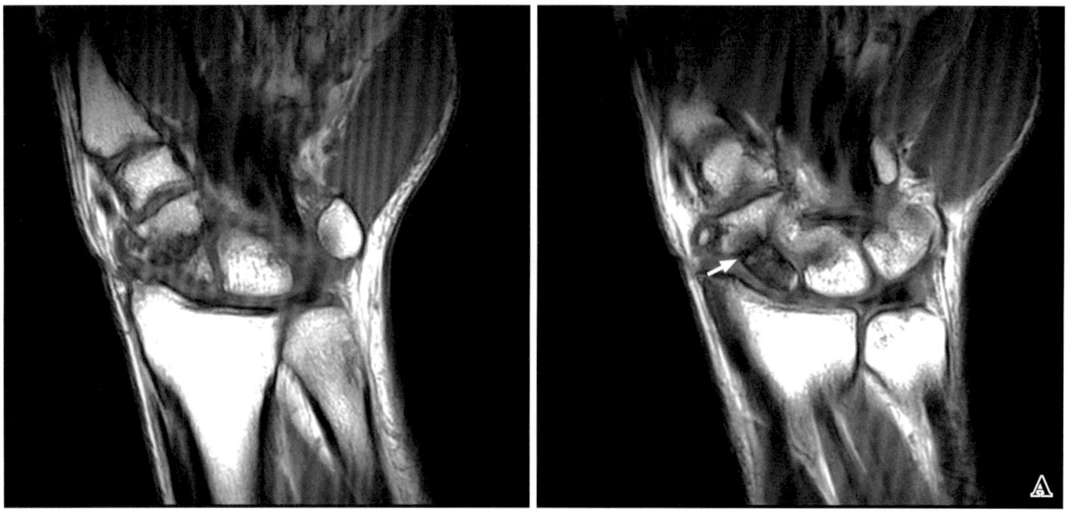

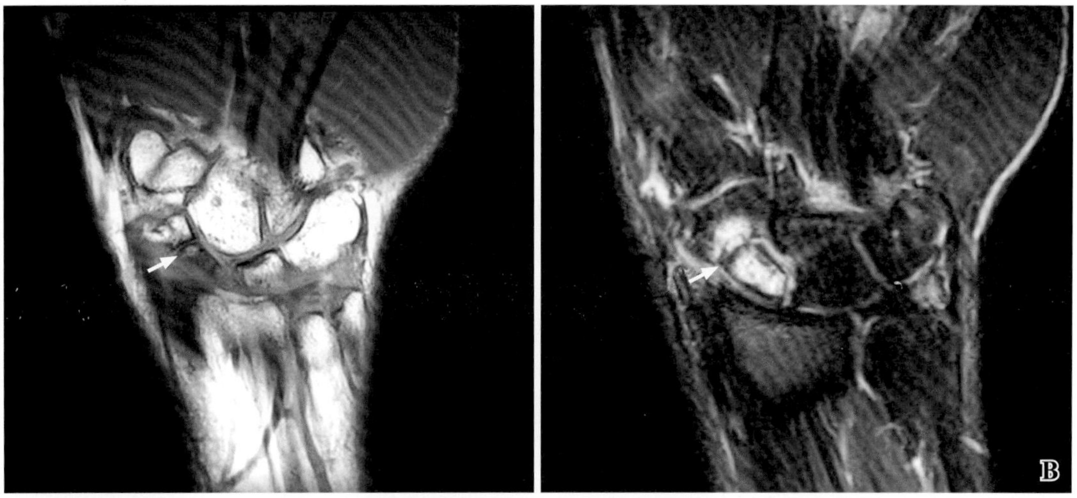

图 6-4-25 舟状骨骨折 A. 冠状面 T_1WI：舟状骨体部骨折线形成，并向周围延伸，片状骨质水肿；B. 冠状面 T_2WI 和 STIR 像：骨质水肿和骨膜肿胀更为清晰。

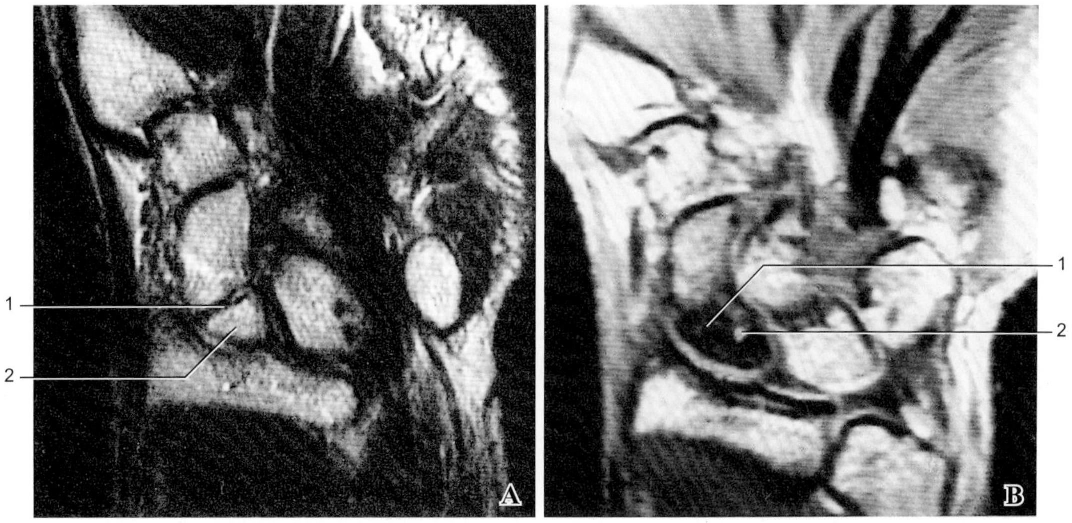

图 6-4-26 手舟骨骨折及近端无菌性坏死 骨折线呈中等信号，表示有愈合可能。骨折线近端见高信号的坏死灶，骨折近端的手舟骨呈弥漫性低信号（T_1WI）或高信号（T_2WI），表示有骨髓充血、水肿的存在。A. 冠状面 T_2WI；B. 冠状面 T_1WI 重建图像。1. 骨折线；2. 坏死灶。

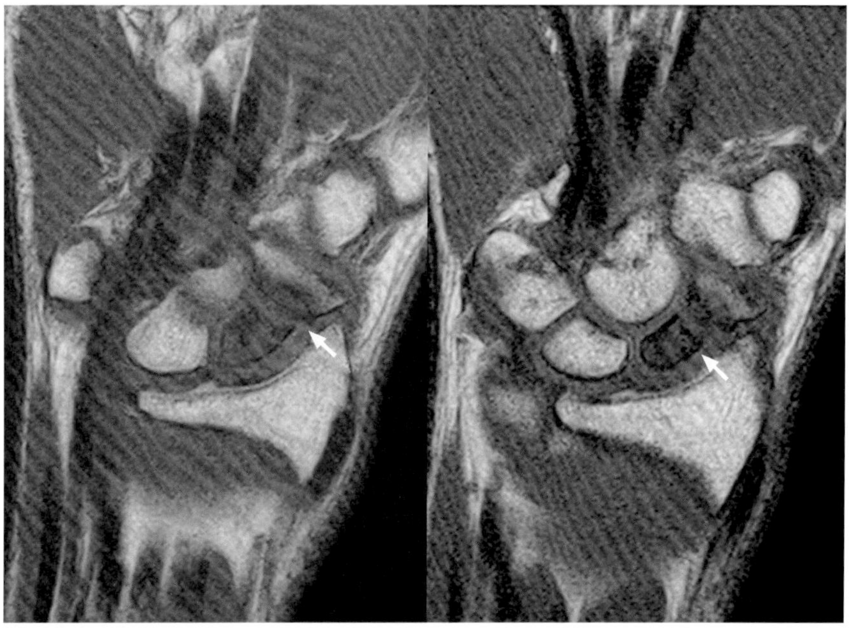

图 6-4-27 舟状骨骨折及无菌性坏死 冠状面 T_1WI：手舟骨体部骨折并分离移位，近端弥漫性低信号改变，提示骨质坏死形成。

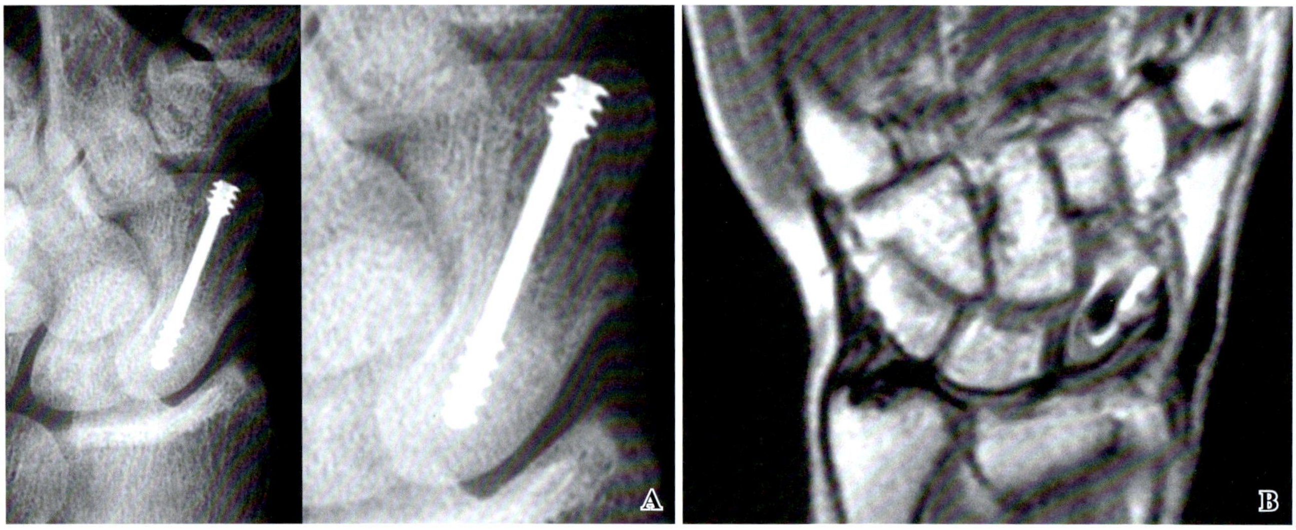

图 6-4-28　舟状骨骨折修复　A．X 线片显示舟状骨骨折内固定修复，骨折线已不明显；B．冠状面 T_1WI：骨折修复良好，已无明显的骨折线显示。内固定周围可见金属伪影，但不影响对骨折修复状况的评估。

月骨无菌性坏死

月骨无菌性坏死是最常见的腕骨无菌性坏死，其病因尚未确定，可能与尺骨或月骨覆盖不全造成的月骨受力增加及创伤性骨折、反复微创伤疲劳性骨折造成的月骨内外的血供受损有关。临床表现为月骨处压痛点、腕部僵硬、乏力。

【临床分期】

以 Lichtman 的分类法最为常用，对指导治疗方案有重要作用。

1．Ⅰ期　X 线平片示正常，在极少数病例可见线状压缩性骨折影。

2．Ⅱ期　X 线平片上见月骨密度增高（骨硬化），但无骨结构改变。可有月骨桡侧面轻度塌陷。无腕不稳定表现。

3．Ⅲ期　可被分为 A 和 B 两个类型。

（1）Ⅲ期 A　Ⅱ期的所有表现加手舟骨可复性半脱位。

（2）Ⅲ期 B　Ⅱ期所有表现加手舟骨不可复性半脱位，及由于头状骨向近侧移位造成的腕高度减低。

4．Ⅳ期　Ⅲ期所有表现加弥漫性、退行性关节炎。

应该指出的是，Ⅲ期 A 和Ⅲ期 B 是治疗上的分水岭。Ⅲ期 A 以前的治疗以减轻月骨压力、促进血管再生为主要目的，力争使月骨恢复正常功能。可采用保守疗法如腕部固定、抗炎药物治疗。若不奏效，尚可采用手术外固定、桡骨远端骨切除、头状骨部分骨切除等方法减轻月骨压力。在促进血管再生方面常采用骨移植。Ⅲ期 B 以后的治疗方案则基于月骨已丧失其功能，腕不稳定已形成的不可挽回的局面而采取以关节固定术为主的被动治疗方法。

【MRI 表现】

1．Ⅰ期　在 T_1WI 上可见坏死造成的局部或弥漫性低信号区，除了在桡腕关节内有积液的 T_2WI 高信号影外，在 T_2WI 上尚无异常表现。在得到合理治疗以后，T_1WI 上的低信号区可消失，骨髓图像恢复正常。

2．Ⅱ期　X 线平片上所见的骨硬化在 T_1WI 上表现为低信号区，在 T_2WI 尤其在 STIR 像上则呈高信号影（图 6-4-29）。注射造影剂后若有增强现象，表明有新生血管存在，预后较好。在此期内一般没有月骨形态的改变，但在Ⅱ期末病例可见月骨桡侧端高度下降。

3．Ⅲ期　在冠状面上可见月骨近、远端间距缩小（腕骨塌陷），在矢状面上则见月骨前、后间距拉长（图 6-4-30）。同时头状骨向近侧移位。除此之外，在Ⅲ期 B 病例尚可伴有因舟月韧带撕裂而造成的舟月关节间隙增大（大于 2mm）及手舟骨旋转性半脱位。

4．Ⅳ期　以月骨和其他腕骨的退行性关节病为特征。坏死病灶呈弥漫性低信号（T_1WI、T_2WI），月骨塌陷更明显，有时完全破碎。矢状面上可见由于月骨拉长而造成的指屈肌腱向掌侧凸出，可导致腕管综合征（图 6-4-31）。

腕管综合征

任何导致腕管体积缩小或腕管内结构体积增大的病变都可使从腕管内通过的正中神经受到压迫，导致其水肿及脱髓鞘变，造成其分布范围内的感觉、运动麻痹。

【解剖】（图 6-4-32 ~ 34）　了解腕管解剖结构尤其是正中神经的走行对腕管综合征的诊断有重要作用。腕管由二列八块腕骨组成的穹顶和在掌侧将其封闭的环状韧带构成，内中有指深屈肌腱、指浅屈肌腱、桡侧腕屈肌腱及正中神经通过。正常腕管体积为 5.84±1.24ml。

指深屈肌腱、指浅屈肌腱位于同一腱鞘内。指浅屈

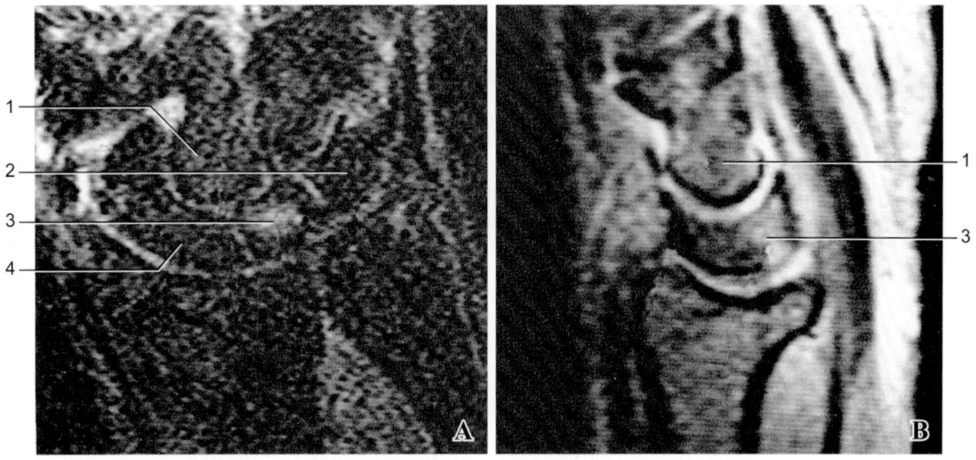

图 6-4-29 月骨无菌性坏死Ⅱ期 A. 冠状面 STIR 像：月骨中央见一高信号小病灶，边缘模糊，月骨形态无变化；B. 矢状面 T_2WI：高信号病灶位于月骨掌侧，桡月角、头月角在正常范围内。1. 头状骨；2. 三角骨；3. 月骨；4. 手舟骨。

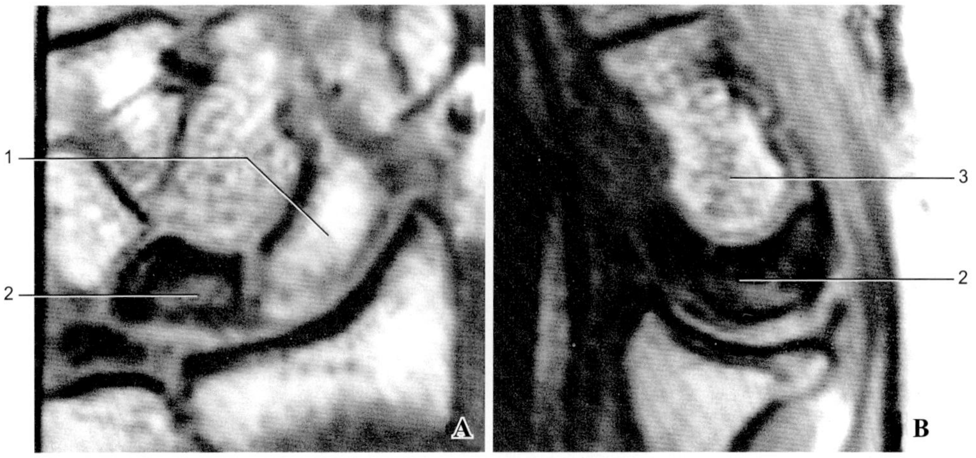

图 6-4-30 月骨无菌性坏死Ⅲ期 A. 冠状面 T_1WI 重建图像：整个月骨呈弥漫性不均匀低信号，月骨近、远端间距缩小；B. 矢状面 T_1WI 重建图像：月骨前后径明显拉长，背端变扁。1. 手舟骨；2. 月骨；3. 头状骨。

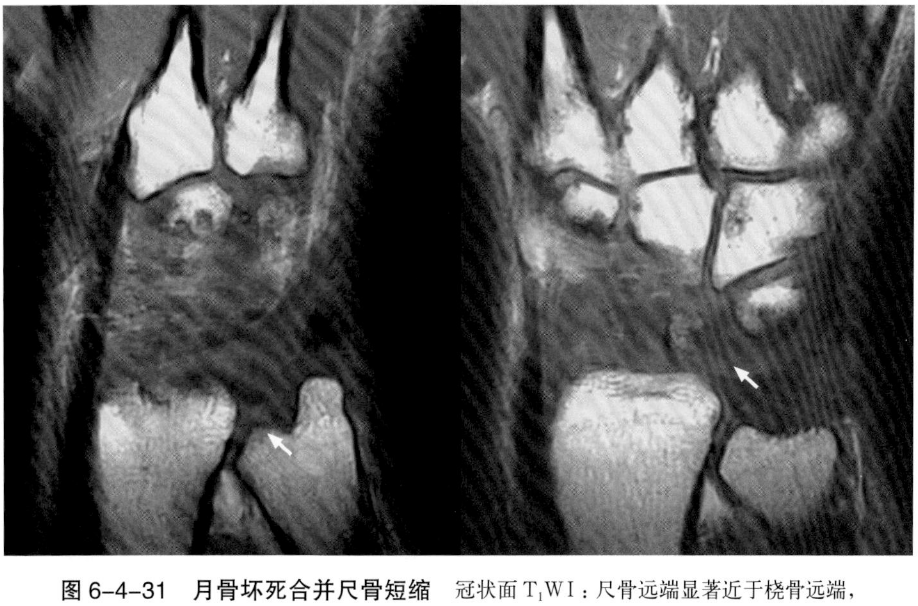

图 6-4-31 月骨坏死合并尺骨短缩 冠状面 T_1WI：尺骨远端显著近于桡骨远端，远侧尺桡关节间距减小（左侧箭头）。月骨呈弥漫性低信号，失去正常外形，边界不清晰，周围软组织肿胀（右侧箭头）。

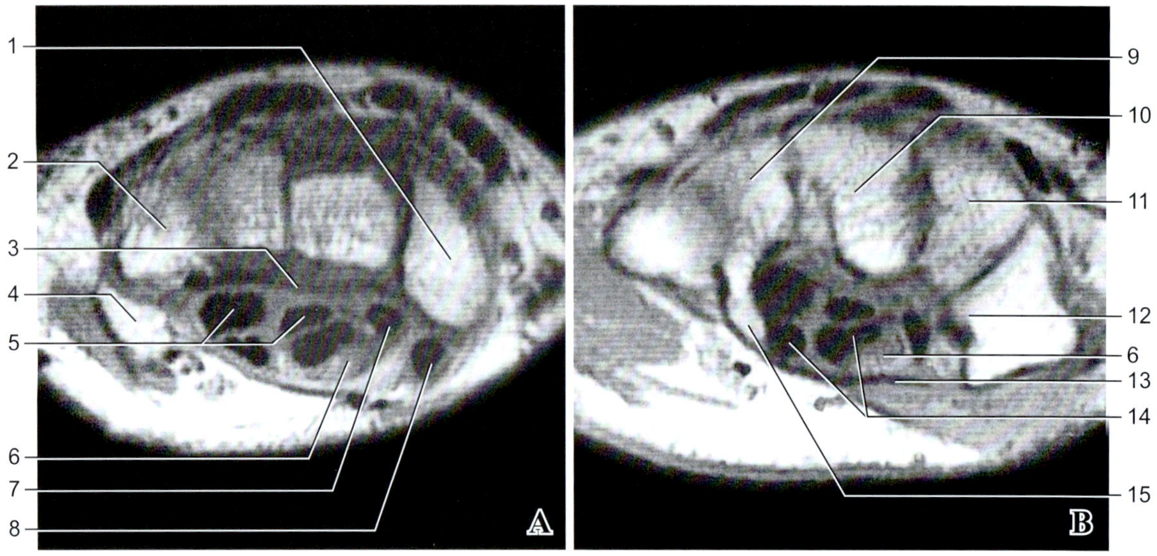

图6-4-32 腕管解剖 A．横断面T_1WI(豌豆骨水平)；B．横断面T_1WI(钩骨钩突水平)。1.手舟骨；2.三角骨；3.弓状韧带；4.豌豆骨；5.指深屈肌腱；6.正中神经；7.拇长屈肌腱；8.桡侧腕屈肌腱；9.钩骨；10.头状骨；11.小多角骨；12.大多角骨；13.掌侧环状韧带；14.指浅屈肌腱；15.钩骨钩突。

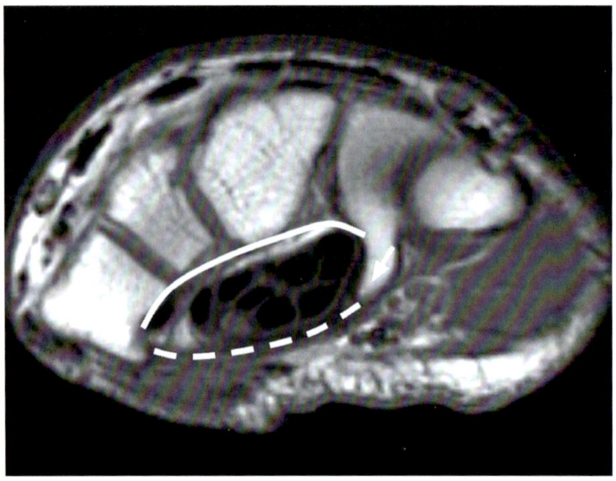

图6-4-33 正常腕管（钩骨尖层面） 横断面T_1WI。大多角骨尖部（三角）和钩骨尖部（箭头）构成了腕管的内外侧边界。屈肌支持带（虚线）构成了腕管的掌侧境界，大多角骨、小多角骨、头状骨和钩骨掌侧边缘共同构成腕管的背侧境界。

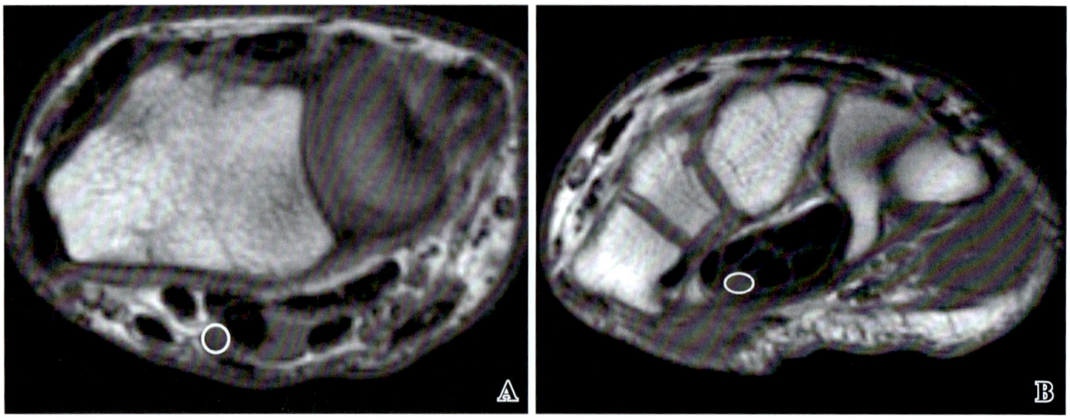

图6-4-34 正常正中神经 横断面T_1WI：A．正中神经在桡骨远端层面为圆形（圆圈所示）；B．在钩骨尖层面为椭圆形（椭圆圈所示）。

肌腱可分为两组，中指和环指肌腱位置较靠掌侧，示指和小指肌腱较靠背侧。指深屈肌腱位于同一水平，但示指肌腱与其他肌腱分开。拇指有其单独腱鞘，位于指屈肌腱桡侧。

正中神经位于腕管掌侧，环状韧带深层，介于环指浅屈肌腱和桡侧腕屈肌腱之间。正常时（腕中位），正中神经在横断面上呈圆或椭圆形，在腕管近端（豌豆骨水平）较细，约4.5mm×2.0mm，在腕管远端（钩骨钩突水平）较粗，约4.9mm×2.1mm。掌侧环状韧带在正常情况下呈平直状态（至少有一半呈平直，其余可轻度膨出）。

【病因】

1．造成腕管体积缩小的病变 包括Colles骨折，腕骨骨折、移位，腕掌关节骨折、脱位，钩骨钩突先天性肥大，月骨无菌性坏死等。

2．造成腕管内容体积增大的病变 有指屈肌腱鞘炎、滑膜囊肿、类风湿关节炎及痛风造成的滑膜增生、创伤后或手术后瘢痕纤维形成。甲状腺功能减退、糖尿病、红斑狼疮等全身疾病亦可引起腕管内软组织水肿。最后还有较少见的指浅屈肌低位嵌入腕管内、正中动脉残留等先天性变异。

【临床表现】 本病常发生于30～60岁劳动群体，女性多于男性3∶1～6∶1，50%为双侧病变。主要症状有手、腕部疼痛、麻木，尤以夜间为甚；拇指、示指、中指及环指桡侧感觉过敏直至麻木。Phalen征（被动屈腕运动1min诱发轻度麻木）及Tinel征（轻叩正中神经引起轻度麻木）阳性。晚期可有手部肌肉萎缩，功能丧失。

腕管综合征的诊断基于临床表现和肌电图，准确率在85%～90%。

部分患者在静态情况下没有症状，临床检查和肌电图为阴性，只有在腕部运动以后才有症状出现，称为动态腕管综合征。

【MRI表现】 在临床和肌电图表现明显时无须做进一步检查，病因常可在手术中被发现。MRI检查主要用于：①临床与肌电图结果不相符合。②确定巨大或多发滑膜囊肿的范围。③肿瘤可能。④术后症状继续存在（环状韧带切除不够，纤维瘢痕包绕正中神经等）。⑤术中未发现病因。

本病MRI表现以横断面为最佳检查切面。以T_2WI和STIR像最为有效。

（1）可见因腕管内容物体积增加所致的掌侧环状韧带膨出。

（2）腱鞘炎表现为腱鞘内有在T_1WI上呈低信号、在T_2WI上呈高信号的积液影并有腱鞘膨大。肌腱本身仍保持正常的T_1WI、T_2WI低信号。

（3）滑膜囊肿表现与其他囊肿类似，为T_1WI低信号、T_2WI高信号均匀的囊状影，可致周围结构移位。

（4）正中神经受挤压后引起水肿，在腕管近端常表现为体积增大，水肿指数（正中神经在豌豆骨或钩骨水平切面面积与正中神经在桡骨远端的切面面积之比）可加倍（图6-4-35）。而在腕管远端则常被挤压成扁平状（图6-4-36）。同时，在正中神经内有高信号影（T_2WI）（图6-4-37～40）。

（5）全身性疾病所致的软组织水肿表现为除腕管内肌腱、神经结构以外的在T_2WI上的高信号影。

（6）屈肌腱鞘的滑膜水肿表现为滑膜增厚超过2mm，在T_2WI上呈高信号影。

（7）除腕管内病变，MRI还能显示关节内积液的存在。

对疑为动态腕管综合征的患者，应在普通MRI检查后再进行动态MRI检查，即在10min的握拳、松掌、捏、抓、拧等各种手部活动后实施同样的检查序列，能发现静态时未表现的病变。

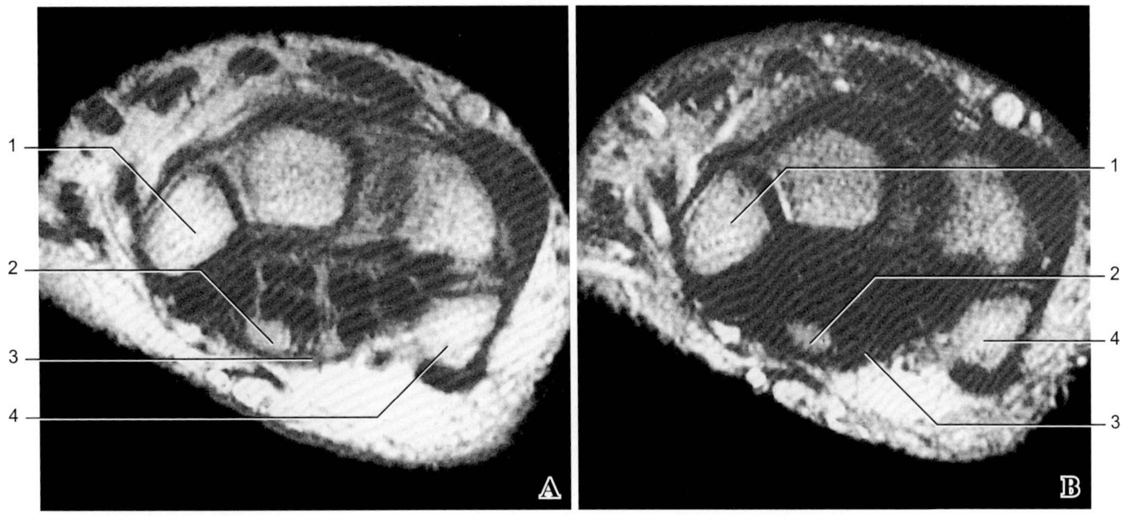

图6-4-35 腕管综合征 正中神经体积增大。在质子密度加权像和T_2WI上均呈高信号影，表示有水肿存在。掌侧环状韧带膨出。A．横断面质子密度加权像（豌豆骨水平）；B．横断面T_2加权像（豌豆骨水平）。1．手舟骨；2．正中神经；3．环状韧带；4．豌豆骨。

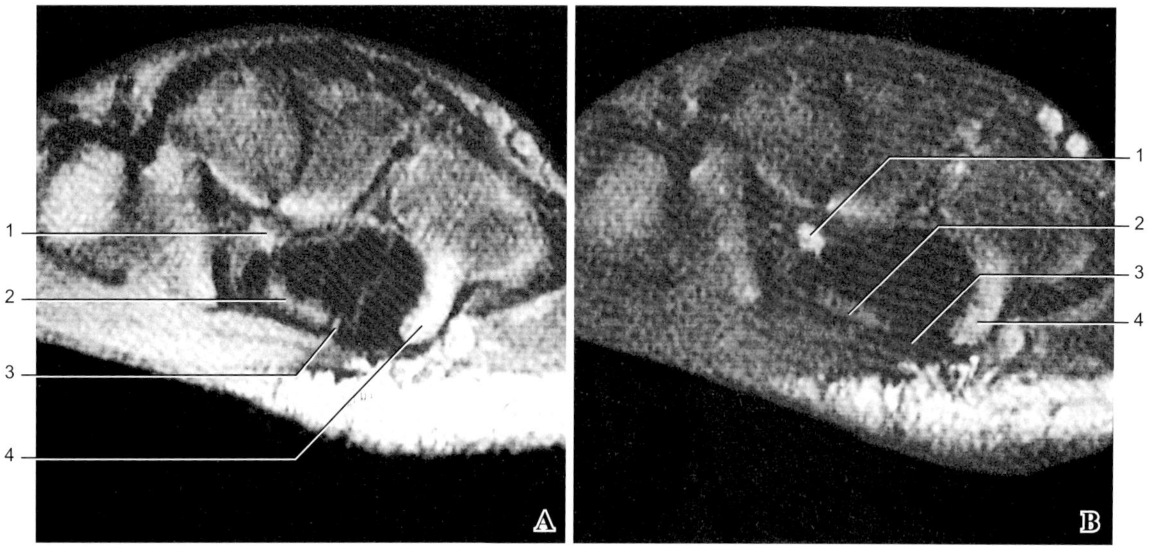

图 6-4-36　腕管综合征　正中神经呈扁平状，高信号。掌侧环状韧带在此水平无明显膨出。在拇长屈肌腱深侧可见局灶性积液的高信号影。A．横断面质子密度加权像（钩骨水平）；B．横断面 T_2WI（钩骨水平）。1．拇长屈肌腱深侧积液；2．正中神经；3．环状韧带；4．钩骨钩突。

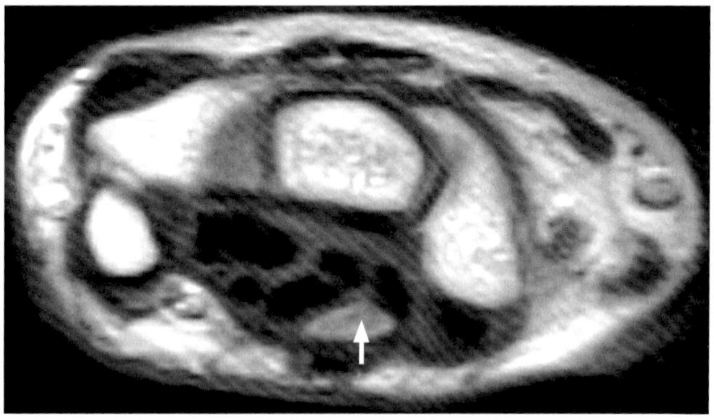

图 6-4-37　腕管综合征　横断面 T_2WI：正中神经失去正常椭圆形态，明显肿胀，呈不均匀中高信号（箭头）。

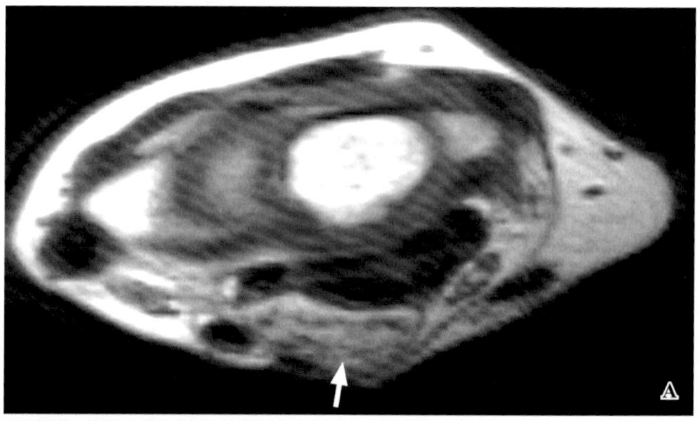

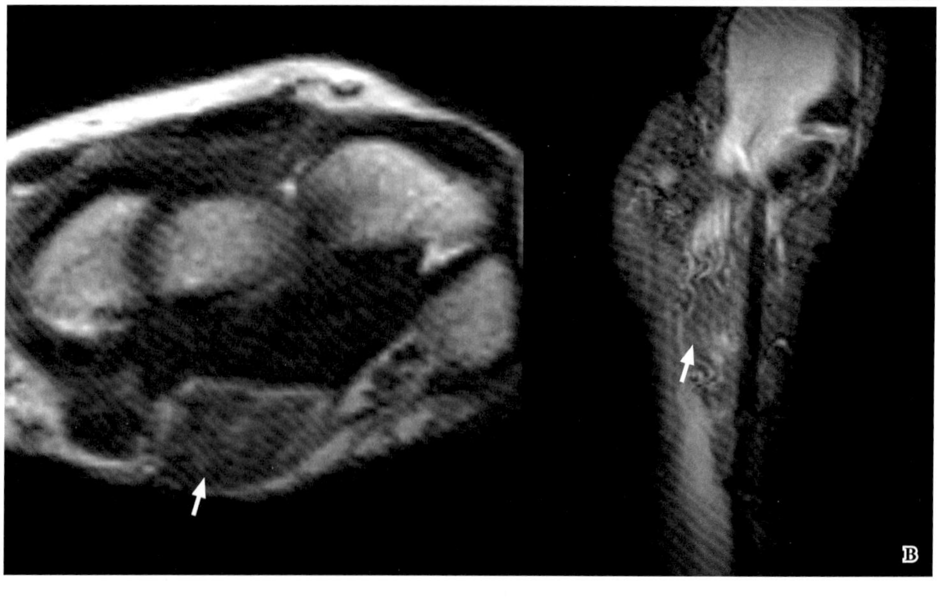

图 6-4-38　纤维脂肪血管瘤压迫正中神经引起腕管综合征　A．横断面 T_1WI；B．横断面 T_2WI 和矢状面 STIR 像。纤维脂肪血管瘤位于屈肌支持带区域，为不规则病灶，T_1WI 上呈不均匀中高信号，T_2WI 呈不均匀中低信号，STIR 像信号降低，其中可见点状和条索样流空信号（箭头）。病灶向背侧压迫正中神经，失去正常形态。

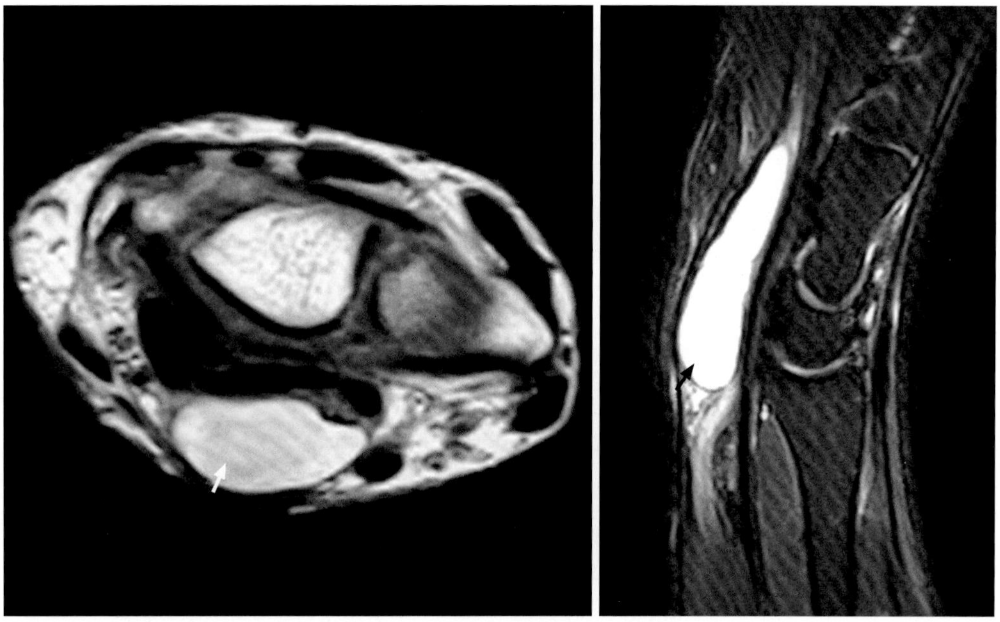

图 6-4-39 脂肪瘤压迫正中神经造成腕管综合征 横断面 T_1WI 和矢状面 STIR 像：掌侧脂肪瘤（箭头）为高信号改变，边界清晰。肿瘤压迫屈肌支持带，造成该区域腕管减小，正中神经受压移位。

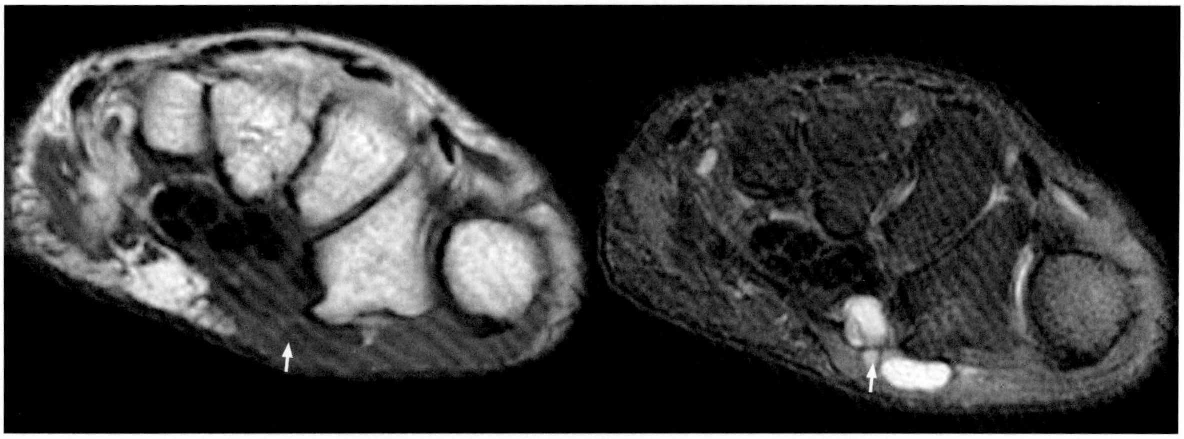

图6-4-40 屈肌支持带神经节囊肿 横断面 T_1WI 和STIR 像。边界清晰的神经节囊肿(箭头)进入腕管范围后压迫正中神经，神经信号增高，边界不清晰。

由于腕管综合征有很高的双侧发病率，在对某一MRI 表现特别是正中神经的水肿有疑问时不应以对侧为正常参照物，而应结合临床和肌电图结果判断。

类风湿关节炎

MRI 在类风湿关节炎诊断中的作用在于检出 X 线平片上尚无异常的早期病例。类风湿关节炎的关节损害主要发生于发病后 2 年内，早期诊断是以药物治疗减缓甚至阻止关节损害为先决条件。由于手、腕是类风湿关节炎最好发的部位，因而是 MRI 早期诊断类风湿关节炎的最佳检查部位。在检查技术方面，静注造影剂后脂肪抑制 T_1 加权扫描是最佳选择，其一方面能很好显示关节周围的炎性组织，另一方面能排除关节周围脂肪对鉴别造影剂增强现象的干扰。检查序列应在静注造影剂后 3 ~ 5min 内完成，以显示最佳增强现象。另外，T_2 加权扫描有助于发现关节积液。

【MRI 表现】

1. *炎性血管翳* 桡尺远侧关节、尺骨茎突、桡腕关节、腕关节及掌指关节周围软组织信号影，有明显造影剂增强。急性期在 T_2WI 上呈高信号影；慢性期由于纤维化，在 T_2WI 上呈低信号影。MRI 发现炎性血管翳的敏感性为 100%，特异性为 75%。

2. *关节积液* 在 T_1WI 上呈低信号，在 T_2WI 上呈高信号，伴关节间隙增大。

3. *滑膜增厚* 表现为关节内造影剂增强。

4. *肌腱炎* 见腱鞘内积液，亦可见肌腱撕裂如拇长伸肌腱撕裂，此时若拇指功能保留，临床诊断较困难。

5. 囊性骨侵蚀　为骨皮质下在 T_1WI 上呈低信号、在 T_2WI 上呈高信号的多发性小囊性变，以在腕骨为多见。

6. 急性期表现　尚可见在 T_1WI 上呈低信号或中等信号、在 T_2WI 上呈高信号的皮下组织炎性侵润（图 6-4-41、图 6-4-42）。

由于 MRI 的阴性预期率接近 100%，故 MRI 检查阴性基本上可排除类风湿关节炎的可能性。

腱鞘囊肿

腱鞘囊肿是滑膜组织凸出造成的覆盖于关节腱鞘上的囊性水肿。表现为在 T_1 加权像上呈低信号、在 T_2 加权像上呈高信号的囊状影，内中可有低信号的纤维间隔。囊肿可嵌入关节间隙内而在矢状面上呈哑铃状（图 6-4-43 ~ 46）。

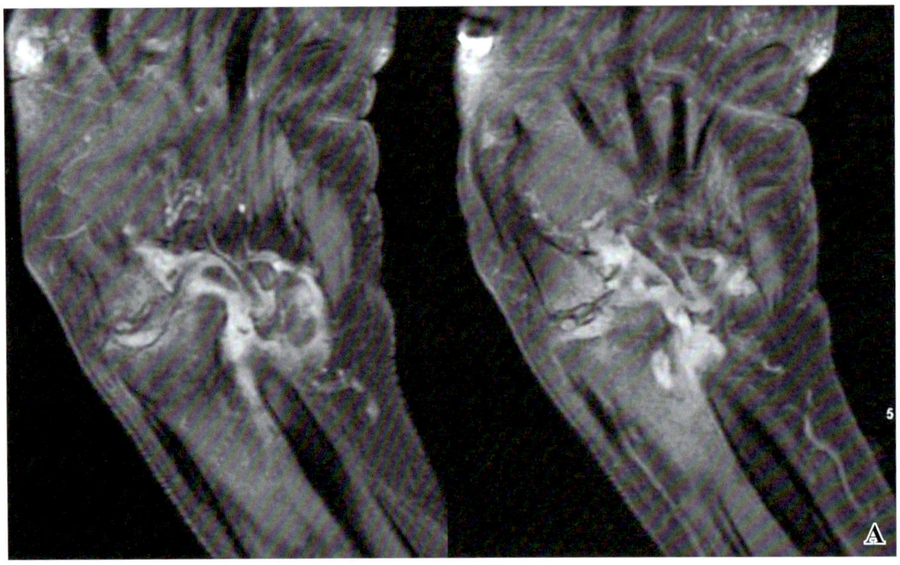

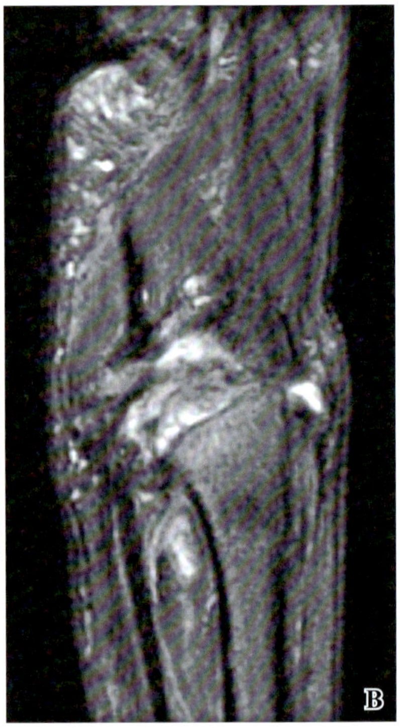

图 6-4-41　腕关节类风湿关节炎　远端尺桡关节周围软组织肿胀伴关节积液，尺桡关节面骨质虫蛀样破坏。A. 冠状面 STIR 像；B. 矢状面 STIR 像。

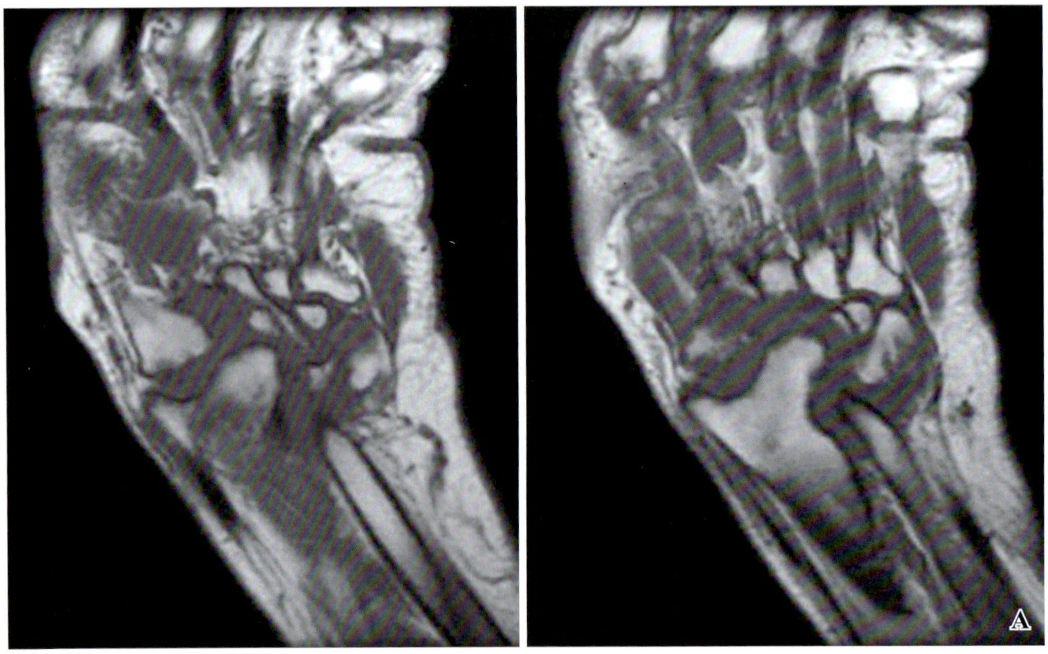

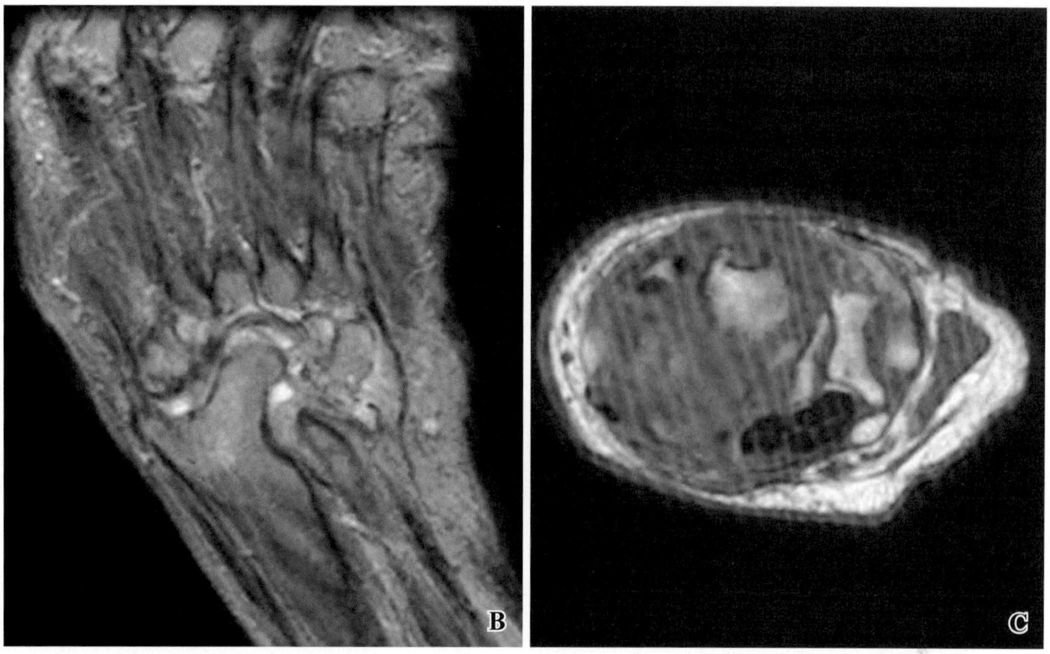

图 6-4-42 腕关节类风湿关节炎 A. 冠状面 T_1WI；B. 冠状面 STIR 像；C. 横断面 T_1WI。远端尺桡关节面畸形，腕骨多发性破坏，桡骨远端囊性骨侵蚀，周围滑膜增厚。

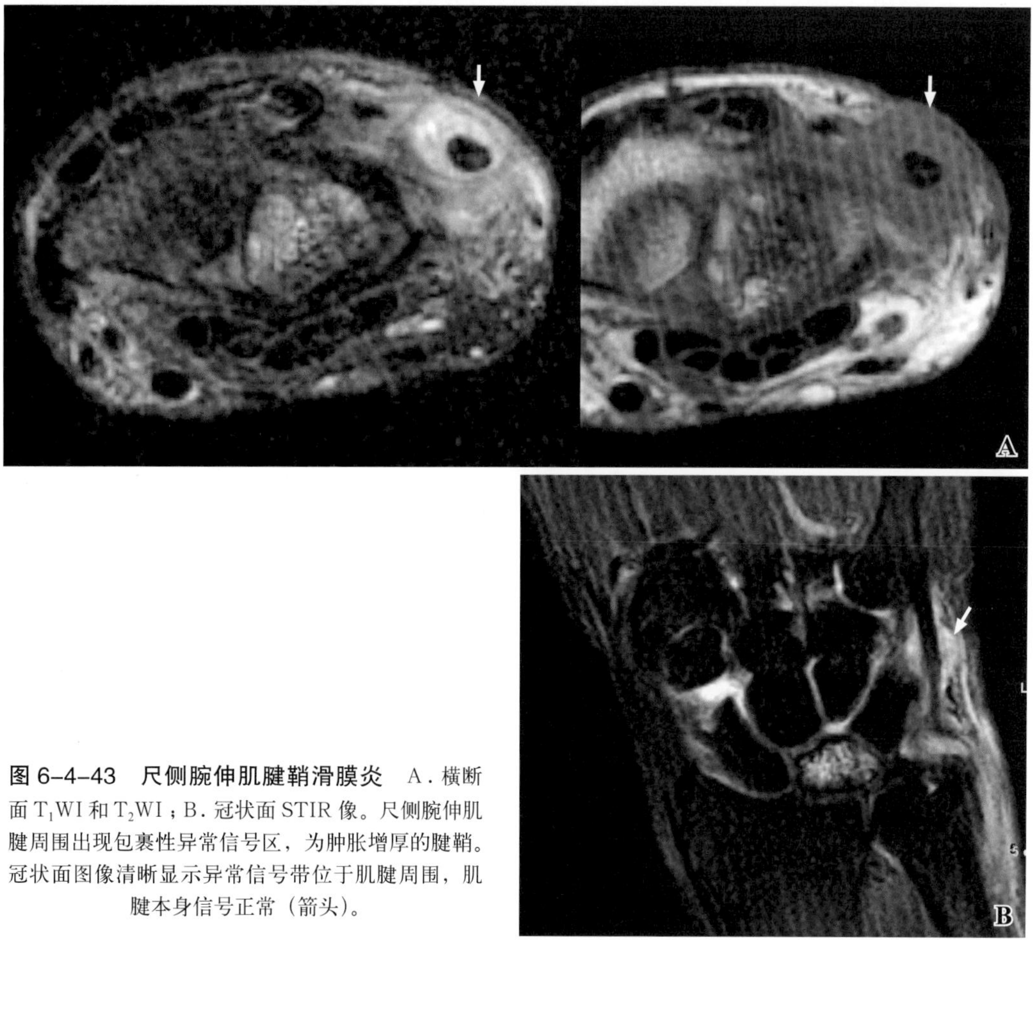

图 6-4-43 尺侧腕伸肌腱鞘滑膜炎 A. 横断面 T_1WI 和 T_2WI；B. 冠状面 STIR 像。尺侧腕伸肌腱周围出现包裹性异常信号区，为肿胀增厚的腱鞘。冠状面图像清晰显示异常信号带位于肌腱周围，肌腱本身信号正常（箭头）。

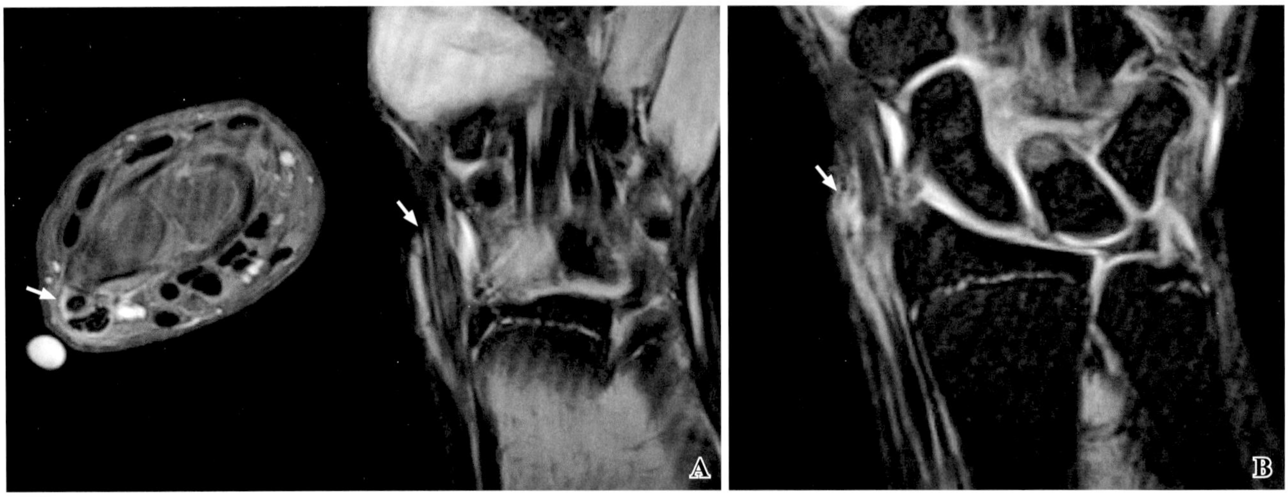

图 6-4-44 桡骨茎突狭窄性腱鞘炎，即 De Quervain 综合征 A．横断面和冠状面脂肪抑制质子密度加权像；B．冠状面脂肪抑制扰相梯度回波序列。拇长展肌、拇短伸肌腱周围软组织肿胀、增厚。肌腱本身信号正常，病变部位在桡骨远端尺侧位置，即“鼻烟窝”基底部。

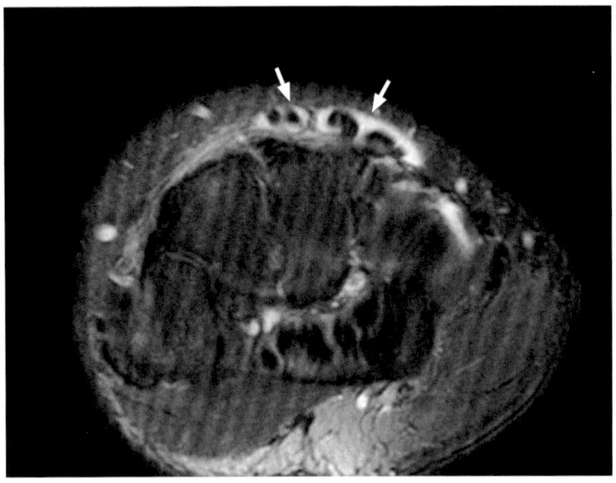

图 6-4-45 背侧伸肌腱鞘炎 背侧腕伸肌腱鞘周围弥漫性液性信号（箭头），边界清晰，肌腱本身信号正常。

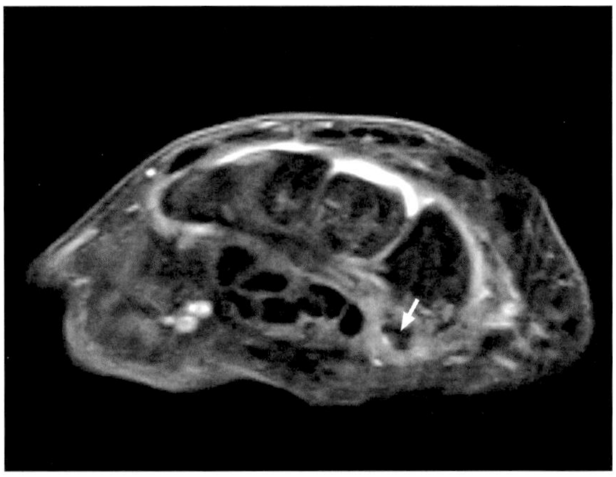

图 6-4-46 桡侧腕屈肌腱部分撕裂伴腱鞘炎 横断面 STIR 像：桡侧腕屈肌边界不清，信号不均。肌腱周围片状中高信号，边界不清，围绕肌腱分布，并延续至腕管及屈肌支持带桡侧部分。

拇指尺侧侧副韧带撕裂

本病是常见的滑雪损伤，占全部滑雪损伤的 6% ~ 9.5%，拇指剧烈外展是主要病因。此韧带起于第一掌骨髁内结节，向远端掌侧斜行，止于拇指近侧指骨基底，是保持拇指稳定的重要因素。此韧带的撕裂常位于远端，若不及时治疗会造成拇指不稳定，将不得不施行关节成形术。

MRI 检查可见该韧带水肿、增厚、撕裂及移位。韧带周围有出血，在 T_2WI 上呈高信号影。在韧带完全撕裂时，断端可移位于拇指收肌腱膜近端浅层，称 Stener 征，是主要的手术治疗指征，而未移位的撕裂则以保守治疗为主。

（陆　勇　朱　桦　江　浩）

参考文献

[1] Technical Considerations for MR Imaging of the Hand and Wrist. Kneeland JB，MRI Clin North Am，1995，3:191

[2] Stoller DW.Magnetic Resonance Imaging in Orthopaedics and Sports Medicine.1st ed.Philadelphia: J.B. Lippincott Company，1993.683 ～ 806

[3] Folinais D，Oberlin C，Legmann P，et al. Le Poignet Douloureux Post-traumatique，Confrontation Anatomo-radiologique et Méhodes D'xplorations Actuelles.Journées de Radiologie，1988，11:8 ～ 10

[4] Wang EC，Jesmanowicz A，Hyde JS.High-resolution，Short Echo Time MR Imaging of the Fingers and Wrist with a Local Gradient Coil. Radiology，1991，181:393 ～ 397

[5] Smith DK.Dorsal Carpal Ligaments of the Wrist:Normal Appearance on Multiplanar Fourier Transform MR Imaging.AJR，1993，161:119 ～ 125

[6] Smith DK.Volar Carpal Ligaments of the Wrist:Normal Appearance on Multiplanar Recon-structions of Three-dimensional Fourier Transform MR Imaging.AJR，1993，161:353 ～ 357

[7] Totterman SMS，Miller RJ，Wasserman B，et al.Intinsic and Extinsic Carpal Ligaments:Evaluation by Three-dimensional Fourier Transform MR Imaging.AJR，1993，160:117 ～ 123

[8] Totterman SMS，Miller R.Scapholunate Ligament:Normal MR Appearance on Three-dimensional Gradient-recall-echo Imaging. Radiology，1996，200:237

[9] Zanetti M，Hodler J，Gilula LA.Assessment of Dorsal or Ventral Intercalated Segmental Instability Configurations of the Wrist:Reliability of Sagittal MR Imaging.Radiology，1998，206:339 ～ 345

[10] Truong NP，Mann FA，Gilula LA，et al.Wrist Instability Series: Increased Yield with Clinical Radiologic Screening Criteria. Radiology，1994，192:481 ～ 484

[11] Laredo JD，Dumontier C.Instabilit's du Carpe.Journ'es de Radiologie，1992，11:2 ～ 5

[12] Busson J，Morvan G，Wybier M，et al.Imagerie des Instabilit's du Poigne.J Traumatol Sport，1996，13:34 ～ 41

[13] Alnot JY.Les Instabilit's Scapho-lunaires.J Traumatol Sport，1996，13:42 ～ 49

[14] Tjih A Ton ER，Pattynama PMT，Bloem JL，et al.Interosseous Ligaments:Device for Applying Stress in Wrist MR Imaging. Radiology，1995，196:863 ～ 864

[15] Scheck RJ，Kubitzek C，Hierner R，et al.The Scapholunate Interosseous Ligament in MR Arthrography of the Wrist.Skeletal Radiol，1997，26:263 ～ 271

[16] Imaeda T，Nakamura R，Shionoya K，et al.Ulnar Impaction Syndrome:MR Imaging Findings. Radiology，1996，201:495 ～ 500

[17] Friedman SL，Palmar AK.The Ulnar Impaction Syndrome.Hand Clin，1991，7:295 ～ 310

[18] Escobedo EM，Bergman AG，Hunter JC.MR Imaging of Ulnar Impaction.Skeletal Radiol. 1995，24:85 ～ 90

[19] Totterman SMS，Miller RJ.Triangular Fibrocartilage Complex:Normal Appearance on Coronal Three-dimensional Gradient-recalled-echo MR Images.Radiology，1995，195:521 ～ 527

[20] Oneson SR，Timins ME，Scales LM，et al.MR Imaging Diagnosis of Triangular Fibrocartilage Pathology with Arthroscopic Correlation.AJR，1997，168:1513

[21] Totterman SMS，Miller RJ，McCance SE，et al.Lesions of the Triangular Fibrocartilage Complex.

[22] Miller RJ，Totterman SMS.Triangular Fibrocartilage in Asymptomatic Subjects:Investigation of Abnormal MR Signal Intensity.radiology，1995，196:22 ～ 23

[23] Mikic ZD.Age Changes in the Triangular Fibrocartilage of the Wrist Joint.J Anat，1978，126:367 ～ 384

[24] Pigeau I，D' Anthouard F，Thibaut F，et al.IRM du Poignet. Journ es de Radiologie，1991，11:5 ～ 8

[25] Hunter JC，Escobedo EM，Wilson AJ，et al.MR Imaging of Clinically Suspected Scaphoid Fractures. AJR，1997，168:1287

[26] Breitenseher MJ，Metz VM，Gilula C，et al.Radiographically Occult Scaphoid Fractures:Value of MR Imaging in Detection. Radiology，1997，203:245

[27] Lichtman D，et al.Kienböck' s Disease-update on Silicon Replacement Arthroplasty.J Hand Surg(Am)，1983，7:343

[28] Imaeda T，Nakamura R，Miura T，et al.Magnetic Resonance Imaging in Kienb ck' s Disease. J Hand Surg(Br)，1992，17:12 ～ 19

[29] Szabo R，Greenspan A.Diagnosis and Clinical Findings of Kienb ck' s Disease.Hand clin，1993，9:399 ～ 407

[30] Almann KH，Horch R，Uhl M，et al.MR Imaging of the Carpal Tunnel.Eur J Radiol，1997，25:141

[31] Mesgarzadeh M，Triolo j，Schneck CD.Carpal Tunnel Syndrome:MR Imaging Diagnosis.MRI Clin North Am，1995，3:249

[32] Brahme SK，Hodler J，Btaun RM，et al.Dynamic MR Imaging of Carpal Tunnel Syndrome. Skeletal Radiol，1997，26:482 ～ 487

[33] Sxabo R，Chidgey L.Stress Carpal Tunnel Pressures in Patients with Carpal Tunnel Syndrome and Normal Patients.J hand Surg(Am)，1989，14:624 ～ 627

[34] Sugimoto H，Takeda A，Masuyama JI，et al.Early-stage Rheumatoid Arthritis:Diagnostic Accuracy of MR Imaging. Radiology，1996，198:185 ～ 192

[35] Yanagawa A，Takano K，Nishioka K，et al.Clinical Staging and Gadolium-DTPA En hanced Imagings of the Wrist in Rheumatoid Arthritis.J Rheumatol，1993，20:781 ～ 784

[36] Jorgensen C，Cyteval C，Anaya JM，et al.Sensitivity of Magnetic Resonance Imaging of the Wrist in Very Early Rheumatoid Arthritis.Clin Exp Rheumatol，1993，11:163 ～ 168

[37] Nakahara N，Uetani M，Hayashi K，et al.Gadolium-Enhanced MR Imaging of the Wrist in Rheumatoid Arthritis:Value of Fat Suppression Pulse Sequences.Skeletal Radiol，1996，25:639

[38] Ahn JM，Sartoris DJ，Kang HS，et al.Gamekepper Thumb:Comparison of MR Arthrography with Conventional Arthrography and MR Imaging in Cadavers.Radiology，1998，206:737 ～ 744

[39] Haramati N，Hiller N，Dowdle J，et al.MRI of the Stener Lesion.Skeletal Radiol，1955，24:515 ～ 518

[40] Speath HJ，Abrams RA，Bock JW，et al.Gamekepper Thumb:Differenciation of Nondisplaced and Displaced Teas of the Ulnar Collecteral Ligament with MR Imaging:Work in Progress. Radiology，1993，188:553 ～ 556

第七章 髋 关 节

髋关节的结构和功能均较复杂，深受学者的重视。迄今为止，大多数疾病经X线和CT检查已能获得满意的效果。但对软组织、韧带和骨髓等方面的疾病诊断仍有着很大的局限性。MRI以良好的组织分辨率和新颖的扫描技术弥补了CT和X线检查的不足之处，因此可早期发现股骨头缺血性坏死、先天性髋关节脱位、关节唇的撕裂和骨关节炎等疾病，从而为早期发现、早期治疗、获得良好的预后奠定了坚实的基础。

第一节 髋关节的MRI检查方法

髋关节MRI检查时，患者仰卧位，双腿略内旋，踇趾相触以确保双侧对称，一般使用体线圈包绕双侧有利于作对比。如果对臀后部软组织进行检查，患者需取俯卧位，这样可避免扫描部位受压迫而影响图像质量。一般进行冠状面、矢状面和横断面检查。冠状面作 T_1 加权、T_2 加权和STIR序列；横断面和矢状面作 T_1 加权。技术参数：矩阵采用512×256或256×256，视野32～40cm，NEX为1～2次，层厚3～4mm。作无间距或最小间距扫描，容易产生伪影，因此我院采用5mm。为进一步显示关节内韧带等细微结构，可使用肩关节线圈，缩小视野，提高空间分辨率和信噪比，对关节腔内游离体有诊断意义。

常规SE序列的冠状面 T_1 加权、T_2 加权扫描对于股骨头缺血性坏死的诊断颇具特异性，其中常规 T_2 加权扫描还可用于显示关节炎、感染和肿瘤等病变，层厚为3～5mm。矢状面可帮助诊断软骨下塌陷，在儿童先天性髋关节脱位的诊断中，矢状面 T_2^* 加权扫描显示了髋臼的覆盖程度和关节软骨、软骨下骨的破坏情况。STIR序列抑制正常骨髓和软组织内脂肪的高信号，使长 T_1 和长 T_2 的病变得以显示，适用于诊断股骨头缺血性坏死、关节积液、骨髓病变、创伤和肌肉出血、水肿。另外，应用GE序列和Gd-DTPA增强扫描诊断股骨头缺血性坏死也已日益广泛。横断面 T_1 加权扫描可明确髋关节在前后位上的稳定性，还可以结合冠状面充分显示病变的范围。

（张 欢 江 浩）

第二节 髋关节的正常解剖

一、骨骼

髋关节属杵臼关节，构造完善，结构坚固。髋臼由髂骨、坐骨和耻骨的体部构成，其呈倒杯状，约占球面60%。在未发育成熟的儿童中，髂骨、坐骨、耻骨由“Y”形软骨连接。髋臼内前、上、后壁有半月形软骨面，为负重区，表面光滑，容纳股骨头。不负重区位于髋臼的内上部分称为髋臼窝，内面中心凹陷，充满脂肪，表面有滑膜覆盖，其中有股骨头韧带。

髋臼周围有纤维软骨构成的关节唇，以加深髋臼的深度，其口较小，以后缘及下缘最宽，约1cm，可将股骨头牢固地固定于髋臼内。但是，有些个体的关节唇伸入关节腔深部，可能引起骨关节炎。

股骨头呈球形，覆盖软骨，表面光滑，下端与股骨颈相连。股骨头中心有一浅窝，即股骨头凹，为股骨头韧带附着处。关节镜下该韧带为一带状、圆锥形结构。此处无关节软骨，故称之为“裸区”。股骨头关节软骨厚薄不一，其中最厚处为3mm，较薄处仅0.5mm。股骨头二次骨化中心出生时不存在，3 ~ 6个月时出现，17 ~ 19岁时闭合。

股骨颈与股骨干交角称为颈干角，约为120°。股骨颈长约2 ~ 3cm，有许多滋养血管孔。股骨颈和股骨头的骨小梁结构适应于压力和张力骨小梁朝负重区呈放射状排列。股骨距为其中一重要结构，它实际上是股骨体后内侧骨皮质向骨松质延伸，上极与股骨颈的后侧骨皮质融合，下极与小转子下方骨皮质相连的结构。

二、韧带

（一） 髂股韧带 此韧带位于关节囊的前方，紧贴股直肌的深面，呈“人”字形，上端附着于髂前下棘，下端止于转子间线，长而坚韧。此韧带防止髋关节过度后伸，站立时能保持身体稳定，维持直立姿势。

（二） 耻股韧带 此韧带位于关节囊的前下壁，起于髂耻隆起和耻骨上支，斜向下外，止于转子间线，与髂股韧带的两支形成“N”字形，限制外展。

（三） 坐股韧带 此韧带位于关节囊的后面，较为薄弱，起于髋臼的后下方，移行于关节囊轮匝带，止于大转子根部，加强关节囊的后方。轮匝带为关节囊在股骨颈纤维的环形增厚，能约束股骨头向外脱出。

（四） 髋臼横韧带 此韧带横驾于髋臼切迹之上，短而坚韧，和关节唇一起组成了完整的圆形髋臼。

（五） 股骨头韧带 此韧带位于关节囊内，一端连于髋臼横韧带，另一端附着于股骨头凹，内含营养股骨头的血管，外为滑膜所包绕。

三、关节囊

关节囊与髋关节韧带交织在一起，甚为坚韧。上端附着于髋臼周围的骨面，下端附着于股骨颈，前方达转子间线，后方包绕股骨颈的内侧2/3，故股骨颈骨折有囊内和囊外之分。关节囊包绕关节唇及股骨头、股骨颈，内面覆盖滑膜，于附着处向上反折紧贴股骨颈，成为骨面滑膜。关节囊的前方与髂股韧带紧密相连，厚而坚韧。关节囊后下面则较为薄弱。

四、肌肉

股前区的髂胫束为附于髂嵴前方的纵行纤维，呈带状。伸肌群位于股前区，包括缝匠肌和股四头肌(股直肌、股外侧肌、股内侧肌和股中间肌)。阔筋膜张肌和髂腰肌同属髋前肌群，后者由髂肌和腰肌组成，跨过髋关节，为主要的屈髋肌群。内收肌群有五块：耻骨肌、长收肌、股薄肌、短收肌和大收肌。臀肌浅层为臀大肌，中层为臀中肌、梨状肌、闭孔内肌及股方肌，深层有臀小肌和闭孔外肌。股后肌群又称屈肌群，由股二头肌、半腱肌和半膜肌组成。

五、血管与神经

腹主动脉于第四腰椎水平分出髂总动脉，后者于骶髂关节分出髂内动脉和髂外动脉。髂内动脉发出臀上动脉和臀下动脉，供应臀部肌肉。股动脉是髂外动脉的延续，在髂前上棘与耻骨联合连线的中点、腹股沟韧带的深面进入股三角，其从股静脉的外侧逐渐跨到股静脉的前方，发出股深动脉。于股深动脉内侧壁发出旋股内侧动脉，外侧壁发出旋股外侧动脉，营养髋关节及邻近的肌肉。闭孔动脉来自于髂内动脉，入股部分为前、后两支，在闭孔外肌和闭孔膜之间绕闭孔行走，营养内收肌和髋关节。

髋关节的神经支配以闭孔神经为主，还接受股神经、臀上神经及坐骨神经分支的支配。闭孔神经和股神经关节支支配髋关节前方，后方由臀上神经和坐骨神经的分支支配。由于闭孔神经同时支配膝关节，故髋部疾病常会引起膝部疼痛的错觉。

（张 欢 江 浩）

第三节 正常髋关节的MRI表现

一、横断面

横断面能清晰地显示股骨头、髋臼之间的关系及软组织的情况。在髋臼顶部层面，由于容积效应可见部分股骨头，髋臼内的红骨髓使信号不均匀。在T_1WI，肌肉呈中等信号，臀中肌位于最外侧，臀小肌在深面，臀大肌在后面；阔筋膜张肌位于臀中肌前缘，前面为脂肪组织；髂腰肌在股骨头的正前缘；缝匠肌位于最前缘；股直肌在阔筋膜张肌和髂腰肌之间；闭孔内肌在髋臼柱的前、后方。

坐骨大孔由坐骨切迹、髂骨、骶结节韧带和骶嵴韧带构成，起于骶骨前缘和坐骨切迹。止于大转子上缘的梨状肌将其分为上、下孔。坐骨神经为中等信号，位于髋臼柱的后方穿过梨状肌下方。梨状肌的变异和炎症可压迫坐骨神经，该病变于横断面显示为最佳。髂外血管位于髂腰肌的内侧、髋臼的前方，呈低信号。股直肌腱位于髂耻韧带的前方。股骨头层面显示关节软骨为中等信号，包括髋臼前后的关节软骨均可见到。股静脉和股动脉呈低信号。关节唇为三角形，位于髋臼最外侧。

在大转子和股骨颈层面，闭孔内肌位于坐骨、耻骨之间，低信号的髂股韧带与股骨颈前缘的骨皮质相混合。坐骨神经被脂肪包绕，位于坐骨结节外侧、股方肌和臀大肌之间。髂胫束为低信号，外侧面被脂肪包绕。闭孔血管外围的高信号脂肪位于耻骨后外侧缘、闭孔内肌和耻骨肌之间。股二头肌长头附着于坐骨结节处（图7-3-1）。

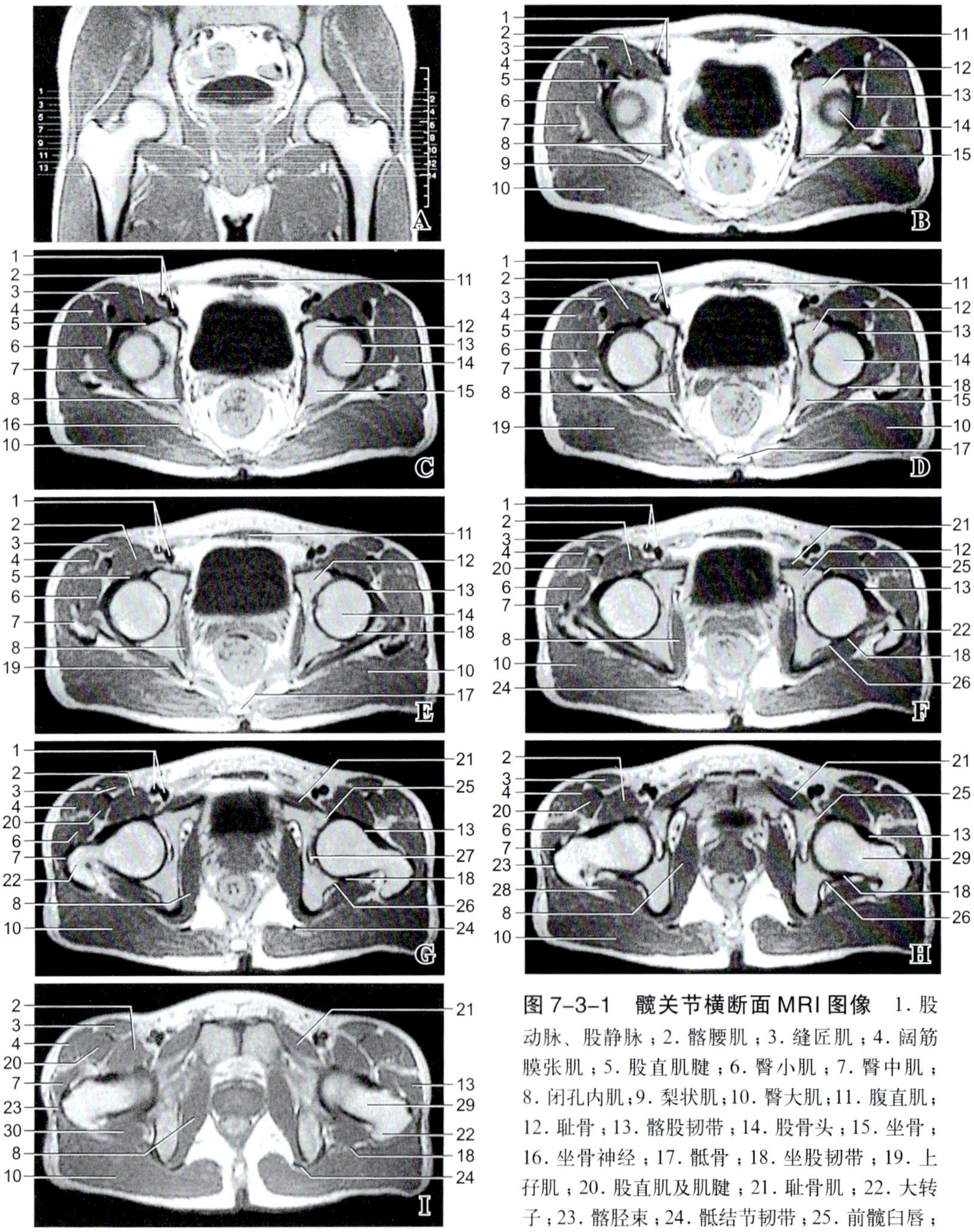

图 7-3-1 髋关节横断面 MRI 图像 1. 股动脉、股静脉；2. 髂腰肌；3. 缝匠肌；4. 阔筋膜张肌；5. 股直肌腱；6. 臀小肌；7. 臀中肌；8. 闭孔内肌；9. 梨状肌；10. 臀大肌；11. 腹直肌；12. 耻骨；13. 髂股韧带；14. 股骨头；15. 坐骨；16. 坐骨神经；17. 骶骨；18. 坐股韧带；19. 上孖肌；20. 股直肌及肌腱；21. 耻骨肌；22. 大转子；23. 髂胫束；24. 骶结节韧带；25. 前髋臼唇；26. 后髋臼唇；27. 圆韧带；28. 下孖肌；29. 股骨颈；30. 股四方肌。

二、矢状面

臀中肌及其肌腱附着于大转子上。闭孔外肌位于大转子的前下方。偏外层面上，髂骨、髋臼顶部和股骨头会出现在同一层面上。髂腰肌及其肌腱位于髂股韧带和股骨头前方，坐股韧带位于后上方。骺线表现为一条低信号的水平线。股骨头和髋臼的透明软骨在矢状面 T_1WI 上为中等信号，两层可很清楚地分开。

再往外的层面上，股骨前方为股间肌，后方为股二头肌。坐骨神经沿臀大肌和股方肌之间向下垂直走行。低信号的缝匠肌附着于髂嵴前上方。髂腰肌跨过关节前方止于小转子。收肌群位于髂腰肌和耻骨肌的下内方。

在较靠中心的矢状面上，髋臼包绕约75%的股骨头，低信号的髋臼横韧带横架于髋臼切迹之上。最内侧的层面上显示股骨头韧带和髋臼窝的下后方有坐骨结节（图7–3–2）。

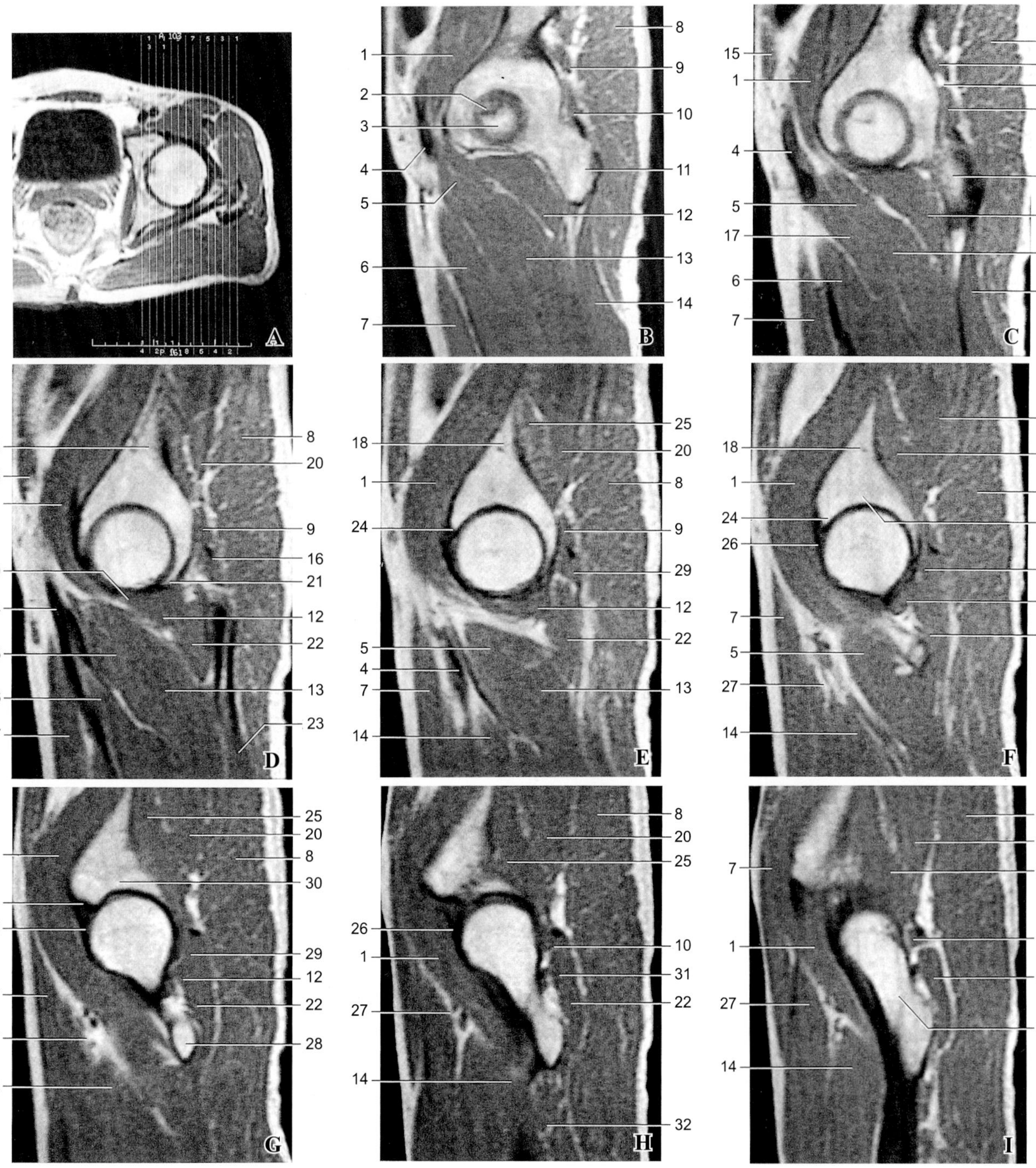

图 7–3–2 髋关节矢状面 MRI 1. 髂腰肌；2. 圆韧带；3. 股骨头；4. 股动脉、股静脉；5. 耻骨肌；6. 长收肌；7. 缝匠肌；8. 臀大肌；9. 梨状肌；10. 下孖肌；11. 坐骨；12. 闭孔外肌；13. 大收肌；14. 股中间肌；15. 腹直肌；16. 坐骨神经；17. 短收肌；18. 髂骨；19. 横韧带；20. 臀中肌；21. 后髋臼唇；22. 股四方肌；23. 半膜肌；24. 前髋臼唇；25. 臀小肌；26. 髂股韧带；27. 股直肌及肌腱；28. 小转子；29. 闭孔内肌；30. 髋臼；31. 闭孔外肌腱；32. 股二头肌；33. 股骨颈。

三、冠状面

冠状面主要适用于显示髋臼唇、关节间隙、软骨下髋臼和骨髓的情况。髋臼和股骨头的软骨无法似矢状面如此清晰地区分。位于股骨头外上方和髋臼内下方的髋臼唇，由纤维软骨组成，呈低信号。关节囊为围绕股骨颈的低信号，如有关节积液存在时，关节囊扩张，内侧和外侧边缘均发生弯曲。靠前的层面上，股直肌腱位于髂股韧带外方。

股直肌和肌腱基本位于股骨头前外侧的位置。低信号的髂股韧带位于股骨颈外侧，大转子附近。上关节唇位于髂股韧带的近端，股骨头的外上缘。

中心层面中轮匝带作为关节囊在股骨颈深层纤维的环状增厚部分，环绕在股骨颈的中部。 髋关节内脂肪垫位于髋臼窝内，在 T_1WI 上为高信号。在偏后层面中，闭孔外肌穿过股骨颈。由于红骨髓、黄骨髓之间的转换，髋臼、股骨头、坐骨和耻骨显示出不均匀的信号，切勿将此当作病理改变（图 7-3-3）。

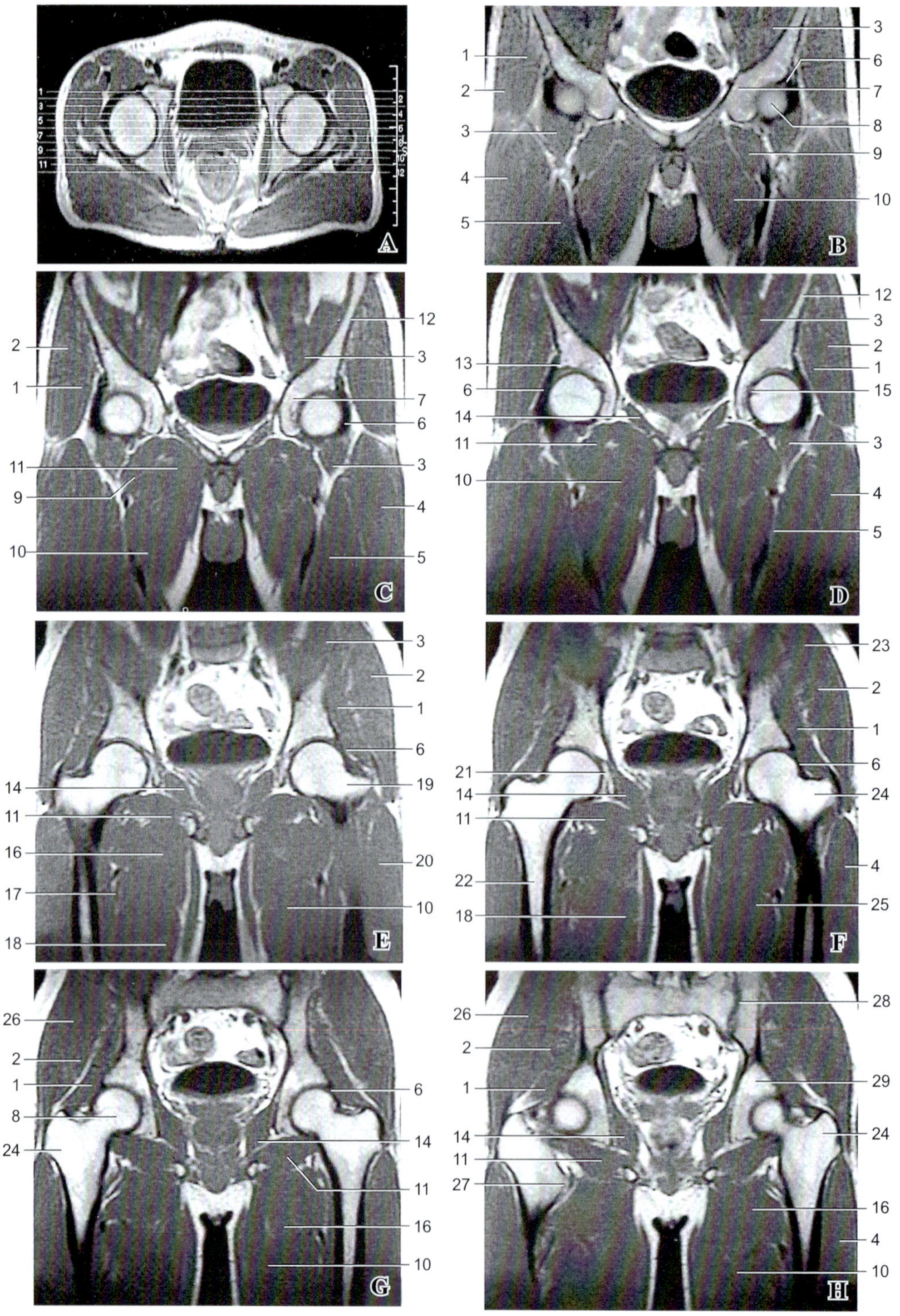

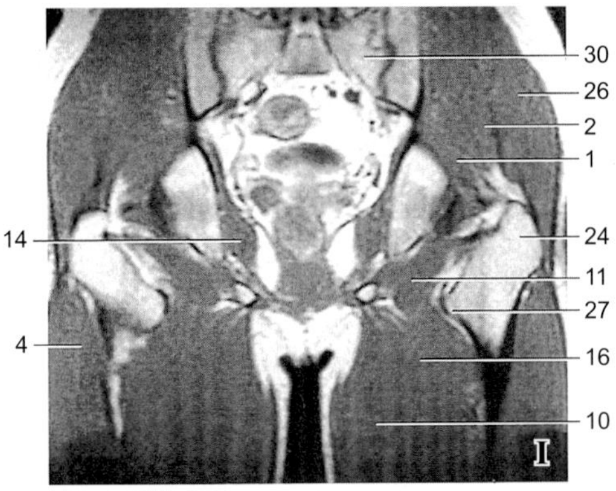

图 7-3-3 髋关节冠状面MRI 1. 臀小肌；2. 臀中肌；3. 髂腰肌；4. 股外侧肌；5. 股直肌及肌腱；6. 髂股韧带；7. 耻骨；8. 股骨头；9. 耻骨肌；10. 内收肌群；11. 闭孔外肌；12. 髂骨；13. 前髋臼唇；14. 闭孔内肌；15. 圆韧带；16. 股四方肌；17. 阔筋膜张肌；18. 股薄肌；19. 股骨颈；20. 股内旋动脉；21. 髋臼窝内脂肪；22. 股骨干；23. 髂肌；24. 大转子；25. 股内侧肌；26. 臀大肌；27. 小转子；28. 骶髂关节；29. 坐骨；30. 骶骨。

四、MRI 上特殊解剖结构

股骨颈处常会出现圆形异常信号影，被称为“股环”（图 7-3-4）。产生原因为关节囊前缘机械作用力使软组织侵入骨皮质。它的发生率约为 5%。其信号多变，在 T_1WI 上均为低信号。如其中为纤维结缔组织，则在 T_2WI 上为低信号；如其中为关节液，则在 T_2WI 上为高信号。此结构一般直径为 1cm 左右，外围有一圈硬化缘，但也会出现分叶状。在 X 线平片上位于股骨颈外上象限，为低密度区。

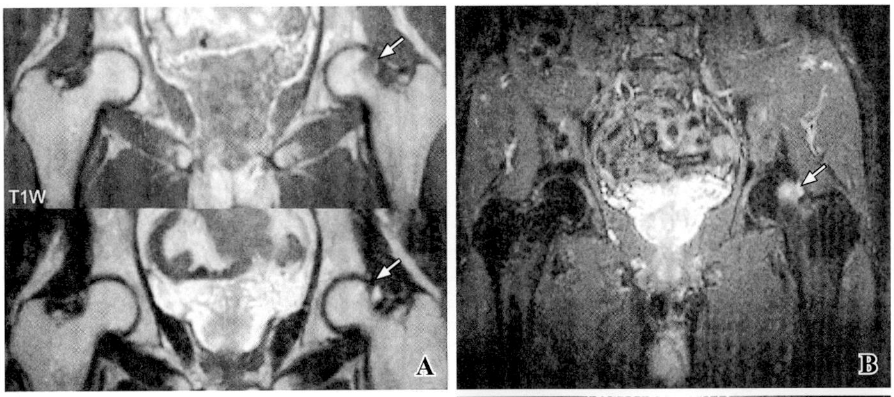

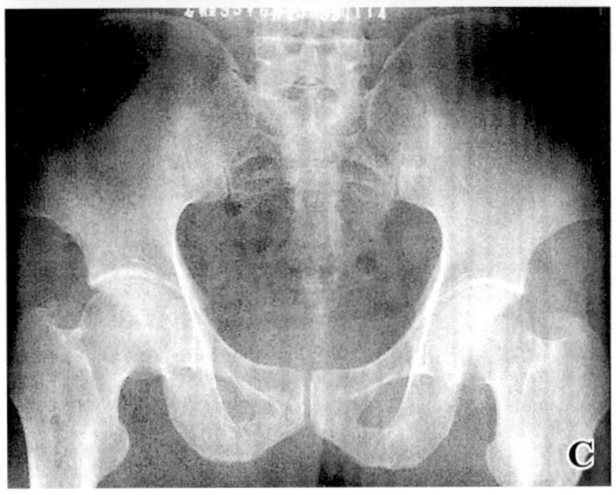

图 7-3-4 股环 A. T_1WI 和 T_2WI：股骨头外上方见低信号（白箭）（T_1WI）或高信号（白箭）（T_2WI）；B. STIR 像：高信号；C. X 线平片：未见阳性表现。

（张 欢 潘自来 江 浩）

第四节 髋关节的病变

股骨头缺血性坏死

股骨头缺血性坏死（avascular necrosis of femoral head）是由于股骨头部分性或完全性缺血导致骨坏死。骨坏死可发生于髋关节局部外伤后，也可在无外伤情况下发生。前者可由股骨颈骨折或髋关节脱位导致股骨头内血供中断或闭塞所致；非外伤性骨坏死则为多种病因，诸如皮质醇治疗、酗酒、血液病和某些代谢性疾病，导致股骨头缺血及相应的骨、骨髓细胞成分坏死。

非外伤性的股骨头缺血性坏死最常见于30～60岁，70%的患者为双侧性。主要临床症状为髋部疼痛，呈慢性钝痛，也可以急性疼痛发作，有的向下放射至股部、臀部和膝内侧部，以夜间疼痛最为明显。后期症状加重出现跛行。根据FICAT分期，早期患者（Ⅰ期和Ⅱ期）常考虑实施髓腔内中心减压等保守治疗，可减轻症状并延缓疾病的发展。一旦症状加重，则需采用创伤较大的手术进行治疗，如关节置换术和关节融合术，且预后不理想。因此，临床早期诊断就显得十分重要。

目前股骨头缺血性坏死的主要检查手段为常规X线摄片，但其敏感性极差。核素扫描敏感性高，但特异性差。而MRI对于骨缺血和骨坏死的早期诊断具有很高的敏感性，能早期发现骨坏死，又可准确地描述坏死的形态及部位，尤其是对于尚未有自觉症状的患者可以作出早期诊断，是早期股骨头缺血性坏死检查方法的重大突破。

【病理】

股骨头缺血性坏死的病理演变过程上分四期：

1. Ⅰ期　骨缺血后6h，髓腔造血细胞开始坏死。细胞坏死有先后次序：约在血流中断后6～12h，造血细胞最先死亡；12～48h后，为骨细胞和骨母细胞；1～5d后脂肪细胞死亡。

2. Ⅱ期　坏死组织分解，周围出现组织修复。镜下可见各种坏死组织，与周围活骨交界处发生炎性反应，存在反应性充血，局部骨质吸收。早期的修复反应包括少量毛细血管、胶原纤维增生，以及新骨对死骨的"爬行性替代"。

3. Ⅲ期　修复期。大量新生血管和增生的结缔组织、成纤维细胞、巨噬细胞向坏死区生长、大量新生骨附着在坏死骨小梁的表面，死骨被清除。关节软骨受其修复组织的影响，表面不光滑，而后出现皱折。

4. Ⅳ期　股骨头塌陷合并退行性骨关节炎改变。修复组织相对比较软弱，无法承受机体的重量而发生塌陷，软骨下骨折更加重了塌陷的程度。坏死组织自软骨撕裂处溢出，产生关节炎表现。

【MRI表现】

1. 股骨头骨髓正常MRI表现　股骨头由骺板分为上、下两部分，上半部为骨骺，下半部与颈部合为干骺端，其信号强度主要取决于骨髓的成分。幼儿股骨头内无骨髓，全部为软骨。儿童股骨头内为红骨髓，信号较为均匀，在T_1WI上和T_2WI上均为中等信号，较成人为低。Ricci于1990年通过对四种类型骨髓的统计，认为随年龄的增长，红骨髓逐渐变为黄骨髓，即脂肪含量逐渐增高，T_1弛豫时间由低中（小于肌肉）变为稍高（大于肌肉），具体信号因人而异。

10～20岁时，骨骺愈合，骨骺闭合线呈现低信号曲线，长度形态各异，冠状面上显示最为清晰。骨骺线闭合方式与骨坏死有密切关系，特别是封闭型的骨骺线最易发生骨坏死。这主要是由于股骨头内为黄骨髓，而股骨颈内为红骨髓，一旦前者遇到刺激脂肪生成的因子，封闭型的骨骺线限制了脂肪体积的增大，如此髓内压升高，血管受挤压，血供不足，容易造成股骨头缺血性坏死。

30岁时，股骨头在T_1WI上呈不均匀中等信号，和周围组织相比，中心信号较低，而与邻近髋臼信号相近。从股骨头至股骨颈有一条细小的低信号区为负重区骨小梁，其低信号产生原因可能是骨小梁增厚、钙盐沉积增多所致（图7-4-1）。而在横断面则表现为股骨头、股骨颈中央区低信号。另外，滋养血管穿入在T_1WI和T_2WI上均为低信号（图7-4-2）。60岁以后的股骨头信号会普遍减低。

1986年，Mitshell对成人干骺端的MRI图像进行了分析，结果显示：小于50岁者，约69%干骺端红骨髓占优势；反之，大于50岁者，88%黄骨髓占优势。该现象与50岁后生理性供血减少有关。另外，股骨头缺血性坏死的年轻患者，转子间红骨髓过早地转变为黄骨髓。

在T_1WI上，股骨头外缘围有一薄层无信号区，这是股骨头骨皮质、髋臼骨皮质和关节液造成的低信号区。覆盖于关节表面的透明软骨于所有SE序列中均表现为中等信号。目前常规的检查方法无法将髋臼软骨和股骨

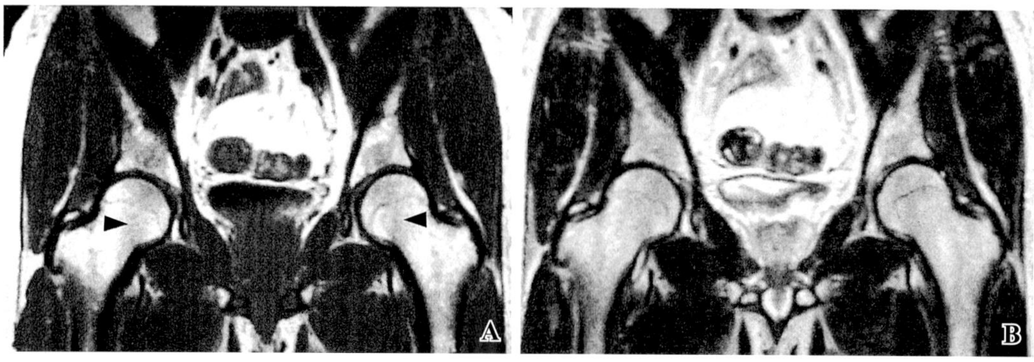

图7-4-1　正常股骨头　A. 冠状面T_1WI：股骨头至股骨颈可见一条细小低信号影（黑箭头）；B. 冠状面T_2WI：股骨头至股骨颈仍见细小低信号影，为负重区的骨小梁增厚，钙盐沉积所致。

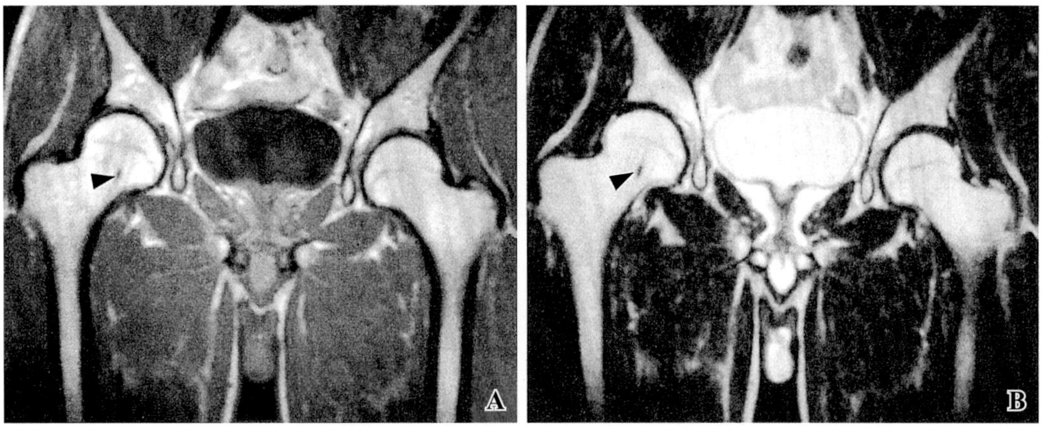

图 7-4-2 正常髋关节 A. 冠状面 T_1WI 和 B. 冠状面 T_2WI：右侧股骨颈见低信号影，为滋养血管穿入所致（黑箭头）。

头软骨完全分开，病变显示欠佳。所以在扫描时可使用矢状面 GE 序列加用小视野来提高分辨率。

2. 股骨头缺血性坏死的分期 对于股骨头缺血性坏死的分期，目前尚未完全统一，其中颇具代表性的五期是根据 Ficat 和 Arlet 的临床分期修订而来的，它包括了未出现临床表现和 X 线表现阴性的情况。

（1）0 期 患者无自觉症状，X 线无异常表现，而 MRI 或核素检查有阳性表现，多发生于高危患者检查患侧时无意中发现对侧有病变。典型的表现为 MRI T_2WI 上“双线征”，即负重区出现外围低信号环绕内圈高信号，提示坏死区的脂肪仍存在，间质反应区肉芽组织充血水肿成为内圈高信号，外围反应性硬化缘为增生的骨小梁，表现为低信号（图 7-4-3）。

（2）Ⅰ 期 股骨头不变形，关节间隙正常。在 T_1WI 上股骨头负重区显示线样低信号，而在 T_2WI 上该区比正常组织信号强，表现为局限性信号升高或“双线征”（图 7-4-4）。此种表现符合 Turner 所述的股骨头缺血性坏死的病理基础，即血管阻塞，静脉灌注量减低，骨内压增高和髓腔内灌注减少，造成水肿。股骨头髓腔内含氢较多的脂肪组织（黄骨髓）受到侵犯，坏死

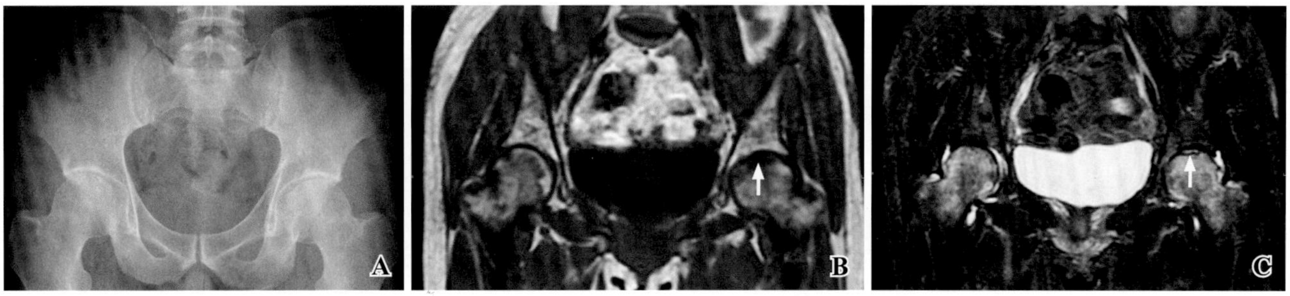

图 7-4-3 股骨头缺血性坏死 0 期 A. X 线平片：双侧股骨头骨质显示正常；B. 冠状面 T_1WI：股骨头负重区显示低信号；C. 冠状面 STIR 像：股骨头负重区显示线样低信号。

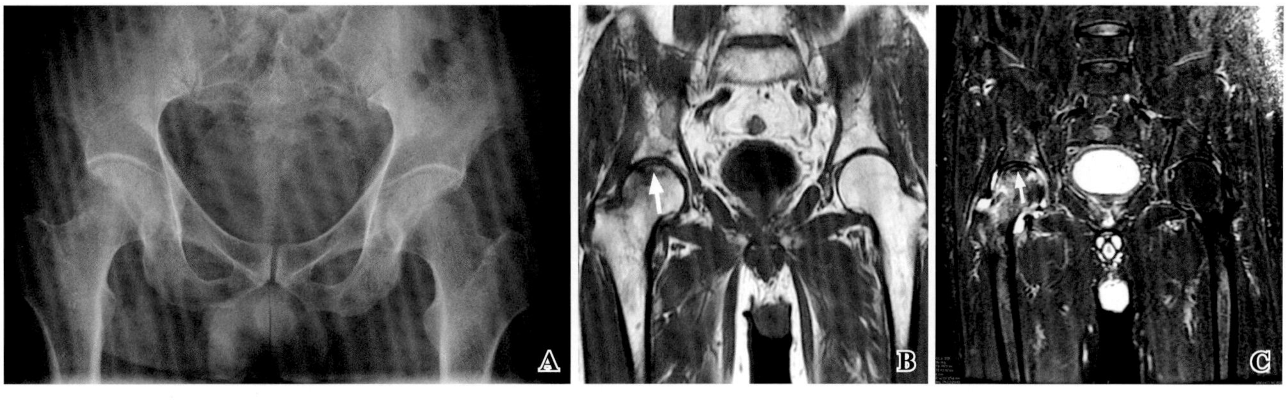

图 7-4-4 股骨头缺血性坏死 Ⅰ 期 A. X 线平片：股骨头骨质显示正常；B. 冠状面 T_1WI：右股骨头负重区显示线样低信号；C. 冠状面 T_1 加权像：右股骨头负重区显示线样低信号，周围骨髓水肿呈高信号，关节腔积液呈高信号。

后造成氢的浓度减低，合并发生修复反应。X 线平片仅显示有骨质疏松表现。

(3) Ⅱ期　股骨头不变形，关节间隙正常。在 T_1WI 上，股骨头区有硬化缘围绕较低、新月形不均匀信号强度的坏死区。在 X 线平片上，股骨头内可见高密度的硬化区（图 7-4-5）。

(4) Ⅲ期　股骨头开始变形、软骨下塌陷，新月体形成，但关节间隙正常；软骨的完整性在一定程度上受到影响。新月体代表无法修复的坏死骨发生应力性骨折。在 X 线平片上，由于矿物质的沉积而出现高密度。T_1WI 上为带状低信号区，有时会不明显；在 T_2WI 上，由于细胞内渗出或关节液充填骨折线呈高信号（图 7-4-6）。

(5) Ⅳ期　关节软骨被彻底破坏，关节间隙陕窄，合并退行性改变（图 7-4-7，表 7-4-1）。

Mitchell 提出的 MRI 分期主要根据骨坏死区信号改变的不同情况，将病灶分为四种类型。A 级在 T_1WI 上呈高信号，在 T_2WI 上呈中高信号，代表脂肪组织。这时，早期股骨头缺血性坏死修复尚未伸入坏死的骨，因此除了反应的硬化边缘外，还保留着正常的脂肪信号，也就是 Tottery 认为的“带状型”（图 7-4-8）。B 级在 T_1WI、T_2WI 上均为高信号，类似软骨下出血，提示为血液信号，此时炎症发展，血管深入坏死区，或合并有亚急性出血。A 级反映的是早期病变，而 B 级反映的是中期病变（图 7-4-9）。C 级在 T_1WI 上表现为低信号，在 T_2WI 上为高信号，代表液体。D 级在 T_1WI 和 T_2WI 上均为低信号，代表纤维组织。C 级和 D 级为晚期病变（表 7-4-2）。

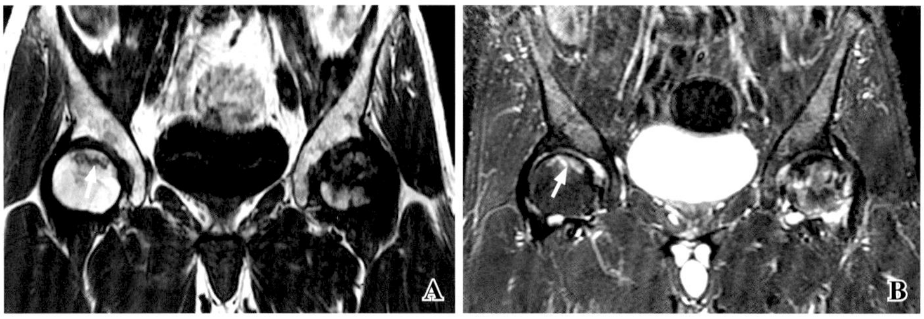

图 7-4-5　股骨头缺血性坏死Ⅰ和Ⅱ期　A. 冠状面 T_1WI：右股骨头负重区显示双线征，左股骨头变扁呈不均匀低信号；B. 冠状面 STIR 像：右股骨头负重区显示高信号，左股骨头变扁呈不均匀高低信号，关节腔积液呈高信号。

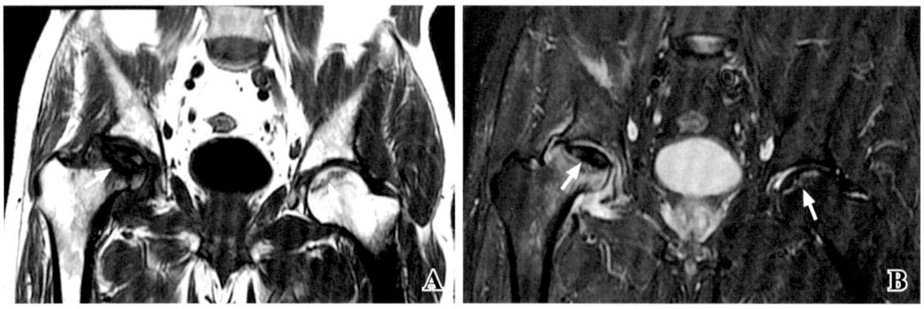

图 7-4-6　股骨头缺血性破坏Ⅰ期和Ⅲ期　A. 冠状面 T_1WI：左股骨头负重区见双线征，右股骨头变扁呈低信号；B. 冠状面 STIR 像：左股骨头负重区呈高信号，右股骨头变扁仍呈低信号，其周围水肿呈高信号。

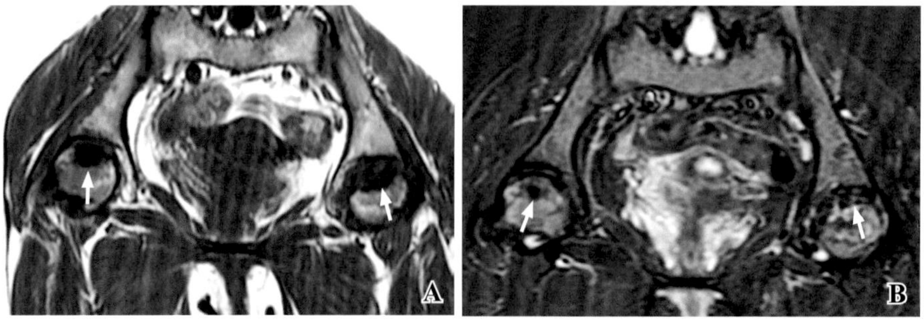

图 7-4-7　股骨头缺血性坏死Ⅲ、Ⅳ期　A. 冠状面 T_1WI：右股骨头负重区呈低信号，左股骨头塌陷变形，关节间隙消失；B. 冠状面 T_1WI：右股骨头负重区呈高低混合信号，左股骨头塌陷变形呈高低混合信号，关节间隙消失。

表7-4-1 股骨头缺血性坏死各期临床与各影像学模式的比较

分期	临床	常规X线	MRI	病理变化
0	无症状	阴性	水肿区；双线征	造血细胞和脂肪细胞坏死
1	轻微不适	阴性或骨质疏松	水肿区；双线征	充血，陷窝形成
Ⅱ	疼痛、僵硬	骨质疏松、硬化、囊变	新月形坏死区	中心坏死，周边纤维化，新骨形成肉芽组织增生
Ⅲ	僵硬、疼痛放射至膝关节	新月体形成，死骨，皮质塌陷	新月形坏死区死骨，股骨头塌陷	
Ⅳ	疼痛、跛行	Ⅲ期表现加上关节间隙变窄	Ⅲ期表现加上关节间隙变窄	Ⅲ期表现变化加重

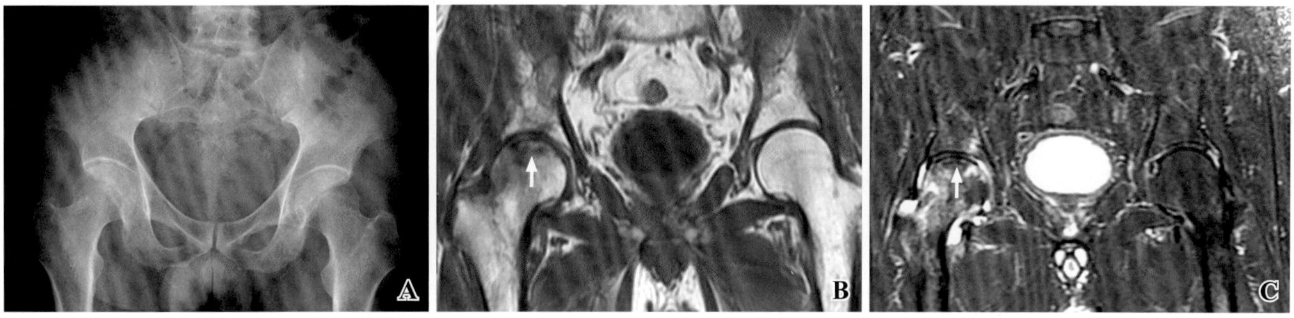

图 7-4-8 右股骨头缺血性破坏 A 级 A. X 线平片：右股骨头骨质正常；B. 冠状面 T_1WI：右股骨头负重区见环形低信号，其中坏死区仍为高信号；C. 冠状面 STIR 像：右股骨头负重区见坏死区仍为中高信号。

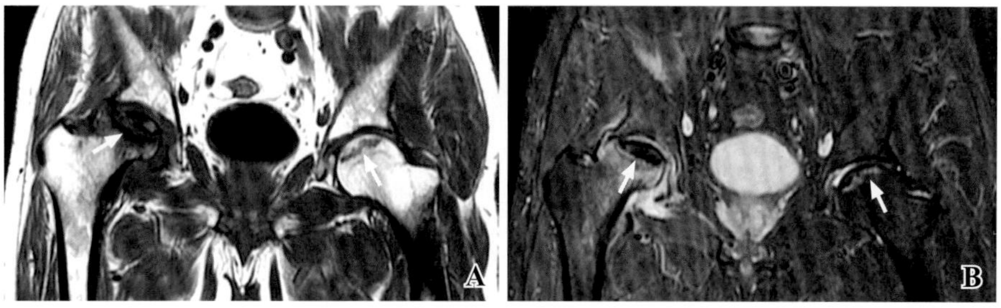

图 7-4-9 股骨头缺血性坏死 B 级和 D 级 A. 冠状面 T_1WI：左股骨头缺血性坏死 B 级，左侧坏死区内高信号（箭）；在股骨头缺血性坏死 D 级，右侧坏死区内呈低信号（箭）；B. 冠状面 STIR 像：左侧坏死区内高信号（箭），右侧坏死区内仍呈低信号（箭）代表纤维组织增生明显。

表7-4-2 坏死组织MRI信号特征

组 织	信号强度	
	T_1WI	T_2WI
正常骨髓	高信号	中高信号
坏死骨髓和细胞碎片	低信号	低信号
间质肉芽组织	低信号	高信号
硬化缘	低信号	低信号

在早期股骨头缺血性坏死中还需注意两点：①关节积液的存在。正常时关节内只有少量的液体，一般围绕在股骨颈周围。关节积液时，在 T_2WI 上，关节腔内可见高信号区。这是由于血管阻塞和水肿造成关节积液，也是早期股骨头缺血性坏死产生疼痛的根本原因。中心减压后症状可减轻，关节积液也会消失。② Turner 曾经报道，早期股骨头缺血性坏死的 MRI 表现为股骨头和股骨颈的弥漫性信号异常，在 T_1WI 上为低信号，在 T_2WI 上为高信号，代表了骨髓水肿，并经病理证实，而此时常规 X 线平片表现为阴性或轻度的骨质疏松，其中并无局灶性改变。Turner 所报道的 6 例患者都演变为股骨头缺血性坏死。虽然起初股骨头、股骨颈内的信号表现可能只代表暂时性的骨髓水肿，对股骨头缺血性坏死的诊断不具特异性，但提示有发展为本病的可能，因此具有一定的临床意义（该部分详见“骨髓水肿综合征”）。

MRI 检查中造影剂的使用日益广泛，Gd-DTPA 为离子型造影剂，渗透压很低，属细胞外型，能很快被吸收和清除。特早期非创伤性股骨头缺血性坏死，由于充血及细胞渗透压增高，表现为弥漫性造影增强；而在早期股骨头缺血性坏死中，造影剂进入缺血区比正常区慢，而且延迟扫描时仍呈强化表现。当 SE 序列和 STIR 序列上都未显示出病变时，用造影增强脂肪抑制能清楚地显示病变。

【MRI 与其他影像学的比较】 X 线平片与 MRI 所反映的参数不同，它们的结果并不能完全统一，MRI 诊断股骨头缺血性坏死的敏感性高于 X 线平片和 CT。

CT 显示的正常股骨头为圆形股骨头中“星状”排列的骨小梁。星状线向周围带延伸和密集，即为早期股骨头缺血性坏死的 CT 表现，缺乏特异性，敏感性亦较差。但当骨坏死的继发修复改变发生时，死骨周围被肉芽组织吸收发生囊变，CT 表现为股骨头中心星芒线骨小梁呈大网眼，股骨头骨板壳厚薄不均，髋臼底及周围条状增生。

股骨头的血供包括上关节囊动脉和下关节囊动脉，前者供血占股骨头的 65% ～ 80%。在病变早期进行旋股内侧动脉造影，可见上关节囊动脉梗阻或不充盈、静脉淤滞等现象。由于其为创伤性检查，目前临床应用较少。

骨的核素扫描被认为是股骨头缺血性坏死早期诊断的重要手段。目前常用的示踪剂为 Tc（^{99m}Tc-MDP），在体内有 60% ～ 70% 被骨内羟基磷灰石晶体表面吸附。它在常规 X 线和 CT 检查出现征象前可作出诊断。在早期非创伤性骨坏死时，图像多显示为“冷区”，提示核素吸收减少或缺如。Miki 将股骨头缺血性坏死分为四型：Ⅰ型和Ⅱ型为早期，即放射性摄取量正常和摄取量减少或缺如。虽然核素的诊断比 X 线、CT 检查敏感，但当双侧发生股骨头缺血性坏死时，则由于缺乏对比性易发生误诊。

Markisz 认为，MRI 诊断股骨头缺血性坏死的敏感性为 94% ～ 100%（比核素扫描高 10% ～ 20%），特异性为 71% ～ 94%，且它可以准确地描述坏死的部位和程度。Mitchell 用 ROC 曲线分析了 MRI、核素和 CT 在诊断股骨头缺血性坏死的敏感性，认为 MRI 明显优于后两者。即使是核素和 X 线检查都为阴性时，MRI 诊断股骨头缺血性坏死也有高度敏感性，这在许多文献中有所报道。MRI 所反映的股骨头缺血性坏死更生动直观，能准确地反映坏死的部位，更具有特异性。

总之，股骨头发生坏死后，修复组织不断伸入坏死区上方，骨髓的变化在组织学上早于骨质的变化，不同的修复阶段出现在两者之间的区域。MRI 在判断股骨头缺血性坏死的骨髓变化上是极具价值的，不同的组织有其不同的信号强度，它可相当准确地反映以上的变化。因此，只要将信号强度、轮廓和解剖部位进行仔细的分析，就可将股骨头缺血性坏死的部位、程度及各个阶段的表现准确地描述出来。

【治疗】 首先应确定病因，外伤性应针对治疗，非外伤性则追查潜在的病因，如放射治疗、血液系统疾病、结缔组织病变、先天性发育畸形等均可导致股骨头缺血性坏死。其次为对症治疗，重点在于早期发现和尽量延长股骨头的使用时间，下肢避免负重，牵引、中西药物及高压氧治疗，一般情况下该治疗只能缓解症状，是否具有减缓发病的过程尚需定期随访。

对于早期股骨头缺血性坏死的患者，为降低骨内压、解除疼痛，一般采用核心减压术。原理为通过打开骨质，使管腔开放，骨内压减低，外周阻力也相应减小，循环血量增加。另外肉芽组织沿减压器所留的管腔长入，在一定的程度上也增加了血流量。但有文献报道，髓腔减压可缓解患者的症状，对于发生股骨头塌陷的早晚并无很大的影响，效果与保守治疗相似。为了解决这个问题，现在中心减压术的同时，植入带蒂血管束、骨松质或骨皮质加以支撑，但效果仍不理想。目前有人采用介入治疗的方法选择性插管对阻塞血管注入溶栓剂，但疗效仍有争议。MRI 对于手术后的患者可作较准确地描述。股骨头缺血性坏死晚期的患者只能作人工股骨头置换术、人工全髋关节置换术和关节融合术。

Legg-Calvé-Perthes 病

Legg-Calvé-Perthes 病的特征是儿童期的股骨头骨骺骨化中心缺血性坏死。主要见于 3 ～ 12 岁的儿童，4 ～ 8 岁为发病高峰期，偶尔见于年龄较大的儿童或青年，16 岁仍有发病者。发病年龄越小则病情越轻，预后越好。患病率男性多于女性，约 5 ∶ 1。大多侵犯单侧股骨，15% 可累及双侧。本病有遗传倾向，约 6% 患者有家族史，病程一般为 3 ～ 4 年。

【病理】 该病主要病理变化为股骨头骨骺骨化中心缺血性坏死。早期为髋关节滑膜肿胀、充血、关节积液及关节内压增高，骨化中心缺乏正常的血供，因而发生缺血性坏死。继而修复反应发生，髓腔有肉芽组织长入，坏死骨被有活力的新骨所替代，该骨软而可塑，故易变形。在骨质改建时，有多量的骨质形成并进行改建，但股骨头变形和髋臼变大、变浅等畸形将永久存在。

【临床表现】 本病的主要症状为疼痛、跛行。早期为钝痛，活动后加剧，休息后减轻。以后逐步加重呈放射痛，甚至可合并软组织萎缩和肌肉痉挛。跛行由防痛步态发展为偏臀步态，成年后继发髋关节炎改变，关节僵硬无法行走。

【分期】 根据股骨头骨骺受累程度及干骺端反应性改变的情况，Catterall 将本病分为四期。

1. Ⅰ期 股骨头骨骺前部少部分受累，无塌陷，无死骨，无软骨下骨折，无干骺端改变。

2. Ⅱ期 股骨头骨骺前部受累范围大，软骨下骨折位于前半部，尚未伸入股骨头的顶端，有塌陷，稍呈扁平，有死骨。干骺端前外侧有密度减低区。

3. Ⅲ期 股骨头骨骺大部分受累，仅后部一小部分未累及，有大片死骨，软骨下骨折线位于其后半部。干骺端骨质疏松波及前后部。

4. Ⅳ期 股骨头骨骺全部受累，塌陷，股骨头变扁，干骺端反应广泛。

【MRI表现】 早期Legg-Calvé-Perthes病（Catterall Ⅰ期）在MRI图像上主要为滑膜炎改变，表现为滑膜增生侵入骨皮质，在 T_1WI 上和 T_2WI 上均为中等信号，T_2WI 上有呈高信号的关节腔积液等。关节软骨的增厚也是早期的表现之一，软骨一般在 T_2^*WI 上为高信号，显示清晰。继而骨骺中心在 T_1WI 和 T_2WI 上出现线状或片状的低信号。

Catterall Ⅱ期患者的股骨头内，在 T_1WI 上出现大片的低信号，T_2WI 上由于骨折和新生骨的形成呈低信号。干骺端前外侧有 T_1WI 上为低信号而 T_2WI 上为高信号的水肿带，与病变累及的范围相符合（图7-4-10）。

在 Catterall Ⅲ、Ⅳ期患者中，除在以上改变的基础上病情加重外，骺线表现为增宽、部分消失以及变形，多呈弧形或“W”形。弧形改变反映组织学上由于骨骺的坏死造成骨干细胞排列发生改变；而“W”形则代表干骺端的囊变；骺线部分消失说明部分骺板已先期闭合。此时大转子因能正常发育而明显肥大，股骨颈纵向发育迟缓，故其位置显著升高。如病变仅侵犯骨骺，对生长发育并无影响。而当其侵及骨干和干骺端时，正常的生长发育发生改变，即骨骺的坏死影响了骺板的发育，骺线提早闭合，造成股骨颈的发育不良，致使正常骺板的低信号线发生改变。

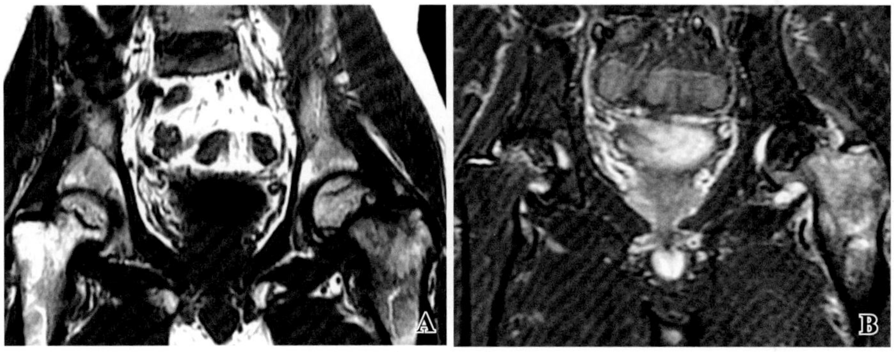

图7-4-10 Legg-Calvé-Perthes病 A. 冠状面 T_1WI：左侧股骨头骨骺内低信号；B. 冠状面 T_2WI：左侧股骨头内低信号，关节腔内积液，软骨连续。

病变发展至中晚期，矢状面GE序列在显示软骨上更胜一筹，它同时可以清楚地显示髋臼和股骨头的软骨不规则改变。该病至后期可表现为有症状和无症状两种，前者软骨不连续且不均匀增厚，后者均较连续。两者软骨均比正常侧厚0.5mm和1.5mm。关节囊比正常侧厚3.0mm，提示为疼痛的长期刺激所造成的。另外，关节囊内的游离体在 T_1WI 和 T_2WI 上均为低信号，该表现在 T_2WI 上由于高信号的关节液的存在而更为明显。

Legg-Calvé-Perthes病的治疗目的为防止并发股骨头缺血性坏死（图7-4-11）、骨关节炎和保持股骨头的正常形态。MRI可预测畸形发生的可能性。Shigeno通过对患者周边型和中央型塌陷的研究，显示有46.8%的周边型和57.4%的中央型患者易发生畸形。股骨头内原来病变处的低信号被高信号的脂肪组织所替代，干骺端病变区信号升高，则表明患者治疗后有好转（表7-4-3）。

表7-4-3 Catterall 分期与股骨头缺血性坏死的发生

分 期	坏死发生率
Ⅰ	25%
Ⅱ	50%～75%
Ⅲ	>75%
Ⅳ	100%

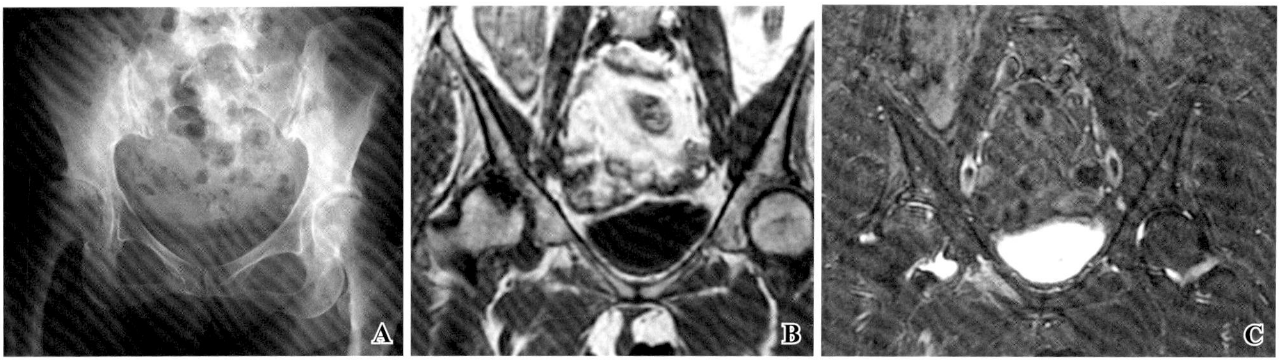

图 7-4-11 Legg-Calvé-Perthes 病 A.X 线平片：右侧扁平髋，未见坏死；B. 冠状面 T_1WI：右侧股骨头 Legg-Calvé-Perthes 病后遗症，股骨颈缩短，扁平髋，负重区见低信号，提示股骨头缺血性坏死；C. 冠状面 TSTIR 像：关节腔积液。

先天性髋关节脱位

先天性髋关节脱位是指先天性或某些原因所致股骨头脱出髋臼外。一般以单侧发病居多，约占总数的 3/4。患病率女性高于男性为 7 ∶ 1。家族中有该病史者，发病率较高。

【病理】 先天性髋关节脱位的病理变化随年龄的不同而改变。新生儿主要为关节囊松弛，股骨头韧带特别长。脱臼前期并无髋关节脱位现象，仅表现髋臼、股骨头或关节囊的发育不全。以后随患者走路或负重的开始发生脱臼，此时主要表现为软组织和骨的两方面的变化。

1. 软组织的改变 由于脱位股骨头位置升高，关节囊拉长似葫芦状，嵌于股骨头和髋臼之间，其上方形成一狭口，髂腰肌跨越其上，使其更加狭窄。与股骨长轴平行的肌肉发生挛缩，垂直走行的肌肉多被拉长，其中内收肌及屈膝肌缩短，妨碍了股骨头复位。

2. 骨组织的改变 先天性髋关节脱位的患者髋臼比正常浅，凸起不够，且常被大量的脂肪组织和肥厚的股骨头韧带所充填。髋臼周围的盂唇由外翻变成内翻，紧贴于髋臼上内缘。患侧股骨头骨骺出现晚，形态不规则，完全脱位的股骨头与髂翼不断摩擦，呈扁平不规则球形。股骨颈与股骨干的前倾斜角增大。

【临床表现】 脱臼前可无症状，仅在检查时发现髋臼的发育异常。已发生脱臼的患者可表现为患肢活动障碍、缩短、跛行，臀部、大腿内侧的皮肤皱褶不对称，皮纹数目增加，女性患者大阴唇增宽。双侧脱臼的患者直立时，臀部后耸，腰背部凹陷。

【分级】 根据股骨头与髋臼的关系，Dunn 将先天性髋关节脱位分为三级。

1. Ⅰ级 又称先天性髋关节发育不良。髋臼变浅，Shenton 线连续，无明显的脱位，只有股骨头略向外移位。

2. Ⅱ级 又称先天性髋关节半脱位。指股骨头向外、向上移位，但仍与髋臼外侧缘形成关节，Shenton 线中断，髋臼浅。

3. Ⅲ级 为髋关节完全脱位，股骨头完全位于髋臼之外，关节囊部分被嵌夹于其中，假关节形成。

【MRI 表现】 MRI 可显示非骨化型和骨化型的股骨头。正常幼儿的股骨头内为软骨成分，呈现中等信号，与周围组织分界清楚，与髋臼的关系明了。当 X 线检查诊断脱位不明确时，MRI 不仅可显示股骨头脱位前和脱位后情况，更可对复位方式的选择、复位失败的原因、术后的随访以及软骨、软组织作出准确的描述。

由纤维软骨构成的关节盂唇覆盖于股骨头外上部分，加大髋臼的深度。正常时，在 T_1WI 和 T_2WI 上均呈低信号三角区，与髋臼透明软骨的高信号区分界清楚。在脱位发生时，关节盂唇增生、内翻嵌于股骨头和髋臼之间，此时关节唇的信号在 T_2WI 上升高，此为手法复位失败的主要原因。Kashiwagi 报道，经 MRI 检查与临床对比，发现用 Pavlik 法治疗关节盂唇发育不良或内翻者即关节唇位于股骨头和髋臼之间者，效果不佳。

股骨头韧带起始于横韧带，止于股骨头，为低信号。患者股骨头韧带可增生，充填于髋臼内，勿将其误认为折叠的关节盂唇。位于髋臼中心的滑膜外纤维脂肪垫由于具有纤维组织结构，在 T_1WI 上为低信号，脱位发生时其表现为增生，即低信号区增厚。髋臼横韧带穿越髋关节，连接前后关节盂唇，脱位时会发生折叠。髂腰肌腱于横断面显示为低信号圆形结构，它嵌顿于股骨头和髋臼之间，阻止了复位，此时该结构表现为 T_2WI 高信号，主要是由外伤后的水肿造成。髋臼周围低信号的关节囊增生、拉长。以上均为复位失败的原因，于 MRI 上可清楚地显现（图 7-4-12）。

MRI 对于手术方案的选择有独到之处。MRI 冠状面能显示髋关节向外上方脱位，并可见关节盂唇与股骨头的关系；横断面上显示前后位的脱位以及髋臼发育的情况最为清晰。髋关节脱位时，髋臼与股骨头的关系是三维立体的，因此常规的 MRI 二维成像有局限性，目前三维重建的 MRI 已出现，它对于手法或手术复位的随访以及髋臼软骨情况的反映十分准确。

MRI 还显示挛缩的肌群及萎缩的臀大肌。关节软骨在 T_1WI 上为中等信号，GE 序列时为高信号，该软

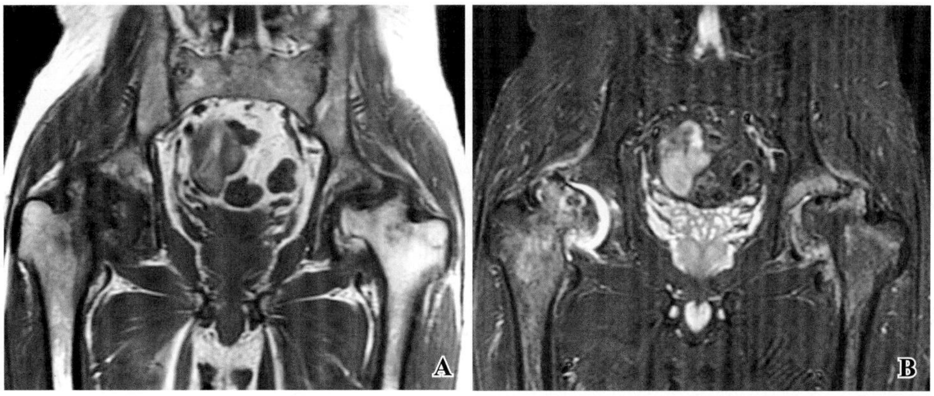

图 7-4-12 双侧先天性髋关节脱位 A、B. 冠状面 T_1WI 及 STIR 像：双侧股骨头部分位于髋臼外，双侧股骨头变扁畸形，双侧髋关节腔积液。

骨层的不连续提示预后不佳。Mcnally 也认为，MRI 对术后患儿的缓解与复发均十分敏感。

【其他影像学方法】 X 线检查诊断先天性髋关节脱位有以下要点：①患侧髋臼发育不良，髋臼变浅，骨骺出现晚。②骨盆前后位摄片，在两侧髋臼“Y”形软骨顶端划直线，在髋臼外上缘引一条垂直线，即 Perkin 线，将单侧的髋臼分为四区，正常不脱位的股骨头应位于内下分区。如果超过此区即认为有病变。③正常新生儿之髋臼角为 30°，以后逐渐减小，而髋臼发育不良者可达 50° ~ 60°。④ Shenton 线不连续，即股骨颈内侧缘与闭孔上缘的连续弧线中断。以上的诊断均基于脱位已发生的基础上，而早期诊断十分困难。

CT 虽然已提高了对先天性髋关节脱位患者解剖部位的描述，但对关节软骨和周围软组织（包括肌肉、肌腱、韧带）的显示仍不理想。小于 6 个月的婴儿和骨化延迟的患儿，由于股骨头内为软骨，无法直接在 CT 图像上显示，诊断亦只能依靠间接征象。三维 CT 重建在一定程度上比 X 线检查完善。

超声可诊断 1 岁以内的先天性髋关节脱位，提示髋臼软骨的增厚为早期征象，目前在大龄患者中亦有使用。缺点是不很直观，而且有时脱位的髋关节发生旋转，大转子移位遮住了超声探头的视野，为诊断带来困难。

MRI 由于具有非损伤性、多层面成像、无射线伤害以及良好的软组织分辨率的特点，故已基本取代了关节造影检查。MRI 对于髋臼发育不良的诊断主要用于股骨头尚未完全发育时，以及大龄儿童中软骨的分析。经研究，在复位后 2 年，MRI 和 CT 的作用是相当的，因为此时的重点在于股骨头和髋臼之间关系的显示；但当怀疑有继发性股骨头缺血性坏死发生时，MRI 仍是首选影像学方法。

股骨头骨骺滑脱症

股骨头骨骺滑脱是指股骨头骨骺向后下方移位。本病好发于 12 ~ 16 岁青春期，男女之比约为 4.8 ：1，可发生于外伤后，也可为自发性的。后者可继发于败血症、多发性骺发育异常、肾性佝偻病等疾病，但股骨头滑脱可无以上诱因，称为自然滑脱。

【病因】 该病的发病原因尚不十分清楚，股骨头的血供障碍可能是重要的致病因素。有学者认为，青春发育期的营养不足，造成骺板发育出现缺陷，加之运动量大，易发生滑脱。还有报道认为，该病与内分泌的关系密切，如肥胖者、巨人症等。

【病理】 股骨头骨骺滑脱症于滑脱前期表现为滑膜炎，滑膜充血、水肿及部分绒毛形成。骨骺板变厚，肥大的软骨细胞柱被纤维格分开。随即股骨头骨骺在靠近预备钙带处渐进性向后下方滑脱。股骨头韧带被牵拉，下肢向外旋，骨膜逐渐被拉长。如为急性滑脱，则骨膜自股骨颈被撕裂，裸露的股骨颈随后由纤维组织覆盖，以后再骨化，形成骨性“驼峰”。至晚期，畸形的股骨头不断地磨损，最后发生缺血性坏死和退化性改变。

【临床表现】 常见症状包括髋部不适，或膝部疼痛，逐渐加剧。起初呈阵发性，可自愈；以后呈持续性，活动受限，特别是内旋和外展受影响，并伴有跛行。

【分级】

（1）股骨头骨骺滑脱症按发病时间分为急、慢性两类。

1）急性：指入院前 3 周内髋部发生疼痛，常规 X 线检查证明有滑脱表现，手法复位成功。

2）慢性：指症状出现于 3 周之前或更久，常规 X 线检查显示股骨颈上部骨质吸收，而下部新骨形成，一般复位较困难。

（2）根据股骨头骨骺滑脱的严重程度，Bianco 将其分为轻、中、重三度。

1）轻度：指滑脱距离未达到骺板上下径的 1/3，也包括滑脱前期，此时骺板增宽且不规则，附近的干骺端骨质疏松，但未发生移位。

2）中度：指骨骺移位距离为骺板上下径的 1/3 ~ 2/3。

3）重度：指移位距离超过骺板上下径的 2/3。

一般根据滑脱程度可确定其是否会继续发展。

【MRI 表现】 MRI 显示股骨头骨骺滑脱症能力有限。

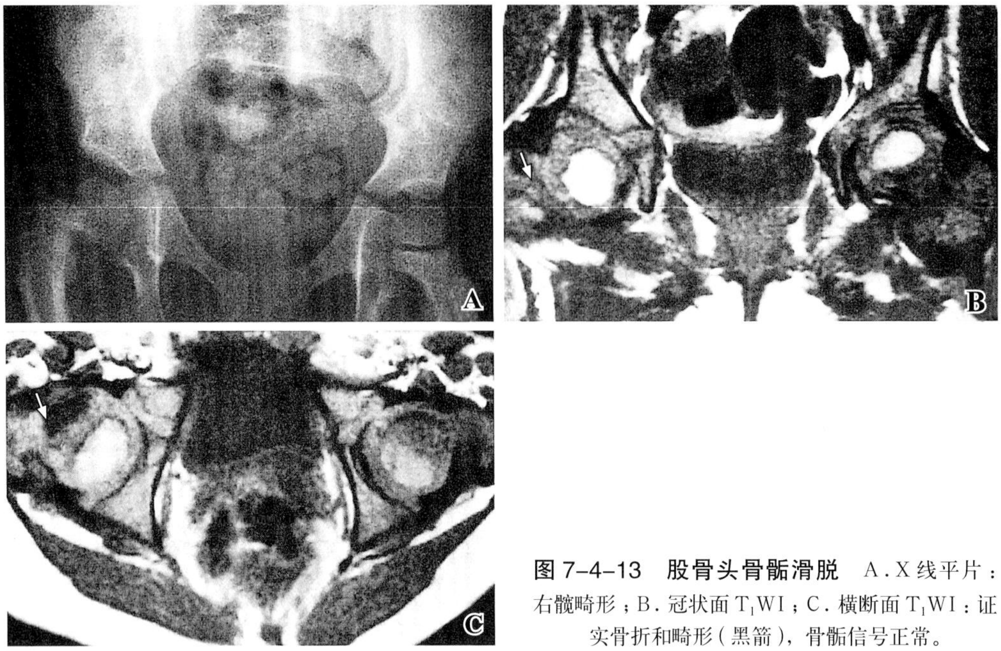

图 7-4-13　股骨头骨骺滑脱　A．X 线平片：右髋畸形；B．冠状面 T_1WI；C．横断面 T_1WI：证实骨折和畸形（黑箭），骨骺信号正常。

主要表现：①滑脱前期和早期患者，在 T_1WI 上有骺板增宽，骨骺稍变薄。② T_2WI 上有骨髓水肿，滑膜增厚。③可显示骨骺的滑脱程度。④判定有无继发性骨坏死。⑤冠状面充分显示股骨头和髋臼关节软骨的病变。⑥横断面有利于观察股骨头与髋臼的解剖位置的改变，特别是前后位的异常（图 7-4-13）。

【MRI 与其他影像学的比较】 儿童髋关节疼痛是儿科常见疾病，股骨头骨骺滑脱症为重要原因之一，其早期误诊、漏诊率很高。Magnano 曾报道，该病前后位摄片诊断敏感性为 66%；蛙式位摄片诊断敏感性为 80%；MRI 诊断敏感性为 88%。Umans 也将 X 线、CT 检查和 MRI 作了比较，结果认为，MRI 可以显示滑脱前期和早期骺板的变化，此时蛙式位摄片和 CT 均为阴性。由此可见，MRI 对于早期发现和确诊该病均有重要作用。

股骨和髋臼骨折

MRI 在诊断骨盆和髋关节软组织、肌腱损伤方面的作用日益受到重视。然而，急性骨骼系统损伤的患者由于常规 X 线检查、CT 均能作出诊断，因此一般不需要 MRI 检查。但是股骨和髋臼骨折（fractures of the femur and acetabulum）中不完全性骨折、疲劳性骨折等无法为 X 线检查所显示的骨折类型，MRI 检查具有明显的优越性。另外，类型复杂的髋臼骨折和股骨头缺血性坏死等骨折后遗症的诊断均需做 MRI 检查。

一、股骨疲劳骨折

【发病机制】 具有特殊骨小梁系统的股骨上端是受压力和张力最大的部位，此处骨小梁较其余部分密集，它可显示关节受力的大小和方向。在股骨颈的下内方有特别发达的骨板，即为 Adams 弓和股骨距。髋关节的以上结构适应人体沉重的负荷，负重由轻至重，其分布合理及受力性能极好，骨小梁的排列能最大程度地抵抗弯曲。而在股骨头和股骨颈交界处还有密布的滋养血管存在，在一定程度上削弱了抗张力的能力。当以上的结构随着年龄、体力、活动情况乃至内分泌情况改变时，导致性能下降，则无法支撑较大的作用力，股骨头、股骨颈交界应力集中处可以先发生疲劳骨折。此为反复发作过程，可加剧亦可缓解。此时若遇外伤甚至轻微的碰撞都会发生完全骨折。

【临床表现】 该病多发生于老年骨质疏松者、大量服用激素者、孕妇和接受放射治疗的患者。主要表现为髋部不适、膝部疼痛和腰背部活动不利等，无明显畸形表现。

【分型】 Blickenstaff 和 Morris 将疲劳骨折分为三型。

1. Ⅰ型　X 线平片仅显示骨痂形成并无骨折线。
2. Ⅱ型　骨折线明显。
3. Ⅲ型　骨折并发生移位。

Ⅰ型患者仅需休息减少负重，而后两型患者则需内固定治疗。

【MRI 表现】 疲劳骨折是 X 线平片所不能显示的轻微骨折，MRI 显示的是骨髓变化。早期在 T_1WI 上呈斜形或不规则形骨折线低信号区，周围被低信号的出血和水肿所包绕；在 T_2WI 上，水肿与出血表现为高信号，而骨折线仍为低信号（图 7-4-14）。脂肪抑制技术对提高骨折的诊断率有一定的帮助。但以上表现需与一些正常解剖作鉴别，如容积效应所产生的伪影可用薄层扫描来避免，勿将骺线当作骨折线。

二、股骨颈骨折

【股骨头、股骨颈正常血供】 髋关节血供情况与损伤预后有着密切的关系。

股骨头、股骨颈部正常血供主要有三组：①上关节囊动脉来自旋股内侧动脉，是股骨头血供的主要来源。②下关节囊动脉来自旋股内侧动脉，供应股骨头内下部分。③股骨头韧带血供来自闭孔动脉。

这三组动脉于股骨头骨化后互相吻合，形成血管网。所有股骨头、股骨颈部的血管都是由关节囊内滑膜骨面进入股骨头、股骨颈部的。因此，股骨颈骨折或髋关节脱位均可损伤上述血管，造成供血不足，引起相应的改变。

【MRI 表现】 一般来说，股骨颈骨折采用 X 线检查就可以明确诊断。MRI 的价值在于早期评价股骨颈骨折和脱位后股骨头的血供情况。如血供良好，则将两骨折端的下部连接即可；反之，如血供完全中断，应进行置换术。由于核素浓聚无法定量，随着每个个体股骨头血液灌注的不同而不同，因此无诊断意义（图 7-4-15）。

Speer 用 MRI 对 15 名股骨颈囊内骨折的患者进行检查以研究股骨头血供的情况。在外伤后 48h 内，每个患者均进行了常规 MRI 检查，结果发现在 T_1WI 上除了骨折处表现为低信号外，其余股骨头内均未见异常，而骨折处的异常也只能解释为水肿或出血。因此有理由认为常规 MRI 并不足以评价股骨头的血供情况。

Lang 对 10 名股骨颈骨折的患者进行 MRI 增强扫描，并与血管造影进行对比。增强前，股骨头信号均未见异常。增强后，血管未受损伤的股骨头、股骨颈和股骨干比对侧明显强化；若血管受损，则股骨干和远离骨折线的股骨颈处信号升高，而股骨头信号因无变化。而较对侧为低。由此可认为 MRI 增强扫描可准确地描述外伤后股骨头血供情况。另外值得注意的是，骨折后血流灌注的改变不仅仅是因为血管的损伤，还由于关节腔内血肿的形成，骨内压增高，压迫血管而造成供血不足，一旦穿刺将血肿吸出后，骨内压可降低，血供仍可恢复正常。

三、髋臼骨折

髋臼骨折是一种严重的关节损伤，常合并有股骨头脱位。其损伤范围可涉及髋臼、髂骨、坐骨和耻骨而直接影响预后和治疗。

【解剖】 髋臼由上方的髂骨、前下方的耻骨和后下方的坐骨组成，于髋臼处合并，13 岁时仍以软骨相连接，直至 25 岁时所有骨化中心均合并。髋臼为一半球形凹窝，开口斜向前、向外和向下，半月形的关节面包含在两个粗厚的柱状结构之间，前柱或称髂耻段，后柱或称髂坐段。在髋臼的顶端，于半月形的中间部

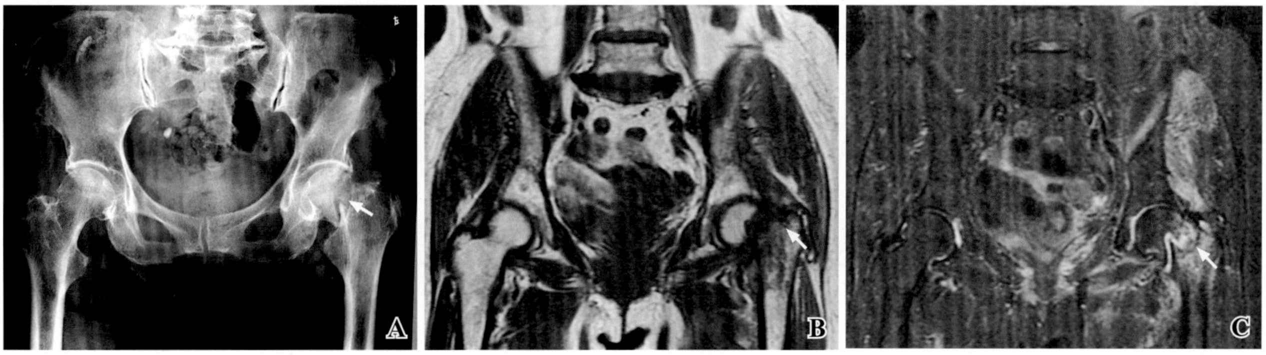

图 7-4-14 疲劳骨折 A. X 线平片：左股骨颈缩短；B. 冠状面 T_1WI：左股骨颈见骨折线；C. 冠状面 T_1WI：左股骨颈见骨折线，且粗隆部水肿呈高信号。

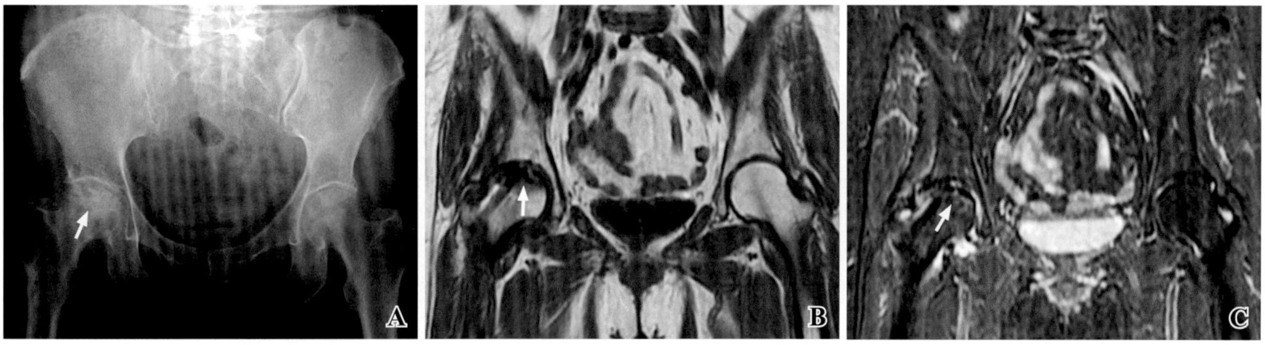

图 7-4-15 骨折术后坏死 A. X 线平片：右股头呈扁平，局部密度增高；B. 冠状面 T_1WI：右股头负重区呈低信号，钢钉残影呈条状低信号；C. 冠状面 STIR 像：右股头负重区呈高低混合信号，关节腔积液。

内侧两壁联合。

【分类】 髋臼骨折的分类很多，其中以R·扎达特的分类最具代表性，它将骨折、脱位与解剖学关系联系起来。后壁骨折时，股骨头后脱位，髋臼的后唇最下部位缺失；后上方骨折可包括髋臼的顶部和邻近的后壁；前壁骨折指股骨头向前方脱位，髋臼与髂耻线一致的那部分前壁发生骨折；后柱骨折时，骨折线接近坐骨切迹的顶部进入髋臼顶的后方，下端则经过闭孔及坐骨的耻骨支；前柱骨折指髋骨的前段部分骨折；横形骨折为髋骨自髋臼分为上方的髂骨和下方的坐骨、耻骨。

在很多外伤情况下会发生两种形式以上的髋臼骨折，以横形、后性骨折最为常见。前半横骨折指前壁或前柱骨折，以及与后柱相一致的后半劈下的横形骨折。T形骨折为横形骨折加上上方髂骨向下垂直劈开下方的耻骨或坐骨，有时甚至可进入坐骨体。双柱骨折可见前骨折线与髋臼唇、髂骨前缘末端平行，也可见骨折线斜向前上，止于髂骨嵴。

【MRI表现】 外伤时，明显的髋臼骨折在三维CT重建图像上可清楚显示，包括骨折类型和关节腔内的碎骨片。MRI的诊断价值在于那些X线平片阴性或不明显的骨折。Grangier报道，对主诉背痛或髋部疼痛的患者进行检查，发现在症状出现18d左右出现水肿带，这是最早的MRI表现，在T_1WI上，骨折线被低信号的水肿带所掩盖，而在T_2WI上，部分病例骨折线可清楚地显现出来；注射对比剂或做脂肪抑制序列后，其余患者也显示出髋臼顶部和骶骨的骨折线。一般在矢状面显示髋臼顶部骨折最为清晰（图7-4-16）。

髋臼上缘的不完全性骨折与老年人骨质疏松、维生素D缺乏症有密切的关系。MRI显示骨折线大多为与髋臼上缘平行的弧线，少数表现为斜线。

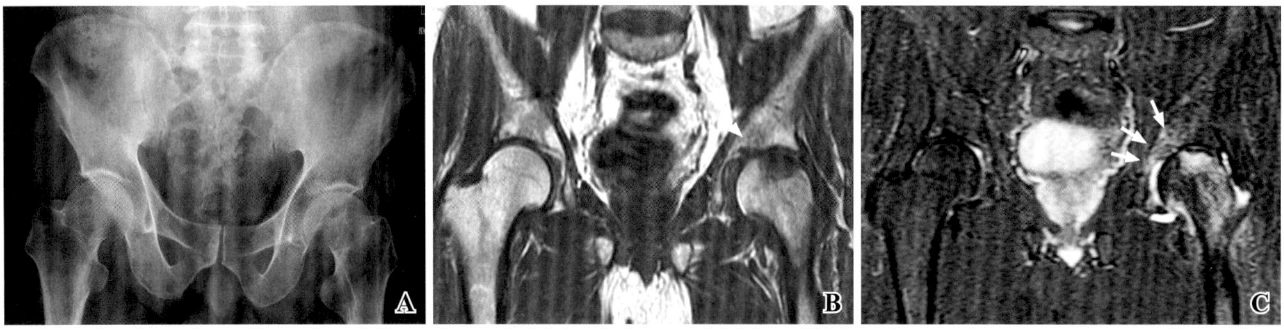

图7-4-16 髋臼骨折 A.X线平片：骨盆未见骨折征象，见左闭孔肌肿胀；B.冠状面T_1WI：左股骨头负重区呈低信号；C.冠状面STIR像：左髋臼呈高信号，左股骨头负重区呈高信号，关节腔积液呈高信号。

髋臼骨折后常见的并发症为深静脉栓塞。Montgomery对此进行研究，在手术前将血管造影与磁共振静脉成像进行比较。结果发现，后者在无需对比剂的情况下能显示双侧下肢深、浅静脉中所有的栓子，包括髂内静脉中的栓子，而血管造影无法做到，特别是深静脉的栓子常被遗漏。说明磁共振静脉成像在髋臼骨折后发生肺栓塞的高危人群中使用是十分必要的。另一常见并发症为坐骨神经损伤，受伤的坐骨神经在T_2WI上呈高信号。

关节唇撕裂

关节唇撕裂多继发于外伤。患者主诉髋部疼痛，活动受限且有卡嗒的声响。X线检查对此无法诊断，单靠关节腔造影这一创伤性的检查也难以满足临床的需要。MRI在诊断关节唇病变上的价值日益受到重视。

关节镜检查可见关节唇与髋臼周围透明软骨之间有一条间隔带，有滑膜覆盖于关节唇的周围沟中，除此之外再无血液供应。有的关节唇为内翻而有的为外翻，后上方较为坚实而前下方较为薄弱。髋臼的关节软骨将关节唇与髋臼横韧带隔开。组织学可显示关节唇纤维软骨与髋臼软骨下骨之间不规则的移行带，而髋臼的透明软骨并不伸入其中。

正常的关节唇在MRI横断面中的表现是多变的。但冠状面T_1WI和T_2WI上基本表现为外侧髋臼和股骨头之间的低信号三角形区域覆盖在髋臼周边的透明软骨上。小视野MRI T_2^*WI显示撕裂的关节唇信号升高或断裂，而髋臼顶软骨下退变和关节唇的慢性破裂有密切关系（图7-4-17）。

目前，MRI在显示关节唇表面的不规则和基底部的异常，正成为关节唇病变的主要检查技术。关节唇撕裂的标准为：关节唇变钝、消失、移位；实质内有造影剂停留；移行带断裂，其中出现造影剂。关节唇退行性改变的诊断标准为：关节唇体积增大、表面不光整、实质内信号升高；GE序列上基底部信号升高。组织学上，关节唇的退变可分为嗜酸型、黏蛋白型和类黏蛋白型三种，而MRI只能反映形态学的改变，无法明确其类型，这也许是关节唇不同的生长方式及周围纤维血管束的存在干扰了诊断。

曾有人报道一组患者在持续牵引下进行MRI增强扫描，并将结果与常规MRI作对比。结果发现，关节积液于增强后30min内均强化，关节唇表面显示清晰，

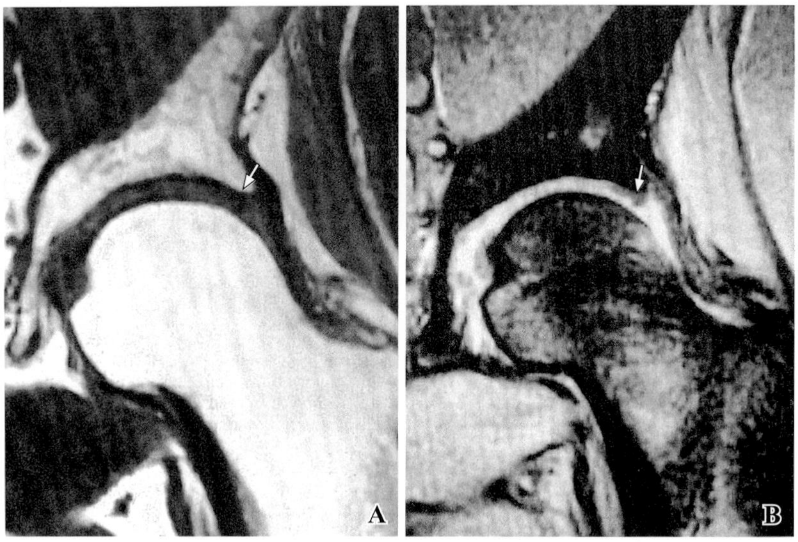

图 7-4-17 关节唇撕裂 原有的三角形低信号消失，代表关节唇的撕裂（黑箭）。A. 冠状面 T_1WI；B. 冠状面 T_2^*WI。

并发现了 11 例人中有 9 例关节唇撕裂，比常规 MRI 多发现了 4 例。因此，牵引下 MRI 增强扫描作为非损伤型的检查手段对关节唇撕裂有较高的实用价值。

骨性关节病

骨性关节病是一种由于软骨的退变所造成的疾病，发病机制不明，分为原发性和继发性两种。原发性多见于 50 岁后，女性多于男性；继发性常为先天性髋关节脱位、髋臼发育不良、骨折、脱位和股骨头缺血性坏死。该病的诊断一般依靠 X 线，但随着髋部疼痛的患者日益增多，原因又较复杂，为进一步明确病因，MRI 检查被广泛采用。

【病理】 关节软骨首先表现为不光滑、变脆、变薄和虫蚀状缺损。软骨随着病变的发展弯曲消失，露出骨端，不断摩擦暴露的骨面硬化而且光滑，外围部分发生骨质萎缩。由于关节囊内高压、软骨破坏、骨质疏松和积液使关节软骨下形成多个小孔，成为囊状透亮区。软骨退变后修补产生的赘生物于骨端边缘形成骨刺。剥脱的软骨碎片和骨碎片浮动于关节腔内，刺激滑膜渗出，加速关节囊的纤维化和瘢痕形成。

【临床表现】 起病缓慢，开始仅出现关节活动不利，早晨起床或久坐后较为明显，经活动后可消失。活动或负重时间过长又感不适。X 线检查表现与患者的自我感觉不成正比。晚期当滑膜皱折受刺激后可产生持续的疼痛，症状随年龄的增长而加重。

【分期】 Li 对髋关节的骨性关节病进行了 MRI 分期。

1. Ⅰ期 高信号的关节软骨，其信号呈不均匀改变（图 7-4-18）。

2. Ⅱ期 股骨头和股骨颈的信号降低，骨小梁结构不清晰，关节软骨不连续。

3. Ⅲ期 Ⅱ期改变基础上出现股骨头和髋臼骨皮质形态不规则，髋臼和股骨头之间出现一灰色的区域，股骨头内有低信号环围成的中等信号区。

4. Ⅳ期 股骨头信号和形态较前期变化更明显，关节间隙变窄。

【MRI 表现】 一般使用 T_1WI、T_2^*WI、脂肪抑制 FSE 序列 T_2WI 和 STIR 序列来诊断软骨的早期病变。矢状面和冠状面扫描均可，前者可将股骨头和髋臼的软骨分辨清楚。高分辨率的磁共振扫描仪可显示软骨的三层结构：近关节表面的低信号带为组织学上的浅表切线层；深面的移行层为较高信号；最深层为低信号带，表示辐射层、基质钙化层和软骨下骨的混合。软骨的局

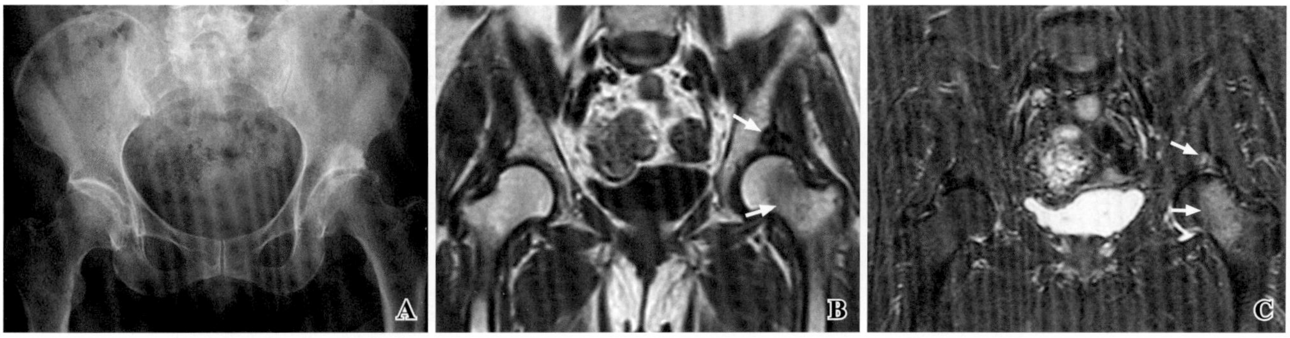

图 7-4-18 左髋关节炎 A. X 线平片：骨盆未见骨质密度政改变；B. 冠状面 T_1WI：左股头颈见片状低信号；C. 冠状面 STIR 像：左股头颈及髋臼见片状高信号，关节腔积液。

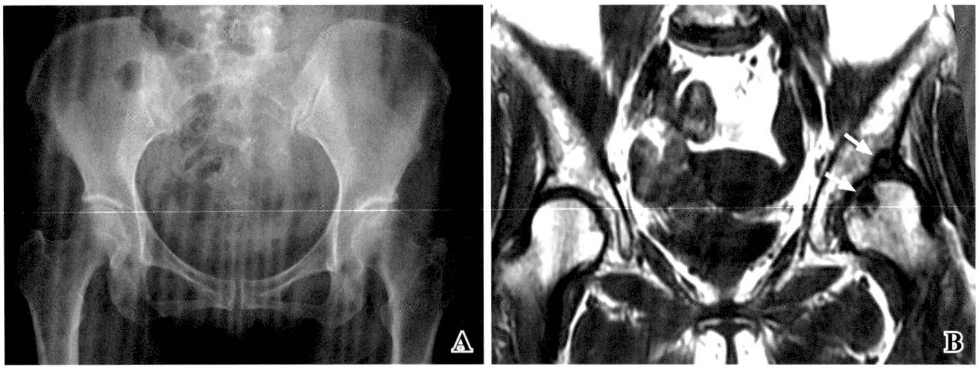

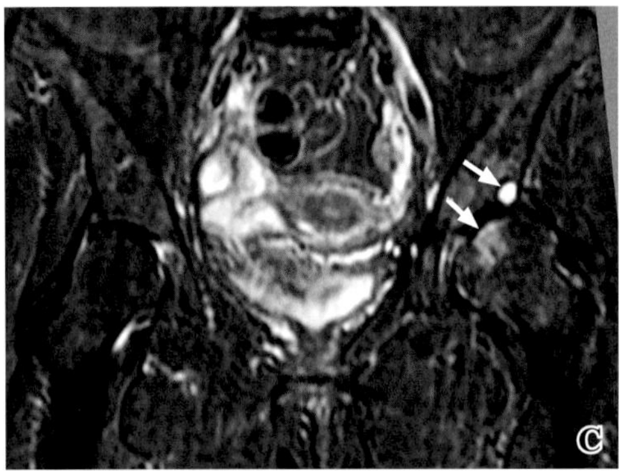

图 7-4-19 左髋骨关节炎 A.X 线平片：左股骨头骨质正常；B.冠状面 T_1WI：左股骨头及髋臼见圆形低信号；C.冠状面 STIR 像：病灶呈高信号，左关节间隙狭窄。

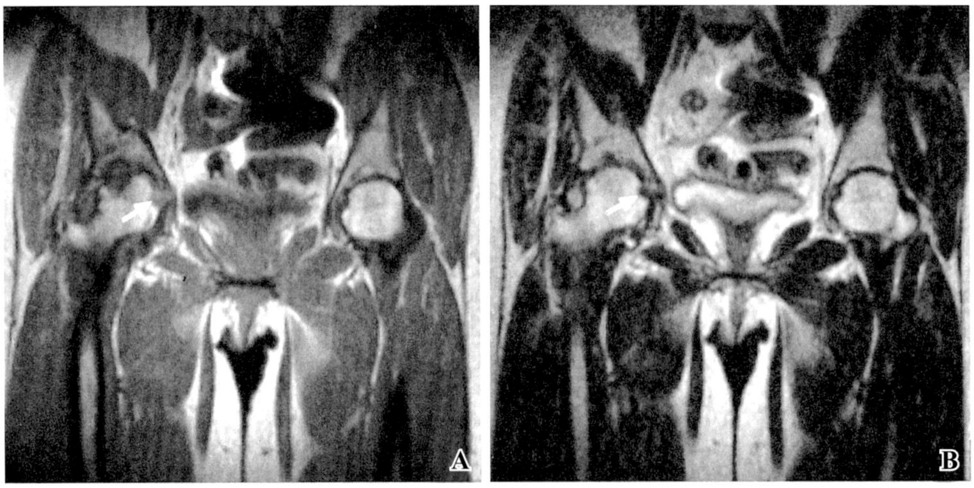

图 7-4-20 脱位后骨关节炎 右侧股骨头韧带信号升高（箭），为外伤所致；关节软骨破坏，间隙变窄。A.冠状面 T_1WI；B.冠状面 T_2WI。

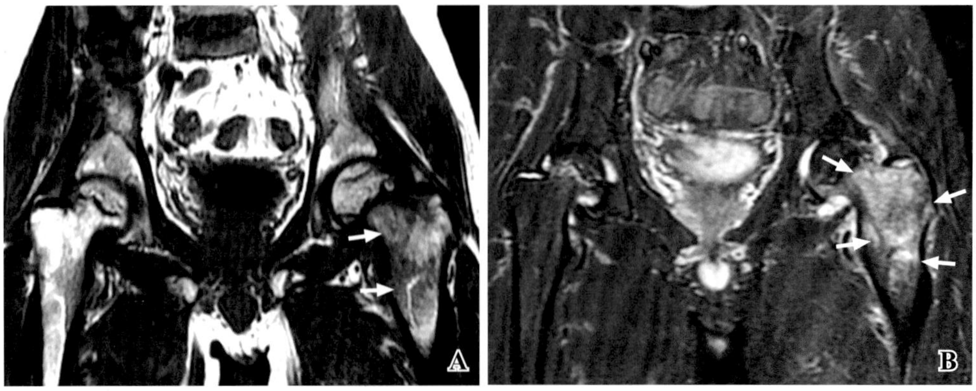

图 7-4-21 骨髓水肿 A.冠状面 T_1WI：左股头颈及粗隆见片状低信号（箭）；B.冠状面 STIR 像：左股头颈及粗隆见片状高信号，关节腔积液（箭）。

部变薄，表面不光滑，为软骨退变失水后的早期改变。

继而，髋臼外侧缘出现骨质增生，在 T_1WI 和 T_2WI 上均为低信号，骨质增生可长得很大甚至盖住股骨头；股骨头和髋臼软骨下骨内出现硬化带，在 T_1WI 和 T_2WI 上均为低信号；进一步发展，髋臼和股骨头内出现软骨下囊肿，在 T_1WI 上为低信号而在 T_2WI 上为高信号,其中充填滑液(图 7–4–19)；关节腔内的游离体，在 T_1WI 和 T_2WI 上均为低信号，该项诊断在 CT 图像明显，在 MRI T_2WI 上也颇为明显；最后股骨颈下缘新骨增生，髋关节腔逐渐变窄，甚至出现半脱位（图 7–4–20）。

骨髓水肿综合征

骨髓水肿综合征发病机制不明，可能与反射性交感神经营养不良综合征有关。多发生于中年男性或怀孕 3 个月左右的妇女，双侧均可发生，女性左髋多见。患者在无任何诱因的情况下出现髋部疼痛，并放射至膝关节，几周内出现活动不利，跛行。该病于 6 ~ 10 个月内可自愈，无后遗症，一般进行保守治疗，包括减轻负重和激素治疗。

实验室检查阴性，滑膜活检无异常或是轻微的慢性炎症改变。骨穿刺示骨更新加快和轻度充血。X 线检查在早期为阴性，发病至数周后，股骨头出现骨质疏松，但很少累及股骨颈和髋臼，关节间隙正常。核素扫描显示股骨头、股骨颈和大转子处出现放射性浓集。

股骨头至转子间线在 T_1 加权像上显示为低信号区，在 T_2WI、STIR 像和脂肪抑制 T_2WI 上信号均匀升高，但无局灶性的改变（图 7–4–21）。在冠状面上，较早就可显示关节积液。少量积液积聚在上方的髋臼唇隐窝和下方靠内侧的横韧带处。积液少于 2.7ml 时，患者并无不适；超过 6ml 时，即出现症状。当液体紧贴股骨颈全长，宽度超过 5mm 时，考虑为关节积液，在 T_1WI 上为低信号，在 T_2WI 上为高信号。大量积液时，内侧和外侧的关节囊均扩张、弯曲，此时矢状面和横断面均能显示。病变一般不累及周围软组织。 以上的 MRI 表现与骨髓内自由水增多有关。

由于许多疾病如骨髓炎、肿瘤、化脓性关节炎和股骨头缺血性坏死开始均表现为骨髓水肿，因此骨髓水肿综合征需与之相鉴别。在大多情况下，临床表现、实验室检查、关节液的培养和自愈性可帮助鉴别。但与股骨头缺血性坏死鉴别仍很困难，股骨头真正出现坏死的表现是负重区内局灶性信号的改变，但其常为弥漫性病变所掩盖，因此诊断时必须谨慎。

有学者曾将此病命名为“暂时性骨质疏松”，但病理上并未见到符合骨质疏松的改变。1992 年，Hofmann 将之称为“骨髓水肿综合征”，并对 10 例患者进行中心减压、病理检查。结果发现，股骨头中央骨髓间质水肿、坏死和纤维血管的增生完全符合早期股骨头缺血性坏死的病理改变。另外，许多学者如 Mitchell 和 Turner 等也提出了相同的见解，即骨髓水肿综合征是极早期可逆转的股骨头缺血性坏死的表现。有些患者股骨头内的修复使坏死停止，如 Arias 跟踪随访骨髓水肿病例 3 年，通过 MRI 发现其自愈；有些患者可能发展为缺血性坏死，如 Turner 和 Robinson 曾随访的骨髓水肿综合征患者最后演变为缺血性坏死。总之，本病的 MRI 随访十分重要，只有符合暂时性和自愈性者才被称为骨髓水肿综合征。

（张 欢 江 浩）

参考文献

[1] Conway WF，Totty WG，McEnery KW.CT and MR Imaging of the Hip.Radiology，1996，198: 297 ~ 299

[2] Stoller DW，Genant HK.Magnetic Resonance Imaging of the Knee and Hip.Arthritis Rheum，1990；33:441 ~ 443

[3] Wrazidlo W，Schneider S，et al.Imaging of the Hip Joint Hyaline Cartilage with MR Tomography Using a Gradient Echo Sequence with Fat-water Phase Coherence.ROFO，1990，152:56 ~ 60

[4] Porter BA.Low Field STIR Imaging of Avascular Necrosis，Marrow Edema and Infarction. Radiology，1987，165:83 ~ 87

[5] Shields AF，Porter BA，Churchley S，et al.The Detection of Bone Marrow Involvement by Lymphoma Using Magnetic Resonance Imaging.J Clin Oncol，1987，5:225 ~ 230

[6] Nokes SR，Volger JB，Spriter CE.Herniation Pits of the Femoral Neck:Appearance at MR Imaging.Radiology，1989，172:231 ~ 234

[7] Rizzo PF，Gould ES，Lyden JP，et al.Diagnosis of Occult Fractuers about the Hips.The Journal of Bone and Joint Surgery，1993，75-A:37 ~ 42

[8] Langer R，Langer A，Scholz A，et al.Femoral Head Perfusion in Patients with Femoral Fracture and Femoral Head Necrosis. JBRBTR，1993，76(3):46 ~ 49

[9] BeverlyMG，MichaelRW，RichardWH，et al.Early Osteonecrosis of the Femoral Head:Detection in High-risk Patients with MR Imaging.Radiology，1988，168:521 ~ 524

[10] Kopecky KK，Braunstein EM，Brandt KD，et al.Apparent Avascular Necrosis of the Hip: Appearance and Spontaneous Resolution of MR Findings in Renal Allograft Recipients. Radiology，1991，179:523 ~ 527

[11] Siffiqui AR，Kopecky KK，Wellman HN，et al.Prospective Study of MRI and SPE Bone Scans in Renal Allograft Recipients:Evisence for a Self Limited Subclinical Abnormality of the Hip.J Nucl Med，1993，34:381 ~ 386

[12] Chan TW，Dalinka MK，Steiberg ME，et al.MRI Appearance of the Femoral Head Osteonecrosis Following Core Decompression and Bone Grafting.Skeletal Radiol，12:102 ~ 107

[13] Jiangce, Shih TTF.Epiphyseal Scar of the Femoral Head:Risk Factor of Osteonecrosis. Radiology, 1994, 191:409 ~ 412
[14] 刘子君 . 骨关节病理学 . 第 1 版 . 北京 : 人民卫生出版社, 1992 年 .76 ~ 78
[15] Ricci C, Cova M, Kang YS, et al.Normal Age-related Patterns of Cellular and Fatty Bone Marrow Distribution in Axial Skeleton:MR Imaging Study.Radiology, 1990, 177:83 ~ 88
[16] Moore SG, Dawson KL.Red and Yellow Marrow in the Femur:Age Related Changes in Appearance at MR Imaging. Radiology, 1990, 175:219 ~ 223
[17] Jiangce, Shih TF.Epiphyseal Scar of the Femoral Head:Risk Factor of Osteonecrosis. Radiology, 1994, 191:409 ~ 412
[18] Mitchell DG, Rao VM, Dalinka M, et al.Hematopoietic and Fatty Bone Marrow Distribution in the Normal and Ischemic Hip:New Observations with 1.5-T MR Imaging.Radiology, 1986, 161:199 ~ 208
[19] Thickman DE, Axel L, Kressel HY.Magnetic Resonance Imaging of Avascular Necrosis of the Femoral Head.Skeletal Radiol.1993, 15:133 ~ 140
[20] Fordy MJF, Solomon L.Early Detection of Avascular Necrosis of the Femoral Head by MRI. J Bone Joint Surg[Br], 1993, 75-B:365 ~ 367
[21] Duda SH, Micheal Lanado, Fritz Schick.The Double Line Sign of Osteonecrosis:Evaluation on Chemical Shift MR Images. European Journal of Radiology, 1987, 162:233 ~ 238
[22] Mitchell DG, Joseph PM, Michael Fallon.Chemical Shift MR Imaging of the Femoral Head: An in Vitro Study of Normal Hips and Hips with Avascular Necrosis.AJR, 1987, 148:1159 ~ 1164
[23] Javier Beltran, Herman LJ Bur JM.Femoral Head Avascular Necrosis:MR Imaging with Clinical Pathologic and Radionuclide Correlation.Radiology, 1988, 166:215 ~ 220
[24] Turner DA, Templeton AL, Selzer PM.Femoral Capital Ostenecrosis:MR Finding of Diffuse Marrow Abnormalities without Focal Lesions.Radiology, 1989, 171:135 ~ 140
[25] Javier Beltran, Herman LJ Bur JM.Femoral Head Avascular Necrosis:MR Imaging with Clinical Pathologic and Radionuclide Correlation.Radiology, 1988, 166:215 ~ 220
[26] Mitchell DG, Rao VM, Dalinka MK, et al.Femoral Head Avascular Necrosis:Correlation of MR Imaging, Radiographe Staging, Radionuclide Imaging and Clinical Findings.Radiology, 1987, 162:709 ~ 715
[27] Totty WG, Murphy WA, Granz WI, et al.Magnetic Resonance Imaging of the Normal and Ischemic Femoral Head. AJR, 1984, 143:1273 ~ 1280
[28] Mitchell DG.Using MR Imagimg to Probe the Pathophysiology of Osteonecrosis.Radiology, 1989, 171:25 ~ 26
[29] Nadel SN, Debatin JF, Richardson WJ, et al.Detection of Acute Avascular Necrosis of the Femoral Head in Dogs:Dynamic Contrast-enhanced MRI vs Spin-echo and STIR Sequences.AJR, 1992, 159:1255 ~ 1261
[30] Brody AS, Munro Strong, George Babikian.Avascular Necrosis:Early MRI and Histologic Findings in a Canine Model.AJR, 1987, 157:341 ~ 345
[31] Maria cova, Kang YS, Hiroshi Tsukamoto, et al.Bone Marrow Perfusion Evaluated with Gadolinium Enhanced Dynamic Fast MRI in a Dog Model.Radiology, 1991, 179:535 ~ 539
[32] Kunio Takaoka, Toshiro Yoshika, Tohru Hosoya, et al.The Repaire Process in Experimentally Induced Avascular Necrosis of the Femoral Head in Dogs.Arch Orthop Traumat Surg, 1981, 99:109 ~ 115
[33] Mitchell DG, Steinberg ME, Dalinka MK, et al.Magnetic Resonance Imaging of the Femoral Head Alterations within the Osteonecrotic, Viable, and Reactive Zone.Clinical Orthopaedics and Related Research, 1989, 244:60 ~ 77
[34] Thurman Gillespy Ⅲ .Magnetic Resonance Imaging of Osteonecrosis.Radiologic Clinics of North America, 1986, 24:193 ~ 207
[35] Pierre L, Eric D, Christophe C, et al.Early-stage Avascular Necrosis of the Femoral Head:MR Imaging for Prognosis in 31 Cases with at Least 2 Years of Follow-up.Radiology, 1993, 187.199 ~ 204
[36] Koh S, Moriya, Akaita, et al.Prediction of Collapse with Magnetic Resonance Imaging of Avascular Necrosis of the Femoral Head.The Journal of Bone and Joint Surgery, 1994, 76-A:215 ~ 224
[37] Mitchell DG, Kressel HY, Arger P, et al.Avascular Necrosis of Femoral Head:Morphologic Assessment by MR Imaging with CT Correlation.Radiology, 1986, 161:739 ~ 742
[38] Mitchell DG, Kundel HL, Steinberg ME, et al.Avascular Necrosis of the Hip:Comparisn of MR, CT and Scintigraphy. AJR, 1986, 147:67 ~ 71
[39] Markisz JA, Knowles RJR, Altchek DW, et al.Segmental Patterns of Avascular Necrosis of the Femoral Heads:Early Detection with MR Imaging.Radiology, 1987, 162:717 ~ 720
[40] Ficat RP.Idiopathic Bone Necrosis of the Femoral Head:Early Diagnosis and Treatment. J Bone Joint Surg[Br], 1985, 67:59 ~ 61
[41] Eckerwall G, Hochbergs P, Simesen K, et al.Metaphyseal Histology and Magnetic Resonance Imaging in Legg-Calve-Perthes Disease.J Pediater Orthop, 1997, 17(5):659 ~ 662
[42] Catterall A, Pringle H, Byers PD, et al.A Review of the Morphology of Perthes Disease.J Bone Joint Surg, 1982, 64:269 ~ 271
[43] Lahdes VT, Lamminen AE, Merikanto EO.et al.Growth Plate in Primary Osteocjondritis Dissecans of the Hip:A Prospective Study With MRI.Rev-Chir-Orthop-Reparatrice-Appar-Mot, 1995, 81(5):395 ~ 403
[44] Lahdes VT, Lamminen AE, Marttinen EJ, et al.MRI in Late Sequelae of Perthes Disease:Imaging Findings and Symptomatology in Ten Hips.Pediatr-Radiol, 1996, 26(9):640 ~ 645
[45] Sebag G, Ducou Le, Pointe H, et al.Dynamic Gadolinium-enhanced Subtraction MR Imaging——A Simple Technique for the Early Diagnosis of Legg-Calve-Perthes Disease:Preliminary Results.Pediatri Radiol, 1997, 27(3):216 ~ 220
[46] Jaramillo D, Kasser JR, Villegas-Medina OL, et al.Cartilaginous Abnormalities and Growth Disturbances in Legg-Calve-Perthes Disease:Evaluation with MR Imaging.Radiology, 1995, 197(3):767 ~ 773
[47] Shigeno Y, Evans GA.Revised Arthrographic Index of Deformity for Perthes Disease. J Pediatr Orthop, B, 1996,

5(1):44 ～ 47

[48] Exner-Gu, Frey-E.Hip Dysplasia in Infancy.Proton Spin Tomography and Computerized Tomography.Orthopade, 1997, 26(1):59 ～ 66

[49] Johnson ND, Wood BP, Jackman KV, et al.Complex Infantile and Congenital Hip Dislocation: Assessment with MR Imaging.Radiology, 1988, 168:151 ～ 156

[50] Mcnally EG, Tasker A, Benson MK, et al.MRI after Operative Reduction for Developmental Dysplasia of the Hip.J Bone Joint Surg[Br], 1997, 79(5):724 ～ 726

[51] Kashiwagi N, Suzuki S, Kasahara Y, et al.Prediction of Reduction in Developmental Dysplasia of the Hip by Magnetic Resonance Imaging.J Pediatr Orthop, 1996, 16(2):254 ～ 258

[52] Skaggs DL, Kaminsky CK, Eskandr-Richards E, et al.Psoas over the Brim Lenbthenings. Anatomic Invesstigation and Surgical Technique.Clin Orthop, 1997, 339:174 ～ 179

[53] Hubbard AM, Dormans JP.Evaluation of Developmental Dysplasia, Perthes Disease, and Neuromuscular Dysplasia of the Hip in Children before and after Surgery:An Imaging Update.AJR, 1995, 164(5):1067 ～ 1073

[54] Haake M, Wirth T, Griss P.False-positive Sonographic Hip Examination in Newborns with Congenital Varus Deformity of the Proximal Femur.Arch Orthop Trauma Surg, 1995, 114:274 ～ 277

[55] Doaldson JS, Feinstein KA.Imaging of Gevelopmental Dysplasia of the Hip.Pediatr Clin North Am, 1997, 44(3):591 ～ 614

[56] Kruczynski J, Ziemianski A, Borkowski W, et al.Changes in the Subcapital Growth Plate Due to Avascular Necrosis after Treatment for Congenital Dislocation in Radiologic, Tomographic and MR Examinations.Chir-Naradow-Ruchu-Orthop-Pol, 1995, 60(5):377 ～ 383

[57] Feydy A, Carlier RY, Mompoint D, et al.Bilateral Slipped Capital Femoral Epiphysis Occuring in an Adult with Acromegalic Gigantism.Skeletal Radiol, 1997, 26(3):188 ～ 190

[58] Magnano GM, Lucigrai G, De Filippi C, et al.Diagnostic Imaging of the Early Slipped Capital Femoral Epiphysis.Radiol Med, 1998, 95(1):16 ～ 20

[59] Umans H, Leibling MS, Moy L, et al.Slipped Capital Famoral Epiphysis:A Physeal Lesion Diagnosed by MRI, with Radiographic and CT Correlation.Skeletal Radiol, 1998, 27(3):139 ～ 144

[60] Pere P, Grignon B, Pourel J, et al.Supra-Acetabular Insufficiency Fractures:Role of Fluride Treatment and Vitamin D Deficiency.Br J Rhematol, 1997, 36(5):603 ～ 605

[61] Pandey R, McNally E, Ali A, et al.The Role of MRI in the Diagnosis of Occult Hip Fractures. Injury, 1998, 29(1):61 ～ 63

[62] Blum A, Pere P, Grigon B, et al.Insufficiency Fractures of the Ilium. Rev Rhum Engl Ed, 1997, 64(10):542 ～ 548

[63] Timsit MA, Liote F, Touchard P, et al.Rev Rhum Engl Ed, 1996, 63(5):364 ～ 366

[64] Blickenstaff LD, Morris JM.Fatigue Fracture of the Femoral Neck.J Bone Joint Surg(Am), 1996, 48:1031

[65] Deutsch AL.Occult Fractures of Proximal Femur:MR Imaging. Radiology, 1989, 170:113

[66] Bogost GA, Lizerbram EK, Crues JV.MR Imaging in Evaluation of Suspected Hip Fracture: Frequency of Unsuspected Bone and Soft Tissue Injury.Radiology, 1995, 197:263

[67] Quinn SF, McCarthy JL.Prospective Evaluation of Patients with Suspected Hip Fracture and Indeterminate Radiographs:Use of T_1-weighted MR Images.Radiology, 1993, 187:469

[68] Speer KP, Spritzer CE, Harrelson JM, et al.MRI of the Femoral Head after Acute Intracapsular Fracture of the Femoral Neck.J Bone Joint Surg, 1990, 72:98 ～ 103

[69] Lang P, Mauz M, Schorner W, et al.Acute Fracture of the Femoral Neck: Assessment of Femoral Head Perfusion Using Gd-DTPA Enhanced MR Imaging.AJR, 1993, 160:335 ～ 341

[70] Grangier C, Garcia J, Howarth NR, et al.Role of MRI in the Diagnosis of Insufficiency Fractures of the Sacrum and Acetabular Roof.Skeletal Radiol, 1997, 26(9):517 ～ 524

[71] May DA, Purins JL, Smith DK.MR Imaging of Occult Traumatic Fractures and Muscular Injuries of the Hip and Pelvis in Elderly Patients.AJR, 1996, 166(5):1075 ～ 1078

[72] Montgomery KD, Potter HG, Helfet DL.MR Venography to Evaluate the Deep Venous System of the Pelvis in Patients who Have an Acetabular Fracture.J Bone Joint Surg, 1995, 77(11):1639 ～ 1649

[73] Hodler J, Yu JS, Goodwin D, et al.MR Arthrography of the Hip:Improved Imaging of the Acetabular Labrum with Histologic Correlation in Cadavers.AJR, 1995, 165:887

[74] Petersilge CA, Haque MA, Petersilge WJ, et al.Acetabular Labral Tears:Evaluation with MR Arthrography.Radiology, 1996, 200(1):231 ～ 235

[75] Czerry C, Hoffmann S, Neuhold A, et al.Lesions of the Acetabular Labrum:Accuracy of MRI and MR Arthrography in Detection and Staging.Radiology, 1996, 200:225

[76] Nishii T, Nakanshi K, Sugano N, et al.Acetabular Labral Tears:Contrast-enhanced MRI under Continous Leg Traction. Skeletal Radiology, 1996, 25(4):349 ～ 356

[77] Li KG, Higgs J, Aisen AM, et al.MRI in Osteoarthritis of the Hip:Gradations of Severity. Magn Reson Imaging, 1988, 6:229 ～ 236

[78] Modl JM, Sether LA.Articular Cartilage:Correlation of Histologic Zones with Signal Intensity at MRI.Radiology, 1991, 181:853 ～ 855

[79] Arias C, Putz-P.Transient Osteoporosis of the Hip and Magnetic Nuclear Resonance.Acta-Orthop-Belg, 1996, 62(4):225 ～ 228

[80] Johan LB.Transient Osteoporosis of the Hip:MR Imaging. Radiology, 1988, 167:753 ～ 755

[81] Moss SG, Schweitzer ME, Jacobson JA.Hip Joint Fluid:Detection and Distribution at MR Imaging and US with Cadaveric Correlation.Radiology, 1998, 208(1):43 ～ 48

[82] Tamburrini O, Sessa M, Della SM, et al.Transient Osteoporosis of the Hip in Magnetic Resonance Imaging. Radiol-Med-Torino, 1995, 90(3):187 ～ 193

[83] Hofmann S, Engel A, Neuhold A, et al.Bone-marrow Oedema Syndrome and Transient Osteoporosis of the Hip.J Bone Joint Surg, 1993, 75-B:210 ～ 216

第八章　膝　关　节

自从MRI用于膝关节半月板疾病的诊断以来，膝关节疾患的诊断有了很大发展，目前MRI已成为各种膝关节疾病常规的，甚至是首选检查方法。

第一节　膝关节的MRI检查方法

一、序列的选择

常规的膝关节MRI检查应包括横断面、矢状面和冠状面。虽然目前没有一个简单、适宜的膝关节检查程序，但是膝关节MRI检查的主要脉冲序列有以下几个：①SE序列：T_1加权、T_2加权和质子密度加权。②FSE序列：T_2加权、质子密度加权。③GE序列：FGE、三维序列。④脂肪抑制技术：FSE序列FS技术T_2加权和反转恢复序列。⑤髌骨的特殊检查技术：髌骨的动态扫描，髌骨软骨的显示（FGE序列、FS技术）。⑥静注造影剂：SE序列T_1加权和FS技术，主要用于观察膝关节组成骨和周围软组织的肿瘤。⑦关节内注射造影剂：SE序列T_1加权和FS技术，主要用于半月板修补术前、部分切除术或重建术后再撕裂的诊断。

掌握膝关节MRI检查序列选择的原则，可以更好地完成膝关节的MRI检查，从而获得较高的准确率。其基本原则是：第一，在3个扫描断面上（横断面、矢状面、冠状面）一般应有其他形式的T_2加权，如T_2^*加权、STIR序列等，可以弥补常规T_2加权的不足，以便更清晰地显示骨挫伤和肌肉损伤，甚至是软骨损伤。第二，依临床诊断及既往的扫描图像，根据不同序列的特点来选择对所要显示的结构能最好成像的序列，如FSE序列，对半月板内轻微的信号和形态改变的显示比较困难，而使用矢状面GE序列T_1加权、T_2加权扫描可以提高半月板病变诊断的准确性。第三，不能用某些特殊序列取代常规序列，例如，T_2^*加权辐射状扫描对于半月板－关节囊解剖关系的显示及评估周边性半月板撕裂很有价值，但并不能替代常规的矢状面扫描，因辐射状扫描对其他结构的显示欠佳。

二、膝关节损伤的MRI检查常规序列

膝关节表面线圈的应用，能够提高信噪比、减少伪影，从而获得良好的膝关节MRI图像。膝关节损伤的MRI检查常规使用：①横断面：T_1加权。②矢状面：质子密度加权、T_2加权和STIR序列。③冠状面：质子密度加权、T_2加权。另外可选择使用GE序列三维成像、磁共振关节造影。

三、成像平面的选择

可将经髌股关节的横断面扫描图像作为矢状面和冠状面的定位图像。半月板的病变主要在矢状面显示，但要全面了解半月板的形态和信号变化，需用冠状面甚至是辐射状扫描图像作补充。矢状面能较好地显示交叉韧带，尤其是10°～15°外旋的斜矢状面，而冠状面和横断面可作为补充。胫侧副韧带、腓侧副韧带在冠状面上显示较好，横断面作为补充。内、外侧胫股关节在冠状面和矢状面上显示较佳，而髌股关节最好在横断面和矢状面上显示。

四、层厚、像素

常规膝关节MRI检查的扫描层厚不应超过5mm。

一般横断面和冠状面采用 4mm 层厚，矢状面采用 3 ～ 4mm 层厚。如果需要更薄层的扫描，可以在三维图像中进行薄层重建。用于观察半月板病变的扫描图像，其层厚最厚是 5mm。若采用 1mm 层厚的横断面扫描可获得 6 ～ 8 层半月板的横断面，它能够显示半月板关节囊缘的撕裂形态。儿童的膝关节较小，可采用 3mm 层厚的冠状面和矢状面扫描。像素矩阵多采用 256×256 或 256×192。视野多为 10 ～ 16cm。

五、膝关节位置的摆放

患者膝关节多取自然伸直位，也可将膝关节常规置于 10° ～ 15° 的外旋位（使前交叉韧带的纤维排列方向和矢状面扫描的方向平行）。注意，如果膝关节过度外旋，将使股骨髁的前后径延长，尤其是股骨外侧髁，并使半月板的正常解剖结构显示不清。相应的另一种替代方法是进行斜矢状面扫描，使扫描方向和前交叉韧带平行。具体的步骤是，用一个通过股骨髁间窝的横断面图像为定位像，在内髁、外髁后缘画切线，自髁间窝的中心点作切线的垂直线，斜矢状面方向为垂直线的内侧，和垂直线呈 10° ～ 15°（图 8–1–1）。

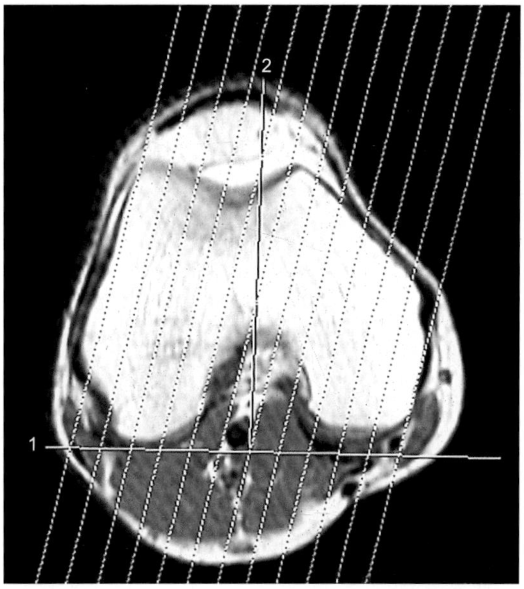

图 8–1–1　线 1 为内、外髁后缘的切线，线 2 为垂直线，其余为右膝的斜矢状面的扫描方向

六、伪影和膝关节图像的拍摄

膝关节 MRI 检查最常见的伪影是动脉的搏动伪影，可以通过改变矢状面上的相位和频率编码方向来减少或消除。在拍摄过程中，要调节适当的窗宽、窗位来清晰地显示膝关节的结构，这与 CT 的窗宽、窗位不同，MRI 无相对固定的模式，虽然可以用高对比度、较窄的窗宽照片来重点显示纤维软骨半月板内的异常信号，但没必要作为常规。

（丁晓毅　管永靖　江　浩）

第二节　膝关节的正常解剖

膝关节是全身中结构最复杂、所受的杠杆作用最强、损伤最多的关节。它由三个部分所构成，分别是由股骨下端和胫骨上端构成的内、外侧胫股关节，及由髌骨和股骨髌面构成的髌股关节。

股骨下端膨大形成两个髁，即内侧髁、外侧髁。后面观，两者呈圆形且互相平行；而在前面，两个髁间变平，且由内向外倾斜，内侧髁横径较外侧髁宽，纵径较外侧髁短（图 8–2–1）。 股骨两髁之间为髁间窝。胫骨上端也膨大成为胫骨内、外侧髁，其关节面光滑，故称为胫骨平台（图 8–2–2）。胫骨内、外侧髁之间骨质粗糙，其上突部分为髁间隆起，前、后方各有一个窝，分别称为髁间前区和髁间后区。在胫骨外侧髁外下方还有一个关节面，和腓骨头组成胫腓近侧关节，该关节不和膝关节相通。

髌骨呈尖端向下的三角形（图 8–2–3），上方与股四头肌腱相连，下端通过髌韧带连于胫骨粗隆。髌骨的后面为软骨面，与股骨髌面构成髌股关节。在髌骨的软骨面上有两条纵嵴，中央嵴的形状与股骨之凹槽相适应并将髌骨软骨面划分为内、外两个面。内侧面较小而外侧面较大，内侧的软骨面较厚。内侧嵴又将内侧关节面分为内侧面及内侧偏面（图 8–2–4）。

膝关节的关节囊和局部增厚的韧带是保护膝关节、维持膝关节稳定性的重要结构。关节囊前方为股四头肌腱，髌韧带覆盖、保护。在髌骨和髌韧带的两侧有阔筋膜及股四头肌腱向两侧扩展的部分所加强。关节囊后方则由半膜肌附着点之一向外上方的反折部分所加强，称为腘斜韧带。内侧关节囊分为前、中、后三个部分，中部较厚，形成了胫侧副韧带的深层；其内缘与内侧半月板体部外缘紧密相连；后部斜行，称为后斜韧带（图 8–2–5）。外侧关节囊偏后方有腘肌腱斜行穿过进入关节。

膝关节的内侧、外侧及后方均有关节外韧带保护和加强。胫侧副韧带，由深、浅两层组成。浅层是通常所称的胫侧副韧带，由平行的和斜行的纤维所组成，起自股骨内侧收肌结节之下，止于胫骨的内侧，相当于胫骨粗隆水平，长度约 11cm，宽度约 1.5cm；深层为浅层下方的关节囊增厚所致。深、浅两层的后缘互相融合形

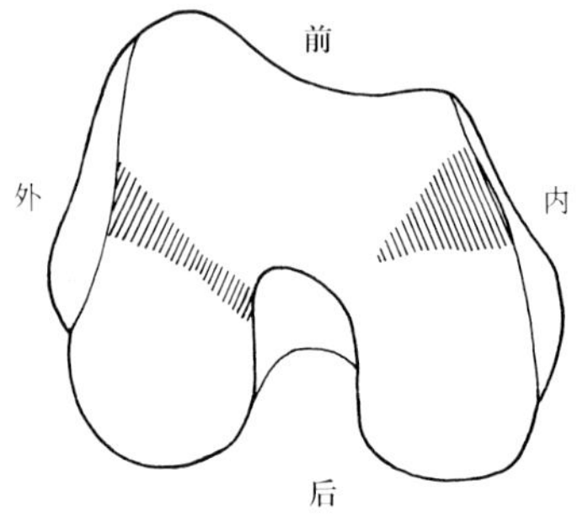

图 8-2-1　股骨髁下端（下面观）

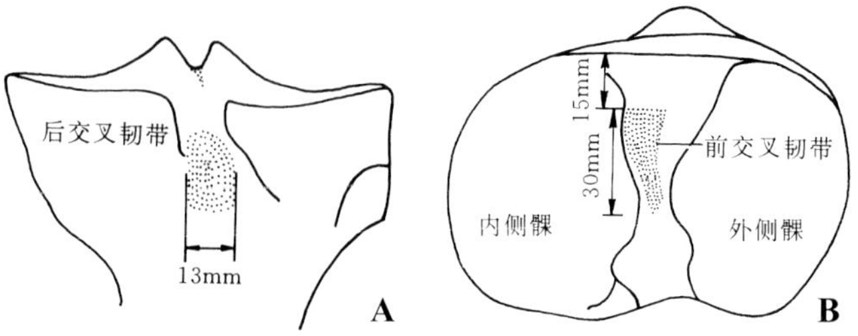

图 8-2-2　胫骨平台　A. 前面观；B. 上面观。

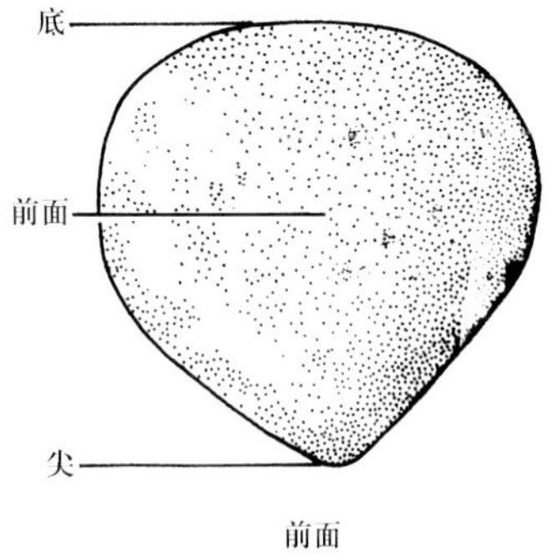

图 8-2-3　髌骨前面观

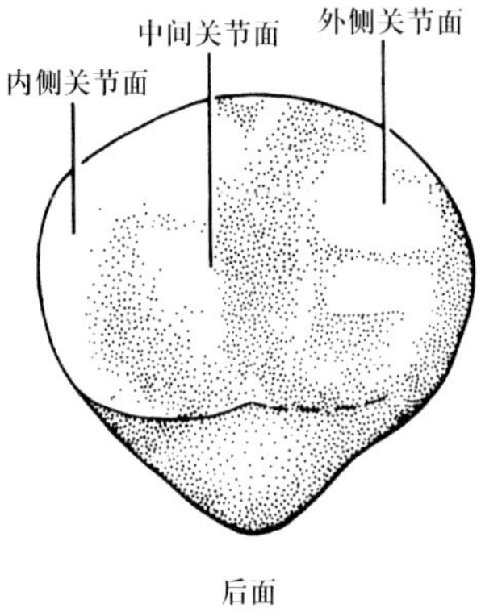

图 8-2-4　髌骨后面观

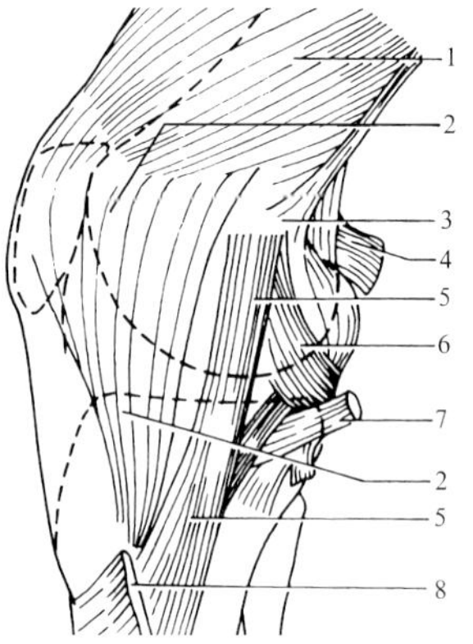

图 8-2-5　膝关节的内侧结构　1. 股内侧肌；2. 髌内侧支持带；3. 收肌结节；4. 腓肠肌内侧头；5. 胫侧副韧带；6. 后斜侧副韧带；7. 半膜肌；8. 大鹅足。

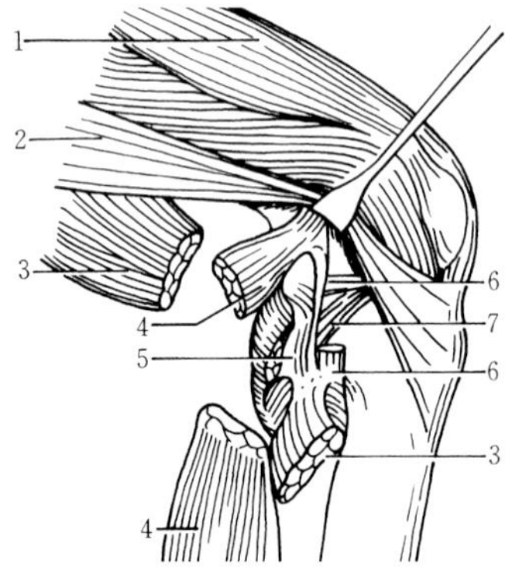

图 8-2-6　膝关节的的外侧结构　1. 股直肌；2. 髂胫束；3. 股二头肌；4. 腓肠肌外侧头；5. 弓状韧带；6. 腓侧副韧带；7. 腘肌腱。

成后斜韧带（胫侧副韧带的斜部）。深、浅两层之间有一小滑囊协助两者之间的活动。深层纤维的内缘和半月板紧密结合，并以半月板为分界分为上方的板股韧带和下方的半月板胫骨韧带。半月板胫骨韧带的纤维很短，但当膝关节屈曲时，允许半月板在该纤维的长度范围内向前后活动。如果该韧带断裂，不仅丧失了对半月板的控制，而且可造成关节旋转的不稳定。胫侧副韧带的功能主要是防止膝关节外翻。胫侧副韧带的前部纤维在膝关节各种位置都处于紧张状态，而后部纤维在膝关节屈曲时松弛。当膝关节伸直时，胫侧副韧带绷紧，限制过伸；当膝关节屈曲时，关节囊松弛，主要由胫侧副韧带的前部纤维阻止膝关节外翻，并且随着膝关节屈曲的增加，其作用加强。当前交叉韧带功能有缺陷时，胫侧副韧带浅层和内侧半月板具有阻止胫骨前移的作用。腓侧副韧带，起自股骨外上髁上方，止于腓骨头下方，呈一个圆索状结构，长约 5 ~ 7cm。在经过关节间隙时有腘肌腱将其与外侧半月板隔开。腓侧副韧带的后部纤维与其深面的关节囊相混合，参与形成腘弓状韧带，其起自腓骨头，上行分为两束，外束与腘肌腱融合止于股骨外侧髁，内束覆盖于腘肌的后上部，止于胫骨后面（图 8-2-6）。腓侧副韧带在膝关节屈曲时呈松弛状态，其余位置均保持紧张。其功能是防止膝关节内翻，并于膝后外侧结构一起防止膝关节的内翻和外旋。

膝关节的交叉韧带是稳定膝关节的重要结构，分为前交叉韧带、后交叉韧带，均属关节内、滑膜外结构。前交叉韧带自胫骨髁间前区斜向外后上方，呈散开状止于股骨外侧髁的内侧面后部（图 8-2-7）。前交叉韧带可以分为两个功能不同的纤维束，前内侧股和后外侧股，但在大体解剖上难以区分，因为它们并不作为独立的结构存在。前交叉韧带在膝关节任何位置都保持紧张状态，以维持膝关节的稳定性。在膝关节屈曲时，较长且强的前内侧股绷紧；而在膝关节伸直时，较短和弱的后外侧股绷紧。前交叉韧带的功能是防止胫骨向前移

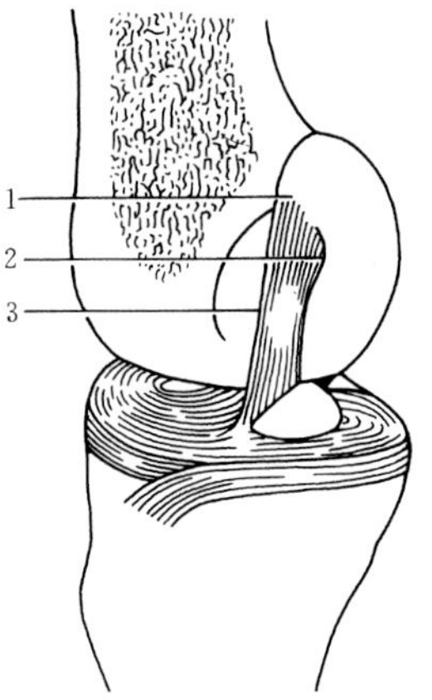

图 8-2-7 前交叉韧带（伸直位） 1. 前内侧股附着点；2. 后外侧股附着点；3. 前内侧纤维。

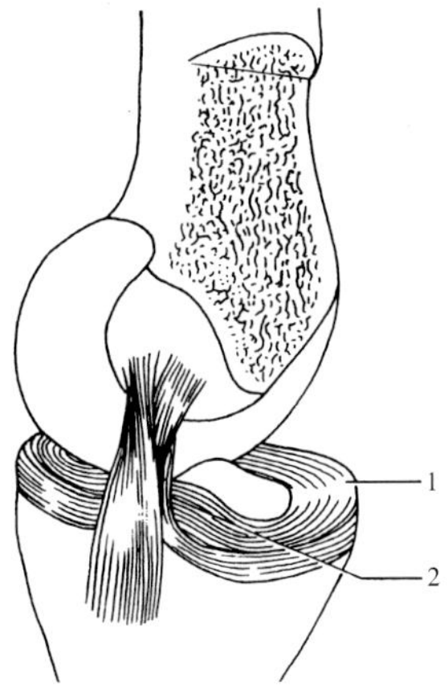

图 8-2-8 后交叉韧带（伸直位） 1. 外侧半月板；2. Humphry 韧带。

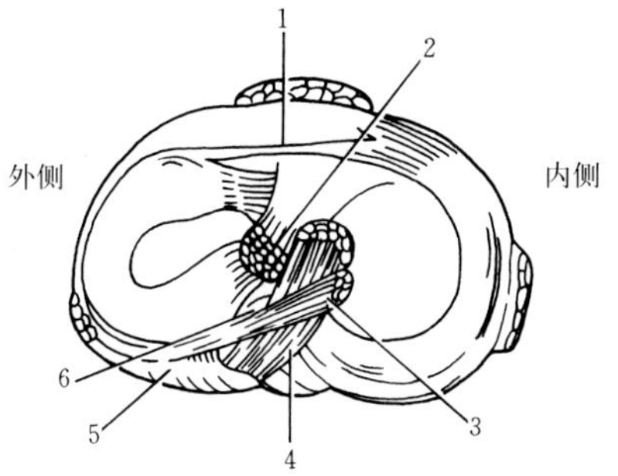

图 8-2-9 半月板解剖结构 1. 横韧带；2. 前交叉韧带；3. Wrisberg 韧带；4. 后十字韧带；5. 腘肌；6. Humphry 韧带。

动，并与侧副韧带、关节囊后方增厚部一起限制膝部过伸。在小腿固定的情况下，防止股骨内旋。后交叉韧带自胫骨髁间后区斜向内前上方，止于股骨内髁的外侧面（图 8-2-8）。后交叉韧带由前外侧股和后内侧股所组成。前外侧股较大，在膝关节屈曲时绷紧，伸直时松弛；后内侧股较细，在膝关节屈曲时松弛，而在伸直时绷紧。约有 10% 的人，其后交叉韧带中可看到一个小的后斜股。后交叉韧带的功能是防止胫骨向后移位。前交叉韧带与后交叉韧带相互交叉（图 8-2-9）。膝关节的滑膜在交叉韧带处，自后向前绕经交叉韧带下形成反折，将膝关节后方隔开，因此膝关节内、外侧仅在前方相交通。

胫骨和股骨之间有纤维软骨组成的内、外侧半月板，其上面微凹，与股骨内、外髁相适应，而其下面平坦，与胫骨平台相连接。半月板分为前角、体部、后角三个部分，其间无明显分界。半月板内纤维呈有规律的环形和横向排列。环形纤维占大部分，维持着半月板的形状；横向纤维连接半月板的外缘和内缘，形成半月板的抗张强度（韧性），半月板的抗张强度随着年龄的增长而增加。这也能说明青壮年比老年人的半月板更易发生纵行撕裂。横向纤维被半月板中部的穿通纤维分为上、下两层。半月板的Ⅱ级退变与半月板内水平走向为主的穿通纤维索有关。内侧半月板为一环形软骨。后角比前角宽。前角纤维附着于前交叉韧带前、胫骨两髁之间。有些纤维伸过关节前方，与外侧半月板前角相连接，形成膝横韧带。后角附着于胫骨髁间后区，正好在后交叉韧带之前和外侧半月板后角纤维之下。在关节囊一侧，疏松地附着于关节囊，仅于胫侧副韧带处连接紧密，并限制半月板的活动。外侧半月板为一 2/3 环形软骨（其“C”形开口较内侧半月板为小），其前角、体部、后角的宽度相近，且比内侧半月板为宽，其前角附着于前交叉韧带后面，并与其混合，后角就附着在胫骨髁间隆起后方。大多数外侧半月板从后角发出的一小韧带，固定于股骨内侧髁外侧面。此韧带经过后交叉韧带前面或后面，若位于前面称为 Humphry 韧带，而位于其后者则称为 Wrisberg 韧带（图 8-2-9）。外侧半月板的侧方与关节囊通过短纤维相连，但与腓侧副韧带间有腘肌腱隔开。后外侧与腘肌腱相邻，但其间有一滑囊相隔。内、外侧半月板后缘分别有半膜肌及腘肌附着，依靠肌肉的作用可牵拉相关的半月板后移。半月板外围 1/3 部分有血管供应和神经支配。血供来自于膝内、外侧动脉所形成的关节囊毛细血管丛，血管丛发出穿通支进入半月板，在半月板内形成环状血管环及辐射状分布的小分支。半月板内侧 2/3 部分无血液供应，其营养来自滑液，亦无神经支配，因此半月板撕裂引起的疼痛必定是由于损伤了半月板的外 1/3 或是其韧带附着处受到牵扯。半月板能吸收部分体重的作用力和地面的反作用力而起缓冲作用。1974 年，Seedhom 等估计，内侧半月板约占整个膝关节全部负荷的 57%，外侧占 69%。半月板有一定的活动度，在膝关节伸直过程中对最后伸直拧紧的功能起重要作用。半月板使关节面并不匹配的股骨下端与胫骨平台紧密配合，维持膝关节的稳定性并发挥其活动功能，增加股骨的接触面积而减少作用在负重面上的关节软骨上的压力。半月板还具有防止滑膜接触的作用。

（丁晓毅　管永靖　江　浩）

第三节 正常膝关节的MRI表现

一、正常膝关节各个结构在常规序列中的信号强度（表8-3-1）。

表8-3-1 正常膝关节各个结构的信号强度

	SE序列 T_1加权	FSE序列 T_2加权	GE序列 T_2^*加权	STIR序列	FS技术
皮下脂肪	高	高	高	低	低
肌肉	中	中	中	中	中
韧带	低	低	低	低	低
半月板	低	低	低	低	低
软骨下骨	低	低	低	低	低
骨髓	高	高	高	低	低
软骨	中	中低	中高	低	中低
滑液	低	高	低	高	高

二、横断面（图8-3-1）

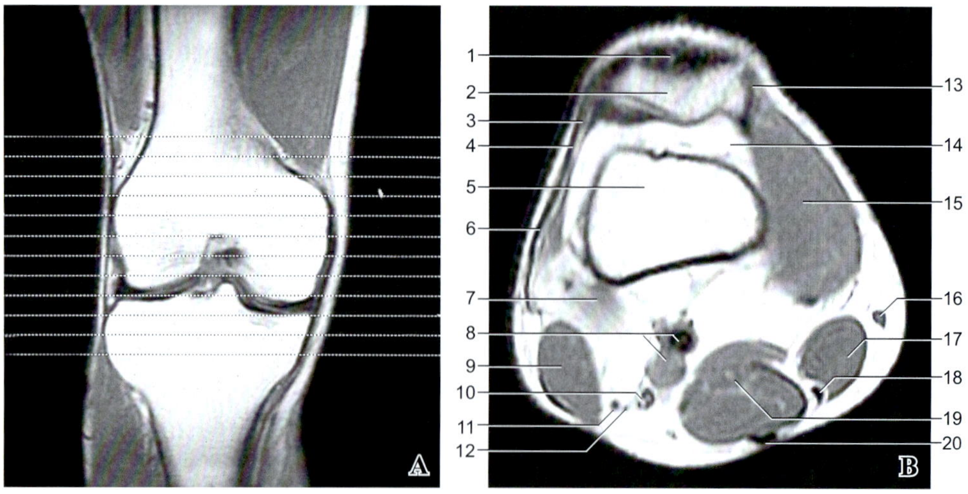

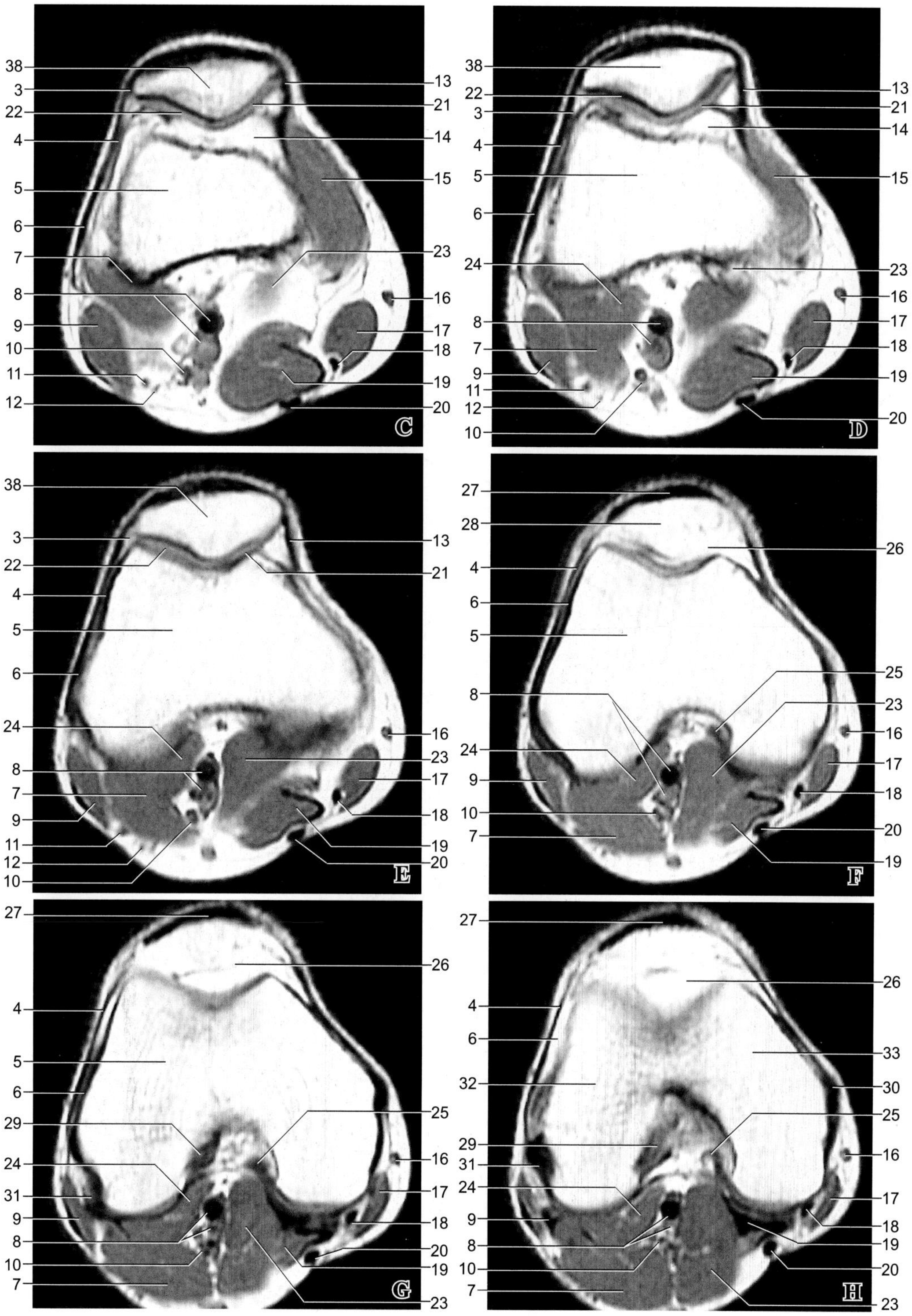
38
3
22
4
5
6
7
8
9
10
11
12
13
21
14
15
23
16
17
18
19
20
C
38
22
3
4
5
6
24
8
7
9
11
12
10
13
21
14
15
23
16
17
18
19
20
D
38
3
22
4
5
6
24
8
7
9
11
12
10
13
21
16
23
17
18
19
20
E
27
28
4
6
5
8
24
9
10
7
26
25
23
16
17
18
20
19
F
27
4
5
6
29
24
31
9
8
10
7
26
25
16
17
18
20
19
23
G
27
4
6
32
29
31
24
9
8
10
7
26
33
30
25
16
17
18
19
20
23
H

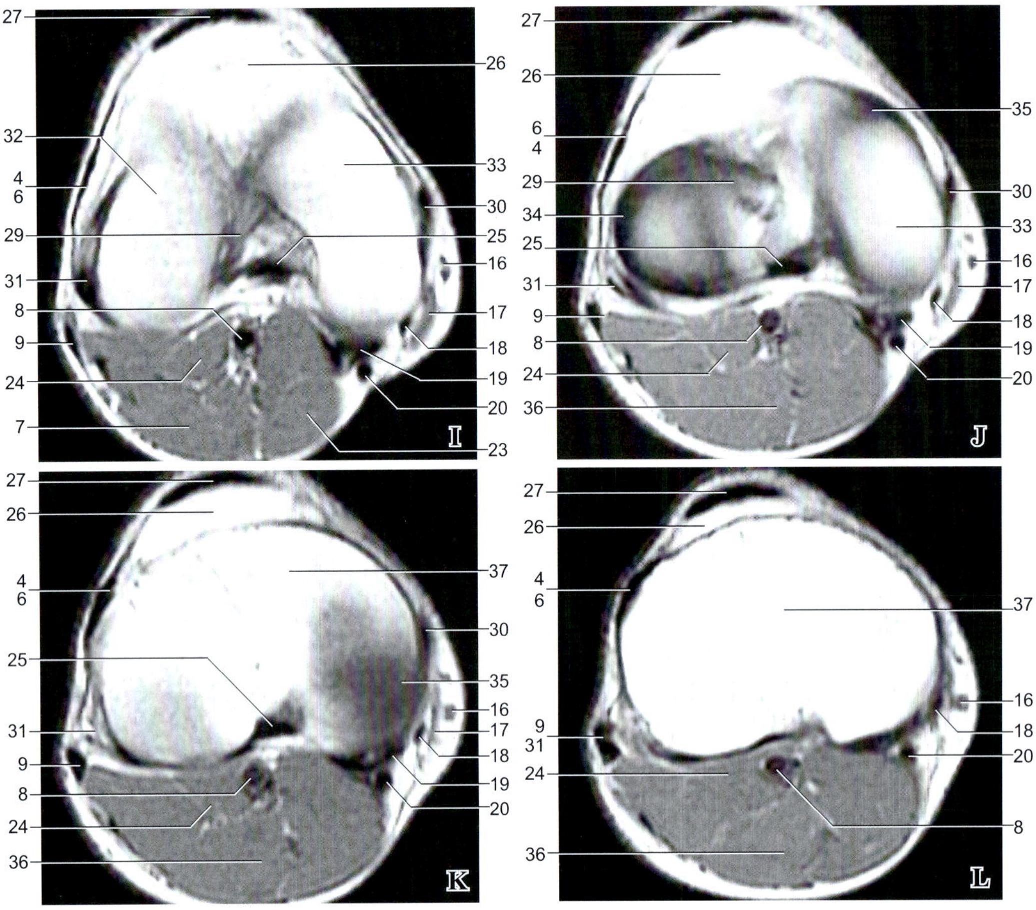

图 8-3-1　膝关节横断面 MRI　1. 股四头肌腱；2. 髌骨上极；3. 外侧支持带；4. 股外侧肌腱；5. 股骨；6. 髂胫束；7. 腓肠肌外侧头和肌腱；8. 腘动脉和腘静脉；9. 股二头肌腱；10. 胫神经；11. 腓总神经；12. 皮神经；13. 内侧支持带；14. 股前脂肪垫；15. 股内侧肌外侧；16. 大隐静脉；17. 缝匠肌；18. 股薄肌；19. 半膜肌腱；20. 半腱肌腱；21. 髌骨外侧面；22. 髌骨内侧面；23. 腓肠肌内侧头和肌腱；24. 腘肌；25. 后交叉韧带；26. 髌下脂肪垫；27. 髌韧带；28. 髌骨下极；29. 前交叉韧带；30. 胫侧副韧带；31. 腓侧副韧带；32. 股骨外侧髁；33. 股骨内侧髁；34. 外侧半月板；35. 内侧半月板；36. 腓肠肌；37. 胫骨；38. 腓骨。

三、矢状面（图 8-3-2）

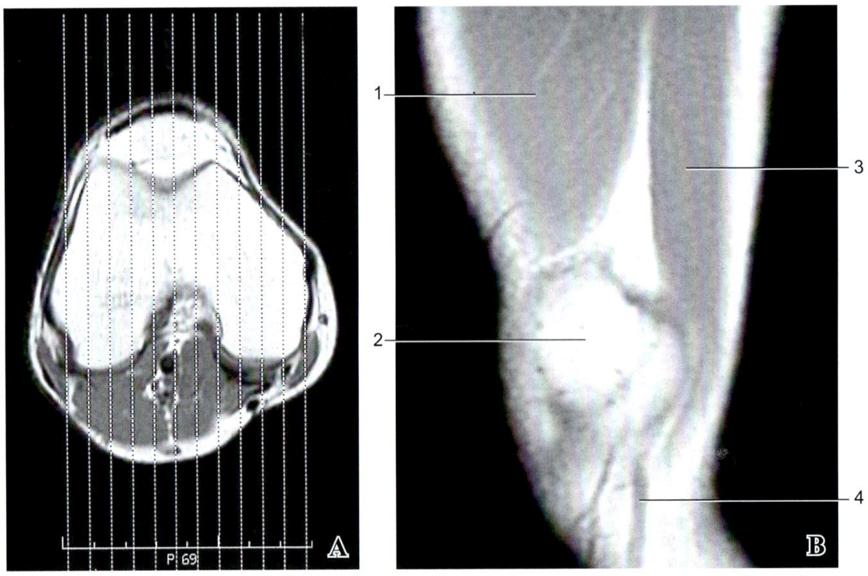

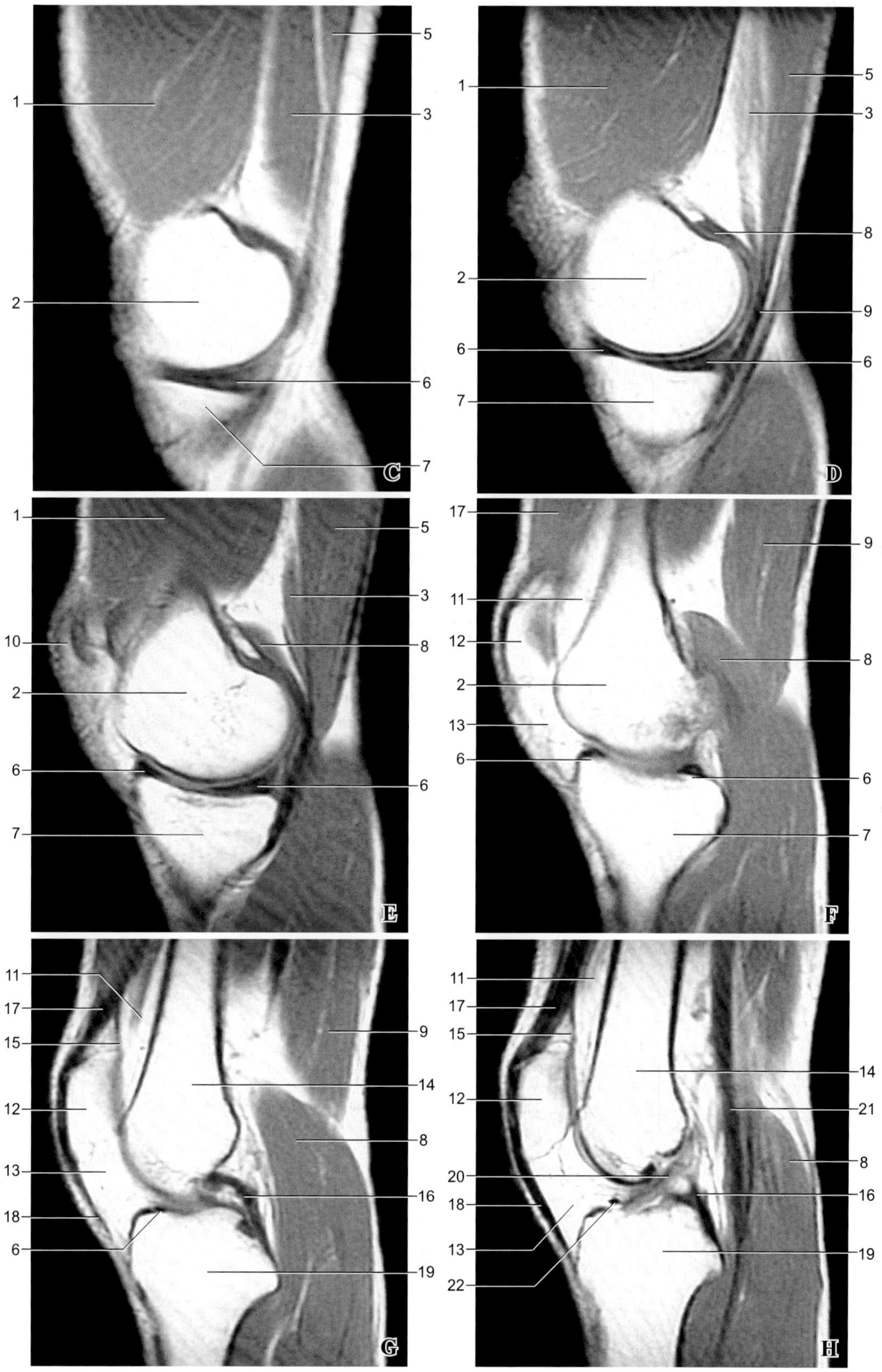
C
D
E
F
G
H

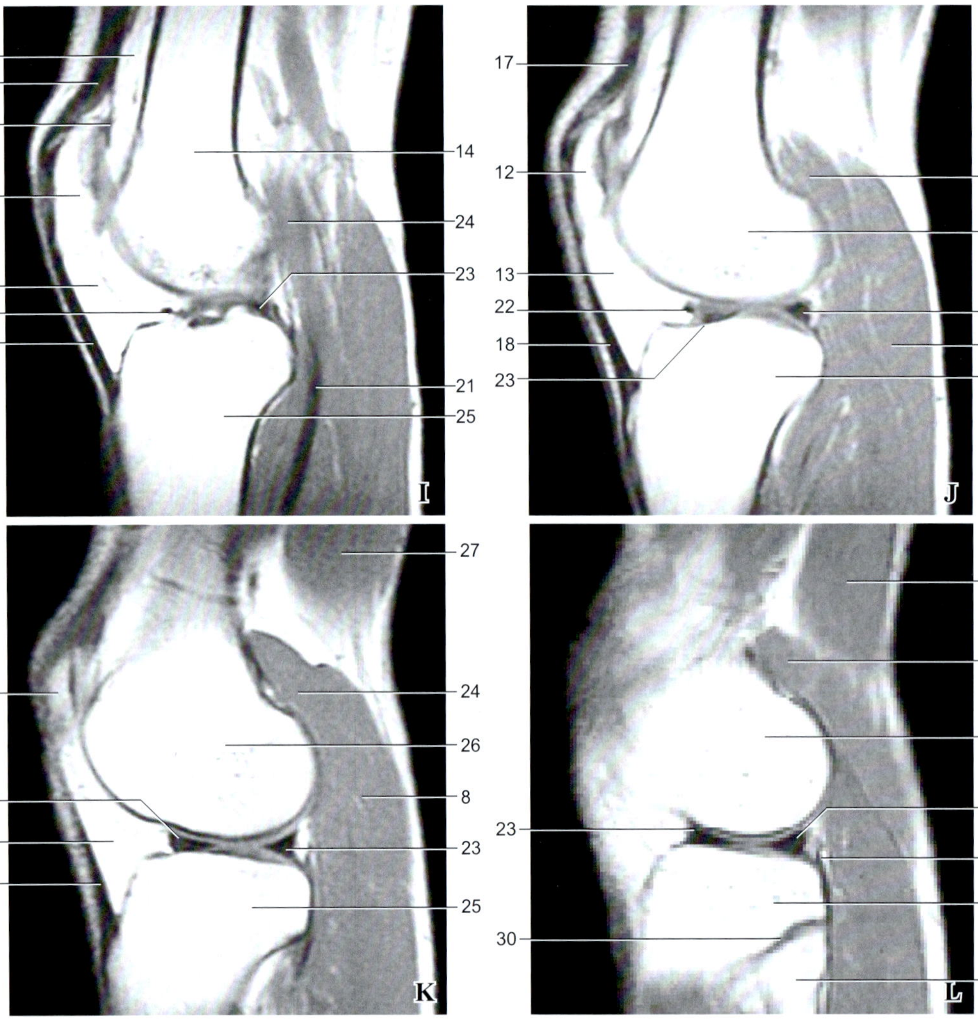

图 8-3-2 膝关节矢状面MRI 1. 股内侧肌；2. 股骨内侧髁；3. 缝匠肌；4. 股薄肌；5. 半膜肌腱；6. 内侧半月板；7. 胫骨内侧平台；8. 腓肠肌内侧头和肌腱；9. 半腱肌腱；10. 髌骨外侧面；11. 髌上脂肪垫；12. 髌骨；13. 髌下脂肪垫；14. 股骨；15. 髌上囊；16. 后交叉韧带；17. 股四头肌腱；18. 髌韧带；19. 胫骨；20. 前交叉韧带；21. 腘动脉和腘静脉；22. 膝横韧带；23. 外侧半月板；24. 腓肠肌外侧头和肌腱；25. 胫骨外侧平台；26. 股骨外侧髁；27. 股二头肌腱；28. 腓骨；29. 腘肌腱；30. 胫腓关节。

四、冠状面（图 8-3-3）

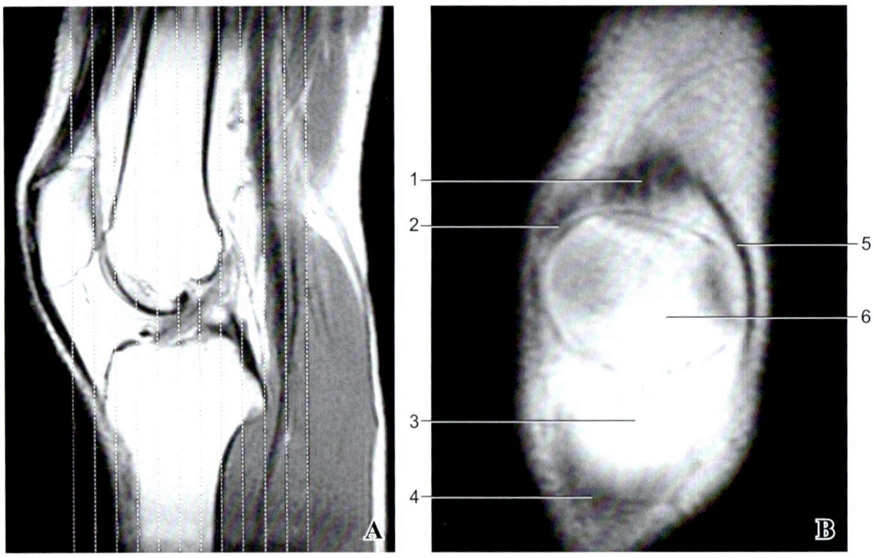

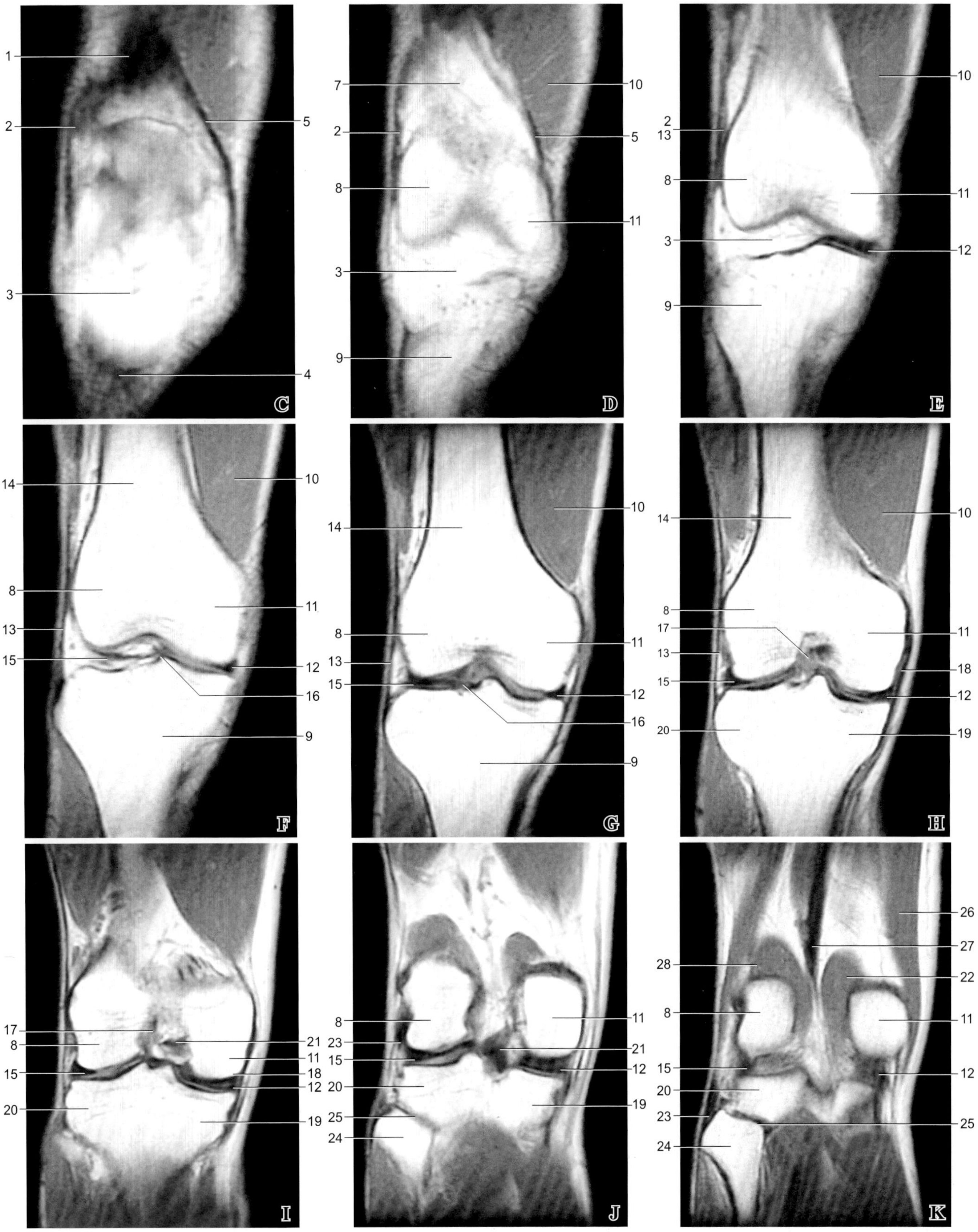
1
2
3
5
4
C
7
2
8
3
9
10
5
11
D
2
13
8
3
9
10
11
12
E
14
8
13
15
10
11
12
16
9
F
14
8
13
15
10
11
12
16
9
G
14
8
17
13
15
20
10
11
18
12
19
H
17
8
15
20
21
11
18
12
19
I
8
23
15
20
25
24
11
21
12
19
J
28
8
15
20
23
24
26
27
22
11
12
25
K

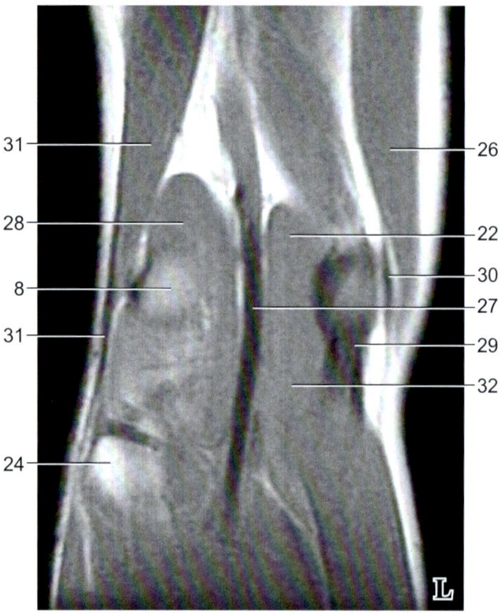

图 8-3-3 膝关节冠状面 MRI 1. 股四头肌腱；2. 外侧支持带；3. 髌下脂肪垫；4. 髌韧带；5. 内侧支持带；6. 髌骨；7. 髌上脂肪垫；8. 股骨外侧髁；9. 胫骨；10. 股内侧肌；11. 股骨内侧髁；12. 内侧半月板；13. 髂胫束；14. 股骨；15. 外侧半月板；16. 膝横韧带；17. 前交叉韧带；18. 胫侧副韧带；19. 胫骨内侧平台；20. 胫骨外侧平台；21. 后交叉韧带；22. 腓肠肌内侧头和肌腱；23. 腓侧副韧带；24. 腓骨；25. 胫腓关节；26. 缝匠肌；27. 腘动脉和腘静脉；28. 腓肠肌外侧头和肌腱；29. 半膜肌腱；30. 半腱肌腱；31. 股二头肌腱；32. 腘肌。

五、正常半月板 MRI 表现

正常半月板在各个序列中均呈低信号。矢状面，以 5mm 层厚扫描，在半月板体部可见 1 ~ 2 层的蝶形改变，在穿过前、后角部的近髁间窝的矢状面可见半月板前、后角分开成 2 个尖端相对的三角形。外侧半月板的前、后角形态、大小相近，而内侧半月板后角较前角宽大，至少在 2 ~ 3 个层面中可以看到半月板的前、后角是分开的。在内侧半月板后角和低信号的关节囊之间有一线状的高信号影，并非是半月板关节囊撕裂，而是滑囊，因滑囊内有脂肪成分而呈高信号。在外侧半月板前角近胫骨髁间隆起部层面上可见低信号的横韧带，其出现率约 50%。冠状面，由于切面方向和前、后角方向一致，因此在前部和体部表现为一尖端指向髁间窝的三角形低信号影。其宽度一般不超过 15mm。在经后交叉韧带的矢状面及后部冠状面有时可以看到自半月板后角发出的一个低信号的小韧带，即 Humphry 韧带和 Wrisberg 韧带（其出现率平均约 30%，两者同时出现者约占 3%）。这条韧带可控制半月板的活动。5mm 层厚的横断面对于半月板病变显示的作用不大，而小于 1mm 层厚的三维横断面扫描可用于半月板病变的显示。

六、正常前交叉韧带 MRI 表现

在各种序列的冠状面、矢状面、横断面 MRI 上，前交叉韧带为一带状的低信号影。在附着点（主要是胫骨附着点）部的 T_1WI 上，可见有线样、条纹状的中等至高信号影所分隔（图 8-3-4），代表着脂肪和滑膜。在前交叉韧带的股骨髁附着点，可因部分容积效应而呈中等信号，但这种信号在冠状面却不存在，不应误认为撕裂。正常情况下，前交叉韧带是平直的，因为一般膝关节检查时膝关节处于伸直位置，而当膝关节屈曲时，前交叉韧带在 MRI 图像中可表现较为松弛的形态。虽然正常的前交叉韧带在各个序列中均表现为低信号，但

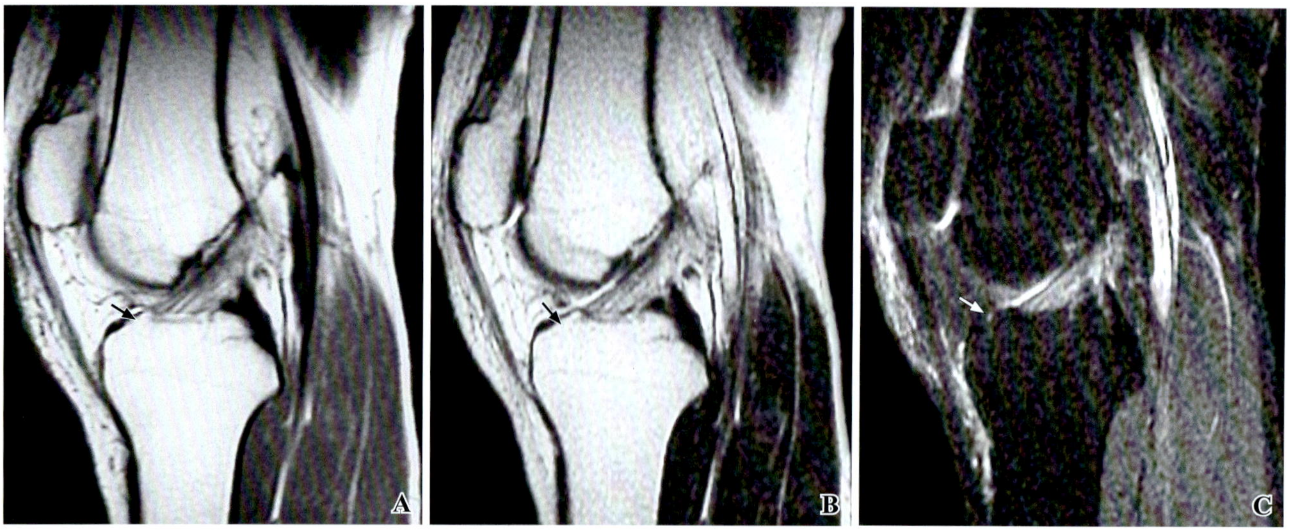

图 8-3-4 前交叉韧带 前交叉韧带中有线样、条纹状的中等至高信号影所分隔（黑箭、白箭）。A. T_1WI；B. T_2WI；C. STIR 像。

在年老的患者中，由于前交叉韧带纤维的退变，可在韧带内出现中等的信号区。

正常的髌下滑膜襞位于前交叉韧带的前方，在MRI上呈低信号，不要误认为前交叉韧带，其出现率约为20%～40%。

七、正常后交叉韧带MRI表现

在各种序列的冠状面、横断面和矢状面中，后交叉韧带均为低信号。横断面，其截面逐渐变细。矢状面，后交叉韧带为凸面向后的弓形，边缘光滑。5mm层厚的矢状面，可在1～2个连续的图像上显示其整个长度，当膝关节屈曲时后交叉韧带可呈扭曲状。在膝后部的冠状面图像上，后交叉韧带表现为较垂直的走向，因为此切面正位于其弓形的下降部；而在前、中部的冠状面图像上，韧带的横断面呈类圆形。有时可以在后交叉韧带的前方看到Humphry韧带，后方看到Wrisberg韧带，亦可两者同时看到。

八、正常胫侧副韧带MRI表现

胫侧副韧带在冠状面、矢状面、横断面上均为低信号。横断面上，胫侧副韧带被脂肪组织所包绕。在股骨、胫骨附着点部，韧带与骨皮质融合难以区分。冠状面显示胫侧副韧带最佳，表现为一线形的低信号影。偶尔，在冠状面T_2WI上可以看到胫侧副韧带浅、深层间有一细线状的中等信号影，是由浅层滑囊内的脂肪所致。常规的4～5mm厚的矢状面难以显示胫侧副韧带。如果行小于1mm层厚的三维扫描进行矢状面重建，可以看到低信号的胫侧副韧带。

九、正常腓侧副韧带MRI表现

腓侧副韧带在冠状面、矢状面、横断面上均为低信号。在后部冠状面上，腓侧副韧带为一带状的低信号影。当冠状面难以显示腓侧副韧带全长时，可以采用辐射状扫描或三维扫描技术来显示。在外侧半月板和腓侧副韧带之间可见到圆形的腘肌腱。横断面上，腓侧副韧带为一类圆形的低信号。矢状面显示腓侧副韧带较难，除非采用小于1mm的三维扫描技术。

（丁晓毅　江　浩）

第四节　膝关节的病变

半月板退变和损伤

【MRI序列的选择】　当半月板出现退变、发生撕裂时可吸收滑液。由于关节滑液经半月板关节面渗入退变和撕裂的半月板，增加了局部的质子浓度，并且半月板内大分子和滑液相互作用使质子的旋转率降低，缩短了T_1、T_2值，因此T_1加权和质子密度加权扫描对于半月板病变的显示较为敏感，即短TE图像（T_1加权、质子密度加权或GE序列T_2^*加权）比长TE图像（T_2加权）能更敏感地显示半月板退变和撕裂。虽然FSE序列T_2加权可以缩短成像时间，但其显示半月板病变的敏感性要低于传统的SE序列T_2加权，即使在FSE序列中采用短的回波链（n小于或等于4）来提高图像的清晰度，但对于半月板病变的显示，其敏感性、特异性仍会降低。Rubin和他的同事们认为其原因是由于继发于回波链中的偶数和奇数回波中的相位不同而产生的伪影，或由于FSE序列中的磁化转化的增加使半月板撕裂时信号增高改变的消失。因此一般不推荐使用FSE序列诊断半月板的退变和撕裂。

半月板病变的评估主要是在矢状面上，主要有三种扫描技术。第1个技术是传统的SE序列T_2加权，它有2个回波：第1个回波是质子密度加权成像，用以观察半月板内的改变；第2个回波是用以观察膝关节周围的软组织及骨的病变。第2个技术是SE序列T_1加权，是用以显示半月板的退变和撕裂（表现为半月板内的高信号或中等信号影）。第3个技术是采用GE序列二维或三维技术来显示半月板内信号升高的Ⅰ、Ⅱ、Ⅲ级信号改变。另外，通过对三维图像进行三维重建可以直观地显示半月板撕裂的部位和形态，尤其是对于复杂形式的半月板撕裂的显示。

对于某些特殊形式的半月板撕裂可以采用特殊的检查技术，如辐射状扫描技术（其扫描方向和半月板的长轴方向垂直），对于显示半月板和关节囊间的关系，确定半月板内模棱两可的Ⅱ、Ⅲ级信号改变很有意义。但有人研究认为，辐射状MRI检查和传统的矢状面T_2加权检查的准确率是一样的。如果将辐射状扫描和矢状面扫描互相结合，可以提高半月板病变诊断的敏感性和特异性，但是不能将辐射状检查替代常规的矢状面检查。静注造影剂对于半月板移植术的受体和供体间的界面的显示很有用。关节内注射造影剂对于半月板修补术后愈合情况的观察及半月板修补术后、部分切除术后的再发损伤的鉴别很有帮助。另外，冠状面和小于1mm的薄层横断面检查对于半月板病变的显示及撕裂的部位、形态的确定亦有辅助作用。

【分级】 为了准确了解半月板内信号异常改变的程度，在MRI图像上有一个与病理模型相关的分级系统。半月板退变和撕裂部表现为不同的形态和程度的信号增高影，分级是根据信号的形态及其与半月板关节面间的相对关系来确定的。

1．0级 为正常的半月板，表现为均匀的低信号，且形态规则（图8–4–1）。

2．Ⅰ级 表现为不与半月板关节面相接触的灶性的椭圆形或球状的信号增高影（图8–4–2）。在病理上表现为灶性的早期的半月板黏液样变性，软骨细胞缺乏或出现少细胞区，在伊红染色中表现为“黏蛋白变性”、“黏液样变性”和“透明变性”等，它是由于半月板纤维软骨基质内的黏多糖产物的增加所致。

3．Ⅱ级 表现为水平的、线性的半月板内信号增高，可延伸至半月板的关节囊缘，但未达到半月板的关节面缘（图8–4–3）。Ⅱ级信号并不是一个独立的单一的病理过程，它是Ⅰ级信号改变的继续，其半月板内的黏蛋白变性的范围要比Ⅰ级更明显。虽然在大体标本中，Ⅱ级信号改变中没有明显的裂隙或撕裂，但在软骨基质的多细胞区内，显微镜下可以看到裂隙和胶原碎片。Ⅱ级信号多见于内侧半月板后角，但并不意味着Ⅱ级信号改变是Ⅲ级信号改变的暂时的过程。有人对膝关节保持稳定而半月板内有Ⅱ级信号的患者进行3年随访研究发现，半月板内的信号改变并没有进一步的发展。但是，半月板内胶原纤维的黏液样变性将使胶原纤维的结构变性脆弱，当发生撕裂时，其裂口多位于Ⅱ级病变的附近或是Ⅱ级病变的延续。然而，要估计出现Ⅱ级改变后发生Ⅲ级改变（撕裂）可能性的大小很困难。

4．Ⅲ级 半月板内的高信号达到半月板的关节面（图8–4–4）。根据高信号的形态不同又可分为两个亚型：①ⅢA型：线状高信号到达关节边缘。②ⅢB型：不规则的高信号达关节的边缘。一般情况下，可在多个

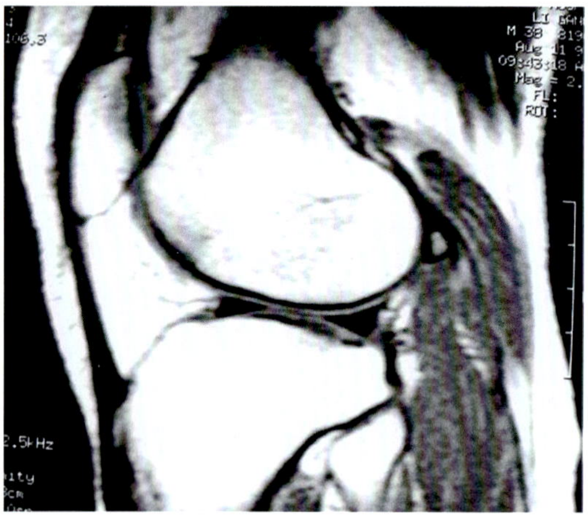

图8–4–1 0级 外侧半月板表现为均匀的低信号，形态规则。

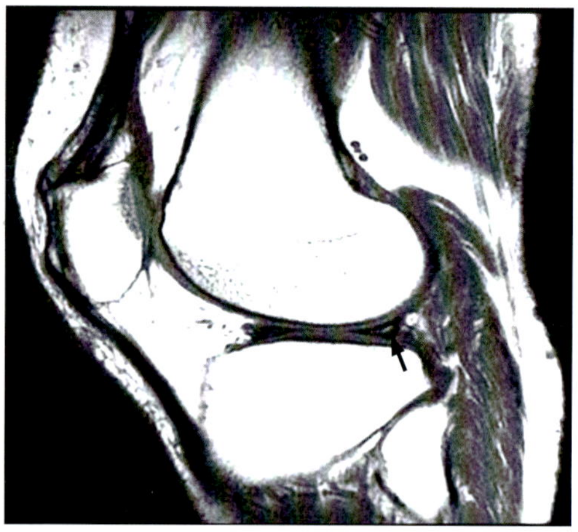

图8–4–2 Ⅰ级 外侧半月板后角均见有不与半月板关节面相接触的灶性的球状高信号（黑箭）。

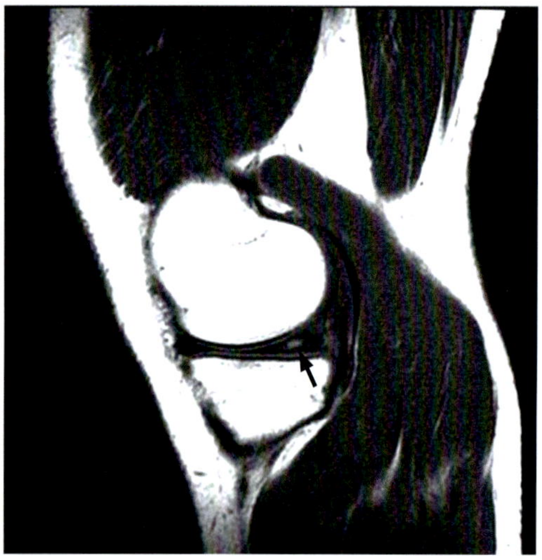

图8–4–3 Ⅱ级 内侧半月板见有线性的高信号，延伸至半月板的关节囊缘，但未达到半月板的关节面缘（黑箭）。

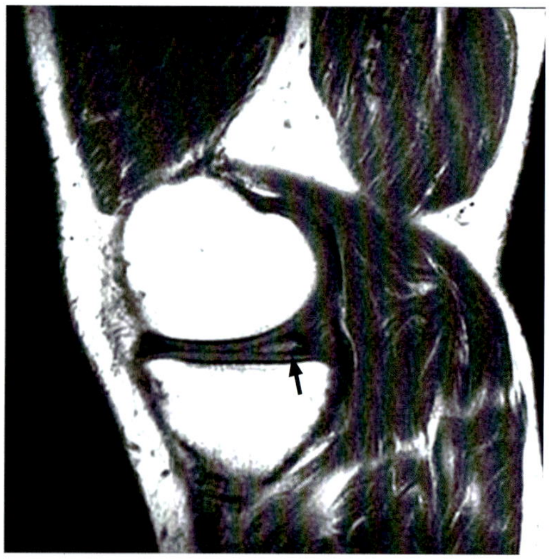

图8–4–4 Ⅲ级 内侧半月板后角内见线形高信号达到半月板的关节面下缘（白箭）。

连续的MRI图像上看到Ⅲ级信号改变，或者在半月板的一个片段上（如后角部）均看到Ⅲ级信号，并伴有形态的不规则，就代表半月板的撕裂。在病理上，所有的Ⅲ级信号的半月板均可以看到半月板的分离或撕裂。有文献报道，小于5%的Ⅲ级信号改变的半月板撕裂是半月板内撕裂，这种闭合性的半月板撕裂在关节镜的常规检查中易被漏诊，需用探子探查时才能发现。这也是MRI检查和关节镜相比出现假阳性的原因之一。和关节镜对照，MRI出现假阴性的原因是在关节镜中将半月板的毛刷状改变或纤维化解释为半月板撕裂。和Ⅱ级信号一样，Ⅲ级信号最多见于内侧半月板后角。这可能是由于膝关节活动，胫骨、股骨间扭转时使内侧半月板后角下方所受的张力和应力增加有关。

【分类】 正确地诊断半月板撕裂的部位、形态，对于半月板手术方案（修补术，部分、次全、全切除术）的制定是很重要的。因此，根据MRI表现将半月板撕裂分为以下几个类型。

1. 水平撕裂（horizontal tear） MRI示其高信号的方向与胫骨平台平行，内缘达半月板的游离缘。这种形态的撕裂比较少见。

2. 垂直撕裂（vertical tear） MRI示其高信号的方向与胫骨平台垂直。

3. 斜行撕裂（oblique tear） MRI示其高信号的方向与胫骨平台成一定的角度（除了0°及90°），是最常见撕裂类型。

4. 纵行撕裂（longitudinal tear） MRI示其高信号的方向与半月板的长轴方向平行。

5. 放射状撕裂（radial tear） MRI示其高信号的方向与半月板的长轴方向垂直。好发于外侧半月板的内1/3部。

6. 桶柄状撕裂（bucket handle tear） 为纵行撕裂的一个特殊类型。是半月板发生纵行破裂后，其内侧片段发生移位，这移位的片段类似于桶的柄，而未移位的外侧片段为桶，故称为桶柄状破裂。多见于内侧半月板。

7. 鹦鹉嘴样撕裂（parrot-beak tear） 主要是指在半月板游离缘的水平状和垂直状撕裂的复合体。有时亦指伴有一小的水平撕裂的斜行撕裂。

8. 半月板关节囊分离（meniscocapsular separation） 是指半月板与关节囊附着处的纤维撕裂，半月板与关节分离。

半月板撕裂形态的判别有时是比较困难，尽管半月板撕裂的诊断以矢状面为主，但其撕裂的形态判别需结合冠状面及小于1mm的横断面检查，甚至三维重建图像才能确定。三维重建图像具有直观、逼真的效果，对于分类很有帮助。

【MRI表现】

1. 斜行半月板撕裂 斜行半月板撕裂是半月板撕裂的最常见类型。在矢状面上见Ⅲ级的高信号影达半月板关节面的上缘或下缘，而半月板体部的斜行撕裂在冠状面显示较矢状面为好。如果没有薄层的横断面图像或三维图像，在矢状面上有时难以区别斜行撕裂和纵行撕裂（图8-4-5）。

2. 水平撕裂 水平撕裂较少见，其Ⅲ级高信号影与胫骨平台平行，达半月板的游离缘，有时水平状撕裂作为半月板囊肿的伴发症而出现（图8-4-6）。

3. 桶柄状撕裂 虽然桶柄状破裂多为纵行撕裂的特殊形式，但有时在MRI上显示其撕裂来于垂直或水平撕裂。桶柄状破裂多见于严重外伤所致的年轻患者中，其发生在内侧半月板是外侧的3倍。MRI表现为：①半月板的宽度减小，在通过半月板体部的冠状面上未见到与对侧半月板共同形成的蝶形表现（图8-4-7），同时可见内移的半月板位于髁间窝、交叉韧带旁。②矢状面显示残余的前角或后角变小或截断，信号有或无增高（图8-4-8），由于T_2加权像或STIR像可产生关节造影效果，因此比T_1加权像显示更为清楚。③半月板前（后）角增宽，或双半月板前（后）角（图8-4-9）。④

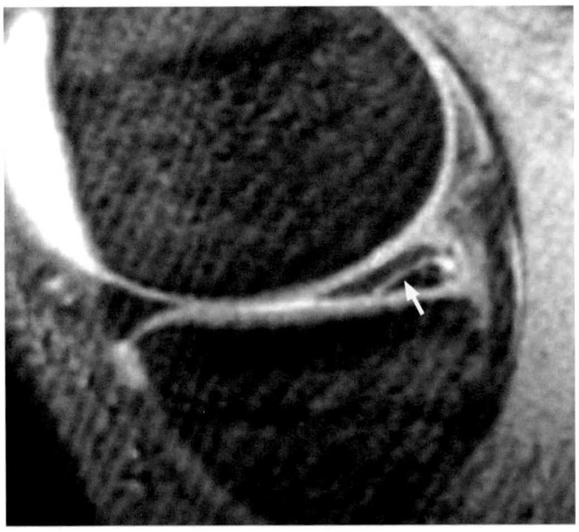

图8-4-5 半月板斜行撕裂 内侧半月板后角内有一斜形的高信号影，达半月板的下关节面缘（箭）矢状面STIR像。

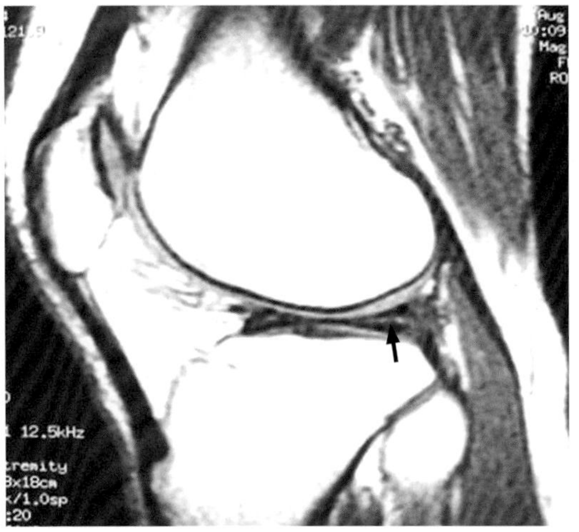

图8-4-6 水平撕裂 黑箭所示外侧半月板后角水平状撕裂，水平撕裂伴半月板囊肿。

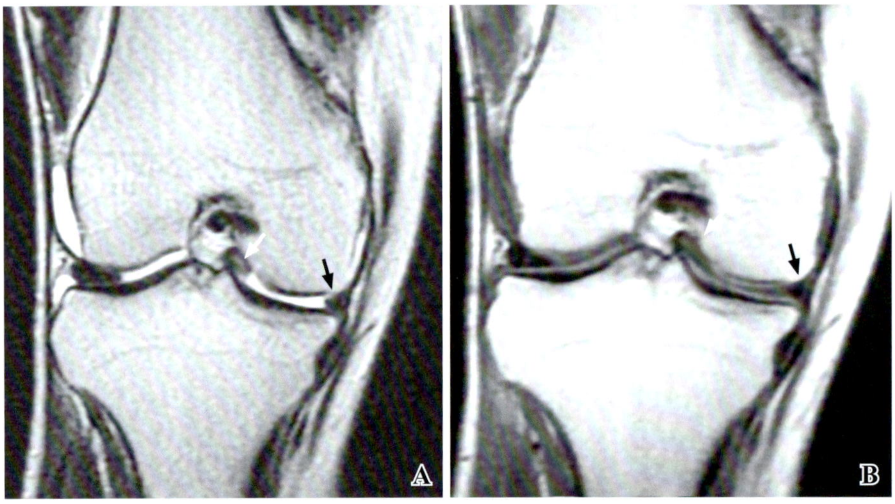

图 8-4-7 半月板宽度减小 内侧半月板体部（黑箭）的宽度减小，见内移的半月板（白箭）位于髁间窝、交叉韧带旁，T_2WI 比 T_1WI 显示更为清楚。A. T_2WI；B. T_1WI。

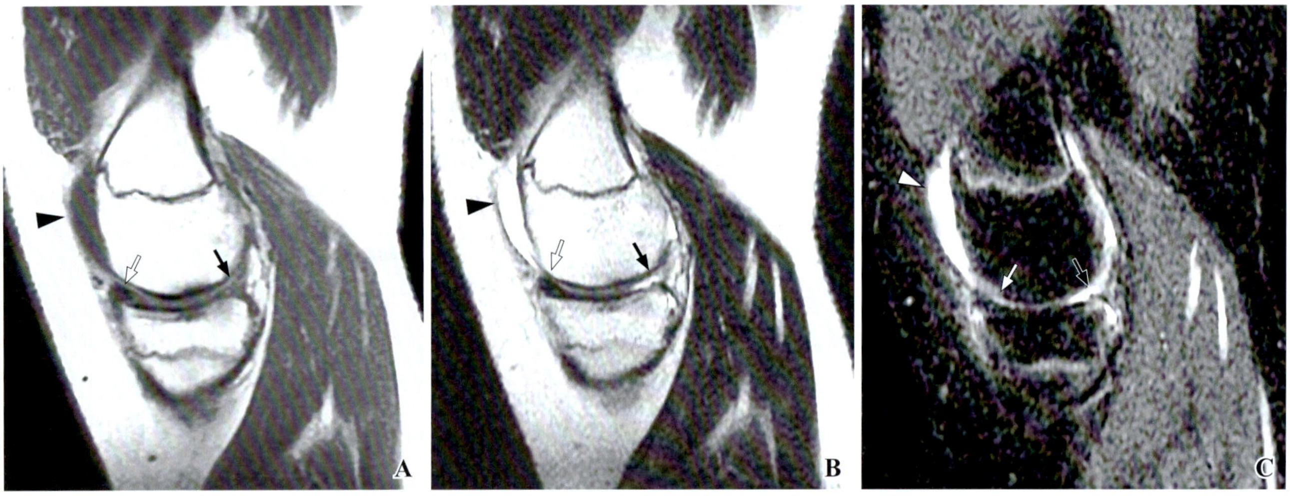

图 8-4-8 半月板后角变小 内侧半月板后角（黑箭）的宽度减小，T_2WI、STIR 像比 T_1WI 显示更为清楚（白箭示内侧半月板前角，黑箭头、白箭头示关节积液）。A. T_2WI；B. STIR 像；C. T_1WI。

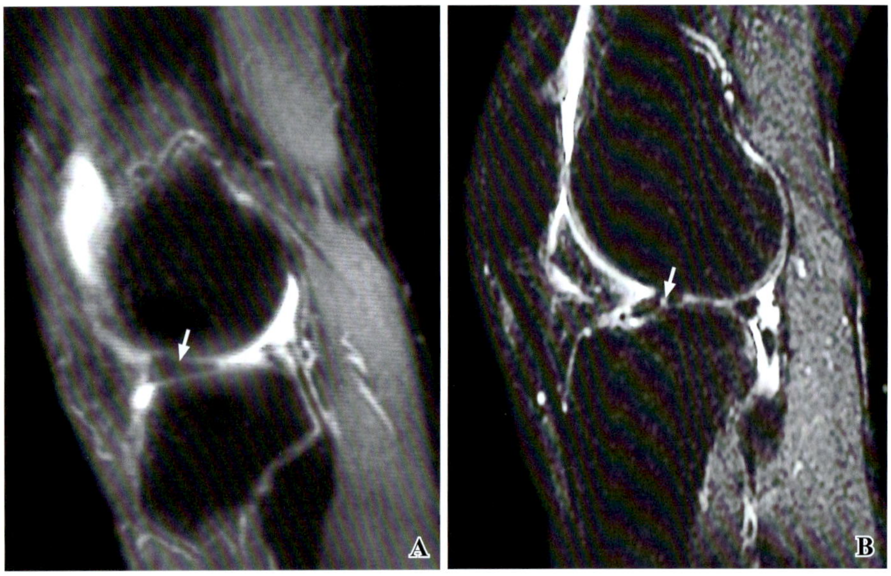

图 8-4-9 半月板前角增宽 A. 外侧半月板前角增宽（白箭）；B. 双外侧半月板前角征，白箭前、后方各见一半月板结构。

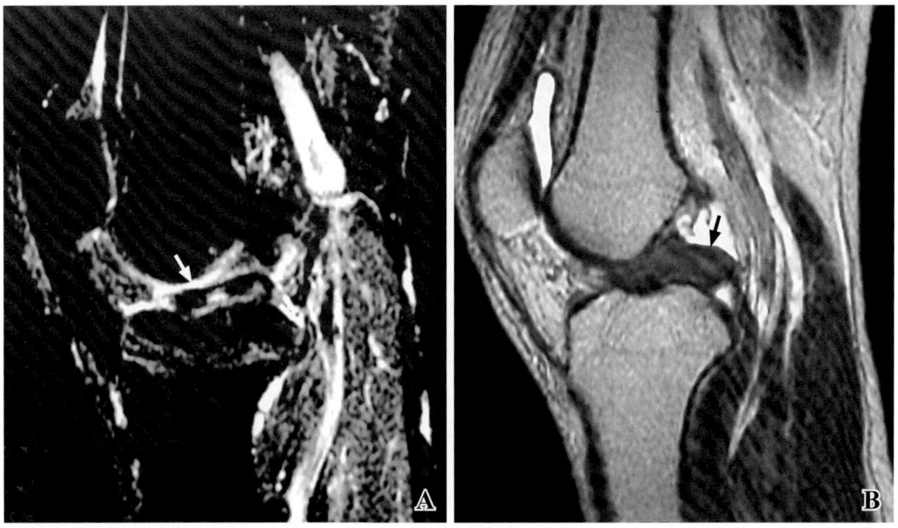

图 8-4-10 双前交叉韧带征和双后交叉韧带征 A.STIR 像：内移的半月板（白箭），其表现似前交叉韧带（称双前交叉韧带征）；B.T_2WI：内移的半月板（黑箭），其表现似后交叉韧带（称双后交叉韧带征）。

在矢状面上出现双前交叉韧带征或双后交叉韧带征（图 8-4-10）。⑤冠状面，在髁间窝内有低信号的半月板组织位于交叉韧带旁（图 8-4-7）。在三维横断面图像上，可同时显示残余、移位的半月板。上述的表现可以单独出现或多种同时出现，但约有 40% 的桶柄状破裂并不出现上述表现。

4．放射状撕裂 放射状撕裂的撕裂方向和半月板的长轴方向垂直。半月板体部的撕裂在矢状面上表现为蝶形的半月板影内有垂直方向的Ⅲ级线状高信号（图 8-4-11），而前、后角的放射状撕裂因与矢状面方向平行而表现Ⅲ级信号。在冠状面上，前、后角的放射状撕裂亦表现为上、下方向线状高信号。放射状撕裂好发于半月板的内 1/3，且以外侧半月板多见。外侧半月板后角的放射状撕裂可伴有前交叉韧带损伤。

5．纵行撕裂 纵行撕裂的方向和半月板长轴方向平行，在矢状面上显示Ⅲ级的高信号影。在前、后角的纵行撕裂表现为垂直或斜行走向的Ⅲ级高信号（图 8-4-12）。在冠状面上见半月板体部的纵行撕裂为垂直或斜行走向的Ⅲ级高信号影（图 8-4-13）。因此，单靠矢状面或冠状面难以与垂直或斜行撕裂鉴别，需两者相结合或使用三维横断面图像或三维重建图像才能准确地显示。

【MRI 诊断半月板撕裂的准确率】 据文献报道，以关节镜为金标准，MRI 诊断半月板撕裂的准确率为 80% ～ 100%。Mink 等对 600 例半月板损伤进行研究发现，其准确率为 92%，其中假阴性率为 9%，假阳性率为 18%。采用三维 MRI 检查，对于半月板撕裂诊断的准确率是 95%，对于退变的准确率是 100%。

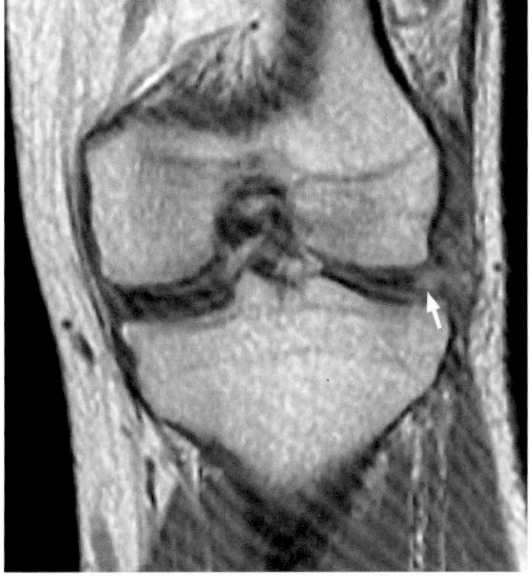

图 8-4-11 半月板体部放射状撕裂 外侧半月板体部见垂直方向的高信号影（黑箭）。

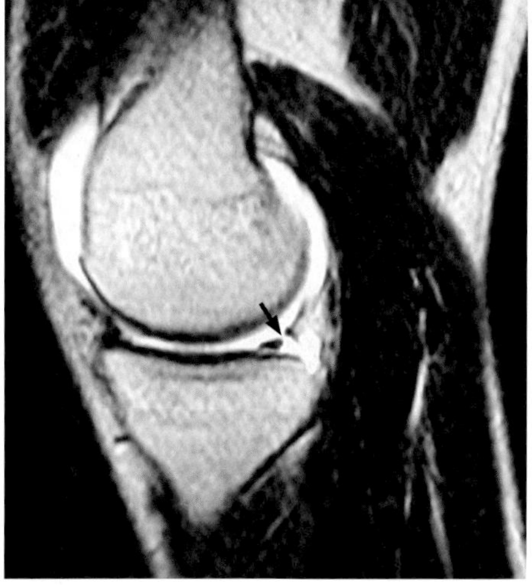

图 8-4-12 半月板后角纵行撕裂 内侧半月板后角（黑箭），内见斜行方向的高信号影。

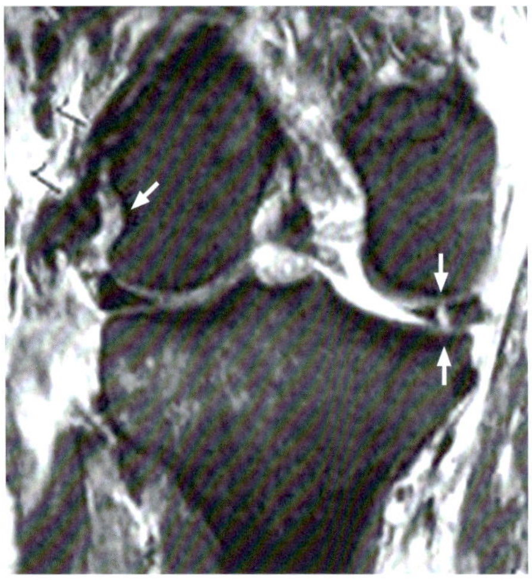

图 8-4-13　半月板体部纵行撕裂　外侧半月板内见不规则的高信号影（黑箭），胫侧副韧带撕裂（白箭）。

MRI 对内、外侧半月板撕裂诊断的准确率稍有差异，一般来说，内侧的准确率高于外侧。Justic 和 Quinn 报道 561 例半月板撕裂患者，其外侧半月板撕裂诊断的准确率为 93%，内侧为 95%。另有学者对 1 014 例患者的研究发现，MRI 对外侧半月板诊断的准确率 88%，对内侧半月板诊断的准确率为 89%。我们通过 182 例经关节镜证实的半月板损伤患者的分析研究发现，准确率为 91.1%，其中外侧 88%，内侧 93%。

各组病例中，MRI 和关节镜相对照，诊断的准确率的不同主要有以下几个原因：①不同的放射科医生对于半月板内信号改变的认识不同。②不同的骨科医生，对关节镜检查的经验亦不一样。③将半月板的纤维化或毛刷样改变错误地解释为半月板撕裂。④关节镜不能发现半月板退变引起的撕裂。⑤由于股骨内侧髁的阻挡，使得内侧半月板后角在关节镜下观察不清。⑥ MRI 难以准确地显示半月板关节囊附着缘。⑦不同的研究者采用不同的序列、场强和表面线圈。

【MRI 对半月板撕裂误诊的原因】　对 MRI 诊断半月板撕裂易犯的错误的认识，有助于提高其 MRI 诊断的特异性和准确性。

1. Ⅱ级或Ⅲ级信号改变　有大约不到 5% 的病例难以确定半月板内增高的信号影是否达到半月板的关节面。在这种病例中如果结合半月板的形态、信号改变的程度和厚度可以提高诊断的准确率。即当出现半月板的形态改变时，多诊断为半月板撕裂；而当一个较细小的信号影达关节面的边缘时，一般诊断为半月板内撕裂。半月板内的撕裂在用关节镜时需要用探子探查才能发现，因而易漏诊。

常用辐射状扫描或三维序列的辐射状重建将有助于对半月板周边信号改变的显示，亦有助于Ⅱ级或Ⅲ级信号改变的确定。采用和矢状面方向垂直的扫描，有利于确定半月板内的信号增高影达关节面的上、下缘或达半月板的内缘。

2. 膝横韧带　连接内、外侧半月板前角的膝横韧带可被误为是半月板前角的斜行撕裂，偶亦可被误为是内侧半月板前角的斜行撕裂，因为围绕于膝横韧带周围的滑膜和脂肪组织易被认为是Ⅲ级的信号改变。

膝横韧带的直径可以粗细不一，并且约有 40% 的大体标本膝横韧带缺如。在膝关节 MRI 检查中，约 15% 的人可以看到膝横韧带自内向外的整个行程。1mm 或更小层厚的三维横断面扫描大多可以成功地显示膝横韧带的整个行程，表现为一个穿过 Hoffa 髌下脂垫的低信号带。而在较厚的二维横断面图像上就较难。在一系列的矢状面图像上，可以看到圆形的膝横韧带自内侧半月板前角到外侧半月板前角（图 8-4-14）。

3. 半月板纤毛化　退变可引起半月板内侧缘（游离面）的纤毛化或毛刷样改变，在 MRI 上显示Ⅲ级信号改变。这时，如果半月板的形态没有改变，则为半月板退变所致的纤毛化。如果半月板形态出现异常改变（如半月板的截断或变短），多为半月板的撕裂。但在有些

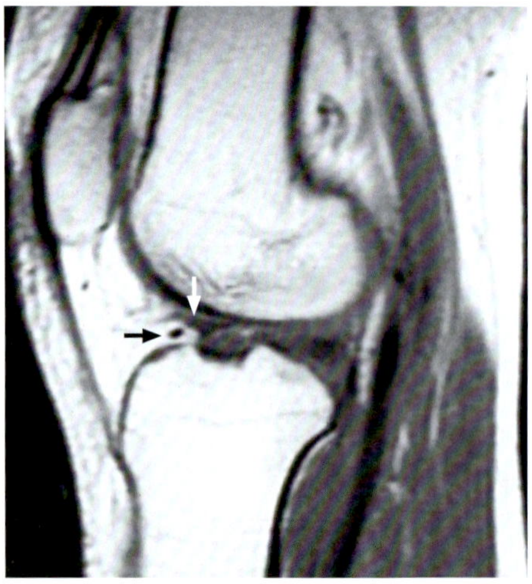

图 8-4-14　膝横韧带　外侧半月板前角（白箭）和前方的膝横韧带（黑箭）间有一线形的高信号影。

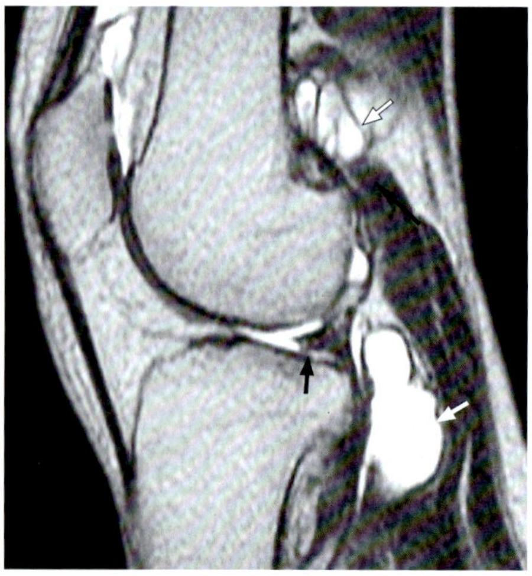

图 8-4-15　半月板纤毛化　黑箭示外侧半月板后角，内有横行的高信号影，类似半月板撕裂信号，手术结果为半月板纤毛化。白箭示腘窝囊肿。

病例中，要在MRI上区别半月板的纤毛化和半月板的撕裂是比较困难的（图8-4-15）。

4．腘肌腱 腘肌腱位于内侧半月板后角的后方，其腱鞘可表现为Ⅲ级信号改变，并可被误认为是半月板撕裂。腘肌腱（包括腱鞘）的走向是连续性，它自内下方至外上方，在靠近膝关节的外部矢状面图像上可显示外侧半月板的下关节面和有缺损的上关节面，在靠内侧矢状面图像上可显示半月板的上、下关节面，更内侧矢状面图像上可显示上关节面和有缺损的下关节面，因此腘肌腱腱鞘的信号影是与腘肌腱平行的。而在半月板撕裂，除垂直撕裂和腘肌腱平行外，一般的撕裂多是斜行的，并且通过一系列的矢状面、横断面或后部冠状面检查可以显示整个腘肌腱的走向以资鉴别。另外，低信号的腘肌腱易被误认为是半月板切除后的残留，鉴别的方法是其走向是连续的。

5．部分容积效应 经半月板体部近关节囊缘的矢状面图像显示出半月板的Ⅱ级信号改变。这是由于半月板的边缘是凹面向外的，内有脂肪和神经、血管结构。由于部分容积效应而产生Ⅱ级信号改变，这种Ⅱ级信号改变多见于内侧半月板。据报道，有29%的内侧半月板和6%的外侧半月板出现上述的改变。然而，在薄层的辐射状或冠状面图像上可以看到半月板的结构是完整的，甚至可以看到其外缘是凹面向外的。

6．板股韧带 板股韧带起自外侧半月板后角，斜向内侧至股骨内侧髁，它分在后交叉韧带前方经过的Humphry韧带和在后交叉韧带后方经过的Wrisberg韧带两种，其中Wrisberg韧带较粗，有时可粗达后交叉韧带的一半。尸解中Humphry韧带的出现率为34%，Wrisberg韧带的出现率为60%。在MRI图像中，有34%的膝关节可以显示有Humphry韧带或Wrisberg韧带，约3%的膝关节同时出现上述两个韧带。

板股韧带外侧半月板后角的插入部亦可被误认为外侧半月板后角的垂直撕裂。这是由于板股韧带和半月板附着点间有脂肪进入而呈高信号，其走向为自半月板的上关节面斜向后下方达半月板的下关节面。

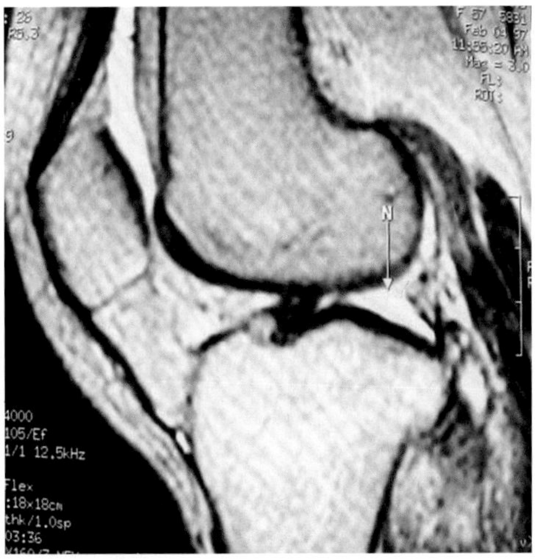

图8-4-16 半月板前角假性肥大 黑箭示增大的外侧半月板前角，同时见后角缺如。手术结果为半月板后角的桶柄状破裂。

7．半月板前角假性肥大 半月板前角的假性肥大（图8-4-16）多见于半月板的桶柄状撕裂。原因是由于半月板撕伤以后，后角或体部的半月板纤维软骨移向前方，和正常的半月板前角一起形成假性肥大的半月板前角。在半月板前角前移的纤维软骨之间有一线形高信号影分隔，类似于半月板内的Ⅲ级信号，但同时有半月板后角（体部）的截断或缺如，据此可帮助与半月板的单纯性撕裂相鉴别。

盘状半月板

盘状半月板又称为盘状软骨，其形态呈一个宽的盘状。陈尔瑜报道，外侧半月板呈盘状者占3.67%。周人厚统计，外侧盘状半月板占总数的25.3%，内侧占0.57%。国外报道，盘状半月板的发生率为1.4%～15.5%。目前均公认，外侧盘状半月板多见，而内侧盘状半月板少见，外侧盘状半月板常好发于双侧，国内发病率要比国外高。

【发病机制】 盘状半月板形成的原因至今不明，主要分为两大派学说，即先天性和后天性。主张先天性者的一种观点认为：胚胎早期的半月板均为盘状，在发育过程时其中央部分因受股骨髁的压迫逐渐吸收而成为半月形。如果某种原因使之吸收过程受阻而未吸收或吸收不全，则表现为不同程度的盘状。另一种观点认为：它是一种先天畸形。主张后天性者认为：盘状半月板是增生肥厚的结果。Kaplan发现，外侧盘状半月板无后角附着点，而是由Wrisberg韧带所固定，当膝关节伸直时，盘状软骨被拉向内侧至髁间窝后部，当膝关节屈曲时则又由于附着在其后缘的腘肌腱和前方的冠状韧带将其拉向外侧。半月板由于长期受这种异常的运动和研磨的影响而增生肥厚，成为盘状。

【分型】 Smillie根据盘状半月板的先天性学说，将其分为三型：原始型、中间型和幼儿型，以此来说明其自然发育过程受到阻碍的阶段。他认为，吸收过程停止愈早，盘状半月板愈完整、愈厚、愈宽、愈大。原始型为最完整的盘形；幼儿型为最接近正常的半月板；中间型介于两者之间。这个分类曾被广泛应用，但由于先天性学说被认为是不可信的，Smillie又根据盘状半月板的形态分为硕大型、中间型及类正常型。Watanabe分类法根据盘状半月板的形态、大小分为三型：完全型、不完全型及Wrisberg韧带型。完全型的半月板呈一圆盘形；不完全型呈不同程度的增宽；Wrisberg韧带型的半月板和后关节囊完全不连接。目前在MRI图像上尚缺乏统一的分型。

【临床表现】 盘状半月板不利于膝关节负荷的传导。压力往往集中于较小的面积上，即使无损伤史，亦可产生症状。症状多在青少年阶段出现，也可在较大年龄时出现，但此时往往合并盘状半月板的撕裂。临床表现主要有弹响、伸屈受限。当合并撕裂时，可出现半月板撕裂的类似症状，如疼痛、腿无力及关节交锁等。

【MRI表现】 盘状半月板表现半月板的增宽、增大、增厚。在MRI上的主要表现：①矢状面，如果以5mm层厚扫描的话，有3层或3个以上层面显示半月板前、后角相连，形成蝴蝶结样改变（图8-4-17）。②在矢状面图像上见半月板后角增厚显著，形成尖端朝前的楔形（图8-4-18）。③冠状面，示半月板体部的中间层面即半月板体部最窄处的宽度大于14～15mm，约占整个胫骨平台的宽度的20%以上（图8-4-18）。④盘状半月板外侧缘的高度高于对侧2mm以上（图8-4-19）。⑤半月板内常出现Ⅱ级或Ⅲ级信号（图8-4-19）。⑥易发生撕裂和囊变。上述几个表现可以同时存在或单独出现，其中以冠状面图像上半月板的宽度大于15mm最为可靠。最典型的表现是半月板弥漫性的增厚呈板状，伴有和关节面相接触的或不接触的信号增高影。

盘状半月板内常出现Ⅱ级、Ⅲ级信号是由于盘状半月板失去了正常半月板的楔形填充作用。当膝关节伸屈及旋转运动时，盘状半月板的股骨、胫骨面分别受到股骨、胫骨的影响而随之运动，两者方向相反，形成对盘状半月板的剪切力，而使盘状半月板发生退变、损伤。盘状半月板的这种改变在青少年中即可出现。Ⅱ级信号代表着半月板的退变或半月板的撕裂；Ⅲ级信号代表着半月板撕裂。

我们认为，通过常规的矢状面和冠状面检查，根据以上MRI表现，对于盘状半月板诊断的准确率较高（达90%）。其主要的诊断难点是需与半月板的桶柄状撕裂相鉴别。

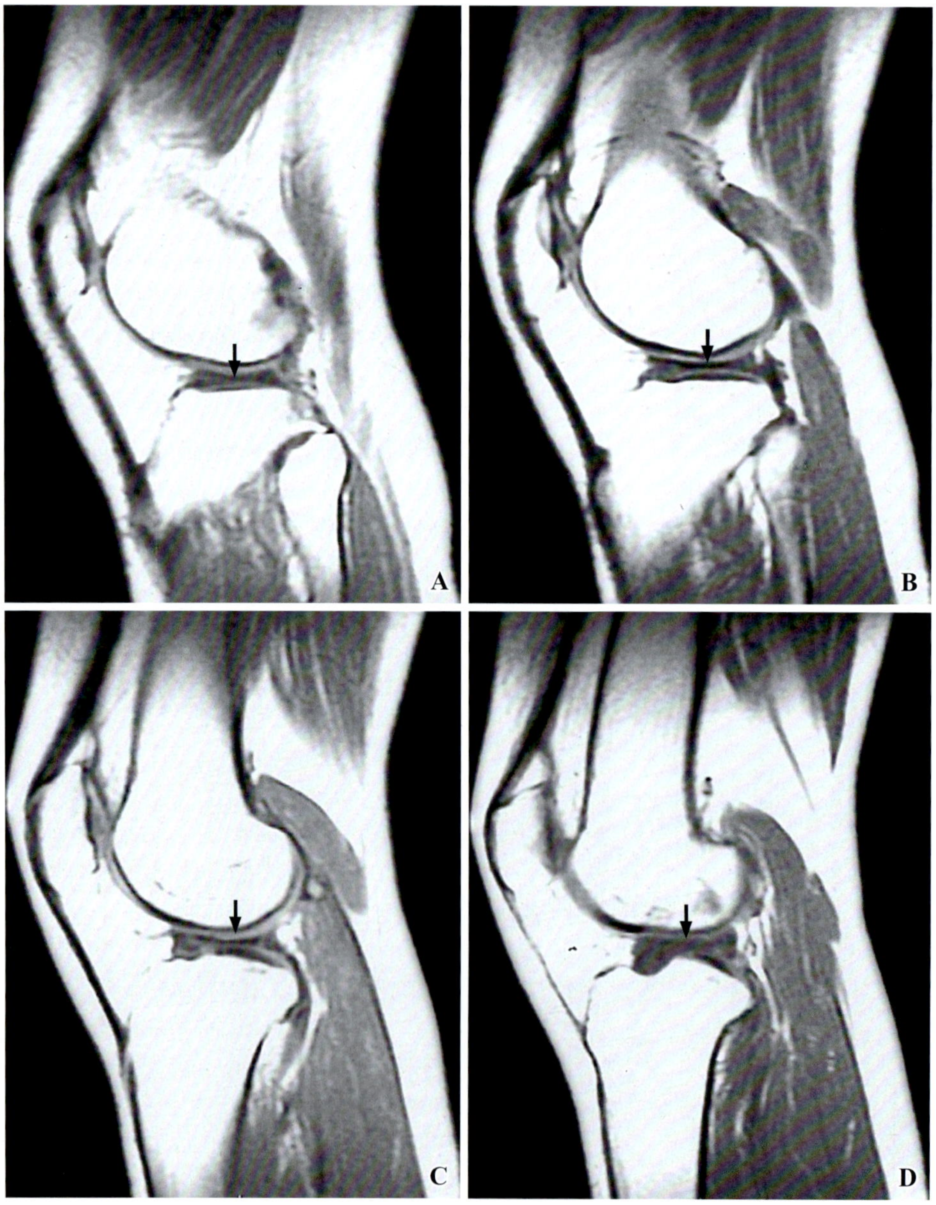

图8-4-17 盘状半月板 A～D. 连续4层矢状面显示半月板前角、后角相连（黑箭），未见分开。

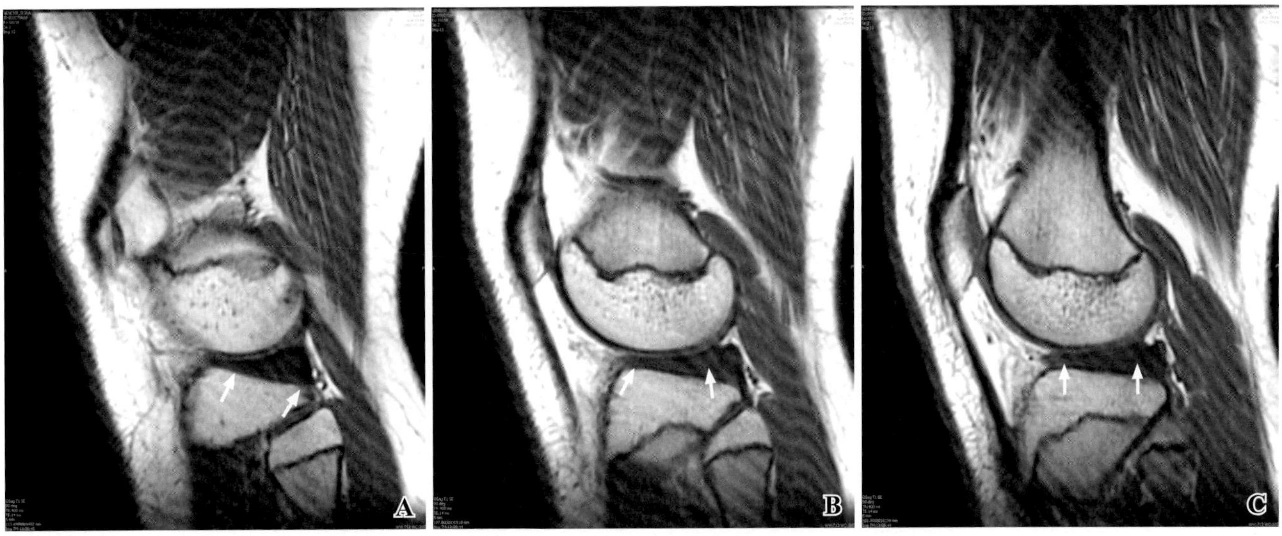

图 8-4-18 盘状半月板 在矢状面上见半月板后角增厚显著，形成尖端朝前的楔形，其后外缘的高度高于对侧，在 3 个序列中均见有半月板内的Ⅱ级的信号影。A.T_1WI；B.T_2WI；C.STIR 像。

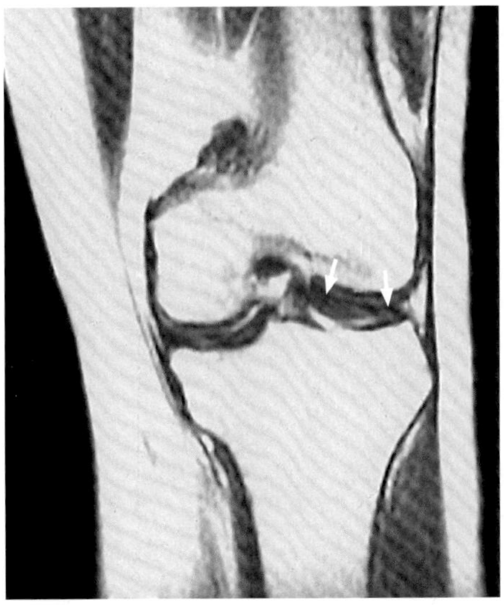

图 8-4-19 盘状半月板 冠状面 T_1WI：白箭示外侧半月板体部增宽至外侧髁间隆起（与图 8-4-17 为同一患者）。

半月板囊肿

【分类】 半月板囊肿归属于腱鞘囊肿，发生于半月板内及半月板周边。它主要分为三型：半月板内、半月板旁和滑膜囊肿。其发生率约占半月板手术的 10%，多发生于外侧，但内侧发生率低可能与内侧半月板囊肿的症状不明显有关。半月板囊肿位于关节囊内、半月板周围，大的则位于关节囊与深筋膜之间，其发生原因往往与外伤、退变、半月板手术有关。

半月板内囊肿较少见，表现为半月板内的液体积聚，随后半月板撕裂。半月板旁囊肿较多见，常表现为半月板周围的囊腔或单纯性的液体聚集，并可伴有半月板的水平撕裂。滑膜囊肿较少见，表现关节囊的小袋状突起，不伴有半月板水平撕裂。

【MRI 表现】 半月板囊肿在 T_1WI 上呈均匀的低信号，在 T_2WI、FS 技术 T_2WI、STIR 像、T_2^*WI 上呈均匀的高信号（图 8-4-20）。但半月板囊肿内常有血性或凝胶状的液体，蛋白质

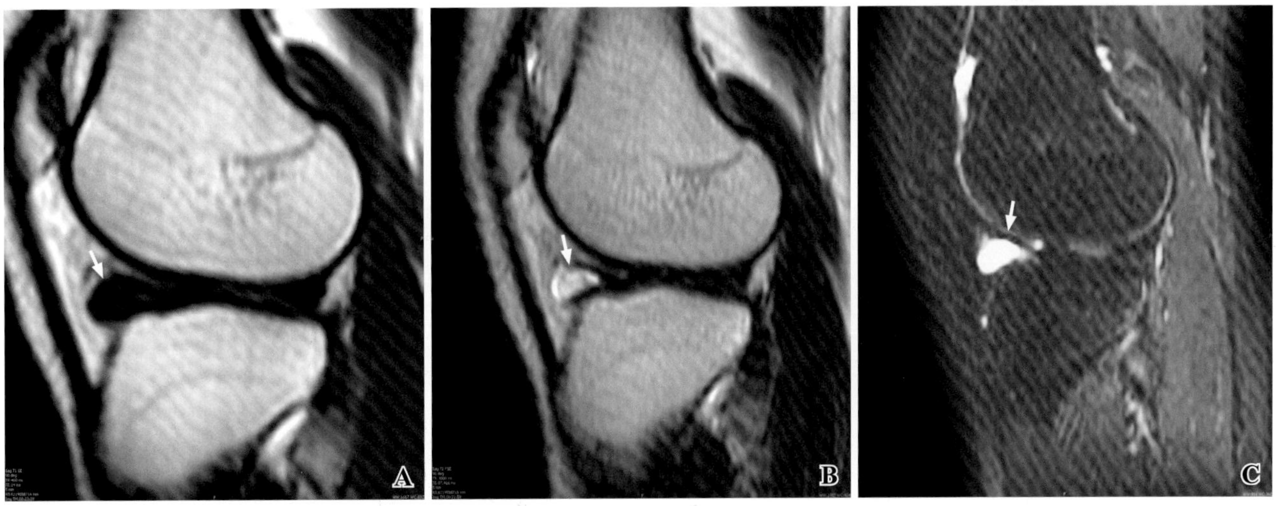

图 8-4-20 半月板囊肿 外侧半月板前角前缘见一个直径约 1cm 大小的卵圆形低信号（T_1WI）或高信号（T_2WI、STIR 像）的半月板囊肿（白箭），同时见合并有外侧半月板前角的水平撕裂。A.T_1WI；B.T_2WI；C.STIR 像。

含量增多，因此在 T_2WI 上信号强度可能有所变化，呈中等或中高信号。囊肿内可见有分房或分隔改变，尤其是在较大的突向关节囊外的半月板囊肿中多见。

【鉴别诊断】 半月板旁囊肿的鉴别诊断主要包括骨赘、胫腓近侧关节囊肿、外伤性滑囊炎和其他软组织肿块。其中肿块主要包括绒毛结节性滑膜炎、血管瘤、脂肪瘤和滑膜肉瘤。一般来说，肿块在 T_2WI 中信号不均匀，恶性者边缘不清，含脂肪的肿块在 STIR 像、FS 像中为低信号，可资鉴别。

膝关节韧带撕裂

一、前交叉韧带的损伤

【MRI序列及参数的选择】 在常规的MRI检查中，如果采用 5mm 层厚的扫描，有时难以显示前交叉韧带的全长，需采用使胫骨外旋 10° ~ 15° 或采用斜矢状面（如前述）扫描，将扫描方向和前交叉韧带纤维走向平行。为了更好的显示前交叉韧带损伤中的水肿和出血，除 T_1 加权扫描外，尚需矢状面甚至冠状面、横断面作 T_2 加权扫描。矢状面是诊断前交叉韧带撕裂的主要检查层面，而横断面和冠状面对于显示前交叉韧带近端的股骨内侧髁外侧面附着点是十分有用的。如果仍难以显示时，可采用三维扫描技术来显示前交叉韧带。

【分级】 前交叉韧带损伤较后交叉韧带损伤多见，按其损伤的程度分为三级。

1. Ⅰ级损伤 韧带内损伤而没有韧带长度的改变。

2. Ⅱ级损伤 韧带内的损伤并有韧带长度的延长。

3. Ⅲ级损伤 完全性韧带撕裂。

但在MRI中难以相对应的作出上述的分级，但可以将前交叉韧带损伤分为部分撕裂和完全撕裂。

【MRI表现】

1. 前交叉韧带完全撕裂MRI直接征象 ①前交叉韧带连续性中断（图 8-4-21）。②前交叉韧带扭曲，呈波浪状改变。虽然在MRI上纤维的连续未见中断，但在关节镜下，用探子探查时，可见纤维已完全断裂。③前交叉韧带内形成假瘤，在 T_1WI 上呈低信号，在 T_2WI、STIR 像或 FS 像上呈高信号，并且见不到完整的纤维束（图 8-4-22）。④在 T_2WI 上，前交叉韧带内呈弥漫性的高信号改变（图 8-4-21B，图 8-4-22B）。

2. 前交叉韧带完全撕裂的间接征象 ①前交叉韧带和胫骨平台的夹角小于 45°（图 8-4-23）。②前交叉韧带和 Blumenseat 线之间的交角大于 15°。

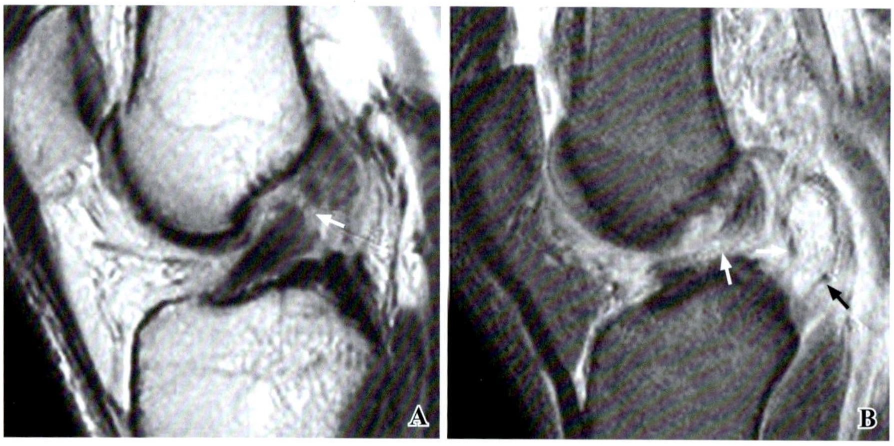

图 8-4-21 前交叉韧带撕裂 前交叉韧带连续性中断（白箭），并见前交叉韧带信号弥漫性增高。A.T_1WI；B.T_2WI。

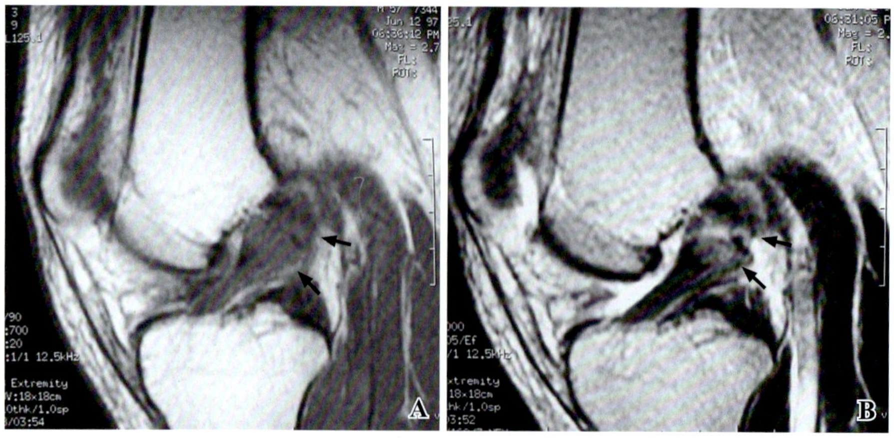

图 8-4-22 前交叉韧带的股骨髁附着点假瘤形成 假瘤在 T_1WI 上呈中等信号（白箭），T_2WI 上呈弥漫性高信号（白箭），并且见不到完整的纤维束。A.T_1WI；B.T_2WI。

Blumenseat 线是指股骨后侧面和前交叉韧带胫骨附着点之间的连线。③膝关节外侧部骨挫伤或骨软骨骨折，即外侧胫骨平台和股骨外侧髁的挫伤或骨软骨骨折（图8-4-24）。④后交叉韧带的角度小于 107°。⑤后交叉韧带的弧度值大于 0.39。⑥胫骨前移大于 7mm。⑦外侧半月板后移。

3. 前交叉韧带部分撕裂的MRI表现 ①韧带内的信号增高，在 T_1WI、T_2WI、STIR 像上均见有信号增高改变，但仍然见到有连续性，是完整的纤维束（图8-4-25）。②前交叉韧带变细。③在某个 MRI 序列中见到前交叉韧带撕裂的间接征象，而在另一个序列中看到完整的前交叉韧带。

大多数的前交叉韧带的部分撕裂可在 MRI 上显示，但其敏感性和特异性要低于对前交叉韧带完全撕裂的显示，且部分撕裂和完全撕裂在 MRI 上的表现是相似的。通过 MRI 来区分部分或完全前交叉韧带撕裂有时是比较困难的。前交叉韧带撕裂的间接征象对于部分或完全撕裂的鉴别的意义不大，因为两者均可以出现间接征象。

【影响前交叉韧带诊断的因素】 由于假阳性和假阴

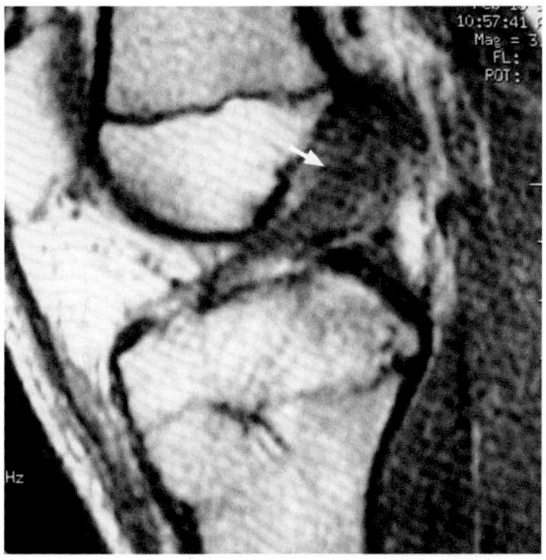

图 8-4-23 前交叉韧带完全撕裂的间接征象 T_1WI：前交叉韧带（箭）和平台的夹角小于 45°。

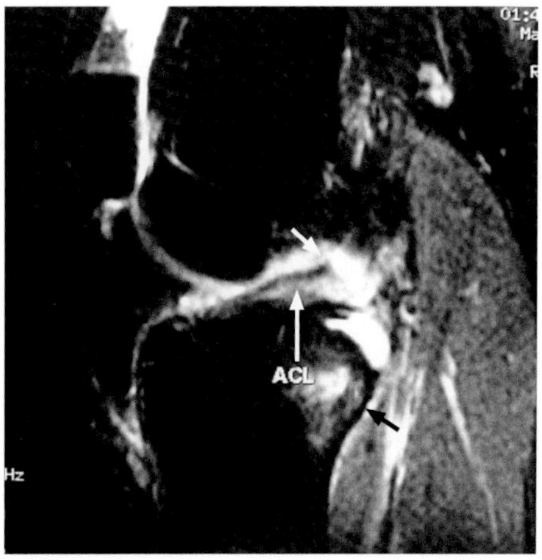

图 8-4-24 前交叉韧带完全撕裂的间接征象 T_2WI：胫骨外侧平台后部挫伤、骨折(箭)。

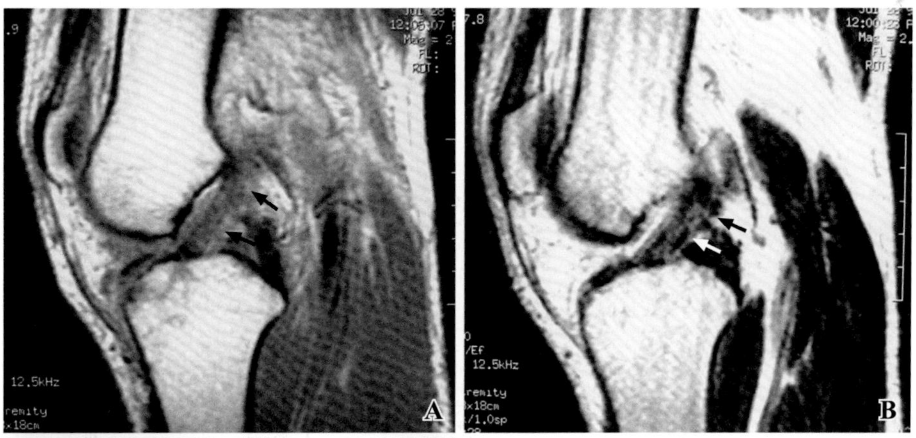

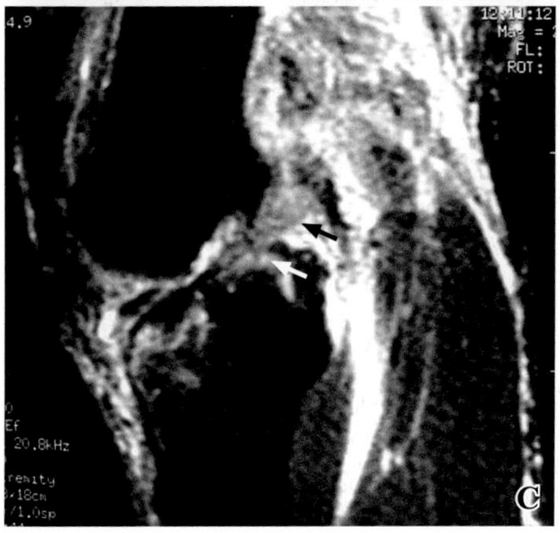

图 8-4-25 前交叉韧带部分撕裂 前交叉韧带在 T_1WI、T_2WI、STIR 像上均见信号增高改变，但纤维束连续性仍是完整的，仅见韧带的宽度增大。A. T_1WI；B. T_2WI；C. STIR 像。

性的存在而降低了前交叉韧带撕裂诊断准确率。产生假阳性的原因是由于韧带内的黏液样变性，它可使韧带内局部的信号增高；另外还可由于其股骨髁附着点的部分容积效应（主要在矢状面）及扫描方向未和前交叉韧带的方向相平行。假阴性多见于慢性的前交叉韧带损伤，表现为断裂的前交叉韧带撕裂后又附着于后交叉韧带，类似于正常的前交叉韧带。可以通过冠状面、横断面和矢状面检查互相结合、相互补充来减少假阳性及假阴性的发生率，提高诊断的准确率。

对于前交叉韧带撕裂的显示和磁共振扫描仪的磁场强度无关。Vellet 等报道，在前交叉韧带撕裂中，高的磁场强度并未获得一个高的准确率。

【并发症】 约有 78% 的前交叉韧带损伤合并有其他韧带、半月板、骨软骨的损伤，可分为：①前交叉韧带损伤伴膝关节内侧部包括胫侧副韧带或（和）内侧半月板、骨软骨挫伤或骨折。②前交叉韧带损伤伴膝关节外侧部包括腓侧副韧带和（或）外侧半月板、骨软骨挫伤或骨折。③前交叉韧带损伤伴关节内、外侧部的损伤。④前交叉韧带损伤伴后交叉韧带损伤。

因此，发现有前交叉韧带损伤时应注意有无合并其他结构的损伤。当出现合并损伤时，MRI 检查对前交叉韧带损伤诊断的准确率将下降。

二、后交叉韧带的损伤

【MRI 序列及扫描层面的选择】 和前交叉韧带不同，在常规的矢状面或斜矢状面上均可以在 1 ～ 2 个层面上显示后交叉韧带，一般无需行胫骨外旋 10° ～ 15°，并且对于冠状面、横断面的补偿作用并不显得那么重要（和前交叉韧带相比）。采用 T_1 加权和 T_2 加权、STIR 序列、FS 技术就可以显示后交叉韧带的撕裂。

【MRI 表现】

1. 后交叉韧带完全撕裂的直接征象

（1）后交叉韧带连续性中断，残余的交叉韧带退缩而扭曲（图 8-4-26）。

（2）未显示后交叉韧带，多见于后交叉韧带的慢性损伤（图 8-4-27）。

（3）后交叉韧带在 T_1WI、T_2WI 上呈不规则的高信号，其内未见有连续性完整的纤维条索（图 8-4-28）。

另外，后交叉韧带胫骨附着点的撕脱表现为胫骨平台后部有线形的 T_1WI 低信号，T_2WI、STIR 像高信号的骨折线，撕脱的碎片和后交叉韧带相连而韧带的连续性未见中断（图 8-4-29）。

2. 后交叉韧带完全撕裂的间接征象 可能是由于后交叉韧带完全撕裂诊断的准确率较高（100%），而发生率又低，因此目前的文献报道中未见后交叉韧带完全撕裂的间接征象的描述。

3. 后交叉韧带部分撕裂的 MRI 表现 无上述完全撕裂的 MRI 表现，但后交叉韧带内有信号异常改变（T_1WI、T_2WI、T_2^*WI、STIR 像、FS 像等），或者 MRI 示后交叉韧带部分纤维连续性中断而其余部分纤维完整（图 8-4-30）。但是，在 MRI 上区别部分或完全撕裂仍有一定困难。

【并发症】 约有 72% 的后交叉韧带撕裂合并有膝关节其他结构的损伤，其中以胫侧副韧带为多见，其次为半月板损伤、骨挫伤、前交叉韧带损伤等。

三、胫侧副韧带撕裂

【MRI 序列的选择】 胫侧副韧带损伤的检查以冠状面和横断面为主，但是在进行 1mm 的三维扫描时，可以在矢状面重建图像上显示胫侧副韧带。序列多采用

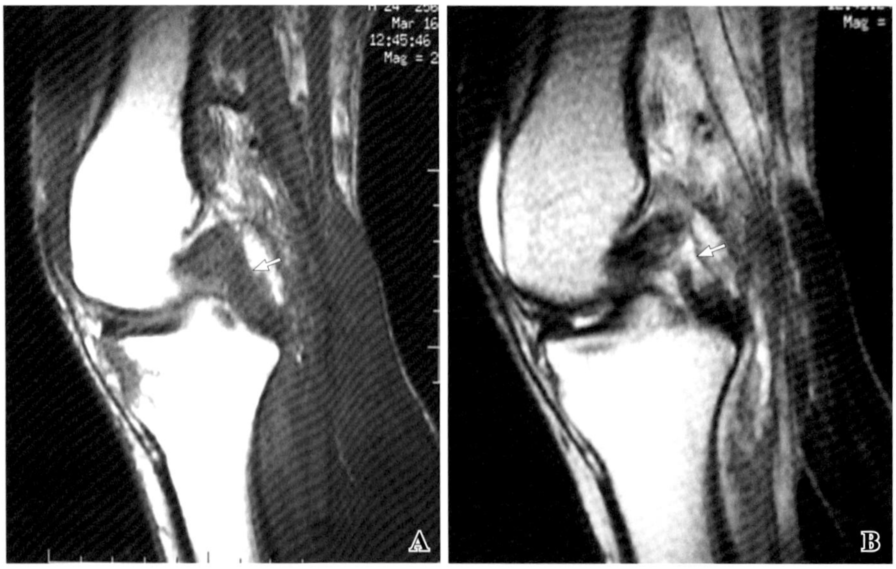

图 8-4-26 后交叉韧带完全撕裂 后交叉韧带连续性中断（箭），其余的交叉韧带向上退缩并扭曲。A.T_1WI；B.STIR 像。

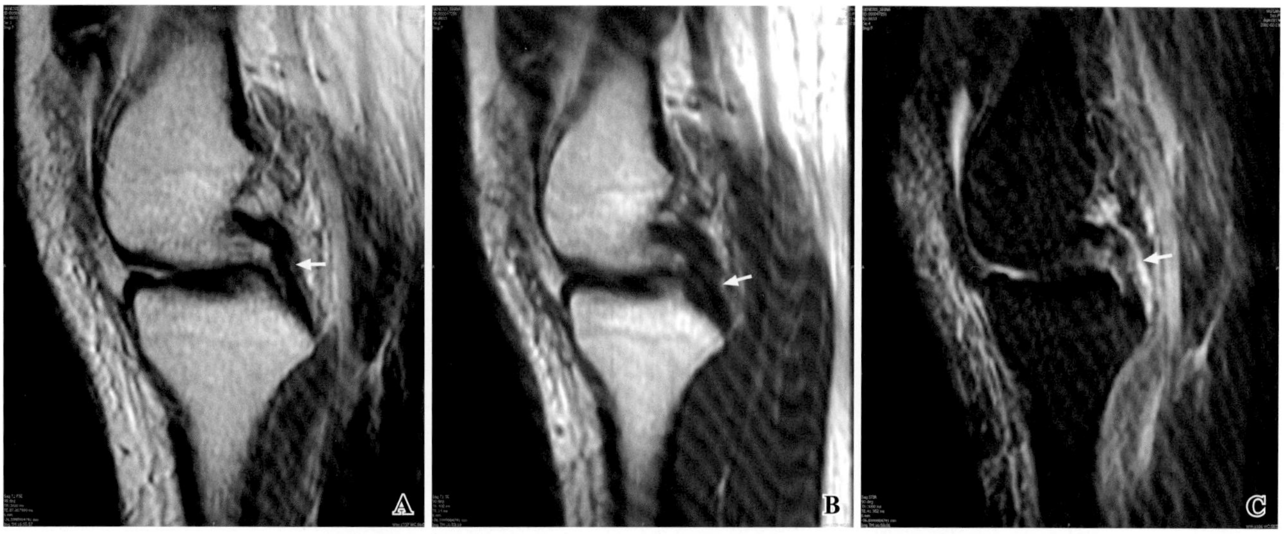

图 8-4-27 后交叉韧带慢性损伤 后交叉韧带的残余（白箭）。A.T_1WI；B.T_2WI；C.STIR 像。

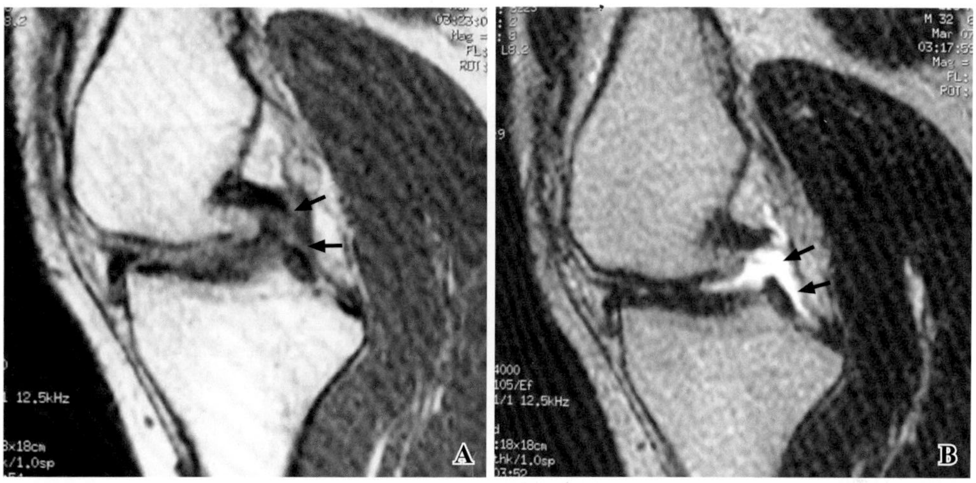

图 8-4-28 后交叉韧带完全撕裂 后交叉韧带下部在 T_1WI、T_2WI 上呈不规则的高信号（箭），直径增粗，其内未见有连续性完整的纤维条索。A.T_1WI；B.T_2WI。

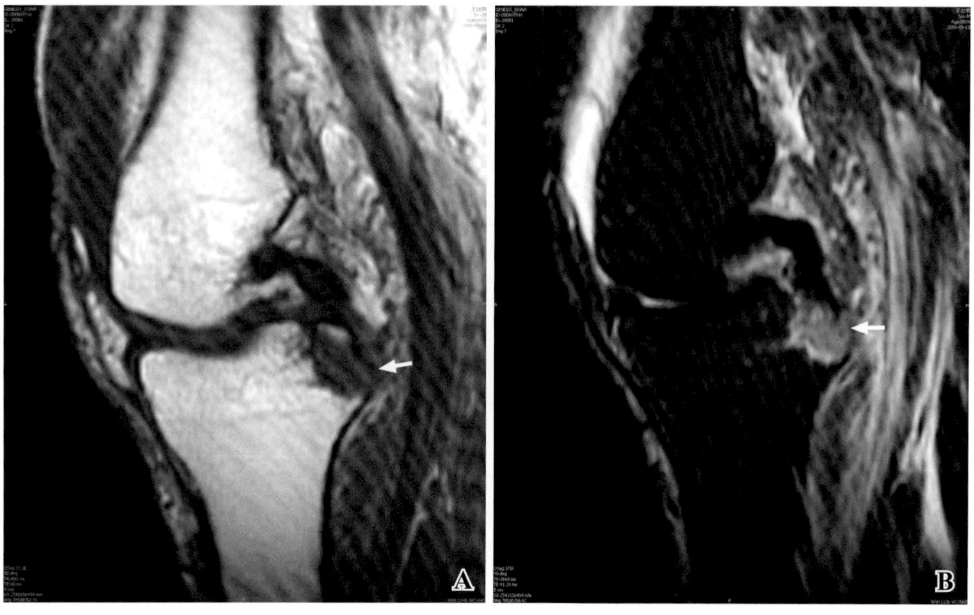

图 8-4-29 后交叉韧带胫骨附着点的撕脱（白箭） 见胫骨平台后部有线形的低信号（T_1WI）或高信号（T_2WI、STIR 像）的骨片撕脱且骨髓水肿。后交叉韧带中断，信号增高。A.T_1WI；B.STIR。

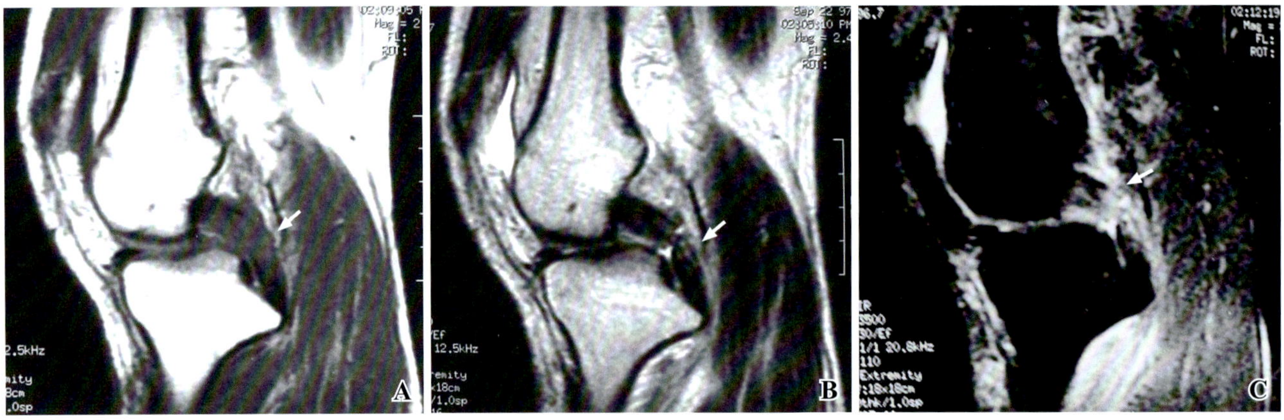

图 8-4-30 后交叉韧带部分撕裂 后交叉韧带内有信号异常改变（箭），在 T_1WI 上为中等信号，在 T_2WI、STIR 像上为高信号，但后交叉韧带的部分纤维连续性未中断。A.T_1WI；B.T_2WI；C.STIR 像。

SE（或 FSE）序列 T_1 加权、T_2 加权扫描。如果采用 STIR 序列或 FS 技术 T_2 加权扫描可以更明显地显示水肿和出血。辐射状扫描有助于显示胫侧副韧带和半月板、股骨、胫骨间的关系，但不应替代常规的冠状面检查。

【分级】 作为膝关节稳定成分的前交叉韧带、胫侧副韧带和腓侧副韧带，胫侧副韧带是最为薄弱的，因此是最易受伤的。临床将其分为三级：① Ⅰ级：很小的韧带撕裂，无膝关节不稳定。② Ⅱ级：韧带部分撕裂，出现膝关节的不稳定。③ Ⅲ级：韧带完全断裂，出现显著的不稳定。

根据膝关节应力位摄片，按内侧关节间隙的宽度分级：① Ⅰ级：0 ～ 5mm。② Ⅱ级：6 ～ 10mm。③ Ⅲ级：11 ～ 15mm。④ Ⅳ级：16 ～ 20mm。

根据 MRI 表现分级：① Ⅰ级：皮下水肿。② Ⅱ级：韧带撕裂在 T_2 加权像、STIR 像、FS 像显示为韧带内有高信号，胫侧副韧带滑囊内有液体。韧带表面有水肿或者与邻近的脂肪分界不清亦被认为是Ⅱ级撕裂。③ Ⅲ级：韧带的连续性中断。

【MRI 表现】 胫侧副韧带撕裂以其近端，尤其是其股骨附着点处撕裂最多见，韧带的中部次之，而远端最少见。

胫侧副韧带的Ⅰ级撕裂，病理为皮下水肿和出血，在 T_1WI 上表现为皮下的低信号，而在 T_2WI、STIR 像、FS 像上呈高信号；在亚急性出血时，在 T_1WI 上可显示为高信号。而胫侧副韧带的形态未见改变，仍表现为平行于骨皮质的带状低信号影（冠状面）（图 8-4-31）。

Ⅱ级撕裂，水肿和出血使韧带和周围脂肪分界不清，韧带可有移位，不再平行于骨皮质。部分纤维断裂，韧带在 T_2 加权像（或 STIR 像、FS 像）上呈高信号（图 8-4-32）。

Ⅲ级撕裂表现为韧带的连续性中断，或韧带增粗、肿胀，在 T_2WI（或 STIR 像、FS 像）上呈弥漫性高信号（图 8-4-33）。

伴胫侧副韧带附着点的撕脱骨折可表现为局部骨

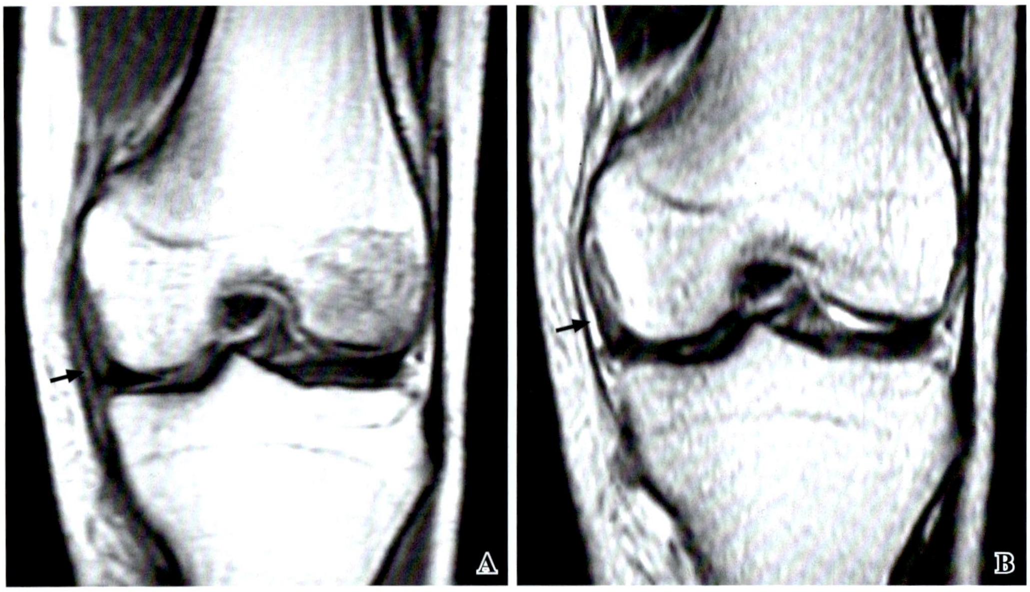

图 8-4-31 胫侧副韧带Ⅰ级撕裂 在 T_1WI 上表现为皮下的低信号，在 T_2WI 上呈高信号，而胫侧副韧带的形态、信号未见改变，表现为平行于骨皮质的带状低信号影。A.T_1WI；B.T_2WI。

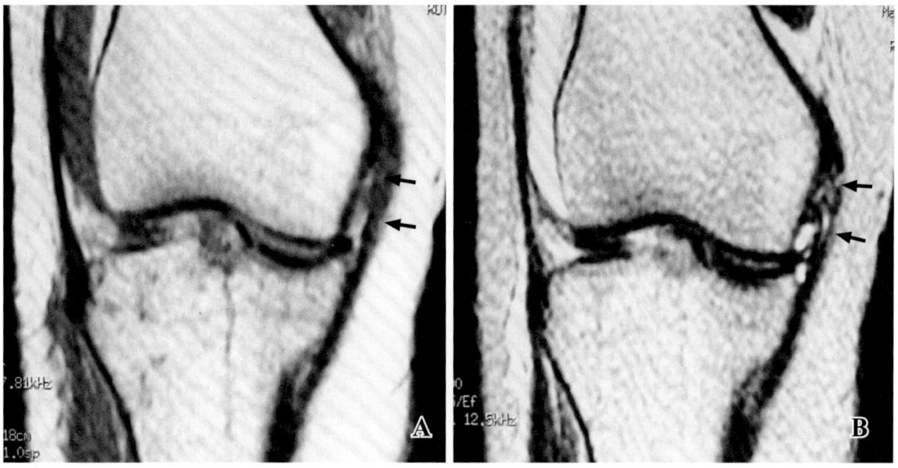

图 8-4-32 胫侧副韧带Ⅱ级撕裂 黑箭示韧带和周围脂肪分界不清，并且韧带有移位，不再平行于骨皮质，呈波浪状改变，部分纤维断裂。A.T_1WI；B.T_2WI。

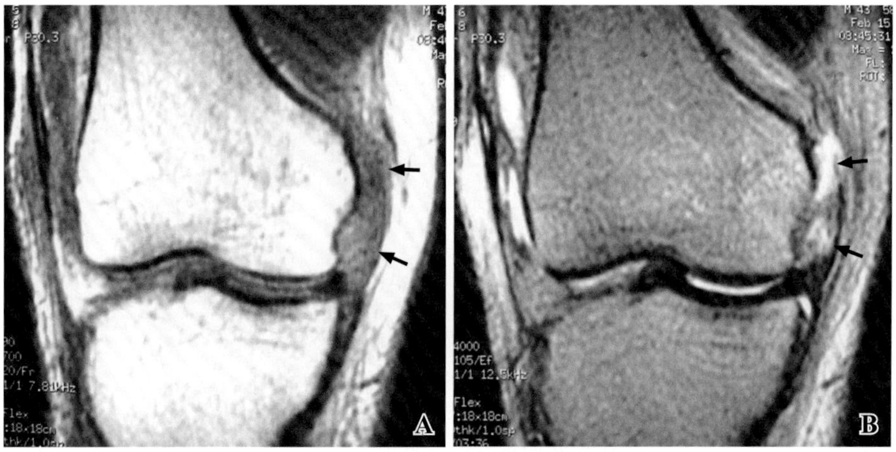

图 8-4-33 胫侧副韧带Ⅲ级撕裂 表现为韧带的连续性中断（箭），韧带增粗、肿胀，在 T_1WI 上呈弥漫性信号增高和周围软组织分界不清。A. 冠状面 T_1WI；B. 冠状面 T_2WI。

皮质连续性中断，有大小不一的在 T_1WI、T_2WI 上呈高信号的骨片和韧带相连，胫侧副韧带远端的撕裂或撕脱可显示为波浪状改变。

胫侧副韧带的深层较薄弱，较易引起撕裂，但在 MRI 上区别其深层或浅层的撕裂较难，一般根据位于深浅两层之间的胫侧副韧带滑囊有无积液来判断，若有则代表深层有撕裂，表现为于深浅两层间的 T_1WI 低信号，在 T_2WI、STIR 像、FS 像上呈高信号，边界清楚，长轴和韧带平行。

【并发症】 胫侧副韧带损伤均可合并其他结构的损伤，发生率约为 73%，其中Ⅲ级损伤常合并其他结构的损伤。合并损伤包括骨挫伤，前交叉韧带、后交叉韧带、半月板损伤等。其中骨挫伤以膝关节的外侧部多见，因为胫侧副韧带的损伤是由于受到外翻力的作用所致。另外，胫侧副韧带损伤可合并大量的关节液渗出。

四、腓侧副韧带损伤

【MRI 序列的选择】 腓侧副韧带的检查以冠状面和横断面为主，在薄层扫描或三维扫描的矢状面亦可显示腓侧副韧带。序列多采用 SE 序列或 FSE 序列的 T_1 加权、T_2 加权扫描，或用 STIR 序列或 FS 技术来更好地显示水肿和出血。当常规的冠状面检查难以显示腓侧副韧带全长时，可以用辐射状扫描。

【分级】 腓侧副韧带损伤的分级类似于胫侧副韧带损伤的分级。

【MRI 表现】 腓侧副韧带损伤的水肿和出血，在 T_1WI 上呈低信号，在 T_2WI、STIR 像、FS 像上呈高信号；亚急性出血，在 T_1WI 上呈高信号（图 8-4-34）。部分撕裂的腓侧副韧带显示为厚度增加、信号增高。完全撕裂表现为纤维的连续性中断，断裂的韧带呈波浪状或匍匐样改变。如果韧带自腓骨头部撕脱，可见韧带向近端移行。

五、髌韧带撕裂

髌韧带撕裂常由直接暴力所引起，间接暴力所致较少见。撕裂常位于韧带的髌骨下极附着处。根据撕裂的

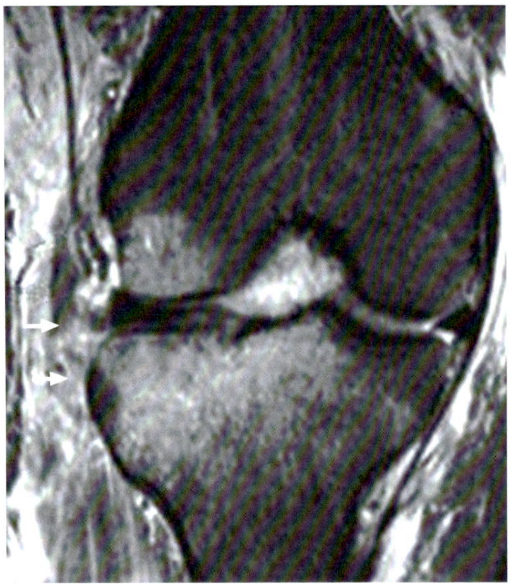

图 8-4-34 **腓侧副韧带损伤** 箭示韧带Ⅲ级撕裂。

程度又可分为完全撕裂和部分撕裂。在完全撕裂时，临床上表现为髌骨上移，股四头肌肌力减弱。矢状面和横断面 T_1 加权、T_2 加权扫描对髌韧带的显示较好，亦可用STIR序列、FS技术 T_2 加权扫描。

和其他韧带撕裂的MRI表现相似。急性损伤时，韧带部分撕裂表现为信号增高，而纤维的连续性未见中断，或者部分纤维连续性中断而部分未中断（图 8-4-35）。完全撕裂时，纤维的连续性完全中断，断端间区在 T_1WI 上呈中等信号，在 T_2WI（或STIR像、FS像）上呈弥漫性高信号，并见髌骨抬高，髌韧带呈波浪状改变（图 8-4-36）。当髌韧带的近端或远端撕脱时，可见呈高信号的骨片和韧带相连，并见相应部位的骨质内有水肿（STIR像、FS像上呈高信号，T_1WI 上呈低信号）表现。慢性损伤时，髌韧带变细或增粗肥大，但在各个序列上的信号均为低信号。

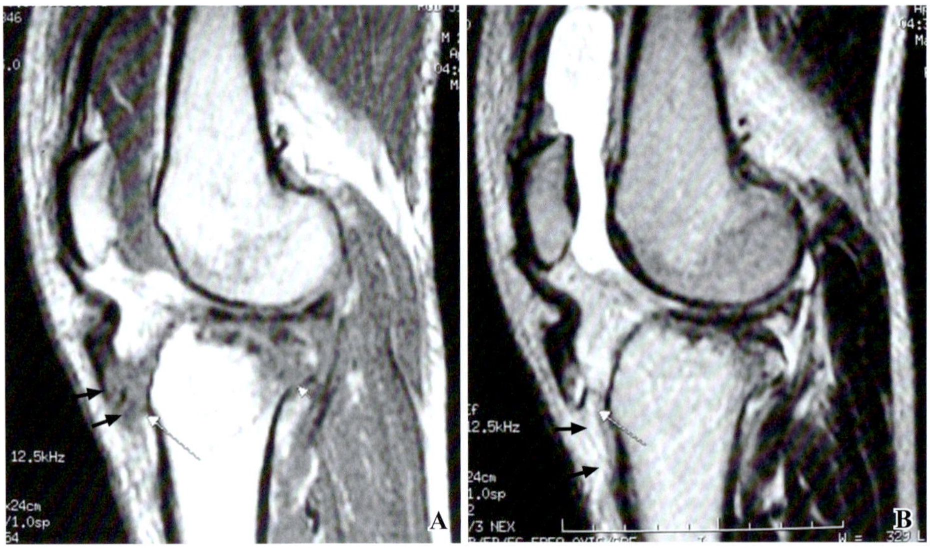

图 8-4-35 **髌韧带部分撕裂** 髌韧带信号增高，在 T_1WI 上由低信号变为中等信号（黑箭），在 T_2WI 上为高信号（白箭），而纤维的连续性未见中断。A. T_1WI；B. T_2WI。

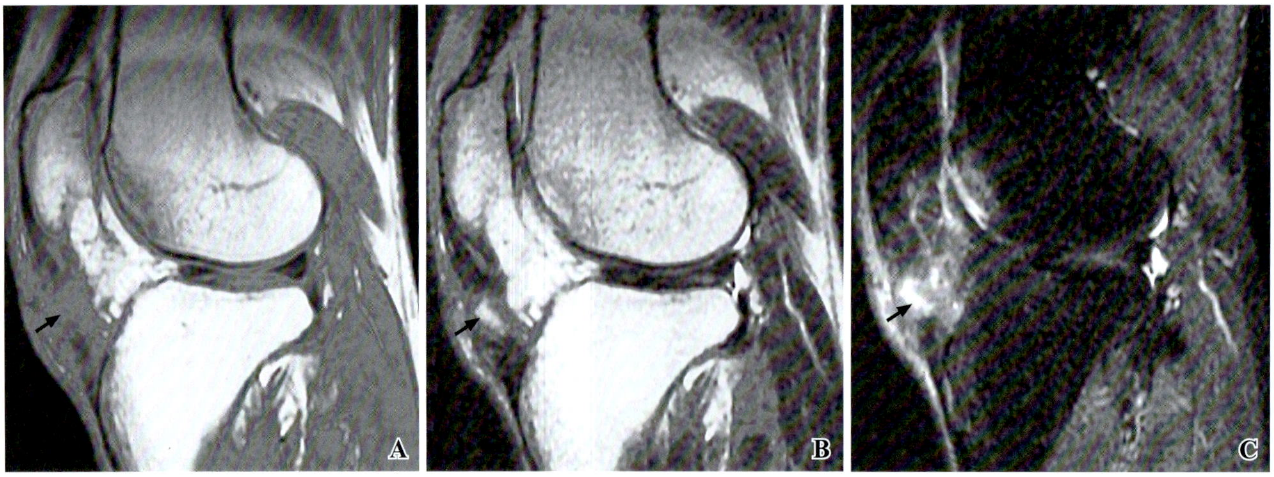

图 8-4-36 **髌韧带完全性撕裂（黑箭）** 纤维的连续性完全中断，断端间区在 T_1WI 上呈中等信号，在 T_2WI、STIR 像上呈弥漫性高信号。A. T_1WI；B. T_2WI；C. STIR 像。

六、股四头肌腱撕裂

股四头肌腱为人体最大、最强有力的肌腱。完全撕裂，膝关节即失去伸膝功能，撕裂的部位多见于髌骨上极的附着处。股四头肌腱撕裂的MRI检查以矢状面和横断面为主，常规采用SE序列T_1加权、T_2加权，亦可用FS序列T_2加权、STIR序列等。

和其他韧带撕裂的MRI表现相似。急性损伤时，部分撕裂在T_1WI上呈中等信号，在T_2WI、FS技术T_2WI或STIR像上呈高信号，而纤维连续性未见中断，或仅为部分纤维连续性中断。完全撕裂，在T_2WI、FS技术T_2WI或STIR像上呈弥漫性高信号，纤维连续性中断，韧带收缩呈波浪状改变，髌骨下移。当髌骨上极撕脱时，可见骨片和韧带相连，髌骨内见水肿表现。

七、膝关节组成骨的损伤

膝关节组成骨包括髌骨、股骨、胫骨，其中以胫骨平台最易损伤，尤其是外侧平台。根据损伤的程度和成分的不同可有以下几种：骨挫伤、软骨骨折、骨软骨骨折和骨折。常规X线和CT检查能够很好地显示骨折，但对于其他几种类型的损伤难以显示，而MRI却可显示各种类型的骨的损伤。

常规的SE序列T_1加权、T_2加权扫描足以显示膝关节组成骨的损伤，矢状面、冠状面和横断面扫描均佳。如果采用STIR序列、FS技术T_2加权等序列也可以较好地显示骨挫伤、软骨骨折和骨软骨骨折。

（一）骨挫伤　骨挫伤是指由于外伤所致的骨髓的出血、水肿和骨小梁的微骨折，而相应的软骨和骨皮质为正常，在T_1WI上呈形态各异的、地图样的而非线性的低信号，在T_2WI上呈高信号，在其他的长TR、长TE的序列中亦表现为高信号（图8-4-37）。骨挫伤的发现是很重要的，因骨挫伤可预示更严重的关节其他结构损伤的可能性，因此要仔细观察关节其他结构有无损伤。另外，骨挫伤本身亦可解释膝关节外伤后的疼痛等症状。

根据骨挫伤的形态可以分为三型：①Ⅰ型：表现为干骺端和骨干区内的弥漫性信号改变，在T_1WI上呈低信号，在T_2WI、STIR像、FS技术T_2WI上呈高信号。②Ⅱ型：表现为软骨下骨皮质的连续性中断。③Ⅲ型：表现为软骨下骨内见到局限性的信号改变区。Ⅰ型和Ⅱ型在X线平片及关节镜上是难以发现的，并且常伴有前交叉韧带和副韧带的撕裂。而青少年的骨挫伤，前交叉韧带的受损是很少见的，这可能由于其韧带的柔韧性较好。

（二）软骨骨折　软骨骨折是指外伤性的软骨连续性中断或软骨缺损。这在X线平片和CT上难以发现。在MRI上，局部的软骨变薄或缺如，在T_1WI、FGE序列T_1WI，或在长TR、长TE图像上显示软骨层内有局限性的高信号影，而软骨下骨及骨髓可见水肿表现（图8-4-38）。

（三）骨软骨骨折　骨软骨骨折是指关节软骨和其下的骨质的损伤，可以由直接的损伤、韧带的撕脱、髌骨脱位和非直接损伤所产生的切应力所致。骨软骨骨折多见于青少年，并被认为是骨软骨炎的一种表现形式。软骨下骨在T_1WI上为线性的、和关节面平行的低信号，在T_2WI、STIR像、FS技术T_2WI上呈高信号（图8-4-39），有时可见自软骨下骨穿过软骨面并和关节面垂直的骨折线。在急性、亚急性期，骨软骨骨折的

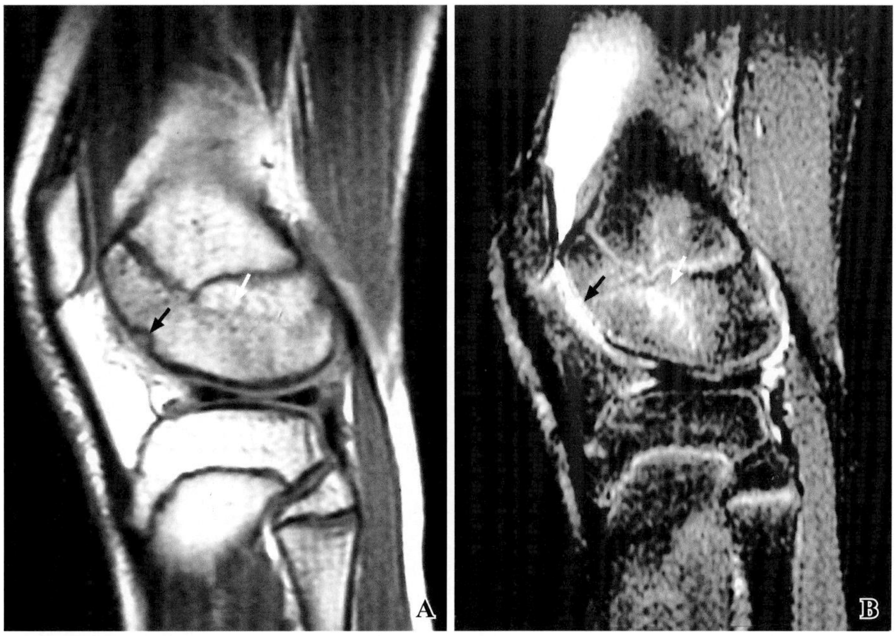

图8-4-37　骨挫伤　股骨外侧髁（白箭）在T_1WI上呈地图样的低信号，在STIR像上呈高信号，软骨内见到的局限性的信号改变区（黑箭）。A.T_1WI；B.STIR像。

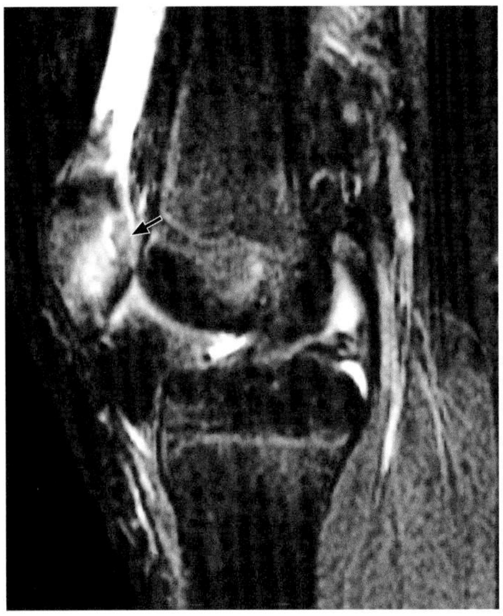

图 8-4-38　软骨骨折　STIR 像：见髌骨后软骨缺损（黑箭），而软骨下骨及骨髓呈高信号（水肿）。

片段下方可见有 T_2WI 高信号的液体。在慢性期，其下方可以看到中等信号的纤维组织或纤维软骨组织，这是愈合的表现。因此，MRI 可以用来随访跟踪骨软骨骨折、骨软骨移植后的愈合情况。

（四）骨折　膝关节的骨折可包括三个组成骨的骨折，其中以外侧平台骨折最多见（图 8-4-40），其损伤机制是受到外翻力的作用。骨折的急性期在 MRI 上显示为锐利的、边缘清楚、各种线性的低信号，骨髓水肿、出血在 T_1WI 上呈低信号，在 T_2WI 上呈中等信号，以及骨折使组成骨的形态发生改变。慢性期，在 MRI 上均呈低信号。除骨折本身的信号外，在较严重骨折的急性期可见关节内有脂肪血性关节炎，表现为有液－液平出现，其上层为低密度的脂肪，它在 T_1WI、T_2WI 上为高信号（图 8-4-41）。髌骨的骨折需与二分髌骨、三分髌骨的先天性畸形相鉴别，鉴别要点为先天性畸形者不伴有骨髓的水肿表现。

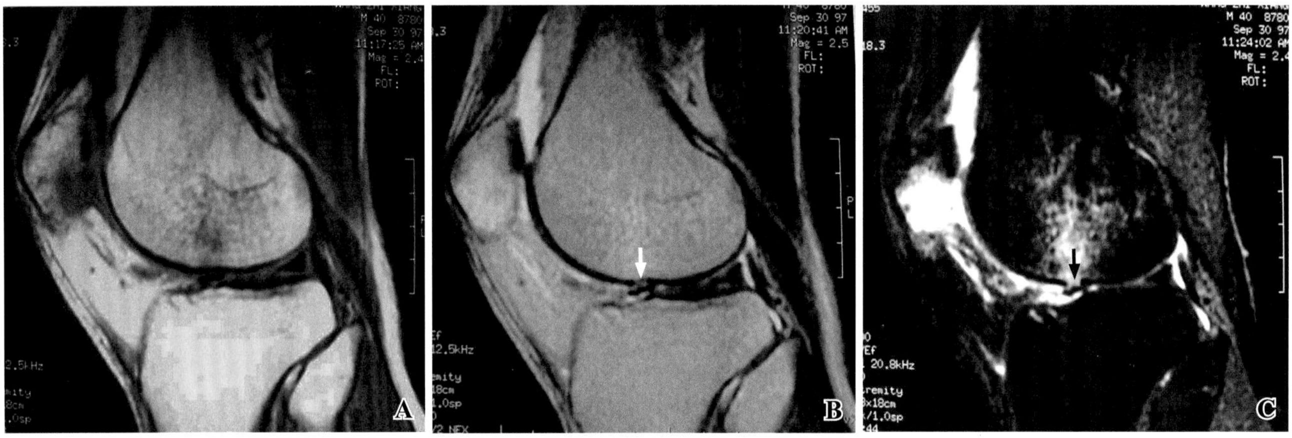

图 8-4-39　股软骨骨折　股骨外侧髁软骨下骨皮质的连续性中断（箭），其中骨折线均为低信号，周围的水肿区表现为低信号（T_1WI）或高信号（T_2WI、STIR 像）。A.T_1WI；B.T_2WI；C.STIR 像。

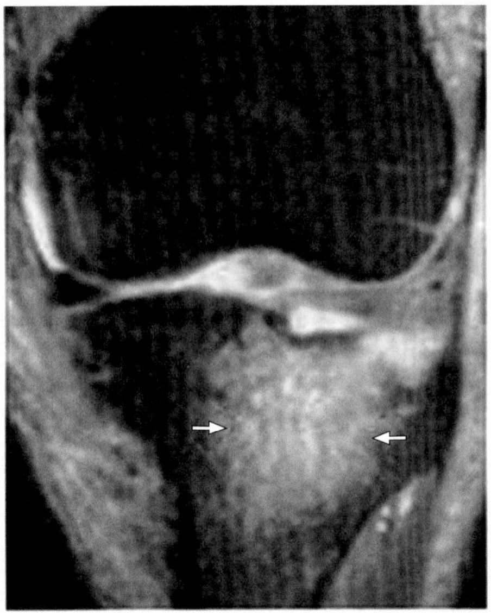

图 8-4-40　胫骨外侧平台骨折　T_1WI：胫骨外侧平台骨折（白箭）。

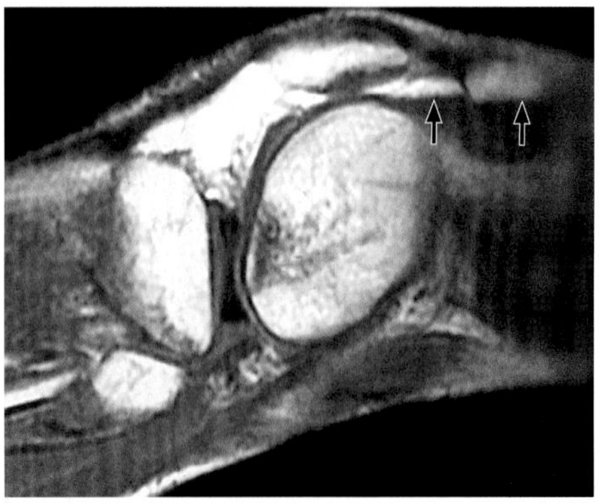

图 8-4-41　脂肪血性关节炎　T_1WI：黑箭示液－液平，上层为低密度的脂肪，在 T_1WI 上为高信号。

膝关节的其他病变

一、髌骨软骨软化

髌骨软骨软化最先于1906年由Budiger描述外伤引起的关节软骨软化和纤维化，并将所见的改变称为：Traumatische Knorpelrisse。1928年，Aleman首先在诊断中使用“软骨软化”这一术语来描述由外伤所致的软骨的改变和其手术中的所见。目前已将髌骨软骨软化单独用作诊断术语而不考虑其有无外伤史，并且在临床上将其等同于“膝前疼痛综合征”。但从病理角度来看，各种原因所致髌骨软骨的改变是相似的。因此，Merchant等提出根据病因使用“继发性软骨软化”和“原发性软骨软化”。

【正常髌骨软骨的组织结构】 髌骨软骨为透明软骨，肉眼看似珍珠样外观，它由软骨细胞和基质组成。基质的主要成分是水、胶原纤维和糖蛋白。根据细胞的形态、数目、基质成分的含量及胶原纤维排列的不同，组织学上由表及里分为滑动带、过渡带、放射带、钙化带和软骨下骨性终板。滑动带位于关节软骨的最表面，其胶原纤维与关节面平行，软骨细胞量少且细长，所含糖蛋白浓度低于其他各带。过渡带位于滑动带下，软骨细胞小而散在于含丰富胶原纤维与糖蛋白的基质内，胶原纤维的排列由平行逐渐变成斜行。放射带的特点是软骨细胞呈垂直的放射状，细胞排列呈柱状，胶原纤维与关节面垂直排列，细胞周围有大量糖蛋白。钙化带的胶原纤维排列紊乱，软骨细胞可表现为变性及坏死，糖蛋白含量较少。软骨下骨性终板是由一致密的骨皮质与发育良好的哈氏系统所构成。软骨内各层成分的不同是MRI上信号强度变化的原因，尤以胶原纤维的影响最明显。

【髌骨软骨正常MRI表现】 正常的髌骨软骨在常规的SE序列T_1WI和T_2WI上呈单层的均匀的中等信号，和其下的软骨下骨质有明显的对比。但仔细观察，软骨内的信号强度稍有差异，为了突出这一差异，Lehner等采用强的反转－恢复和T_2^*加权扫描。正常的软骨表现为双层，组织学分析显示MRI上的浅层对应于滑动带和过渡带，深层对应于软骨放射带和钙化带，这分层和水的含量有关，在滑动带和过渡带中水的含量较多。我们采用FGE序列T_1加权扫描，髌骨软骨由表及里分为高、中、高信号三层（图8-4-42）。同样，

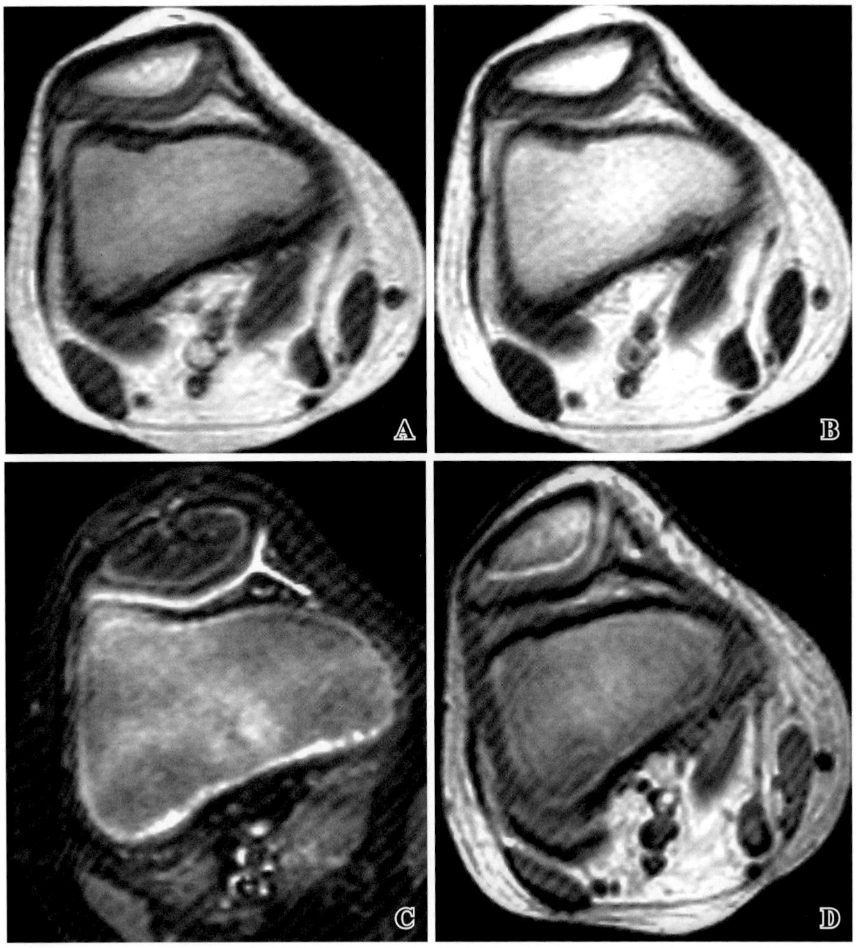

图8-4-42 正常髌骨MRI表现 正常的髌骨软骨在常规的SE序列T_1WI和T_2WI上呈单层的均匀的中等信号，和其下的软骨下骨质有明显的对比。在STIR像上呈单层的均匀的中等偏低信号。在FGE序列T_1WI上分为高、中、高信号三层。A.SE序列T_1WI；B.SE序列T_2WI；C.STIR像；D.FGE序列T_1WI。

Recht、Rubenstein 等亦报道髌骨软骨分为三层的表现，Rubenstein 等还用软骨内各层中的胶原纤维排列方向与主磁场方向的关系来解释分层表现。目前，正常的髌骨软骨在 MRI 上呈分层表现已被公认，但分层的原因尚待进一步研究。

【髌骨软骨软化的原因和病理改变】 髌骨软骨软化的常见原因有外伤、退行性变、髌骨排列不齐及高位髌骨等，各种原因使滑液成分改变而使软骨营养供应受损。

大体上髌骨软骨软化表现为局部质地变软，且隆起呈水泡样变，继而出现纤毛样变，并可出现深浅不一的溃疡，深溃疡可使软骨下骨质裸露，软骨下骨硬化。显微镜下表现为表面纤维化、基质减少、水肿（苏木精－伊红染色为红色）、软骨细胞数目减少和变性。根据病理变化的程度不同，在关节镜下可将髌骨软骨软化分为五级：① 0 级：为正常的关节软骨。② Ⅰ级：关节软骨失去珍珠样的外观而变得较为暗淡，出现软化，硬度为人额部的硬度，通常无碎片状或纤毛状改变，局部的软化、肿胀区或纤毛化区的直径小于 0.5cm。③ Ⅱ级：关节软骨的软化区内出现毛刷状或纤毛化改变，深部可达 1 ~ 2mm，但直径小于或等于 1.3cm。④ Ⅲ级：软骨的毛刷状或纤毛化改变达关节软骨厚度的一半以上，直径大于 1.3cm，关节软骨表面类似于蟹肉样改变，表面有多发的软骨碎片附着于其下的软骨。⑤Ⅳ级：关节软骨全层受侵，软骨下骨暴露，其表现和进展期的髌股关节炎表现相似。

【临床表现】 髌骨软骨软化的临床表现以髌股关节（或髌骨后）疼痛，在膝关节屈曲时疼痛加重并伴有噼啪声为特征，多见于青少年。

【预后】 Shanhriaree 根据不同的过程将髌骨软化的预后分为两类。一类为基底部退变，多因外伤引起，常见于青少年，可以自愈而不发展为骨关节炎；另一类为表面退变，多因营养或先天性因素引起，多见于成年人，有进一步发展为骨关节炎的倾向。

【MRI 分级及其表现】 MRI 表现和关节镜下的表现、病理相对应，亦可分为五级。

1. 0 级 为正常的髌骨软骨。在 T_1WI 上表现为带状的中等信号，其信号强度略高于水，亦高于软骨下骨，表面光滑。在 T_2WI 上呈中等信号的带状影，其信号强度低于水，稍高于软骨下骨。在 STIR 像上呈单层的均匀的中等偏低信号。在 FGE 序列 T_1WI 上，髌骨软骨由表及里分为高、中、高信号三层（图 8-4-42）。

2. Ⅰ级 在 T_1WI、T_2WI 和 STIR 像上呈局灶性或局灶性隆起性低信号影。在 FGE 序列 T_1WI 上表现为局灶性低信号影或局灶性高信号层信号降低或高信号层缺如（图 8-4-43）。

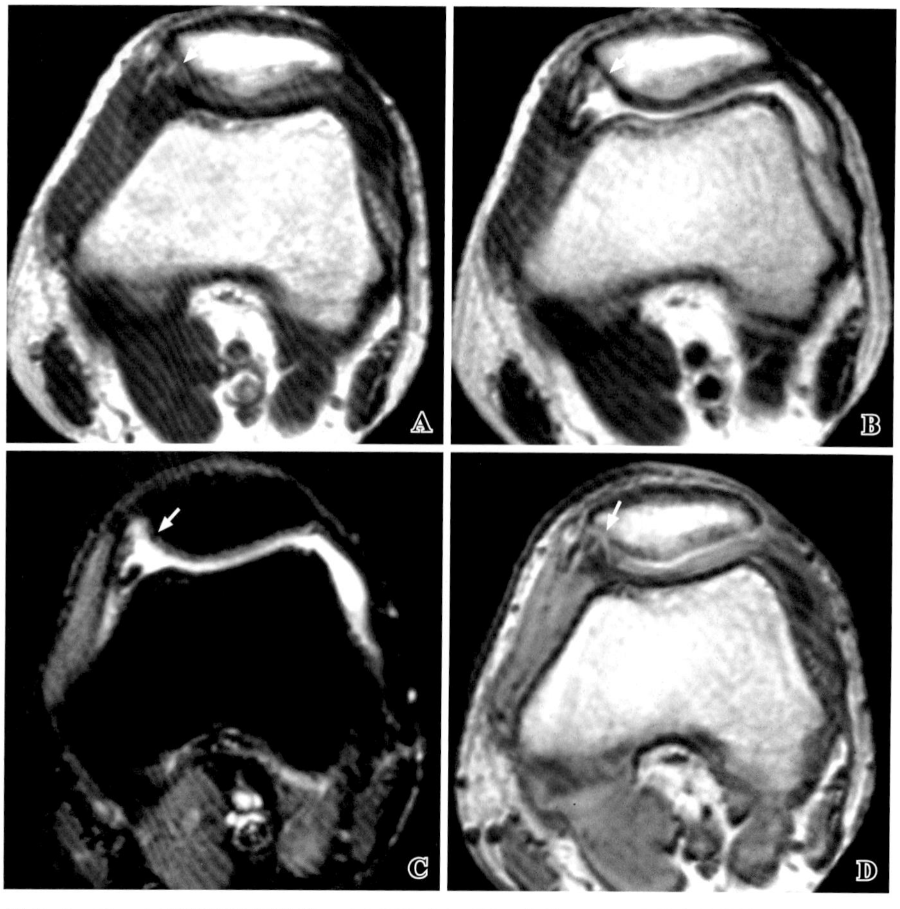

图 8-4-43 Ⅰ级髌骨软骨软化 A.T_1WI 和 D.FGE 序列 T_1WI：表现为局灶性低信号（箭）；B.T_2WI 和 C.STIR 像：也表现为局灶性低信号（箭），但不如在图 A、图 C 中明显。

3. Ⅱ级 在 T_1WI、T_2WI 和 STIR 像上表现为轻度轮廓改变，软骨厚度局部变薄，但直径小于 1.3cm，可有或无局灶性信号改变。在 FGE 序列上表现为：第 1 层的高信号消失；第 2 层变薄，髌骨表面可有轻度的不规则改变，但直径小于 1.3cm；第 3 层信号降低（图 8-4-44）。

4. Ⅲ级 在 T_1WI、T_2WI 及 STIR 像上表现为髌骨表面病变的直径大于 1.3cm 或轮廓明显不规则，厚度明显变薄，软骨下骨可有或无囊性改变。在 FGE 序列 T_1WI 上，同样表现为病变直径大于 1.3cm 或轮廓明显不规则，厚度明显变薄，第 1、2 层信号消失，第 3 层信号降低或消失，软骨下骨暴露，但直径小于 1cm，软骨下骨可有或无囊性改变（图 8-4-45）。

5. Ⅳ级 在 T_1WI、T_2WI、STIR 像及 FGE 序列 T_1WI 上表现为软骨全层缺如，软骨下骨暴露，范围大于 1cm，软骨下骨多有硬化和囊变（图 8-4-46）。

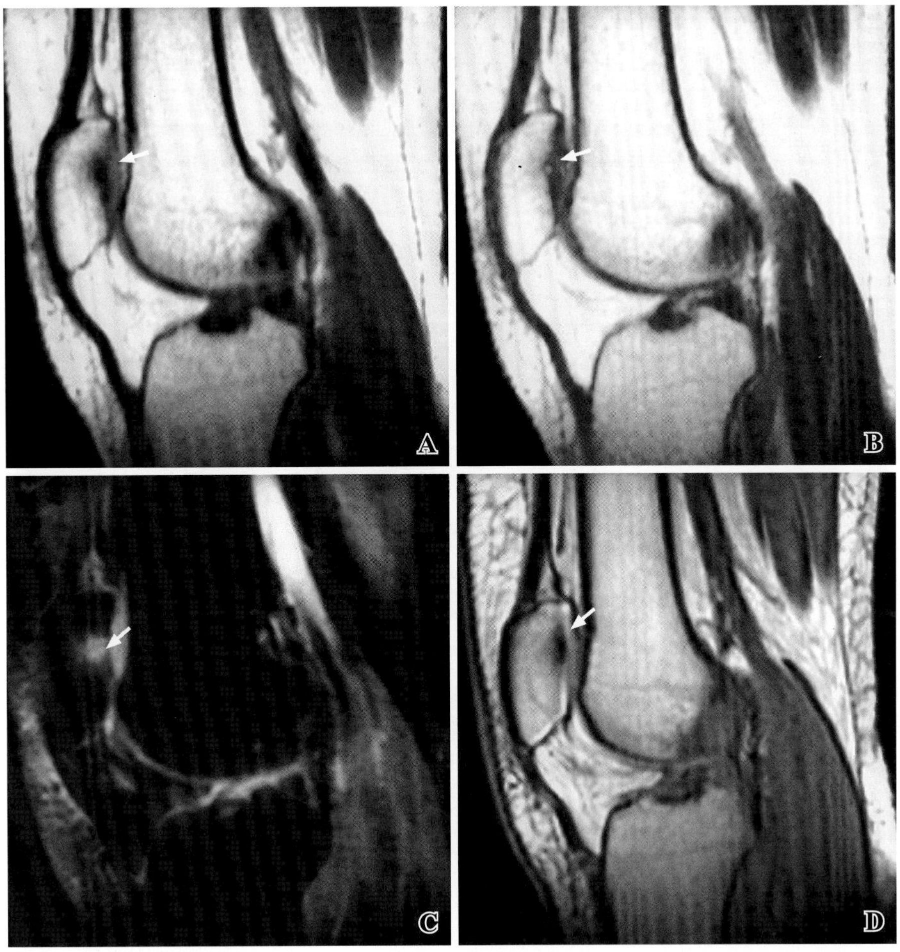

图 8-4-44 Ⅱ级髌骨软骨软化 A. T_1WI：因软骨与水的信号差较小，其轮廓改变不明显；B. T_2WI 和 C. STIR 像：可以显示轻度的轮廓不规则（箭）；D. FGE 序列 T_1WI：正常三层表现不清，第 3 层信号也降低，轮廓不规则（箭）。

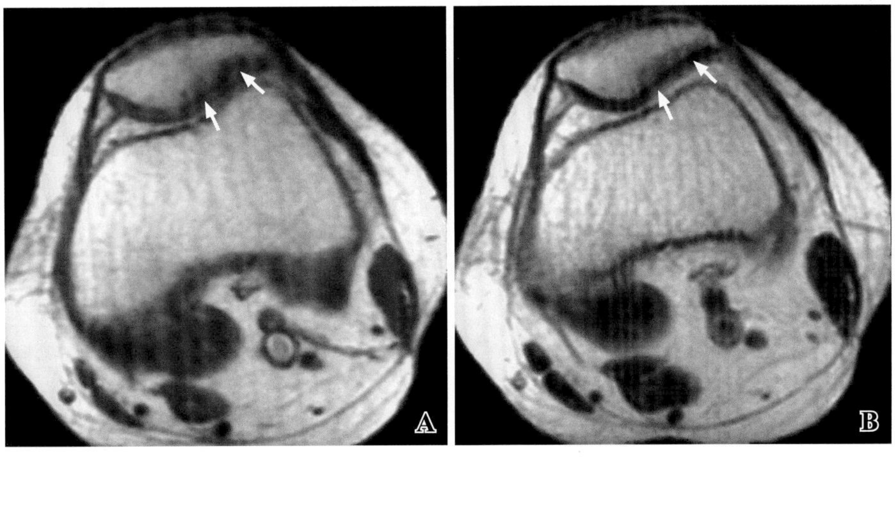

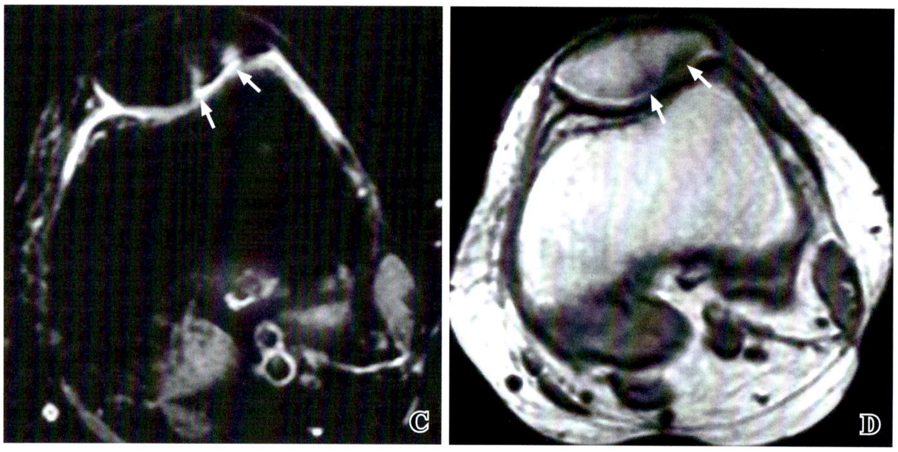

图 8-4-45 Ⅲ级髌骨软骨软化 A.T_1WI：因软骨与水的信号差较小，其轮廓改变不明显（箭）；B.T_2WI 和 C.STIR 像：可以显示明显的轮廓不规则和软骨的囊变（箭）；D.FGE 序列 T_1WI：第 1、2 层消失，第 3 层信号也降低，轮廓明显不规则（箭）。

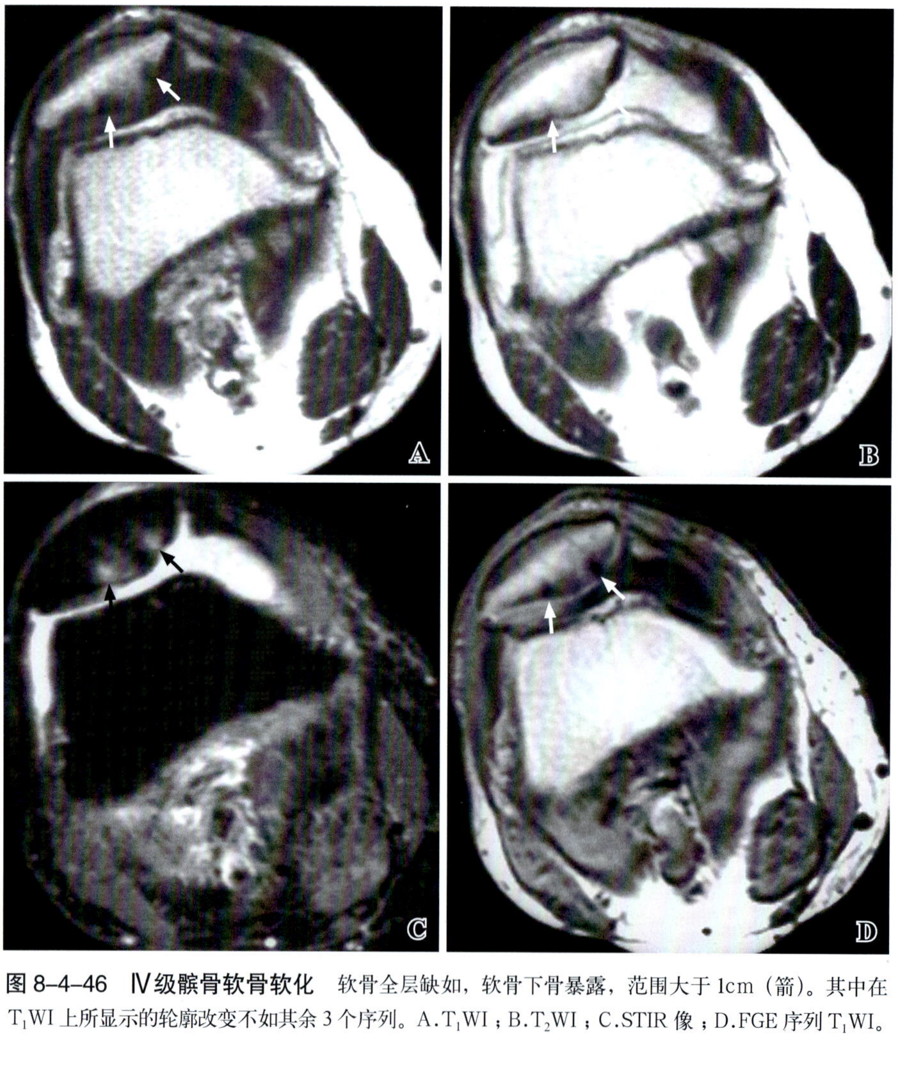

图 8-4-46 Ⅳ级髌骨软骨软化 软骨全层缺如，软骨下骨暴露，范围大于 1cm（箭）。其中在 T_1WI 上所显示的轮廓改变不如其余 3 个序列。A.T_1WI；B.T_2WI；C.STIR 像；D.FGE 序列 T_1WI。

上述Ⅰ～Ⅳ级髌骨软骨软化中，Ⅰ～Ⅱ级为早期，Ⅲ～Ⅳ级为进展期。一般Ⅰ～Ⅱ级改变无需手术（或关节镜）治疗，主要是保守治疗，而Ⅲ～Ⅳ级需手术（或关节镜）治疗。T_2WI、STIR 序列对早期的髌骨软骨软化的敏感性不如 T_1 加权和 FGE 序列 T_1 加权，而 T_1 加权对于进展期病变的敏感性不如 T_2 加权、STIR 序列及 FGE 序列 T_1 加权。其原因是在早期病变中，主要以软骨的信号改变及轻度的轮廓改变为主，加上早期病变的关节积液较少；而在 T_2WI、STIR 像上，因软骨本身信号就较低，对于局灶性的信号降低改变的显示就不敏感，加上因关节积液少，不能产生“关节造影”效果而对于轮廓改变亦不敏感。对于进展期病变，由于关节积液较多，在 T_2WI、STIR 像上产生“关节造影”效果，对于髌骨软骨的轮廓改变的显示是很敏感的。STIR 序列对于软骨下骨的硬化或囊变的显示亦是很敏感的。

二、髌腱炎

髌腱炎又称为跳跃者膝，多发于髌骨下极和髌韧带的连接处，并可伴有该处的骨、软骨撕脱。多见于青少年，尤其是以跑和跳为主的运动员。临床上有反复的运动损伤史，髌骨下方的局部疼痛，特征是触诊时髌韧带上有触痛点。病理上见髌韧带内有细小的撕裂、黏液样变和纤维性坏死，并可见新生的小血管、炎性细胞及纤维化，因此有人提出应称之为“髌腱不完全撕裂”。

髌腱炎的 MRI 检查以矢状面和横断面为主。在 MRI 的各个序列上，正常的髌韧带均呈低信号，它的前、后径自近至远略有增厚，与周围的软组织分界清楚。病变多发生于近端的内侧 1/3 或中 1/3，外侧部少见，表现为韧带增厚，边缘不清，在 T_1WI 上为等信号或中等信号，在 T_2WI、T_2^*WI、STIR 像、FS 技术 T_2WI 上为高信号。急性期（症状出现于 2 周内），韧带周围的水肿在 T_1WI 上呈低信号，在 T_2WI、T_2^*WI、STIR 像、FS 序列 T_2WI 上呈高信号，边缘不清，形态不规则。亚急性期（症状出现 2 ~ 6 周），韧带在 T_1WI 上为中等或低信号，在 T_2WI、T_2^*WI、STIR 像、FS 技术 T_2WI 上为高信号，并见韧带有增厚表现。慢性者（大于 6 周），多表现为韧带的增厚为主，而信号改变不明显。

有人根据髌腱的 MRI 表现和增强以后的改变将它分为三级：① Ⅰ 级：髌骨下极的韧带内有一增强区，该区在 SE 序列 T_1WI、T_2WI 上呈中等信号，在 T_2^*WI、STIR 像、FS 像上为高信号，同时伴有髌骨下极的撕脱（图 8-4-47）。② Ⅱ 级：除了无髌骨下极的撕脱外，其余表现和 Ⅰ 级一致（图 8-4-48）。③ Ⅲ 级：在近髌骨下区韧带内信号均匀，无强化区。

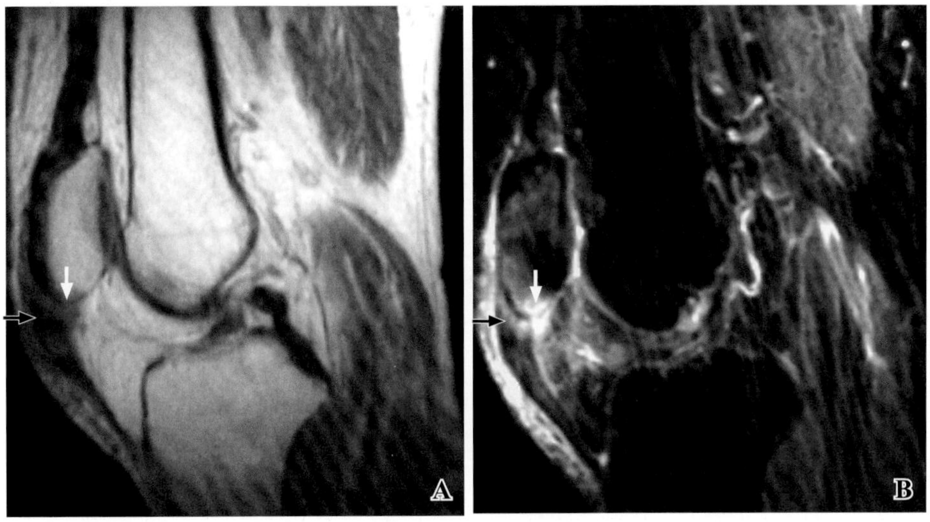

图 8-4-47　髌腱炎 Ⅰ 级　髌骨下极的韧带内黑箭示有一在 T_1WI 上呈中等信号、在 STIR 像上为高信号的区域，同时伴有髌骨下极的撕脱（白箭）及周围结构的水肿。A.T_1WI；B.STIR 像。

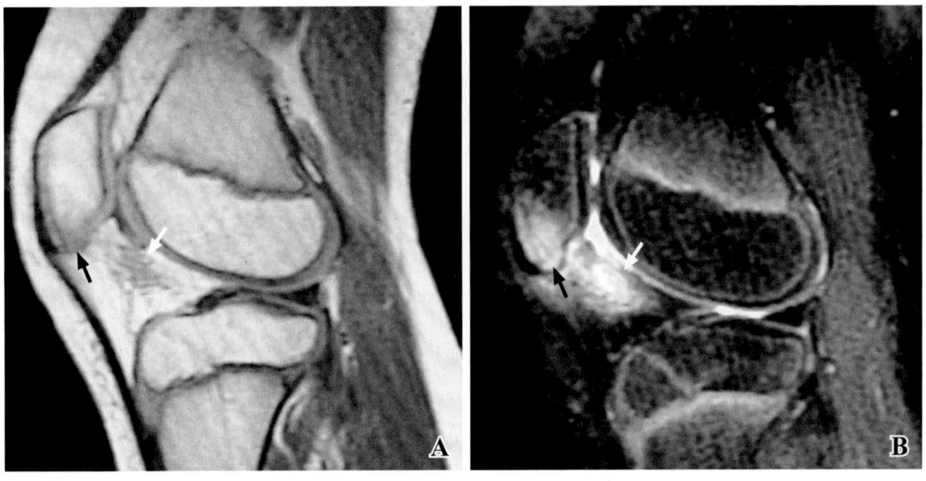

图 8-4-48　髌腱炎 Ⅱ 级　髌下极的韧带内有一在 T_1WI 上呈中等信号、在 STIR 像上为高信号的区域（黑箭）无髌骨下极的撕脱，同时见髌下脂肪垫及髌骨内水肿（白箭）。A.T_1WI；B.STIR 像。

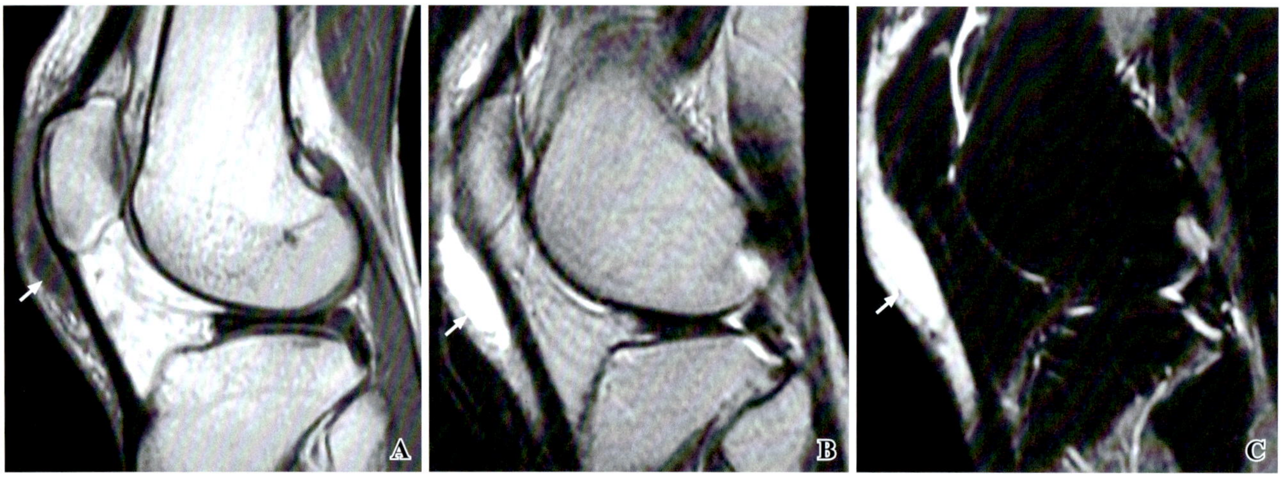

图 8-4-49 **髌前滑膜炎慢性期** 液体积聚髌韧带前方（箭），在 T_1WI 上呈边缘清楚的低信号，在 T_2WI 和 STIR 像上呈高信号。A.T_1WI；B.T_2WI；C.STIR 像。

三、髌前滑囊炎

髌前滑囊炎又称为主妇膝，它包括皮下的、髌骨前方和髌韧带前方的滑囊炎。该滑囊炎近来较少见，过去多见于爬行采煤的工人，故亦称为矿工膝，也见于跪着擦地板的主妇、工人、运动员等。急性期，髌骨前方表现为肿胀、皮肤发红、压痛，并影响膝的伸展活动；慢性期可见肿胀、压痛和粗糙的摩擦音。

在 MRI 上，急性期表现为液体积聚及周围的水肿，在 T_1WI 上呈低信号，在 T_2WI、STIR 像、FS 技术 T_2WI 上呈高信号，边缘不清。慢性期表现为液体积聚，在 T_1WI 上呈边缘清楚、分房的低信号，在 T_2WI 上呈高信号（图 8-4-49）。滑囊内出血或蛋白积聚时，在 T_1WI 上呈低、中等、高信号，在 T_2WI 上为中、高信号的混杂区。

四、髌下滑囊炎

髌下滑囊位于胫骨结节与髌韧带之间。当膝关节半屈位时，滑囊受到的压力最大。髌下滑囊炎多见于青少年和运动员，因机械摩擦而导致滑囊炎。临床主要表现为半蹲位疼痛，髌韧带深部压痛，尤其是在膝关节伸直位时，韧带松弛，压痛最明显。

髌下滑囊炎的 MRI 表现和髌前滑囊炎 MRI 表现相似，表现为胫骨结节和髌韧带之间的囊性病变，在 T_1WI 上呈低信号，在 STIR 像、FS 技术 T_2WI 上呈高信号改变。急性期，其边缘不清。慢性期，边缘多表现较为清楚，可有分房、出血和蛋白质积聚的表现。

五、腘窝囊肿

腘窝囊肿又称 Baker 囊肿，由于液体在腘窝周围的滑囊内积聚所致。腘窝囊肿为最多见的滑膜囊肿，约占膝关节异常的 4.7%。典型的腘窝囊肿是由于液体聚集在腓肠肌和半膜肌滑囊内，它起自于腓肠肌内侧头和半膜肌内侧缘之间。不典型的腘窝囊肿可起自腓肠肌外侧头和股二头肌间的滑囊，亦可来自于胫腓近侧关节的囊肿，这两种不典型的腘窝囊肿可不位于腘窝内，而位于其近端或远侧。

【临床表现】 临床上腘窝囊肿可发生于各个年龄组，腘窝部有软组织肿块或在膝关节检查时无意中发现

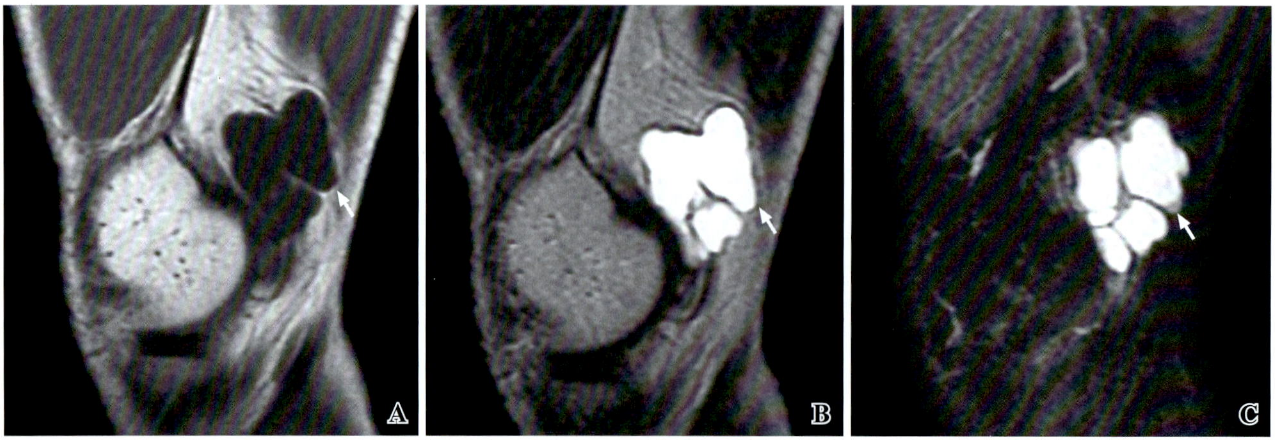

图 8-4-50 **腘窝囊肿** 腘窝囊肿位于腓肠肌内侧头附近（箭），在 T_1WI 上呈低信号，在 T_2WI 和 STIR 像上呈高信号，边缘光滑，内有分房表现。A.T_1WI；B.T_2WI；C.STIR 像。

而就诊。起初，临床症状不明显，囊肿增大可出现酸胀、不适、疼痛，较大的囊肿压迫腘窝内血管、神经而出现跛行。检查时，可发现肿块随膝关节伸直而隆起，张力增高而变硬；屈曲时缩小或消失，张力降低而变软。如果囊肿与关节腔相通，则在持续压迫时可缩小。

【MRI表现】 腘窝囊肿的显示以横断面和矢状面最佳，尤其是横断面，它多可以显示腘窝囊肿和关节腔相通的情况，以及腓肠肌内侧头、半膜肌、半腱肌间的相互关系。

腘窝囊肿在 T_1WI 上呈低信号，在 T_2WI、STIR 像上呈高信号的囊性影，边缘光滑，可有分叶及分房表现（图 8-4-50）。当囊肿内有出血时，在 T_1WI 上呈高信号，出现液－液平，并可看到囊肿内有游离体。在横断面上可显示囊肿有一狭颈和关节腔相通。MRI 检查有助于腘窝囊肿和其他腘窝肿块的鉴别，尤其是使用增强扫描以后。在增强扫描中，腘窝囊肿多表现边缘性的或囊壁的强化；而腘动脉病、腘静脉畸形可见造影剂充盈整个腔；肿瘤（如滑膜肉瘤）则可表现肿块内的不规则强化。

六、滑膜襞

滑膜襞是膝关节腔内正常的滑膜结构，它是在胚胎发育过程中，滑膜不完全吸收、残留所致。膝关节的滑膜襞分为三个部分：①髌上滑膜襞位于髌上囊，可将髌上囊一分为二。②髌中滑膜襞又分为内侧髌中滑膜襞（又称Shelf）和外侧髌中滑膜襞，分别位于髌骨的外缘和内缘。③髌下滑膜襞位于髌下脂体的后方，和前交叉韧带平行，在关节造影时易被误认为前交叉韧带。

【临床表现】 髌上滑膜襞和髌下滑膜襞最多见，出现率约为 50% ~ 60%，但它们很少出现临床症状。髌中滑膜襞少见，尤其外侧髌中滑膜襞出现率更低，约为 1% ~ 3%。内侧髌中滑膜襞出现率约为 20% ~ 30%，它可引起症状，其症状的发生率约为 10%，产生的症状主要是膝前疼痛、捻发音、弹响、噼啪声，以及滑液渗出所致的肿胀和浮髌症等。

【MRI表现】 髌中滑膜襞和髌下滑膜襞在横断面上显示较佳，而髌上滑膜襞在矢状面上显示最佳。在 T_1WI 上呈低信号的关节液内显示有稍高信号、边缘光滑、信号均匀的带状影。在 T_2 WI（或 T_2^*WI、FS 技术 T_2WI、STIR 像）上为高信号的滑液中有低信号的、带状的、边缘清楚的滑膜襞影（图 8-4-51）。

七、膝关节骨关节炎

膝关节是骨关节炎最好发的关节。骨关节炎分为原发性和继发性两种类型。原发性骨关节炎发病原因不明，发病年龄为中老年，呈多关节同时出现，女性多于男性，尤其是肥胖的 50 岁女性更常见。继发性骨关节炎常见

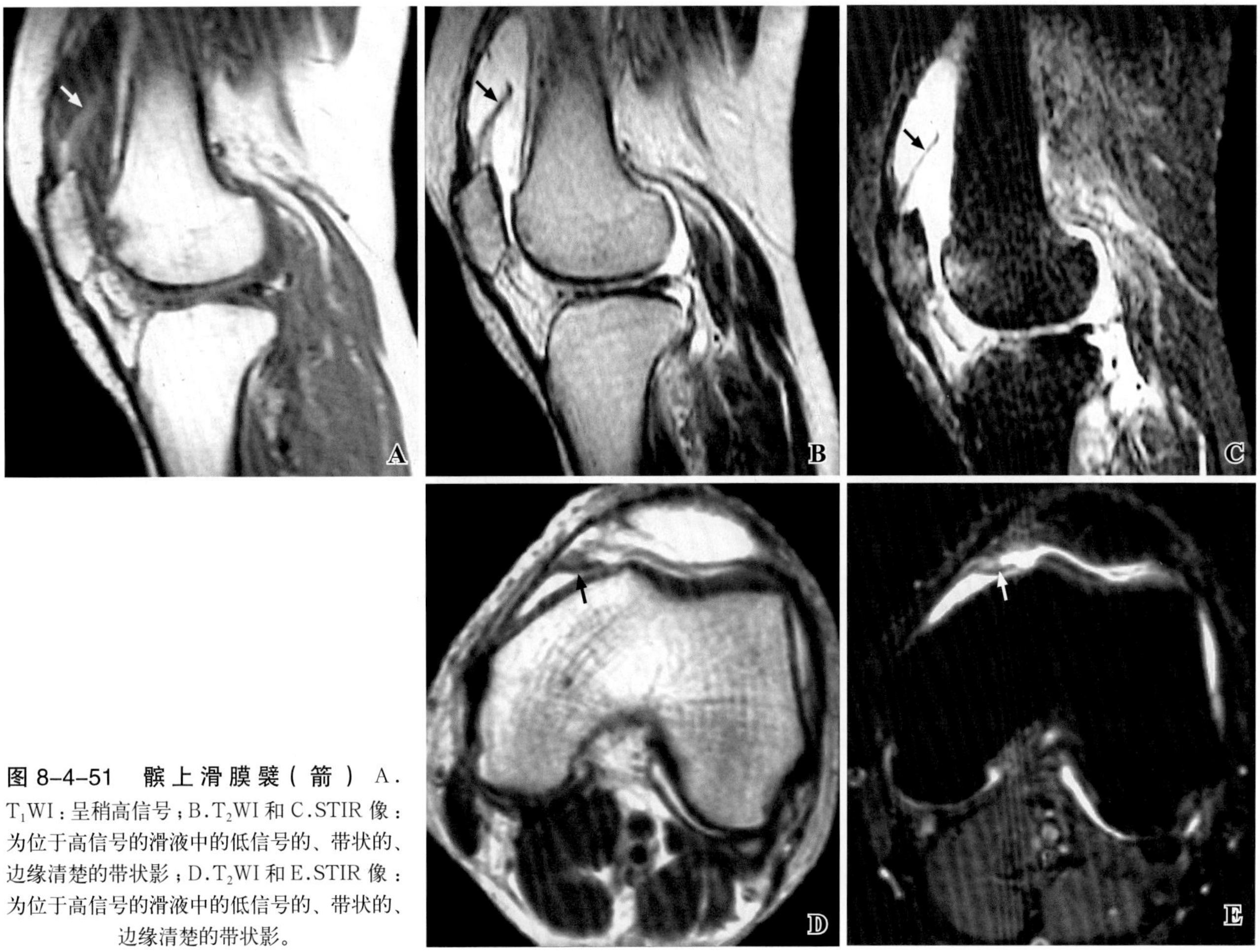

图 8-4-51 髌上滑膜襞（箭） A. T_1WI：呈稍高信号；B. T_2WI 和 C. STIR 像：为位于高信号的滑液中的低信号的、带状的、边缘清楚的带状影；D. T_2WI 和 E. STIR 像：为位于高信号的滑液中的低信号的、带状的、边缘清楚的带状影。

的原因为关节内、外的创伤，如关节内骨折所致的关节面不平整，创伤性关节脱位，关节内结构（如半月板）的损伤，关节周围支持带的损伤造成关节囊松弛和不稳定，关节内、外的先天和后天的畸形，邻近关节的骨干骨折复位不良所造成的力线改变，另外如感染、游离体、血友病等。

【病理】 主要表现为关节软骨、软骨下骨质及滑膜的一系列改变。关节软骨的改变和髌骨软骨软化的改变是一致的。软骨下骨质的改变主要是新生骨质的增殖和软骨下骨内囊肿形成。增殖的部位有两处，一处在关节软骨边缘处形成骨赘新生物；一处在关节软骨下骨髓内骨质增生。软骨下骨内的囊肿常为多发性，大小为2～20mm，囊腔内容物不一，可为黏液样或脂质样物质，也可含疏松纤维组织或蛋白样物质，周围被纤维组织或骨质包绕。囊肿不一定都与关节腔相通。滑膜的改变一般不明显，早期滑膜充血，有局灶性围管性淋巴细胞及浆细胞浸润；后期由于软骨及骨质病变严重，滑膜表面绒毛肥厚，其内可埋有破碎的软骨或骨质碎块，并可引起异物巨细胞反应。

【临床表现】 最初，膝关节骨关节炎的症状不明显，大多数是锻炼后出现疼痛，以后疼痛和僵直可发生在长时间休息后，而且经过活动以后可以迅速改善。当疾病加重时，疼痛可发生在休息时，夜间更甚。大多数病程进展缓慢，有时可突然加重，常是由一次较轻的外伤或不适当的运动后诱发。

【MRI表现】 常规SE序列T_1加权、T_2加权扫描即可以较好地显示膝关节骨关节炎的各种改变。为了更好地显示软骨的改变，可采用某些特殊的序列，如FGE序列T_1加权、三维FS技术T_2加权等。STIR序列或FS技术对于软骨下骨改变的显示优于T_2加权。如果要更好地显示关节内的滑膜增厚的范围和程度，可静注造影剂来进一步观察。

膝关节骨关节炎MRI的主要表现为滑膜增厚、关节积液、半月板退变、骨的异常和软骨下骨的异常（图8-4-52）。有人对上述几种改变统计分析发现，其发生率分别是73%、60%、52%、67%和65%。滑膜增厚早期多不明显，至中期和进展期可见滑膜襞增多、增宽、增厚，或呈结节状改变。滑膜的改变在T_2WI、STIR像或FS技术T_2WI或增强扫描的T_1WI上显示得较为清晰。关节积液表现为在T_1WI上均匀的低信号，在T_2WI上呈高信号。积液量可多可少，一般是在急性发作时和病情严重时较多。半月板退变可表现Ⅰ～Ⅲ级的信号，并可出现半月板内的弥漫性的信号增高改变及形态异常，此时易误认为半月板的撕裂。

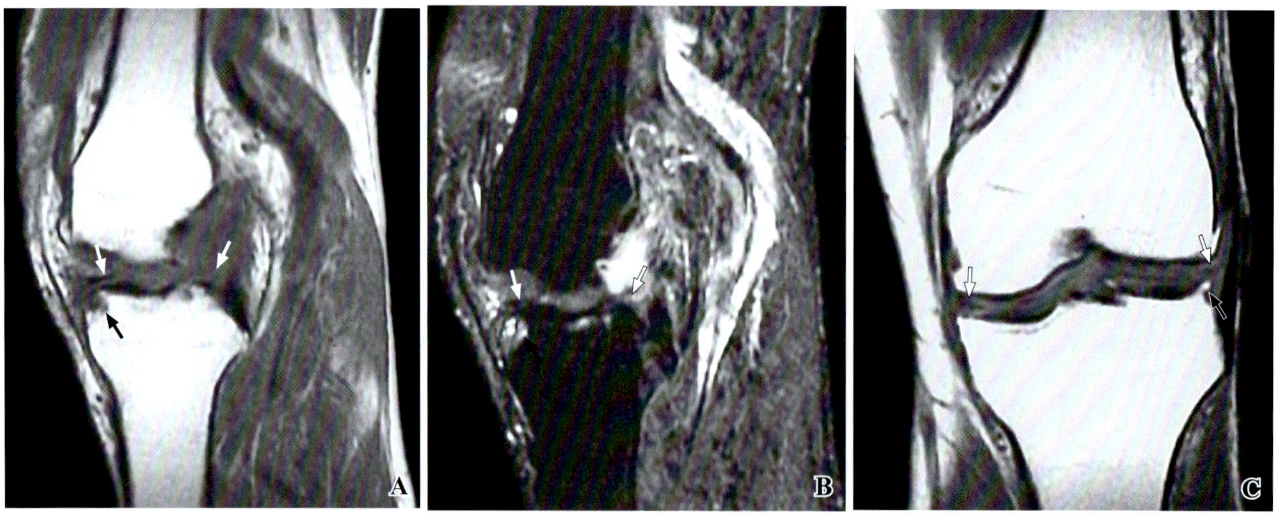

图8-4-52 膝关节骨关节炎 A. 矢状面T_1WI和B. 矢状面STIR像：表现为滑膜增厚、关节积液、半月板退变（白箭）、骨的异常和软骨下骨的异常（黑箭）；C. 冠状面T_1WI：半月板退变（白箭）和骨赘（黑箭）。

对于膝关节骨关节炎的关节软骨改变和髌骨软骨炎一样，MRI将其分为五级，各级表现亦和髌骨软骨炎一致。对于关节软骨的早期改变，常规的MRI检查是难以显示的。如果采用FSE序列T_1加权或三维FS技术T_2加权等，可以提高其敏感性。对于中期和进展期的关节软骨的改变，MRI的敏感性和特异性很高。骨与软骨下骨的改变表现为在T_1WI上为中等信号，在T_2WI上为高信号或等信号。在STIR像或FS技术T_2WI上可以表现为高信号，这些异常信号在形态上是半球形的。主要病理表现为纤维组织替代了脂肪性的骨髓组织，同时见骨小梁增厚。软骨下骨的囊肿在T_1WI上表现为圆形的、大小不一的、可以多发的低信号，在T_2WI、STIR像、三维FS技术T_2WI上为高信号影，边缘多见有环形的低信号影，有时可见其和关节腔相通。另外还可以看到继发的腘窝囊肿等滑膜囊肿改变，及膝关节内游离体和交叉韧带的信号增高，股骨髁边缘和平台边缘骨赘形成、股骨髁变扁、平台塌陷等改变。

八、膝关节积液

正常的膝关节内有一定的滑液，约为4ml或更少。

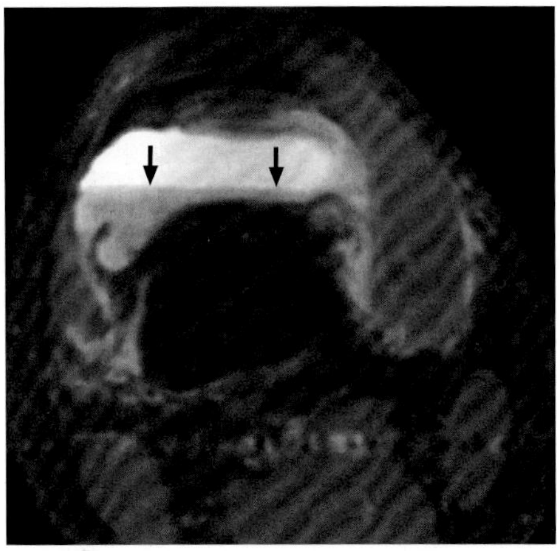

图 8-4-53 外伤后血性关节积液 亚急性期，在 STIR 像上见液－液平（箭），上层为高信号的液体，下层为中等信号的蛋白质及细胞碎屑。

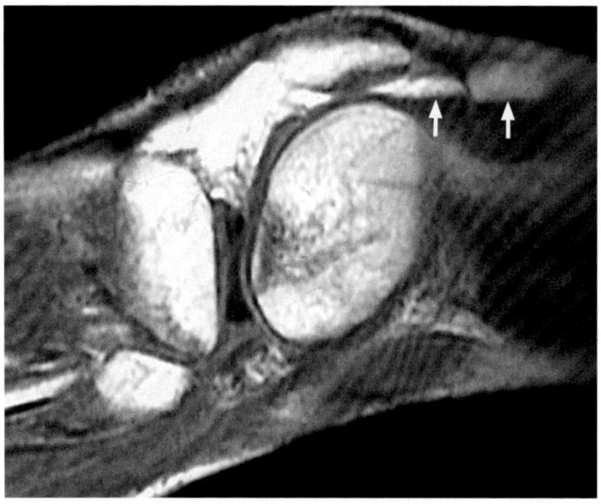

图 8-4-54 外伤后脂肪血性关节积液 上层为高信号的脂肪（箭），中层为薄层的低信号的血清，下层为中等信号的蛋白质及细胞碎屑。

各种原因均可致膝关节积液。根据其病因可分为感染性和非感染性两大类。感染性以结核和金黄色葡萄球菌所致多见，非感染性可分为外伤性、类风湿、退行性等。

MRI 可以显示膝关节内少至 1ml 的积液，但 MRI 难以鉴别关节积液是感染性的还是非感染性的。但是如果是各种原因（血友病、外伤等）的关节积血，在亚急性期可见 T_1WI 高信号改变，或是分层表现，有液－液平（图 8-4-53），其上层为均匀的低信号（T_1WI），或高信号（T_2WI、STIR 像），代表着蛋白质及细胞碎屑。在外伤所致的脂肪血性关节炎中可见分层表现（脂－液平）（图 8-4-54），并且可为三层，自上而下分别代表着脂肪、血清、蛋白质和细胞碎屑。行抽液或应用关节造影剂以后还可见气－液平。除单纯性的关节积液外，关节有出血或滑膜炎时，可见髌下脂体的边缘呈不规则的表现。当膝关节外旋 10° ～ 45° 时扫描，关节积液多位于膝关节外侧部，外伤性关节积液多位于髌上囊内及关节中部。

（丁晓毅　吴志远　管永靖　江　浩）

参 考 文 献

[1] Fu FH，Harner CD，Johnson DL，Miller MD.Biomechanics of the Knee Ligments.Am Acd Orthop Surg，1993，75(A):1716

[2] Veltri DM，Warren RF.Posterolateal Instability of the Knee.J Bone Joint Surg，1994，76（A）:460

[3] Dodds JA，Arnoczky SP.Anatomy of the Anterior Cruciate Ligment:Ableuprint for Repair and Reconstruction.Athroscopy，1994，10:132

[4] Kenndy JC，et al.The Anatomy and Function of the Anterior Cruciate Ligament.J Bone Joint Surg(AM)，1974，56:223

[5] Hughston JC，et al.Classiciation of Knee Ligment Instabilities:The Medial Compartment and Cruciate Ligment.J Bone Joint Surg(AM)，1976，58:159

[6] Covery DC，Sapega AA.Anatomy and Function of the Posterior Cruciate Ligment.Clinic Sport Med，1994，13:509

[7] Aichroth PM，Cannon DW，Disnitz M.Knee Surgery:Current Practice.London:Mardin Dunitz，1992.138

[8] Hodler J，Highy P，Trudll D，et al.The Cruciate Ligament of the Knee:Correlation between MR Appearance and Gross and Histologic Findings in Cadaveric Specimens.AJR，1992，159:357

[9] Rubin DA，Kneeland JB，Listerud J，Underberg-Davs SJ.MR Dignsis of Meniscal Tear of the Knee:Value of the Spin-echoes. Conventional Spin-echo Pulse Sequence.AJR，1994，162:1131

[10] Quinn SF，Brown TR，Szumowski J.Menisci of the Knee:Radial MR Imaging Correlated with Arthroscpy in 259 Patients. Radiolagy，1992，185:577

[11] Applegate GR，Flannigan BD，Tolin BS，Fox JM.MR Dignosis of Recurrent Tears in the Knee:Value of Intraarticular Contrast Material.AJR，1993，161:821

[12] Stoller DW，et al.Meniscal Tear:Pathological Correlation with MR Imaging Radiology，1987，163:452

[13] Kornick JK，et al.Meniscal Abnormalities in the Asymptomatic Population at MR Imaging. Radiology，1990，8:411

[14] Dillon EH，Pope CF，Jokle P，Lynch JK.Follow-up of Grad 2 Meniscal Abnormalities in the Stable Knee.Radiology，1991，181:849

[15] Dillon EH，Pope CF，Jokle P，Lynch JK.The Clinical Significance of Stage 2 Meniscal Abnormalities on Magnetic Resonance Knee Imagings.Magn Reson imaging，1990.8:411

[16] Kaplan PA，Nelson NL，Brown DE.MR of the Knee:The Significance of High Signal Intensity in Meniscal that Dose not Clearly Extend to the Surface.AJR，1991，156:333

[17] Reinig JW，McDevitt ER，Ove PN.Progress of Meniscal Degenerative Change in College Football Player:Evaluation with MR Imaging.Radiology，1991，181:255

[18] Smillie LS.Disease of the Knee Joint.2nd ed.London:Churchill-

Livingstone，1980.340

[19] Chapman MW.Operative Orthopaedics.2nd ed.Philadelphia:JB Lippincott，1993.54

[20] Weiss KL.Sagittal MR Imaging of the Knee:A Low Signal.AJR，1991，156:117

[21] Singson RD，et al.MR Imaging of Displaced Bucket-handle Tear the Medial Meniscal.AJR Am J Roentgenol，1991，156:121

[22] Dfouni N，Kindyis PH，Garcia J，bosson D.MR Imaging in Bucket-handle Tears.J-Radiol，1997 Jun，78(6):443

[23] Tuckman GA，Miller WJ，Remo JW，Fritts HM.Radial Tears of the Menisci:MR Findings. AJR，1994，165:621

[24] Aichroth PM，Cannon WD，Disniz M.Knee Surgery:Current Practice.London:Martin Dunit，1992.54

[25] Rowe PA，Wright J，Randall RL，Lynch JK，et al.Can MR Imaging Effectively Replace Diagnostic Arthroscoy.Radiolgy，1992，183:335

[26] Stoller DW，et al.Gradient Echo MR Imaging of the Knee. Radiolgy，1987，165

[27] Warten RF，et al.Meniscal Lesions Associated with Anterior Cruciate Ligment Injury.Clin Orthop，1983，172:32

[28] Crues JV Ⅲ，et al.Meniscal Tears of the Knee:Accuracy of MR Imaging.Radiolgy，1987，164:445

[29] Polly DW Jr，Callaghan JJ，SikesRA，et al.The Accuracy of Selective Magnetic Resonance Imaging Compared with the Finding of Arthroscopy of the Knee.J Bone Joint Surg (Am)，1988，70:192

[30] Glashow JL，Katz R，Schneider M，Scott W.Double-blind Assessment of the Value of Magnetic Resonance Imaging in the Diagnosis of Anterior Cruciate and Meniscal Lesions. J Bone Joint Surg(Am)，1989，71:113

[31] Crues JV，Ryu R，Morgnn FW.Meniscal Pathology.The Expanding Role of Magnetic Resonance Imaging.Clin Orthop，1990，252:290

[32] De Smet AA，Tuite MJ，Norris MA，Swan JS.MR Diagnosis of Meniscal Tears:Analysis of Causes of Errors.AJR，1994，163:1419

[33] DeSmet AA，Norris MA，Yandow DR，Quintana FA.MR Dignosis of Meniscal Teas of the knee:Importance of High Signal in the Meniscus that Extends to the Surface.AJR，1993，161:101

[34] Mink JH，et al.MR Imaging of the Knee:Technical Factors，Diagnostic Accuracy，and Further Pitfalls.Radiology，1987，165(P):175

[35] Tyrrell R，et al.Fast Three-dimensional MR Imaging of the Knee:A Comparison with Arthroscopy.Radiology，1987，166:865

[36] Herman LJ，et al.Pitfalls in MR Imaging of the Knee.Radiology，1988，167:775

[37] Aichroth PM，Cannon DW，Disnitz M.Knee Surgery:Current Practice.London:Martin Dunitz，1992.71

[38] Silverman JM，Mink JH，Deutsh AL.Discoid Menscal of the Knee:MR Imaging Appearance. Radiology，1989，173(2):351

[39] Araki Y，Ootani M，Furukawa T，et al..MRI of Discoid lateral Meniscus.Nippop-Igaku-Hoshasen-Gakkai-Zasshi，1991，51(10):1189

[40] Araki Y，Ishida T，Ootani M，et al..Senidiscoid lateal Meniscus.Nippop-Igaku-Hoshasen-Gakkai-Zasshi，1992，52(12)

[41] Stark JE，Siegel mj，Weinberger E，Shsw DW.Discoid Menisciin Children:MR Feartures.J-Comput-ASST-Tomogr，1995，19(4):608

[42] A raki Y，Yamamoto T，Nakamura H，Tsukaguchi I.MR Diagnosis of Discoid Lateral Menisci of the Knee.Eur-J-Radiol，1994，18(2):92

[43] Usefulness of Magnetic Resonance Imaging for Detecting Intrasubstance Tear and/or Degneration of Lateral Discoid Meniscus.Arthroscopy，1994，10(6):645

[44] Mink JH，Reicher MA，Crues JV，Deutsh AL.MRI of the Knee. New York:Raven Press，1993.91

[45] Gallimor GW，Harmes SE.Knee Injuries:High Resolution MR Imaging.Radioligy，1986，160:457

[46] Burk DL.et al.Meniscal and Ganglion Custs of the Knee MR Evaluation.AJR，1988，150:331

[47] Gentill A，Seeger LL，Vao L，Do HM.Anterior Cruciate Ligament Tear:Indiret Signal at MR Imaging.Radiology，1994，1993(3):835

[48] Umans H，Wimofheimer O，Haramati N，et al.Diagnosis of Partial Tears of the Anterior Cruciate Ligamrnt of the Knee:Value of MR Imaging.AJR，1995，165(4):893

[49] Brander ER，Riley MA，Berbaum ks，et al.MR Imaging of Anterior Cruciate Ligament Injury Independent Value of Primary and Secondary Signs.AJR，1996，167(1):121

[50] Vellet AD，Lee DH，Munk PL，et al.Anterior Cruciate Ligament Tear:Prospective Evaluation of Diagnostic Accuracy of Middle and High-field-strength MR Imaging at 1.5T and 0.5T. Radiology，1995，197(3):826

[51] DeMaria M，Barbiera F，Lo Casto A，et al.Biomechanical Correlations of Lesions Associated with Traumatic Diseases of the Anterior Cruciate Ligament.Analysis with Magnetic Resonance.Radiol-Med-Torino，1996，91(6):693

[52] Niitsu M，Kuramochi M，Anno L，Itai Y.Secondary Sugbs of Anterior Cruciate Ligament Tear at MR imaging.Nippon-lgsku-Hoshasen-GAKKAI-Zasshi，1995，55(3):375

[53] Sonin AH，Fitzgerald SW，Friedman H，et al.Posterior Cruciate Ligament Injury:MR Imaging Diagnosis and Patterns of Injury. Radiology，1994，190(2):455

[54] Mark E，Duc Tran，Diane M，Eric L.Medial Collateral Ligament Injuries:Evaluation of Multiple Signs Prevalence and Location of Associated Bone Bruises，and Assessment with MR Imaging.Radiology，1995，194:825

[55] Osamu Ohno，Jiro Naito，Lguch T，et al.An Electron Microscopic Study of Early Pathology in Chondromalacia of Patella.J Bone Joint Surg(Am)，1998，70:883

[56] Merchant AC.Classification of Patellofemoral Disorders. Arthroscopy，1988，4(4):235

[57] Lehner KB，Rech1 HP，Gmein JK，et al.Structure，Function and Degeneration of Bovine Haline Cartilage:Assessment with MR Imaging in Vitro.Radiology，1989，170:495

[58] Recht MP，Kramer J，Marcelis S，et al.Abnormalities of Articular Cartilage in the Knee:Analysis of Available Tehniques. Radiology，1993，187:473

[59] Rubenstein JD，Kin JK，Morava I，et al.Effects of Collagen

Orientaton of MR Imaging Characteristics of Bovine Articular Cartilage.Radiology，1993，188:219

[60] Yuliah BS，Montanez J，Goodfellow DB，et al.Chondromalacia Patellae:Assessment with MR Imaging. Radiology，1987，164:763

[61] Mori Y，Kubo M，Okumo H，et al.A Scanning Electron Study of the Degeheration Cartilage in Patellofemoral Disorders. Arthroscopy，1992，9(3):247

[62] Shahriaree H.Chondromalacia Contemp.Orthp，1985，11:27

[63] Georges Y，Ra ymnd L，Kevin S，et al.MR Imaging of Patellar Tendinitis.Radiology，1992，184:849

[64] Patellar tendinitis:MR Imaging Features，with Suggested Pathogenesis and Proposed Classification.Radiology，1995，197；843

[65] Sansone V，DePonti A，Paluello GM，DelMaschio A.Popliteal Cysts and Associated Disorders of the Knee.Critical Review with MR Imaging.Int-Orthop，1995，19(5):275

[66] Fernandez Madrid F，Karvonen RL，Teitge RA，et al.MR Features of the Knee. Magn-Reson-Imaging，1994，12(5):703

[67] Fernandez Madrid F，Karvonen RL，Teitge RA，et al.Synovial Thickening Detected by MR Imaging in Osteoarthritis of the Knee.Magn-Reson-Imaging，1995，13(2):177

[68] Rubenstei JD，Li JG，Majumdar S，Henkelman RM.Image Resolution and Signal-to-noise Ratio Requirements for MR Imaging of Degenerative Cartilage.AJR，1997，169(4):1089

[69] Waldschmidt JG，Rilling RJ，Kajdacsy Balla AA，et al.In Vitro and in Vivo MR Imaging of Haline Cartilage:Zonal Anatomy，Imaging Pitfalls，and Pathologic Conditions.Radiographics，1997，17(6):1387

[70] Peterfy CG，Majumdar S，Lang P，et al.MR Imaging of the Arthritic Knee:Improved Discrimination of Cartilage，Synovium，and Effusion with Pulsed Saturation Transfer and Fat-suppressed T1-weighted Sequences.Radiology，1994，191(2):413

[71] Bergman AG，Willen HK，Lindstrand AL，Pettersson HT.Osteoarthritis of Subchonral MR Signal Abnormalities with Histopathoogic and Radiographic Features.Skeletal-Radiol，1994，23(6):445

[72] Kawahara Y，Uetni M，Nakahara N，et al.Fast Spin-echo MR of the Articular Cartilage in the Osteoarthrotic Knee:Correlation of MR and Arthroscopic Findings.Acta-Radiol，1998，39(2):120

第九章　踝关节和足

踝关节的X线检查需作前后位、侧位和切线位摄片，足部创伤还需加摄斜位片。关节造影和体层摄影的方法常用来检查有无韧带撕裂和关节软骨缺损。对于跗骨联合体和支持性的创伤，CT能显示距跟关节、跗骨之间的横向关节和踝关节胫距部的解剖。但是，CT在显示一些特殊的断面（即横断面或成角度的冠状面）时也有局限性，它依赖于重建图像来显示其他一些互相垂直的平面，而MRI能够较好地显示复杂的软组织解剖（如肌肉、韧带、肌腱和纤维联合体）。此外，骨髓和骨皮质的清晰分界可提高诊断骨折、囊肿、感染性疾病及创伤的敏感性。MRI是唯一能够直接显示透明关节软骨的图像，这一特点使MRI在估价关节炎和骨软骨损害以及识别关节内的疏松组织方面显得很有价值。

第一节　踝关节和足的MRI检查方法

踝关节和足的MRI是通过一个专用的肢端表面线圈（90°相位差或平行相位设计）来获得的。使用12～14cm的视野和512×256或256×256图像采集矩阵。常规的横断面、矢状面和冠状面T_1WI，TR 500～600ms，TE 15～20ms。薄层扫描（即3mm）可以在扫描层与层之间不设间距或仅设0.5mm间距。横断面还可使用常规T_2加权或脂肪抑制技术。应用薄层扫描的三维FSE序列可用于检查内侧或外侧的韧带结构。STIR序列可在诊断骨软骨损伤、骨挫伤和肌腱炎中提供更好的对比度。

在进行前足部成像时，患者所放置的位置要适合与足的长轴相互垂直的横断面成像或与跖骨和楔骨长轴相平行的斜面成像。

将双下肢放入圆环形的肢端线圈内，可同时获得双侧踝和足的对照图像。检查单侧踝时，可用小一些的视野并重新放置表面线圈。薄层扫描（3mm或更薄）的冠状面T_1WI或STIR像通常最有价值。在冠状面上显示踝关节的内翻和外翻，在矢状面上显示跖屈和背屈，以及在冠状面或横断面上显示内旋和外旋。但是，这些技术并非常规使用，而且这些运动的方式也不是生理性的。运动学检查的应用仅对于关节活动范围受限、韧带不稳定和肌腱半脱位等情况来说是必需的。

（柴维敏　韩洪杰　陈克敏）

第二节 踝关节和足的正常解剖

一、小腿的组成

腿后肌间膜和小腿骨间膜将小腿分为三个主要的部分。小腿的前部由胫骨前肌、踇长伸肌、趾长伸肌和第三腓骨肌组成。神经、血管主要有腓深神经和胫前动脉。小腿后部被深横筋膜分为浅层和深层。浅层由腓肠肌、跖肌和比目鱼肌组成，深层则包含有腘肌、趾长屈肌、踇长屈肌和胫骨后肌，神经支配、血管供养则由胫神经和胫后动脉所提供。前外侧部包含有腓骨长肌和腓骨短肌，神经支配、血管供应则来自于腓浅神经和腓动脉的分支。

二、远端胫腓关节

远端胫腓关节是一种韧带联合，它是由延续自小腿骨间膜的骨间韧带来牢固连接的。胫腓骨间韧带位于腓骨远端的内侧凸面与相应的胫骨远端的外侧凹面之间，并因此而得名。胫腓前韧带、胫腓后韧带则在骨间韧带的前面和后面增强了胫腓关节。胫腓前韧带斜向走行，自外踝前缘向上、向内达内踝前外侧上方。呈四边形的胫腓后韧带小于胫腓前韧带，它起自外踝后缘并向上内侧延伸达内踝后外侧。在胫腓后韧带深部的胫腓横韧带是厚而牢固的纤维束，它起自外踝后方，附着于胫骨下关节面的后侧达内踝。胫腓横韧带的后缘向下突出，因而加深了踝关节胫距部的胫骨关节面。胫腓横韧带与距骨关节软骨面的后外侧相接触。胫腓横韧带还可防止胫骨、腓骨沿距骨上面向前脱位。

三、踝关节

踝关节是由远端胫骨、腓骨和距骨滑车形成的滑膜关节。通常认为，距骨和踝穴间的关节为屈戍关节。但是踝关节旋转的顶点并不是固定的，而一般简单的屈戍关节则都是固定的。事实上，在极度跖屈和背屈的时候，旋转的顶点会发生变化。胫距部的关节面由透明软骨所覆盖。纤维囊附着于胫骨、腓骨和距骨的关节面边缘，并向前延伸至距骨颈。该纤维囊前后壁都较薄弱，由牢固的并行韧带加强。踝关节的关节窝由胫骨下关节面、内踝关节面及外踝关节面所构成。它的前部较后部宽，其后壁是由胫腓横韧带所形成的。滑膜附着于整个关节边缘，并覆盖于距骨颈的囊内部分。

1．踝韧带

(1) 内侧韧带　即三角韧带，是一种牢固的纤维束，它的顶端附着于内踝的边缘，由浅层和深层的纤维组成。内侧韧带的三角形浅层部分由胫舟纤维、胫跟纤维（浅层内侧韧带最为牢固的部分）和胫距纤维所构成。在舟骨粗隆后方胫舟纤维与跟舟足底韧带（即跳跃韧带）的内缘相混合。胫舟纤维束嵌入跟舟韧带的上缘。内侧韧带的矩形深层部分由较小的前部（胫距前韧带）和牢固的后部（胫距后韧带）组成。而胫距后韧带是整个内侧韧带复合体中最为牢固的部分。内侧韧带的深部位于关节内，为滑膜所覆盖。

(2) 外侧韧带　由3根清晰的纤维束组成较为薄弱的踝关节外侧韧带。这些韧带束分别是距腓前韧带、跟腓韧带和距腓后韧带。胫腓后韧带位于水平走向的距腓后韧带之上。足背屈时，距腓后韧带和胫腓后韧带就如剪刀的两刃般岔开；而足跖屈时，它们的一侧边缘相互并拢。距腓前韧带是一条扁平且相对比较牢固的韧带，它可以分为两束，该韧带在足跖屈时绷紧。跟腓韧带是外侧附属韧带中最大的韧带，呈牢固的带状结构。它深入腓骨肌腱和腱鞘，自外踝远端前缘向下、向后延伸并附着于跟骨外侧面的上部。距腓后韧带是外侧韧带中最牢固和最深的部分。它位于关节囊内滑膜外。距腓后韧带附着于胫骨后面和内踝的后侧面，并与胫腓横韧带互相融合。胫骨的滑动依赖于这些韧带。

2．踝支持带

(1) 支持带　伸肌和屈肌的支持带是由深筋膜加厚形成，并在长肌腱越过踝关节时维持其位置。伸肌上支持带附着于腓骨和胫骨远端前部，并在内侧包埋胫骨前肌腱。呈“Y”形的伸肌下支持带附着于跟骨前外侧部并延伸至内踝(上支)和内侧足底腱膜(下支)。胫骨前肌、踇长伸肌、趾长伸肌和第三腓骨肌腱将支持带的上支分为浅层和深层。屈肌支持带自内踝向下、向后延伸至跟骨内侧面。小腿后深部肌肉（趾长屈肌、踇长屈肌和胫骨后肌）的肌腱和后部的神经血管结构在进入足部前于屈肌支持带的下方通过。腓骨上支持带自外踝向下、向后延伸至跟骨外侧面，有固定腓骨长肌和腓骨短肌腱于外踝后下方的作用。而腓骨下支持带在腓骨肌腱上方和下方附着于腓骨滑车和跟骨。

(2) 前部结构　隐神经、大隐静脉及腓浅神经的内、外侧分支由内向外走行，自前面越过伸肌支持带。胫骨前肌腱、踇长伸肌腱、胫前动脉及伴行静脉、腓深神经、趾长伸肌腱和第三腓骨肌由内向外走行，自深面越过或穿过伸肌支持带。

(3) 后部结构　胫骨后肌腱、趾长屈肌、胫骨后动脉及伴行静脉、胫神经和踇长屈肌由内向外方向穿出，位于内踝后面和屈肌支持带的深面。腓肠神经和小隐静脉于外踝后方，腓骨上支持带的浅面经过。腓骨长肌和腓骨短肌的肌腱于外踝的后方腓骨上支持带的深面穿过。跟前脂肪垫和跟腱位于踝关节后部。跖肌腱则位于跟腱的内侧并于距骨下关节水平加入跟腱的前内侧面。

四、跗骨关节

1．距下关节　距下关节（即距跟关节）是距骨与跟骨之间的后关节联合。从功能上来说，距下关节还包括距跟舟关节的距跟部分。牢固的距跟骨间韧带附着于距骨沟和跟骨沟。关节囊由内侧和外侧的距跟韧带所加固。

2．距跟舟关节　距跟舟关节是由包括距骨头在内形成三个水平面的距骨前下关节面、足舟骨后凹面、跟骨中央和前部的距骨面以及跟舟足底韧带的上部纤维软骨关节面之间形成的一个多平面关节联合。分歧韧带的跟舟部分、跟舟足底韧带和距舟韧带支持了该关节的骨性结构。

3．跟骰关节　跟骰关节是一个独立的关节，它在跟骨前部与骰骨的后关节面之间有其自身的关节囊。距跟舟关节中的跟骰关节部分和距舟关节部分形成了跗骨间关节。由纤维关节囊、分歧韧带的跟骰部分、足底长韧带及跟骰足底韧带（即足底短韧带）来提供关节的支持。分歧韧带是位于关节背侧面的牢固而呈“Y”形的韧带，其近端附着于跟骨前背侧面，而远端附着于骰骨的背内侧面和足舟骨的背外侧面。足底长韧带沿足底面分布，亦为牢固的韧带。它附着于跟骨、骰骨和第三、四、五跖骨基底部的底面。腓骨长肌肌管在骰骨的足底面桥接肌腱沟而形成。跟骰足底韧带是宽而短的纤维束，附着于跟骨足底的前结节和骰骨的邻近面。

4．其他附骨关节　楔舟滑膜关节是由足舟骨和三块楔骨形成的。骰舟关节是纤维关节。而楔骨间关节和楔骰关节则是滑膜关节，延续自楔舟关节腔。

五、足部

1．足底部肌肉　在跖腱膜的深面，足底部的肌肉由浅到深可分为四层。第 1 层由蹘展肌、趾短屈肌和小趾展肌组成。第 2 层由足底方肌、蚓状肌、趾长屈肌腱和蹰长屈肌腱组成。第 3 层包括蹰短屈肌、蹰收肌和小趾短屈肌。第 4 层则由骨间足底肌、腓骨长肌腱和胫骨后肌腱构成。

2．足弓　足弓为双足的运动和前进提供了支持。内侧和外侧的纵向足弓由跗骨和跖骨构成。形成足背的上部内缘足弓由跟骨、距骨、足舟骨、三块楔骨和内侧三块跖骨组成。跟舟足底韧带有助于支持距骨头在前部与足舟骨形成关节和在后部与载距突形成关节。外侧足弓则由跟骨、骰骨和外侧两块跖骨组成。身体的重量通过足弓的前部和后部的承重点得以传递。内侧和外侧足弓后部的承重点为跟骨下侧面的结节。而内侧和外侧足弓前部的承重点则由它们各自的跖骨头部构成。横向足弓由五块跖骨及其相邻的骰骨和楔骨组成。

3．足部的跖趾关节和趾间关节　跖趾关节是位于跖骨头、近侧趾骨基底部及足底纤维软骨盘之间的球窝关节。而趾间关节则是只有屈伸功能的滑车关节（即屈戌关节）。

（柴维敏　韩洪杰　陈克敏）

第三节　正常踝关节和足的MRI表现

一、横断面（图 9-3-1）

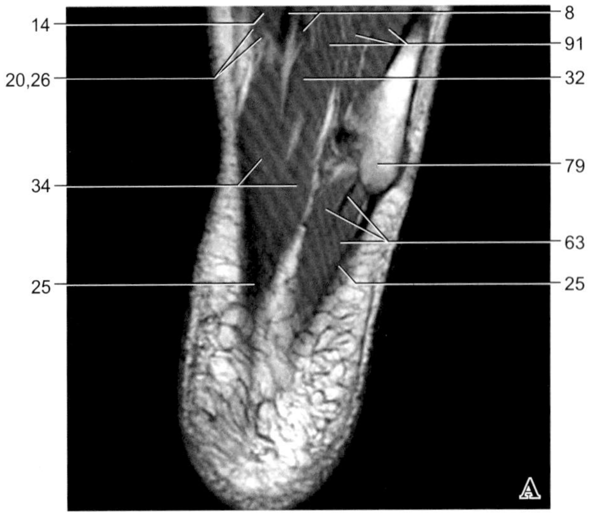

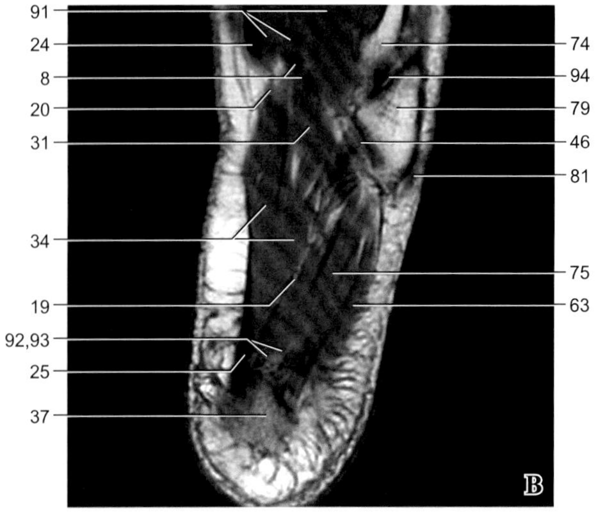

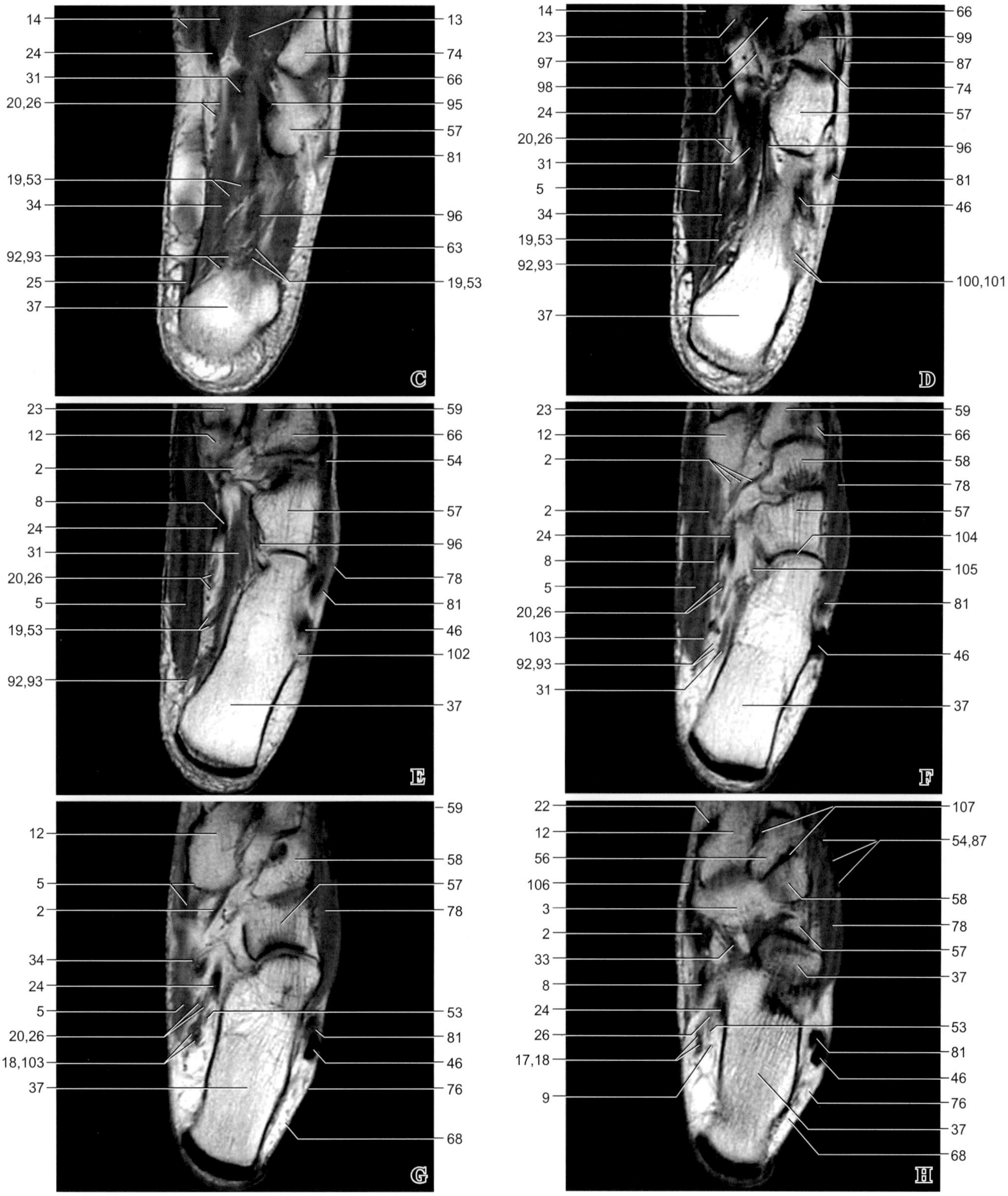
14
24
31
20,26
19,53
34
92,93
25
37
13
74
66
95
57
81
96
63
19,53
C
14
23
97
98
24
20,26
31
5
34
19,53
92,93
37
66
99
87
74
57
96
81
46
100,101
D
23
12
2
8
24
31
20,26
5
19,53
92,93
59
66
54
57
96
78
81
46
102
37
E
23
12
2
2
24
8
5
20,26
103
92,93
31
59
66
58
78
57
104
105
81
46
37
F
12
5
2
34
24
5
20,26
18,103
37
59
58
57
78
53
81
46
76
68
G
22
12
56
106
3
2
33
8
24
26
17,18
9
107
54,87
58
78
57
37
53
81
46
76
37
68
H

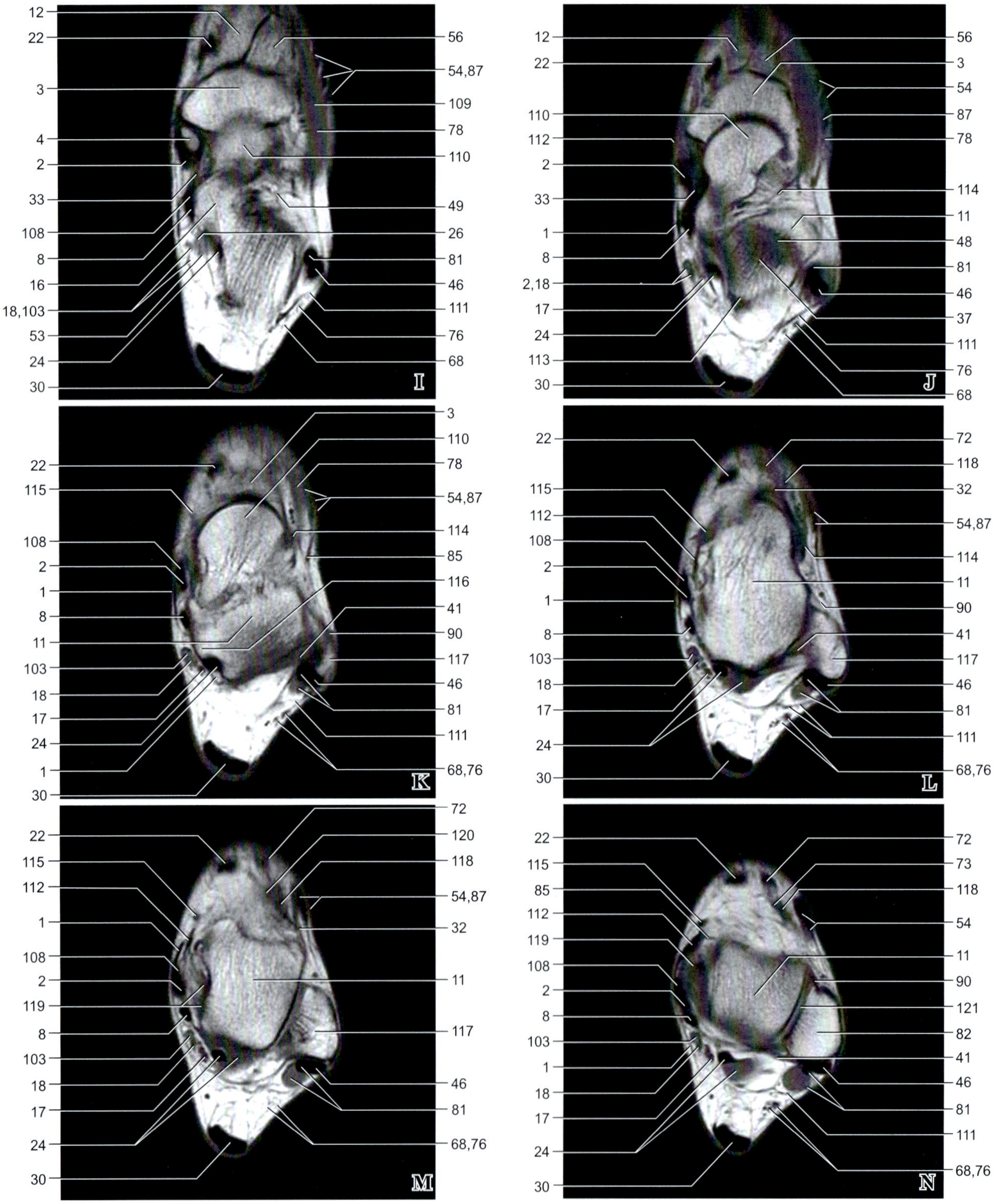
12
22
3
4
2
33
108
8
16
18,103
53
24
30
56
54,87
109
78
110
49
26
81
46
111
76
68
I
12
22
110
112
2
33
1
8
2,18
17
24
113
30
56
3
54
87
78
114
11
48
81
46
37
111
76
68
J
22
115
108
2
1
8
11
103
18
17
24
1
30
3
110
78
54,87
114
85
116
41
90
117
46
81
111
68,76
K
22
115
112
108
2
1
8
103
18
17
24
30
72
118
32
54,87
114
11
90
41
117
46
81
111
68,76
L
22
115
112
1
108
2
119
8
103
18
17
24
30
72
120
118
54,87
32
11
117
46
81
68,76
M
22
115
85
112
119
108
2
8
103
1
18
17
24
30
72
73
118
54
11
90
121
82
41
46
81
111
68,76
N

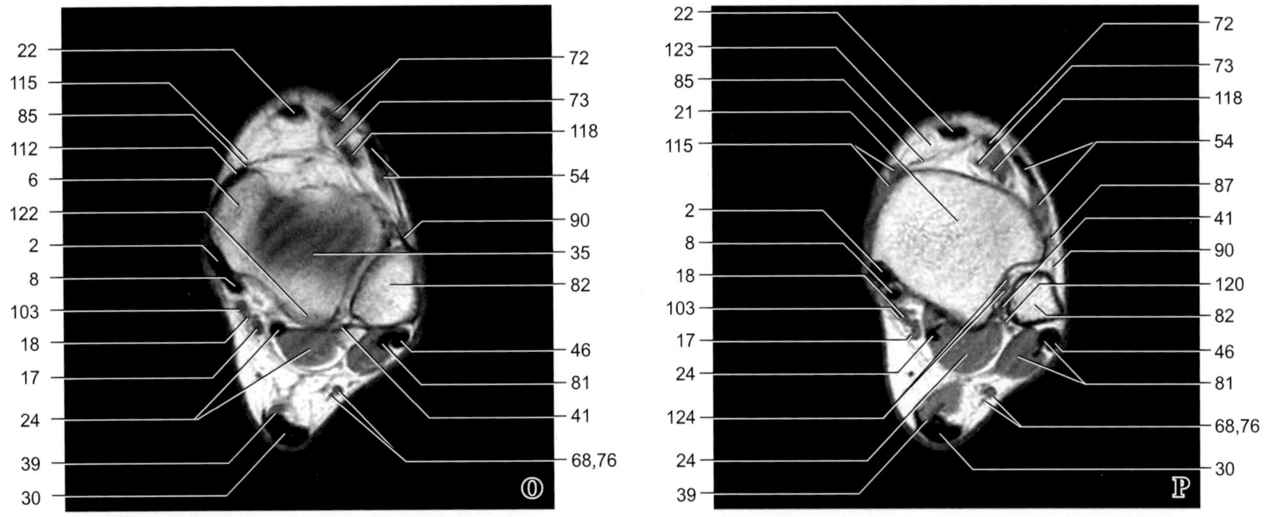

图 9-3-1 踝关节横断面图像 1. 屈肌支持带；2. 胫后肌腱；3. 足舟骨；4. 籽骨；5. 踇外展肌；6. 胫骨内踝；7. 三角韧带；8. 趾长屈肌；9. 跗管；10. 胫距前韧带；11. 距骨；12. 内侧楔骨；13. 踇收肌腱；14. 踇短屈肌；15. 胫距后韧带；16. 跟骨载距突；17. 胫后神经；18. 胫后动脉；19. 外侧足底动静脉；20. 内侧足底动脉；21. 胫骨；22. 胫前肌腱；23. 第一跖骨；24. 踇长屈肌；25. 足底筋膜；26. 内侧足底神经；27. 距骨顶部；28. 距骨颈部；29. 跟距骨间韧带；30. 跟腱；31. 足底方肌；32. 背侧舟距韧带；33. 足底跟舟韧带（跳跃韧带）；34. 趾短屈肌；35. 胫距关节；36. 胫腓后韧带；37. 跟骨；38. 跖骰舟韧带；39. 比目鱼肌；40. 胫腓后下韧带；41. 距腓后韧带；42. 距骨后突；43. 跟上三角；44. 前距骨面关节；45. 跖深动脉；46. 腓长肌腱；47. 后关节囊；48. 后距骨面关节；49. 跗骨窦；50. 中距骨面关节；51. 跟舟韧带；52. 跟骨粗隆；53. 外侧足底神经；54. 趾长伸肌；55. 距骨体部；56. 中间楔骨；57. 骰骨；58. 外侧楔骨；59. 第二跖骨；60. 跟骨角；61. 跟骰跖韧带短头；62. 跟骰跖韧带长头；63. 小趾展肌；64. 足背动脉；65. 楔骰骨间韧带；66. 第三跖骨；67. 骨间肌；68. 腓肠神经；69. 外侧跟距韧带；70. 骰舟韧带；71. 跟跖韧带；72. 踇长伸肌；73. 腓深神经；74. 第四跖骨；75. 小趾屈肌；76. 小隐静脉；77. 踇短伸肌；78. 趾短伸肌；79. 第五跖骨；80. 小趾短伸肌；81. 腓短肌；82. 腓骨；83. 胫腓前下韧带；84. 下腓侧支持带；85. 伸肌支持带；86. 跖长韧带；87. 第三腓骨肌；88. 腓骨槽；89. 腓肠肌腱沟；90. 距腓前韧带；91. 蚓状肌；92. 内侧跟动脉；93. 内侧跟神经；94. 足底韧带；95. 骰楔韧带；96. 跟跖足底韧带；97. 跖骨间肌；98. 骰跖韧带；99. 内侧跖韧带；100. 外侧跟静脉；101. 外侧跟动脉；102. 腓跟结节；103. 胫后静脉；104. 跟骰关节；105. 跟骰足底韧带；106. 足底楔舟韧带；107. 背侧楔间韧带；108. 胫跟三角韧带；109. 背侧楔舟韧带；110. 距骨头部；111. 腓侧副韧带；112. 胫舟三角韧带；113. 距骨外侧突；114. 骨间距跟韧带；115. 大隐静脉；116. 距骨内侧突；117. 腓骨外踝；118. 胫前动脉；119. 胫距三角韧带；120. 腓神经；121. 距腓关节；122. 胫骨后踝；123. 内前踝动脉；124. 腓穿动静脉；125. 胫腓横韧带；126. 腓深动静脉；127. 跟腓韧带；128. 足底跟楔韧带；129. 足底骰舟韧带；130. 外侧骰楔关节；131. 背侧骰楔韧带；132. 足背静脉；133. 足底跖动脉；134. 第三跗跖关节；135. 足底骨间肌；136. 第一跗跖关节。

胫腓前下韧带和胫腓后下韧带的低信号显示于胫骨远端关节面水平。伸肌下支持带位于内踝前缘并附着于内踝，它形成了深筋膜“Y”形纤维带的上支。在通过胫距关节的横断面中，胫骨前肌腱、踇长伸肌肌腱、趾长伸肌肌腱和第三腓骨肌腱分别位于内、外侧的前部。腓骨短肌及其肌腱和更外侧的腓骨长肌腱位于外踝后侧。胫骨后肌腱、趾长屈肌肌腱和踇长屈肌肌腱在后部显示，自内踝后面的内侧部走行至胫骨远端关节面和距骨头圆顶后面的外侧部位。在大隐静脉的后面和内侧，内侧韧带的胫舟前纤维与内踝前表面的低信号骨皮质相混合。

跟腱在横断面上呈后面凸起、前面平坦的低信号的厚实结构。跟腱的后部由腓肠肌、跖肌和比目鱼肌会聚而成。比目鱼肌群于胫骨远端水平可显示，而在胫距关节水平则未能显示。通过外踝远端水平可显示距腓前、后韧带。在该水平面的内侧还可显示内侧韧带的胫舟部和胫跟部。腓骨肌支持带可见于外踝的内后侧。距跟骨间韧带位于跟骨前部和距骨头部的后外侧之间。跟舟足底韧带则位于外踝下面的距骨外侧和胫骨后肌腱之间。

跟腓韧带在足部跖屈 40° 时显示最佳；在中间横断面中，它可在距骨后下部的外侧和腓骨短肌腱的前内侧显示。呈中等信号的腓肠神经位于腓骨短肌的后内侧。胫神经位于踇长屈肌肌腱的内侧并向远侧延续形成内侧和外侧的足底神经。屈肌支持带位于踝关节内侧深部肌肉肌腱的浅面。在第一跖骨和楔骨的后侧可显示踇短屈肌肌腱和踇长屈肌肌腱。纵向走行的足底方肌和踇展肌位于跟骨和骰骨的内侧。属足底肌肉第 4 层的腓骨长肌腱经过外踝的后面进入足部，并呈斜行越过足部达其第一跖骨基底部和内侧楔骨上的附着点。

由胫前动脉、胫前静脉和腓深神经组成的前神经血管束位于伸肌腱后侧，而由胫后动脉、胫后静脉和胫神经组成的后神经血管束位于趾长屈肌肌腱和踇长屈肌肌腱的后侧。

二、矢状面（图 9-3-2）

通过足关节的肌腱长轴可在矢状面图像中得以显示。

1. 内侧矢状面 在内踝平面，胫骨后肌腱和趾长屈肌肌腱直接位于内踝的后侧。胫骨后肌腱经过屈肌支持带的深面和载距突的上方进入足部达其位于舟骨粗隆上的附着点。趾长屈肌肌腱也在经过内踝的后方和屈肌支持带的深面后进入足部，该肌腱在越过踇长屈肌肌腱后可分为四个节段，而踇长屈肌肌腱发出分支加入其内侧的两个部分。这些节段各自附着于远节趾骨的基底部。足底方肌于趾长屈肌肌腱分叉处嵌入四条肌腱，每条肌腱的远侧均为蚓状肌的起始部。

由胫跟韧带、胫舟韧带、胫距前韧带和胫距后韧带组成的内侧韧带呈一条低信号的宽带，自胫骨的内踝放射至舟骨粗隆和载距突。踇长屈肌肌腱位于胫骨后肌腱和趾长屈肌的后方，经过内踝的后面、屈肌支持带的深面，其呈低信号的肌腱紧贴距骨后突和载距突下面走行至其位于踇趾远节趾骨基底部的附着点。

足底趾短屈肌（足底部肌肉第 1 层）和足底方肌（足底部肌肉第 2 层）可在内侧矢状面图像中得以显示。踇收肌（第 3 层肌肉）附着于踇趾近节趾骨内侧，在内侧矢状面图像中于第一跖骨、第二跖骨间可显示。胫骨前肌腱越过距骨背面而后附着于内侧楔骨和第一跖骨。

2．中间矢状面　中距下关节、跗骨窦和后距下关节的内侧在矢状面图像中可显示。前距下关节在骰骨和跟骰关节平面可显示。腓骨长肌位于腓骨结节下方，延着跟骨外下面向前延伸，于骰骨外下缘进入足部。踇长伸肌腱沿足背走行并附着于踇趾远节趾骨。距跟骨间韧带及其伴行的高信号脂肪向后与跟骨前突相邻，向前则与距骨外突相邻。T_1WI 高信号的跟前脂肪垫直接位于低信号的跟腱前面。

3．外侧矢状面　在腓骨平面，腓骨短肌腱和腓骨长肌腱经过外踝的后方。腓骨短肌位于腓骨长肌腱的前方，并直接与外踝相接触。腓骨短肌继续延伸达其位于第五跖骨基底部的附着点。腓骨长肌腱于腓骨短肌腱下内侧消失并进入骰骨沟，因而在外侧矢状面图像中，它显得比腓骨短肌腱短。

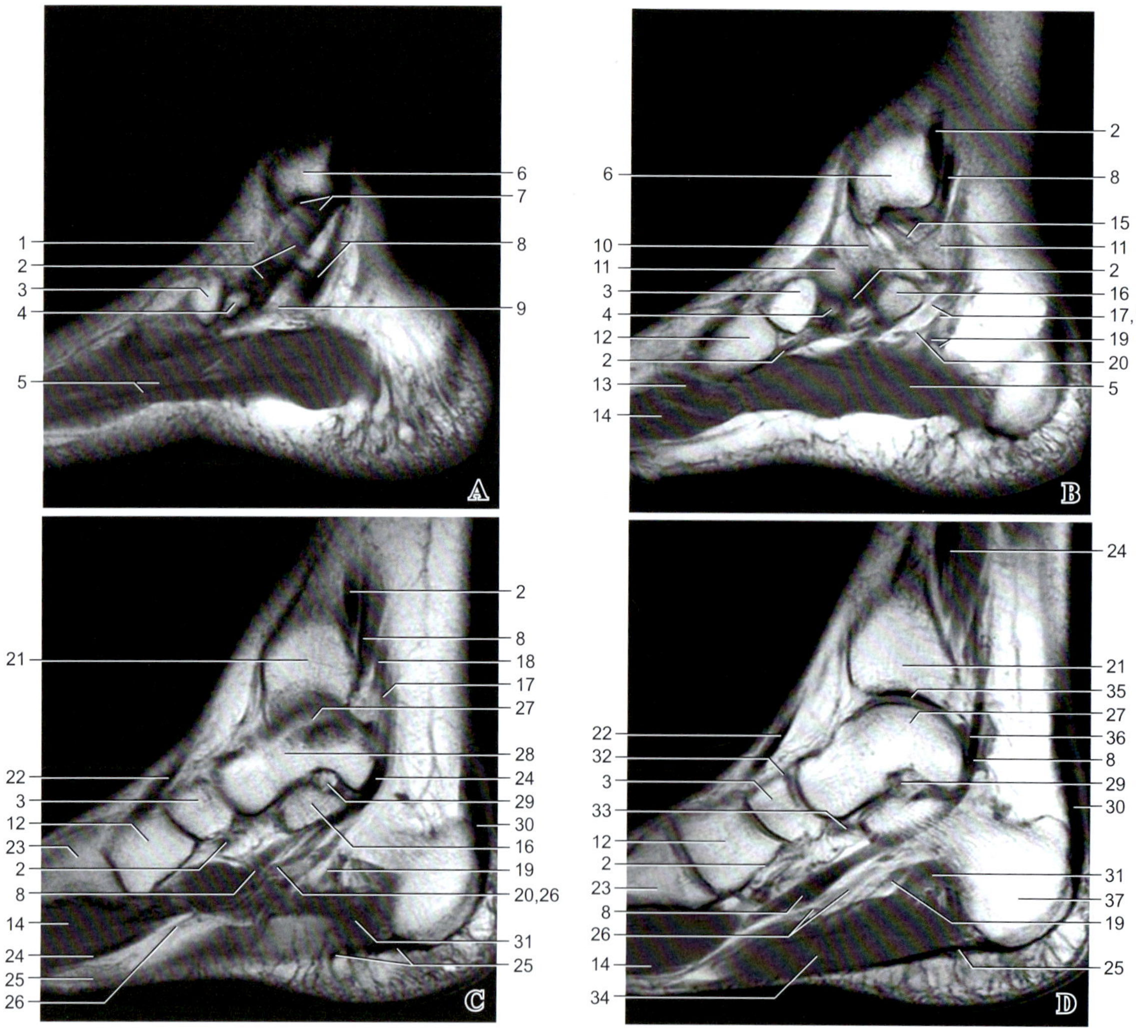

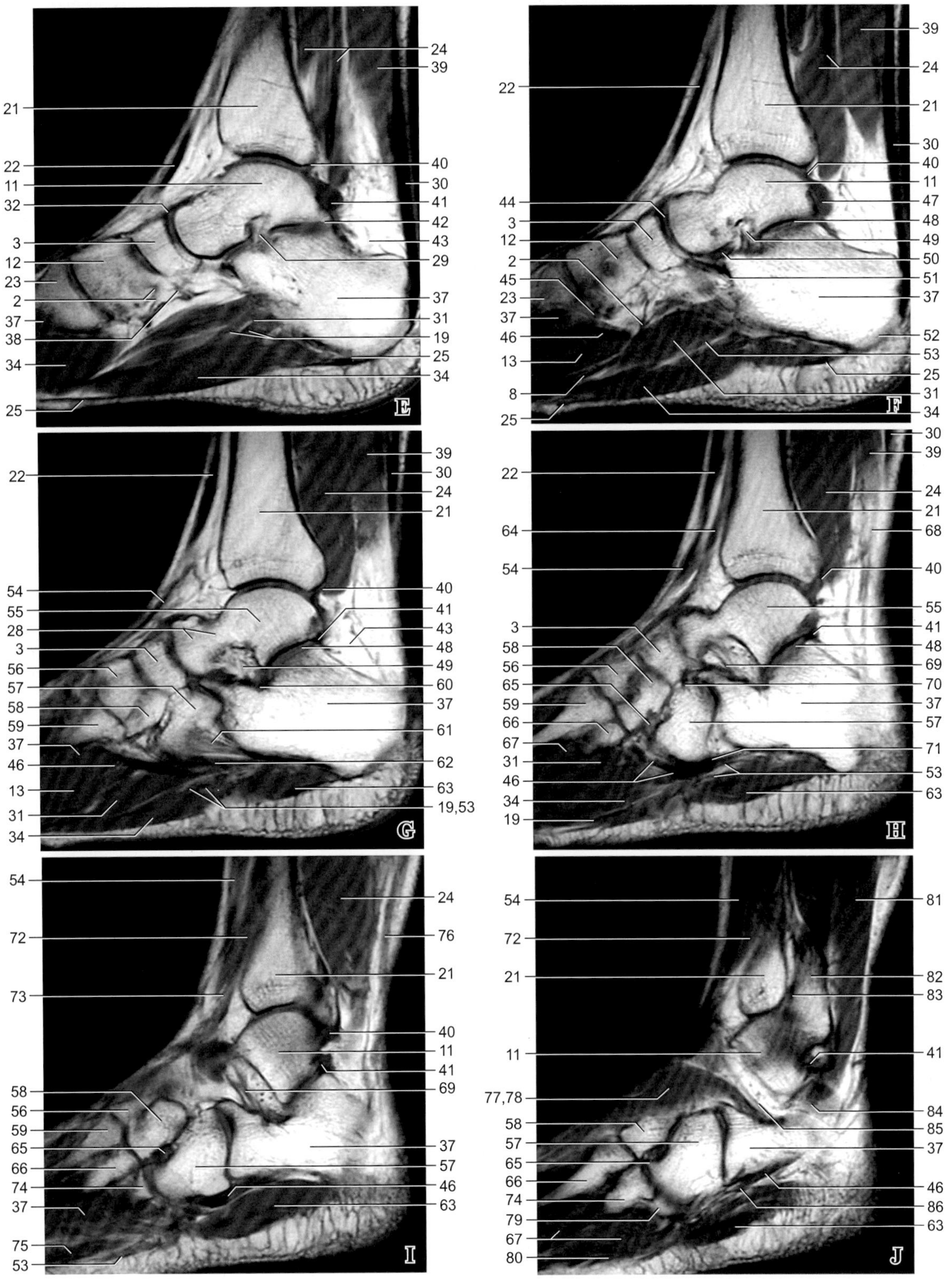
E
21
22
11
32
3
12
23
2
37
38
34
25
24
39
40
30
41
42
43
29
37
31
19
25
34
F
22
44
3
12
2
45
23
37
46
13
8
25
39
24
21
30
40
11
47
48
49
50
51
37
52
53
25
31
34
G
22
54
55
28
3
56
57
58
59
37
46
13
31
34
39
30
24
21
40
41
43
48
49
60
37
61
62
63
19,53
H
22
64
54
3
58
56
65
59
66
67
31
46
34
19
30
39
24
21
68
40
55
41
48
69
70
37
57
71
53
63
I
54
72
73
58
56
59
65
66
74
37
75
53
24
76
21
40
11
41
69
37
57
46
63
J
54
72
21
11
77,78
58
57
65
66
74
79
67
80
81
82
83
41
84
85
37
46
86
63

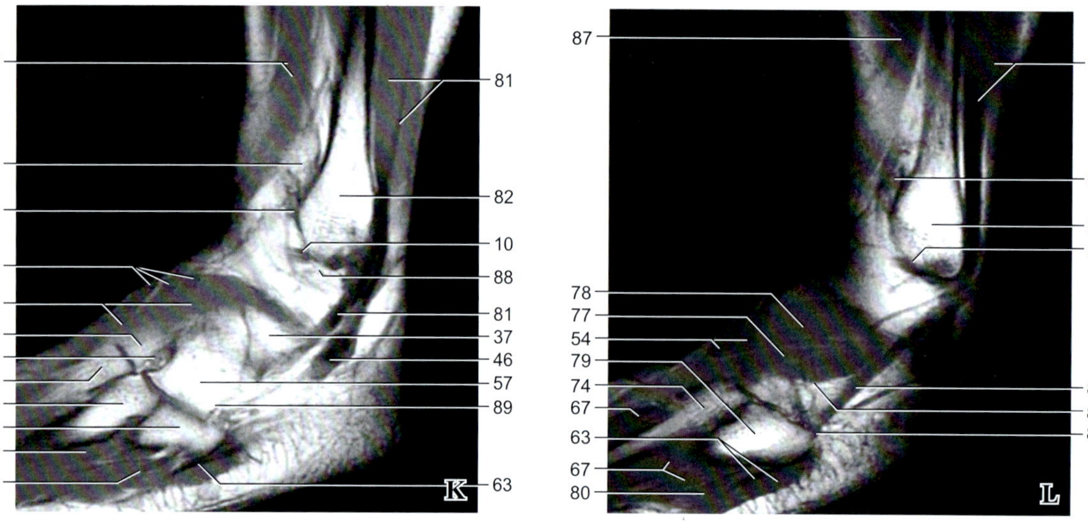

图 9-3-2 踝关节矢状面图像 1. 屈肌支持带；2. 胫后肌腱；3. 足舟骨；4. 籽骨；5. 踇外展肌；6. 胫骨内踝；7. 三角韧带；8. 趾长屈肌；9. 跗管；10. 胫距前韧带；11. 距骨；12. 内侧楔骨；13. 踇收肌腱；14. 踇短屈肌；15. 胫距后韧带；16. 跟骨载距突；17. 胫后神经；18. 胫后动脉；19. 外侧足底动静脉；20. 内侧足底动脉；21. 胫骨；22. 胫前肌腱；23. 第一跖骨；24. 踇长屈肌；25. 足底筋膜；26. 内侧足底神经；27. 距骨顶部；28. 距骨颈部；29. 跟距骨间韧带；30. 跟腱；31. 足底方肌；32. 背侧舟距韧带；33. 足底跟舟韧带（跳跃韧带）；34. 趾短屈肌；35. 胫距关节；36. 胫腓后韧带；37. 跟骨；38. 跖骰舟韧带；39. 比目鱼肌；40. 胫腓后下韧带；41. 距腓后韧带；42. 距骨后突；43. 跟上三角；44. 前距骨面关节；45. 跖深动脉；46. 腓长肌腱；47. 后关节囊；48. 后距骨面关节；49. 跗骨窦；50. 中距骨面关节；51. 跟舟韧带；52. 跟骨粗隆；53. 外侧足底神经；54. 趾长伸肌；55. 距骨体部；56. 中间楔骨；57. 骰骨；58. 外侧楔骨；59. 第二跖骨；60. 跟骨角；61. 跟骰跖韧带短头；62. 跟骰跖韧带长头；63. 小趾展肌；64. 足背动脉；65. 楔骰骨间韧带；66. 第三跖骨；67. 骨间肌；68. 腓肠神经；69. 外侧跟距韧带；70. 骰舟韧带；71. 跟跖韧带；72. 踇长伸肌；73. 腓深神经；74. 第四跖骨；75. 小趾屈肌；76. 小隐静脉；77. 踇短伸肌；78. 趾短伸肌；79. 第五跖骨；80. 小趾短伸肌；81. 腓短肌；82. 腓骨；83. 胫腓前下韧带；84. 下腓侧支持带；85. 伸肌支持带；86. 跖长韧带；87. 第三腓骨肌；88. 腓骨槽；89. 腓肠肌腱沟；90. 距腓前韧带；91. 蚓状肌；92. 内侧跟动脉；93. 内侧跟神经；94. 足底韧带；95. 骰楔韧带；96. 跟跖足底韧带；97. 跖骨间肌；98. 骰跖韧带；99. 内侧跖韧带；100. 外侧跟静脉；101. 外侧跟动脉；102. 腓跟结节；103. 胫后静脉；104. 跟骰关节；105. 跟骰足底韧带；106. 足底楔舟韧带；107. 背侧楔间韧带；108. 胫跟三角韧带；109. 背侧楔舟韧带；110. 距骨头部；111. 腓侧副韧带；112. 胫舟三角韧带；113. 距骨外侧突；114. 骨间距跟韧带；115. 大隐静脉；116. 距骨内侧突；117. 腓骨外踝；118. 胫前动脉；119. 胫距三角韧带；120. 腓神经；121. 距腓关节；122. 胫骨后踝；123. 内前踝动脉；124. 腓穿动静脉；125. 胫腓横韧带；126. 腓深动静脉；127. 跟腓韧带；128. 足底跟楔韧带；129. 足底骰舟韧带；130. 外侧骰楔关节；131. 背侧骰楔韧带；132. 足背静脉；133. 足底跖动脉；134. 第三跗跖关节；135. 足底骨间肌；136. 第一跗跖关节。

三、冠状面（图 9-3-3）

1. *后冠状面* 厚实而呈低信号的跟腱在后冠状面图像中显示清楚。其跟骨粗隆上的附着点在这些图像上也可显示。比目鱼肌的倒“V”形，起自胫骨的比目鱼肌线和腓骨后面，发出纤维加入跟腱，与腓肠肌和跖肌并行。腓骨短肌和踇长屈肌位于比目鱼肌的外侧，而腓骨肌腱位于外踝下方。趾长屈肌及其肌腱由内向外从浅面越过小腿后部远端到达胫骨后面。胫骨后肌腱位于内踝的后侧。距腓后韧带和胫腓下韧带在后踝和距骨后突水平的冠状面图像中可显示。足底腱膜在趾短屈肌的浅面，而足底方肌则位于该肌的深面。

2. *中冠状面* 跟腓韧带在后距下关节和外踝水平显示最佳。距骨外突作为前外踝在同一断面上可显示。中距下关节由载距突和距下内关节面构成。这是检查距跟关节联合的最佳平面。腓骨短肌腱和腓骨长肌腱从外侧经过，分别位于跟骨、腓骨肌沟的上部和下部。

3. *前冠状面* 内侧韧带的胫距纤维和胫跟纤维分别斜向延伸至距骨和垂直延伸至载距突。胫骨后肌腱位于内侧韧带的内侧和载距突的上方，可作为界标。趾长屈肌腱由内向外自浅面越过相互平行的胫骨后肌腱和踇长屈肌腱而进入足部。趾长屈肌腱位于载距突的内侧。前部的肌腱（胫骨前肌、踇长伸肌、趾长伸肌）在胫骨远端前面的内侧和外侧可显示。内侧韧带的胫距前纤维在胫骨前平面也可显示。

四、解剖变异

在MRI图像中，踝关节的许多正常解剖变异可能造成误诊。在无症状人群的研究中，这已成为一项特征。在胫距后关节低信号的骨皮质不规则可酷似骨坏死表现。在中间矢状面图像中，胫腓后韧带可被误认为后关节囊中的游离体。完整的距腓后韧带偶尔也可呈现为一条信号不均匀的纤细结构。更为少见的是，腓骨肌腱鞘中的液体可被误认为纵向肌腱撕裂。足底横断面图像有时可显示腓骨短肌及其肌腱呈显著的不对称和肥大。副比目鱼肌也可表现为小腿后部远端或踝关节内侧的一个团块。小腿筋膜张肌为不规则的肌肉和肌腱，起自半腱肌，并发出纤维加入跟腱。它可被误认为大腿后部、腘窝、小腿或跟腱的肿块或损伤。MRI显示了肌肉或肌腱

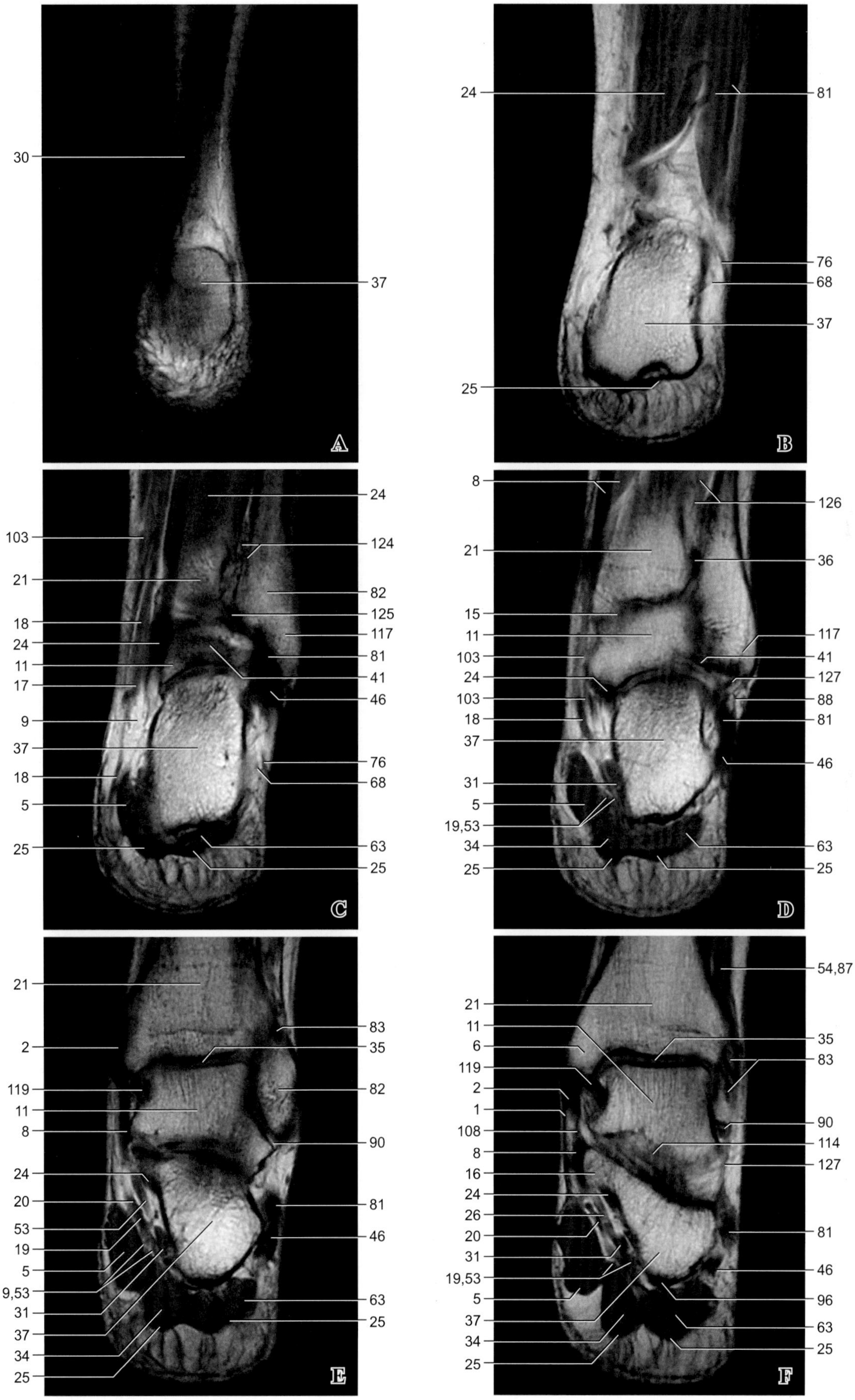
30
37
A
24
81
76
68
37
25
B
24
103
124
21
82
18
125
24
117
11
81
17
41
46
9
37
76
18
68
5
25
63
25
C
8
126
21
36
15
11
117
103
41
24
127
103
88
18
81
37
46
31
5
19,53
34
63
25
25
D
21
83
2
35
119
82
11
8
90
24
20
81
53
46
19
5
19,53
63
31
25
37
34
25
E
54,87
21
11
35
6
83
119
2
1
90
108
114
8
127
16
24
26
81
20
31
46
19,53
5
96
37
63
34
25
25
F

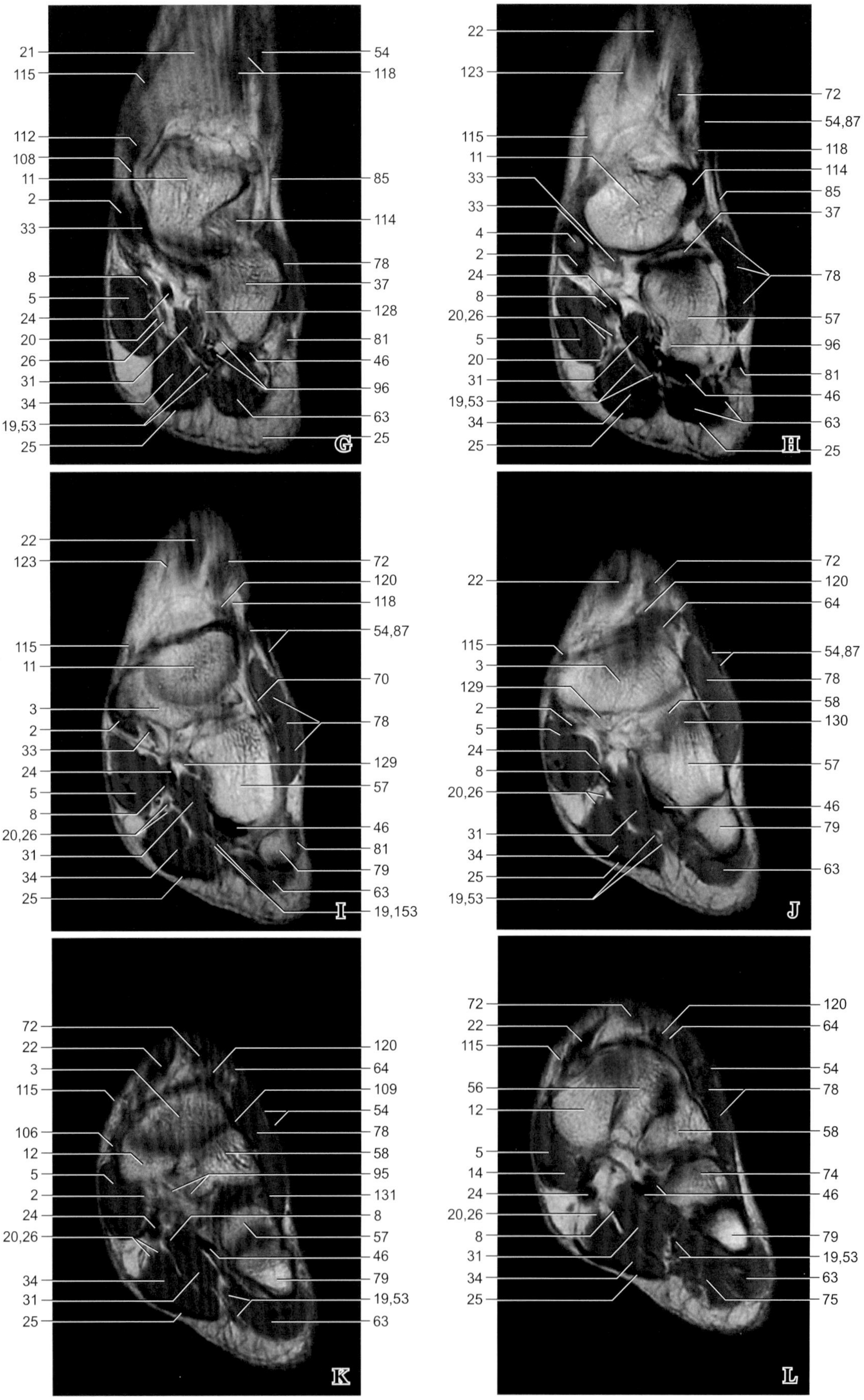
21
115
112
108
11
2
33
8
5
24
20
26
31
34
19,53
25
54
118
85
114
78
37
128
81
46
96
63
25
G
22
123
115
11
33
33
4
2
24
8
20,26
5
20
31
19,53
34
25
72
54,87
118
114
85
37
78
57
96
81
46
63
25
H
22
123
115
11
3
2
33
24
5
8
20,26
31
34
25
72
120
118
54,87
70
78
129
57
46
81
79
63
19,153
I
22
115
3
129
2
5
24
8
20,26
31
34
25
19,53
72
120
64
54,87
78
58
130
57
46
79
63
J
72
22
3
115
106
12
5
2
24
20,26
34
31
25
120
64
109
54
78
58
95
131
8
57
46
79
19,53
63
K
72
22
115
56
12
5
14
24
20,26
8
31
34
25
120
64
54
78
58
74
46
79
19,53
63
75
L

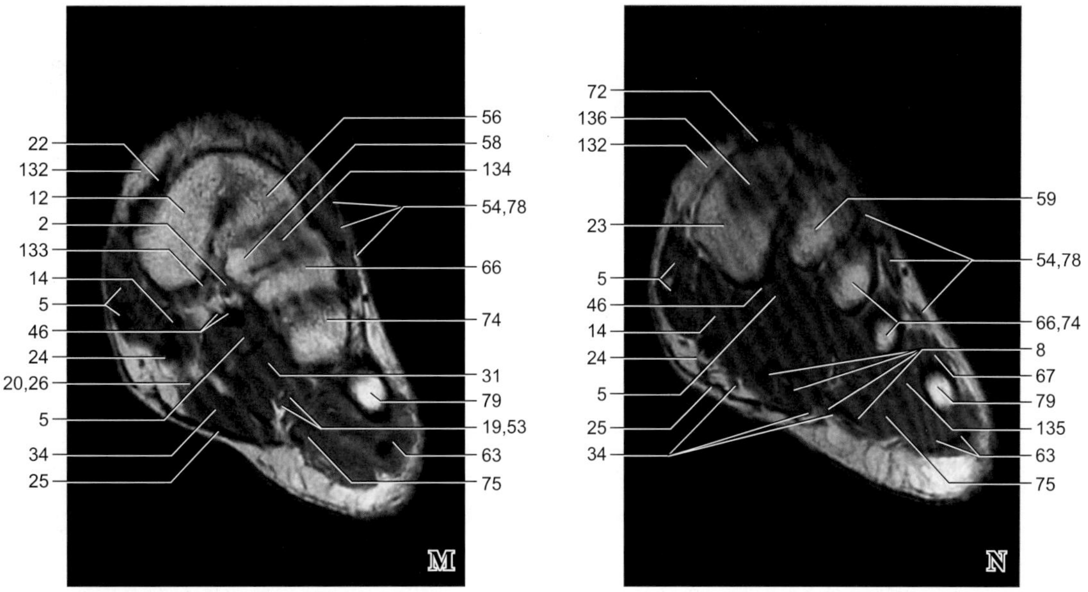

图 9-3-3 踝关节冠状面图像 1. 屈肌支持带；2. 胫后肌腱；3. 足舟骨；4. 籽骨；5. 踇外展肌；6. 胫骨内踝；7. 三角韧带；8. 趾长屈肌；9. 跗管；10. 胫距前韧带；11. 距骨；12. 内侧楔骨；13. 踇收肌腱；14. 踇短屈肌；15. 胫距后韧带；16. 跟骨载距突；17. 胫后神经；18. 胫后动脉；19. 外侧足底动静脉；20. 内侧足底动脉；21. 胫骨；22. 胫前肌腱；23. 第一跖骨；24. 踇长屈肌；25. 足底筋膜；26. 内侧足底神经；27. 距骨顶部；28. 距骨颈部；29. 跟距骨间韧带；30. 跟腱；31. 足底方肌；32. 背侧舟距韧带；33. 足底跟舟韧带（跳跃韧带）；34. 趾短屈肌；35. 胫距关节；36. 胫腓后韧带；37. 跟骨；38. 跖骰舟韧带；39. 比目鱼肌；40. 胫腓后下韧带；41. 距腓后韧带；42. 距骨后突；43. 跟上三角；44. 前距骨面关节；45. 跖深动脉；46. 腓长肌腱；47. 后关节囊；48. 后距骨面关节；49. 跗骨窦；50. 中距骨面关节；51. 跟舟韧带；52. 跟骨粗隆；53. 外侧足底神经；54. 趾长伸肌；55. 距骨体部；56. 中间楔骨；57. 骰骨；58. 外侧楔骨；59. 第二跖骨；60. 跟骨角；61. 跟骰跖韧带短头；62. 跟骰跖韧带长头；63. 小趾展肌；64. 足背动脉；65. 楔骰骨间韧带；66. 第三跖骨；67. 骨间肌；68. 腓肠神经；69. 外侧跟距韧带；70. 骰舟韧带；71. 跟跖韧带；72. 踇长伸肌；73. 腓深神经；74. 第四跖骨；75. 小趾屈肌；76. 小隐静脉；77. 踇短伸肌；78. 趾短伸肌；79. 第五跖骨；80. 小趾短伸肌；81. 腓短肌；82. 腓骨；83. 胫腓前下韧带；84. 下腓侧支持带；85. 伸肌支持带；86. 跖长韧带；87. 第三腓骨肌；88. 腓骨槽；89. 腓肠肌腱沟；90. 距腓前韧带；91. 蚓状肌；92. 内侧跟动脉；93. 内侧跟神经；94. 足底韧带；95. 骰楔韧带；96. 跟跖足底韧带；97. 跖骨间肌；98. 骰跖韧带；99. 内侧跖韧带；100. 外侧跟静脉；101. 外侧跟动脉；102. 腓跟结节；103. 胫后静脉；104. 跟骰关节；105. 跟骰足底韧带；106. 足底楔舟韧带；107. 背侧楔间韧带；108. 胫跟三角韧带；109. 背侧楔舟韧带；110. 距骨头部；111. 腓侧副韧带；112. 胫舟三角韧带；113. 距骨外侧突；114. 骨间距跟韧带；115. 大隐静脉；116. 距骨内侧突；117. 腓骨外踝；118. 胫前动脉；119. 胫距三角韧带；120. 腓神经；121. 距腓关节；122. 胫骨后踝；123. 内前踝动脉；124. 腓穿动静脉；125. 胫腓横韧带；126. 腓深动静脉；127. 跟腓韧带；128. 足底跟楔韧带；129. 足底骰舟韧带；130. 外侧骰楔关节；131. 背侧骰楔韧带；132. 足背静脉；133. 足底跖动脉；134. 第三跗跖关节；135. 足底骨间肌；136. 第一跗跖关节。

的成像特征。第四腓骨肌在 13% ~ 22% 的个体可显示。该解剖变异起自腓骨短肌，并附着于跟骨的腓结节。

与主磁场相应的肌腱方向可影响其 MRI 表现。当方向接近"神奇"的 55° 时，胶原蛋白可失去正常的组织弛豫时间特性。神奇角度效应在短 TE 的 SE 序列或 GE 序列图像中较为显著。T_2WI 将神奇角度效应减至最小。在矢状面图像中，腓骨长肌腱和踇长屈肌肌腱常受到影响，并通常在它们的中间部分出现信号改变。改变踝关节的位置即改变肌腱与主磁场相应的方向，可进一步证实肌腱是正常的。

大多数的踝关节韧带，包括距腓前韧带、跟腓韧带和浅层内侧韧带，在所有的脉冲序列中都显示均匀低信号。但在距腓后韧带、胫腓后下韧带、深层内侧韧带和距跟骨间韧带中亦可见混合或条纹状高信号。

正常情况下，在 T_1WI 上，腓骨长肌或胫骨后肌远端里面的籽骨显示高信号。不要把这一情况误认为是肌腱变性或撕裂。副骨包括外胫侧骨（足舟骨内侧的副舟骨）和三角骨（位于距骨后方，发生率仅为 10%），通常代表了可见的第二骨化中心。这些正常变异可被误认为是骨折或游离体。在无症状个体中，踝关节包括胫距关节、距下关节和踝关节腱鞘中可见的少量液体积聚。在正常无症状和有症状患者中，这些液体的量在体积和分布上大致相仿。但较大量的液体通常与踇长屈肌肌腱相关。液体在伸肌肌腱中不常见。

（柴维敏 陆 勇 韩洪杰 陈克敏）

第四节 踝关节和足的病变

骨软骨病变

【病因】 关节软骨有强大的负重能力，通常能承受10倍于自身的重量，而且具有低摩擦力界面，正常软骨的摩擦系数（0.005 ~ 0.02）比冰在0℃时的摩擦系数（0.01 ~ 0.1）还小。

距骨的骨软骨损坏常见于下列疾病，如通过软骨的骨折、骨软骨骨折、距骨穹顶的骨折和骨软骨炎。外伤是距骨软骨损伤的最主要病因，如强力内翻和背屈产生外侧损伤（距骨顶部的外侧缘和腓骨茎突之间的撞击），这种情况通常出现在距骨顶部的中前关节面；强力内翻和伴胫骨外旋的跖屈会引起内侧的损伤（胫骨的中后部和距骨的内侧边缘的挤压撞击）。距骨顶内、外侧损伤约占距骨损伤的60%和40%。内侧损伤常呈杯状或较深，外侧损伤常呈片状，内侧软骨的损伤常无外伤病史。关节炎症性疾病如退行性关节病变、类风湿关节炎、关节结核、化脓性关节炎等都可引起关节软骨的破坏。

创伤除直接损伤关节软骨外，还由于对创伤处理不当（如没有及时固定），继发引起关节软骨的损伤。直接的创伤或反复轻微的创伤可使患者的这种软骨损伤不断发展，易于产生距骨顶部的缺血性坏死。骨坏死的不断进展导致了软骨下的骨折和塌陷。滑膜液体流入骨折处，同时增加了关节内的压力，可以延缓创伤愈合过程。

【分期】 骨软骨损伤后的不同时期，有不同的治疗措施。

按照普通X线平片可把距骨的骨软骨的损伤分为四期：Ⅰ期，软骨下距骨有压缩性骨折，但无韧带损伤，X线平片阴性，这个时期的损伤可以是无痛性的。Ⅱ期，具有部分脱落的骨软骨碎片，部分仍与关节软骨相连接。Ⅲ期，在骨创口处可见完全分离但未移位的骨片。Ⅳ期，见到脱落移位的骨软骨碎片。Ⅱ ~ Ⅳ期中，软骨骨折本身可不引起疼痛。随着关节镜技术的出现和发展，Pritsch和其同事制定了距骨软骨损伤的关节镜的分类，根据关节软骨的表面情况分为三级：Ⅰ级，完整、坚固、润滑的关节软骨。Ⅱ级，完整的但较软的关节软骨。Ⅲ级，被磨损的关节软骨。

陈氏等制定了另一种关节镜分类。

根据关节镜内关节软骨情况的外科分级见表9-4-1。

表9-4-1 外科分级

级别	关节镜表现
A	光滑、完整但质软，或冲击触诊可触到的
B	粗糙的表面
C	纤维化形成或裂缝
D	出现片瓣或骨裸露
E	脱落，无移位的碎片
F	移位的碎片

Ferkel和Sgalione根据CT检查作了分类，采用层厚1.5mm的横断面和冠状面CT检查，同时作矢状面重建。分为四期：Ⅰ期，顶部可见有囊变，但顶壁完整。ⅡA期，可见囊变，且与距骨顶面相通；ⅡB期，损伤处与关节面相通，该处碎片无移位。Ⅲ期，病变部存有透亮区，但无移位。Ⅳ期，碎片出现移位。

【MRI表现】 MRI具有较高的软组织分辨率，其成像参数多，可作横断面、冠状面、矢状面、斜面等多方位的检查，可发现普通X线及CT检查不能发现的病变，但其空间分辨率较低。

正常的骨、软骨在MRI上有一个特征的“区带状”表现，它反映了软骨的结构及生化特征。正常软骨在短TE像上最多能显示四层，呈中等信号与低信号交替改变，其与软骨的组织学结构松散有关：①低信号的表层带与表浅正切带相关。②其下的中等信号带主要与全部过渡带区及放射带区的上部相关。③在上部放射带内有一个低信号带。④其下的中等信号带与放射带的深部和钙化带相关联（尽管有钙化，但深部的钙化带显示足

够的短 T_1 和长 T_2，使其在短 TE 像中能显示出来)。

由于外伤、炎症或退变造成的软骨内胶原的丢失而增加了信号强度，主要有以下两种原因：①增加了软骨内的水分。②胶原的短 T_2 作用的减少。这些是软骨损伤的信号改变显示在软骨出现形态变化之前。在 T_2WI 上，损伤部分一般呈高信号。

距骨的软骨病变早期在 X 线平片上为阴性，直到出现局部坏死病灶时，X 线片上才有阳性征象。坏死性的特征是密度相对增高，这是由于血管增生引起的病灶周围脱矿物质所致。

距骨顶的透明关节软骨在 T_1WI、T_2WI 上显示为中等信号，在脂肪抑制 FSE 序列 T_2WI 上为低到中等信号，在脂肪抑制三维 FGE 序列 T_1WI 上为高信号。另一方面，分离的骨皮质碎片仍为低信号。邻近的透明关节软骨、修复的纤维关节软骨和相关的纤维组织显示为中低的信号强度。距骨的骨质缺损在 T_1WI 上呈低或中等信号。产生的滑膜液体成分在 T_2WI 上能增强信号强度。在 T_1WI、T_2WI 上，软骨下骨内的低信号周边区与在 X 线平片显示的反应性骨硬化相关。邻近软骨下距骨的骨髓水肿或充血在脂肪抑制图像上呈明显的高信号，而在 T_1WI 上呈低信号。与距骨缺血性坏死相比，骨软骨损害相关的骨髓充血通常范围较小，并且直接由损伤辐射而来。在早期缺血性坏死的距骨，可见到整个距骨头体部的弥漫充血或水肿。

关节表面的异常形态包括：软骨变薄、弓形、结节形成及中断。在关节软骨表面或其下面出现高信号的关节积液聚集，表明软骨有小的裂隙或断裂。

在矢状面或冠状面上，可见到覆盖在骨质缺损区上的透明关节软骨向上弓出。这种关节软骨变形成为弓状而无断裂，在手术中通常显示为软化。术后的纤维关节软骨瘢痕显示为低信号，可呈局灶性增厚，桥接的关节软骨缺失。T_2 加权扫描对检出小面积的关节软骨中断是有用的，脂肪抑制 T_2 加权和 STIR 序列更加敏感。当剪切力大于骨和软骨的最大应力时，会损伤关节软骨及软骨下骨。MRI 能同时显示下面的积液和移位的碎片。穿越关节软骨的积液和软骨下骨水肿能在脂肪抑制 T_2WI 和 STIR 像上显示出来，STIR 像比 T_2WI 敏感。De Smet 和同事已经说明了 T_2WI 显示骨及软骨碎片的稳定性。部分连接的碎片中，于距骨界面之间能发现不规则的高信号区，然而在未连接的碎片中可出现环绕损害区的完整的液体信号环。在碎片和软骨下骨界面之间的肉芽组织也可以产生高信号带，这种情况不应认为是关节软骨的分离。

静注 Gd-DTPA 可以评估距骨关节软骨表面的完整性和增强后软骨下充血、滑膜组织肥大的异常信号改变。磁共振关节内造影同时加脂肪抑制技术被用来直接评估在距骨关节软骨面液体的增强改变。这种方法对于确定不稳定和游离碎片是有用的。

骨软骨损伤的 MRI 分期：① Ⅰ期，见软骨下骨小梁压缩，并可见到骨髓水肿。② Ⅱ A 期，可见软骨下囊肿（图 9-4-1）；Ⅱ B 期，见不完全碎片分离。③Ⅲ期，在未分离及无移位的碎片周围见液体围绕（图 9-4-2）。④Ⅳ期，可见碎片移位。

踝内、外侧韧带损伤

踝损伤为青年人的常见病，多数发生在外侧韧带，表现为踝关节肿胀、疼痛及活动受限。如果诊断、治疗不及时，可造成习惯性的崴脚。

一、外侧副韧带损伤

【病因】 单纯的踝关节韧带损伤，常发生在外侧韧带。因为外踝比内踝长，踝部内侧韧带较坚韧，在一定程度上起到防止踝关节外翻移位的作用。

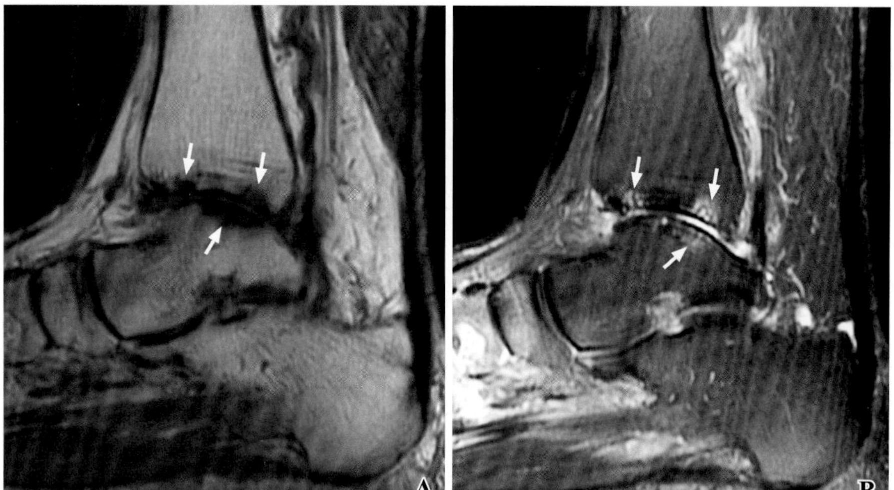

图 9-4-1 胫骨远端及距骨穹隆软骨损伤Ⅱ A 期 A. 矢状面 T_1WI：胫骨远端及距骨穹隆软骨面见局部缺损变薄，软骨下骨斑片状骨髓水肿伴局部小囊变，呈低信号（箭头）；B. 矢状面 STIR 像：病灶呈高信号（箭头）。

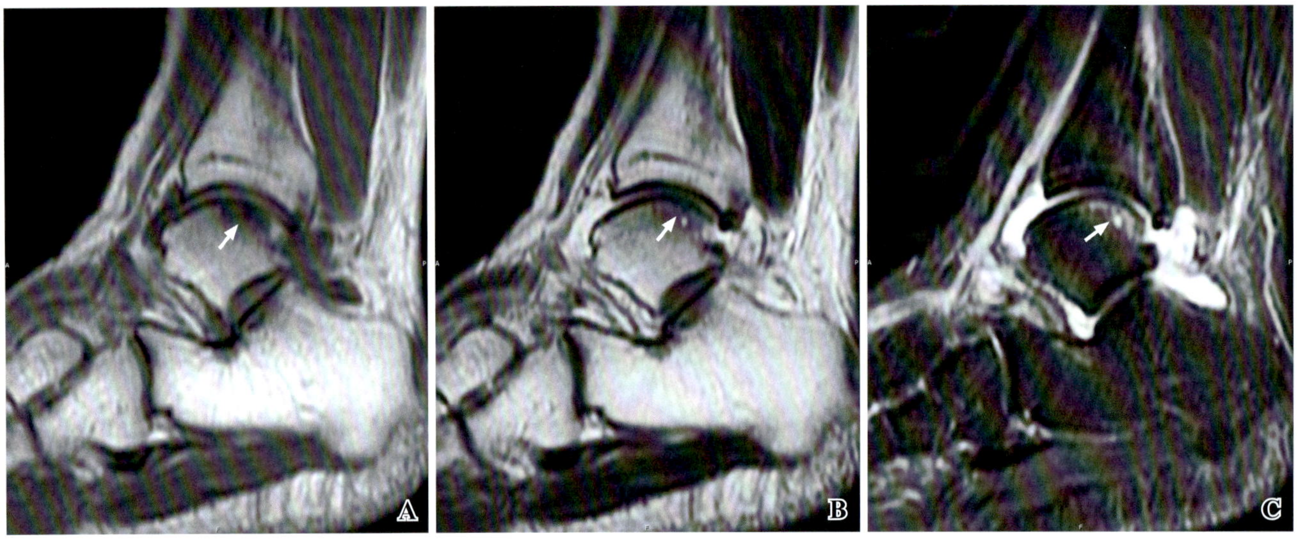

图 9-4-2 距骨穹窿软骨损伤Ⅲ期 A. 矢状面 T_1WI：可见距骨穹窿后侧软骨面中断伴周围液体积聚，并见局部软骨下骨小囊变，呈低信号（箭）；B、C. 矢状面 T_2WI 及 STIR 像：见距骨穹窿后侧软骨面中断，软骨下骨小囊变及关节腔积液均呈高信号。

踝关节外侧韧带损伤多因踝关节过度内翻所致，严重时可并发踝部骨折、脱位。踝部内翻损伤是踝关节外侧韧带损伤的直接原因，是使距骨发生内收、内旋或跖屈的暴力所致。本病多发生在青壮年，由于走凸凹不平的地面、下台阶、下楼梯或跳跃等不慎使足内翻而损伤。

陈旧性的踝关节外侧副韧带断裂可引起习惯性的崴脚，多数为急性期损伤后就诊时仅按软组织扭伤治疗，致使断裂的韧带未能愈合，此后又缺乏明确的诊断，早期得不到正确的治疗。

【分级】 由于受力大小的不同而造成的踝关节韧带损伤可分为扭伤或者韧带断裂，一般依软组织肿胀和压痛的程度不同分为：I 度（轻度）损伤，前距腓韧带损伤。Ⅱ度（中度）损伤，前距腓韧带和跟腓韧带损伤。Ⅲ度（重度）损伤，距腓前、后韧带和跟腓韧带均损伤。

【X 线检查】 踝关节内翻应力位摄正位片，距骨倾斜角正常在 5°～23°。若伤侧角度比健侧大 1～1.2 倍，且无距骨内角移位，则可诊断为距腓前韧带断裂；若伤侧角度比健侧大 2.2～3.2 倍，并有不同程度的距骨内角移位，则可诊断为距腓前、后韧带断裂；若伤侧角度比健侧大 5 倍，并有距骨内角离开踝穴显著外移者，则可诊断为距腓前、后韧带和跟腓韧带断裂。单独跟腓韧带断裂较少见，多数合并腓骨尖部撕脱骨折。

【踝关节造影】 如造影剂从关节内侧漏到皮下，说明距腓前韧带断裂。也可采用应力位肌腱造影，阳性说明跟腓韧带断裂。因跟腓韧带位于腓骨肌腱深面，当该韧带断裂时，常伴有腓骨肌腱鞘撕裂，使造影剂漏出，关节内无造影剂者为阴性。

【MRI 表现】 MRI 可直接显示踝部的韧带，这相对于常规 X 线或 CT 检查来说具有巨大的优势。通常情况下，临床对韧带的评价较困难，因为同时还伴有软组织肿胀和关节渗液。MRI 在评价胫骨平台和距骨穹窿方面特别有价值，距骨上穹窿处的关节损伤可能由于距腓前韧带损伤并发踝关节脱位引起。

距腓前韧带的正常解剖和病理改变在横断面或斜向 T_2 加权、脂肪抑制 T_2 加权和磁共振关节造影时显示较佳；横断面三维成像薄层扫描无须足背屈（用于显示胫腓韧带和距腓韧带）和足跖屈（用于显示横断面的跟腓韧带）。在外侧副韧带远端水平，距腓前韧带是一个显著的低信号带，2～3mm 宽，位于内前方，延伸至距骨附着点。与距舟关节垂直的斜向横断面成像可用于显示距腓前韧带，且更平行于所切平面。急性撕裂伤可伴有部分韧带撕裂、韧带松弛或完全韧带缺如。T_2WI 及脂肪抑制图像能明确地显示高信号的液体或出血的部位，距腓前韧带的撕裂常伴有关节囊的撕裂和关节液流入前外侧软组织内。损伤的扭转机制可通过观察急性期距腓前韧带撕裂时内侧距骨的连续性来确定。距腓前韧带撕脱可伴有远端腓骨的撕脱性骨折。慢性撕裂性的距腓韧带损伤伴有软组织嵌入距骨和腓骨的损伤很少报道。慢性和愈合的韧带撕裂显示韧带普遍增厚。磁共振关节造影在诊断距腓前韧带撕裂中比磁共振平扫或应力摄片造影更为正确和敏感（图 9-4-3、图 9-4-4）。

跟腓韧带撕裂合并距腓前韧带损伤，在外踝的远端或通过该平面的冠状面或横断面的成像显示最佳。后斜向（前上后下）横断面成像或跖屈横断面成像也能显示跟腓韧带。横断面显示跟腓韧带在腓侧肌腱和跟骨外侧面之间（前内至腓侧肌腱）。正常的跟腓韧带厚 2～3mm，表现为带或索状的低信号。MRI 基本能诊断跟腓韧带撕裂伴局部肿胀、腓侧支持带增厚、腱鞘炎和肌腱半脱位。磁共振关节造影在观察距腓前韧带和跟腓韧带撕裂时非常敏感，分别达 100% 和 90%。跟腓韧带的撕裂可导致踝关节和腓侧肌腱鞘相通。

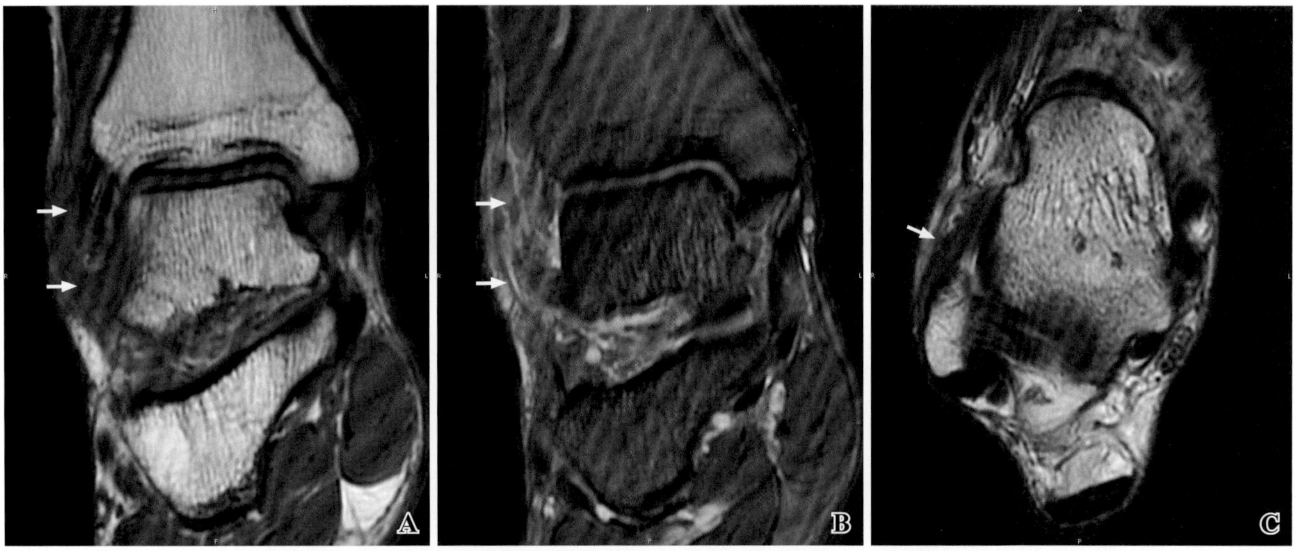

图 9-4-3　右踝外侧副韧带 - 距腓前韧带不全撕裂　A. 冠状面 T_1WI：右踝外侧副韧带 - 距腓前韧带形态肿胀、结构模糊，信号不均匀升高；B. 冠状面 STIR 像：右踝外侧副韧带 - 距腓前韧带及其周围软组织信号增高；C. 横断面 T_2WI：距腓前韧带形态肿胀，边缘毛糙伴信号略增高。

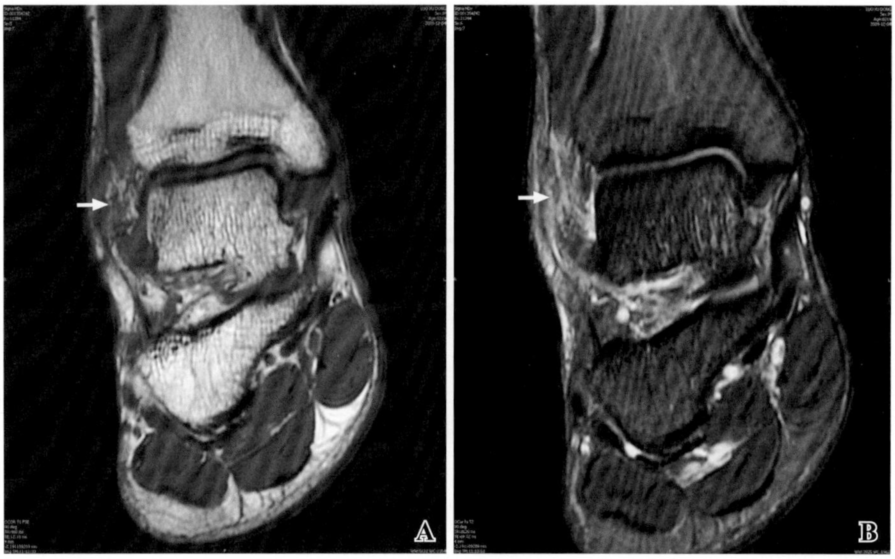

图 9-4-4　右踝外侧副韧带 - 距腓前韧带不全撕裂伴出血　A. 冠状面 T_1WI：右踝外侧副韧带 - 距腓前韧带形态肿胀、结构不清伴信号不均匀增高，其内呈斑片高信号出血灶；B. 冠状面 STIR 像：韧带及周围软组织肿胀呈高信号。

二、内侧副韧带损伤

踝关节内侧韧带比较坚韧，一般不易引起损伤。外翻损伤时，可引起胫腓下韧带撕裂。直接的外力打击，除韧带损伤外，多合并踝关节骨折和脱位。损伤后在内踝前下方肿胀，压痛明显。若将足部作外翻动作时，则内踝前下方发生巨痛。常规 X 线检查，胫腓下韧带断裂，可提示内侧踝间距增宽。

【MRI 表现】　内侧韧带的浅表部和深部可在横断面图像上较好显示。在这些图像中，内侧韧带的损伤常表现为炎症或肿胀，而没有韧带撕裂。冠状面成像常能明确合并是否内侧韧带撕脱，并与胫距韧带和胫跟韧带区分开来。

正常的胫距韧带表现为分散的纤维索中间填充脂肪组织，在 T_1WI 上不能将这一表现误认为是韧带撕裂。大多数内侧韧带的损伤为韧带的扭伤，在 T_2WI 或 STIR 像上呈不定型的高信号。单独的内侧韧带损伤较少见，多数内侧韧带损伤伴有外侧韧带病变、腓骨骨折和（或）韧带联合损伤。踝关节的运动和应力位摄片对显示韧带撕裂、变薄、变长有意义（图 9-4-5）。

跟腱损伤

一、完全撕裂

跟腱是由小腿后群浅层腓肠肌和比目鱼肌的肌腱组成。跟腱是人体最强的肌腱。它的主要功能是在站立时固定踝关节，防止身体前倾。同时对负重、奔跑、跳跃等活动均起一定的作用。因此，当跟腱损伤时，下肢活动及其功能均受到明显的影响。

【病因】　直接暴力大多是利器损伤。间接暴力损伤多发生在中年人，由于猛力牵拉如球类运动、短跑比赛、

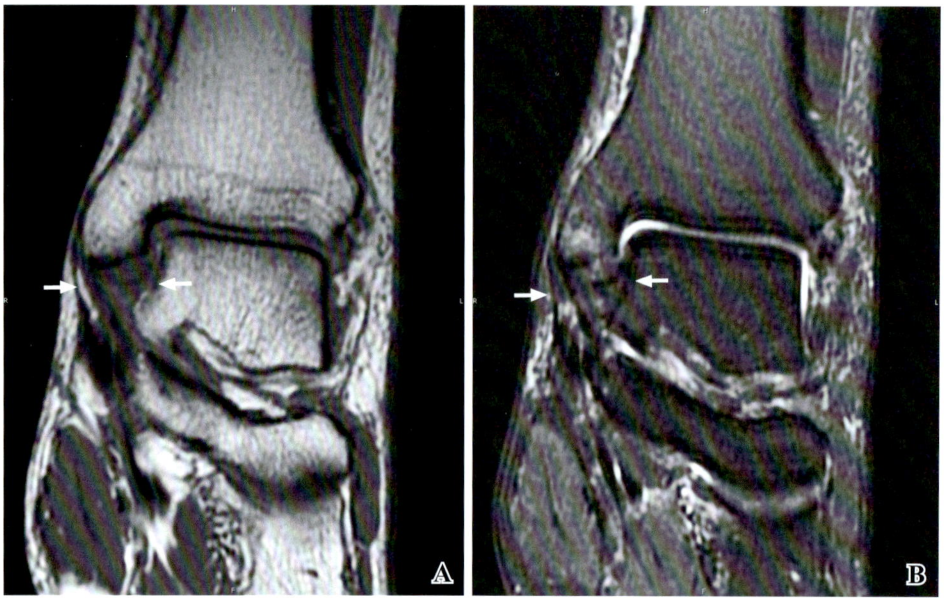

图 9-4-5　左侧内踝骨挫伤伴胫距后韧带不全撕裂　A. 冠状面 T_1WI：韧带形态肿胀、结构模糊伴信号略增高；B. 冠状面 STIR 像：内踝骨挫伤呈高信号，韧带呈信号不均匀升高。

搬运重物等动作，负重用力过猛，跟腱受到过度牵拉，引起跟腱纤维的部分撕裂或完全断裂。少数患者有腱周炎和慢性损伤史，因而可发生在突然收缩跟腱的暴力时。跟腱断裂部位常发生在跟腱附着点上 3 ~ 4 cm，此为跟腱最狭窄处，其次为肌腱交界处和跟骨附着处，少数还有靠近肌肉处的断裂。

【临床表现】 跖屈力显著减弱，Thompson 腓肠肌抓捏试验阳性，Brien 针刺试验阳性。

【MRI 表现】 跟腱可在矢状面、横断面和薄层冠状面上显示。常规扫描，视野约 14 ~ 16cm，层厚约 3 ~ 4mm。T_1 加权扫描多用于通过跟腱的矢状面。矢状面脂肪抑制 T_2 加权或 STIR 序列用来显示肌腱内和肌腱周围软组织的出血和水肿；横断面脂肪抑制 T_2 加权和 STIR 序列用来显示积液、出血或跟腱的炎症变化，评价其他肌腱和踝关节支持带的完整性；薄层（3mm）冠状面成像可显示跟腱的宽度和跟腱纤维的断裂情况。

正常的跟腱在 T_1WI、T_2WI 上均呈低信号。横断面显示跟腱的前部较平，后部较后凸。在打石膏前后都可用 MRI 来评价跟腱的损伤。跟腱完全断裂时，在断面处可见高信号的脂肪影，使其连续性中断，跟腱的磨碎或扭曲通常说明近段肌腱的回抽（图 9-4-6、图 9-4-7）。肌腱周围的出血也可在横断面或矢状面上显示，亚急性出血在 T_1WI 上呈高信号。水肿或炎症在

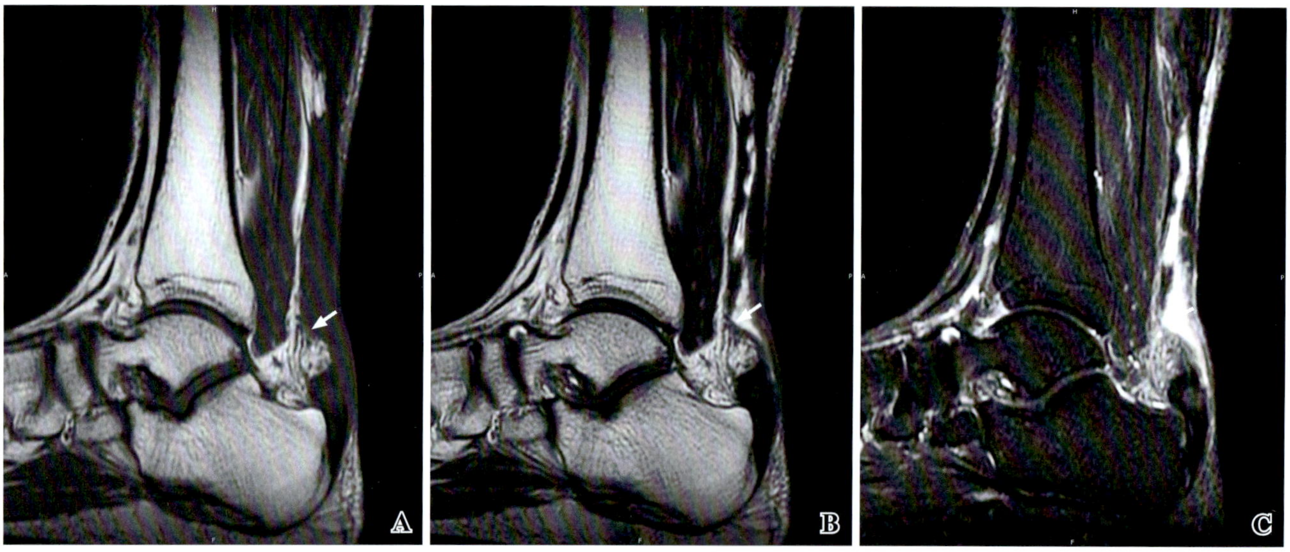

图 9-4-6　右跟腱完全撕裂伴局部积液　A. 矢状面 T_1WI：右跟腱跟骨附着点上 2cm 处完全中断，近端回缩扭曲，局部积液呈低信号；B、C. 矢状面 T_2WI 及 STIR 像：跟腿连续性中断，断端回缩变形，局部软组织水肿与积液呈高信号。

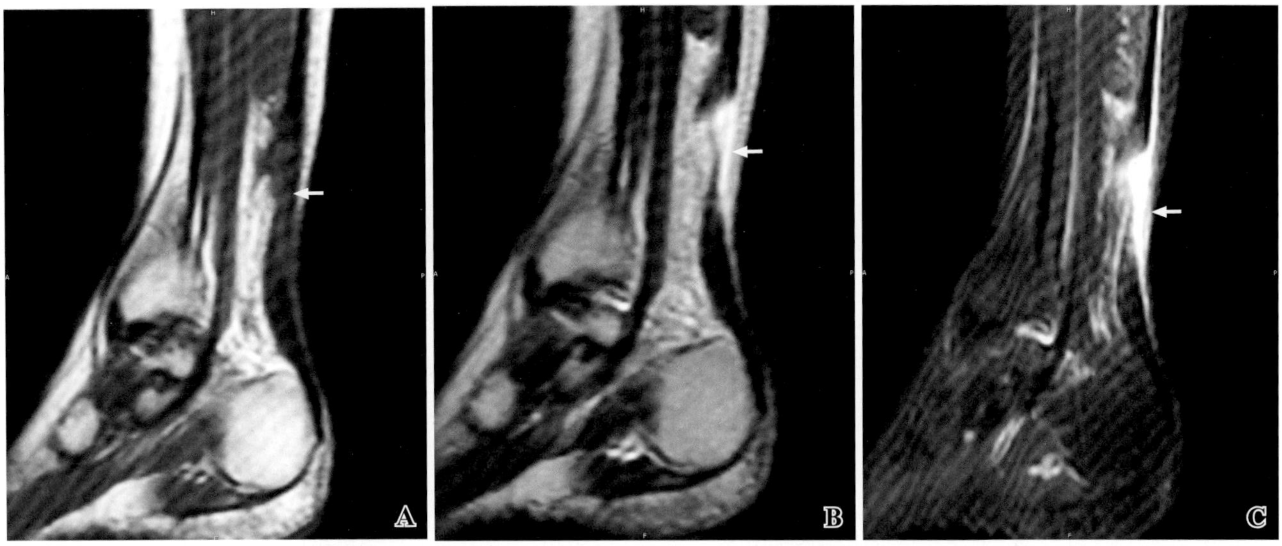

图 9-4-7　跟腱完全撕裂　A．矢状面 T_1WI 和 B．矢状面 T_2WI：左跟腱跟骨附着点上 5cm 处连续性完全中断，近端跟腱回抽增粗，中断处为脂肪及挫伤的软组织充填，而跟腱内均为低信号（箭）；C．矢状面 STIR 像：中断处及跟前脂肪垫内见高信号影，为软组织挫伤改变（箭）。

T_2WI 或 STIR 像上呈高信号。

二、部分撕裂

部分跟腱的撕裂可在 MRI 矢状面和横断面上显示，表现为线状或局灶的高信号和局灶的纤维增厚（图 9-4-8）。非感染性的肌腱炎可表现为肌腱联合处的增厚。不完全撕裂至少在一个矢状面上显示肌腱的连续性；慢性肌腱炎中出现的纵形裂隙多是在急性肌腱损伤后出现，在 T_2WI 中表现为低到中等信号。而急性肌腱损伤在 T_2WI 上为高信号。

三、跟腱炎和跟腱滑囊炎

【病因】 该病起因多为急性损伤，如跑跳或由高处跳下，足前部先着地，小腿三头肌骤然收缩，使跟腱及周围组织突然牵拉产生损伤，使部分纤维撕裂，结缔组织发生炎症、变性；也有因长期行走等小腿三头肌劳损过度，使局部发生慢性炎症或跟腱退行性变、增生、钙化，刺激周围滑囊而致炎症。

【临床表现】 本病发生于爱好跑跳运动的患者，其跟腱及其周围肿胀疼痛，当站立或行走时，患者只能前脚掌着地，足跟不能着地。跟腱两侧膨隆，局部皮肤颜色正常或潮红，皮温多增高，触之有波动感，压痛明显。慢性炎症时，跟腱两侧可触及痉挛僵硬的肿块，患者跛行步态，踝背伸时疼痛加剧。

【MRI 表现】 跟腱局部或弥漫的增厚，在 T_2WI 或 STIR 像上呈弥漫的或线状的低到中等信号。肌腱退变处，在 T_2WI 上表现为相对高的信号。炎症变化可与粘蛋白沉着或粘液样退变共存，它们在 T_2WI 上呈中等信

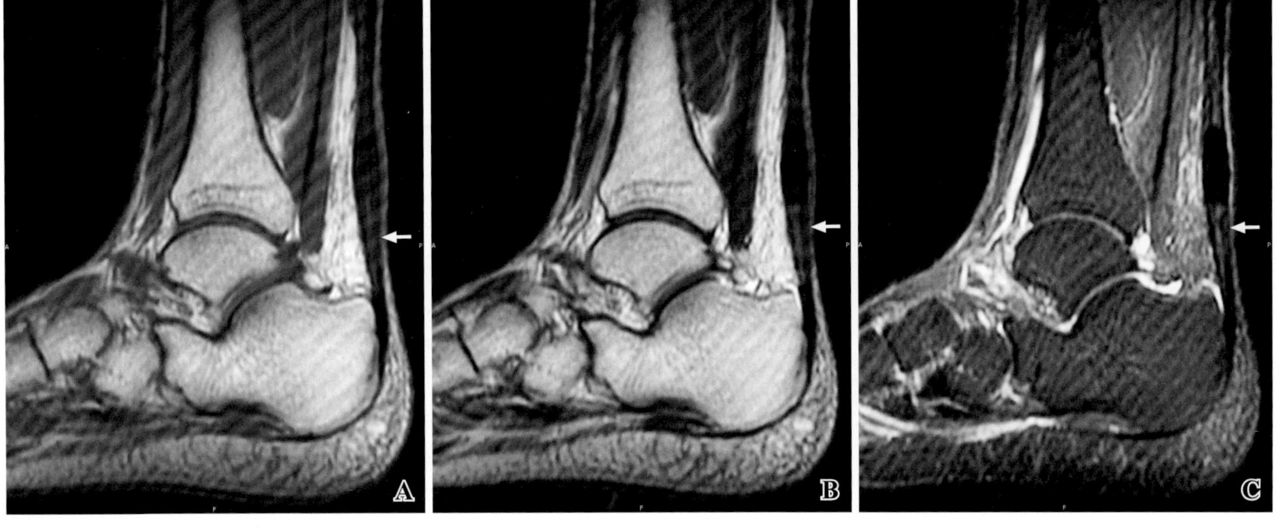

图 9-4-8　跟腱部分撕裂　A．矢状面 T_1WI：左跟腱跟骨附着点上 8cm 处跟腱不规则增粗呈中等信号；B、C．矢状面 T_2WI 和 STIR 像：跟腱不规则增粗呈中等信号，内见条状高信号。

号或高信号。增生的肌腱前面突出及跟腱内的近段积液也可在矢状面上被显示（图 9-4-9）。在 T_2WI 或 STIR 像上鉴别慢性跟腱炎和不明显的跟腱撕裂较为困难。慢性跟腱炎表现为跟腱的增粗及轮廓异常，这是慢性跟腱炎局灶或弥漫的跟周粘连所致。治愈的跟腱撕裂表现为不增加信号强度的跟腱增厚。如果制动治疗不成功，应进行剥离术和切除跟腱周围的胶原增厚部分。类固醇的使用可以使肌腱强度减弱而断裂。痛风石的沉积可导致跟腱海绵状改变、肌腱增厚和软组织肿块，软组织肿块在 T_2WI 和 SITR 像上呈不均匀的高信号。

跖管综合征

跖管综合征是指胫神经在胫骨内踝后下方的跖管内被压的综合征和体征。可通过手法治疗或手术治疗使症状好转。内踝后下方的骨纤维管称为跖管，由后上向前下方走行。跖管由屈肌支持带和距骨、跟骨的内侧面形成。前者也称内侧环状韧带，附着于内踝和跟骨。因此跖管也是一个坚韧的韧带－骨隧道。屈肌支持带的深面有几条纤维隔连在跟骨骨膜上。跖管内的血管神经束就附着在纤维隔上，它的活动度不大，因此容易在此产生神经、血管压迫征象。

【临床表现】 多发生于青壮年体力劳动者，常有内踝扭伤史。主要有胫后神经受压症状。初期是劳累后有局部不适感，患足易疲劳，局部疼痛麻木。严重患者胫后神经支配区局部皮肤干燥、发热、脱毛，甚至肌肉萎缩。

【MRI 表现】 可见脂肪瘤、静脉曲张、神经节瘤、神经鞘膜瘤、瘢痕、腱鞘炎的异常信号及形态（图 9-4-10、图 9-4-11）。

跖痛症

跖骨头挤压趾神经所引起的跖部疼痛症，又可称为跖骨痛，多发生在第二、三或三、四趾蹼间，可形成趾神经瘤，使疼痛加重。

【病因】 经常穿高跟鞋、紧鞋使足前部负重增大，或常在坚硬的地面行走，或持续站立工作，或是本身性结构异常（如第一跖骨短小内收，足横弓扁平等），都可以产生长期反复机械性压迫摩擦作用，致使足内侧肌劳损萎缩，韧带松弛，足横弓塌陷，使第二、三趾下垂，挤压第二、三趾或第二、三趾足底神经，引起疼痛。

【临床表现】 多见于中老年体弱的妇女或慢性消耗性疾病之后的患者。足底相当于第二、三、四跖骨头跖面痛和感觉异常，走路及站立时出现，路面不平时加剧，尤以穿不合适鞋时为甚。合并神经痛时，疼痛可放射到趾，相应的感觉减退。足弓变浅，前足变宽，第二、三、四跖骨头跖侧常伴胼胝，局部压痛。

【MRI 表现】 组织学发现，跖痛症是由于神经压迫产生的嗜伊红组织沉积和神经组织退行性变而引起的。通常不能扪及肿块，MRI 冠状面或矢状面 T_1 加权、T_2 加权扫描可较好地显示这些病变。前足成像可用小视野（8 ～ 10cm）以提高肌肉、肌腱的神经、血管的分辨率。在 T_1WI 和 T_2WI 上可见一个低到中等信号的肿块从病变的跖骨头突起。神经外膜和神经束膜在 SE 序列图像上信号强度较高，故较典型的神经瘤和神经纤维瘤在 T_2WI 上呈明亮的高信号（图 9-4-12）。脂肪抑制增强扫描是最敏感的方法，可使神经瘤与周围组织产生较强的对比，这种方法是在传统 T_2 加权扫描不能显示损伤或显示不清时加以应用，它可显示出较高信号的病灶。

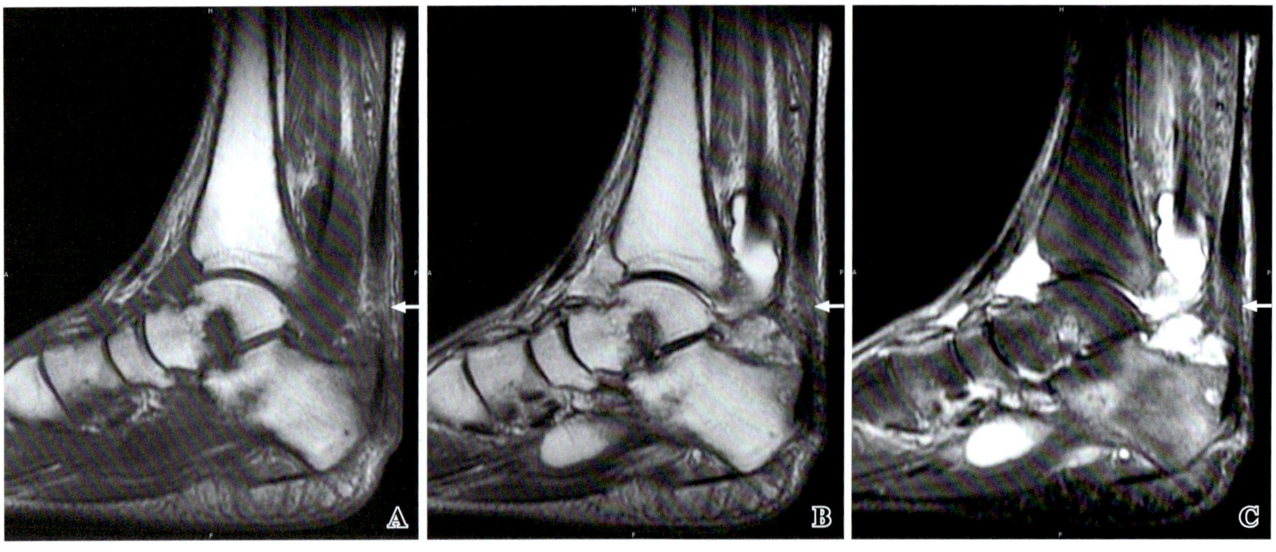

图 9-4-9 右踝滑膜炎侵犯骨质伴多发腱鞘积液、跟腱慢性炎症 A. 矢状面 T_1WI：右踝关节周围结构模糊呈低信号，跟腱增粗呈高低混合信号；B、C. 矢状面 T_2WI 及 STIR 像：右踝关节腔积液呈高信号，跟腱增粗呈高低混合信号。

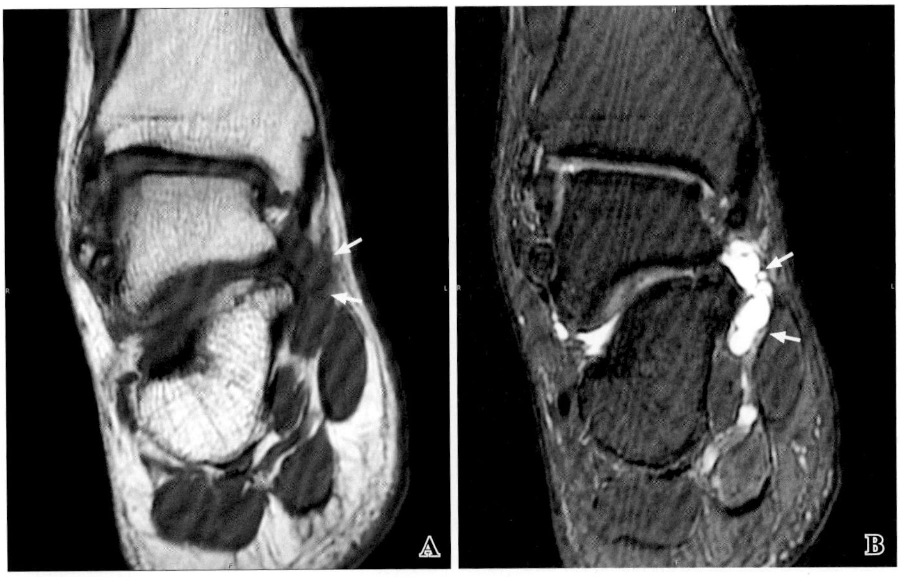

图 9-4-10 右踇长屈肌腱腱鞘囊肿伴跖管综合征 A．矢冠状面 T_1WI：踇长屈肌腱腱鞘处见多发圆形低信号；B．冠状面 STIR 像：病灶呈多发圆形高信号。

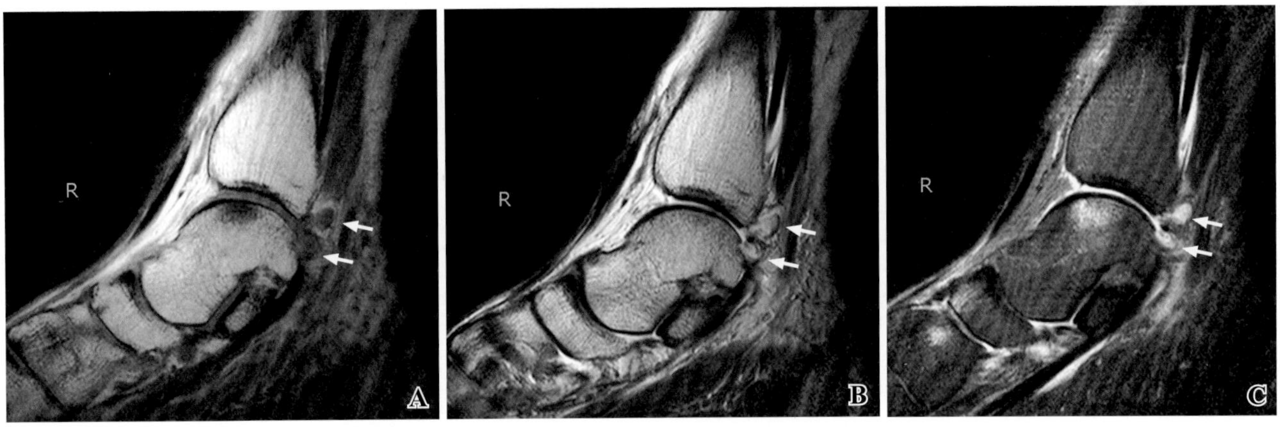

图 9-4-11 跖管综合征 A．矢状面 T_1WI：踇长屈肌腱腱鞘处见两个圆形低信号；B、C．矢状面 T_2WI 及 STIR 像：病灶呈高信号。

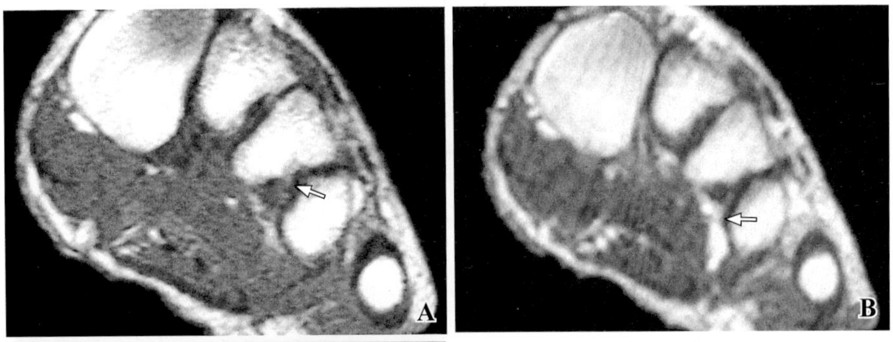

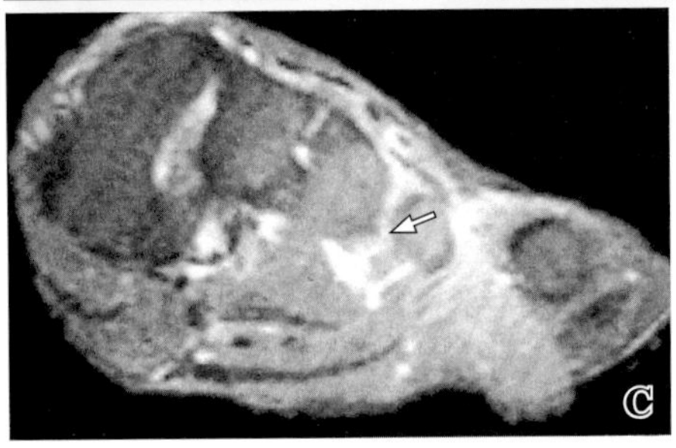

图 9-4-12 Mortons 神经瘤 A．冠状面 T_1WI 和 B．冠状面 T_2WI：第三、四跖骨近基底部前下软组织内有一类圆形异常信号灶，在 T_1WI 上呈低信号（箭），在 T_2WI 上呈明显的高信号（箭）；C．冠状面脂肪抑制 T_2WI：该病灶显示最清晰，呈明显的高信号（箭）。

跗骨窦综合征

跗骨窦由距骨沟和跟骨沟组成。距骨沟位于距骨跖面的中、后跟骨关节面之间，由内后斜向前外侧。跟骨沟位于跟骨上面的前内方。跗骨窦口位于外踝的前下方，窦内含有距跟骨间韧带、脂肪垫和距跟关节滑膜，并有一滑囊（跗骨窦滑囊），位于距跟骨间韧带与距跟前韧带之间。距跟骨间韧带起于距骨沟，止于跟骨沟，连接于距骨颈下外侧和跟骨上面之间，在足内翻时紧张，可防止足过度内翻。跗骨窦综合征被认为是距下关节的轻度不稳定所致，其病理改变包括窦内软组织瘢痕和退行性变。

【临床表现】 踝部内翻扭伤后，继发跗骨窦处疼痛及压痛，常有小腿感觉异常，如小腿发凉、发热、沉困、乏力等。偶尔有明显跛行。疼痛向足趾放射，小腿不自主地抖动。跗骨窦封闭可使疼痛缓解。

【MRI 表现】 常规 X 线检查应力位摄片呈阴性结果。跗骨窦综合征在距下关节造影时示在骨间韧带和距骨颈韧带处的正常距下关节隐窝的消失，与骨间韧带的对比减小。但这些表现在跗骨窦 MRI 检查时无意义。在 MRI 图像上，距下关节的前间隙消失可能为正常表现。Klein、Spreltzer 发现并报道，跗骨窦病变包括跗骨窦和管韧带撕裂，合并外侧副韧带撕裂的异常 MRI 表现。其他跗骨窦综合征的表现包括弥漫的纤维化改变、滑膜炎的弥漫浸润（T_1 加权像上呈低信号和 T_2 加权像上呈高信号）和多发性滑膜囊积液（T_2 加权像上呈高信号）。胫后韧带撕裂也可见于跗骨窦综合征。Klein 和 Sprentzer 还报道，36% 跗骨窦异常的患者临床诊断有跗骨窦综合征（图 9–4–13）。

筋膜间室综合征

急性筋膜间室综合征与骨折、严重的创伤有关。慢性筋膜间室综合征是由肌肉、神经缺血引起的间隔内压升高所致。筋膜间隔缺乏顺应性、肌肉容积增大（由于收缩和细胞内液体增多）和肌肉回缩撕裂，以及静脉、淋巴管等因素都能使间室内压力增高。慢性筋膜室综合征常见于训练过程中有疼痛或缺乏神经体征的长跑者，双侧和不对称的累及常见。前方和后方深部的筋膜室综合征较突出也会引起腿痛。运动后肌肉从筋膜缺损处突出即可作出明确诊断，若 Wick 导管检测显示运动前间隔压大于或等于 2.0kPa（15mmHg），运动后 1min 大于或等于 4.0kPa（30mmHg），5min 后大于或等于 2.7kPa（20mmHg）也可提示诊断。MRI 横断面 STIR 序列或 T_2 加权扫描对肌间隔早期改变较敏感，其表现为浸润或羽毛状高信号。筋膜附近也可见到肿胀的高信号。

距骨的缺血性坏死（无菌性坏死）

距骨体的缺血性坏死多见于距骨的颈部骨折伴距下关节的撕裂。距骨主要的血供来自跗骨管动脉及胫后动脉的分支，穿过跗骨管内侧面。跗骨管动脉、足背动脉及腓动脉的分支存在吻合，这些动脉经跗骨管的外侧面在跗骨窦底部形成一个丰富的血管网，供应距骨体。40% ～ 50% 的距骨损伤伴距下移位病例有距骨无菌性坏死。在复位过程中，手术保护跗骨管近端小的跗骨管动脉三角分支可减少无菌性坏死的发生率。

【MRI 表现】 距骨无创伤性无菌性坏死的 MRI 表现类似于股骨头的无菌性坏死，在疾病早期可在距骨穹隆上方见到坏死病灶，在 T_1WI 上呈局灶性小低信号灶，但它通常被整个距骨的弥漫性骨髓水肿低信号所掩盖。充血或骨髓水肿在 T_1WI 上表现为低信号，在脂肪抑制 T_2WI 或 STIR 像上表现为高信号（图 9–4–14）。必须注意的是，勿将其与感染、肿瘤或交感反射性的营养障碍所致的骨髓病变混淆。距骨无菌性坏死的骨髓水肿一般在 12 个月内部分缓解，遗留下一个持久的明显的坏

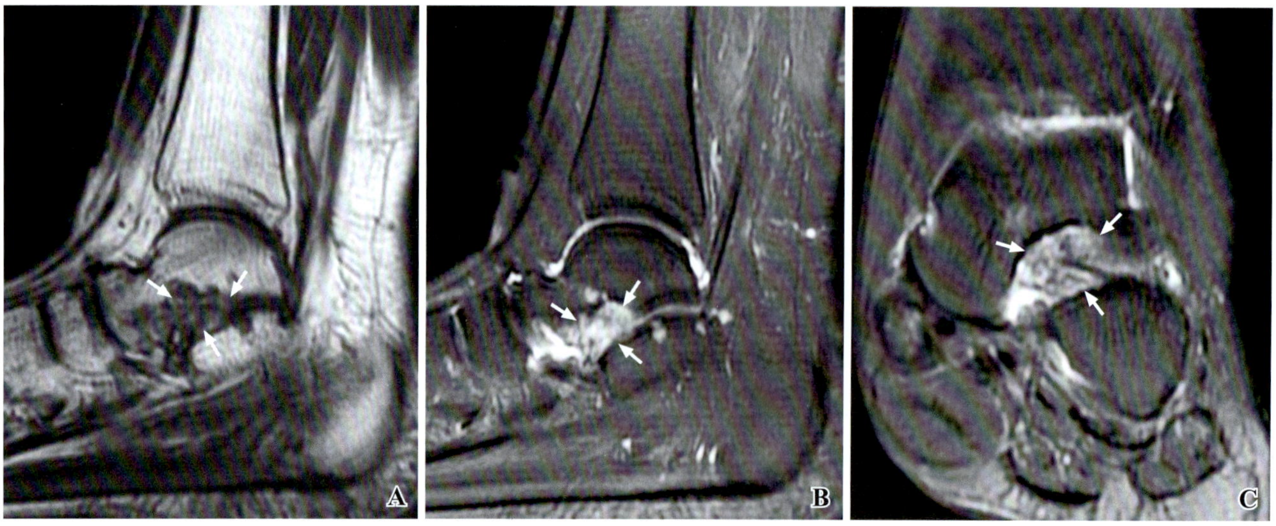

图 9–4–13 跗骨窦水肿 A. 矢状面 T_1WI：距骨沟与跟骨沟结构紊乱呈低信号；B、C. 矢状面及冠状面 STIR 像：距骨沟与跟骨沟结构紊乱呈高信号。

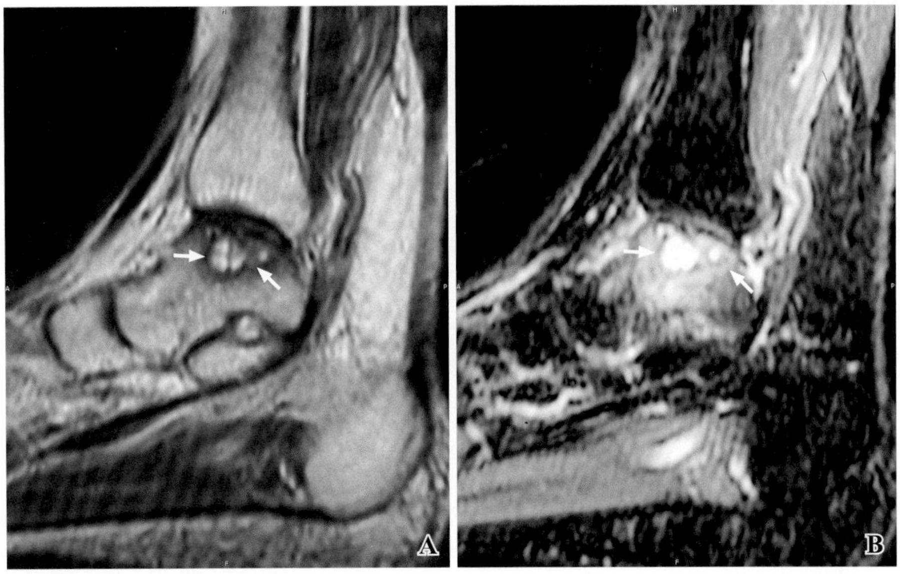

图 9-4-14 距骨无菌坏死 A. 矢状面 T_1WI：距骨穹窿处见 2 枚小囊状高信号，为病灶内出血所致；B. 矢状面 STIR 像：距骨穹窿处仍见两枚小囊状高信号，病灶周围水肿呈高信号。

死灶。广泛的距骨骨髓肿胀较少伴有局灶的无菌性坏死。早期无菌性坏死无明显的边界，其水肿信号比其他病变所致的骨髓肿胀的消退略早，后 12 个月内可用 MRI 随访骨髓肿胀消退的情况进行鉴别。急性的踝关节疼痛症状可随骨髓肿胀的消退而减轻。承重能力下降常被认为是早期症状之一。

反射性交感神经营养不良

反射性交感神经营养不良使用脂肪抑制 T_2 加权、脂肪抑制对比增强和 STIR 序列可提高显示软组织和骨组织异常的敏感度。Sthweitzer 和同事们指出，反射性交感神经营养不良 I 期可表现骨皮质增厚及软组织水肿；反射性交感神经营养不良 II 期，骨皮质增厚或变薄，无软组织水肿；反射性交感神经营养不良 III 期，肌肉萎缩。我们可用 STIR 序列和脂肪抑制 T_2 加权扫描作为主要手段来明确有否关节下破坏或更典型的弥漫点状高信号的软骨下水肿，相应的 CT 变化为骨质疏松和局部透明区。T_1 加权和传统的 T_2 加权技术对反射性交感神经营养不良的骨髓水肿的显示不敏感。

腱鞘囊肿

腱鞘囊肿从跟腱鞘、胫距关节下或距下关节发出。它们可有也可无分隔，在 T_1WI 上表现为均匀的低信号，在 T_2WI、T_2^*WI 和 STIR 像上表现为高信号（图 9-4-15、图 9-4-16）。后距下关节腱鞘囊肿可被误认为关节肿块，并有低信号的含铁血黄素的沉积。这些增生有较

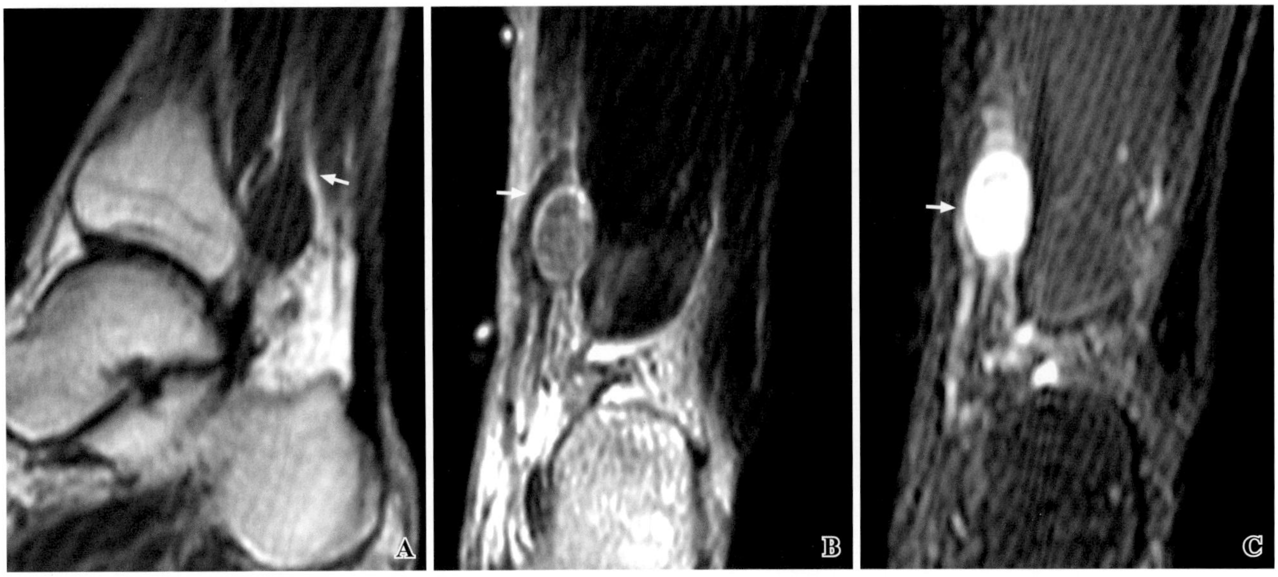

图 9-4-15 腱鞘囊肿 A. 矢状面 T_1WI：左踇长屈肌腱鞘处见椭圆形低信号；B、C. 冠状面 T_2WI 及 STIR 像：病灶呈高信号。

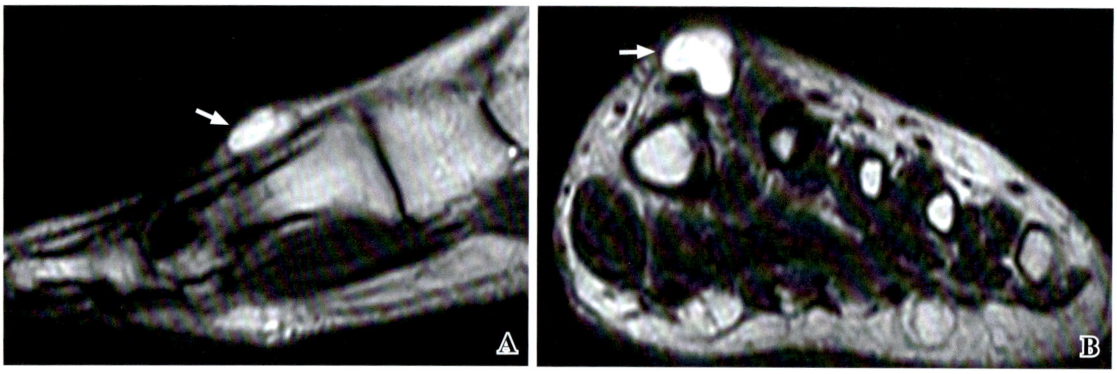

图 9-4-16 足背腱鞘囊肿 A、B．矢状面及冠状面 T_2WI：踇长伸肌腱鞘处见椭圆形高信号影。

明显的血供，在磁共振动态增强成像上有较明显的增强。

关 节 炎

MRI 对于诊断骨关节炎、创伤性关节炎、感染性关节炎和血友病性关节炎较为成熟。

骨关节炎中包括创伤性关节炎，能在冠状面或矢状面中显示胫距关节和距下关节透明软骨表面变薄。明确骨松质要求用 T_2 加权扫描，其与周围滑膜液在 T_2WI 上产生较明显的对比，含骨髓内容物的骨干骨刺显示为明亮的信号，并有一个低信号的骨皮质边缘。骨皮质和软骨下不规则也可与剥脱的关节软骨同时显示。跟骨的肌与肌腱附着处的创伤性炎症并伴有附近软骨下骨髓肿胀时在患者的血清检查时可有阳性指标提示。

急、慢性关节渗液在 T_1WI 上呈低信号。软骨下或关节内囊肿产生凝胶样的关节渗液，在 T_2WI 中为高信号。MRI 分别在前、中、后平面显像对评价距下关节特别有价值。软骨下和干骺端梗死可与关节腔狭窄、关节炎并存，STIR 序列对显示软骨下液体通过关节软骨间流动而产生的对比度比 T_2 加权扫描更敏感。

血友病性关节炎在 MRI 上可由中等信号的滑膜增生和含铁血黄素沉积的信号作出诊断提示。透明软骨在 GE 序列图像中一旦出现低信号灶就说明关节软骨存在异常。

感 染

骨髓炎和关节脓毒血症的早期发现和早期治疗的目的是保护关节的功能。所谓早期发现是指先于软骨的破坏和局部或血行播散前发现。传统的 X 线检查早期无特异性发现，渗出和软组织平面撕脱是唯一的征象。如广泛累及到骨髓，但没有出现骨皮质破坏的征象时，可能已是最初感染后的 10 ～ 14d 了，而 MRI 能早期发现肌肉、骨骼感染。

感染能引起自由水和结合水的比例改变，能延长 T_1、T_2 弛豫时间。因此，感染组织在 T_1WI 上呈低信号，在 T_2WI 上呈高信号。尽管这提高了诊断的敏感性，但与肿瘤 T_1、T_2 弛豫时间变化相似，所以异常信号的部位、分布和形态在提高诊断特异性上起了一个重要作用。

早期骨髓炎在 T_1WI 上呈低信号，在 T_2WI 或 STIR 像上呈高信号。急性和慢性的骨髓炎可发生于跟骨、骰骨、跖骨、胫骨远端和腓骨。急性或亚急性骨髓炎在 T_2WI 上呈弥漫性或斑片状高信号。低信号区边缘表示反应性骨，随着时间的推移，信号强度可逐渐发生变化，这是由于骨皮质侵犯、骨膜反应、软组织肿块和死骨形成等病理变化所致（图 9-4-17）。

在胫骨干骺部的金黄色葡萄球菌性骨髓炎，表现为一个星形信号异常区，在 MRI 中表现酷似疲劳性骨折。髓管内的感染物质在 T_2WI 上呈匍行性的线形高信号。在诊断骨髓炎时，脂肪抑制增强扫描比闪烁扫描更敏感，比未增强扫描更有特异性。

糖尿病神经病性足

神经源性关节痛是继发于神经系统病变后的一个渐进性演变过程。通常，糖尿病使关节软骨反复的微小损伤，最终导致关节软骨和骨撕裂，使受累关节退变、脱位、新骨形成。糖尿病性神经病性足常累及踝和足，包括跖趾关节和跗关节。临床上应与继发感染等鉴别诊断。如果所有的跗中关节都渐渐受累，原因可能为糖尿病性神经病变所致。糖尿病的软组织变化包括腱膜下水肿、蜂窝织炎肿胀、窦道形成、溃疡和腱鞘炎（急、慢性）。足部有中央间隔液，可能合并有通过第三跖骨头至第四跖骨头的感染。内侧或外侧裂开可能合并有中央和相应的外侧、内侧间隔液聚集。MRI 对下方的踝关节、距下关节、跗中关节和跖趾关节骨髓充血敏感，该部位可在 T_1WI 上显示为弥漫性或斑点状低信号，在 T_2WI 上为高信号，在 T_2^*WI 和脂肪抑制 FSE 序列 T_2WI、STIR 像上也是高信号。早期破坏性改变，如关节微骨折和软组织反应，MRI 常有显示。跖骨在足的负重轴上的萎缩通常伴有神经性关节病变所致的形态异常。更为局限性或局灶性的软骨下或髓质信号升高，可提示伴有骨髓

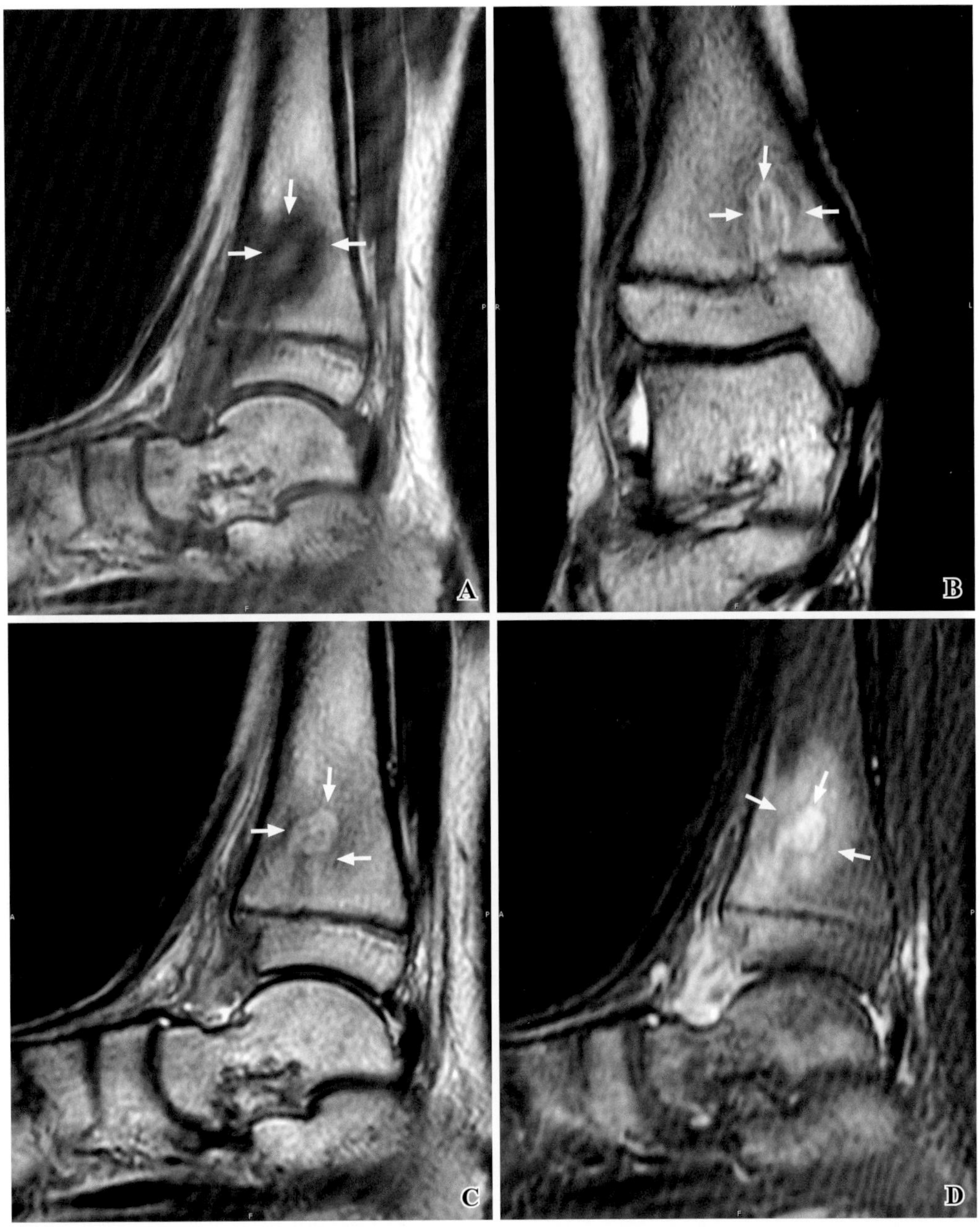

图 9-4-17 右胫骨远段骨脓肿累及右踝 A．矢状面 T_1WI：右胫骨远端见边缘模糊的低信号区，其内见圆形中等信号，累及关节；B、C、D．冠状面及矢状面 T_2WI 及 STIR 像：病灶呈高信号区，病灶及关节周围水肿呈高信号区。

炎。在糖尿病神经病性足，骨髓信号的改变更靠近关节面。STIR 增强可用来显示特异的骨髓高信号。

Yeb 和同事们研究了糖尿病患者中的骨髓炎，报道了 MRI 比 ^{99m}Tc 骨扫描更敏感、更特异。Wang 等采用 T_1 加权和 STIR 序列，发现其敏感性为 99%，特异性 81%，准确性 99%。跖筋膜的疼痛（跟骨下痛综合征）与跖筋膜附着处邻近的微小损伤引起的修复、慢性炎症有关。内侧跟神经和（或）由外侧跖神经分出支配第五趾外展的神经压迫和激惹，也常被认为是疼痛的原因。跟骨骨刺（跖跟肌与肌腱连接处的创伤性炎症）存在于 50% 的跖筋膜炎患者中。

骨 折

一、踝部骨折

踝部骨折的 Laige-Hesen 系统分类是以足的位置和外力方向为基础，分为四种类型：①旋后 - 外展损伤。②旋后 - 内收损伤。③旋前 - 内收损伤。④旋前 - 外展损伤。

磁共振弥补了传统的 X 线和 CT 检查在显示这些损伤方面的缺陷，对骨小梁和软组织韧带损伤有较高的特异性。例如，传统的 X 线检查依赖踝关节渗液的阳性预测值来提示隐匿性骨折（渗液大于 13mm，阳性率

82%)。但在MRI上可直接看到。损伤常见的机制是旋后－外展机制，可分为四个阶段：①前下胫腓韧带撕裂。②外踝斜旋性骨折。③胫骨后缘撕脱性骨折。④内侧撕脱性骨折或内侧韧带撕裂。旋前－外展损伤使内踝骨折，损伤沿顺时针渐进性累及，与旋后－外展骨折线相似。在旋前－外展伤时，腓骨骨折常发生在距腓骨远端2～5cm内。在旋前－内收外伤时，骨折通常发生在距外踝8～9cm处（距踝关节2～5cm以上）。内收力常导致外侧冠状横行骨折及内侧的垂直性骨折。反之，外展力常导致内侧横行骨折和腓骨远端骨折。

胫骨平台骨折继发于垂直负重的外力作用及胫骨平台上方的压缩性骨折和远端胫骨稳定的联合骨折伴腓骨骨折。胫骨平台骨折延伸到胫距关节，关节面的不平可能导致创伤后关节炎的晚期并发症，MRI对这些骨折及并发症的显示有巨大的优越性(图9–4–18)。

Lefort骨折为远端腓骨孤立性垂直骨折。这些撕脱性骨折伴有下胫腓前韧带的插入。外旋力是损伤的机制，尽管X线检查令人满意，但MRI可以被用来鉴别下距腓前韧带撕脱性损伤和距腓前韧带附着处的外踝撕脱性的损伤。

二、骨骺骨折

正常的远端胫腓骨骺骨化和干骺端骨骺闭合的图像由Ching和Jarounillo报道过。这对了解长骨和骨骺损伤非常重要。例如，正常胫骨骨骺未闭合前表现为前内方的波浪型改变，可能被误认为骨骺提前关闭。另外，在T_2WI中，软骨骨骺比长骨生长部信号更低。在骨骺完全骨化前，T_2加权扫描对鉴别骨骺和长骨关节软骨有意义。骨化中心在T_2WI上明显呈由相对高信号的软骨包围的低信号区。在T_2WI或脂肪抑制图像上显示最佳。尤其骨骺接近骨化完全时，远端骨骺骨化和长骨生长未闭合前，骨化由前内侧开始，较腓骨为平。

骨骺损伤的特殊模式，SH分类按生长部（生长平面）损伤分类。最常见的骨骺损伤是：①外踝SH1型骨折，通过生长平面。②SH2型骨折，通过长骨生长区和干骺端。③SH3型胫骨骨骺骨折常伴有腓骨青枝骨折，发生于外翻和外旋损伤；SH3型骨折经长骨生长区延伸到干骺端。④SH4型骨折，包括长骨生长区干骺端和骨骺。在四型骨折中，长骨生长区压缩性骨折、内侧骨折常为SH3型或SH4型，伴有生长障碍。

Tillanx骨折是由于外旋力撕脱骨骺的前外侧，产生SH3型损伤，通常引起踝关节旋转不稳定。

三面骨折为远端胫骨复合性骨折，其特征为冠状面内侧的SH4型、冠状面外侧SH2型、垂直面外侧SH2型损伤。

三、足部的骨折

（一）跟骨骨折 跟骨骨折可按骨折延伸范围分为关节内和关节外。关节外骨折不涉及距下关节，包括结节骨折、前突骨折、距下支持带或体部骨折。关节内骨折较常见。Esswris Lopewst按原发或斜行骨折相关的继发骨折像分为两类：舌形损伤和压迫损伤。舌形损伤是横行的延伸到结节后方。压迫性骨折是继发骨折。骨折线从跟骨体部直接至距下关节后方。MRI和CT都能显示关节排列、碎片错位和距下关节损伤。关节外骨折不累及距下关节，故预后较好。MRI对跟骨暴力骨折的充血、形态和位置显示敏感，在STIR像和脂肪抑制T_2WI上，这些部位呈高信号，在T_1WI上可能不显示或呈低信号。

（二）距骨骨折 踝关节保护距骨避免直接损伤。距骨骨折通常由传导力引起。距骨骨折可影响其颈部、体部、头部后侧及外侧部分。距骨外侧骨折近来被认

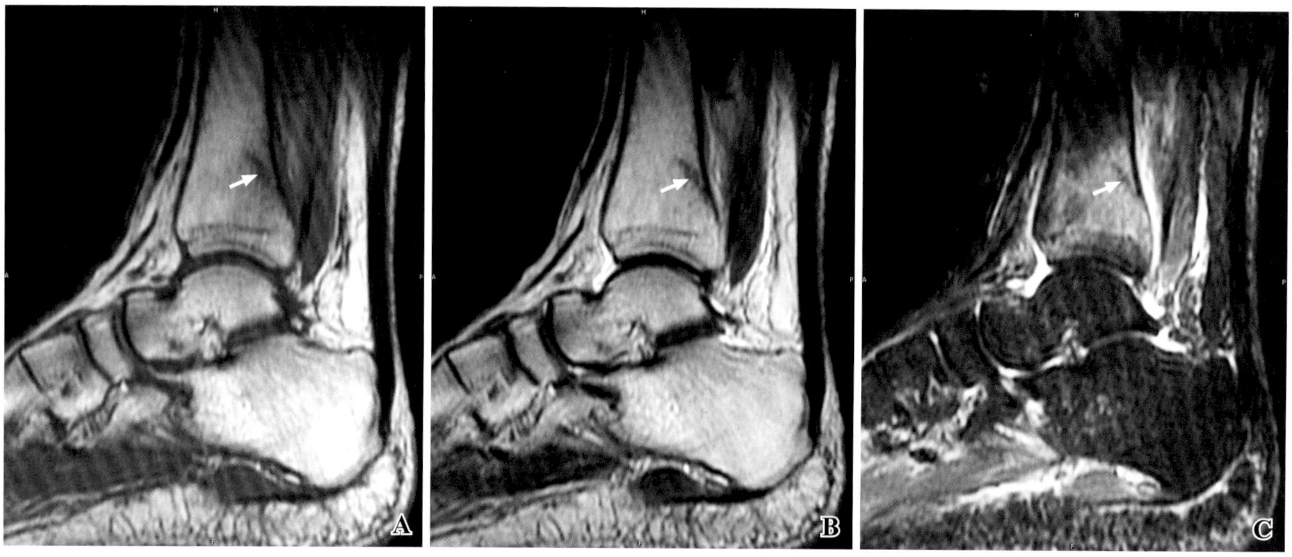

图9–4–18 胫骨远端隐匿性骨折 A. 矢状面T_1WI及T_2WI：胫骨远端见模糊低信号线；B. 矢状面STIR像：胫骨远端广泛骨髓水肿呈高信号，隐约可见低信号骨折线。

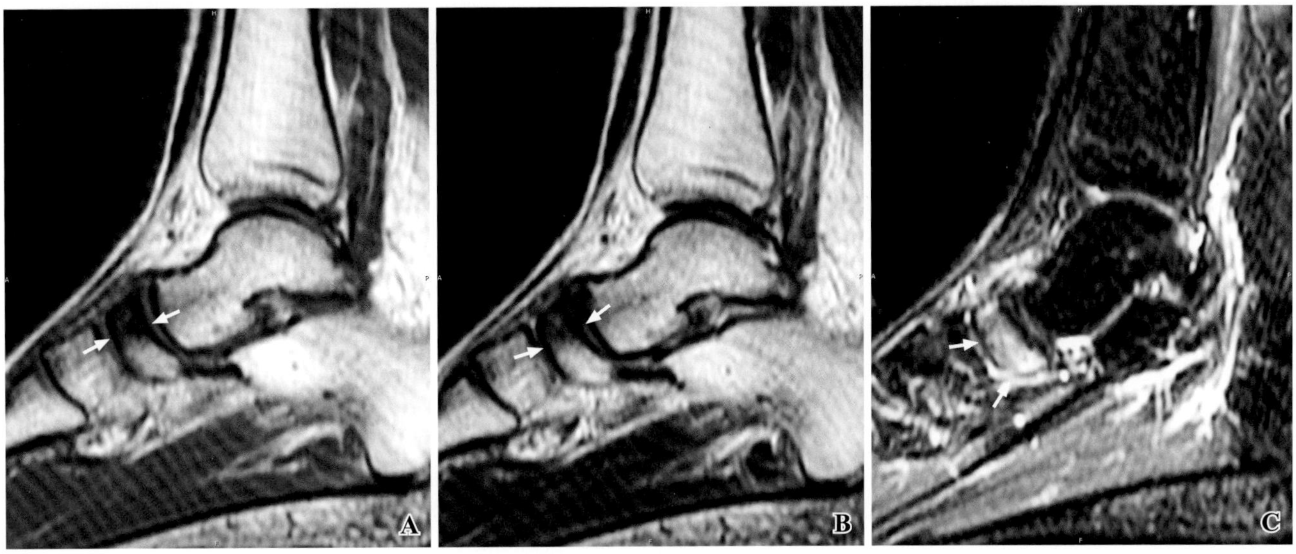

图 9-4-19 右足舟骨隐匿骨折伴距舟背侧韧带不全撕裂 A、B. 矢状面 T_1 及 T_2WI：右足舟骨压缩呈低信号，距舟背侧韧带不全中断；C. 矢状面 STIR 像：右足舟骨压缩呈高信号，距舟背侧韧带不全中断呈高信号。

为是滑板合并征，MRI 可评价邻近骨髓的信号和显示有无错位形态。MRI 还可以用来明确距骨隐性骨折。MRI 除了显示常见部位的距骨暴力骨折（距骨颈部水平平行于距舟关节平面），还可提示骨折部位。这些骨折包括距骨后下侧面的垂直、水平隐匿骨折和平行于胫距关节的距骨体的横行、水平骨折。

（三）足舟骨和楔骨骨折 足舟骨骨折以韧带未撕脱和结节、体部的骨折为特征。CT 对明确足舟骨暴力损伤的程度和决定是否进一步检查有意义。大多数的暴力骨折是以局部和线状为特征。在没有愈合时，骨折线可长期被见到。在骨折愈合后，髓质囊肿和骨皮质损伤仍存在。垂直位 MRI 对明确累及一处或内、外骨皮质的骨折特别有用。横断面扫描可用来显示平行于垂直平面的骨折线。当肿胀存在时，髓腔在 STIR 像或脂肪抑制 T_2WI 上呈弥漫的高信号，而在无菌性坏死中少见，MRI 对显示软骨下硬化比 X 线上的高密度表现更具有特异性（图 9-4-19）。足舟骨暴力性骨折可根据症状与距骨、舟骨的附属骨区分。在内侧距骨、舟骨副骨正常变异的患者也可引起舟骨结节处局灶性疼痛，在脂肪抑制 T_2WI 上表现为骨髓水肿。水肿、肿胀与慢性压迫或骨坏死相关，可见软骨结合附近弥漫性无边界的高信号。有报道，约 4% ~ 21% 的人足舟骨副骨位于跗舟骨内侧结节的后方。骨髓水肿仅在不典型的患者中见到。楔骨骨折较少见且伴有直接损伤。

（四）跗骨、跖骨骨折 同侧倾斜的 Lisfranc 骨折在标准 X 线或 1.5mmCT 冠状面重建图像上显示最佳。中间楔骨的内侧边界和内侧楔骨的外侧边界应与跖骨一致。有些损伤在 X 线或 CT 检查时为阴性，如某些软组织损伤和囊性病变，但在 MRI 上可得到清晰地显示。在 Lisfranc 骨折时，MRI 在明确损伤后骨髓水肿和所累及跗骨数目比 CT 更敏感。但簿层 CT 检查（1.5mm）在冠状面和横断面上对明确楔骨和跖骨底部小骨角或碎片更准确。

（五）跖骨压迫性骨折和籽骨骨折 MRI 和 CT 曾被用作诊断早期跖骨压迫性骨折，优于传统的 X 线检查。芭蕾舞演员尤其易在第二、三跖骨处受到进行性加重的损伤。Harrington 和同事们描述了过度疲劳所致第二跖骨颈底部和附近 Lisfranc 关节的芭蕾损伤。MRI 可以鉴别 Lisfranc 骨膜炎和第二跖骨颈底部疲劳性骨折。我们也可对 X 线片示阴性的患者进行 MRI 检查，看到有退行性变。跟骰关节炎和第一跖趾关节炎在 T_1WI 和 T_2WI 上呈低信号，提示硬化。尽管有的患者为阳性表现，但在 ^{99m}Tc 闪烁扫描时，其表现可与退行性关节炎相反，特异性差。反复性损伤在 X 线或 CT 诊断阴性时，在 STIR 像和脂肪抑制快速 T_2WI 上显示有骨髓水肿。活动不利和不能承重、有明显疼痛的舞者有必要进行 MRI 检查。另外，足底面异常（从远端跖骨颈延伸至近侧趾骨底部水平）和跖籽骨也能在 MRI 上显示，并有特征性表现。籽骨骨折通常为横行骨折，涉及胫籽骨。骨折位置不规则，可能并发软组织水肿。

（韩洪杰 柴维敏 陈克敏）

参考文献

[1] Scott WW, et al.Computed Tomography of the Musculoskeletal System.New York: Churchill Livingstone, 1987:113

[2] Crim JR, et al.Magnetic Resonance Imaging of the Hindfoot. Foot Ankle, 1989, 10:1

[3] Rubin DA, Towers JD, Britton CA.MR Imaging of the Foot:Utility of Complex Oblique Imaging Planes.AJR, 1996, 166:1079

[4] Kneeland JB, et al.MR Imaging of the Normal Ankle:Correlation with Anatomic Sections.AJR, 1988, 151:117

[5] Preidler KW, Wang Y, Brossman J, et al.Tarsometatarsal Joint:Anatomic Details on MR Imaging.Radiology, 1996, 199:733

[6] Sartoris DJ, Resnick D.Cross-sectional Imaging of the Foot:Test of Anatomical Knowledge. J Foot Surg, 1988, 27:374

[7] Kingston S.Magnetic Resonance Imaging of the Ankle and Foot. Clin Sports Med, 1988, 7:15

[8] Noto AM, et al.MR Imaging of the Ankle:Normal Variants. Radiology, 1989, 170:121

[9] Aerts P, Disler DG.Abnormalities of the Foot and Ankle:MR Findings.AJR, 1995, 165:119

[10] Beltran J.MR Techniques and Practical Applications:Magnetic Resonance Imaging of the Ankle and Foot.Orthopedics, 1994, 17:1075

[11] Kerr R, et al.Magnetic Resonance Imaging of Foot and Ankle Trauma.Orthop Clin North Am, 1990, 21:591

[12] Klein MA.Reformatted Three-dimensional Fourier Transform Gradient-recalled Echo MR Imaging of the Ankle:Spectrum of Normal and Abnormal Findings.AJR, 1993, 161:831

[13] Whipple TL.Arthroscopic Surgery.Philadelphia:Lippincott-Raven, 1985

[14] Ferkel RD, Scranton PE.Arthroscopy of the Ankle and Foot.J Bone Joint Surg(Am), 1993, 75A:1233

[15] Noto AM.MR Imaging of the Ankle:Normal Variants.Radiology, 1987, 165:148

[16] Ekstrom JE, et al.MR Imaging of Accessory Soleus Muscle.J Comput Assist Tomour, 1990, 14:239

[17] Chason DP, Schultz SM, Fleckenstein JL.Tensor Fasciae Suralis:Depiction on MR Images. AJR, 1995, 165:1220

[18] Link SC, Erickson SJ, Timins ME.MR Imaging of the Ankle and Foot:Normal Structures and Anatomic Variants that may Simulate Disease.AJR, 1993, 161:607

[19] Schweitzer ME, Vanleersum M, Ehrlich SS, et al.Fluid in Normal and Abnormal Ankle Joints:Amount and Distribution as Seen on MR Images.AJR, 1994, 162:111

[20] Rubenstein JD, Kim JK, Morava-Protzner I, et al.Effects of Collagen Orientation on MR Imaging Charactristics of Bovine Cartilage.Radiology, 1993, 188:219 ～ 226

[21] Noto AM.MR Imaging of the Ankle:Normal Variants.Radiology, 1987, 165:148

[22] Pritsch M, Horonshouski H, Farine I.Arthroscopic Treatment of Osteochondral Leisions of the Talus.J Bone Joint Surg(Am), 1986, 68A:862

[23] Bauer M, et al.Chondral Lesions of the Femoral Condyles:A System of Arthroscopic Classification.Arthroscopy, 1988, 4:97

[24] Cheng MS, Ferkel RD, Applegate GP.Osteochondral Lesions of the Talus:Annual Meeting of the Academy of Orthopeadic Surgeons.New Orleans.1995

[25] Ferkel RD, Sgaglione NA.Arthroscopic Treatment of Osteochondral Lesions of the Talus:Long-term Results.Orthp Trans, 1993 ～ 1994, 17:1011

[26] Charles GP, Harry KG.Emerging Applications of Magnetic Resonance Imaging in the Evaluation of Articular Cartilage. Radiologic Clinics of North Am, 1996, 34(2):195 ～ 213

[27] Evarts CM.Surgery of the Musculoskeletal System, vol 3.New York:Churchill Living Stone, 1983

[28] DeSmet AA, et al.Value of MR Imaging in Staging Osteochondral Lesions of the Talus (Oseochondritis) :Results in Patients.AJR, 1990, 154:555

[29] Rijke, et al.MRI of Lateral Ankle Ligment Injuries.AMJ Sports Med, 1993, 21:527

[30] Marder RA.Current Methods for the Evaluation of Ankle Ligament Injuries 1994.J Bone Joint Surg(Am), 1994, 76A:1103

[31] Deutsch AL, Mink JH, KerrR.MRI of the Foot and Ankle.New York:Raven Press, 1992

[32] Chandnani VP, Harper MT, Ficke Jr, Gagliardi JA.Chonic Ankle Instability:Evaluation with MR Arthrography MR Imaging and Stress Radiography.Radiology, 1994, 142:189

[33] Brantigan JW, et al.Instability of the Subtalur Joint.J Bone Joint Surg(Am), 1977, 59:321

[34] Klein MA.MR Imaging of the Medial Collateral Ligament.AJR, 1994, 162:377

[35] Keene JS, et al.Magnetic Resonance Imaging of Achilles Tendon Ruptures.Am J Sports Med, 1989, 17:333

[36] Dillon E, Pope C, Barber V, et al.Achilles Tendon Healing:12-month Follow up with MR Imaging.Radiology, 1990, 177:306

[37] Rude RO, Adier RS, Bassett DR.Diagnosis of Achilles Tendon Xanthoma in Patients with Heterozygous Familial Hypercholesterolemia:MR vs.Sonography.AJR, 1994, 162:913

[38] Kellam JF, et al.Review of the Operative of Achilles Tendon Rupture.Clin Orthop, 1985, 201:80

[39] Dussault RG, Kaplan PA, Roederer G.MR Imaging of Achilles Tendon in Patients with Familial Hyperlipidemia:Comparison with Plain Films, Physical Examination, and Patients with Traumatic Lesions.AJR, 1995, 164:403

[40] Dee R.Principles of Orthopaedic Practice.New York:Mc Graw Hill, 1989:1431

[41] Sartoris DJ, et al.Magnetic Resonance Images:Interdigital or Morton' s Neuroma.J Foot Surg, 1989, 28:78

[42] Erickson SJ, Rosengarten JL.MR Imaging of the Forefoot:Normal Anatomic Findings.AJR, 1993, 160:565

[43] Terk MR, Kwong PK, Suthar M, et al.Morton Neuroma:Evaluation with MR Imaging Performed with Contrast Enhancement and Fat Supression.Radiology, 1993, 189:239

[44] Dee R.Principles of Orthopaedic Practice.New York:Mc Graw Hill, 1989.1420

[45] Takakura Y, et al.Tarsal Turnel Syndrome.J Bone Joint Surg(Am), 1991, 73:125

[46] Erickson SJ, et al.MR Imaging of the Tarsal Tunnel and

Related Spaces:Normal and Abnormal Findings with Anatomic Correlation.AJR, 1990, 155:323

[47] Zeiss J, et al.Normal Magnetic Resonance Anatomy of the Tarsal Tunnel.Foot Ankle, 1990, 10:214

[48] Kricun ME.Imaging of the Foot and Ankle.Rockville:Aspen Publications, 1988:129

[49] Goodwin DW, Salonen DC, Yu JS, et al.Plantar Compartments of the Foot:MR Appearance in Cadvers and Diabetc Patients.Radiology, 1995, 196:623

[50] Sartoris DJ, et al.Magnetic Resonance Imaging of Tendons in the Foot and Ankle.J Foot Surg, 1989, 28:370

[51] Yeh WT, et al.Oteomylitis of the Foot in Diabetic Patients:Eveluation with Plain Film, 99mTc-MDP Bong Scintigraphy, and MR Imaging.AJR, 1989, 152:795

[52] Dee R.Principles of Orthopaedic Practice.New York:McGraw-Hill, 1989:1209

[53] Clark TW, Janzen DL, Ho K, et al.Detection of Radiographically Occult Ankle Fractures Following Acute Trauma:Positive Predictive Value of an Ankle Effusion.AJR, 1995, 164:1185

[54] Mann RA, Coughlin MJ.Surgery of the Foot and Ankle .6th ed, vol 2.St Louis:CV Mosby, 1993.1439

[55] Roberts CS.Le Fort’s Fracture.Surgical for Orthopaedics, 1989.58

[55] Whipple TL, Martin DR, Mclntyre LF, Meyers JF.Arthroscopic Treatment of Triplane Fractures of the Ankle. Arthroscopy, 1993, 9:456

[57] Jonhnson EE.Intraarticular Fractures of the Calcaneus:Diagnosis and Surgical Management. Orthopedics, 1990, 13:1091

[58] Turek SL.Orthopaedics:Principle and their Application.4th ed.Philadelphia: JB Lippincott, 1984:1407

第十章　颞下颌关节

20 世纪 80 年代中期，MRI 开始应用于颞下颌关节（temporomandibular joint，TMJ）疾病的评价和诊断。随着技术的不断发展和进步，目前其已成为颞下颌关节影像检查中不可或缺的方法之一。由于 MRI 技术具有无创和无电离辐射等危害受检者的因素存在，且兼有多平面和多序列成像的特点，故在世界上许多国家和地区的医院和医学研究中心中已将 MRI 列为颞下颌关节疾病的首选检查方法。和以往诸多影像检查相比（如 X 线平片、体层摄影、曲面体层摄影、颞下颌关节造影和 CT），MRI 检查技术的最大特点是其对颞下颌关节区软组织显示的直接性，即 MRI 能直接显示颞下颌关节内的软组织结构，如关节盘、关节盘附着河关节囊等。

在颞下颌关节影像学检查的历史发展过程中，各种影像学成像技术在表现颞下颌关节方面都显示了不同的特点。由于影像学检查方法繁多，且在显示颞下颌关节影像特点上相互重叠，以致造成应用上的混乱。为解决此问题，1997 年美国口腔颌面放射学会发表了一份关于颞下颌关节各种影像成像应用的权威性建议报告。该报告认为 MRI 不仅能显示包括颞下颌关节软、硬组织在内的大多数病损，且也适宜于评价颞下颌关节紊乱病和累及颞下颌关节区的肿瘤性病变。此外，部分研究还提示颞下颌关节疾病治疗后的情况也可应用 MRI 进行评价。

第一节　颞下颌关节解剖、功能和正常 MRI 表现

一、颞下颌关节解剖

颞下颌关节由骨骼和软组织两部分组成。骨性结构包括下颌髁突和颞骨鳞部关节面。软组织结构主要由关节盘、关节囊和关节韧带构成。矢状面解剖上，下颌髁突的顶部有横嵴将其分为前、后两个斜面，其中前斜面较小，是颞下颌关节的功能面和主要负重区之一。颞骨鳞部关节面也包括两部分：关节窝的凹面和关节结节突起。关节结节突起状结构也由前、后两个斜面组成。和下颌髁突前斜面一样，关节结节后斜面亦为颞下颌关节的功能面和主要负重区之一。

颞下颌关节的关节盘由胶原纤维和弹力纤维组成，位于关节窝和下颌髁突之间，从前至后大致有四个分区：关节盘前带、中间带、后带和双板区。关节盘侧面观示其厚薄不均，呈双凹形或蝶结状，关节盘后带最厚，中间带最薄，前带厚度介于中间带和后带之间。双板区分上下两层，上层称颞后附着，止于颞骨鳞骨裂；下层称下颌后附着，止于下颌髁突后斜面。两层附着之间为富含脂肪、神经和血管的疏松结缔组织。关节盘前带的前方也有两个附着，即颞前附着和下颌前附着，分别止于关节结节前斜面和下颌髁突前斜面的前端，两附着之间为翼外肌上头肌腱，三者合称为关节盘的前伸部。关节囊由韧性较强的纤维结缔组织组成。关节盘四周与关节囊相连，并将颞骨关节面和下颌髁突之间的关节间隙分为两个互不相通的腔隙，即关节上腔和关节下腔。关节上腔大而松，能让关节盘和髁突作滑动运动；关节下腔小而紧，仅允许髁突在盘下作转动运动。在每侧颞下颌关节，各有 3 条关节韧带，即颞下颌韧带，蝶下颌韧带和茎突下颌韧带，其功能主要是限制下颌运动，以免超出正常范围之外。

二、颞下颌关节运动和功能

下颌有开闭、前后和侧向三种基本功能运动。这些

运动都是通过颞下颌关节的滑动和转动这两种运动方式来完成的。开闭运动中的开颌运动又可分为小开颌运动、大开颌运动和最大开颌运动三个阶段。小开颌运动时，下颌下降在 2cm 以内，主要是发生在关节下腔的转动；大开颌运动时下颌下降在 2cm 以上，包含关节的滑动和转动；最大开颌运动时，下颌髁突在关节下腔内仅有转动。

在正中闭颌状态下，下颌髁突横嵴上方 12 点位置对应的解剖结构是关节盘后带，而髁突前斜面与关节盘的中间带相对应。大开颌开口运动后，关节盘随髁突向前运动，但因盘后双板区的牵制作用，关节盘向前移动的距离小于下颌髁突向前移动的距离。此时，髁突横嵴上方对应的解剖结构是关节盘中间带。

三、正常颞下颌关节 MRI 表现

常规 SE 序列检查中，颞骨关节结节和下颌髁突的骨髓组织在 T_1WI、PD WI 和 T_2WI 上均为高信号表现；覆盖于骨髓高信号表面的骨皮质则表现为一层均匀光滑而连续的低信号区。组织学上，关节盘由纤维或纤维软骨组织组成，故关节盘在 T_1WI、PD WI 和 T_2WI 上均呈低信号表现。关节盘位于颞下颌关节上腔和下腔之间。关节腔内含有少量辅助关节运动的滑液。在 T_1WI 或 PD WI 上，滑液信号高于关节盘信号，呈中等信号表现；在 T_2WI 上，滑液为高信号。一般认为，此滑液信号如在两个连续的矢状面上出现则可视为异常 4。在 T_1WI、PD WI 和 T_2WI 上，关节囊为中等信号表现。由于关节囊与关节滑液的信号强度在 T_1WI 和 PD WI 上相似，故难以将两者进行区分。关节盘后带后方的盘后附着区（双板区）因富含脂肪、神经和血管组织，故在 T_1WI、PD WI 和 T_2WI 上其多呈不均匀信号表现（中等信号与高信号混合）。迄今为止，MRI 是唯一能显示关节盘后带与盘后附着区之间影像差异（主要是信号差异）的成像方法。此外，在下颌髁突前方有一线状低信号影位于关节盘的下方。此线状低信号区是翼外肌上头和下头之间的薄层纤维带。在发生关节盘内移或外移时，此翼外肌纤维带是位于下颌髁突前方的唯一低信号结构，极易被误认为关节盘。

闭口矢状面 MRI 上，下颌髁突位于颞骨关节窝内。与上述正常解剖描述相一致，关节盘后带覆盖于下颌髁突横嵴顶部，约相当于 11–12 点方位；关节盘中间带则与下颌髁突前斜面和颞骨关节结节后斜面相对应（图 10–1–1A）。关节盘中间带对应于髁突嵴顶的情况相对少见。开口后，随着下颌髁突和关节盘的向前运动，盘–髁关系也随之发生变化。开口矢状面 MRI 上，可见关节盘后带位于下颌髁突的后方，并与下颌髁突的后斜面相对应（图 10–1–1B）。下颌髁突顶部所对应的关节盘区域为其中间带或前带。下颌髁突通常向前运动于颞骨关节结节的下方或前下方。

冠状面 MRI 上，关节盘呈新月形。关节盘的内侧附着于髁突内侧下方和关节囊的内侧部分；关节盘的外侧附着于髁突外侧下方和关节囊的外侧部分。正常情况下，关节囊的内侧和外侧部分均可显示。关节囊一般不会向外膨隆。闭口位上，可见下颌髁突顶部有关节盘后带位于其上方（图 10–1–1C）。

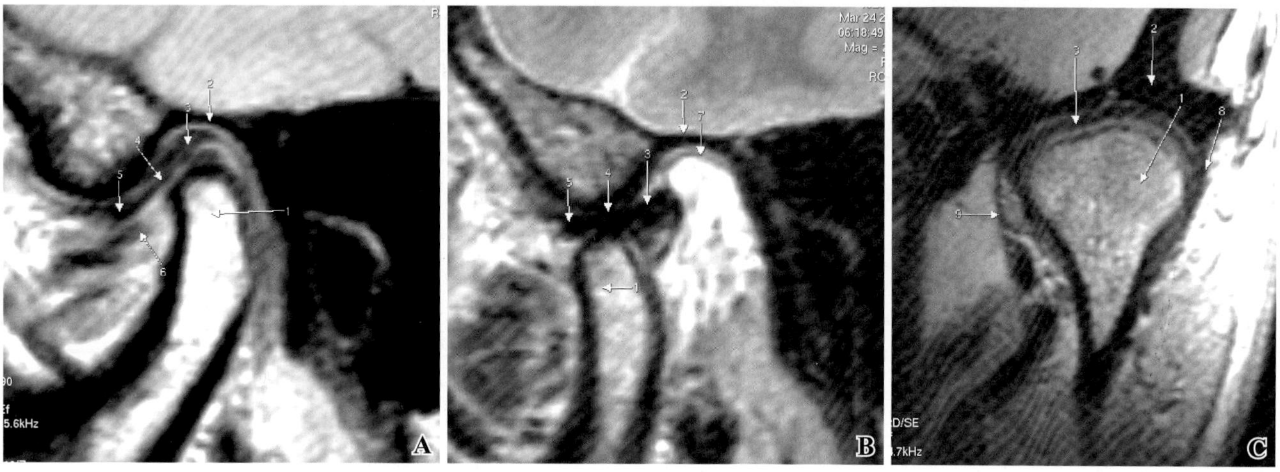

图 10–1–1 正常颞下颌关节 MRI A. 矢状面闭口 PD 像；B. 矢状面开口 PD 像；C. 冠状面闭口 PD 像：1. 下颌髁突；2. 颞骨关节面（关节窝）；3. 关节盘后带；4. 关节盘中带；5. 关节盘前带；6. 翼外肌上头和下头之间的纤维带；7. 关节盘后附着；8. 外侧关节囊；9. 内侧关节囊。

第二节　颞下颌关节 MRI 检查方法

一、常规 MRI 检查方法

常规颞下颌关节 MRI 检查是由一系列矢状面和冠状面成像组合而成。MRI 检查方法一般包括：成像方位和步骤；表面线圈和 MRI 扫描参数选择。

（一）MRI 方位和步骤　目前普遍认同的颞下颌关节 MRI 检查方位和步骤为：①横断面定位扫描，通常采用 T_1WI；②闭口斜矢状面成像（扫描线垂直于下颌髁突的内外径长轴，图 10-2-1），通常采用 PDWI；③开口斜矢状面成像，通常可选用 PDWI 或 T_2WI；④闭口斜冠状面成像（扫描线平行于下颌髁突的内外径长轴，图 10-2-2），通常采用 PDWI 或 T_2WI。

研究表明，斜矢状面结合斜冠状面 MRI 检查可以避免部分假阴性诊断，故不能忽略颞下颌关节斜冠状面检查。笔者经验提示，T_2WI 在诊断颞下颌关节异常上甚为重要和关键，故在上述斜矢状面检查中应包括 T_2WI（通常选择斜矢状面开口位）。

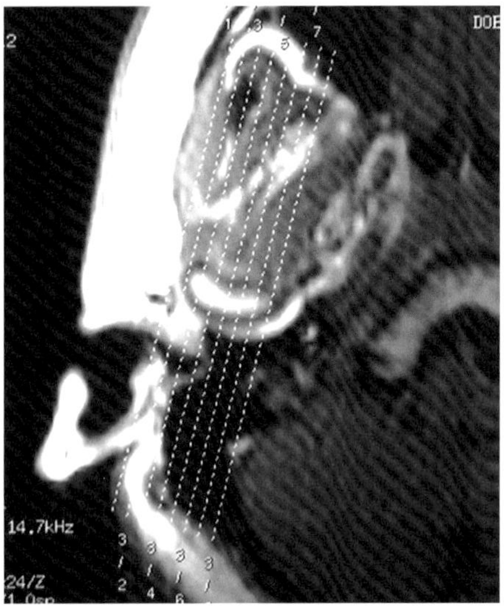

图 10-2-1　颞下颌关节矢状面 MRI 定位图

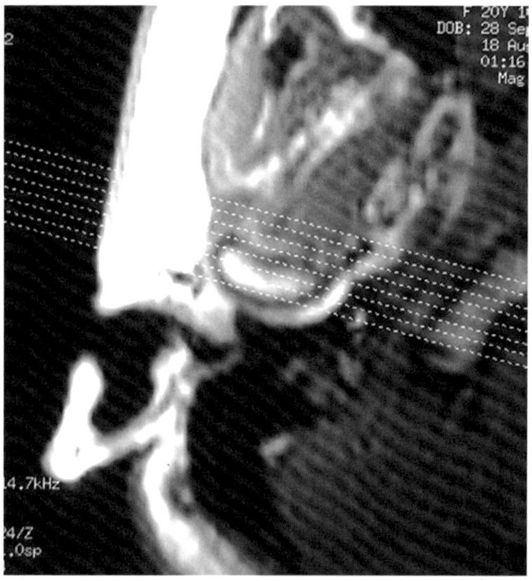

图 10-2-2　颞下颌关节冠状面 MRI 定位图

（二）MRI 扫描线圈和参数　表面线圈对获取高质量颞下颌关节图像而言甚为关键。虽然直径范围为 6 ~ 12cm 的表面线圈均能提供较佳的信噪比图像，但在条件许可得情况下多采用省时的双表面线圈进行颞下颌关节的 MRI 检查。由于两侧颞下颌关节具有联动作用，且 60% 初始出现单侧颞下颌关节疼痛和功能异常者可在以后阶段出现对侧颞下颌关节异常，故一次检查包括双侧颞下颌关节甚为重要。

一般应用经验提示，在显示颞下颌关节轮廓和形态变化上，PD WI 优于 T_1WI。作者经验提示 T_2WI 能较 PD WI 更清晰地显示某些颞下颌关节异常，如关节腔异常积液和关节盘穿孔等。此外，压脂 T_2WI 上还可显示颞下颌关节骨髓结构的异常变化。

颞下颌关节 MRI 检查的扫描序列和相关参数大致如下：PD WI 的扫描参数为：TR（重复时间）/TE（回波时间）=1 500 ~ 2 200ms/20 ~ 30ms；T_2WI 的扫描参数为：TR/TE=2 000 ~ 3 000ms/70 ~ 80ms。斜矢状面上，扫描层厚为 2mm，层隔为 1mm。斜冠状面上，扫描层厚为 1.5mm，层隔为 0.5mm。扫描视野（FOV）为 10 ~ 12cm。斜矢状面成像矩阵：256 × 192；斜冠状面成像矩阵：256 × 160。激励次数：2 ~ 4 次。

二、特殊 MRI 检查方法

近年来，不少研究者还尝试应用其他 MRI 方法对颞下颌关节进行检查。这些方法主要有增强 MRI、MR 关节造影和颞下颌关节动态成像（包括假动态和近似真动态成像）。

一般情况下，增强 MRI 检查用于炎症、肿瘤和瘤样病变的显示。尽管有研究显示静脉内注入钆对比剂能更清晰颞下颌关节的解剖结构　，但迄今为止仍少有人将其列入常规检查。

MR 颞下颌关节造影的设计主要是基于解决常规

MRI 检查所不能诊断的关节盘穿孔和关节盘附着撕裂问题。和普通颞下颌关节 X 线造影一样，MR 颞下颌关节造影系将顺磁性对比剂（通常为钆剂）注入颞下颌关节上腔或下腔，然后进行斜矢状面 T_1WI 或 PD WI 扫描以观察造影剂在关节腔内的分布。如果发现注入单腔的对比剂流入另一关节腔隙，则多提示有关节盘穿孔或关节附着撕裂。笔者认为不采用注入钆剂于关节腔的方法也能对关节盘穿孔或撕裂作出诊断。首先，平扫 T_2WI 可清晰显示异常渗出的液体在关节上下腔内的分布状况，进而能帮助诊断者对关节盘穿孔和盘后附着撕裂的可能性进行判断。其次，如遇关节腔内无积液状况，则也可通过注入生理盐水（不必是钆剂）后行 T_2WI 检查对关节盘穿孔和盘后附着撕裂进行诊断。

颞下颌关节动态成像包括假动态和近似真动态两种。假动态系采用快速梯度回波序列（GRE），通过使用一种特殊开口装置，使开口或闭口以 1 ～ 3mm 的间距逐渐增大或减小，同时对每个开口或闭口位置进行快速 GRE 序列成像，然后将各开口和闭口时的颞下颌关节图像通过计算机软件进行整合，以接近电影播放的速度进行颞下颌关节的电影动态成像。该方法的优点是：①可以显示下颌髁突和关节盘在开口和闭口时的运动状况；②可以显示开口或闭口运动时关节盘形态的变化，如关节盘卡位时的形态变化等。该方法的缺点是：成像过程中采用外部装置辅助开口和闭口活动，并非受检者自主的肌肉运动，故不能真实体现受检者的生理和病理变化。同样，颞下颌关节的假动态成像只是对各运动时相进行的人为组合，并非真实的颞下颌关节动态成像，故只能视之为一种模拟，不能视其为完全真实情况的反映。随着 MR 扫描速度不断加快，近似真动态的颞下颌关节成像也已逐渐应用于临床。近似真动态 MR 成像系采用 SE-EPI18 和 FISP19 或 FIESTA20 序列，在被检者连续缓慢张口和闭口过程中对其颞下颌关节进行成像的过程。由于近似真动态的 MR 成像速度有限(目前为：幅 /1.5s 左右)，故在检查时对患者的张口速度有较为特殊要求（完成 1 次张闭口动态成像 20 ～ 30s)。相对于颞下颌关节假动态 MRI 而言，近似真动态 MRI 技术基本上能比较真实地反映受检者颞下颌关节的生理和病理运动变化。相信随着 MR 成像速度的不断加快，更为真实地反映颞下颌关节运动状况的 MRI 检查技术能为诊断提供更为可靠的依据。

第三节 颞下颌关节紊乱病

颞下颌关节紊乱病（temporomandibular disorders，TMDs）是累及颞下颌关节及（或）咀嚼肌的一组疾病的总称。早在 20 世纪初就有人描述与“颞下颌关节紊乱病”相对应的临床和病理表现，但迄今为止国际上对此疾病尚无统一命名。从 20 世纪 30 年代至 60 年代，曾先后有人命名其为“耳及鼻窦综合征”(Costen 综合征)、“颞下颌关节疼痛－功能紊乱综合征”、“肌筋膜疼痛－功能紊乱综合征”、“颞下颌关节紊乱综合征”和“下颌压力综合征”等。1998 年，国内学者经讨论后普遍采用至今的颞下颌关节紊乱病的分类如下。第 I 类：咀嚼肌紊乱疾病（masticatary muscular disorders)，包括肌筋膜疼痛、肌炎、肌痉挛、不能分类的局部性肌痛和肌纤维变性挛缩等；第 II 类：结构紊乱（internal derangement)，包括关节盘位置和形态异常、关节囊和关节盘附着异常等；第 III 类：炎性病变，包括滑膜炎（synovitis）和（或）关节囊炎（articular capsulitis)；第 IV 类：骨关节病(osteoarthrosis)。精神心理问题和咬合关系紊乱是本病的两个主要致病因素。组织病理上，本病的关节盘和骨质结构异常多呈现为典型的退行性改变，故其实质上当属于继发性骨关节病。

颞下颌关节紊乱病是临床上最为常见的颞下颌关节疾病。该病可见于任何年龄，但以青壮年最为多见，女性明显多于男性。临床症状主要有颞下颌关节区疼痛、关节运动障碍、关节区弹响或杂音和头痛等。关节运动障碍包括张口过大或张口受限，张口偏斜或扭曲等。关节内弹响多因下颌髁突在运动中撞击关节盘的不同位置所致，而关节内杂音则和关节盘穿孔或下颌髁突表面骨性结构的异常（如骨赘形成）改变密切相关。

与以往颞下颌关节影像成像技术相比，MRI 在直接显示颞下颌关节内软组织结构、形态和位置方面的特点十分突出，故目前已公认其为颞下颌关节紊乱病的首选影像检查方法，并视其为诊断颞下颌关节形态和结构异常的“金标准”。MRI 能清晰显示颞下颌关节紊乱病的主要异常改变有：①关节盘位置异常；②关节盘形态异常；③关节盘粘连；④关节盘穿孔或盘附着撕裂；⑤关节腔积液；⑥关节骨性结构的异常改变。

一、关节盘移位和变形

所谓关节盘移位是指关节盘位置的异常。根据关节盘移位的方向，可大致分其为关节盘前后移位；关节盘侧向移位和关节盘旋转移位。

（一）关节盘前移位 关节盘前移位是各种关节盘移位中最常见的一种移位。此类移位有完全性和不完全性之分。所谓完全性前移位系指关节盘的内侧和外侧均处在前移位置；所谓不完全性前移位系指仅有关节盘的内侧或外侧处在前移位置。不完全性前移位中，较为常见的是：关节盘外侧部分前移，内侧部分保持正常。根据关节盘和下颌髁突运动后的变化，又可分关节盘前移位为可复性盘前移和不可复性盘前移。

可复性盘前移的临床主要表现为弹响。它是指闭口位时关节盘后带位置位于下颌髁突横嵴顶的前方；张口时，髁突向前移动撞击关节盘后带发生弹响，关节盘向后反跳，随后恢复到正常盘－髁关系。可复性盘前移位的MRI表现特点为：矢状面闭口位上（图10-3-1A），低信号的关节盘位于下颌髁突横嵴顶12点位的前方，关节盘双板区与后带之间的界限较为模糊；矢状面张口位上（图10-3-1B），盘－髁关系恢复正常。即下颌髁突横嵴顶12点位的上方是关节盘中间带，关节盘后带位于下颌髁突的后方。大多数情况下，可复性盘前移位时的关节盘外形少有形态上的异常改变。不完全性关节盘移位多为可复性盘移位。

不可复性盘前移位的主要临床表现为髁突活动受限。它是指闭口位时，关节盘位于下颌髁突横嵴顶的前方；张口时，随着下颌髁突向前移动，撞击关节盘后带，迫使其进一步向前移动。关节盘不能向后反跳越过髁突，因此也就不能恢复正常的盘－髁关系。不可复性盘前移位的MRI表现特点为：矢状面闭口位上（图10-3-2A），低信号的关节盘明显位于髁突横嵴顶12点位的前方，关节盘后双板区被明显牵拉变长，并移位于髁突横嵴顶12点位的前方；矢状面张口位上（图10-3-2B），关节盘双板区因拉伸而变直，关节盘仍位于下颌髁突的前方，不能恢复正常的盘－髁关系。

关节盘变形主要出现在不可复性盘移位中。变形的关节盘可以出现在闭口位上，也可以出现在张口之后。张口时的关节盘变形明显多见，主要是关节盘受向前运动之下颌髁突挤压所致。MRI上，变形的关节盘失去正常时双凹形或蝶结状轮廓，可以呈多样性表现，如关

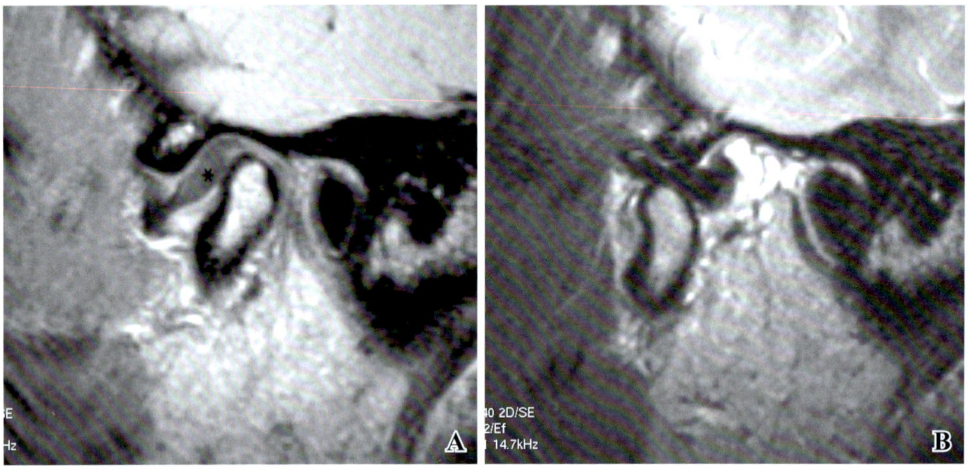

图10-3-1 可复性关节盘前移 A. 矢状面闭口PDWI示：关节盘后带（黑星）位于下颌髁突前方；B. 矢状面开口T_2WI示：盘－髁关系恢复正常。关节上腔内有少量积液。

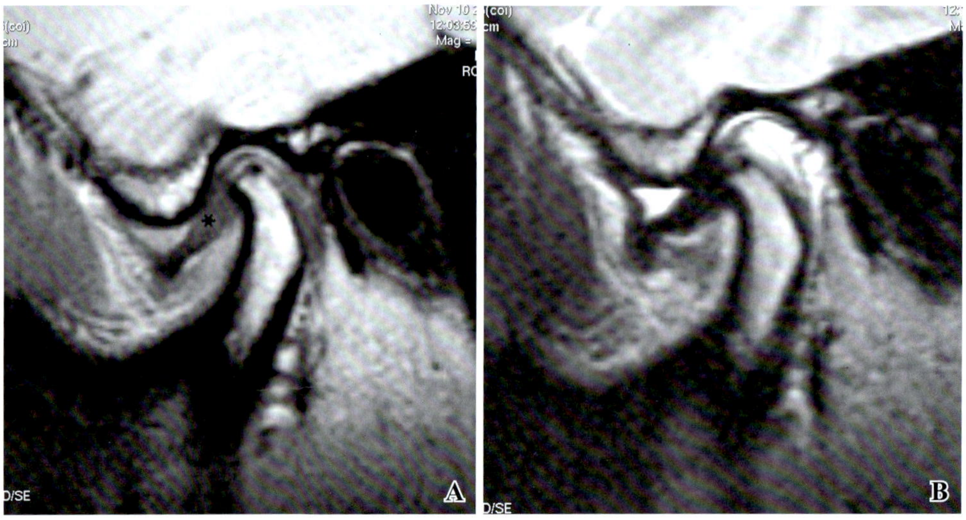

图10-3-2 不可复性关节盘前移 A. 矢状面闭口PDWI示关节盘后带（黑星）位于髁突前方；B. 矢状面开口T_2WI示：关节盘随下颌髁突前移，仍位于其前方。关节盘无变形，盘后附着相对拉长。关节上腔内有中量积液。下颌髁突活动度小。

节盘前带弯曲折迭，关节盘后带增厚，盘后双板区纤维化和伴有盘中带缩短的盘后带增大等。由于下颌髁突在张口前移时受到前方关节盘的阻挡，故在MRI上常能显示下颌髁突活动受限。此时，下颌髁突之大部仍位于颞骨关节窝内，不能到达关节结节的下方或前下方（图10-3-3）。

假关节盘形成是另一种继发于盘变形的组织改变。MRI上，假关节盘表现为带状低信号结构取代了正常盘后附着之高信号区。组织学上，盘后双板区的纤维化改变是下颌髁突对盘后疏松结缔组织压迫后所产生的一种反应。有研究者注意到在关节盘移位时，部分关节盘的信号可发生相应变化：即关节盘后带和双板区的信号相对低于关节盘前带和中间带。这种信号变化常见于盘移位的后期。另有作者发现盘后区在T_2WI上可呈高信号改变，这种高信号变化和关节疼痛的程度呈对应关系，即关节疼痛愈甚，其T_2WI信号强度越高。

（二）关节盘侧向移位　关节盘侧向移位是指关节盘在内外方向上的异常位置变化，包括关节盘内侧移位与关节盘外侧移位两种。最初的颞下颌关节MRI检查显示：关节盘内移比关节盘外移多见。然而采用斜冠状面成像之后，两者的发生概率几乎相近。这说明MRI扫描的技术因素对诊断影响十分重要。

判断有否关节盘侧向移位主要根据冠状面MRI。大多数情况下，MRI矢状面能显示外移或内移之关节盘移位的前部，MRI冠状面能显示关节盘移位的内侧部分或外侧部分。约10%的颞下颌关节紊乱病患者有完全性盘外移或完全性盘内移。此时，矢状面上并不能显示关节盘的影像。此外，如在MRI矢状面上未见关节窝内有关节盘影，则往往提示有关节盘侧向移位的可能，此征象被称之为“空窝”征（图10-3-4A）。

在冠状面MRI上，如若发现关节盘明显位于髁突外缘的外方，则可作出为关节盘外侧移位的判断（图

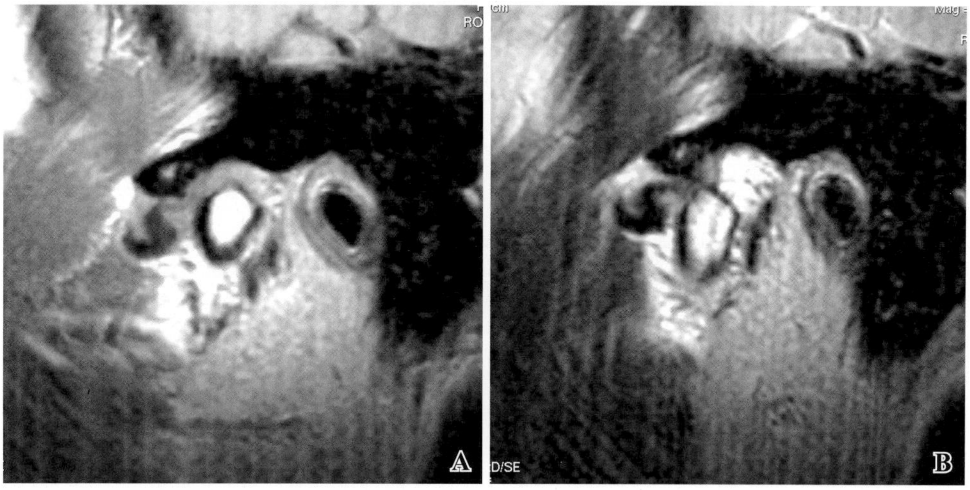

图10-3-3　不可复性关节盘前移伴盘变形　A. 矢状面闭口PDWI示：关节盘后带（黑星）位于下颌髁突前方；B. 矢状面开口T_2WI示：关节盘随下颌髁突前移，仍位于其前方。开闭口位上均见关节盘呈变形改变：关节盘前带弯曲折迭，关节盘后带相对增厚。下颌髁突活动度小。

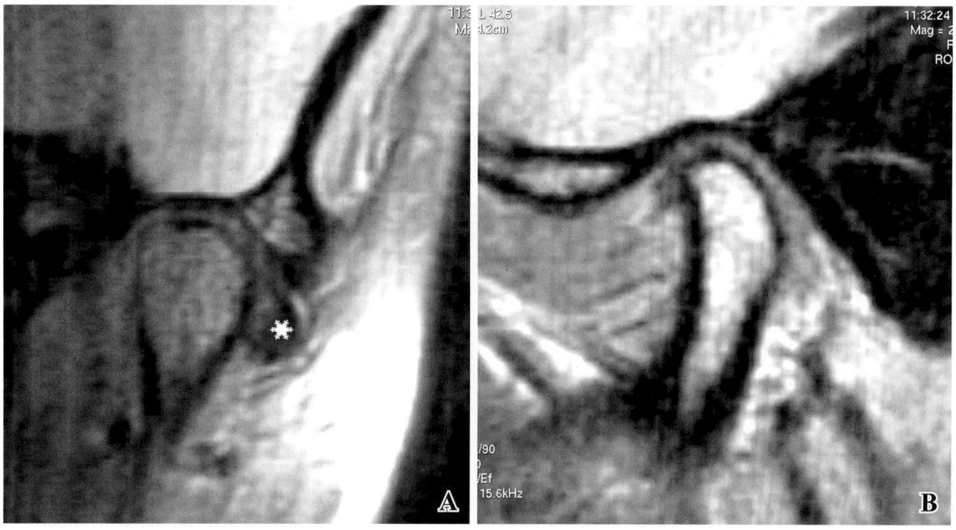

图10-3-4　关节盘外移　A. 矢状面闭口PDWI示：关节窝内未见关节盘（空窝征）；B. 冠状面闭口PDWI示：关节盘位于下颌髁突外缘外侧（白星）。

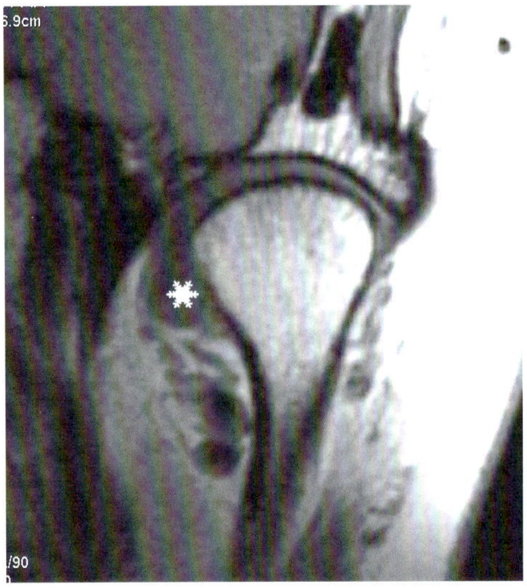

图 10-3-5　关节盘内移　冠状面闭口 PDWI 示关节盘（白星）位于下颌髁突内缘内侧。

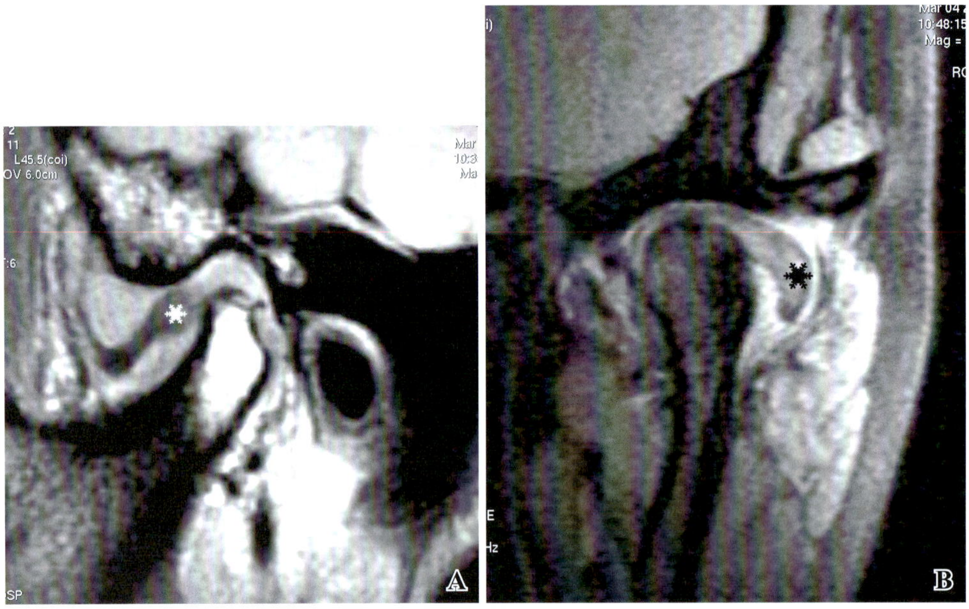

图 10-3-6　关节盘旋转移位（前外移位）　A. 矢状面闭口 PDWI 示：关节盘后带（黑星）位于下颌髁突前方；B. 冠状面压脂 PDWI 示：关节盘位于下颌髁突的外侧（黑星）。关节上下腔内有液体积聚。关节囊向外膨隆。

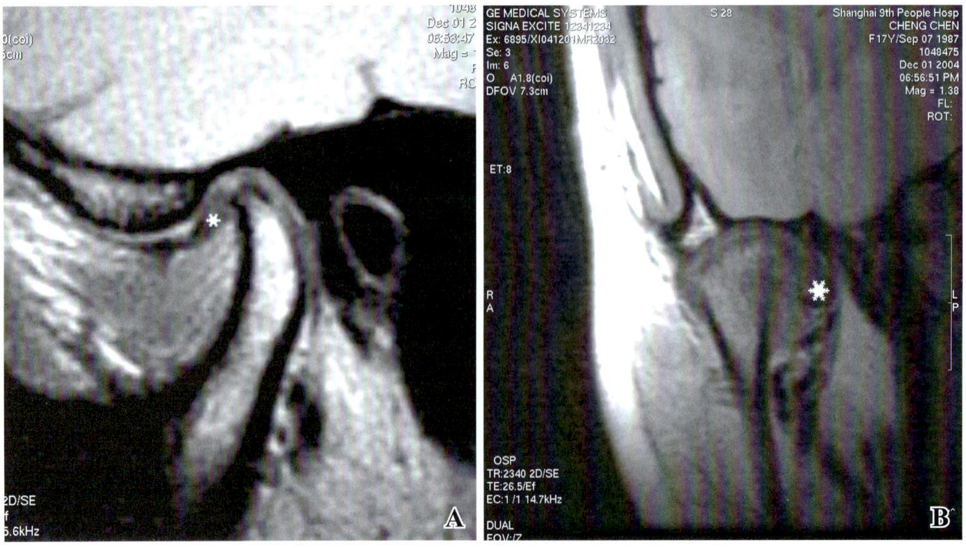

图 10-3-7　关节盘旋转移位（前内移位）　A. 矢状面闭口 PDWI 示关节盘后带（白星）位于下颌髁突前方；B. 冠状面 PDWI 示关节盘（白星）位于下颌髁突的内侧。

10-3-4B）；若发现关节盘明显位于髁突内缘的内方，则可诊断为关节盘内侧移位（图 10-3-5）。

（三）关节盘旋转移位 Katzberg 等对关节盘旋转移位的定义是：关节盘前移的同时合并有关节盘侧向移位。由此可知，关节盘旋转移位包括关节盘前内侧旋转移位和关节盘前外侧旋转移位两种。两者的 MRI 表现特点为：在矢状面闭口位上，关节盘位于下颌髁突的前方；在冠状面闭口位上，若关节盘同时还位于下颌髁突的内缘内侧则称之为关节盘前内侧旋转移位（图 10-3-6）；若关节盘同时还位于下颌髁突之外缘外侧则称之为关节盘前外侧旋转移位（图 10-3-7）。

（四）关节盘后移位 关节盘后移位是指关节盘的一部分位于下颌髁突之后。盘后移极为罕见。Westesson 等统计显示其发生率约为 1%。大约 50% 的关节盘后移伴有关节盘旋转移位。部分患者尚可合并关节盘穿孔。MRI 上，如发现关节盘后带位于下颌髁突的后方则可诊断为关节盘后移位（图 10-3-8）。

（五）锁颌 锁颌指患者不能完全开口或闭口。一般最常见情况是病人不能完全开口，其主要病因是关节盘不可复性前移。开口后暂时或长时间不能闭口者并不常见。通常认为开口后锁颌的原因有二：一是下颌髁突的脱位或半脱位。在此情况下，下颌髁突行于关节结节之前。闭口时，关节结节阻止下颌髁突回复到关节窝。二是下颌髁突向前滑动到关节盘前带之前。闭口时，关节盘阻止下颌髁突回复到关节窝。MRI 上，可见关节盘折叠于下颌髁突的后方。判断锁颌的原因对指导临床治疗十分有益。MRI 检查能帮助明确锁颌的病因。

（六）关节盘移位的分类 Tasaki 等将关节盘移位分为 8 类：①关节盘前移位；②不完全性关节盘前外移位；③不完全性关节盘前内移位；④关节盘前外旋转移位；⑤关节盘前内旋转移位；⑥关节盘外移位；⑦关节盘内移位；⑧关节盘后移位。

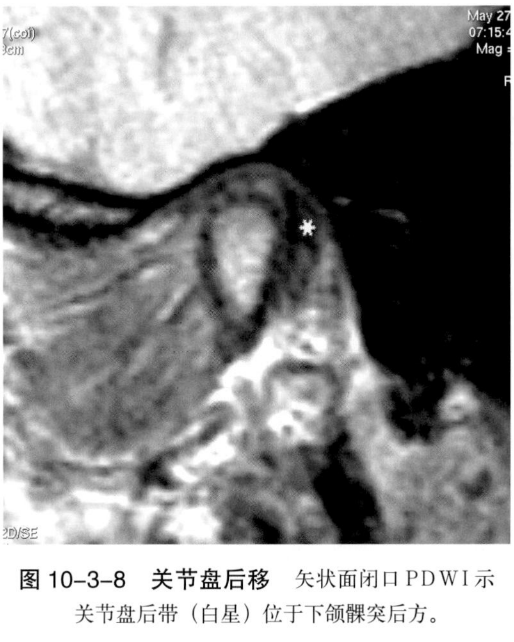

图 10-3-8 关节盘后移 矢状面闭口 PDWI 示关节盘后带（白星）位于下颌髁突后方。

另有研究者将关节盘移位分为急性、亚急性和慢性三类。急性期关节盘移位以张口时关节盘恢复到正常位置为特点，并且没有关节盘大小和形态的异常。亚急性期关节盘移位以张口位时盘不能恢复到正常位置为特点，并有关节盘变形，如关节盘折迭或盘前带扭曲变小和盘后带增厚等。慢性期关节盘移位，关节盘可以出现穿孔、粘连和纤维化。

在大多数研究中，一些学者把研究观察的重点放在关节盘的位置变化而非关节盘的运动上，为弥补此不足，Rao 等提出一种融合了关节盘运动的颞下颌关节内紊乱分类：①关节盘位置和运动正常；②关节盘位置正常但有粘连；③无粘连关节盘的可复性移位；④无粘连关节盘的不可复性移位；⑤有粘连关节盘的可复性移位；⑥有粘连关节盘的不可复性移位；⑦“冻”关节，关节盘位置正常；⑧“冻”关节，关节盘移位。

二、关节盘粘连和穿孔

关节盘粘连系关节滑液的化学变化导致关节内压力改变所形成的一种病损。关节盘粘连最直接可靠的诊断可通过关节镜检查作出，并且通过关节镜还可对关节盘粘连进行治疗。关节盘粘连可分为滑膜粘连和纤维粘连两种。大而粗的纤维粘连可直接影响关节盘和关节的整体运动；小而薄的蛛网状粘连则能潜在地阻碍关节盘活动。Rao 等通过对关节盘粘连的 MRI 影像观察分析后认为：相对于关节窝和关节结节等骨性标志而言，关节盘粘连是指在开口和闭口过程中，关节盘始终保持在固定的位置，即粘连的关节盘在下颌开颌运动中没有位置变化。约 20%的盘粘连出现在关节盘位置正常的情况下，其他则多发生在已有移位的关节盘。事实上，MRI 并不能直接显示关节盘的粘连，只能对关节盘粘连作间接提示，即间接征象（图 10-3-9）。

迄今为止，诊断关节盘穿孔和盘附着撕裂可靠影像学检查方法仍是颞下颌关节 X 线造影。这和大多数关节盘穿孔和盘附着撕裂很难在 MRI 上直接显示密切相关（空间分辨率低）。尽管如此，仍有研究显示 MRI 能直接显示严重的关节盘附着撕裂。多数关节盘穿孔和盘附着撕裂和关节盘移位，尤其是不可复性关节盘移位有关。此外，关节腔积液的显示对诊断关节盘穿孔（图 10-3-10）或盘附着撕裂（图 10-3-11）有重要的辅助作用，故 T_2WI 在颞下颌关节 MRI 检查中不可或缺。

三、关节腔积液

关节腔积液实为关节滑膜受损后滑液异常分泌和渗出积聚于关节腔的结果。颞下颌关节之关节腔积液可见于许多疾病，如颞下颌关节紊乱病、颞下颌关节感染或炎症、创伤和颞下颌关节区肿瘤性病变等。颞下颌关节紊乱病患者常伴有关节腔积液征象。与关节腔积液所关联的临床症状主要是疼痛。此征象也是在应用 MRI 检查之后才逐步为人们所认识和肯定的。通过 MRI 检查

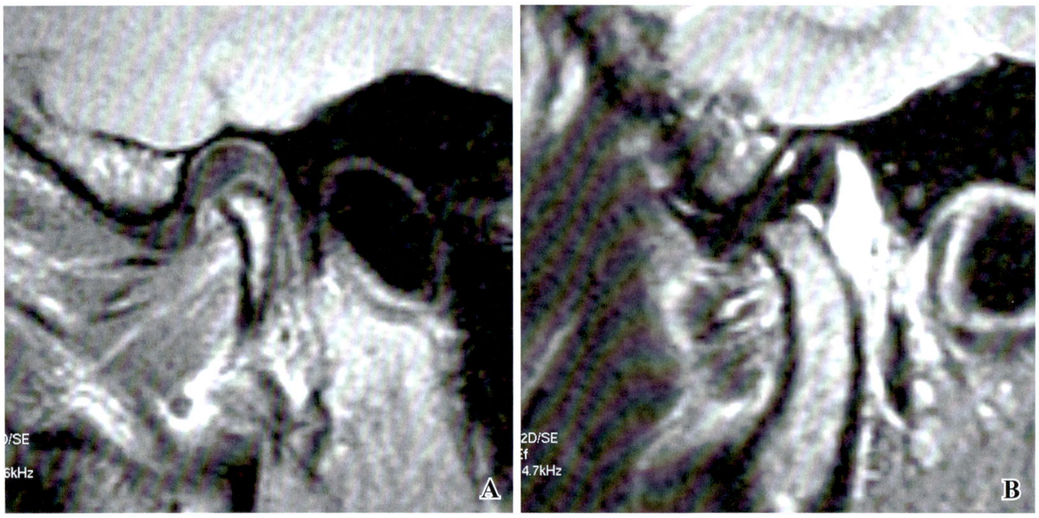

图 10-3-9　关节盘粘连　A. 矢状面闭口 PDWI 示：盘－髁关系正常；B. 矢状面开口 T_2WI 示：下颌髁突向前移动，关节盘无明显移动。关节上、下腔内见高信号液体。

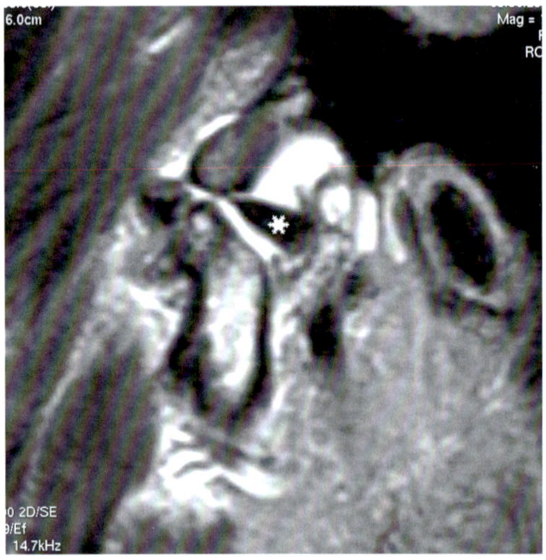

图 10-3-10　关节盘穿孔　矢状面开口 T_2WI 示：关节盘（白星）中间带处连续性中断，关节盘前带和后带之间呈分离状改变。关节上、下腔内有大量液体积聚。下颌髁突前斜面骨皮质毛糙，骨髓信号异常。

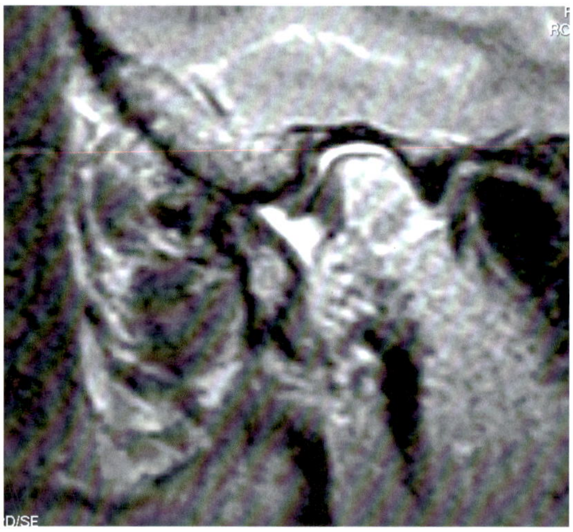

图 10-3-11　关节盘后附着撕裂　矢状面开口 T_2WI 示：关节盘位于下颌髁突前方，呈变形改变。盘后附着呈中断拉长改变。关节上、下腔内有液体积聚。

进行关节腔积液的诊断方法简单易行。在 T_2WI 上，关节腔积液表现为高信号，其形态表现类似于颞下颌关节 X 线造影。通过对 411 侧颞下颌关节紊乱病之 MRI 检查观察，笔者发现关节腔积液的发生率为 87.6%（360 侧），其中单纯关节上腔异常积液（图 10-3-2B）最为多见（272 侧；75.6%）；关节上、下腔同时积液（图 10-3-12）其次（81 侧；22.5%）；单纯关节下腔积液（图 10-3-13）最少见（7 侧；1.9%）。笔者认为这种现象可能和关节上下腔各自所承担的关节运动形式不同有关。关节腔积液的 MRI 征象可以单独出现在颞下颌关节紊乱病而不伴其他 MRI 表现异常。

由于通过积液的关节腔可以更清晰地显示关节盘和盘附着的形态，故关节腔积液对诊断其他异常亦有一定的辅助作用。笔者认为关节腔积液的出现对判断关节盘穿孔或关节盘附着撕裂有一定的间接提示意义：如果液

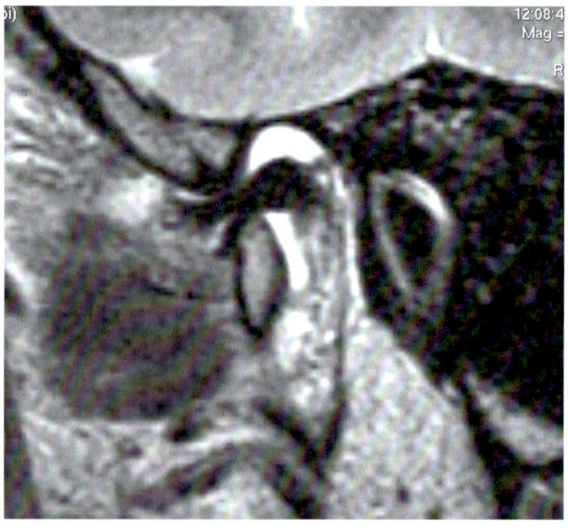

图 10-3-12　颞下颌关节上、下腔积液　矢状面开口 T_2WI 示关节上、下腔均有液体积聚，关节盘和盘附着无中断表现。

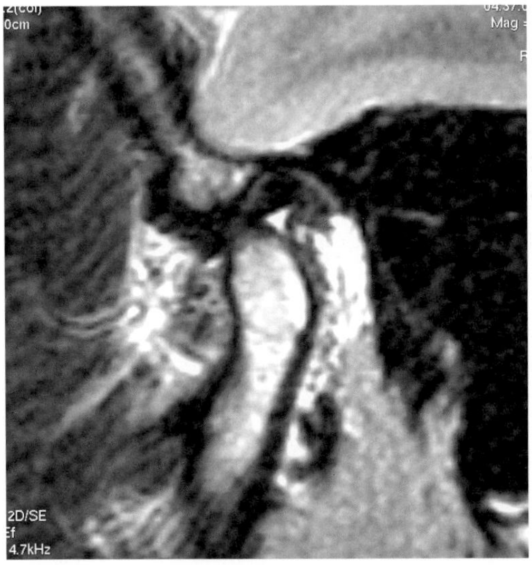

图 10-3-13　颞下颌关节下腔积液　矢状面开口 T_2WI 示关节下腔内有液体积聚。下颌髁突活动度略小。

体仅积聚于单一关节腔而不见于另一关节腔，则可排除关节盘穿孔或撕裂；如果关节上下腔均有液体积聚，则应考虑有关节盘穿孔或撕裂的可能。

四、关节骨结构异常

部分颞下颌关节紊乱病的患者可发生关节骨质结构的异常，这种异常在病理上属于骨退行性改变。关节骨结构的异常改变实质上是一种因反复、持续的关节内微小创伤所致的继发性骨关节病。本病骨质结构的异常改变主要发生在颞下颌关节的功能面，如下颌髁突的前斜面和关节结节的后斜面。比较而言，骨损伤改变在下颌髁突的前斜面更为多见，关节结节和关节窝则相对少见。一般情况下，采用普通 X 线检查（包括各种平片的体层摄影检查）即可，但有研究显示 MRI 在评价和诊断颞下颌关节骨结构异常改变方面并不逊于普通 X 线检查，其准确率为 93%。笔者的经验也提示 MRI 检查能显示普通 X 线平片所不能显示颞下颌关节骨质结构异常。颞下颌关节骨损伤破坏的形式表现多样，可以分为骨质结构异常改变和骨髓信号异常。

骨质结构异常改变主要有下颌髁突和关节结节骨质硬化和骨质增生；下颌髁突前斜面骨皮质边缘模糊、变平和缺损等。MRI 上，下颌髁突和关节结节表面骨质硬化主要表现为的骨皮质低信号带明显增厚（图 10–3–14）；骨质增生主要表现为下颌髁突前斜面有低信号骨赘形成（图 10–3–15）或关节结节和下颌髁突内正常的高信号骨髓为低信号的骨质增生所取代；下颌髁突前斜面骨皮质边缘缺损主要表现为低信号骨皮质边缘模糊，部分骨皮质的连续性中断（图 10–3–16），部分尚可形成小囊状改变（图 10–3–17）。

骨髓信号异常改变主要包括骨髓水肿和骨坏死。研究表明下颌髁突区可以出现类似于股骨头缺血性坏死的 MRI 表现。尽管骨髓水肿可能是骨坏死的先兆表现，但活检表明下颌髁突骨髓水肿中并无骨坏死的证据。MRI 上，骨髓水肿在 T_1WI 上呈中等信号，在压脂质子密度像和 T_2WI 上呈高信号（图 10–3–18）。

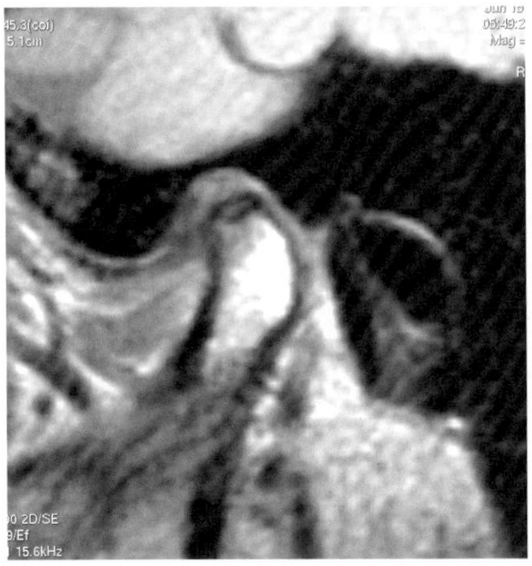

图 10–3–14　下颌髁突前斜面骨增生　矢状面闭口 PDWI 示下颌髁突前斜面骨皮质增厚。

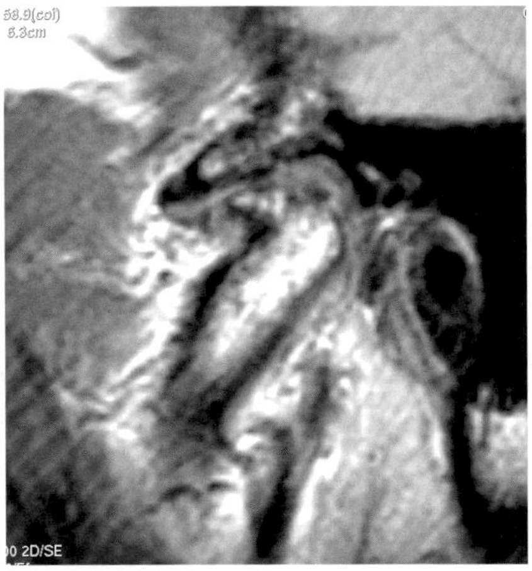

图 10–3–15　下颌髁突骨赘　矢状面闭口 PDWI 示下颌髁突前斜面形态异常，骨赘形成呈喙样改变。

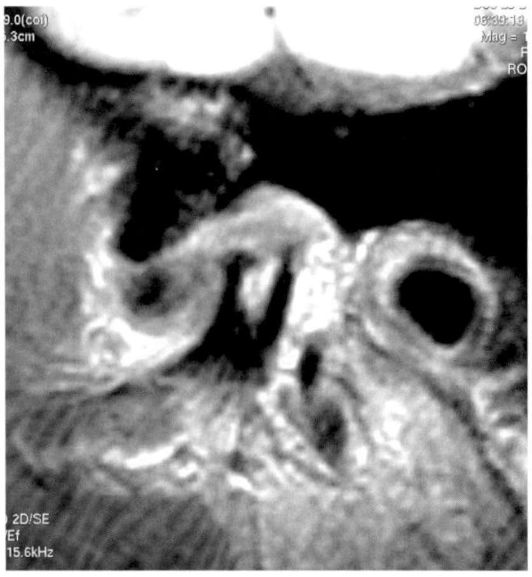

图 10–3–16　下颌髁突前斜面磨损　矢状面闭口 PDWI 示下颌髁突前斜面骨皮质呈缺损改变。

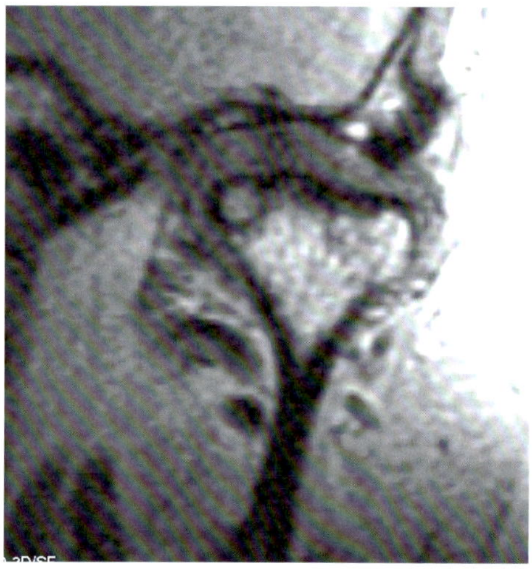

图 10-3-17 下颌髁突小囊状骨改变 冠状面闭口 PDWI 示下颌髁突内侧骨髓呈小囊状异常改变，骨皮质尚完整。

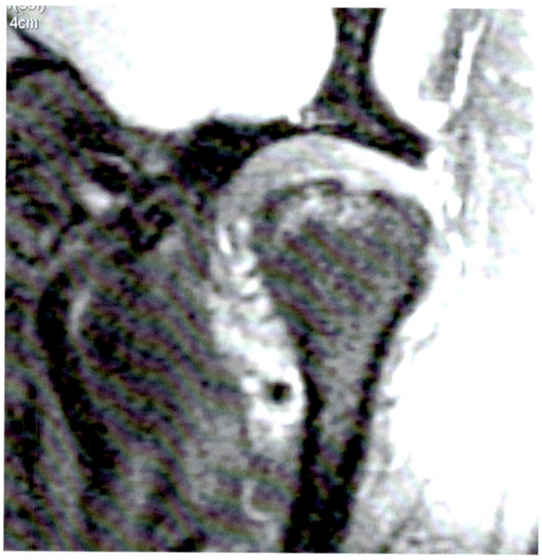

图 10-3-18 下颌髁突骨髓水肿 冠状面闭口压脂 PDWI 示：下颌髁突表面毛糙不光整。髁突局部骨髓呈异常不规则高信号改变。

第四节 颞下颌关节区囊肿、肿瘤和瘤样病变

在颞下颌关节疾病中，颞下颌关节区的囊肿、肿瘤和瘤样病变虽属少见疾病，但对疾病的早期诊断和早期治疗而言却十分重要。临床上，颞下颌关节区的囊肿、肿瘤和瘤样病变极易同颞下颌关节紊乱病相混淆。影像学检查，尤其是 CT 和 MRI 检查对解决这种混淆常能起到至关重要的作用。因此，有必要对临床上可疑的颞下颌关节区囊肿、肿瘤和瘤样病变进行及时的 CT 和 MRI 检查，以便及早发现这些病损。比较而言，CT 和 MRI 对颞下颌关节区的囊肿、肿瘤和瘤样病变的诊断作用各有所长。CT 对于关节骨皮质区发生的微小变化和病变内钙化灶的显示明显优于 MRI；而 MRI 在以下几方面明显优于 CT：①关节内和关节周围软组织形态和结构变化；②病变与周围正常组织的关系；③病变所导致的骨髓侵犯和反应性改变；④病变对颅底与颅内的侵犯。

根据颞下颌关节区囊肿、肿瘤和瘤样病变的病变范围，可对颞下颌关节区囊肿、肿瘤和瘤样病变作如下分类以有助于诊疗：①病变实质仅累及关节软组织者，包括滑膜囊肿和腱鞘囊肿。②病变主要累及关节骨组织者，包括骨软骨瘤、纤维结构不良、骨瘤、骨样骨瘤、单纯性骨囊肿、动脉瘤样骨囊肿和成骨细胞瘤等。③病变可同时累及软组织和骨组织者，包括滑膜软骨瘤病、巨细胞瘤或巨细胞肉芽肿、色素性绒毛结节性滑膜炎、骨嗜酸性肉芽肿、骨转移性肿瘤、骨肉瘤、软骨肉瘤和滑膜肉瘤等。

由于颞下颌关节区囊肿、肿瘤和瘤样病变属于少见和罕见疾病，迄今为止，对其 MRI 表现的研究多局限于个案报道。笔者将结合自己的经验和文献报道对其中部分相对常见病变的 MRI 表现作简单叙述。

一、颞下颌关节区囊肿

颞下颌关节区囊肿包括软组织囊肿和骨囊肿两类。关节软组织囊肿主要有滑膜囊肿和腱鞘囊肿。关节骨囊肿主要有单纯性骨囊肿和动脉瘤样骨囊肿。MRI 上，两类囊肿的位置和范围差异分明，易于准确判断。

滑膜囊肿（synovial cyst）是指滑膜组织通过关节囊向外异常延伸或疝出。腱鞘囊肿（ganglion cyst）亦为发生于关节旁软组织的囊性病变，但该囊肿不一定与邻近关节相连或相通。少数囊肿可发生于颞下颌关节内，可与关节盘相邻，表现类似于膝关节内的交叉韧带囊肿。MRI 上，发生于颞下颌关节区的滑膜囊肿和腱鞘囊肿多较小，其直径一般不超过 2cm。囊肿边缘光滑，囊壁薄，为低信号或中等信号表现。囊肿内容物在 T_1WI 上呈低信号表现（图 10-4-1A）；在 T_2WI 上呈均匀高信号表现（图 10-4-1B）。

颞下颌关节骨囊肿主要发生在下颌髁突。骨内囊肿性病变可致下颌髁突外形膨大，髁突表缘的骨皮质变薄。病变在 T_1WI 上多呈低信号；在 T_2WI 或压脂 T_2WI 上可呈均匀高信号。部分动脉瘤样骨囊肿因内部有陈旧性出血存在而在 T_2WI 上表现为特征性的液－液平面征。通常，骨内囊性病变的高信号与周围正常骨髓组织分界清晰，且极少侵犯周围软组织。

二、颞下颌关节区良性肿瘤和瘤样病变

颞下颌关节区良性肿瘤和瘤样病变包括滑膜软骨瘤病、骨软骨瘤、色素绒毛结节性滑膜炎、骨样骨瘤、软

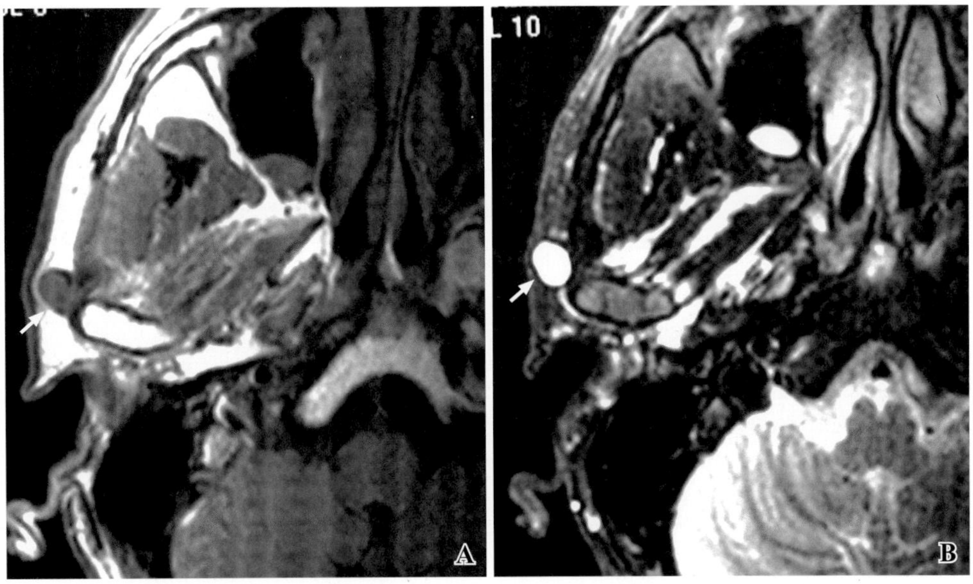

图 10-4-1　右颞下颌关节区腱鞘囊肿　横断面 T_1WI（A）和 T_2WI（B）示右侧下颌髁突外侧有小圆形异常占位，T_1WI 上呈中等信号；T_2WI 呈均匀高信号改变。病变边界清晰，可见低信号包膜。

骨钙质沉积病（假痛风）、巨细胞瘤、巨细胞肉芽肿、骨嗜酸性肉芽肿、成骨细胞瘤、骨瘤和纤维结构不良等。其中滑膜软骨瘤病和骨软骨瘤相对多见。前者主要累及关节区软组织；后者为关节骨病变。

（一）滑膜软骨瘤病　滑膜软骨瘤病（synovial chondromatosis）又称滑膜软骨化生（synovial chondrometaplasia），是一种发生于关节滑膜的软骨化生性病变。该病变以滑膜化生形成许多软骨结节为特点。如这些软骨结节发生骨化，则称其为滑膜骨化性软骨瘤病（synovial osteochondromatosis）。滑膜软骨瘤病通常发生于全身大关节，如膝关节、髋关节和肩关节等。发生于颞下颌关节者相对罕见。本病的发病者多为青年人，年龄在 20 ~ 40 岁之间。有报道显示女性颞下颌关节区滑膜软骨瘤病略多于男性。大体病理上，可见病变区的滑膜组织明显增厚，灰蓝色软骨结节既可嵌于增厚的滑膜组织中，也可游离于滑膜组织外（但在关节腔内）。Milgram 将本病分为 3 类：①病变仅有滑膜化生，无游离钙化小体存在；②病变内滑膜化生和游离钙化小体并存；③病变内有游离钙化小体而无滑膜化生。临床上，患者多有颞下颌关节区肿胀，疼痛和张口运动障碍等主诉。由于滑膜软骨瘤病的临床表现和颞下颌关节紊乱病相似，故对其早期诊断的准确率并不高。

大多数颞下颌关节区滑膜软骨瘤病发生于关节上腔。本病以颞下颌关节区多发性“珍珠样”游离钙化小体的出现为特征。MRI 上，滑膜软骨瘤病的内部信号主要由三部分组成：关节腔异常积液、增厚的滑膜化生组织和游离的软骨样小体。异常积液主要发生于关节上腔，关节下腔积液偶尔可见。积液在 T_1WI 上为低等信号表现；在 PD 和 T_2WI 上为高信号（图 10-4-2）表现。增厚的滑膜化生组织在 T_1WI 呈中等信号表现；在

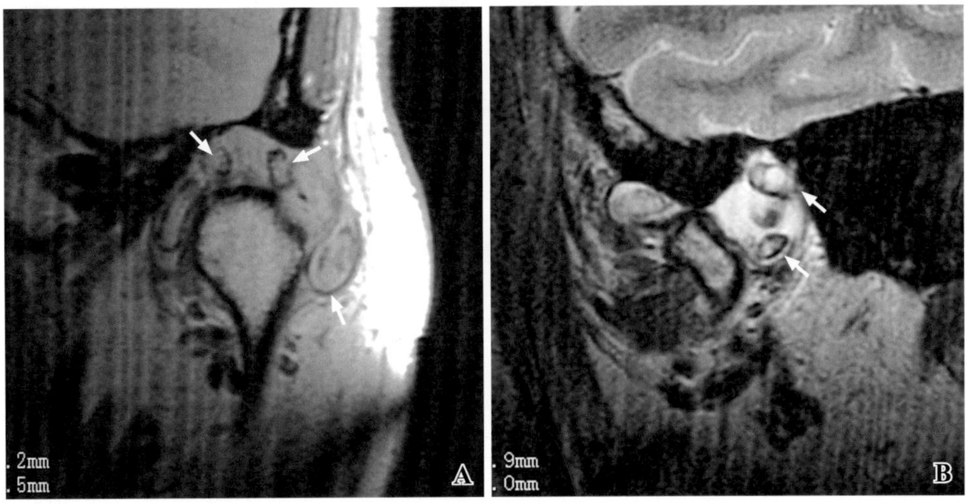

图 10-4-2　左颞下颌关节区滑膜软骨瘤病　冠状面 PDWI（A）和矢状面 T_2WI（B）示：左侧关节区软组织明显肿大异常。关节囊膨胀明显。关节上腔积液呈略高信号区，伴多个类圆形低、等信号游离钙化小体。

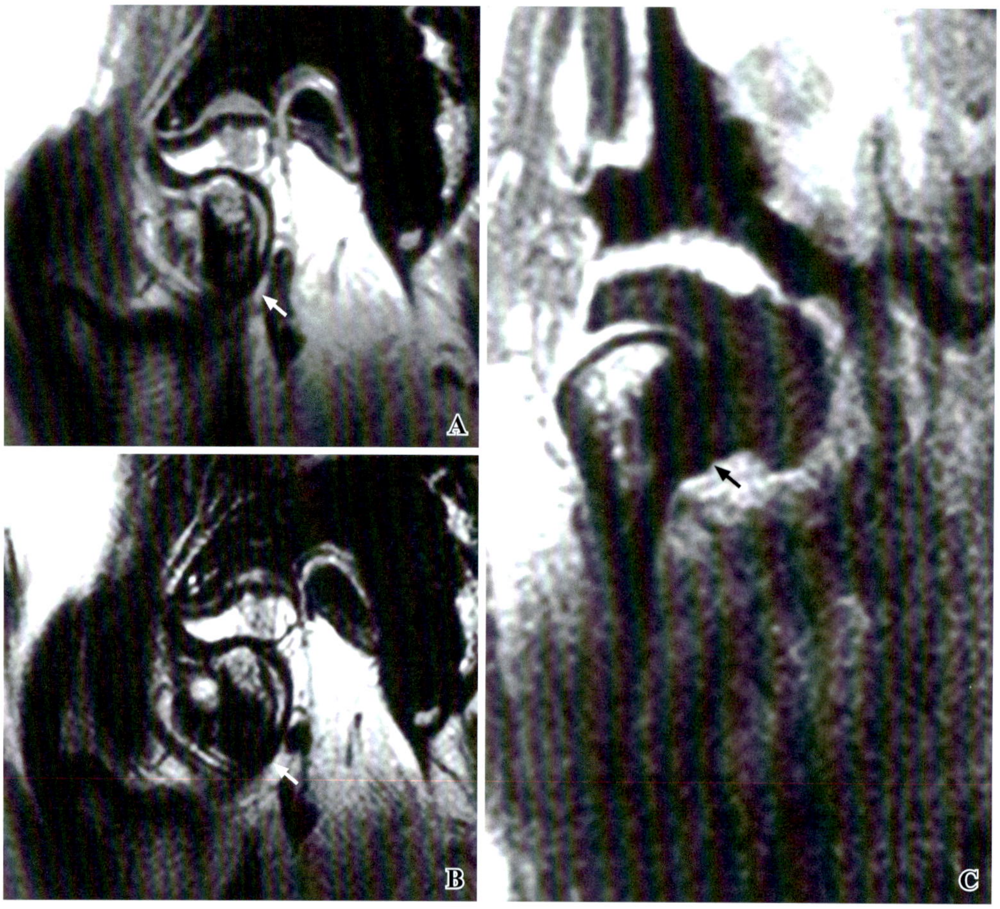

图 10–4–3　下颌髁突骨软骨瘤　矢状面 T_1WI（A）和 T_2WI（B）示下颌髁突顶部有不规则形异常肿物与之相连。T_1WI 和 T_2WI 上均以高信号表现为主。冠状面 STIR（C）示病变呈低信号表现。

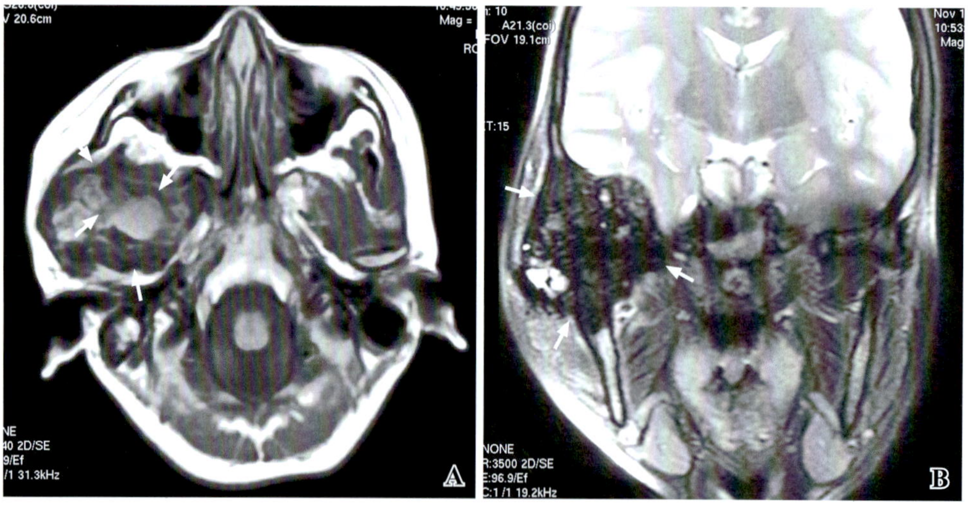

图 10–4–4　右颞下颌关节区巨细胞肉芽肿　横断面 T_1WI（A）和冠状面压脂 T_2WI 示：右侧颞骨关节面和下颌髁突正常形态消失，为肿块状异常信号所取代。T_1WI 上病变呈中等信号；压脂 T_2WI 上病变以低信号改变为主，局部可见多囊状高信号区。病变向上突入颅内，脑质信号尚无明显异常。

T_2WI 上多呈中等或略高信号（与其周围肌肉组织相比），但明显低于水液。PDWI 和 T_2WI 上可见其呈片状衬映于高信号的关节腔积液内。游离的软骨结节多呈低信号，有时也可见其边缘呈环形低信号，中央呈等信号（图 10–4–2）。根据观察，我们认为 T_2WI 检查对颞下颌关节滑膜软骨瘤病的诊断至为重要。因为低信号的游离软骨结节能在高信号液体的衬托下获得良好的显示。此外，滑膜软骨瘤病具有局部侵袭性，可以侵蚀关节骨质结构，甚至可破坏颅底，侵入颅内。

（二）骨软骨瘤　骨软骨瘤为骨的错构瘤，来源于

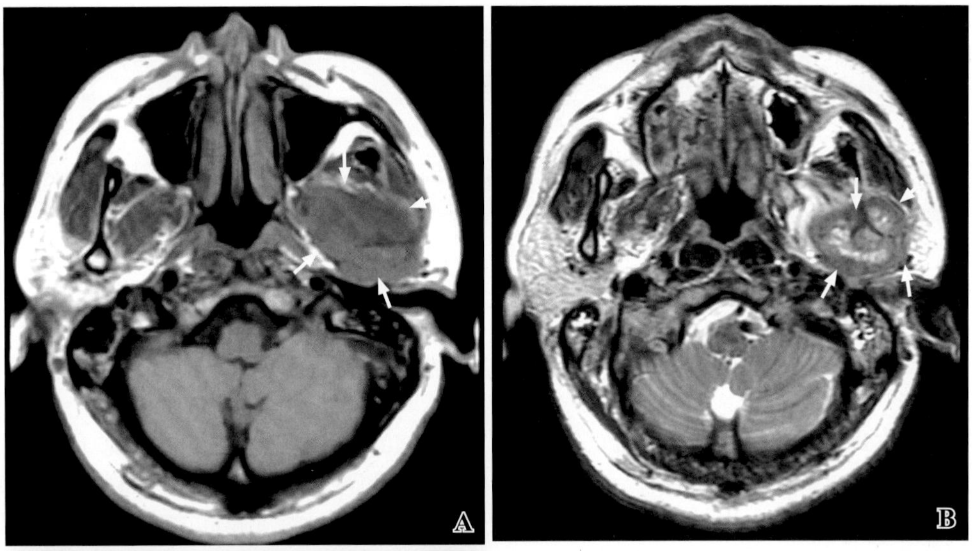

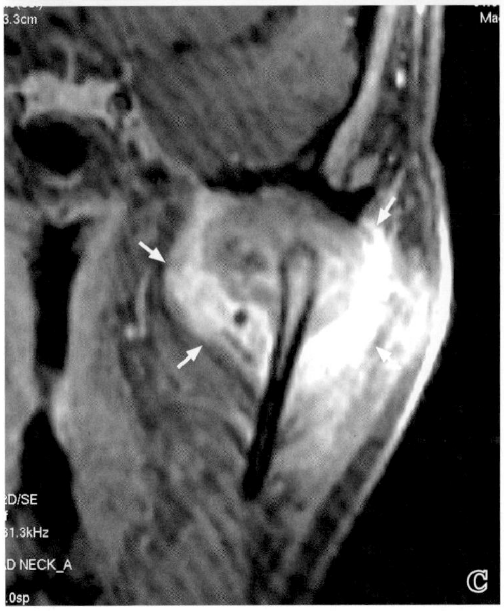

图 10-4-5 左下颌髁突转移性肿瘤(腺癌) 横断面 T_1WI(A)和 T_2WI(B)示：左下颌髁突区有肿块状异常信号区，T_1WI 上呈中等信号；T_2WI 上呈不均匀高信号。左下颌髁突呈破坏改变，病变边界模糊。冠状面增强(Gd-DTPA)压脂 T_1WI(C)示：病变呈轻度强化表现，左颞骨关节面呈轻度受压改变，颅内无受侵征象。

迷走生长软骨骨膜下的胚芽。该肿瘤主要在骨增长期生长，并随正常软骨内骨化而成熟。由于肿瘤的生长与骨的生长相伴随，故多数患者在 10 ~ 18 岁期间开始出现临床症状和体征。病理上，典型的骨软骨瘤由 3 层结构组成：瘤体、软骨帽和纤维包膜。瘤体由成熟的骨松质和骨密质组成，其基底与患骨相连。软骨帽由透明软骨构成。颞下颌关节区骨软骨瘤主要发生在下颌髁突。临床上，患者主要表现为张口运动障碍和面部轮廓不对称。

骨软骨瘤的 X 线和 CT 表现十分典型。由于肿瘤内部结构主要是成熟无用的骨松质，故其内部的骨应力线分布与正常骨明显不同，呈不整齐和不规则形排列。MRI 上，可见骨软骨瘤的基底和下颌髁突相连。肿瘤形态多不规则，或呈菜花状和分叶状。肿瘤的瘤体部分含有骨的各种成分，骨髓者则在 T_1WI 和 T_2WI 上均为高信号表现；瘤内钙化或骨化结构则均为低信号表现(图 10-4-3)。软骨帽在 T_1WI 上呈低信号；在压脂 T_2WI 上呈高信号。有时，压脂 T_2WI 上的软骨帽信号并不十分显著。这是因为与肿瘤相邻的关节腔内有液体积聚，液体信号与软骨帽信号相似(均为高信号)，不易被识别。

(三)巨细胞瘤和巨细胞肉芽肿 两种疾病同属于巨细胞病变。颞下颌关节区的巨细胞瘤或巨细胞肉芽肿主要发生在颞骨关节面，罕见于下颌髁突。巨细胞肉芽肿好发于青年女性。巨细胞瘤则好发于中年人，无明显性别差异。MRI 上，病变信号表现多样。T_1WI 上，病变多呈低或中等信号(图 10-4-4A)；T_2WI 上，病变可以是低信号或中等信号(图 10-4-4B)，也可呈不均匀高信号。病变内低信号区可能和出血后含铁血黄素沉着或钙化组织形成有关。肿瘤大小不一，多无清晰边界。部分巨细胞瘤或巨细胞肉芽肿可向上侵犯大脑颞叶；向下累及下颌髁突、颌面部肌肉组织和软组织间隙。

(四)色素性绒毛结节性滑膜炎 色素性绒毛结节性滑膜炎(pigmented villonodular synovitis，PVNS)又称弥漫性腱鞘滑膜巨细胞瘤(diffuse tenosynovial giant cell tumor)，是一种累及单侧关节、韧带和关节囊的滑膜或腱鞘增生性病变。根据该病变累及关节的范围可将其分为局限型和弥漫型两类。局限型系病变于关节内局限生长，亦名色素结节性滑膜炎(pigmented nodular synovitis)；弥漫型系病变于关节内弥漫生长，即是 PVNS。大体病理上，可见病变区有增厚的滑膜组织，呈褐色或黄色，表面有绒毛状结构。关节腔内可有积血。镜下见：滑膜绒毛肥大、滑膜细胞增生明显，增生的细胞呈小圆形或卵圆形，细胞核类似于咖啡豆。病变内尚有良性巨细胞散布。临床上，色素性绒毛结节性滑膜炎主要表现为颞下颌关节区疼痛性肿块，咬合关系紊乱和张口受限。文献报道该病变的临床表现因缺乏特征而易被误诊为腮腺区肿块和颞下颌关节紊乱病。此病罕见于颞下颌关节。

MRI上，色素性绒毛结节性滑膜炎呈规则或不规则肿块表现，病变多有清晰的边缘。平扫MRI上，因该病变内部有丰富的含铁血黄素沉积而在T_1WI和T_2WI上表现为特征性的低信号；T_2WI上，病变多为多囊状高信号表现。此多囊表现或为病变囊性变所致；或为增生的滑膜组织分隔关节腔积液所致。增强MRI上，病变边缘区域可呈强化表现。下颌髁突和颞骨关节面可以被病变侵蚀。有时，大范围的铁沉积还能产生磁敏性伪影，在T_2WI上，这种伪影尤其显著。

三、颞下颌关节区恶性肿瘤

颞下颌关节区恶性肿瘤主要有转移性肿瘤、骨肉瘤、软骨肉瘤和滑膜肉瘤等。骨转移性肿瘤可能是最为常见的颞下颌关节区恶性肿瘤。转移性肿瘤可以累及下颌髁突和颞骨关节面。骨肉瘤和软骨肉瘤主要发生在下颌髁突，软骨肉瘤尚可源于颞骨关节面。上述恶性肿瘤中，除部分骨转移性肿瘤可以局限于骨内外，其他恶性肿瘤多可有软组织和骨组织的同时侵犯。

MRI上，颞下颌关节区恶性肿瘤因肿瘤内部的成分不同而表现各异。T_1WI上，肿瘤多为中等信号表现（图10–4–5A；图10–4–6A）；T_2WI上，肿瘤可以是低或中等信号（图10–4–5B），也可以是不均匀混合高信号或高信号（图10–4–6B）。Gd–DTPA注入后，恶性肿瘤的实质部分多有强化表现（图10–4–5C）。大多数恶性肿瘤没有清晰边缘，对邻近正常组织有侵犯表现。部分恶性肿瘤尚可破坏颅底，侵犯大脑颞叶（图10–4–6）。

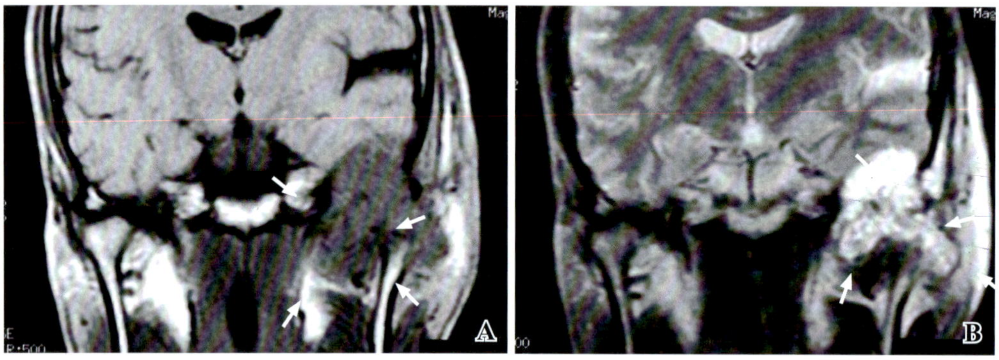

图10–4–6　左颞下颌关节区软骨肉瘤　冠状面T_1WI（A）和T_2WI（B）示左侧颞下颌关节区有肿块状异常信号；T_1WI上呈中等信号；T_2WI上呈高信号。病变破坏吸收左侧颞骨关节面和下颌髁突，并突入大脑颞叶区，边界不清。

第五节　颞下颌关节创伤和炎症

一、颞下颌关节区创伤

下颌骨受创后，多伴有颞下颌关节的损伤。以往对颞下颌关节创伤的影像学评价主要依靠X线平片、X线曲面体层摄影和CT。这些影像学检查方法主要用于显示关节骨损伤的状况。近年来，有关应用MRI技术评价颞下颌关节创伤的报道渐趋增多。应用MRI检查颞下颌关节创伤的目的在于观察关节软组织损伤状况，并能弥补其他影像学方法对此显示的不足。事实上，MRI的检查能力不只局限于关节软组织，其对关节骨损伤变化的显示上并不逊于其他影像学检查方法。

颞下颌关节创伤包括骨创伤和软组织创伤两部分。骨创伤主要表现为骨折，包括下颌髁突骨折和颞骨关节面骨折。关节软组织损伤主要涉及到关节囊、关节盘及其盘附着、关节区的神经和血管组织等。任何部位的下颌骨创伤均可导致下颌髁突的创伤。骨折是这类创伤中较为严重的结果。比较而言，下颌髁突骨折远多于颞骨关节面骨折。在下颌骨骨折中，下颌髁突骨折也是最为常见者。下颌髁突骨折的分类繁多，主要有囊内和囊外之分；脱位与移位之分；高、中、低位骨折之分。下颌髁突骨折常伴有骨折片脱位或移位，其脱位或移位方向与翼外肌牵拉密切相关。此外，髁突骨折的移位方向还与外伤时暴力的方向有关。

颞下颌关节创伤后的MRI检查能显示颞下颌关节骨折及其脱位或移位、关节囊损伤、关节腔内异常渗出或出血、关节盘位置和形态变化等。

颞下颌关节创伤后的骨折主要发生在下颌髁突。颞骨关节面骨折相对少见。MRI 上，骨折的表现主要是骨折线形成、骨髓信号异常和骨折片脱位或移位。骨折线可以累及骨皮质和骨髓，表现为骨皮质连续性中断和骨髓信号异常。导致骨髓信号异常的主要原因是骨髓撕裂后的出血和水肿反应。由于存在信号对比上的差异，骨折后骨髓信号的异常通常在压脂 PDWI 和压脂 T_2WI 上更易被显示。骨折线多为线状或片状高信号表现。下颌髁突骨折后的移位方向主要表现为向前、向内和向下，此改变和翼外肌的牵拉密切相关。MRI 矢状面上，骨折后脱位或移位的下颌髁突通常位于颞骨关节结节的下方或前下方。同时，在 MRI 冠状面上，移位的髁突多位于下颌支的内侧。文献曾报道移位的下颌髁突可以突入颅底，但这种情况十分少见。

颞下颌关节创伤后的关节囊和关节腔的异常改变主要表现为关节囊撕裂和关节腔内液体或血液的异常积聚。MRI 上，在 T_1WI 和 T_2WI 上均呈中等信号的关节囊之连续性可以呈中断或表现为轮廓模糊。颞下颌关节的上腔、下腔或所有上下腔内有异常液体积聚。积聚的液体如果是来源于关节滑膜的渗出液，则其在 T_1WI 和 PDWI 上呈中等或略高信号；在 T_2WI 上呈高信号。如果液体来源于血管破裂后的出血，则其可在 T_1WI、PDWI 和 T_2WI 上均呈高信号改变。

下颌髁突骨折后，其盘－髁关系也可随骨折的断片的脱位或移位而发生变化。MRI 上，可将此盘－髁关系变化的状况概括如下：①下颌髁突骨折不伴有脱位或移位者（图 10–5–1A），其关节盘可表现为前移位（图 10–5–1B）或盘－髁关系正常；②下颌髁突骨折伴前脱位或移位者（图 10–5–2A 和 10–5–3A），其关节盘多随骨折断片向前移位至关节结节的下方或前下方。此时的盘－髁关系与正常开口位时的盘－髁关系基本相似，下颌髁突的顶部与关节盘的中间带或前带在同一平面上（图 10–5–2B 和 10–5–3B）。作者曾将髁突脱位骨折（骨折片脱出于关节窝之外）和非脱位骨折（骨折片局限于关节窝内）后的关节软组织损伤状况进行比较。结果提示：非脱位髁突骨折后的关节软组织损伤程度较轻；脱位髁突骨折后的关节软组织损伤程度较重。具体表现为脱位髁突骨折者的关节盘移位、关节腔积液量和关节附着损伤或撕裂表现均多于或严重于非脱位髁突骨折。

通过研究观察我们曾得出以下结论：① MRI 检查能用于评价颞下颌关节软、硬组织创伤，尤其适宜于对关节软组织损伤状况的评价。② MRI 上，多数下颌髁突骨折的骨折断片呈向前下脱位表现，与此同时，关节盘亦随之向前下移位。此表现颇类似于正常开口位时的盘－髁关系。③多数下颌髁突骨折伴有关节腔异常积液，且以关节上腔积液为主。若以信号变化为诊断依据，则显示关节腔积血者相对少见。④下颌髁突骨折伴颞骨骨折者相对少见。

二、颞下颌关节炎症

X 线平片和 X 线曲面体层摄影曾是检查颞下颌关节炎症性病变的主要影像学方法。MRI 出现以后，研究显示其对诊断颞下颌关节炎症，尤其是明确关节软组织炎症的范围具有重要作用。累及颞下颌关节区的炎症性病变主要有类风湿性关节炎和感染性关节炎。根据报道，约 45% 的类风湿关节炎患者可以累及颞下颌关节。

类风湿关节炎是一种累及多个关节的全身性疾患。关节的滑膜首先受累，继而出现关节内渗出，滑膜肉芽组织形成，并增生形成血管翳覆盖于关节的表面。关节软骨因营养障碍而导致溶解变性和破坏。病变进而向

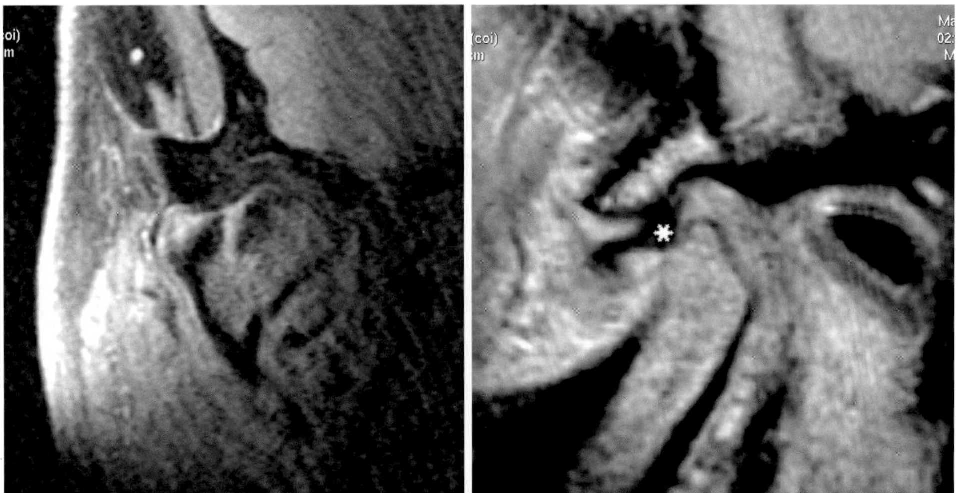

图 10–5–1　右下颌髁突骨折（无脱位髁突骨折） 冠状面 PDWI（A）示：右侧下颌髁突骨皮质呈中断改变，但仍位于关节窝内，无明显移位。矢状面 PDWI（B）示：关节盘后带（白星）位于下颌髁突前方。

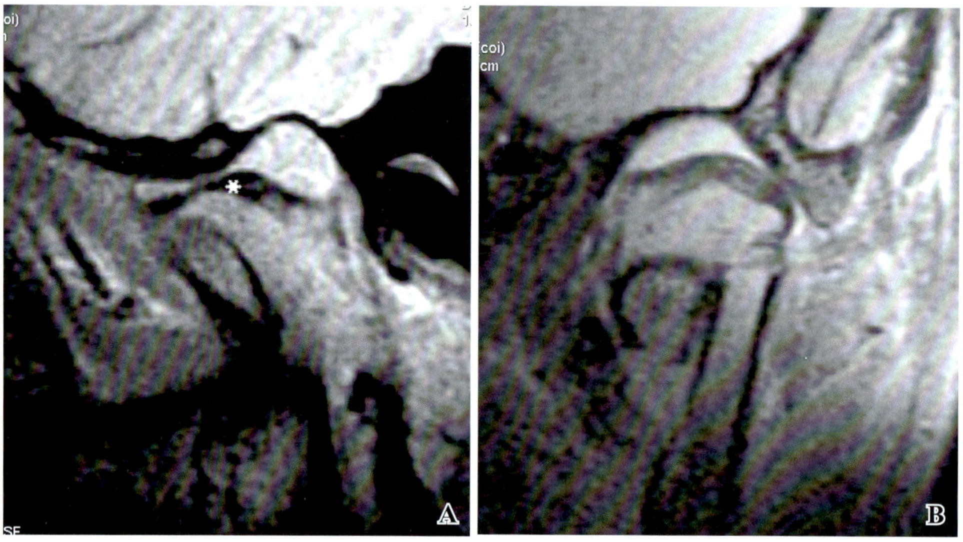

图 10-5-2 左下颌脱位髁突骨折 冠状面 PDWI（A）示：左侧下颌髁突断片位于下颌支内侧。矢状面 PDWI（B）示：关节盘（白星）随断裂的下颌髁突向前移动，类似于正常开口位时的盘－髁关系。关节腔内有大量略高信号液体。

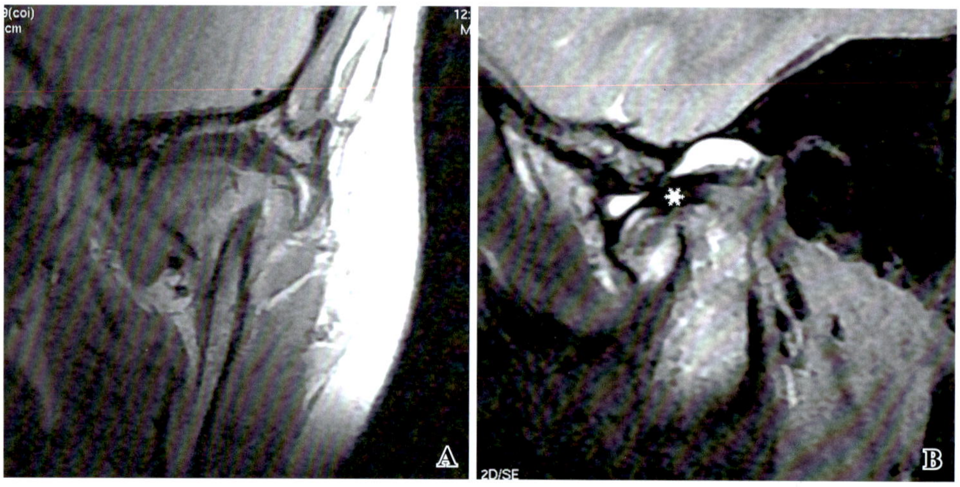

图 10-5-3 左下颌脱位髁突骨折 冠状面 PDWI（A）示左侧下颌髁突断片位于下颌支内侧；矢状面 T_2WI（B）示关节盘（白星）随断裂的下颌髁突向前移位，关节腔内有大量高信号液体。

骨面蔓延，破坏骨质，最后可形成关节强直。MRI 上，类风湿关节炎以滑膜血管翳异常增生和关节骨结构受侵蚀为特点。MRI 在辨别滑膜血管翳组织方面明显优于常规 X 线检查和 CT。通常，增生的滑膜血管翳组织在 T_2WI 上呈中等信号改变。静脉注入 Gd-DTPA 后，该滑膜组织可以呈明显强化表现。除滑膜改变外，类风湿关节炎所导致的骨侵蚀改变也能在 MRI 上获得清晰显示。骨侵蚀改变可以同时发生在下颌髁突和颞骨鳞部的关节结节，但以前者受累较为多见。类风湿性关节炎的骨侵蚀可呈圆形或不规则形。T_1WI 和 T_2WI 上，病变信号明显低于正常骨髓信号，边界模糊。

感染性关节炎有化脓性和非化脓性之分，且以前者较为多见。致病菌侵入颞下颌关节后，首先出现滑膜浆液异常渗出，若未及时治疗控制，则病变可进一步引起滑膜面的坏死，并引起脓性渗出，进而破坏关节的软骨和骨组织结构，最后导致关节强直。颞下颌关节的化脓性炎症多可伴有颌面部软组织间隙的感染。后者的扩散可能是引起颞下颌关节化脓性炎症的主要原因之一。

通常，在关节炎性的活动期，一般会出现关节腔内渗出液的异常增多。MRI 上，异常增多的渗出液在 T_2WI 上表现为均匀高信号。当关节炎症引起关节骨发生改变时，可以在 MRI 上显示有形态和信号上的异常变化，如髁突外形变平和骨质硬化等。MRI 上，关节软骨和骨硬化改变在 T_1WI 和 T_2WI 上均呈低信号表现。

虽然痛风极少累及颞下颌关节，但影响颞下颌关节时该病可引起髁突骨破坏和邻近软组织肿大。痛风导致的颅底骨侵蚀极为罕见。

（余 强 江 浩）

参考文献

[1] Brooks SL, Brand JW, Gibbs SJ, et al. Imaging of the temporomandibular joint: a position paper of the American Academy of Oral and Maxillofacial Radiology. Oral Surg Oral Med Oral Pathol Oral Radiol Endod, 1997, 83:609 ～ 618.

[2] Katzberg RW. Temporomandibular joint imaging. Radiology, 1989, 170: 297 ～ 307.

[3] Hansson LG, Eriksson L, Westesson PL. Temporomandibular joint: magnetic resonance evaluation after diskectomy. Oral Surg Oral Med Oral Pathol, 1992, 74: 801 ～ 810.

[4] Westesson PL, Brooks SL. Temporomandibular joint: relation between MR evidence of effusion and the presence of pain and disk displacement. AJR, 1992, 159: 559 ～ 563.

[5] Tasaki MM, Westesson PL. Temporomandibular joint: diagnostic accuracy with sagittal and coronal MRI imaging. Radiology, 1993, 186: 723 ～ 729.

[6] Hardy CJ, Katzberg RW, Frey RL, et al. Switched surface coil system for bilateral MR imaging. Radiology, 1988, 167: 835 ～ 838.

[7] Shellock FG, Pressman BD. Dual-surface-coil MR imaging of bilateral temporomandibular joint : improvements in imaging protocol. AJNR, 1989, 10: 595 ～ 598.

[8] Isberg A, Stenstrom B, Isacsson G. Frequency of bilateral temporomandibular joint disk displacement in patients with unilateral symptoms: a 5-year follow-up of the asymptomatic joint. A clinical and arthrotomographic study. Dentomaxillofac Radiol, 1991, 20: 73 ～ 76.

[9] Sanchey-Woodworth RE, Tallents RH, Katzberg RW, et al. Bilateral internal derangements of temporomandibular joint: evaluation by magnetic resonance imaging. Oral Surg Oral Med Oral Pathol, 1988, 65: 281 ～ 285.

[10] Suenga A, Abiyama K, Noikura T. Gadolinium-enhanced MR imaging of temporomandibular disorders: improved lesion detection of posterior disk attachment on T1-weighted images obtained with fat suppression. AJR, 1998, 171: 511 ～ 517.

[11] Takebayashi S, Takarma T, Okada S, et al. MRI of the TMJ disk with intravenous administration of gadopentetate dimeglumine. J Comput Assist Tomogr, 1997, 21: 209 ～ 215.

[12] Toyama M, Kurita K, Koga K, et al. Magnetic resonance arthrography of the temporomandibular joint. J Oral Maxillofac Surg, 2000, 58: 978 ～ 983

[13] Bchr M, Held P, Leibrock A, et al. Diagnostic potential of pseudo-dynamic MRI (cine mode) for evaluation of internal derangement of the TMJ. Eur J Radiol, 1996, 28: 212 ～ 215.

[14] Benito C, Casares G, Benito C. TMJ static disk: correlation between clinical findings and pseudodynamic magnetic resonance images. Cranio, 1998, 16: 242 ～ 251.

[15] Burnett K, Davis CL, Read J. Dynamic display of the TMJ meniscus by using "fast-scan" MRI. AJR, 1987, 149: 959 ～ 962.

[16] Dorsay TA, Youngberg RA. Cine MRI of the TMJ: need for critical closed mouth images without the Burnett device. J Comput Assist Tomogr, 1995; 19: 163 ～ 164.

[17] Roditi GH, Duncan KA, Needham G, et al. Temporomandibular joint MRI: a 2-D gradient-echo technique. Clin Radiol, 1997, 52: 441 ～ 444.

[18] Chen YJ, Gallo LM, Meier D, et al. Dynamic magnetic resonance imaging technique for the study of the temporomandibluar joint. J Orofac Pain, 2000, 14: 65 ～ 73

[19] Abolmaali ND, Schmitt J, Toll DE, et al. Visualization of the articular disk of the temporomandibular joint in near-real-time MRI: feasibility study. Eur Radiol, 2004, 14: 1889 ～ 1894

[20] 孙琦，余强，董敏俊等 . MR FIESTA 技术在 TMJ 动态成像中的应用 . 中国医学计算机成像杂志 , 2009, 15: 119 ～ 122

[21] 马绪臣主编 . 口腔颌面医学影像学 . 北京：北京大学医学出版社，2007：243 ～ 283

[22] 马绪臣 , 张震康 . 颞下颌关节紊乱综合征的命名和诊断分类 . 中华口腔医学杂志 , 1998, 33: 238 ～ 240

[23] Westesson PL, Paesani D, Rochester NY, et al. MRI imaging of the TMJ: decreased signal from the retrodiskal tissue. Oral Surg Oral Med Oral Pathol, 1993, 76:631 ～ 635.

[24] Sano T, Westesson PL. Magnetic resonance imaging of the temporomandibular joint: increased T2 signal in the retrodiskal tissue of painful joints. Oral Surg Oral Med Oral Pathol Oral Radiol Endod, 1995, 79:511 ～ 516.

[25] Katzberg RW, Westesson PL, Tallents RH, et al. Temporomandibular joint: MRI assessment of rotational and sideways disk displacements. Radiology, 1988;169:741 ～ 748.

[26] Westesson PL, Larheim TA, Tanaka H. Posterior disk displacement in the temporomandibular joint. J Oral Maxillofac Surg, 1998, 56: 1266 ～ 1273.

[27] Tasaki MM, Westesson PL, Isberg AM, et al. Classification and prevalence of temporomandibular joint disk replacement in patients and sympotom-free volunteers. Am J Orthodont Dentofac Orthop, 1996, 109: 249 ～ 262.

[28] Hasso AN, Christianser EL, Alder ME. The temporomandibular joint. Radiol Clin North Am, 1989, 27:301 ～ 314.

[29] Rao VM, Liem MD, Farole A, et al. Elusive "stuck" disk in the temporomandibular joint: diagnosis with MRI imaging. Radiology, 1993, 189:823 ～ 827.

[30] Larheim TA, Katzberg RW, Westesson PL et al., MR evidence of temporomandibular joint fluid and condyle marrow alterations: occurrence in asymptomatic volunteers and symptomatic patients. Int J Oral Maxillofac Surg, 2001, 30: 113 ～ 117.

[31] Schellhas KP, Wilkes CH, Omlie MR, et al. The diagnosis of temporomandibular joint disease: two-compartment arthrography and MR. AJR, 1988, 151: 341 ～ 350.

[32] Schellhas KP. Internal derangement of the temporomandibular joint: radiologic staging with clinical, surgical, and pathologic correlation. Magn Reson Imaging, 1989, 7: 495 ～ 515.

[33] Schellhas KP, Wilkes CH. Temporomandibular joint inflammation: comparison of MR fast scanning with T1- and T2-weighted imaging techniques. AJR, 1989, 153: 93 ～ 98.

[34] Schellhas KP, Wilkes CH, Fritts HM, et al. MR of osteochondritis dissecans and avascular necrosis of the mandibular condyle. AJR, 1989, 152: 551 ～ 560.

[35] Schellhas KP. Temporomandibular joint injuries. Radiology, 1989, 173: 211 ～ 216.

[36] Larheim TA, Westesson PL, Hicks DG, et al. Osteonecrosis of the temporomandibular joint: correlation of magnetic resonance imaging and histology. J Oral Maxillofac Surg, 1999, 57: 888 ～ 898.

[37] Bui-Mansfield LT, Youngberg RA. Intraarticular ganglia of the knee: prevalence, presentation, etiology, and management. AJR , 1997, 168: 123 ～ 127
[38] Yu Q, Yang J, Wang P, et al. CT features of chondromatosis in the temporomandibular joint. Oral Surg Oral Med Oral Pathol Oral Radiol Endod, 2004, 97: 524 ～ 528.
[39] Milgram JW. The classification of loose bodies in human joint. Clin Orthop, 1977, 124: 282 ～ 291.
[40] Nokes SR, King PS, Garcia R, et al. Temporomandibular joint chondromatosis with intracranial extension: MR and CT contributions. AJR, 1987, 148: 1173 ～ 1174.
[41] Heo MS, An BM, Lee SS, et al. Use of advanced imaging modalities for the differential diagnosis of pathoses mimicking temporomandibular disorders. Oral Surg Oral Med Oral Pathol Oral Radiol Endod, 2003, 96: 630 ～ 638
[42] Stryjakowska KK, Martel M, Sasaki CT. Pigmented villonodular synovitis of the temporomandibular joint: differential diagnosis of the parotid mass. Auris Nasus Larynx, 2005, 32: 309 ～ 314
[43] Song MY, Heo MS, Lee SS, et al. Diagnostic imaging of pigmented villonodular synovitis of the temporomandibular joint associated with condylar expansion. Dentomaxillofac Radiol, 1999, 28: 386 ～ 390.
[44] Bemporad JA, Chaloupka JC, Putman CM, et al. Pigmented villonodular synovitis of the temporomandibular joint: diagnostic imaging and endovascular therapeutic embolization of a rare head and neck tumor. AJNR, 1999, 20: 159 ～ 162.
[45] Klenoff JR, Lowlicht RA, Lesnik T, et al. Mandibular and temporomandibular joint arthropathy in the differential diagnosis of the parotid mass. Laryngoscope, 2001, 111: 2162 ～ 2165.
[46] Llauger J, Palmer J, Roson N, et al. Pigmented villonodular synovitis and gaint cell tumors of the tendon sheath radiologic and pathologic fetures. AJR, 1999, 172: 1087 ～ 1091
[47] Kim KW, Han MH, Park SW, et al. Pigmented villonodular synovitis of the temporomandibular joint: MR findings in four cases. Eur J Radiol, 2004, 49: 229 ～ 234
[48] Wang P, Yang J, Yu Q. MR imaging assessment of temporomandibular joint soft tissue injuries in dislocated and nondislocated mandibular condylar fractures. AJNR, 2009, 30: 59 ～ 63
[49] Schellhas KP. Temporomandibular joint injuries. Radiology, 1989, 173: 211 ～ 216
[50] Bergman H, Andersson F, Isberg A. Incidence of temporomandibular joint changes after whiplash trauma: a prospective study using MR imaging. AJR, 1998, 171: 1237 ～ 1243
[51] Sullivan SM, Banghart PR, Anderson Q. Magnetic resonance imaging assessment of acute soft tissue injuries to the temporomandibular joint. J Oral Maxillofac Surg, 1995, 53: 763 ～ 766
[52] Takahashi T, Ohtani M, Sano T, et al. Magnetic resonance evidence of joint effusion of the temporomandibular joint after fractures of the mandibular condyle: a preliminary report. Cranio, 2004, 22: 124 ～ 131
[53] Gerhard S, Ennemoser T, Rudisch A, et al. Condylar injury: magnetic resonance imaging findings of temporomandibular joint soft-tissue changes. Int J Oral Maxillofac Surg, 2007, 36: 214 ～ 218
[54] Choi BH, Yi CK, Yoo JH. MRI examination of the TMJ after surgical treatment of condylar fractures. Int J Oral Maxillofac Surg, 2001, 30: 296 ～ 299
[55] Oezmen Y, Mischkowski RA, Lenzen J, et al. MRI examination of the TMJ and functional results after conservative and surgical treatment of mandibular condyle fractures. Int J Oral Maxillofac Surg, 1998, 27: 33 ～ 37
[56] Smith HJ, Larheim TA, Aspestrand F. Rheumatic and nonrheumatic disease in the temporomandibular joint: gadolinium-enhanced MR imaging. Radiology, 1992, 185: 229 ～ 234.
[57] Celiher R, Gokce-Kutsal Y, Eryilmaz M. Temporomandibular joint involvement in rheumatoid arthritis. Scand J Rheumatol, 1995, 24: 22 ～ 25.
[58] Stoller. DW, Jacobson. RL. The Temporomandibular joint magnetic resonance imaging in orthopaedics sports medicine, Second Edition, Philadelphia, Lippincott-Raven Publishers, 1997: 995 ～ 1021
[59] Westesson P-L. MRI of the temporomandibular joint. Imaging Decisions-Clinical and Economic Initiatives, 1994: 1: 2 ～ 14.
[60] Barthelemy I, Karanas Y, Sannajust JP, et al. Gout of the temporomandibular joint: pitfalls in diagnosis. J Craniomaxillofac Surg, 2001, 29: 307 ～ 310.

第十一章　骨　　髓

骨髓是人体最重要的造血器官。其功能是不断产生红细胞、白细胞和血小板，以满足机体对氧的需求，具有免疫、凝血功能。原发于骨髓的血液疾病或累及骨髓并伴发骨髓异常的全身其他疾病种类繁多。定性诊断主要依靠骨髓抽吸细胞涂片和组织活检。但某些疾病的骨髓受累部位并非均一衡定，因而骨髓细胞学或组织病理学检查有时并不一定能完全反映骨髓异常的全貌，仍有一定的局限性。半个多世纪以来，随着影像科学的日益发展，骨髓成像技术已有了很大的演变和突破。常规X线检查虽是最早运用的成像技术，但在对骨髓的研究应用中有很大限制。它仅在骨小梁或骨皮质发生异常时才能显示，其敏感性低，无法观察到骨髓细胞成分异常所发生的变化。核素骨髓显像虽可间接地反映骨髓造血功能的状况，显示一些早期骨髓病变，有一定的辅助诊断作用，但特异性低，无法完整地表现骨髓病变的解剖细节。CT对显示骨小梁和骨皮质异常十分敏感，但对骨髓内恶性细胞浸润或骨髓增生无法准确全面地显示。MRI主要根据骨髓内各种组织的不同质子数含量，产生不同信号强度的MRI图像，从宏观上直接反映脂肪和细胞成分的变化，从而区分并显示正常骨髓和骨髓内病变，并可弥补骨髓活检的局限性，它已成为目前评价骨髓疾病的最佳影像学检查方法。

第一节　骨髓的组织结构和生理

一、骨髓的组织构成

骨髓封闭在髓腔中，肉眼观察其外表呈海绵状且含有较多脂肪组织。成人骨髓体积约1 400ml，重量为1 600 ～ 3 700g（成人男性约3 000g，女性约2 600g），总重量占体重的3.4% ～ 5.9%，平均为4.6%。骨髓的功能是造血，它源源不断地产生红细胞、白细胞和血小板，为机体代谢提供氧分，调节细胞免疫，满足凝血需要。

骨髓的主要成分包括血管、神经、造血细胞、脂肪组织、骨性成分和结缔组织。骨髓中含有丰富的血管。骨髓的主要动脉血供来自营养动脉。它穿入髓腔后分出许多小动脉分支（髓腔中有2/3以上的血供来自这些小动脉，只有1/3的供血来自骨膜动脉），然后形成毛细血管网，并与血窦相连。血窦亦称静脉窦，是构成骨髓造血的重要支架，它们彼此相互连接。通常由3 ～ 4个血窦集结成一个网状结合体，最后汇入中央静脉，经营养孔穿出髓腔。

骨髓的神经主要包括支配血管运动的交感神经和传入神经纤维。交感神经有助于骨髓造血中的压力调节、细胞增殖及释放。

骨髓造血细胞广泛充填在血窦与血窦之间，主要包括幼红细胞、粒系细胞及巨核系细胞。

脂肪细胞是构成骨髓的主要成分，约占成人骨髓重量的75%。脂肪细胞在骨髓造血中的作用尚不明了，但可为血细胞的生成提供营养和能量，是促进造血细胞再生的必要条件之一。当骨髓造血减少时，脂肪细胞的体积和数量增加；反之，造血增加时，脂肪细胞萎缩。

骨髓的骨性成分是骨松质，它起着骨骼支撑和贮积矿物质的作用。

二、骨髓转换和逆转换

一般而言，骨髓依其功能分为红骨髓和黄骨髓。两者在功能、组织结构及化学成分上均有所不同。

红骨髓具有造血功能，主要产生红细胞、白细胞和血小板，但也有约1/2是脂肪组织。黄骨髓无造血活性，主要由脂肪细胞构成。红骨髓和黄骨髓各占骨髓总重量的一半。故成人骨髓的3/4是由脂肪组织构成。

在骨髓化学成分中,两种骨髓所含物质的比例不同。红骨髓含水40%，脂肪40%，蛋白质20%。其中含脂肪的比例随年龄的增加而升高，如70岁时，红骨髓内约含脂肪60%，而水和蛋白质含量则相应减少。黄骨髓含水15%，脂肪80%，蛋白质5%。

在组织结构上两者也有不同。红骨髓中含有丰富的血窦系统，且血管网丰富，有良好的造血微环境。而黄骨髓中血窦甚少，且血管稀疏。

骨内红骨髓及黄骨髓的分布随年龄、性别而不同。由婴儿至成人进行着生理性的转换。胎儿期骨髓全为红骨髓，出生后不久逐渐从外周骨向中轴骨以基本对称的形式向黄骨髓转换，约25岁时达到成人型骨髓。这时红骨髓主要分布于中轴骨（颅骨、脊柱、肋骨、骨盆、胸骨等）及四肢长骨近端（肱骨、股骨）。其余部位骨髓主要为黄骨髓（图11-1-1）。这是目前基本公认的全身性骨髓转换模式。

红骨髓向黄骨髓的转换贯穿于人体正常发育过程中，并以一定的顺序进行。按全身骨的整体顺序表现为外周骨向中轴骨转换。但不同骨骼或骨的不同部位，其转换速度并非完全均等。红骨髓、黄骨髓转换最先开始于手、足末节指、趾骨，1岁左右手、足短骨已转换完毕。在骨髓转换中，骨骺和骨突具有鲜明的独立性。它们在骨化前不含骨髓，一般在骨化后才含有骨髓。而其中红骨髓的含量到底占多少比例，能保持多久，目前尚不明了。但可以肯定地认为，骨骺和骨突中红骨髓向黄骨髓转换的过程进行得非常快。当骨化中心出现后，就标志着骨骺和骨突内含有了黄骨髓。长骨的转换顺序是从骨干到干骺端，其转换速度较快。约25岁时，股骨和胫骨骨干的红骨髓含量已近于0，而红骨髓主要分布于中轴骨，形成了成人型骨髓。这时，中轴骨及长骨近端的红骨髓仍向黄骨髓转换,其含量随年龄的增加逐渐减少，而黄骨髓的含量逐渐增多（图11-1-2）。但这种变化十分缓慢。当70岁时，脊柱和胸骨的红骨髓含量仍在50%左右。此外，黄骨髓的增加还与骨质疏松使骨小梁减少、需更多的脂肪细胞来替代有很大关系。

骨髓生理性转换的快慢还与性别、个人体质有一定关系。如有月经的妇女，由于经常不断的刺激，骨髓转换较为缓慢；经常运动的成人，其骨髓内还有相当一部分保留着红骨髓的造血功能，其骨髓转换也较缓慢。

红骨髓和黄骨髓在骨内并无截然界线。黄骨髓内亦可出现造血组织残留，而股骨近端2/3区域内出现红骨髓也很多见。红骨髓向黄骨髓转换的调节因素尚不明了，但温度和低氧张力在骨髓转换中具有重要作用。

当人体需要的血量超过现有红骨髓的造血能力时，黄骨髓即向红骨髓逆转换。其逆转过程与生理性转换恰恰相反，由中轴骨向外周骨逆转。先由脊柱开始，其次为胸骨、骨盆、肋骨、股骨，最后胫骨可能也发生逆转（图11-1-3）。长骨的逆转换最早发生于股骨、肱骨的近侧

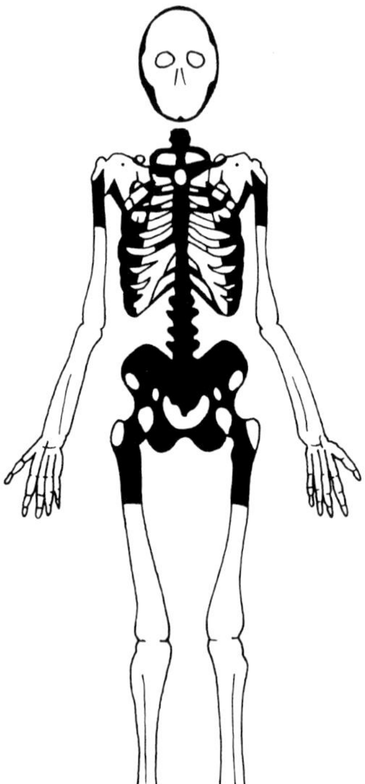

图11-1-1 成人型骨髓分布模式 红骨髓位于中轴骨（脊柱、肋骨、颅骨、骨盆、胸骨）和长骨近端（股骨、肱骨）。黄骨髓主要分布于外周骨。■红骨髓；□黄骨髓。

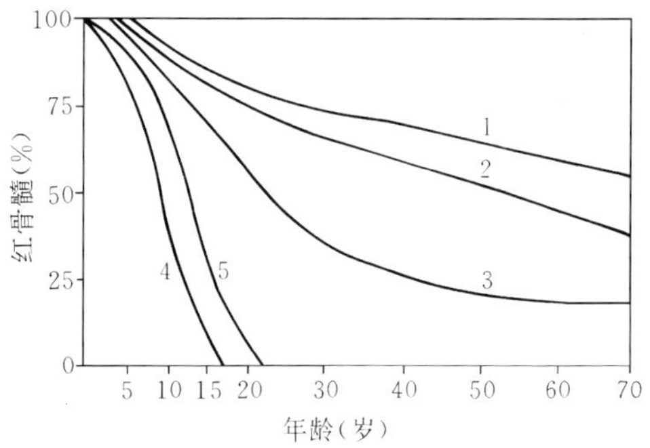

图11-1-2 不同骨骼中红骨髓向黄骨髓转换的宏观状况及不同年龄中红骨髓在不同骨骼中的含量百分比 1. 脊柱；2. 胸骨；3. 肋骨；4. 胫骨（骨干）；5. 股骨（骨干）。

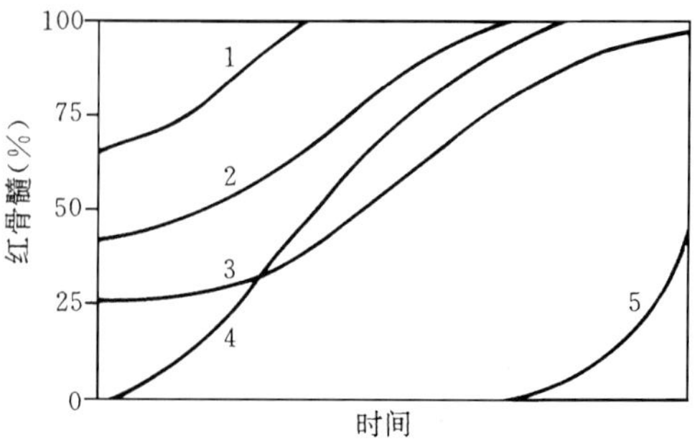

图11-1-3 不同骨髓中黄骨髓向红骨髓逆转换。逆转换顺序由中轴骨向外周骨进行 1. 脊柱；2. 胸骨；3. 肋骨；4. 股骨（骨干）；5. 胫骨（骨干）。

干骺端，继而向骨干发展。在骨髓逆转换中，不同骨骼的逆转方式虽不完全相同，但其过程仍以全身各部骨骼为整体而有系统地进行。与此同时，骨骺内的黄骨髓也一同发生逆转。

很多疾病可引起骨髓逆转换，例如慢性贫血、全身转移性肿瘤、骨髓纤维化、骨髓瘤等。骨髓逆转换的范围和程度取决于疾病的严重程度。轻微的骨髓逆转仅在中轴骨有所表现。严重疾病所导致的逆转可明显累及外周骨。骨髓逆转的调节因素仍不明了，温度和低氧张力在骨髓逆转换中仍起重要作用。

（张 华 宋 琦 江 浩）

第二节 骨髓的MRI检查方法

骨髓组织主要含水、脂肪等成分。这些成分本身具有不同的质子密度和组织弛豫时间，可形成不同信号强度的MRI图像。MRI就是根据这一原理进行骨髓成像的。另外，骨髓内的不同成分在生理或病理因素的作用下，其含量比例的变化，尤其是脂肪与水比例的变化也可通过MRI来显示。故MRI对正常骨髓和骨髓疾病的观察具有重要意义。

一、MRI脉冲序列

自Cohen于1984年将MRI用于儿童骨髓疾病的研究以来，骨髓MRI技术有了相当地发展，用于骨髓检查的各种MRI序列方法不断涌现。在不同的脉冲序列上，骨髓组织表现出不同的信号特点。且每种序列都有其各自的优点和不足之处。因此，MRI序列的合理选择对于骨髓疾病的观察尤为重要。现就骨髓MRI中应用较多的几种成像方法作一简要介绍。

（一）SE序列 常规SE序列T_1加权和T_2加权扫描是骨髓MRI中应用最多、最为基本的成像方法。其中以T_1加权扫描最为有效，它对黄骨髓内病变的观察较为理想。在T_1WI上，骨髓脂肪组织的T_1弛豫时间很短，可形成广泛的高信号背景，这就使骨皮质、红骨髓、肌肉和多数具有长T_1特点的病理组织得以辨认（图11-2-1）。T_1加权扫描不仅能大致区分红骨髓和黄骨髓，完整地反映骨髓病变的解剖细节，还可显示骨髓内脂肪与水因比例失调所产生的信号变化，具有其他序列所不能替代的重要作用。

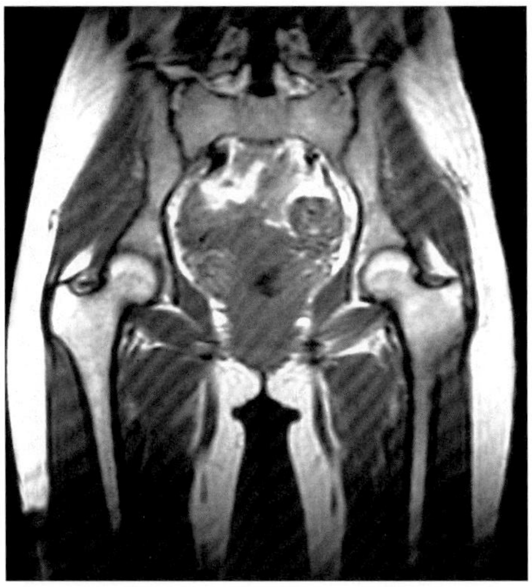

图11-2-1 SE序列T_1WI 骨盆冠状面T_1WI：股骨头及大转子骨骺因仅含黄骨髓而显示明显高信号；骶骨、髂骨及股骨干骺端因含有红骨髓而呈中高信号；股骨干呈高信号，骨皮质为低信号，肌肉为中等信号。它们彼此之间都有较明显的信号差异，易于辨认（女，21岁）。

在T_1WI上，TR长短的选择可直接影响到骨髓病变的观察。TR的长短选择一般无绝对范围，它与受检部位的大小有关，如扫描范围大，则需较长的TR。一般而言，T_1加权的TR在高磁场时介于400～700ms之间，在低磁场时介于300～600ms之间。如TR太长（高磁场时大于800ms，低磁场时大于700ms），常会出现质子密度成像，使骨髓病变的许多细节信息丢失。在T_1WI上，某些骨髓病变的信号有时与正常骨髓组织的信号强度相近，此时在选择短TR的同时，辅以短TE成像将有助于观察。一般T_1加权的TE以20ms为宜。

T_2加权扫描可反映具有不同T_2弛豫时间的各种组织和成分之间的信号差异。它由长TR和长TE形成。TR、TE取值越大，T_2加权成分越重。在骨髓MRI中，虽然一些骨髓病变具有比正常骨髓组织更长的T_2弛豫时间，其异常改变可在T_2WI上显示，但T_2加权的作用不如T_1加权明显。因为某些骨髓病变仅具有相对长的T_2弛豫时间，与骨髓脂肪组织相近，在T_2WI上与正常骨髓无明显信号差异，所以其异常改变显示不明显。在T_2WI上，正常黄骨髓信号有所降低，红骨髓或骨髓病变的信号又开始升高，使黄骨髓与红骨髓或骨髓病变之间形成等信号强度，缺乏对比，既不便于红骨髓、黄骨髓的显示，也不利于骨髓病变的观察（图11-2-2）。鉴于T_2加权的上述不足，在实际运用中，T_2加权有时可被脂肪抑制技术和化学位移脂肪抑制(fat-suppressed chemical shift）技术所替代。

（二）STIR序列 STIR序列是目前骨髓MRI中最为常用的方法之一。它可百分之百地抑制脂肪信号，发

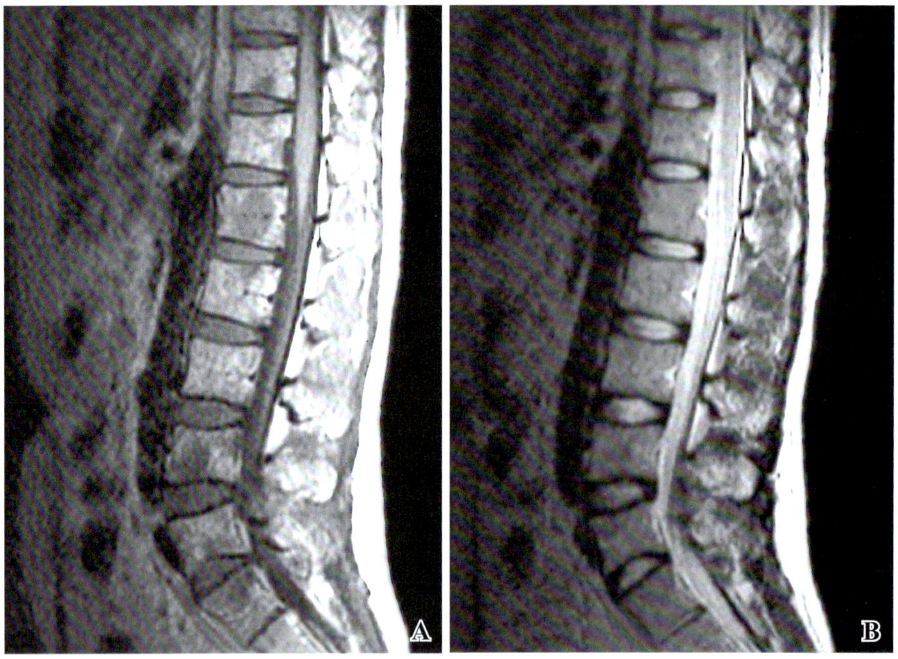

图 11-2-2 SE 序列 T_1WI、T_2WI A. 腰椎矢状面 T_1WI：由于红骨髓的残留，第十一胸椎、第一腰椎、第四、五腰椎椎体显示有低信号影，对比清晰（男，33 岁，再生障碍性贫血）；B. 腰椎矢状面 T_2WI：原低信号影与正常骨髓之间形成等信号强度，缺乏对比，不利于观察（与 A 为同一者）。

现很小的骨髓病变。STIR 序列是利用脂肪组织频率的窄带宽特点，给予 180° 脉冲激励，使脂肪质子的纵向磁化得到反转，经过一段 TI 后，脂肪质子的纵向磁化恰好等于 0，这时再进行 SE 序列成像。

在骨髓 MRI 中，STIR 序列是显示病变最敏感的方法，尤其对红骨髓内病变的观察较为理想。STIR 序列成像，由于 T_1 正好经过脂肪组织的无效点，故脂肪信号被消除，形成暗色背景的 MRI 图像（图 11-2-3）。与此同时，具有与脂肪组织不同 T_1 和 T_2 值的病理组织表现为高信号，可在背景中形成很强的信号对比，这就使骨髓内病变（即便是微小病灶）很容易被检出，并能保持较好的图像信噪比。STIR 序列与常规 SE 序列相比，在显示具有不同 T_1 值的两种组织的信号变化上，其敏感性明显高于后者。例如黄骨髓具有短 T_1，而骨髓病变表现为长 T_1，在显示两者信号强度的对比方面，STIR 序列要比 SE 序列表现得明显和突出。

STIR 序列的不足之处是特异性较低，在显示骨髓病变的解剖细节上不如 T_1 加权扫描，并有运动伪影，且成像时间长。另外，STIR 序列在抑制脂肪信号的同时，那些与黄骨髓 T_1 扫描值相近的其他非脂类组织的信号也一同被抑制。但脂肪饱和法成像可弥补这一缺陷。它既可抑制脂肪信号，又对与脂肪组织具有相似 T_1 值的非脂类组织无直接影响。

（三）化学位移成像 如前所述，SE 序列 T_1 加权扫描可通过信号强弱的差异大致区分红骨髓和黄骨髓。然而，SE 序列图像代表的是骨髓内脂肪和水等成分总的 MRI 信号。它无法直接显示红骨髓、黄骨髓内脂肪和水的相对百分比含量。化学位移成像正好弥补了 SE 序列的上述不足，它是利用生物组织中脂肪和水质子共振频率的差异，将脂肪和水彼此分开，选择性地形成脂肪和水信号图像，即化学位移脂肪成像和化学位移水成像。目前应用最广泛的是化学位移脂肪抑制成像。它是属于抑制了脂肪而突出水成分的化学位移成像序列，能

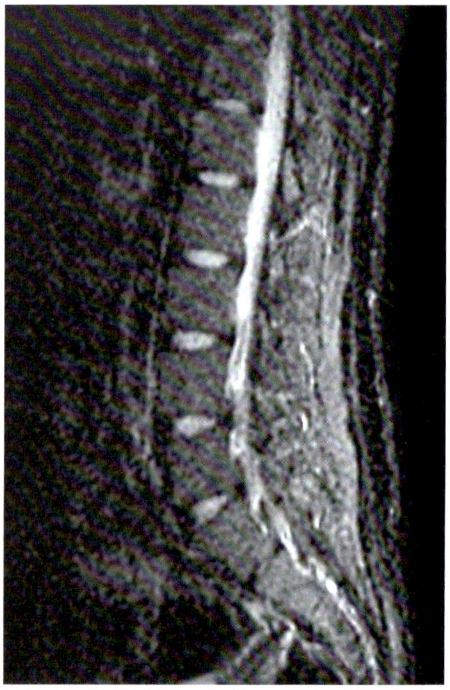

图 11-2-3 STIR 像 腰椎矢状面 STIR 像：椎体骨髓呈暗色背景图像（男，26 岁）。

增强骨髓病变的信号对比。化学位移成像在骨髓MRI中的作用在于进一步更精确地区分红骨髓和黄骨髓，提高骨髓内病变的检出率。虽然骨髓内脂肪与水是以混合形式存在，但定量化学位移成像可分别测定骨髓内脂肪和水的弛豫时间，对其含量作出定量估价，其中以脂肪分量的含量估价更为重要。这是因为脂肪组织在骨髓整体信号的构成中与水一样起着重要作用。化学位移成像的不足之处是其图像在显示正常骨髓的解剖和骨髓病变的细微结构上还不如常规MRI图像。

（四）GE序列 GE序列因具有数据采集率高、扫描时间短等优点而被广泛应用。它仅使用小于90°的小偏转角，射频脉冲就可获得较大的横向磁化矢量，产生较强的MRI信号，而且纵向磁化矢量变化不大。因此，弛豫时间可明显缩短而信噪比并不降低。GE序列范畴主要包括稳态梯度回返采集成像（GRASS）、快速小角度激发（FLSH）和稳定进动快速成像（FISP）。

T_2^*加权扫描具有图像分辨率较高，成像可在短时间内达到T_2加权效果和较好的信噪比等优势作用，对累及骨皮质和骨小梁结构的骨髓病变的观察较为理想。它与SE序列T_1加权一同运用可使较大的骨髓内病变（如骨肿瘤病灶等）更清晰地显示，起到相互补充的作用。然而，GE序列对磁场不均匀性、化学位移频率和磁化率等都十分敏感，其信号强度变化取决于有效的T_2，有时在不同磁化率组织的交界处产生运动伪影或引起图像失真，故它对骨髓病变的观察也有诸多不足之处。如长骨干骺端处含有较多骨小梁，它可形成较强的磁化率，这就缩短了有效的T_2，在干骺端与骨髓交界处形成信号减低的黑影，造成该处骨髓内微小病变遗漏。另外，T_2^*WI与STIR像不同，它不增加骨髓病变的T_1和T_2组织信号对比，因而就限制了许多骨髓内浸润性病变（如白血病等）的观察。不过，有时可通过改变TR、TE和偏转角来加大正常骨髓和骨髓病变之间的信号对比，以提高骨髓内病变的检出率。

综上所述，各种不同的脉冲序列在骨髓成像中的作用不尽相同。在实际运用中应尽量使MRI图像具有较高的空间分辨率，良好地显示正常骨髓或骨髓病变的解剖细节。一般而言，SE序列是评价骨髓疾病患者骨髓异常的基础，它能大致区分红骨髓和黄骨髓，较好地反映骨髓病变的解剖细节，对显示黄骨髓内病变较为理想；T_2加权扫描可显示不同T_2值组织之间的信号差异，有助于鉴别诊断，但不利于红、黄骨髓的区分和骨髓病变的观察；STIR序列对显 示长T_1、长T_2的骨髓病变敏感，它能增加骨髓病变的T_1和T_2组织信号对比，对显示红骨髓内病变较为理想；化学位移成像能更精确地区分红骨髓和黄骨髓，提高骨髓病变的检出率；T_2^*加权扫描成像时间短，可更清晰地显示骨髓内较大的病灶，对累及骨皮质和骨小梁结构的骨髓病变的观察较为理想，但不利于骨髓微小病变和骨髓浸润的观察。

二、检查方法

众所周知，MRI的质量在很大程度上取决于图像的空间分辨率、信号对比度和成像时间。在骨髓MRI中，这些质量指标又与受检部位，层厚间距，线圈使用，TR、TE及TI选择，视野大小等因素有着密切联系并受其制约。因此，这些因素也都是骨髓MRI中不应忽视的重要环节。

在骨髓成像时，可根据不同受检部位选择适当的线圈。表面线圈可适当增加信噪比，减少伪影，主要适用于解剖范围小的受检部位，如膝关节等处；体线圈能使图像信号更均匀，增加深部组织的信噪比，但易产生伪影，主要适用于解剖范围大的受检部位，如骨盆等处；四肢长骨成像时，若需两侧对比观察，则也需使用体线圈。

层面厚度也可影响信噪比和图像分辨率。一般腰椎成像层厚选4～6mm，骨盆成像选5～7mm，可获得较高的信噪比而不影响图像分辨率。若层厚选择太薄，使层面内组织所含质子数减少，信号减弱，噪音增加，信噪比降低，不利于骨髓病变的观察。腰椎和骨盆成像的层面间距一般定在1mm。

骨髓成像中NEX一般为2～3次，脂肪抑制的成像序列应以3次激励为宜。这样可适当增加信噪比，减少运动伪影，使图像更加清晰。

对检查部位而言，脊柱、骨盆和股骨近端是成人红骨髓分布最广、病变最易累及的部位，对其进行MRI检查可全面观察红骨髓的分布情况和骨髓异常的状况，也与常规骨髓抽吸活检部位相吻合。对于儿童，其外周骨的骨髓病变更易被肉眼观察，因此除中轴骨外，还应对肱骨、股骨等长骨进行成像检查。

扫描方位的选择以一个部位选一种方位为宜。一般而言，脊柱取矢状面；骨盆、长骨及胸骨取冠状面成像，既可节省扫描时间，又能在最大程度上反映骨髓受累的全貌。若病变伴有骨皮质异常，并侵犯周围结构，可在局部加横断面，以进一步显示其受累范围。

用于骨髓成像的诸多序列方法都具有各自的优势和不足之处。对于序列的选择，应根据骨髓病变的种类和性质，在最大程度上显示病变的解剖细节，并有利于随访和对骨髓疾病治疗后反应的观察。众多研究都认为，多种序列的联合运用是骨髓MRI检查最理想的手段。就目前而言，尚无统一固定的骨髓成像序列组合模式。在实际运用中，一般可将SE序列T_1加权、T_2加权扫描作为基本成像序列，再辅以STIR序列、脂肪饱和法成像和化学位移脂肪抑制成像中的任何一种序列进行组合。必要时还可加作T_2^*加权扫描。在上述成像序列组合中，T_2加权扫描虽然在骨髓成像中有着明显不足，可被其他多种序列所取代，但它是骨髓成像中应用最早、研究最多、最易被人们所认识的成像序列。它可反映不同T_2值组织间的信号差异，与T_1加权扫描一同使用，有利于完整地反映骨髓病变的异常信号构成，且

表11-2-1 GE 0.5T 机腰椎矢状面扫描参数

	TR (ms)	TE (ms)	视野 (cm)	层厚 (mm)	层间距 (mm)	矩阵	NEX	TI (ms)
T_1加权	500	20	30×30	5	1	256×160	2	–
T_2加权	4 000	40	30×30	5	1	256×160	2	–
STIR序列	3500	40	30×30	5	1	256×160	3	110

表11-2-2 GE 0.5T 机骨盆冠状面扫描参数

	TR (ms)	TE (ms)	视野 (cm)	层厚 (mm)	层间距 (mm)	矩阵	NEX	TI (ms)
T_1加权	600	24	40×40	7	1	256×160	2	–
T_2加权	4 000	110	40×40	7	1	256×192	3	–
STIR序列	3500	40	40×40	7	1	256×160	3	110

可帮助进行鉴别诊断。因此，T_2加权扫描也可被视为一种具有一定辅助作用的基本成像序列。

上海交通大学医学院附属瑞金医院在对200余例骨髓疾病患者的MRI检查时，采用腰椎矢状面T_1加权、T_2加权加STIR序列和骨盆冠状面(包括双侧股骨近端)T_1加权、T_2加权加STIR序列，基本满足了各类骨髓病变的成像检查需要，良好地显示了各类病变的骨髓异常状况。有关成像的各种技术参数见表11-2-1、表11-2-2。

MRI造影增强扫描已广泛应用于骨与关节疾病的诊断中，尤其在骨与软组织肿瘤的诊断中已显示出很高的应用价值。然而，对骨髓内弥漫浸润性疾病而言，MRI增强扫描还未常规应用，有关这方面的研究报道不多，其应用价值仍需进一步的研究和探讨。

(张 华 宋 琦 江 浩)

第三节 正常骨髓的MRI表现

骨髓中脂肪、水、蛋白质和矿物质等成分是形成MRI信号的重要基础。它们之间的含量变化，尤其是脂肪与水比例变化决定着骨髓组织MRI信号的强弱。这些化学成分在红骨髓和黄骨髓中所含比例各不相同，这就使红骨髓、黄骨髓分别表现出不同的MRI信号特征。而正常骨髓组织的MRI表现正是红骨髓、黄骨髓信号特征的综合体现。它具有一个显著特点,即在不同的年龄阶段，骨髓组织具有不同的MRI表现。这是因为骨髓的化学成分在不同年龄阶段，其含量发生着生理性变化，尤其是脂肪细胞，其含量随着年龄增长而增加，这就引起骨髓组织的信号强度发生变化。在不同的年龄阶段，红骨髓和黄骨髓在骨骼中的分布状况也不尽相同。因此，骨髓组织也就显示出不同的MRI表现。充分认识这一规律，对研究正常骨髓和判断骨髓是否异常具有重要意义。

一、黄骨髓和红骨髓的MRI表现

(一) 骨髓化学成分的MRI信号特点 骨髓中脂肪组织含量最高，它具有很短的T_1弛豫时间，其T_2弛豫时间相对延长，在T_1WI上表现为高信号，在T_2WI上呈中等信号。

存在于组织中的自由水具有长T_1、长T_2，结合水为短T_1、短T_2，但它们在骨髓整体信号的构成中所起的作用尚不明了。一般而言，当骨髓内水含量增加时，在T_1WI上表现为低信号，在T_2WI上呈高信号。

骨髓中处于结合状态的大分子蛋白质具有长T_1，溶解状态的蛋白质为短T_1。但在骨髓整体信号的构成中，蛋白质所起的作用较小。

骨髓中的矿物质积聚于干骺端，因缺乏运动质子而不产生信号。

(二) 黄骨髓和红骨髓的MRI信号特点 SE序列T_1加权和T_2加权扫描是人们研究最多、最能反映红骨髓和黄骨髓信号特点的成像序列。

黄骨髓是随着年龄的增长由红骨髓逐渐转换而来。成人体内的黄骨髓信号特点最具有代表性。黄骨髓含有

80% 的脂肪细胞，在 T_1WI 上呈高信号，其信号强度高于肌肉，与皮下脂肪信号相等（图 11-3-1）；在 T_2WI 上，黄骨髓呈中高信号，其信号强度也高于肌肉，但比液体信号低（图 11-3-2）。在 STIR 像上，由于脂肪信号被完全或大部分抑制，黄骨髓表现为很低的信号，形成黑色背景的骨髓像，其信号强度低于肌肉（图 11-3-3），且年龄越大，与肌肉之间的信号反差越大。此外，在 T_2^*WI 上，长骨骨骺和干骺端处的黄骨髓信号可随 TE 的增加而降低，但骨干黄骨髓信号不受影响。具体表现为骨干黄骨髓呈高信号，其信号强度等于皮下脂肪，骨骺处黄骨髓信号低于皮下脂肪，而干骺端的黄骨髓信号强度则介于骨干和骨骺之间。

红骨髓的信号强度可随着红骨髓、黄骨髓的生理性转换而发生变化。自出生到青春期的这段年龄能较好地体现红骨髓的信号特征。由于红骨髓内含有较多的水分（约 40%），而脂肪细胞含量相对较少，在出生 1 年内，红骨髓在 T_1 加权像上表现为较低的信号，其信号强度与肌肉相当（图 11-3-4）。随着红骨髓、黄骨髓的生理性转换，红骨髓内脂肪细胞含量可有增加，这就使红骨髓在 T_1WI 上信号逐渐升高。至青春期阶段（11 ~ 20 岁），其在 T_1WI 上的信号高于肌肉（图 11-3-5）。与黄骨髓相比，红骨髓含有较多的水分，故其在 T_1WI 上的信号低于黄骨髓。在 T_2WI 上，红骨髓信号与黄骨髓相当，也高于肌肉而低于液体。在 STIR 像上，红骨髓呈灰色中等信号，其强度高于黄骨髓，接近于肌肉（图 11-3-6）。

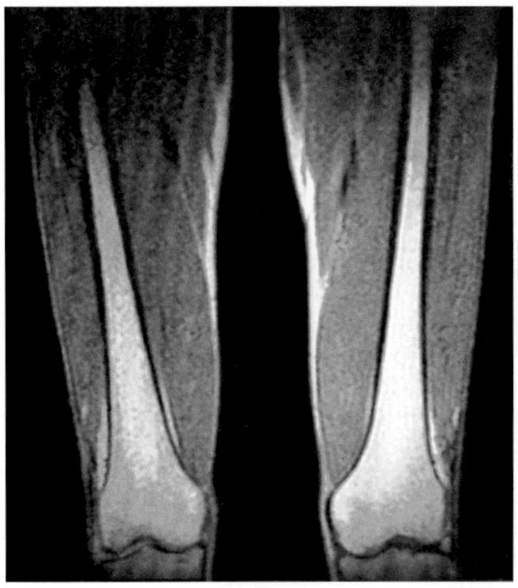

图 11-3-1 黄骨髓 T_1WI 股骨冠状面 T_1WI：黄骨髓呈高信号（男，51 岁）。

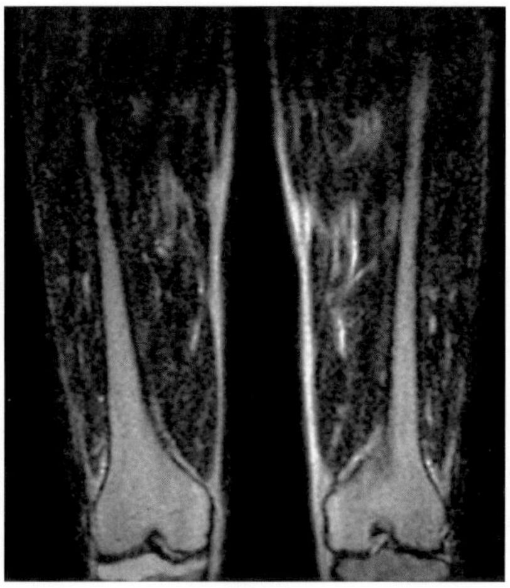

图 11-3-2 黄骨髓 T_2WI 股骨冠状面 T_2WI：黄骨髓呈中高信号（与图 11-3-1 为同一患者）。

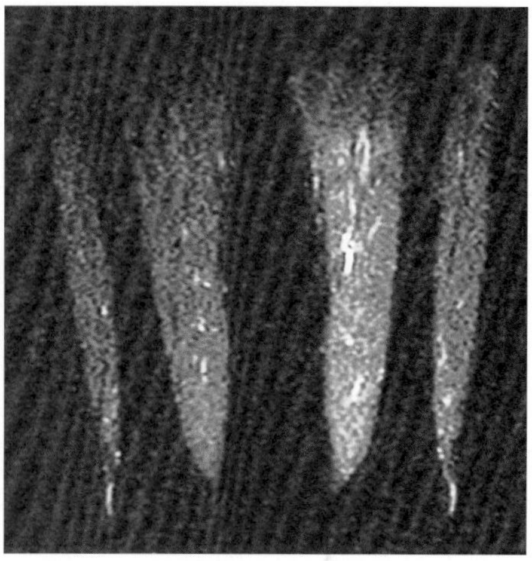

图 11-3-3 黄骨髓 STIR 像 股骨冠状面 STIR 像：黄骨髓呈明显低信号（与图 11-3-1 为同一患者）。

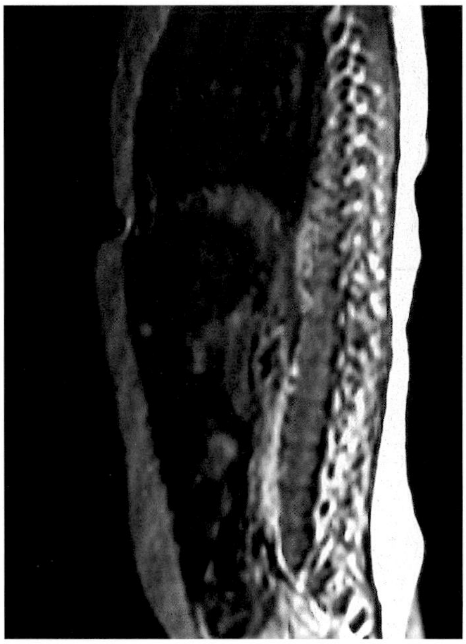

图 11-3-4 红骨髓 T_1WI 脊柱矢状面 T_1WI：腰椎椎体的红骨髓信号强度与肌肉相当（男，6 个月）。

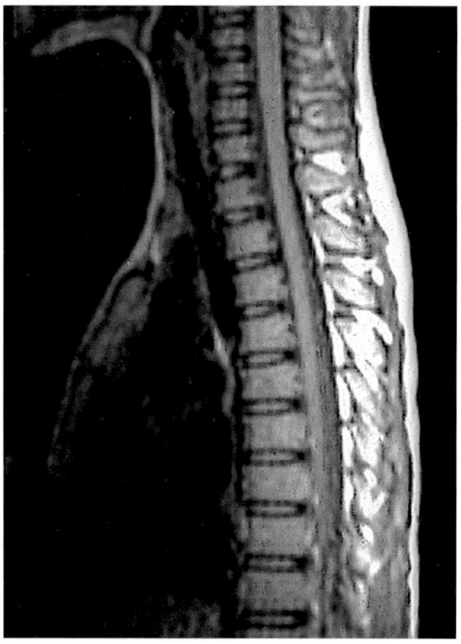

图 11-3-5 红骨髓 T_1WI 脊柱矢状面 T_1WI：椎体信号高于肌肉（女，9 岁）。

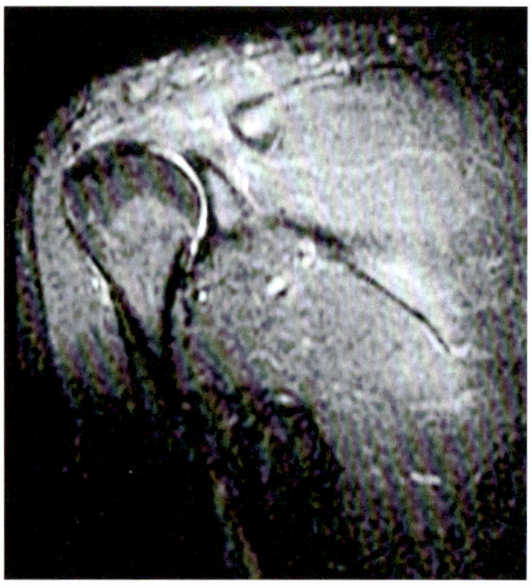

图 11-3-6　红骨髓 STIR 像　STIR 像：肱骨干骺端呈灰色中等信号。其强度类似于肌肉，高于近侧骨骺（男，19 岁）。

二、不同年龄和部位的骨髓 MRI 表现

（一）中轴骨的 MRI 信号特点　红骨髓向黄骨髓的转换是从外周骨向中轴骨进行的。因为中轴骨在不同的年龄阶段，其红骨髓、黄骨髓的含量不同，因此具有不同的 MRI 表现特点。Ricci 等在 T_1WI 上将颅骨、脊柱、骨盆等中轴骨及股骨近端的 MRI 表现和它们在不同年龄中的分布状况作了全面分型，以便于进一步了解正常骨髓的 MRI 特点，更好地辨别骨髓病变。

颅骨的红骨髓、黄骨髓转换发生较早，一般 20 岁以前即可完成。黄骨髓在额骨和枕骨较多，而部分人的顶骨内也有红骨髓分布。Ricci 等把颅骨分为三型：①Ⅰ型：骨髓呈均一低信号，或在额、枕区出现小片状高信号（图 11-3-7）。②Ⅱ型：额、枕区骨髓呈均一高信号，顶骨区为片状高信号（图 11-3-8）。③Ⅲ型：全部颅骨骨髓均为高信号（图 11-3-9）。上述三型中，Ⅰ型主要见于 10 岁以下儿童，Ⅱ型和Ⅲ型在各年龄中均可出现。在 T_2WI 上，颅骨骨髓一般表现为中等信号。

脊柱椎体是成人红骨髓含量分布最多的部位之一。因此，在 T_1WI 上，椎体信号要比外周骨低，其 T_1WI 上的磁共振总体信号变化有两个特点：①在宏观上，椎体的总体信号强度随着年龄的增长而逐渐升高（图 11-3-10）。这是因为伴随着年龄增长，红骨髓逐渐向黄骨髓转换；40 岁以后，尤其是女性，矿物质逐渐丢失使椎体骨质开始疏松，椎体中脂肪细胞逐渐充填，使椎体脂肪含量增加，进而使其信号逐渐升高。②在微观上，椎体的局部信号具有不均匀性和局灶性升高的特点（图 11-3-11）。具体表现为椎体出现带状、斑片或三角状脂肪性高信号影，造成椎体信号不均匀。大约 60% 以上的椎体具有此种改变，其发生率伴随着年龄而升高，且大多分布于椎体周边、基底静脉周围及终板下区。其形成机制可能由于慢性生物机械性刺激，减弱了局部的血液供应而造成缺血，进而形成局灶性骨髓转换的缘故。Ricci 等用三型四分法（Ⅰ、Ⅱ、Ⅲa、Ⅲb 型）将脊柱椎体的 MRI 特点与年龄的相关性作了归纳。①Ⅰ型：椎体呈均一低信号，但于椎体静脉上、下方可见线样

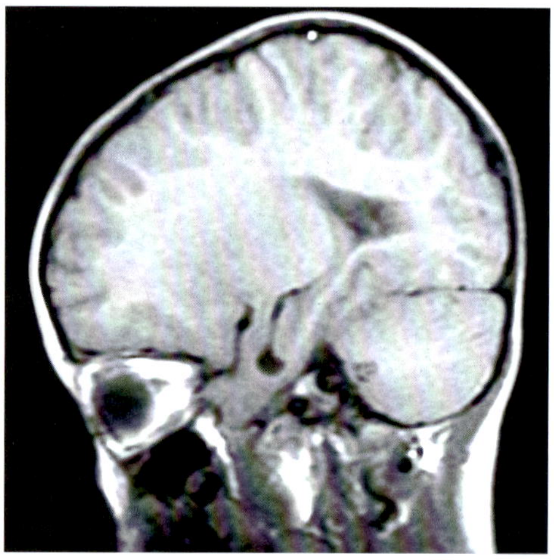

图 11-3-7　颅骨表现（Ⅰ型）　矢状面 T_1WI：颅骨骨髓呈均一低信号（男，3 岁）。

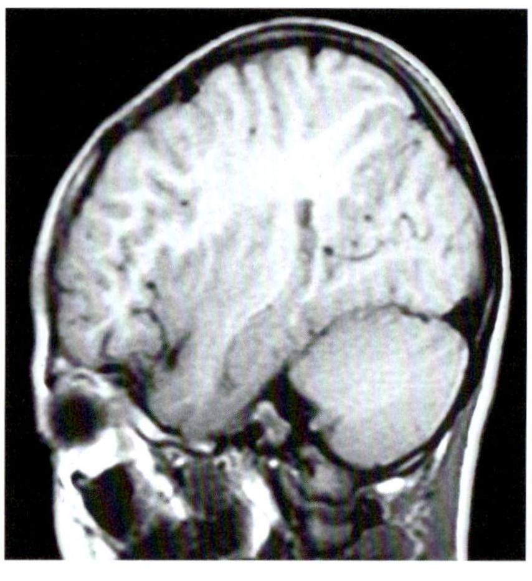

图 11-3-8　颅骨表现（Ⅱ型）　矢状面 T_1WI：颅骨额、枕及顶部骨髓呈高信号（男，8 岁）。

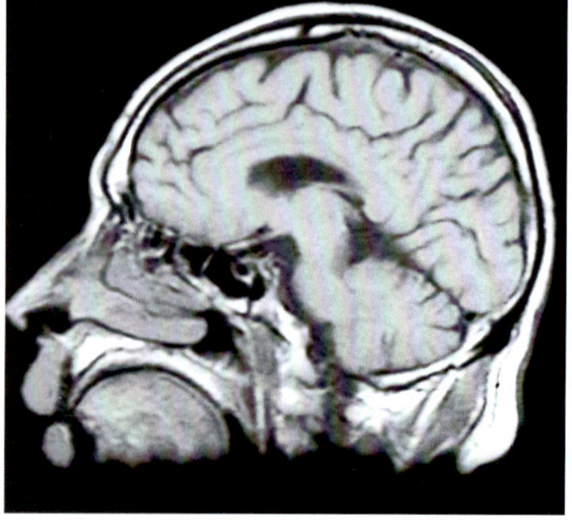

图 11-3-9　颅骨表现（Ⅲ型）　矢状面 T_1WI：颅骨骨髓全部呈均一高信号（男，64 岁）。

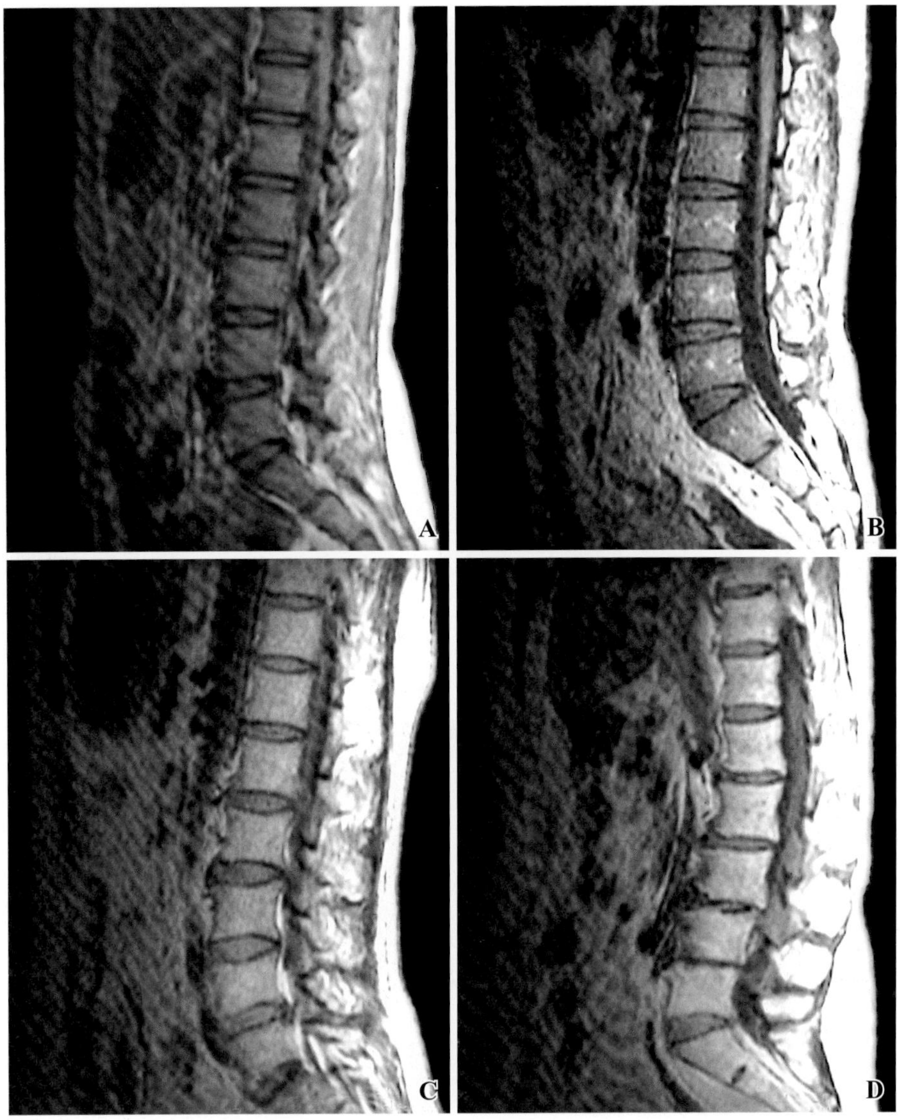

图 11-3-10 椎体总体信号在不同年龄中的表现 腰椎矢状面 T_1WI：随年龄增长，椎体信号逐渐升高。A.14 岁；B.32 岁；C.44 岁；D.66 岁；A ～ C 为男性，D 为女性。

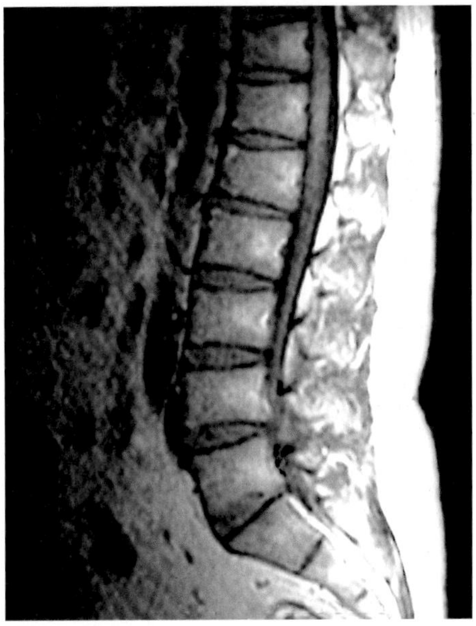

图 11-3-11 椎体局部的信号表现 腰椎矢状面 T_1WI：椎体后部呈三角形高信号影（男，43 岁）。

高信号（图 11-3-12A、B）。② Ⅱ型：椎体周边邻近终板及椎体边角处表现带状或三角形高信号区（图 11-3-12C、D）。③Ⅲa 型：椎体呈模糊的弥漫性点状高信号，点状影为数毫米甚至更小(图 11-3-12E、F)。④Ⅲb 型：椎体呈边缘清楚的弥漫性斑片状高信号，斑片影为 0.5 ～ 1.5cm 大小(图 11-3-12G、H)。以腰椎为例，Ⅰ型者多见于 20 岁以下青年人，30 岁以上罕见；Ⅱ型和Ⅲ型者多见于 40 岁以上的成年人。脊柱椎体与全身任何骨骼一样，其磁共振总体信号是由红骨髓、黄骨髓和骨小梁的信号相互结合共同形成的。在临床实践中，可在 T_1WI 上将椎体的总体信号与椎间盘比较，以作为椎体信号异常与否的客观依据。Moore 等认为，年龄超过 10 岁者，其椎体在 T_1WI 上的信号即可高于椎间盘，若信号低于椎间盘可提示异常。一般的规律是，年龄越大，椎体与椎间盘的信号反差越大（图 11-3-13）。由于存在着个体差异，在 10 ～ 15 岁年龄中，尚有少部分正常者的椎体信号还未达到高于椎间盘的程度，因而在实际

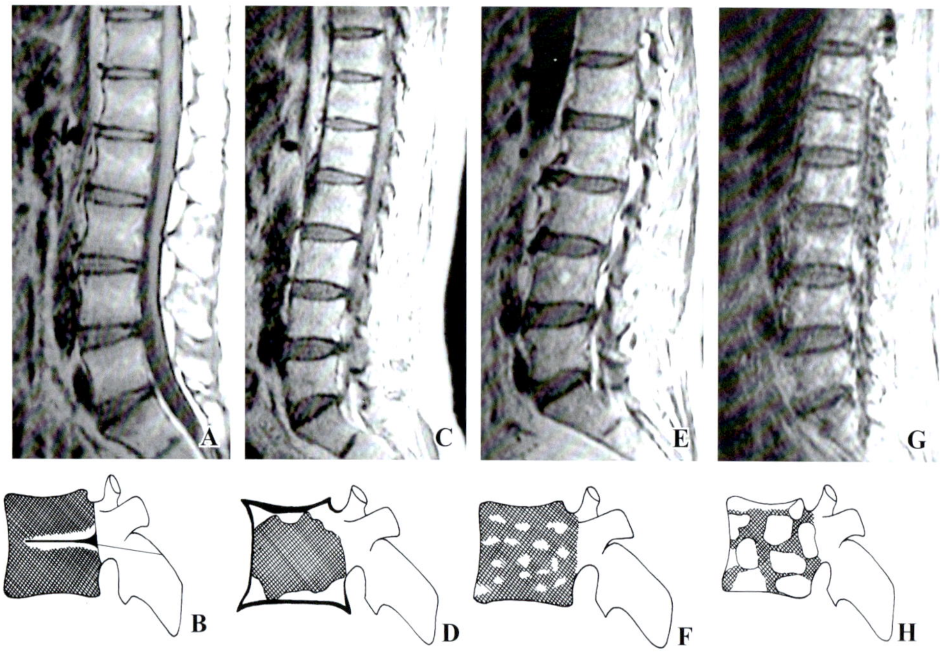

图 11-3-12　腰椎表现类型 T_1WI　A 和 B：Ⅰ型；C 和 D：Ⅱ型；E 和 F：Ⅲ a 型；G 和 H：Ⅲ b 型。

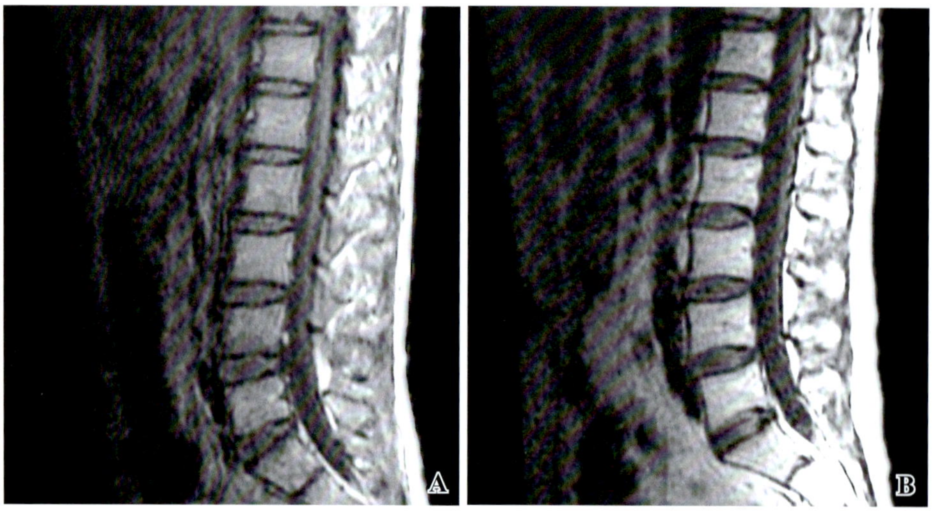

图 11-3-13　椎体与椎间盘的信号比较　A．腰椎 T_1WI：椎体信号高于椎间盘（男，16 岁）；B．腰椎 T_1WI：椎体信号明显高于椎间盘，两者反差进一步加大（男性，48 岁）。

运用中应考虑到这种个体差异而不至于与病变混淆。在 T_2WI 上，椎体的信号变化没有 T_1WI 上明显，一般呈较均匀的中等信号。小儿椎体信号在 STIR 像上呈相当于肌肉的中等信号，在成人呈略低于背部肌肉的较低信号（图 11-3-14）。

椎体内的红骨髓、黄骨髓及骨性成分比例随着年龄的增长发生着缓慢的变化。这种变化不但能通过 MRI 信号来表现，还可从椎体 T_1、T_2 弛豫时间的测定中充分体现。正常椎体具有较长的 T_1 弛豫时间，但其 T_1 值却随年龄增长呈下降趋势。这是由于在 40 岁前，椎体红骨髓含量逐渐减低，黄骨髓含量逐步升高所致；而在 40 岁以后，大多是由于椎体骨质疏松和矿物质丢失所致。同样，T_2 值也随年龄增加而下降。由于女性骨质

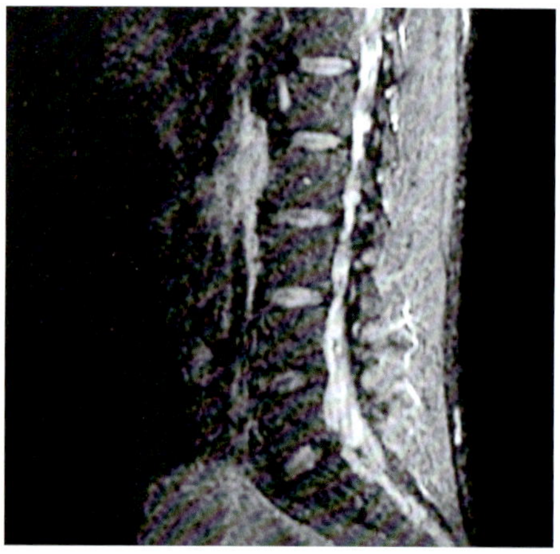

图 11-3-14　STIR 像上椎体信号表现　腰椎矢状面 STIR 像：椎体信号略低于背部肌肉（男，36 岁）。

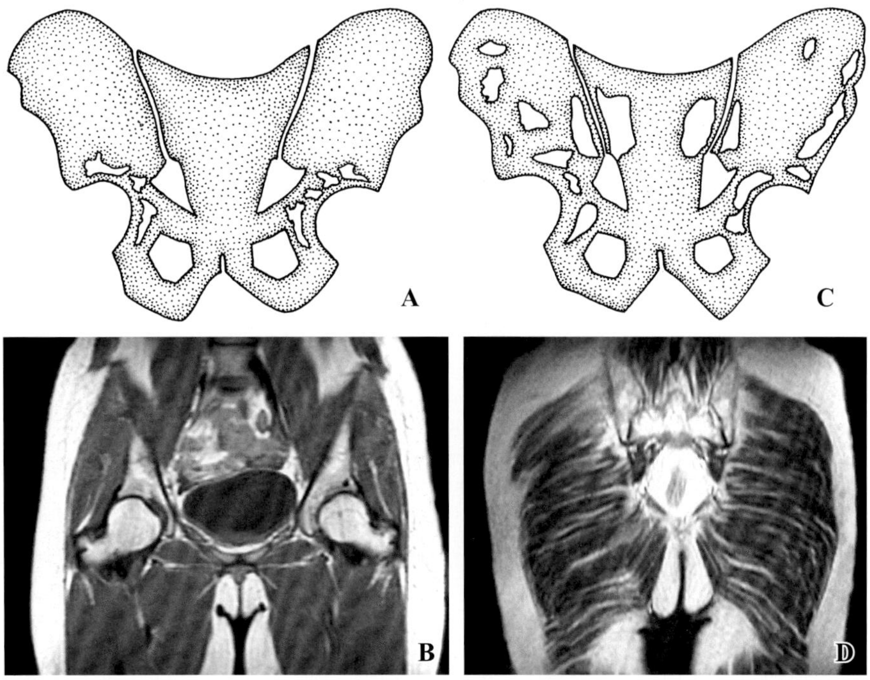

图 11-3-15　T_1WI 上的骨盆表现类型　A 和 B：Ⅰ型；C 和 D：Ⅱ型。

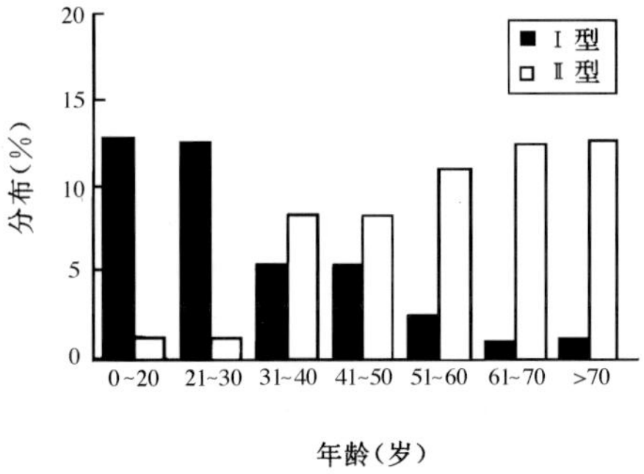

图 11-3-16　骨盆类型在不同年龄中的分布百分比　■Ⅰ型；□Ⅱ型。

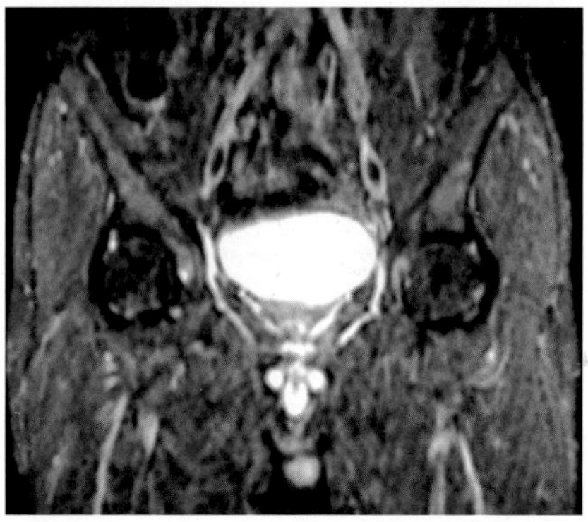

图 11-3-17　STIR 像上的骨盆信号表现　骨盆冠状面 STIR 像：两侧髂骨呈中等信号（男，38 岁）。

疏松的发展较男性明显，且丢失的矿物质和骨性成分被脂肪组织替代的程度更为突出，因而在 40 岁以前，男性和女性的 T_1、T_2 值呈同步下降，两者无显著差异；而 50 岁以后，女性 T_1、T_2 值均显著低于男性。总之，确定正常人椎体的弛豫时间对评价骨髓疾病的转归，尤其对血液系统疾病（如白血病）治疗后反应的观察具有一定价值，它作为对普通骨髓 MRI 的一项补充具有一定的临床意义。

在 T_1WI 上，骨盆信号（除髋臼外）也随年龄增加而逐渐增高。髋臼区在 2 岁以后均显示局部高信号，并不随年龄而变化。在 T_1WI 上，1 岁以内婴儿的骨盆表现为均匀性低至中等信号，其强度随年龄的增加而变化。先是低于肌肉，以后与肌肉信号相等，在接近 1 岁时高于肌肉信号，但低于皮下脂肪。2 ~ 10 岁时，髋臼和髂前上嵴处开始出现高信号影（一般 2 ~ 5 岁时出现），但骨盆其余区域呈中等信号，其强度高于肌肉，低于皮下脂肪。以后随着年龄的增加，骨盆信号进一步升高，并出现更多、更明显的片状高信号影，使骨盆总体信号分布不均匀。因此，成人骨盆在 T_1 加权像上的 MRI 总体信号是以不均匀性分布为特征的。Ricci 等把骨盆表现分为两型：①Ⅰ型：髋臼部呈小片状高信号影（图 11-3-15A、B）。②Ⅱ型：在Ⅰ型基础上，在髂骨及骶髂关节两侧还有高信号区（图 11-3-15C、D）。随着年龄增长，Ⅰ型者逐渐减少，Ⅱ型者逐渐增多。Ⅰ型最多见于 30 岁以下，Ⅱ型最多见于 40 岁以上（图 11-3-16）。

骨盆在 T_2WI 上呈较均匀的中等信号。在 STIR 像上，小儿及成人的骨盆也表现为中等信号，其信号强度与肌肉相当（图 11-3-17）。此外，骶骨内的脂肪含量较高，其在矢状面 T_1WI 上的信号较其他椎体高。

胸骨内的红骨髓含量一直较高。从出生至 5 岁，在 T_1WI 上，胸骨表现为均匀一致的低信号，其信号强度低于或接近于肌肉；6 ~ 15 岁时，由于骨髓转换，胸骨的信号有所升高，呈中等信号，可以是均匀也可以表现不均匀；15 岁以后，胸骨表现为中等信号，开始具有成人型骨髓特征（图 11–3–18）。胸骨在 T_2WI 及 STIR 像上一般表现为较为均匀的中等信号。

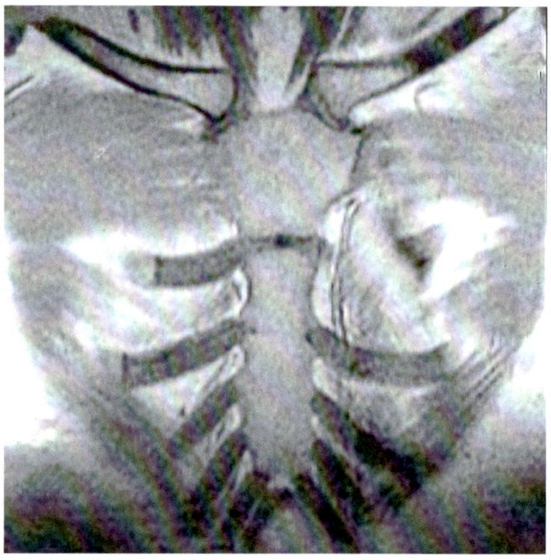

图 11–3–18 T_1WI 上的胸骨表现 冠状面 T_1WI：胸骨呈中等信号（男，34 岁）。

（二）外周骨的 MRI 信号特点 一般而言，红骨髓向黄骨髓的转换始于末梢指、趾骨骨骺，长骨的骨髓转换由骨干向干骺端进行。骨骺一般在骨化前不含骨髓，其红骨髓、黄骨髓转换过程非常快，当出现骨化中心时，骨骺内即含有了黄骨髓。肱骨和股骨是骨髓成像中较为重要的外周骨。肱骨和股骨在不同年龄阶段，其骨干、骨骺和干骺端等都表现出不同的 MRI 特点。但肱骨和股骨都具有一个共同特征，即在大多数成人肱骨和股骨的干骺端都保留着一定数量的红骨髓。少数人的残留红骨髓甚至可在骨干近侧 1/3 处见到。由于红骨髓在转换过程中，其分布和含量都存在着个体差异，有时在少数成人的肱骨、股骨干骺端并无红骨髓残留，其局部仍表现为黄骨髓特点的信号。这种个体差异在肱骨、股骨的骨髓影像分析中应予重视。

Zawin 等研究发现，在肱骨的骨髓转换中，肱骨内的黄骨髓在近侧骨骺最先出现（大约出生后 3 个月），以后在骨干，继而在远侧干骺端，最后在近侧干骺端出现。肱骨近端骨骺和骨干在 6 岁时已基本完成骨髓转换，在 T_1WI 上表现出明显高信号；而近侧干骺端在 6 岁前仅含有红骨髓而显示为低信号，直到 6 ~ 10 岁才表现为红骨髓、黄骨髓混合而形成的不均匀性中等信号；15 岁后，除大多数的肱骨近侧干骺端还存在红骨髓而呈中高信号外，其他部位都已完成了骨髓转换而表现为高信号。

肱骨在 T_2WI 上一般表现中高信号。在 STIR 像上，近侧干骺端表现为中等信号，骨干和骨骺呈低信号（图 11–3–19）。Zawin 等的研究也显示，在成人骨髓模式中仍有 32% 的肱骨近侧干骺端完全由黄骨髓构成，在 T_1WI 上呈高信号。另外，成人肱骨近侧干骺端的红骨髓在局部分布上也有某些 MRI 特征。其表现类型分为：①均匀红骨髓型：仅含红骨髓，在 T_1WI 上呈均匀一致的红骨髓信号。②地图型：在 T_1WI 上呈散在分布、直径大于 1cm 的片状红骨髓信号。③斑点型：在 T_1WI 上呈散在分布的、直径小于 1cm 的小点状红骨髓信号。④均匀黄骨髓型：仅含有黄骨髓，在 T_1WI 上呈均匀一致的黄骨髓信号（图 11–3–20）。有时在部分女性或老年

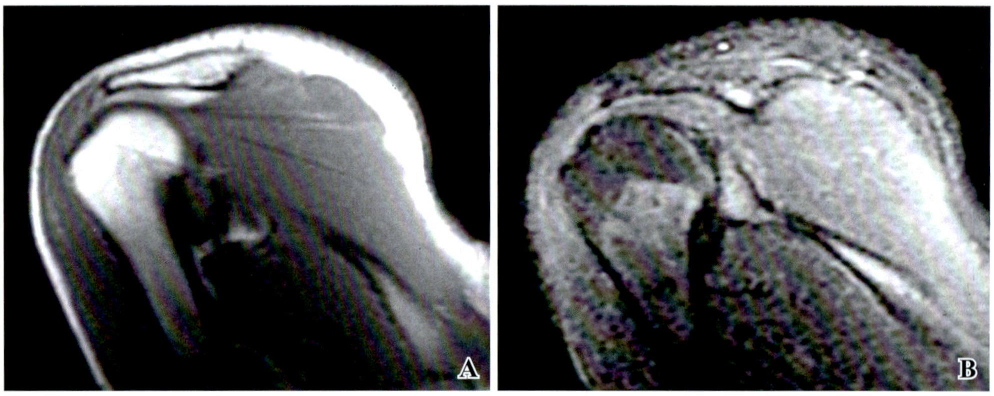

图 11–3–19 肱骨近端在 T_1WI 及 STIR 像上的表现 A. T_1WI：肱骨近侧骨骺呈高信号，干骺端为中高信号（男，20 岁）；B. STIR 像：近侧骨骺呈低信号，干骺端为中等信号（与 A 为同一患者）。

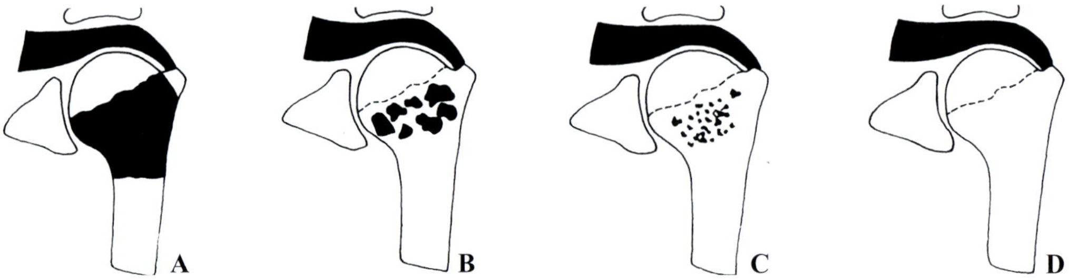

图 11–3–20 肱骨近侧干骺端红骨髓表现类型 A. 均匀红骨髓型；B. 地图型；C. 斑点型；D. 均匀黄骨髓型。

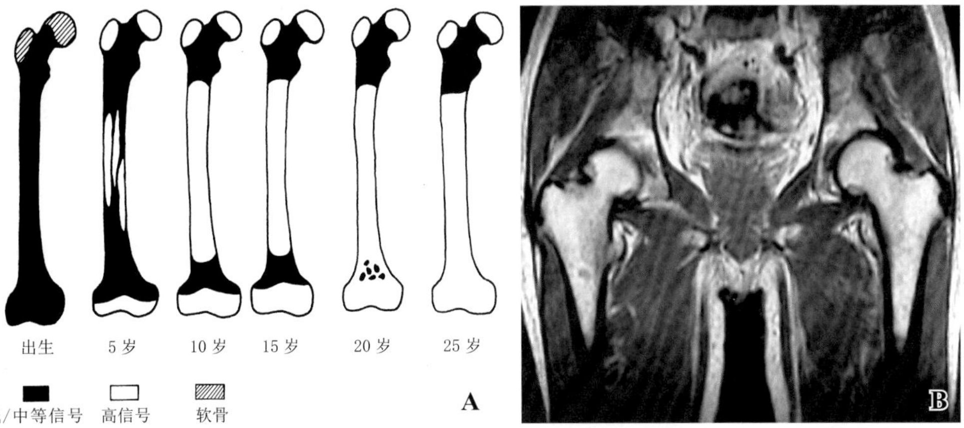

图 11-3-21 T_1WI 上的股骨表现 A. 不同年龄阶段中股骨各部在 T_1WI 上的信号表现；B. 骨盆冠状面 T_1WI：股骨头、骨干、大转子呈高信号，干骺端为中高信号（男，56 岁）。

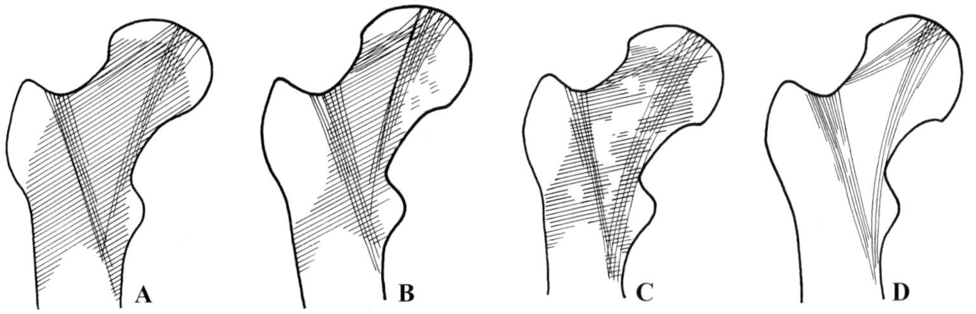

图 11-3-22 股骨近端 T_1WI 表现类型 A. Ⅰa 型；B. Ⅰb 型；C. Ⅱ型；D. Ⅲ型。

人中，相当于肱骨骨骺处也可见到红骨髓，使局部信号降低。但这一现象并非常见，不能将它误认为骨髓病变。

在股骨，随着红骨髓、黄骨髓的转换，在 T_1WI 上，骨骺和大转子的信号最早升高（一般在出生后 6 ~ 12 个月），以后按骨干、远侧干骺端顺序信号逐渐升高，最后在近侧干骺端也可见到散在的高信号影。在 T_1WI 上，骨干在 5 岁时因骨髓转换使信号开始升高，10 岁时其骨髓转换基本完成，呈均匀高信号；远侧干骺端在 10 ~ 20 岁时信号升高较为明显，且分布不均匀；20 岁以后，整个股骨的骨髓转换已基本完成，股骨已具备了成人型骨髓的特点。这时，除近侧干骺端可残留红骨髓而表现中高信号外，其余区域表现为均匀高信号（图 11-3-21A、B）。Ricci 等把股骨近端的局部 MRI 表现特征分为三型：① Ⅰ型：又可分为Ⅰa 和Ⅰb 型。Ⅰa 型：仅股骨头和大转子、小转子显示均匀高信号；Ⅰb 型：在Ⅰa 的基础上，股骨头内下方三角区和大转子内侧的转子间区见到脂肪性高信号。② Ⅱ型：在Ⅰ型基础上，在转子间区出现大小不等或融合成片的高信号影。③ Ⅲ型：股骨近端呈均一高信号，在股骨颈三角区衬托出 3 束低信号的骨小梁影（图 11-3-22）。Ⅰ型最多见于 40 岁以下，并随年龄增长而逐渐减少；Ⅱ型者大多为中年人；Ⅲ型者随年龄增长而增多，最多见于 50 岁以上。此外，股骨在 T_2WI 上呈中等信号。在 STIR 像上，除股骨近端可呈中等信号外，其余区域均为低信号（图 11-3-23）。

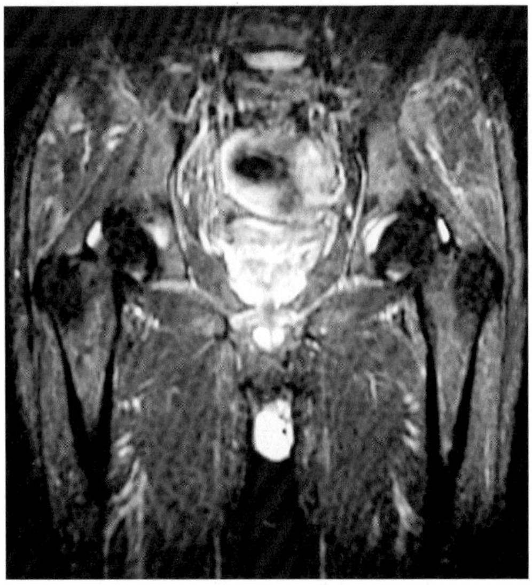

图 11-3-23 STIR 像上的股骨近端表现 骨盆冠状面 STIR 像：股骨头、大转子呈低信号，干骺端为中等信号（男，56 岁）。

综上所述，正常骨髓组织在骨髓转换中随着年龄的增长，在中轴骨和外周骨都显示出不同的 MRI 特点。其总体信号特征总是依赖于骨内红骨髓、黄骨髓的比例变化和它们在骨骼中的分布状况。因此，不能孤立地看待红骨髓和黄骨髓本身的信号表现。要充分认识到，无论是中轴骨还是外周骨，其总体MRI信号主要是由红骨髓、黄骨髓及骨小梁三者信号综合形成的。在临床实践中可将脊柱信号与椎间盘比较，骨盆、股骨上端信号与肌肉、脂肪（如皮下脂肪、盆腔内脂肪）比较，能较为客观地判断和确定骨髓信号有无异常，并可作为对骨髓信号进行肉眼评判的客观依据。在骨髓影像的综合分析中，既要在宏观上对骨髓总体信号强弱进行观察，又要在微观范围内注意骨髓组织的局部MRI特点，以便于更准确、有效地辨别骨髓病变。另外，有许多因素可直接或间接地影响正常骨髓的MRI表现。如骨髓转换过程的个体差异可使部分正常者的骨髓MRI表现与一般规律不相一致，有时易被误为骨髓病变；窗宽窗位调节不当可影响图像对比度，使骨髓信号特点不能充分体现；骨骼中骨小梁丰富的区域在T_1WI上信号较低或不均匀，这在股骨干骺端表现较为明显。还有，线圈的合理使用、图像伪影等都是骨髓影像分析中需注意的因素。

（张 华 宋 琦 江 浩）

第四节 骨髓的病变

骨髓逆转换

红骨髓承担着造血功能，当各种疾病引起红骨髓破坏、替代或因疾病导致溶血时，红骨髓的造血功能就无法满足机体造血的需要，黄骨髓即向红骨髓发生逆转换。引起骨髓逆转换的常见疾病有慢性贫血、转移性肿瘤、骨髓瘤、骨髓纤维化等。此外，恶性肿瘤经过规则化学治疗后，其骨髓也可反应性引起逆转换。骨髓逆转换过程一般由中轴骨向外周骨进行。其病理表现为骨髓充血、毛细血管增生和血窦形成。

骨髓逆转换的MRI表现主要取决于由黄骨髓逆转而来的新生红骨髓的数量、形态和在骨内的分布状况。而骨髓逆转换的程度又往往决定着新生红骨髓的范围。在T_1WI上，骨髓逆转区呈局灶性或均匀弥漫性低信号。局灶性低信号表示骨髓逆转的程度轻微或处于早期。其形态可表现为地图状或分散斑片状的红骨髓再生造血岛；呈均匀分布的弥漫性低信号代表严重疾病引起的广泛性骨髓逆转（图11-4-1），其信号强度可接近于肌肉，有时甚至低于肌肉。骨髓逆转区在T_2WI上表现为信号升高，其强度可因新生红骨髓的组织含水量、细胞数量和扫描参数的不同而变化。可略低于黄骨髓，也可等于或高于黄骨髓。在STIR像上，骨髓逆转区表现为类似于红骨髓的中等信号（图11-4-2）。在引起骨髓逆转的诸多疾病中，严重的慢性贫血（如镰状细胞贫血）的

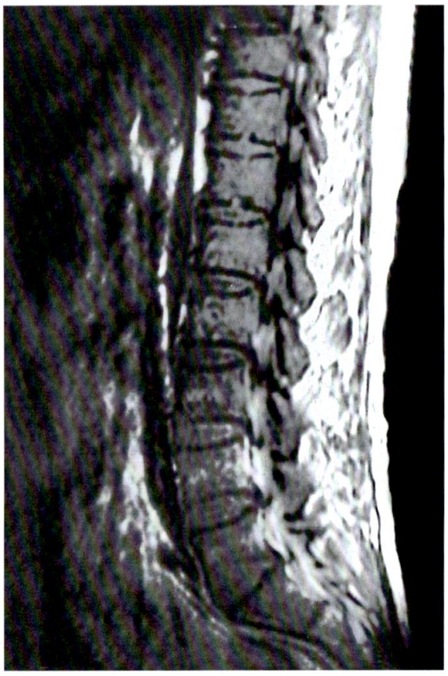

图11-4-1 骨髓逆转换T_1WI 腰椎矢状面T_1WI：椎体呈广泛弥漫性低信号（男，56岁，晚期直肠癌，重度贫血）。

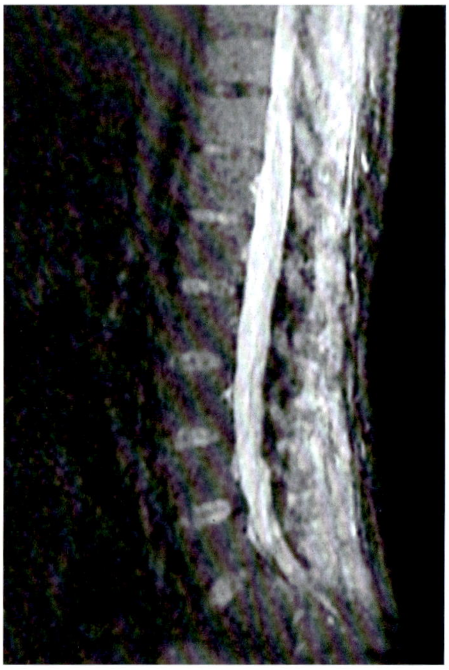

图11-4-2 骨髓逆转换STIR像 腰椎矢状面STIR像：椎体信号强度类似于红骨髓（与图11-4-1为同一患者）。

逆转程度较重，新生红骨髓的比例较大；在转移性肿瘤中，一旦外周骨发生逆转换，往往表示中轴骨骨髓已被肿瘤细胞广泛替代。

总之，骨髓逆转换在 T_1WI 上呈局灶性或弥漫性低信号，在 T_2WI 上信号升高。但这种MRI表现是非特异性的。也就是说，由黄骨髓逆转而来的新生红骨髓与正常红骨髓、骨髓浸润性病变（白血病、淋巴瘤等）三者的MRI表现相似。因此在MRI图像上要将它们有效地区分较为困难。故骨髓逆转换的诊断确立需进一步结合临床资料，在大多数情况下，局部活检仍是必不可少的。

白 血 病

白血病系造血系统的恶性肿瘤，同时也是儿童和青少年发病率与死亡率最高的恶性肿瘤之一。它表现为造血系统血细胞（主要为白细胞）的异常增生，其增生的血细胞在质和量上都表现异常，具有恶性肿瘤的特征。骨髓是其最主要的累及部位之一。病理上骨髓呈不同程度的增生，红骨髓被恶性细胞所替代，造血干细胞被白血病细胞严重挤压，有时尚可在少部分区域存有小而不规则的造血灶。髓腔内可有出血，偶尔出现纤维化现象。临床上常见发热、贫血、出血及肝、脾、淋巴结肿大，血象中可有幼稚细胞出现。在骨髓MRI中，白血病是最早被研究的疾病。自1984年Cohon等首先报道了小儿白血病的MRI表现以来，众多学者进行了大量地研究，尤其是MRI在白血病治疗后的疗效观察中所起的作用得到了广泛认同。目前，MRI作为一种辅助手段已广泛用于血液性疾病的检查中。

一、急性白血病

急性白血病系造血干细胞异常所致。一般可分为急性淋巴细胞白血病和急性非淋巴细胞白血病两大类。前者80%见于儿童；后者又称急性髓性白血病，90%见于成年人。急性白血病在病理上一般表现为骨髓内恶性细胞均匀弥漫性浸润。但也有部分患者或经治疗缓解后再次复发者，其骨髓浸润区呈灶性改变。少数急性非淋巴细胞白血病的骨髓也可表现为增生低下，甚至于接近正常。

（一）急性白血病化学治疗前的MRI表现 急性白血病主要侵犯红骨髓。未经治疗的成人急性白血病中，中轴骨及肱骨、股骨近端是其异常表现最显著的部位。在 T_1WI 上，成人中轴骨及肱骨、股骨近端大多表现为均匀的、对称性的广泛弥漫性低信号。其椎体信号强度等于或低于椎间盘，较轻者的信号虽然高于椎间盘，但低于同年龄的正常者（图11-4-3）；骨盆、胸骨及肱骨、股骨近端的信号强度低于邻近脂肪，可接近于肌肉或与肌肉相等（图11-4-4A、B）。在微观上，由于骨髓内广泛浸润，使成人的椎体、髂骨及肱骨、股骨近端等处在 T_1WI 上失去了其正常的局部MRI表现特征。除此之外，未经化学治疗的成人患者的中轴骨或外周骨在 T_1WI 上也可表现为灶性的斑片状或非均匀的不规则低信号（图11-4-5）。这种表现主要在急性非淋巴细胞白血病中多见。由于白血病的骨髓呈明显增生状态，以及恶性细胞的广泛浸润，在红骨髓受累的同时，骨髓内脂肪细胞也迅速减少并被广泛替代，因而成人急性白血病患者其长骨骨干在 T_1WI 上也表现出不同程度的低信号。这种变化往往从干骺端开始再累及到骨干。关于急性白血病长骨骨骺内的黄骨髓是否被累及尚无定论，有关的报道和观点并不统一。笔者遇见在成人急性白血病以广泛弥漫性低信号为表现特征的病例中，几乎所有病例的股骨骨干在 T_1WI 上都呈弥漫性低信号，而绝大多数患者其股骨头和大转子骨骺一般不受累及，仍表现为黄骨髓特点的高信号。仅少数浸润范围广、程度重的患者的股骨头和大转子骨骺受到累及（图11-4-6）。急性白血病患儿的中轴骨和外周骨在 T_1WI 上都可表现为低信号。但10岁以下患儿在 T_1WI 上脊柱椎体的弥漫性低信号与同年龄正常儿童椎体内红骨髓的信号强度相似，因而用肉眼较难辨别其椎体信号有无异常。在实际应用中一般需测量椎体的 T_1 弛豫时间作为弥补的措施。由于儿童长骨（尤其在骨干）已具有较多的黄骨髓，急性白血病患儿外周骨的异常信号很容易在 T_1WI 上被辨认。因此，对急性白血病患儿（尤其10岁以下者）外周长骨的MRI观察较脊柱更有价值。而膝关节区（包括胫骨近端、股骨的远端及其骨干）又是小儿急性白血病较为理想的成像部位。其在 T_1WI 上一般也表现为弥漫性或局灶性低信号。Bohndorf等报道，局灶性低信号呈带状或斑点状，主要见于急性非淋巴细胞白血病；弥漫性低信号主要见于急性淋巴细胞白血病，其表现特点是长骨骨干、干骺端和骨骺三者同时受累，即这种均匀弥漫性的低信号同时在骨干、干骺端和骨骺处出现。值得注意的是，小儿急性白血病的长骨骨骺受累的现象较成人多见。另外，小儿急性白血病因骨髓广泛性浸润可使骨髓内压升高，血流速度减慢，进而在原有浸润的基础上并发骨骺的缺血性坏死。其在 T_1WI 上表现为骨骺信号不均和变形。

急性白血病在 T_2WI 上表现为（病变处骨髓）信号升高。但升高的程度取决于白血病细胞的组织含水量高低。若含水量高，则信号升高较明显。但它与正常黄骨髓的信号反差并不十分显著。以异常弥漫性信号为特征的急性白血病，其病变在 T_2WI 上一般近似于黄骨髓，呈均匀弥漫性中等信号或略高于黄骨髓的均匀性中等偏高信号（图11-4-7）；以异常局灶性信号为特点的急性白血病，在 T_2WI 上由于正常黄骨髓信号趋于降低，而病变区信号开始升高，故在多数情况下两者的信号强度近似于相等而缺乏对比，进而不利于骨髓浸润的观察。总之，常规 T_2 加权扫描对急性白血病骨髓弥漫性或局灶性信号异常的显示均不如 T_1 加权及STIR序列敏感。

急性白血病的骨髓异常在 T_2^*WI 上一般表现为中等

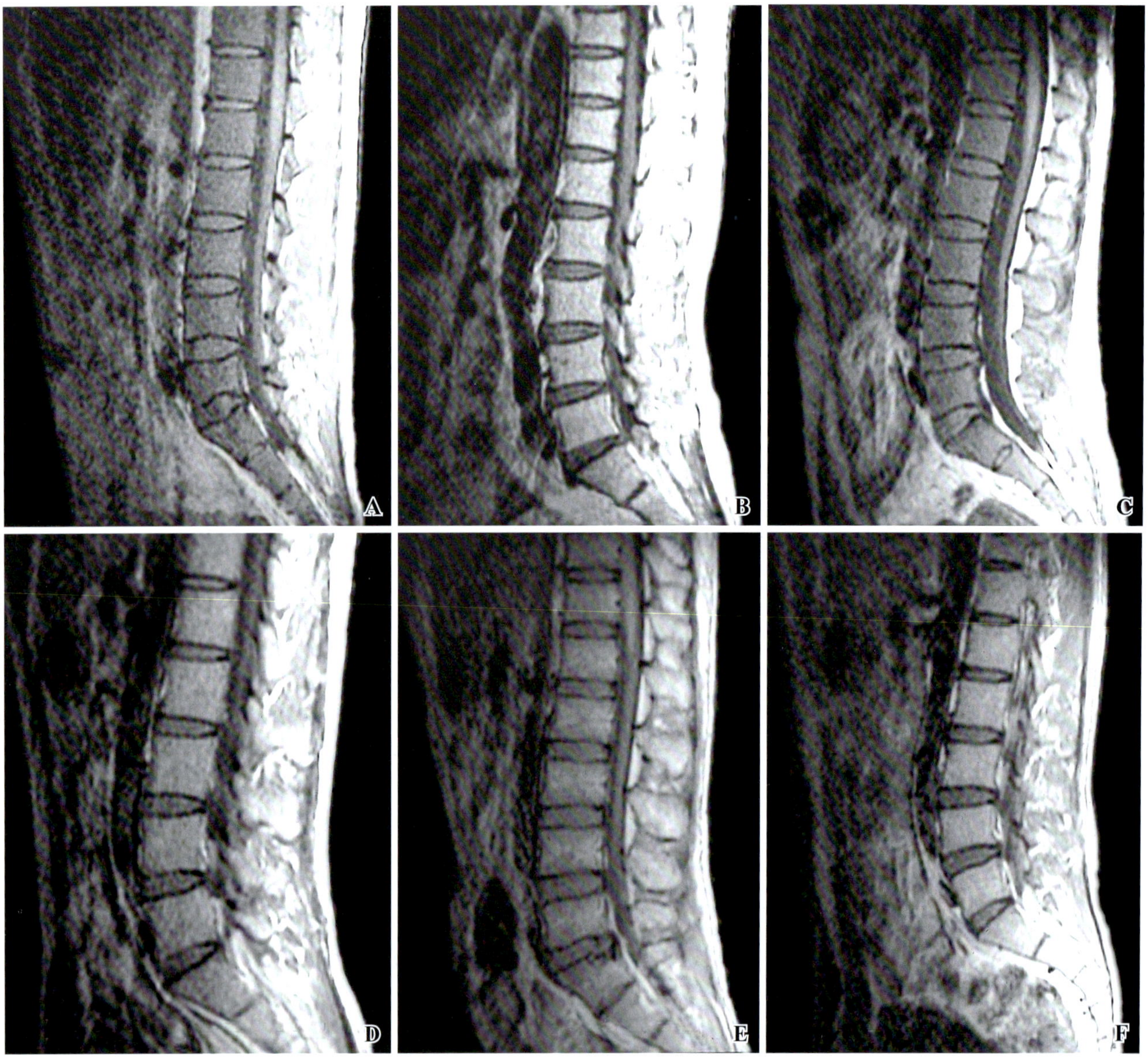

图 11-4-3 急性白血病腰椎 T_1WI A. 腰椎矢状面 T_1WI：椎体呈均匀弥漫性低信号，其强度低于椎间盘（男，60 岁，急性淋巴细胞白血病）；B. 腰椎矢状面 T_1WI：椎体信号明显高于椎间盘［与图 A 年龄匹配的正常者（男，59 岁）］；C. 腰椎矢状面 T_1WI：椎体呈弥漫性低信号，其强度低于椎间盘（男，41 岁，急性淋巴细胞白血病）；D. 腰椎矢状面 T_1WI：椎体信号高于椎间盘［与图 C 年龄匹配的正常者（男，44 岁）］；E. 腰椎矢状面 T_1WI：椎体信号减低，其强度略高于椎间盘（男，25 岁，急性淋巴细胞白血病）；F. 腰椎矢状面 T_1WI：椎体信号高于椎间盘［与图 E 年龄匹配的正常者（男，24 岁）］。

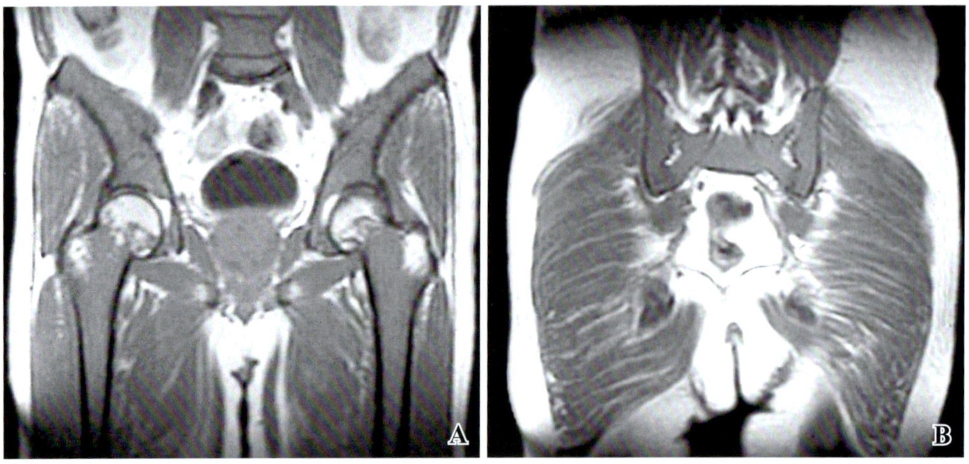

图 11-4-4 急性白血病骨盆和股骨近端 T_1WI A. 骨盆冠状面 T_1WI：髂骨、股骨干骺端及上中段骨干呈均匀弥漫性低信号，其强度与肌肉相等（男，64 岁，急性淋巴细胞白血病）；B. 骨盆冠状面 T_1WI：骶骨及髂骨呈均匀低信号（与 A 为同一患者）。

或略高信号（图 11-4-8）。但 T_2^* 加权扫描并不增加组织 T_1 和 T_2 信号对比，同时可引起骨髓部分信号的丢失，因而它对急性白血病骨髓弥漫性浸润的观察有局限性，对骨髓内微小浸润灶的显示也不敏感。

STIR 序列是显示白血病骨髓浸润最为敏感的方法。急性白血病弥漫性骨髓浸润的中轴骨和外周骨在 STIR 像上一般呈明显的高信号，其信号强度高于或明显高于肌肉（图 11-4-9）；局灶性骨髓浸润在 STIR 像上呈斑点状或小片状高信号。由于白血病细胞的含水量一般高于正常红骨髓的组织含水量，因此 10 岁以下急性白血病患儿的脊柱弥漫性浸润在 STIR 像上的椎体信号也高于同年龄的正常儿童，一般用肉眼可以辨别。但在实际应用中，对 10 岁以下患儿的脊

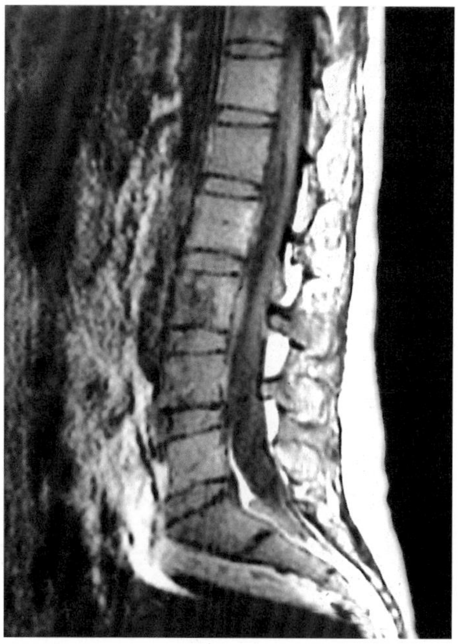

图 11-4-5　急性白血病 T_1WI 信号的不规则表现　腰椎矢状面 T_1WI：椎体信号呈不均匀性减低，第三腰椎椎体呈明显灶性低信号（女，28 岁，急性非淋巴细胞白血病）。

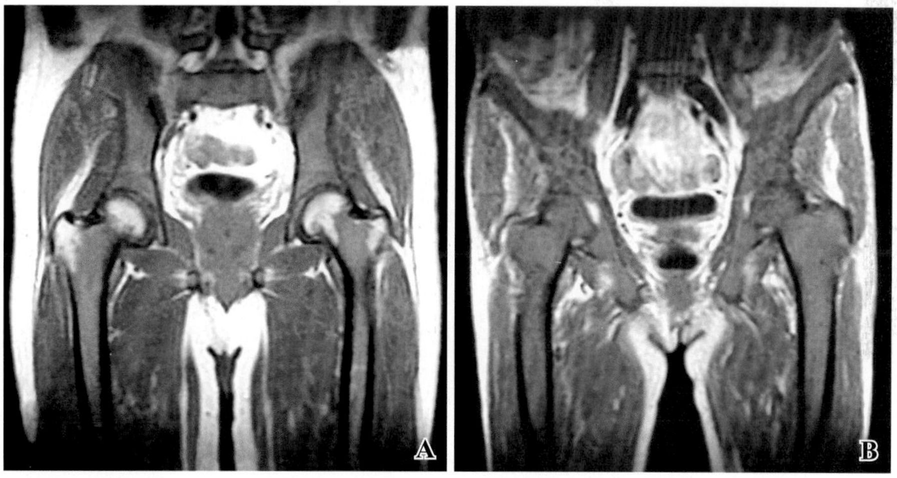

图 11-4-6　急性白血病 T_1WI 骨干和骨骺表现　A．骨盆冠状面 T_1WI：股骨骨干及干骺端呈均匀弥漫性低信号，股骨头及大转子未受累及，仍为高信号（男，31 岁，急性淋巴细胞白血病）；B．骨盆冠状面 T_1WI：股骨头、大转子及骨干、干骺端均累及，呈均匀弥漫性低信号（男，65 岁，急性淋巴细胞白血病）。

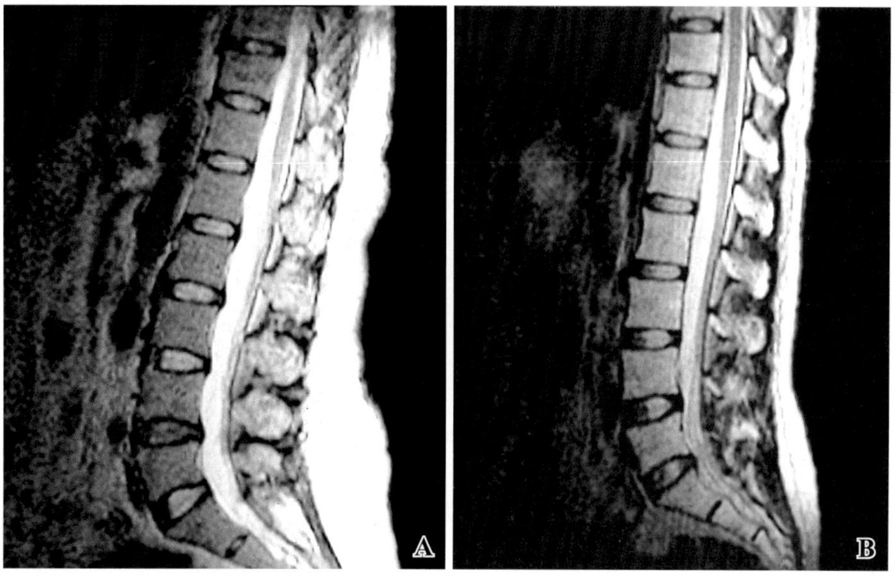

图 11-4-7　急性白血病 T_2WI　A．腰椎矢状面 T_2WI：椎体呈均匀弥漫性中等信号（女，58 岁，急性淋巴细胞白血病）；B．腰椎矢状面 T_2WI：椎体呈均匀弥漫性中高信号（女，27 岁，急性淋巴细胞白血病）。

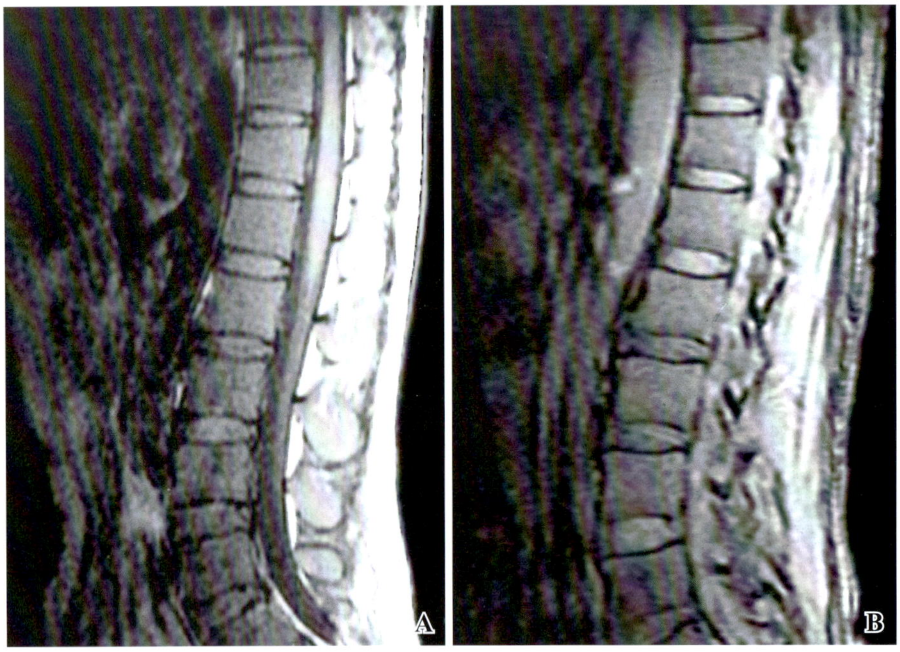

图 11-4-8 急性白血病 T_1WI 及 T_2^*WI A. 腰椎矢状面 T_1WI：椎体呈弥漫性低信号（女，39 岁，急性淋巴细胞白血病）；B. 腰椎矢状面 T_2^*WI：椎体呈均匀中等信号（与 A 为同一患者）。

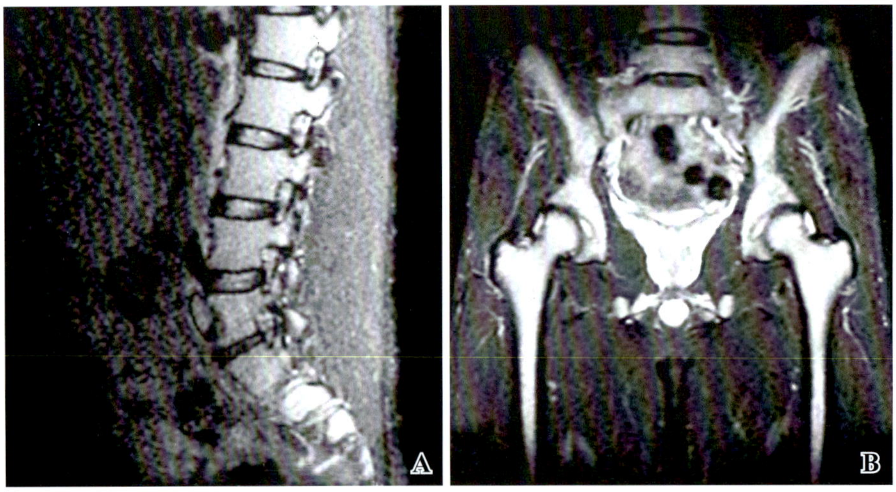

图 11-4-9 急性白血病 STIR 像 A. 腰椎矢状面 STIR 像：椎体呈明显高信号，其强度高于背部肌肉（男，19 岁，急性淋巴细胞白血病）；B. 骨盆冠状面 STIR 像：髂骨、股骨呈明显高信号，其强度明显高于肌肉（与 A 为同一患者）。

柱浸润应以综合判断为原则，在多数情况下仍需对照比较同年龄正常儿童椎体的 STIR 像或结合椎体 T_1 值及长骨 MRI 图像所见进行综合评价。

（二）急性白血病化学治疗后的 MRI 表现 急性白血病化学治疗后的病理变化与化学治疗前迥然不同。其骨髓除表现白血病细胞的崩解和浸润的消退外，可同时出现水肿、窦样间隙破坏、造血组织消失和红骨髓、黄骨髓的再生。另外，随着化学治疗药物的运用，骨髓可发生局灶性或广泛性纤维化。急性白血病化学治疗后的骨髓变化还取决于治疗方案的选择和白血病细胞本身的敏感性，但化学治疗后骨髓改变出现的具体时间尚未完全明了，一般可发生在化学治疗后 4 周之内。

急性白血病化学治疗后可有多种 MRI 表现，其中以 T_1WI 上的信号变化最为重要。化学治疗后 1 周左右，由于骨髓充血水肿和纤维蛋白的沉淀，使 T_1WI 上的信号在病变的基础上又略有降低，T_2WI 上的信号也有轻微升高。这种早期的急性改变往往可造成骨髓浸润加剧的假象。在这以后，随着白血病细胞的崩解，黄骨髓和红骨髓开始再生，使 T_1WI 上的信号升高，STIR 像上的信号明显降低（图 11-4-10），在 T_2WI 上也表现为类似于黄骨髓的中等信号。值得注意的是，这一阶段的 MRI 信号可与正常骨髓的信号强度相似，并可作为判断急性白血病化学治疗后有无效果、是否缓解或复发的基准加以评价。后期，患者经过长期化学治疗，其骨髓可发生不同程度的纤维化，它同增多的黄骨髓一起将骨髓内的造血组织取代，以至于在 T_1WI 上表现为高低相间的不均匀性混杂信号，这种信号特征被视为急性白血病的化学治疗后效应（图 11-4-11）。它是长期化学治疗后骨髓内造血组织消失的表现。

急性白血病化学治疗后在临床各阶段的动态 MRI 观察，尤其是 T_1WI 上的信号变化，在一定程度上可协助临床判断治疗效果和预后。处于临床缓解期的急性白血病患者，其受累骨髓在 T_1WI 上信号明显升高，可接近于正常或与正常骨髓信号相等；经化学治疗缓解后又再次复发者，其在 T_1WI 上信号又重新降低，并可达到化学治疗前的信号强度，又有部分患者以灶性低信号为表现特征；经过长期化学治疗的患者，由于骨髓内新生造血组织被纤维化和脂肪所替代，其在 T_1WI 上以信号的不均匀性改变为表现特征。

此外，小儿急性白血病化学治疗后，其长骨骨骺也可并发缺血性坏死。Pieters 等报道的发病率为 16%。这种并发症多见于缓解期患儿，其病因尚不十分明了，大多与化学治疗时运用激素和细胞生长抑制剂有关。由于 MRI 具有极高的检出率，因而经过化学治疗的小儿急性白血病患者若出现骨关节疼痛或关节运动障碍时，需进行 MRI 随访检查。

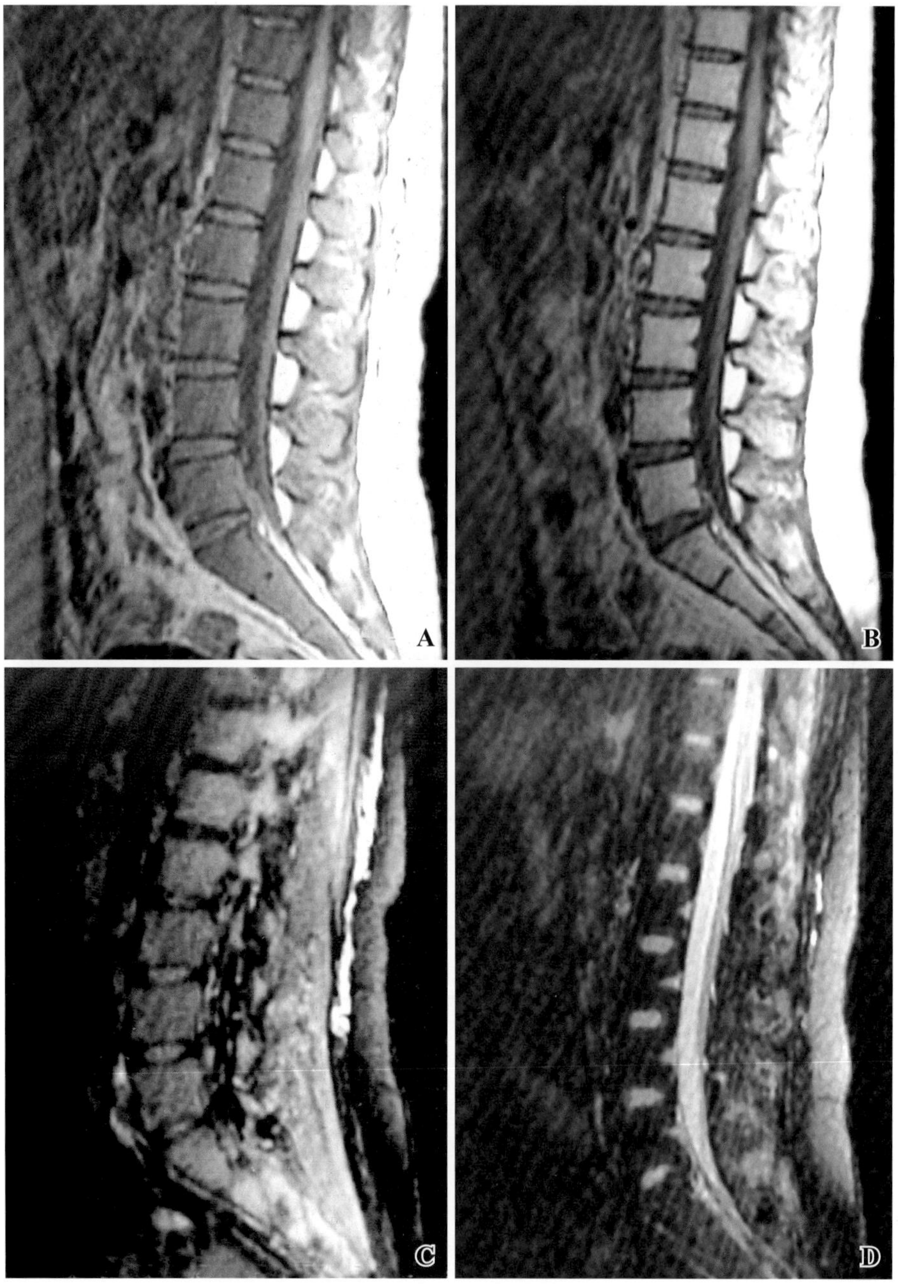

图 11-4-10 急性白血病化学治疗后 T_1WI 及 STIR 像表现 A. 腰椎矢状面 T_1WI：椎体呈弥漫性低信号，其强度低于椎间盘（女，19 岁，急性淋巴细胞白血病，化学治疗前）；B. 腰椎矢状面 T_1WI：信号明显升高，其强度高于椎间盘（同一患者化学治疗后 4 周）；C. 腰椎矢状面 STIR 像：椎体信号升高（同一患者化学治疗前）；D. 腰椎矢状面 STIR 像：椎体信号降低（同一患者化学治疗后 4 周）。

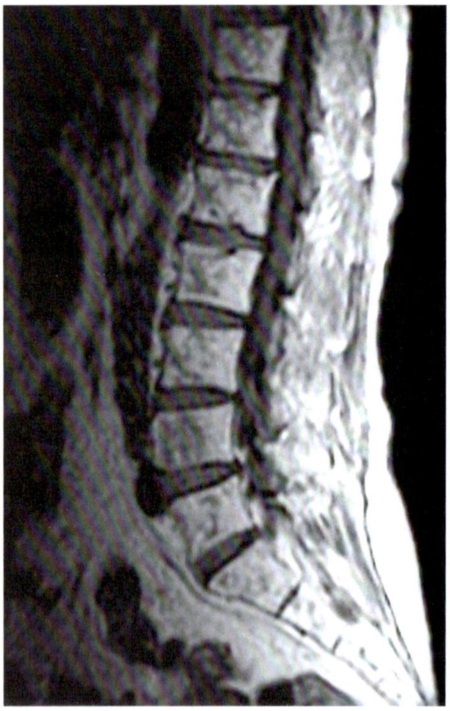

图 11-4-11 急性白血病化学治疗后效应 矢状面 T_1WI：椎体信号呈黑白相间的不均匀性改变（女，57岁，急性淋巴细胞白血病，经长期化学治疗后）。

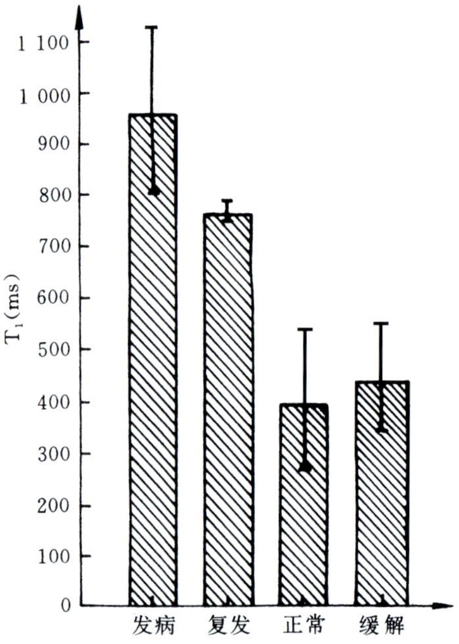

图 11-4-12 急性淋巴细胞白血病化学治疗前后骨髓 T_1 值变化

（三）急性白血病骨髓弛豫时间测定 MRI不但可通过 T_1 加权和其他成像序列的信号变化来显示急性白血病骨髓浸润的范围，观察其化学治疗后反应，还可通过患者化学治疗前、后骨髓 T_1 弛豫时间的测定，进一步对急性白血病的发生、发展及治疗后的转复或恶化进行监测和评价。它作为一种定量研究手段同样具有一定的临床意义。对10岁以下的患儿而言，测量其椎体 T_1 弛豫时间也是综合评价小儿急性白血病脊柱浸润的重要措施之一。

急性白血病一般以第一腰椎至第五腰椎椎体在 T_1WI 上的信号强度作为基准来测量其 T_1 弛豫时间。正常儿童和成人由于椎体内红骨髓、黄骨髓含量的差异，其 T_1 值范围也各不相同。年龄越小，T_1 值越高。随着年龄的增长，T_1 值逐渐降低。一般正常椎体 T_1 值的平均范围为250～650ms。有关儿童和成人急性白血病的众多研究表明，与年龄相匹配的正常对照组相比较，未经治疗的急性白血病的骨髓 T_1 弛豫时间明显延长，有时可达1 200ms以上；处于临床缓解期的患者，其骨髓 T_1 弛豫时间较治疗前明显下降，可接近于甚至达到正常值范围；经化学治疗缓解后又再次复发者，其 T_1 弛豫时间又可再次延长（图 11-4-12）。急性白血病骨髓 T_2 弛豫时间在化学治疗前虽然也可延长，但与正常对照组比较无统计学意义，因而不具备应用价值。

由传统方法测出的急性白血病骨髓 T_1 弛豫时间代表的是骨髓内脂肪和水分的综合弛豫时间。而定量化学位移成像可分别测定骨髓内脂肪和水分的 T_1 弛豫时间，并能精确估计急性白血病因骨髓浸润所造成其成分发生异常变化的状况。它对观察白血病治疗后反应、判断预后更具有特异性和应用价值。

二、慢性白血病

慢性白血病主要包括慢性粒细胞白血病、慢性淋巴细胞白血病和慢性单核细胞白血病。在我国以慢性粒细胞白血病多见，而慢性淋巴细胞白血病相对少见，慢性单核细胞白血病则更少见。它们的基本病理变化是相应系列细胞的弥漫性增生并浸润至全身组织，骨髓是其主要受累部位之一。慢性粒细胞白血病具有骨髓增生极度活跃（粒系为主）、脾脏显著肿大、外周血白细胞明显增多（粒系占90%以上）和急性变等特点，部分患者可继发骨髓纤维化。慢性淋巴细胞白血病具有起病缓慢、骨髓增生明显活跃（淋巴细胞为主）、外周血淋巴细胞持续增高、常见淋巴结和脾脏肿大、免疫低下并发感染等特点。

慢性白血病在化学治疗前，其MRI表现与急性白血病相似，且慢性粒细胞白血病和慢性淋巴细胞白血病之间也无显著差异，它们主要都侵犯红骨髓。成人患者的中轴骨和肱骨、股骨近端在 T_1WI 上一般呈均匀的弥漫性低信号，在 T_2WI 上信号略有升高，在STIR像上表现为明显高信号（图 11-4-13）。但也有少数慢性白血病患者表现为灶性信号异常。小儿慢性白血病十分少见，对明确诊断的患儿，其骨髓的异常信号也是在外周长骨上容易被肉眼辨认。长骨干骺端、骨干和骨骺在 T_1WI 上呈均匀性低信号，在STIR像上为高信号。在定量研究方面，慢性白血病与急性白血病一样，在化学治疗前 T_1 弛豫时间也表现为明显延长。此外，部分慢性粒细胞白血病可继发骨髓纤维化，此时 T_1WI 上表现为不均匀的低信号，而STIR 像上信号却升高不明显。有关慢性白血病化学治疗后的MRI表现特点较少有文献报道。

三、多毛细胞白血病

多毛细胞白血病由 Borouncle 于 1958 年首先报道。本病首先侵犯骨髓和脾脏，且在骨髓和脾脏中有一种边缘不整的，表面具有伪足状或纤毛样突起的细胞增生，由于这一特征而被称为多毛细胞白血病。本病多见于成年男性。脾脏肿大是其较为突出的表现，见于 70% ~ 90% 的病例。

多毛细胞白血病在 MRI 上具有慢性白血病的表现特点。其骨髓浸润可有两种表现形式，即灶性或弥漫性。前者受累骨髓区在 T_1WI 上呈不规则分布的斑片状低信号，在 STIR 像上为高信号；后者中轴骨和外周长骨在 T_1WI 上表现为均匀分布的广泛弥漫性低信号，在 STIR 像上呈明显高信号。作者搜集了 4 例经组织病理学检查确诊的多毛细胞白血病，其骨髓 MRI 均表现为弥漫性信号异常（图 11-4-14）。

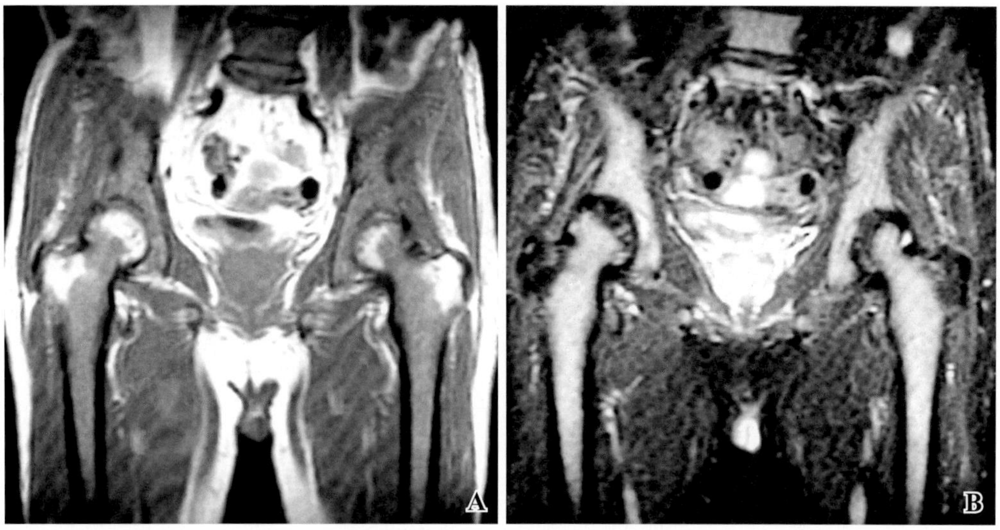

图 11-4-13 慢性粒细胞白血病 T_1WI 及 STIR 像表现 A．骨盆冠状面 T_1WI：髂骨、股骨干骺端及骨干均呈弥漫性低信号（男，65 岁，慢性粒细胞白血病）；B．骨盆冠状面 STIR 像：髂骨、股骨干骺端及骨干呈明显高信号（与 A 为同一患者）。

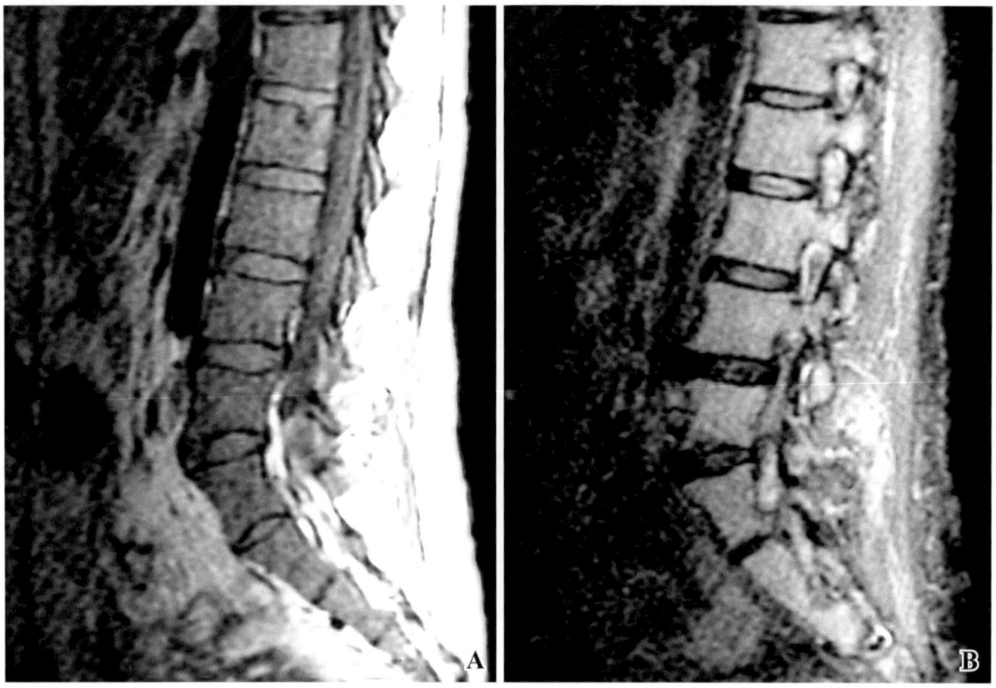

图 11-4-14 多毛细胞白血病 T_1WI 及 STIR 像表现 A．腰椎矢状面 T_1WI：椎体呈弥漫性低信号（女，39 岁，毛细胞白血病）；B．腰椎矢状面 STIR 像：椎体呈明显高信号（与 A 为同一患者）。

淋 巴 瘤

淋巴瘤（Lymphoma）系一组原发于淋巴结或其他淋巴组织的恶性肿瘤，发病率占恶性肿瘤的3%～8%。其病因和发病机制尚不完全明了，但普遍认为其诱发因素与机体免疫缺陷关系密切。淋巴瘤可分为霍奇金淋巴瘤和非霍奇金淋巴瘤两大类。

霍奇金淋巴瘤多见于青年人，儿童较为少见，欧美国家发病率高于我国。在其骨髓象中找到R－S细胞有助于确诊。多数霍奇金淋巴瘤首先是以孤立的淋巴结（如颈部淋巴结）受累为特征，而后通过淋巴管向邻近或躯体中线区淋巴结播散。晚期通过血行播散累及骨髓和全身各个系统。

非霍奇金淋巴瘤见于各年龄组，但随年龄增长而发病增多。我国非霍奇金淋巴瘤的发病率较霍奇金淋巴瘤高2～3倍，非霍奇金淋巴瘤属于免疫系统的实体性肿瘤，可发生于任何器官，表现为不同组织的病变。它除侵犯淋巴结外，结外淋巴组织的原发病变较霍奇金淋巴瘤多。非霍奇金淋巴瘤有时可为多中心起源，且发展和播散均较迅速，故一经临床确诊，常有包括骨髓和血循环在内的全身播散。非霍奇金淋巴瘤具有多种组织病理类型，按病理组织结构可分为结节型和弥漫型两种。

淋巴瘤临床分期的价值在于选择治疗方案和估计预后。分期主要针对霍奇金淋巴瘤，但也适用于其他类型的淋巴瘤。霍奇金淋巴瘤一般分为下列四期：①Ⅰ期：病变限于横膈同一侧的1个或相邻的2个解剖部位。②Ⅱ期：病变已累及横膈同一侧的2个或更多的解剖部位。③Ⅲ期：横膈上、下都有病变累及（不包括脾脏受累）。④Ⅳ期：骨髓、肝、骨骼、肺、胃肠道、皮肤、肾脏等任一器官或组织的弥漫性或播散性累及。若骨髓出现浸润，则为Ⅳ期，它是霍奇金淋巴瘤处于晚期的表现。非霍奇金淋巴瘤临床分期亦可按霍奇金淋巴瘤的分期标准，但因病变发展迅速，病灶分布无霍奇金淋巴瘤有规律，因而分期比霍奇金淋巴瘤更困难。

淋巴瘤主要侵犯淋巴组织，它在临床上最初是以全身无痛性、进行性淋巴结肿大为表现特征，在病变发展过程中亦可累及全身各组织和器官，它对骨骼的侵犯可概括为下列三种类型：①仅发生于骨骼，身体其他组织或器官无病变。它多侵犯长骨，且为单骨受累，非霍奇金淋巴瘤多见，霍奇金淋巴瘤极为罕见。它属于结外恶性淋巴瘤的一种，称为原发性骨恶性淋巴瘤（即以往所称的骨网状细胞肉瘤）。②骨以外邻近区域淋巴组织的恶性淋巴瘤在发展过程中直接侵犯骨骼，如最多见的椎旁淋巴结的瘤灶累及到脊柱引起骨质破坏等。它在霍奇金淋巴瘤和非霍奇金淋巴瘤中都可见到。③霍奇金淋巴瘤或非霍奇金淋巴瘤在骨外组织器官原发病灶的基础上通过血行播散导致骨髓的广泛弥漫性浸润或骨髓内局限于一处或多处的灶性浸润。它们都以骨髓为中心，弥漫性浸润可导致骨髓内化学成分的广泛性异常；灶性浸润表现为骨髓内瘤灶，其数目不等，大小也可有差异，亦可融合成较大的髓内病灶。上述①、②种类型一般不伴有全身多骨的骨髓内浸润，多数可被X线平片或CT检出。虽然CT可显示纵隔、后腹膜的淋巴结肿大和其他组织器官的病变，是定性诊断和临床分期的有效检查方法，但它无法显示骨髓内广泛弥漫性浸润和较小的灶性浸润。而MRI对淋巴瘤侵犯骨骼导致的所有异常均很敏感，尤其对骨髓浸润的显示具有明显的优势。它可宏观地观察骨髓浸润的部位和范围，尤其在判断骨髓是否受累方面其作用远较CT突出，为协助临床分期和治疗方案的选择提供有益的信息。

霍奇金淋巴瘤或非霍奇金淋巴瘤的骨髓浸润具有各自的特点。非霍奇金淋巴瘤通过血行播散可较早地发生骨髓浸润，霍奇金淋巴瘤则在晚期引起骨髓浸润；非霍奇金淋巴瘤发生骨髓浸润的机会高于霍奇金淋巴瘤，前者占25%～45%，后者为5%～15%；低度恶性非霍奇金淋巴瘤多呈弥漫性骨髓浸润，容易被骨髓活检检出，霍奇金淋巴瘤和中、高度恶性非霍奇金淋巴瘤往往在远离髂嵴处形成灶性异常，不易被活检查到。

淋巴瘤骨髓弥漫性浸润的MRI表现与白血病相同。在T_1WI上，中轴骨或外周骨表现为对称性的均匀弥漫性低信号，其椎体信号低于或等于椎间盘，骨盆诸骨或肱骨、股骨近端信号略高于或接近于肌肉。在T_2WI上信号有升高，其信号强度与黄骨髓相似。在STIR像上表现为明显的广泛性高信号（图11-4-15）。淋巴瘤的骨髓灶性浸润表现为局灶性或多发性的髓内浸润，其病变大小不一，在MRI上具有不对称性和分布不均的特点，在T_1WI上呈低信号，在T_2WI上为高信号，在STIR像上呈明显高信号（图11-4-16）。这种表现酷似转移性肿瘤，且有时病灶远离髂嵴而不易被活检查出。Hoane等报道，在75例骨髓活检阴性的淋巴瘤中，有25例在MRI上显示有骨髓浸润，其中60%的病例在以后的诊断中被证实。由此可见，淋巴瘤的骨髓MRI亦可弥补骨髓活检的不足，为临床提供精确的活检部位。它与骨髓活检相结合，可提高淋巴瘤的定性诊断准确率。

在淋巴瘤的综合治疗中，放射治疗具有重要地位，故对放射治疗后骨髓变化的观察是淋巴瘤骨髓MRI的重要环节。淋巴瘤患者进行放射治疗时，其脊柱或骨盆往往处于照射野中。淋巴瘤放射治疗后，其照射区骨髓的主要变化包括水肿和坏死、窦样间隙破坏、骨髓造血组织被纤维化和脂肪组织替代而消失。霍奇金淋巴瘤放射治疗后，脊柱椎体的MRI信号变化具有代表性。应当指出的是，机体任何其他类别的肿瘤放射治疗后，其照射区内骨髓的MRI信号变化与之相同。骨髓在接受治疗剂量的照射2周以后，椎体在T_1WI上信号并无变化，但STIR像上的信号可有升高，它反映的是骨髓充血水肿和坏死；3～6周时，由于骨髓内纤维组织和脂肪组织开始再生，T_1WI上的信号以不均匀性升高为表现特点；6周～14个月时，椎体中央在T_1WI上表现为

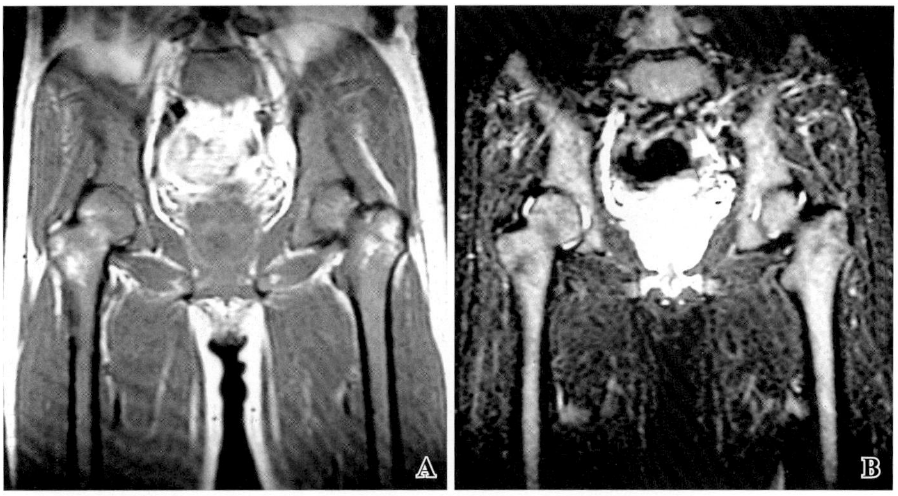

图 11-4-15 淋巴瘤弥漫性浸润的骨髓表现 A．骨盆冠状面 T_1WI：髂骨、股骨呈广泛性低信号（男，45 岁，非霍奇金淋巴瘤）；B．骨盆冠状面 STIR 像：髂骨、股骨呈明显高信号（与 A 为同一患者）。

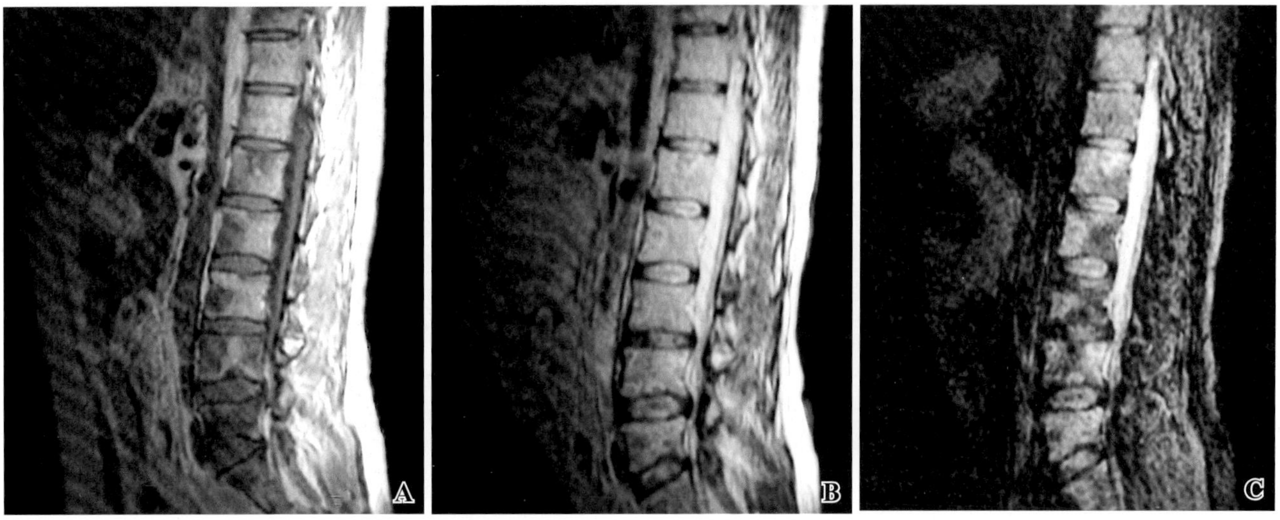

图 11-4-16 淋巴瘤灶性浸润的骨髓表现 A．腰椎矢状面 T_1WI：椎体可见多发结节状低信号灶（男，51 岁，非霍奇金淋巴瘤）；B．腰椎矢状面 T_2WI：多发性结节灶信号略有升高（与 A 为同一患者）；C．腰椎矢状面 STIR 像：多发结节灶呈高信号（与 A 为同一患者）。

带状脂肪性高信号，其周围表现为红骨髓的中等信号；在这以后，由于椎体内造血组织大部分或完全被脂肪组织所替代，故在 T_1WI 上表现为均匀的高信号，并可保持相当长的时间，有时甚至数年后才恢复造血功能。另外，淋巴瘤骨髓浸润区经放射治疗后，其照射野内骨髓在 T_1WI 上的信号升高后继而降低，往往是淋巴瘤好转后再次复发的表现。曾有报道，霍奇金淋巴瘤放射治疗后，其非照射区骨髓在 MRI 上可出现骨髓逆转换的现象。但这一观点未被广泛认同。在 Blomlie 等的研究中未出现类似的结果，并认为这一现象缺乏组织学依据，仍有待于进一步研究和证实。

化学治疗也是淋巴瘤患者经常应用的治疗措施。经化学治疗好转的淋巴瘤患者，其骨髓在 T_1WI 上信号升高（图 11-4-17），在 STIR 像上信号明显减低，有时甚至可恢复到正常水平。

近年来，骨髓移植也较多地运用到淋巴瘤患者的治疗中，有关内容见“骨髓移植”。

多发性骨髓瘤

多发性骨髓瘤是以原发性恶性浆细胞在骨髓中无节制的增殖并伴有异常单克隆免疫球蛋白（即 M 球蛋白）的生成为特征的浆细胞恶性肿瘤。按世界卫生组织的统计，其发病率占原发性骨肿瘤的 9.63%，恶性骨肿瘤的 17.64%。我国骨髓瘤的发病率低于国外，发病平均年龄也较国外小 10 岁。本病多见于 40 ~ 70 岁，平均 50 岁，男性多于女性。

多发性骨髓瘤早期可无临床症状。发病期主要的临床表现由三个方面病理变化所致：①骨髓瘤细胞增殖、浸润和破坏骨髓及骨组织产生的症状：骨痛、贫血及病

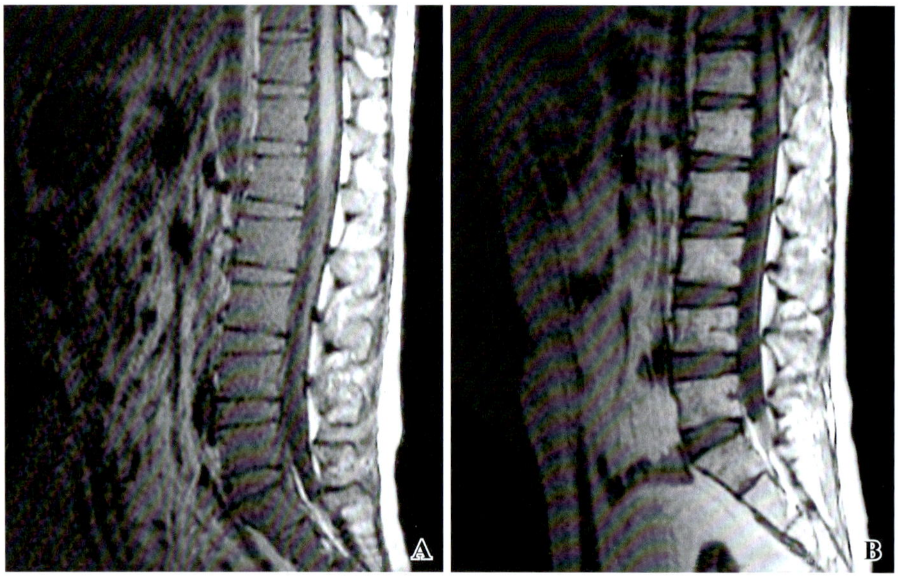

图 11-4-17 淋巴瘤化学治疗后好转的表现 A. 腰椎矢状面 T_1WI：椎体呈广泛弥漫性低信号，其信号强度明显低于椎间盘（男，30 岁，非霍奇金淋巴瘤，化学治疗前）；B. 腰椎矢状面 T_1WI：椎体信号明显升高，信号强度高于椎间盘（同一患者经正规化学治疗 8 周后）。

理性骨折。②骨髓瘤细胞产生大量免疫球蛋白所致的不良后果：感染、高钙血症及肾功能损害等。③骨髓瘤细胞髓外组织浸润产生的症状：肢体放射性疼痛和感觉、运动障碍，骨髓瘤性脑膜炎，脑神经麻痹等。

多发性骨髓瘤患者的骨髓抽吸细胞涂片或活检可协助临床诊断。其骨髓象中，浆细胞系呈增生性反应，当异型浆细胞数占 10% 以上时应怀疑有骨髓瘤可能。血清中异常球蛋白显著增高及尿中多次出现本 - 周蛋白也有助于本病的诊断。

根据骨髓瘤细胞是否产生 M 蛋白可将多发性骨髓瘤分成分泌型和非分泌型两大类。其中分泌型占绝大部分，为 98% 以上；而非分泌型仅占 2% 以下，其血清中不能分离出 M 蛋白。

多发性骨髓瘤其临床症状、治疗和预后均与瘤细胞数有密切关系。根据 Duric 等的标准作如下分期：① Ⅰ期：瘤细胞数低于 $0.6\times10^{12}/m^2$，血红蛋白大于 100g/L，血清钙小于或等于 3mmol/L；X 线检查显示正常、骨质疏松或一处骨破坏；M 蛋白产生率低，如 IgG 小于 50g/L、IgA 小于 30g/L 和尿中轻链 M 成分小于 4g/24h。② Ⅱ期：瘤细胞数为 $(0.6\sim1.2)\times10^{12}/m^2$，其他条件介于Ⅰ、Ⅲ期之间。③ Ⅲ期：瘤细胞数超过 $1.2\times10^{12}/m^2$，并符合下列 1 条或 1 条以上（血红蛋白小于 85g/L，血清钙大于 3mmol/L；X 线检查显示多处骨破坏；M 蛋白产生率高，如 IgG 大于 70g/L、IgA 大于 50g/L 和尿中轻链 M 成分大于 12g/24h）。

多发性骨髓瘤在 X 线平片上可有多种表现。10% ~ 15% 经临床确诊的病例可无阳性发现；中轴骨的骨质疏松是本病较常见的 X 线征象。它的形成可能与大量浆细胞刺激了破骨细胞使骨代谢加快、破骨作用增强，以及骨髓瘤细胞在红骨髓内弥漫性浸润有关。骨质破坏是本病最重要的 X 线表现。它可和骨质疏松并存，约 60% 的患者在脊柱或肋骨等处可出现病理性骨折。骨质破坏的典型表现是在中轴骨及肱骨、股骨近端出现多发性小圆形边缘清楚的破坏灶，常被描述为“穿凿样”或“钻孔状”。这一典型征象具有定性诊断的价值。有时，骨破坏灶边缘模糊并可融合成较大的破坏区。

在多发性骨髓瘤的骨骼影像学检查中，MRI 是最敏感的成像方法。它可在骨质结构被破坏前显示出骨髓内的广泛性浸润。Daffner 等曾在 30 例经确诊的多发性骨髓瘤患者中进行比较，其中脊柱 X 线平片阳性率为 66%，核素骨髓显像阳性率仅为 20%，而骨髓 MRI 的阳性率为 100%。

未经治疗的多发性骨髓瘤，其中轴骨的 MRI 表现可归纳为下列几种类型：①骨髓信号正常：系骨髓内少量浆细胞（5% ~ 20%）散在性浸润。虽然它们可替代红骨髓，但骨髓脂肪细胞含量尚正常，脂肪与水比例不发生变化（图 11-4-18）。②骨髓弥漫性浸润：系骨髓内大量异常浆细胞浸润，正常骨髓组织被广泛替代所致。其 MRI 表现与白血病的骨髓弥漫性浸润相同。即在 T_1WI 上呈广泛弥漫性均匀低信号，在 T_2WI 上信号升高，在 STIR 像上信号明显升高（图 11-4-19）。③骨髓灶性浸润：系骨髓内瘤细胞相互聚集形成瘤结节所致，伴有或不伴有骨小梁的破坏。骨髓在 T_1WI 上表现为斑状或结节状低信号，在 T_2WI 及 STIR 像上为高信号。病灶常为多发性且分布不对称（图 11-4-20）。但极少数结节灶在 T_1WI 上呈中等或高信号，容易漏诊。④骨髓弥漫性浸润加灶性浸润：系在骨髓广泛性浸润的基础上局部瘤细胞聚集成瘤结节所致。此种类型的骨髓异常往往在 T_1WI 低信号背景及 T_2WI、STIR 像中高信号背景中出现多发性的结节状，呈更低及更高信号影，

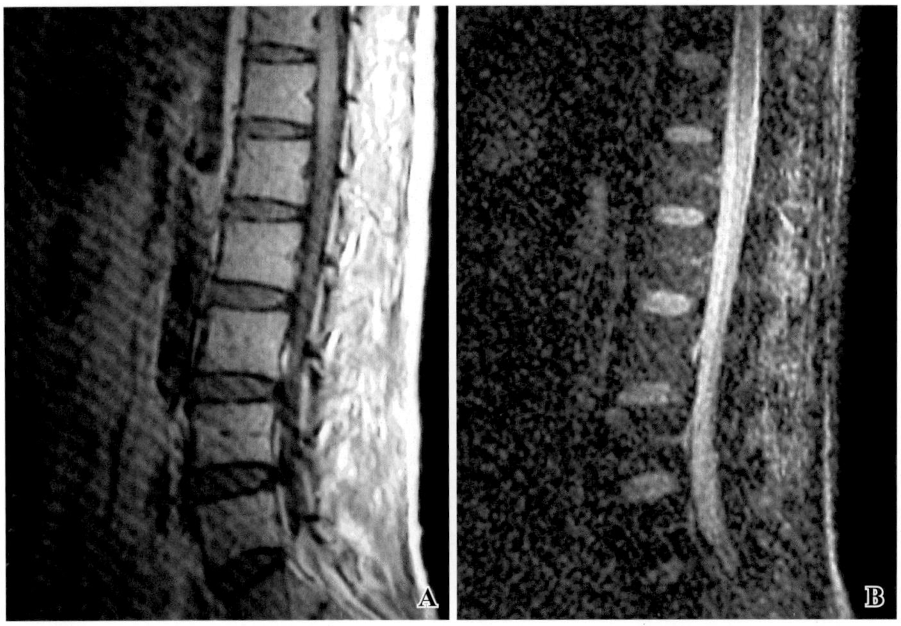

图 11-4-18 多发性骨髓瘤 T_1WI 和 STIR 像表现 A．腰椎矢状面 T_1WI：椎体信号正常（男，48 岁，多发性骨髓瘤）；B．腰椎矢状面 STIR 像：椎体信号表现正常（与 A 为同一患者）。

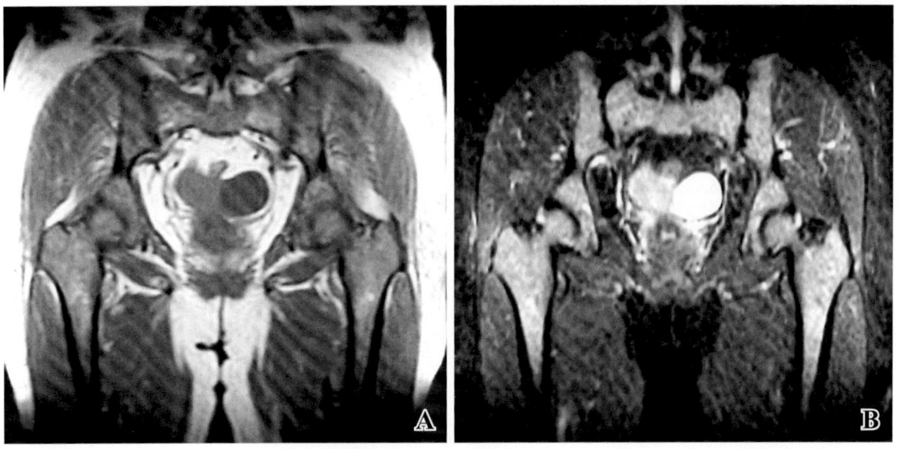

图 11-4-19 多发性骨髓瘤骨髓弥漫性浸润 A．骨盆冠状面 T_1WI：两侧髂骨、股骨及骶骨呈弥漫性低信号（女，72 岁，多发性骨髓瘤）；B．骨盆冠状面 STIR 像：骨髓呈明显高信号（与 A 为同一患者）。

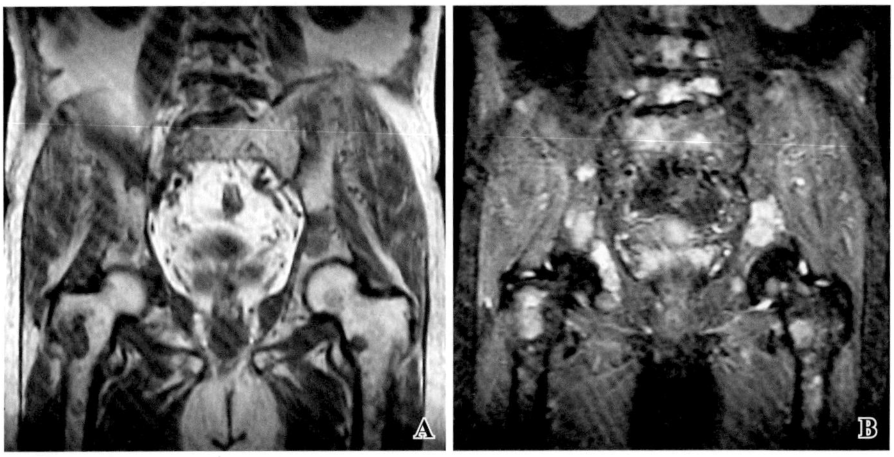

图 11-4-20 多发性骨髓瘤骨髓灶性浸润 A．骨盆冠状面 T_1WI：两侧髂骨、股骨近端及骶骨右侧呈多个结节状低信号影，边缘清楚（男，69 岁，多发性骨髓瘤）；B．骨盆冠状面 STIR 像：两侧髂骨、股骨近端及骶骨和椎体呈多个明显结节状高信号影（与 A 为同一患者）。

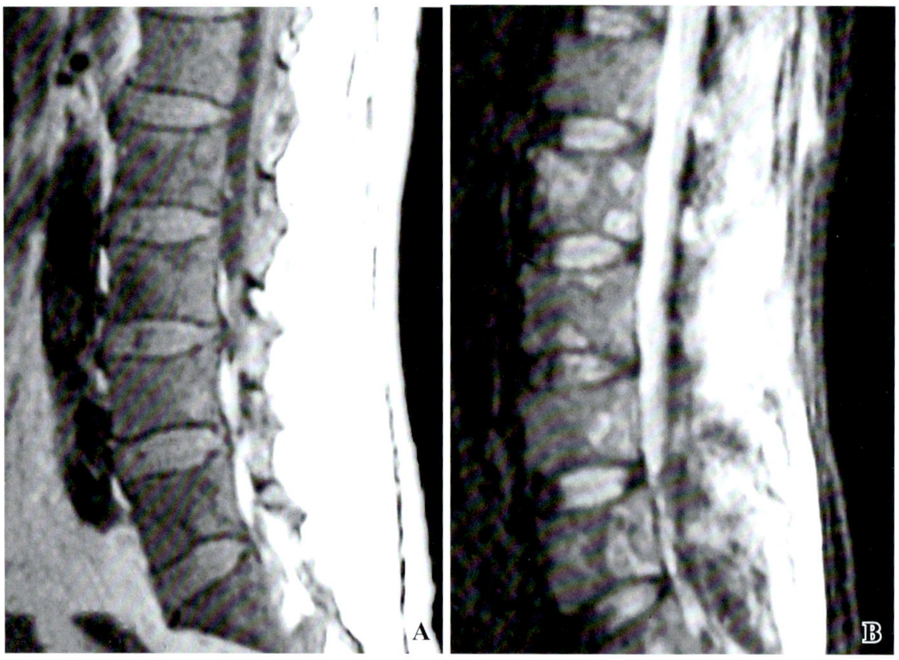

图 11-4-21　多发性骨髓瘤骨髓弥漫性和灶性浸润　A．腰椎矢状面 T_1WI：椎体信号广泛性减低，在低信号背景中可见多个结节状或斑片状更低信号影（男，64 岁，多发性骨髓瘤）；B．腰椎矢状面 STIR 像：椎体信号不均匀性升高，并见多个结节状或斑片状更高信号影（与 A 为同一患者）。

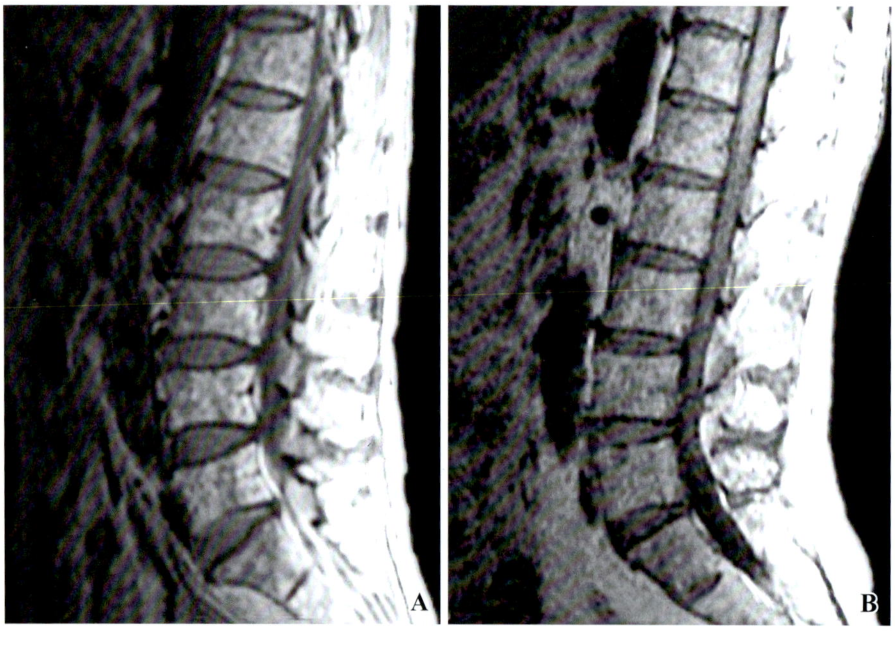

图 11-4-22　多发性骨髓瘤骨髓“盐－椒状”浸润　A．腰椎矢状面 T_1WI：椎体呈黑白相间的小颗粒状混杂信号影（男，69 岁，多发性骨髓瘤）；B．腰椎矢状面 T_1WI：椎体呈黑白相间的小点状混杂信号影（男，67 岁，多发性骨髓瘤）。

但彼此的信号对比都不十分明显（图 11-4-21）。⑤骨髓“盐－椒状”（salt-pepper pattern）浸润：系骨髓中正常脂肪细胞、弥漫不均的小颗粒状瘤细胞小灶及部分红骨髓混合而形成。它是多发性骨髓瘤较为常见的表现类型。由于正常脂肪细胞和部分红骨髓混合于瘤细胞中，因而骨髓活检往往显示其浸润程度并不严重。骨髓在 T_1WI 上呈弥漫性的黑白相间的点状或小颗粒状混杂信号影，其中点状高信号是正常脂肪组织，点状低信号代表细小浸润灶及部分正常红骨髓（图 11-4-22）；在 T_2WI 及 STIR 像上表现为弥漫不均匀点状高信号影。此种 MRI 表现类型也被其他作者描述为“斑驳型”骨髓浸润。

多发性骨髓瘤的 MRI 表现类型与临床分期之间可能存在着一定的联系。在 Stabler 等的研究中，上述①、⑤种表现见于 I 期骨髓瘤，表示骨髓受累程度较轻；②～④种表现多见于Ⅱ、Ⅲ期骨髓瘤，是病情严重的表现。

多发性骨髓瘤（尤其是Ⅰ期）的骨髓MRI表现对判断本病的预后也有一定的参考价值。在Berg等报道的Ⅰ期骨髓瘤中，有29%出现骨髓浸润（主要为灶性浸润），其中86%的患者以后发展为严重的侵袭型骨髓瘤，而骨髓MRI图像正常的Ⅰ期骨髓瘤却发展缓慢。在Moulopoulog等的报道中也有类似的结果。

应当指出，虽然多发性骨髓瘤的骨髓MRI表现可能在某种程度上与临床分期、预后有一定的关联，但骨髓的穿刺结果仅反映病变的局部状况，而骨髓浸润又具有灶性和不均匀性分布的特点，因此多发性骨髓瘤的临床分期与MRI表现之间有时并不完全一致，甚至骨髓穿刺可出现假阴性的结果。这时若针对MRI检查的阳性部位进行穿刺，将有助于临床诊断和预后的判断。

多发性骨髓瘤常可并发椎体压缩性骨折。其平均发生率为60%，多见于Ⅲ期骨髓瘤，以胸、腰椎多见，它是引起患者背部疼痛的主要原因。此类病变在MRI图像上具有两种表现形式：①良性特征的压缩：征象包括病变椎体骨髓信号正常（图11-4-23）；椎体终板邻近区在T_1WI上呈带状低信号，在T_2WI及STIR像上为高信号；以及MRI增强扫描无强化。②恶性特征的压缩：征象包括病变椎体本身呈弥漫性浸润或出现骨髓瘤病灶（图11-4-24），附件、硬膜外受累，以及MRI增强扫描出现强化。Lecouvet等研究发现，在伴有椎体压缩性骨折的多发性骨髓瘤中，单纯表现为良性特征的压缩性骨折并不少见，并认为多发性骨髓瘤也应被列为椎体良性压缩性骨折的鉴别诊断范围之内。此外，Lecouvet等还发现，在多发性骨髓瘤中，那些以椎体弥漫性浸润或多发性灶性浸润（病灶多于10处）为主要表现的患者，其并发椎体压缩性骨折的危险性高于椎体MRI图像正常或轻微异常的患者。

多发性骨髓瘤是较多采用MRI增强检查的血液性疾病。用Gd-DTPA后，受累骨髓呈弥漫性、不均匀性及灶性强化。这些强化表现与增强前骨髓浸润的表现类型相对应。然而，增强MRI与增强前各序列比较，它无法检出更多的骨髓浸润病灶。但多发性骨髓瘤治疗后，其增强扫描的信号变化对观察治疗后反映有一定帮助。治疗后临床完全缓解的骨髓瘤患者，其骨髓异常信号可以消失（多见于骨髓弥漫性或斑驳性浸润患者），或病灶虽有残留，但无强化或仅表现为边缘性强化且病灶有缩小（多见于骨髓灶性浸润患者）；治疗后临床部分缓解者，表现为原来的弥漫性浸润转化为斑驳性或灶性浸润，且强化减弱。总之，MRI对非分泌型骨髓瘤与生物学特性、临床资料不符者更有价值。

骨髓增生异常综合征

骨髓增生异常综合征是一组难治性的，红细胞、粒细胞、血小板质和量异常，以及具有高风险发展为白血病为特征的恶性克隆性造血干细胞疾病。它常表现为贫血、粒细胞和（或）血小板减少，并伴有骨髓细胞增生亢进和病态造血。骨髓增生异常综合征占急性白血病发病率的4%～6%。国外发病年龄多在50岁以上，我国以青壮年为多。

本病以往被称为白血病前期。1976年，法、美、

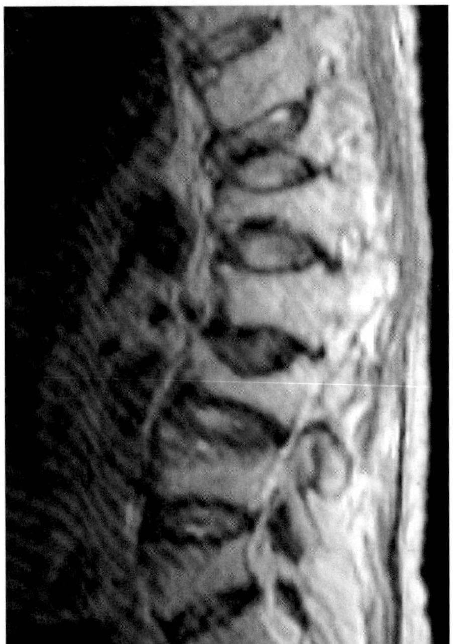

图11-4-23 多发性骨髓瘤表现良性特征的椎体压缩 腰椎矢状面T_1WI：多个椎体呈压缩性改变，但椎体信号正常，均明显高于椎间盘（女，62岁，多发性骨髓瘤）。

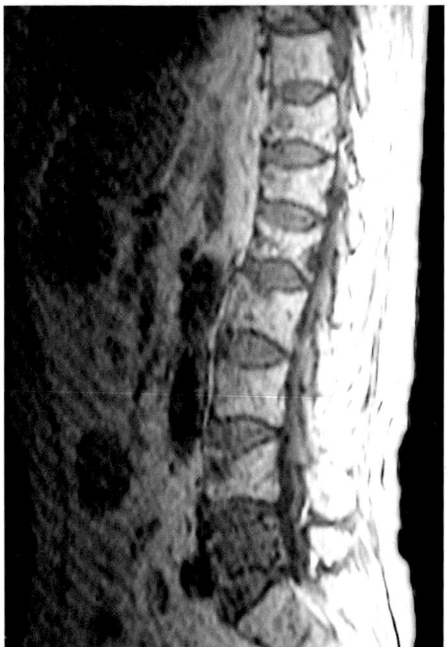

图11-4-24 多发性骨髓瘤表现恶性特征的椎体压缩 腰椎矢状面T_1WI：多个椎体呈结节状低信号影，病灶处椎体伴有病理性压缩（男，69岁，多发性骨髓瘤）。

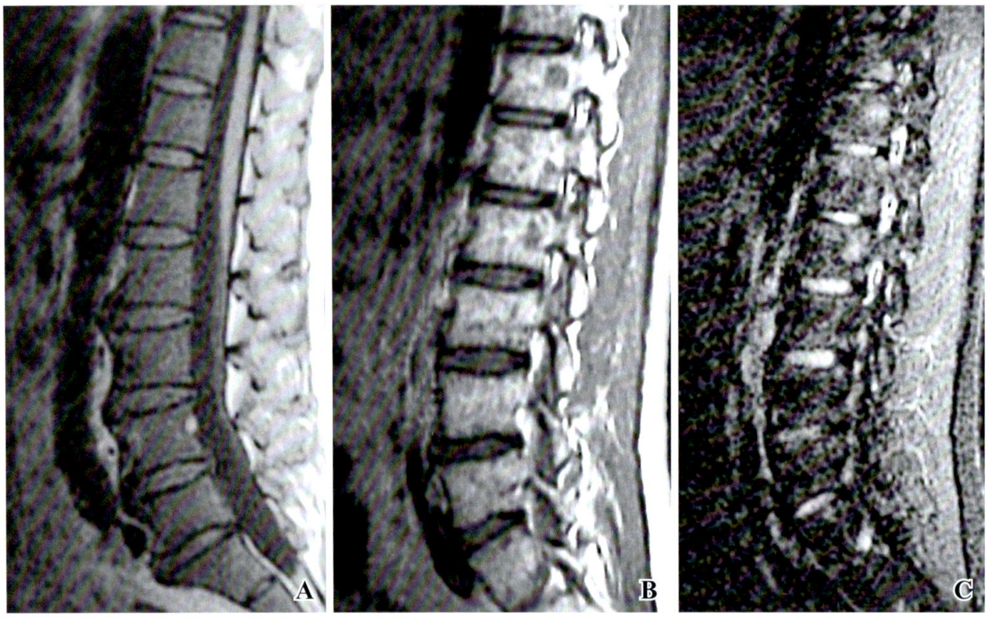

图 11-4-25　骨髓增生异常综合征中轴骨信号表现　A．腰椎矢状面 T_1WI：椎体呈均匀的广泛弥漫性低信号，信号强度低于椎间盘（男，67 岁，骨髓增生异常综合征）；B．腰椎矢状面 T_1WI：第十二胸椎及第一、二腰椎椎体有多发性小结节状低信号灶（男，15 岁，骨髓增生异常综合征）；C．腰椎矢状面 STIR 像：第十一胸椎至第二腰椎椎体呈结节状高信号（与 B 为同一患者）。

英（FAB）协作组将其命名为 MDS。本病发展缓慢，临床上以贫血为主，可有发热和出血；血象呈全血细胞减少；骨髓增生活跃或明显活跃，少数可表现为增生低下。FAB 协作组 1982 年根据形态学尤其是骨髓中原始细胞的百分数将骨髓增生异常综合征分为五种亚型：①难治性贫血（RA）。②伴有环形铁粒幼细胞增多的难治性贫血（RARS）。③原始细胞增多的难治性贫血（RAEB）。④慢性粒细胞－单核细胞白血病（CMML）。⑤转化型原始细胞增多的难治性贫血（RAEB-T）。

骨髓增生异常综合征中轴骨的 MRI 图像异常有三种表现形式：①多发性小结节灶。②多发性不均匀性斑片状病灶。③均匀对称的广泛弥漫性信号异常。这些类型都表现为在 T_1WI 上呈低信号，在 T_2WI 上信号升高，在 STIR 像上呈明显高信号（图 11-4-25）。骨髓增生异常综合征的这些 MRI 表现与白血病、淋巴瘤及多发性骨髓瘤的骨髓弥漫性或灶性浸润十分相似，故无法通过 MRI 将它们有效地鉴别。在定量研究方面，骨髓增生异常综合征椎体 T_1 弛豫时间与正常者比较，表现为延长或明显延长。

约有占总数 50% 的骨髓增生异常综合征可转变为白血病，尤其多见于预后较差的 RAEB 及 RAEB-T 亚型。Takagi 等通过对骨髓增生异常综合征患者股骨的 MRI 研究发现，若表现出范围广泛和程度严重的骨髓信号异常，则容易转化为急性白血病，且预后较差。但 Lewis 等通过对骨髓增生异常综合征患者中轴骨的 MRI 图像观察发现，骨髓 T_1WI 上的信号异常的程度与骨髓内原始细胞的数量多寡并无相关性，且不同亚型之间的骨髓信号异常也无明显差异。因此，骨髓增生异常综合征的 MRI 表现与病变转归、预后之间的关系仍处于探讨之中，并无肯定一致的结果。

骨髓纤维化

骨髓纤维化是一种慢性骨髓增殖性疾病。其主要病理变化是骨髓组织化生为纤维组织，造血组织被替代而减少，导致血中出现未成熟的红细胞及白细胞，常伴有髓外造血。在晚期，纤维组织可转变为骨组织。本病是一种少见病，总发病率为（0.2 ～ 2）/10 万。发病通常在 50 岁以后，确诊时的平均年龄约为 60 岁，30 岁以前发病者很少。

根据骨髓纤维化发生的原因，可将其分为原发性和继发性。原发性骨髓纤维化病因不明，发病机制也处于争论和推测中。继发性骨髓纤维化具有明确的病因，它可继发于急、慢性白血病，淋巴瘤，真性红细胞增多症，石骨症，淀粉样变性，戈谢病等疾病。实验证明，骨髓内微血管损伤是继发性骨髓纤维化发病机制中较为重要的环节。

原发性骨髓纤维化患者常有消瘦、贫血、痛风发作等症状，但脾脏肿大是其最突出的表现，它是髓外造血的主要部位，几乎所有患者都具有这一体征。本病患者外周血中可出现幼红细胞和幼粒细胞，成熟红细胞可呈泪滴状异常。由于纤维组织增生，在骨髓穿刺抽吸时往往出现多次“干抽”现象。骨髓液涂片大多显示增生低下，仅少数显示增生活跃。本病骨髓活检均表现为非均匀一致的纤维组织增生。

有 30% ～ 70% 的骨髓纤维化患者的骨质异常可在

X 线平片上显示，受累骨骼主要为脊柱、肋骨、骨盆和长骨干骺端。早、中期患者表现为骨质密度增高；晚期者显示骨皮质增厚、髓腔狭窄，甚至于闭塞。因此，中老年患者若出现此种骨质改变并伴有脾脏肿大，则应高度怀疑骨髓纤维化的可能。

MRI 可较早发现骨髓纤维化患者的骨髓异常。原发性骨髓纤维化的 MRI 表现与白血病等骨髓浸润性疾病有所不同。根据纤维组织具有的组织特性，其受累骨髓在 T_1WI 及 T_2WI 上多表现为不均匀的低信号，在 STIR 像上呈接近于正常红骨髓的中等不均匀信号。在 MRI 序列中，T_2^* 加权扫描对显示原发性骨髓纤维化有一定帮助。这是因为增生的纤维组织可在骨髓病变区形成较高的磁化率，使该处表现出较明显的低信号，从而有利于对病变范围的观察。继发性骨髓纤维化的异常信号常与骨髓内原发病变的信号相混合，其 MRI 信号表现可随纤维化的范围和程度而有所不同。一般而言，纤维化程度轻者，其在 T_2WI 及 STIR 像上可出现低信号灶；纤维化程度重且范围广者，在多个序列均以不均匀性低信号为表现特征。总之，MRI 可全面反映骨髓纤维化患者骨髓异常的状况，对协助临床诊断有一定帮助。

真性红细胞增多症

真性红细胞增多症是一种起源于骨髓造血干细胞的疾病。发病多在 50 ~ 60 岁，男性多于女性。本病的血液学特征为血中红细胞绝对值增高、血细胞比容高于正常、血黏度增加、脾脏肿大、骨髓细胞明显增生；晚期患者出现骨髓纤维化。临床上，真性红细胞增多症患者的皮肤与黏膜呈紫红色，伴有多器官症状，病程中可出现出血、栓塞等各类并发症。

真性红细胞增多症患者若无并发症，病程一般发展缓慢，患者可存活 10 ~ 15 年以上。根据病程进展，可将真性红细胞增多症分为三期：①红细胞及血红蛋白增多期，它是病程的最初阶段，一般可持续数年。②骨髓纤维化期，此阶段血象处于正常或代偿阶段，骨髓逐渐发生纤维化，也可持续数年。③骨髓衰竭期，表现为明显贫血，且髓外造血活跃，脾脏明显肿大，纤维化更加明显，骨髓造血功能衰退，个别可演变为急性白血病。

真性红细胞增多症患者的骨髓 MRI 异常通常有两种表现类型，即骨髓逆转换和骨髓纤维化。骨髓逆转换在疾病早期阶段表现较为明显。逆转发生时，真性红细胞增多症患者的中轴骨和肱骨、股骨近端在 T_1WI 上呈较均匀的低信号，其信号强度可接近于肌肉。与此同时，肱骨、股骨近侧骨骺和股骨大转子内的黄骨髓也发生逆转，T_1WI 上也呈低信号（图 11-4-26）。而成人白血病与真性红细胞增多症有所不同，其绝大多数患者的股骨大转子和近侧骨骺不受侵犯，在 T_1WI 上仍保留着黄骨髓的信号特点。此外，在 T_2WI 及 STIR 像上，真性红细胞增多症的骨髓逆转换呈类似于黄骨髓及红骨髓的中等信号。随着病程的进展，真性红细胞增多症患者骨髓可逐渐发生不同程度的纤维化，其沉积于骨髓内的纤维组织在 T_1WI 及 T_2WI 上均表现为低信号，且分布不匀。

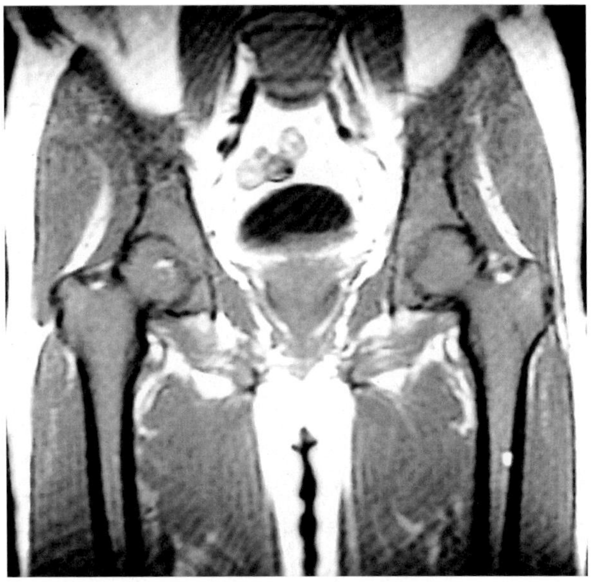

图 11-4-26 真性红细胞增多症骨髓逆转换 骨盆冠状面 T_1WI：髂骨、股骨头、大转子、股骨干骺端及骨干均呈弥漫性低信号（男，59 岁，真性红细胞增多症）。

总之，真性红细胞增多症患者的病程发展较为缓慢，一旦骨髓出现纤维化则意味着病变已进入晚期，但纤维组织在骨髓内的分布是不均匀的，有时不一定能被骨髓穿刺准确检出。因此，骨髓 MRI 对观察真性红细胞增多症患者的病程发展有一定意义。

再生障碍性贫血

再生障碍性贫血是一组由化学、物理、生物因素及不明原因所引起的骨髓造血组织明显减少，红骨髓被脂肪组织替代，最后导致造血功能衰竭的综合征。其共同的临床特点是全血细胞减少，进行性贫血、出血和继发感染，而肝、脾、淋巴结无肿大。临床上再生障碍性贫血分为急性型和慢性型。少数病例可发展为急性白血病。

多数患者病因不明，称为原发性再生障碍性贫血；临床上可查出致病原因者，称为继发性再生障碍性贫血。

引起继发性再生障碍性贫血的原因可概括为：①化学因素：各类药物及苯、杀虫剂等化学物质。②物理因素：各种电离辐射如 X 线、放射性核素等。③感染因素：如肝炎病毒可激发自身免疫而发病，伤寒等的细菌毒素可抑制骨髓造血功能。再生障碍性贫血的发病机制尚不明了，可能与骨髓造血干细胞及骨髓微环境受损有关。

再生障碍性贫血的主要病理变化是红骨髓的总容量减少。组织学改变表现为各部位骨髓普遍增生减低，并以脂肪组织替代。但不同病例的病变程度不同，且各部位骨髓的受累范围也有差异。急性型再生障碍性贫血发展迅速，病变广泛，多为全身各处的骨髓受累；慢性型再生障碍性贫血进展较为缓慢，骨髓受累呈“向心性”渐进发展，即先累及髂骨，其次为脊柱，最后侵犯胸骨。

再生障碍性贫血的MRI表现与病变本身的病理变化过程基本相符。由于再生障碍性贫血患者骨髓内造血性红骨髓含量明显降低，同时黄骨髓大量增生并替代，因而其典型的MRI表现是在T_1WI上中轴骨和肱骨、股骨近端呈浓白状的弥漫性均匀高信号，在T_2WI上呈中等信号，在STIR像上为明显低信号（图11-4-27）。此种信号特点是骨髓造血功能衰竭的特征性表现，它与白血病、淋巴瘤等骨髓浸润性疾病有着明显区别。因此，根据这一特征，可将再生障碍性贫血与骨髓浸润性疾病或表现与它类似的其他骨髓病变有效地区分开。在微观上，由于黄骨髓的大量增生，使再生障碍性贫血患者的腰椎、髂骨及肱骨、股骨近端等处在T_1WI上都表现为浓白一致的均匀高信号，从而失去了其正常的局部MRI表现特征。另外，再生障碍性贫血患者可在T_1WI上的高信号背景中见到大小不等、散在性分布的灶性低信号或结节性低信号影（图11-4-28）。它的形成是由于红骨髓的残留或再生障碍性贫血经治疗后红骨髓增生所致。Kaplan等通过活检证实其具有造血活性，故称之为造血组织岛。

急性型再生障碍性贫血因病变范围广、发展迅速，故多数病例具有上述典型MRI表现；慢性型再生障碍性贫血虽然其红骨髓总量也明显降低，但由于其受累骨髓具有“向心性”萎缩的特点，部分区域可有红骨髓残留，因此在T_1WI上表现为不均匀的混杂性信号，并以髂骨的改变最为明显。但慢性型再生障碍性贫血在T_1WI上呈明显增多的脂肪性高信号仍是其突出的MRI表现特点（图11-4-29）。

再生障碍性贫血患者经治疗后的临床转复过程及骨髓的反应也可通过MRI来观察。经治疗好转者，其骨髓内红骨髓含量有所回升，并与黄骨髓混合存在或形成不同程度的纤维化改变，故T_1WI上的信号与治疗前比较有所降低，且新生造血组织岛也进一步增多。近年来，由于免疫学的进展及移植技术的改进，骨髓移植已成为本病的有效治疗方法，有关内容见“骨髓移植”。

镰状细胞贫血

镰状细胞贫血系一种遗传性血红蛋白异常性疾病，其致病基因为血红蛋白β蛋白链第6位上的谷酰氨酸被缬氨酸取代，从而导致分子结构缺陷，脱氧血红蛋白产生聚合作用，使成熟的红细胞呈镰刀状变形。由于这

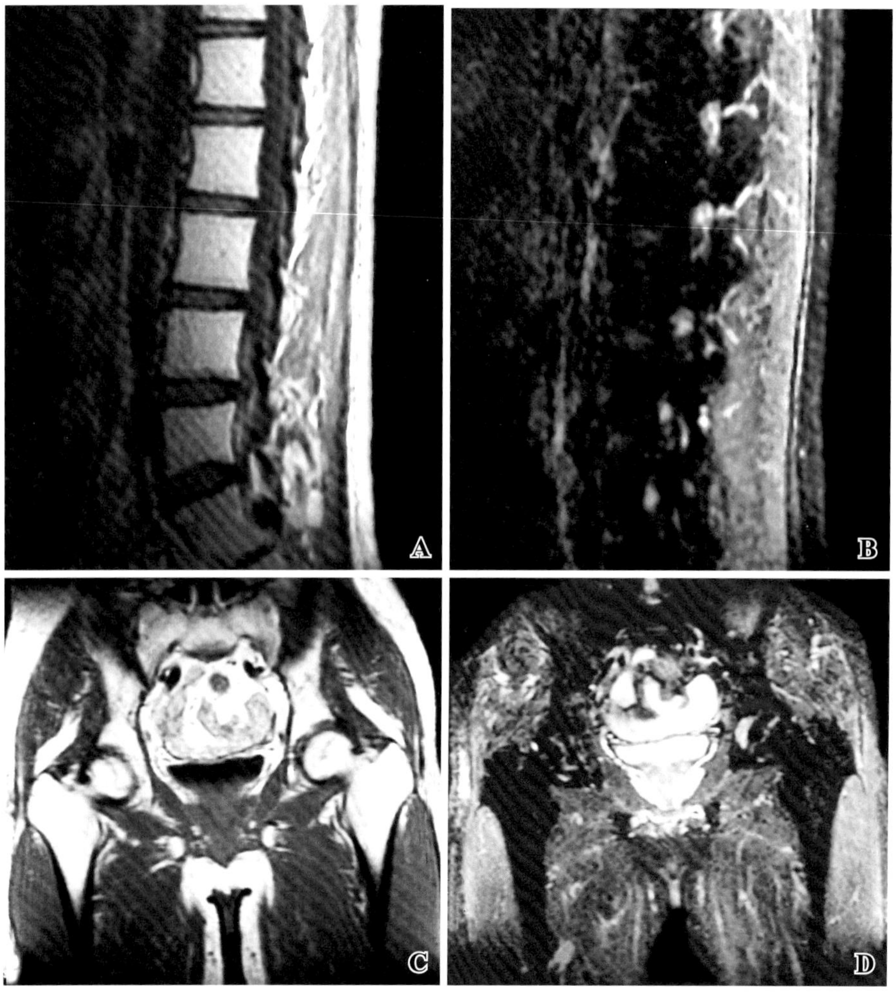

图11-4-27 再生障碍性贫血的典型MRI表现 A．腰椎矢状面T_1WI：椎体呈均匀浓白的弥漫性高信号，其信号强度明显高于椎间盘（男，21岁，再生障碍性贫血）；B．腰椎矢状面STIR像：椎体呈明显低信号，其信号强度远低于肌肉（与A为同一患者）；C．骨盆冠状面T_1WI：髂骨、股骨近端均呈浓白状均匀高信号（男，39岁，再生障碍性贫血）；D．骨盆STIR像：髂骨及股骨近端呈明显低信号（与C为同一患者）。

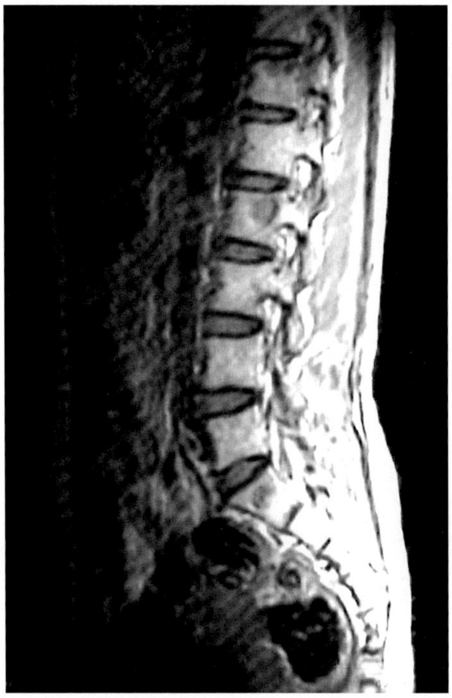

图 11-4-28 再生障碍性贫血造血组织岛 腰椎矢状面 T_1WI：第十二胸椎、第二腰椎及第一骶椎椎体有结节状低信号影（女，15 岁，再生障碍性贫血，未经治疗）。

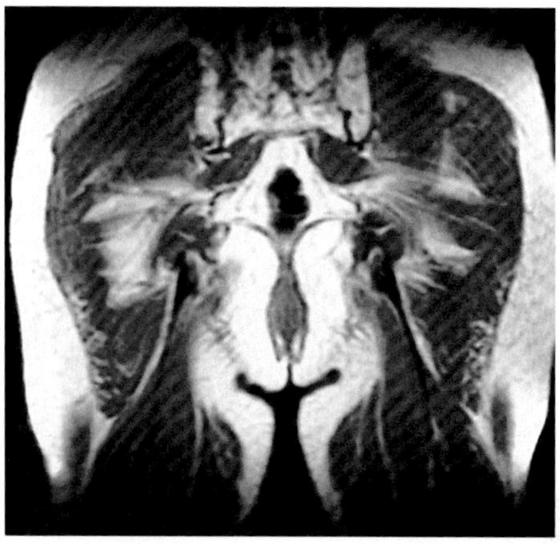

图 11-4-29 慢性再生障碍性贫血 T_1WI 表现 骨盆冠状面 T_1WI：两侧髂骨及骶骨呈高低不均匀性混杂信号，但以信号升高为主要表现（男，53 岁，慢性再生障碍性贫血）。

些异常形状的红细胞难以通过毛细血管，而在血管中淤滞，造成组织缺氧。本病常累及骨盆、髋部、股骨、胫骨及腓骨，引发骨组织中的黄骨髓逆转成红骨髓。

MRI 检查镰状细胞贫血患者的意义在于能有效地观察骨髓组织 MRI 信号改变和病变的累及范围、严重程度。当红骨髓取代黄骨髓时，病变区骨髓信号在 T_1WI、T_2WI 上呈低或中等信号，与周围肌肉组织信号相近，而比脂肪组织信号低。在 T_1WI 上可显示长骨干骺端出现斑片状、节段状或广泛低信号强度影，并可逐渐向骨干蔓延。这种低信号影最常见于胫骨骨干。在磁共振扫描仪问世之前，镰状细胞贫血继发骨髓梗死很难明确诊断。虽然 X 线平片可以显示陈旧性梗死灶的钙化影，而对急性骨梗死灶则无能为力。镰状细胞贫血患者的骨梗死的 MRI 表现为在 T_1WI 上呈低至中等信号而在 T_2WI 上呈高信号影，病灶边缘清晰、锐利、对称，常位于骨松质的中央。发生在干骺端和骨干的骨梗死灶在 T_1WI 上较难与周围低信号的再生红骨髓区别，然而在 T_2WI 上则表现为高于周围再生红骨髓的信号，很容易区分。当骨髓组织出现广泛含铁血黄素沉着时，骨髓的信号强度无论在 T_1WI 还是在 T_2WI 上均呈低信号，如此时骨髓发生急性骨梗死，则可在 T_1WI 和 T_2WI 上呈现高信号。镰状细胞贫血患者常见并发症是骨无菌性坏死，好发于股骨头，发生率为 15% ~ 20%，与一般非镰状细胞贫血性无菌性坏死存在很大区别。镰状细胞贫血性股骨头无菌性坏死的 MRI 表现为在 T_1WI 上弥漫性低信号区，而在 T_2WI 上为多灶性低信号区，同时缺乏像非镰状细胞贫血性股骨头那样代表肉芽组织增生的边缘性高信号影（T_2WI）。

此外，镰状细胞贫血性骨梗死可能引发骨髓炎，MRI 的信号特征与骨梗死相仿，而容易混淆；此时，应注意观察有否骨皮质受累，是否有超出梗死区的广泛骨髓水肿、软组织肿胀以及瘘道出现等。这些征象都利于及时作出骨髓炎诊断。

网状内皮细胞增多症

嗜酸性肉芽肿、汉－许－克病和莱特勒－西韦病。这些相关疾病都归属于网织内皮细胞增生症。尽管三者病理上都表现为网织内皮细胞增生（即郎格罕斯细胞），但临床表现各异，发病部位和程度不一。

嗜酸性肉芽肿，表现为单发局限性病变，好发于儿童及青年。可分为三期：①早期，表现为囊肿，含软而易碎的黄棕色物质（脂肪和坏死组织）或红色物质（出血）。②中期，组织细胞增多。③晚期，病变组织逐渐转化为灰色结缔组织，最后可骨化。这些非侵袭性病变在 MRI 上表现为异常信号区，即在 T_1WI 上为低信号，在 T_2WI 上为高信号，在 STIR 像上呈高信号。长骨病变多位于干骺端或骨干，病灶起于髓腔，向四周发展，呈卵圆形或分叶状，病灶周围有轻到中度的增生硬化，MRI 表现为低信号。嗜酸性肉芽肿也可出现病灶周围水肿。发生于椎体的病变，以单发多见，椎体压缩变扁呈“碟形”，椎间隙正常（图 11-4-30）。然而，嗜酸性肉芽肿在 T_1WI 和 T_2WI 上的典型特征对于嗜酸性肉芽肿的诊断并不具有特异性。但年龄、病变部位、信号

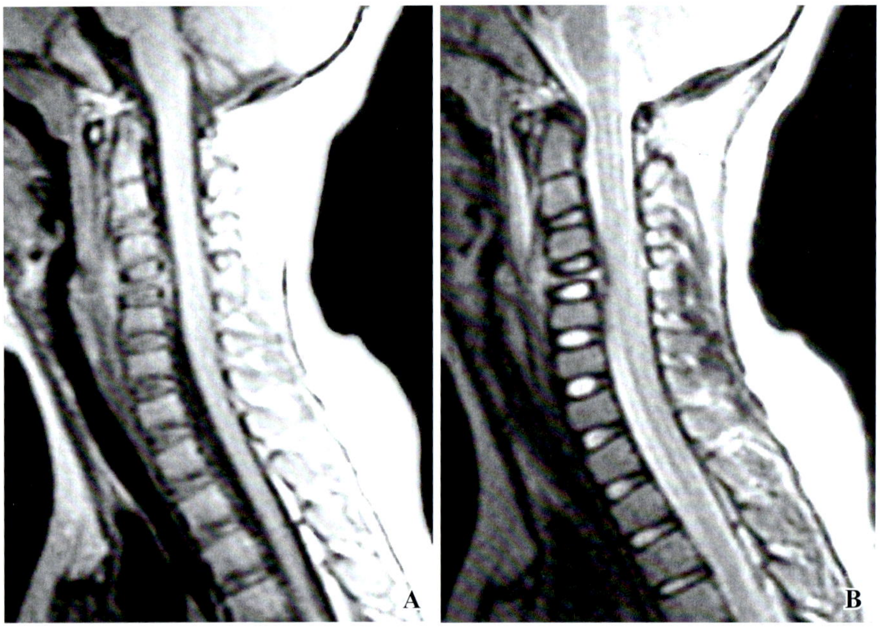

图11-4-30 第五颈椎椎体嗜酸性肉芽肿 椎体压缩变扁呈"碟形"改变。A. 矢状面 T_1WI；B. 矢状面 T_2WI。

强度变化等形态学表现对于鉴别诊断十分重要。

汉－许－克病以颅骨缺损、尿崩和眼球突出为三大典型症状，好发于5岁以下男童，病变好发于颅骨，呈多灶型。

莱特勒－西韦病也称为婴幼儿网织内皮细胞增多症。本病起病急，侵袭性强，多见于婴幼儿。本病可侵犯人体各个脏器，包括骨髓，病变范围广而且严重。目前的化学治疗已将本病的5年生存率提高到40%～50%，改善了预后。

戈谢病

戈谢病又名脑苷脂类脂沉积症，系因体内葡萄糖脑苷脂酶活力缺陷，导致葡萄糖脑苷脂无法降解而沉积在骨髓、脾脏和肝脏组织的网状内皮细胞中，引起贫血、血小板减少、肝脾肿大等的一组综合病征。该病属常染色体隐性遗传病。临床分为三型：① I 型：非脑性型，见于青年或成人。② II 型：神经性病变型，发病急、进展凶险，见于婴儿。③ III 型：为亚急性型，伴发脑病变。临床表现包括：①骨关节疼痛。②发烧。③紫癜、鼻出血、血尿。④结膜色素沉着。⑤肝脾肿大。⑥贫血，血小板和白细胞减少。X线检查对检测戈谢病的骨骼变化主要在于观察骨小梁吸收、骨质硬化、骨质破坏、病理性骨折、股骨头塌陷、骨膜反应浓密、呈花边形骨膜下新骨形成。然而，对于评价骨髓是否受累及其病变范围，效果不佳。MRI凭借其对骨髓组织良好的分辨能力，以及特有的三维扫描能力，而愈来愈多地被用来作为戈谢病诊断、随访和治疗效果评价手段。

正常骨髓主要含有脂肪成分，因而在 T_1WI、T_2WI 上呈高或中等信号。当骨髓被戈谢细胞浸润时，T_1WI 和 T_2WI 上的信号强度将减低，信号强度改变的机制可能是由于戈谢细胞中葡萄糖降解物和糖蛋白中存在快速质子交换现象而导致 T_1 弛豫时间延长，T_2 弛豫时间缩短。文献报道，戈谢病时累及的骨髓信号可呈一致性或非一致性降低。一些患者骨髓广泛浸润；而另一些患者骨髓呈絮状浸润，伴有残留的脂肪骨髓岛。

值得注意的是，在戈谢病引起急性骨痛期间，病变骨髓在 T_2 加权像上的信号一度表现比正常骨髓还要高，此征象往往提示髓腔内存在缺血坏死伴静脉性梗死性水肿。

一般而言，戈谢病常广泛累及全身骨髓组织，但在某些骨骼部位，表现尤其突出，如股骨头、髂骨、髋臼。儿童患者的骨骺常无侵犯。椎体骨髓信号下降往往比不上长骨骨髓信号的下降程度。此外，MRI对于检测戈谢病骨骼外浸润，尤其是肝脾肿大的诊断同样有很高的敏感性。

免疫缺陷性疾病

许多与病毒相关的人类免疫缺陷疾病可造成骨组织病理性损害，尤其在骨髓组织中表现突出。在艾滋病机会性感染中，常见的累及骨组织的有播散性分枝杆菌感染、隐球菌感染和组织胞浆菌感染。这些病灶的MRI表现往往缺乏特异性。一些艾滋病患者的骨髓在 T_1WI 上呈不均匀或广泛低信号影，与病理标本中发现铁贮存增多相符合。另外，还可能发现一些反映继发性骨营养不良或抗人类免疫缺陷病毒感染治疗有关的骨组织改变。

高分化性淋巴瘤是艾滋病患者常见的并发症，在骨髓组织中也可有累及，呈斑片状或广泛性侵犯，在 T_1WI 上信号低于正常骨髓组织，在 T_2WI 上为中等或高信号，在STIR像上呈高信号。严重时，造成大片骨髓组织坏死，出现剧烈骨痛。淋巴瘤除累及骨髓外，一般不造成骨皮质和软组织损害，据此可与骨髓炎鉴别。

骨髓水肿

骨髓水肿是由多种骨髓病变引起的继发性改变。它是一种非特异性的病理现象。可引起骨髓水肿的常见疾病，包括一过性或急性骨质疏松、骨肿瘤、骨缺血、骨梗死、骨创伤、反射性交感神经营养不良、骨急性或慢性感染、骨髓水肿综合征等。骨髓水肿的形成机制较为复杂，且不同病因的疾病，其形成水肿的机制也可不同。一般认为，骨髓水肿与病变组织血管过多、灌注过度及细胞外液的外渗有关。但水肿的刺激和调节因素尚不明了。

MRI是检测骨髓水肿最敏感的成像方法。它可显示非常早期及轻微的骨髓水肿。骨髓水肿一般在T_1WI上表现为低信号，在T_2WI及STIR像上呈高信号。这种信号改变代表着骨髓细胞外液的增多，而细胞外液增多的程度和数量又决定着水肿所致异常信号的强弱和范围。

不同病变引起的骨髓水肿各有其表现特点。应力性骨折引起的骨髓水肿常表现为不规则或较为弥漫的水肿性异常信号。反射性交感神经营养不良是一种自限性疾病，常以骨髓内水肿为主要特征，水肿区常分布于股骨头、股骨颈等处，但经治疗且临床症状消退后其骨髓内水肿性异常信号也可消失。骨髓水肿综合征患者的股骨头、股骨颈在MRI上常表现出典型的水肿性异常信号，即在T_1WI上呈弥漫性低信号，在T_2WI及STIR像上为高信号。由于它与早期骨缺血性坏死难以鉴别，因而对此类患者常需进行必要的MRI随访检查以帮助明确诊断。总之，骨髓水肿是一种非特异性的继发性改变，MRI检查的目的在于观察水肿的范围和检出病因，最终明确诊断。

（张 华 凌华威 管永靖 江 浩）

第五节 骨 髓 移 植

骨髓移植的目的在于给病损中的骨髓提供健康的造血干细胞，以恢复其正常的功能，挽救患者的生命。自20世纪50年代中期，骨髓移植即被试用于治疗造血系统的恶性疾病和急性致死剂量放射病，但未获成功。直到1970年，组织相容性抗原的识别和配型成功后，骨髓移植才走上了顺利发展的道路。

十几年来，骨髓移植不仅被用于治疗血液系统疾病，而且在其他领域如免疫缺陷、先天性代谢疾病、大剂量化学治疗后等患者都有试用治疗的报道。

【适应证】

1．*恶性血液病* 急性白血病、慢性粒细胞白血病、多发性骨髓瘤、恶性淋巴瘤、骨髓增生异常综合征、急性骨髓纤维化等。

2．*造血功能异常的非恶性血液病* 阵发性睡眠性血红蛋白尿、重型β珠蛋白生成障碍性贫血、先天性再生障碍性贫血、先天性纯红细胞再生障碍等。

3．*骨髓造血功能极度衰竭* 受到致死量放射后，严重的再生障碍性贫血、恶性淋巴瘤，或大剂量化学治疗和（或）放射治疗后。

4．*严重联合免疫缺陷症。*

【方法】

1．*同系基因骨髓移植* 供体来源于有相同基因的孪生兄弟姐妹。

2．*同种异体骨髓移植* 即从白细胞组织相容性抗原完全相合的人体上获取骨髓。

3．*自体骨髓移植* 即采用来源于患者自身的“净化”骨髓。近年来，这种骨髓移植主要用于接受大剂量化学治疗的肿瘤患者，取得了令人鼓舞的成果。

【主要步骤】 骨髓移植主要步骤是：先对患者进行常规化学治疗以达到缓解病情的目的，随后为了彻底消灭剩余的肿瘤细胞，采用单纯大剂量化学治疗，或联合使用全身放射治疗。此步骤同时还具有抑制患者免疫系统的效果，从而为随后进行的异体骨髓移植作准备。在完成以上治疗准备后，患者通过静注接受移植的骨髓。根据病理组织学观察，骨髓移植术后1～2周，移植的骨髓干细胞在骨髓组织中形成一小簇成形红细胞；第3周时移植体由成形红细胞和粒性白细胞组成；至4～8周，外周血红细胞计数开始上升；最终正常的骨髓细胞在移植后8～12周完全形成。对于采用自身骨髓移植的患者，在化学治疗诱导缓解后，采集患者自身的骨髓，并冷藏保存，以备以后注射移植之用。为了去除自身骨髓中肿瘤细胞，纯净移植骨髓，可选择多种体外纯化技术，如单克隆抗体法、药物检测法和物理学方法离心等。目前这方面的技术正在不断地被开发利用，以期达到骨髓体外净化高效、完美的目标。

【MRI在骨髓移植中的应用价值】 过去，评估骨髓移植后疗效的主要手段是骨髓穿刺活检结合外周血象检验结果。随着MRI技术的日臻成熟和推广，近年来有越来越多的报道采用MRI检查骨髓的生理、病理表现及其演变过程，从而为骨髓移植术后的疗效观察提供了有效而无创伤的崭新检测手段。

初步研究发现，大剂量化学治疗和全身放射治疗后，准备接受骨髓移植的患者的骨髓完全抑制，并被脂肪组织取代。Kauczor等用Dixon序列直接证实了上述脂肪组织的存在。在大剂量化学治疗和全身放射治疗后早期，由于骨髓组织水肿坏死，在T_1WI上呈低信号，在STIR像上为高信号。随后广泛抑制的骨髓逐渐为脂肪组织所取代，这种脂肪替代常常位于椎基底静脉周围，此时在T_1WI上表现为高信号。Tanner等也发现，大剂量化学治疗和全身放射治疗患者的骨髓组织T_1显著缩短。

患者接受移植骨髓3周后，磁共振扫描仪能观察到椎体中骨髓信号的变化。T_1WI显示在脂肪替代区的周围组织为中等信号影，而中央的脂肪组织呈高信号影。STIR像则相反，中央的脂肪组织呈低信号影，而外周骨髓表现为高信号。一般认为，上述信号变化代表移植的健康骨髓组织沿椎体边缘血窦组织进入椎体，而这些血窦最终向椎体中央后椎基底静脉引流。

Olson等报道，一组经骨髓移植治疗的慢性粒细胞白血病患者，MRI检查可观察到骨盆和股骨近端在T_1WI上信号比治疗前有明显增高，然而这种高信号相对于健康人的骨髓信号较低。

Stevens等报道，利用骨髓移植治疗白血病，T_1WI上观察到特征性的带状低信号表现。Smith等对一组因淋巴瘤而接受骨髓移植的患者进行MRI检查，发现在骨髓移植后20～50d，骨髓组织的T_1弛豫时间有显著提高，同时外周血血小板和中性粒细胞计数上升提示移植后骨髓细胞增殖。一旦骨髓带状低信号消失，并出现不均匀的低信号影，则预示可能有病情复发。因此在骨髓移植前、后对患者进行MRI检查和动态观察、比较骨髓信号的改变，将有助于检出残余的病变骨髓，判断移植骨髓的生长情况，并且监测病情复发的可能。

此外，骨髓移植前的全身放射治疗可能导致一系列骨骼后遗症，包括骨软骨病、干骺端生长异常和股骨头骨骺分裂等。MRI检查有助于这些病变的检测。

（凌华威　陈　憩　江　浩）

第六节　骨髓MRI的价值与限度

经过10余年的不懈努力和探索，MRI作为一种崭新的非创伤性影像学检查技术已广泛运用于正常骨髓和骨髓病变的研究之中。它是目前研究骨髓疾病的最佳影像学方法，具有其他成像技术所不能比拟的优势和价值。

对正常骨髓的MRI研究及所显示的结果是骨髓MRI中较为成熟的部分。MRI能全面地观察和显示正常骨髓的生长发育，在各个年龄阶段中的分布状况、MRI表现特点，及生理性转换、逆转换。由于MRI对显示骨髓中的脂肪组织极其敏感，因此它能直观地区分红骨髓和黄骨髓，对骨髓生理性转换的观察更为全面。MRI在判断小儿长骨中黄骨髓出现的年龄方面甚至比组织解剖学的观察更为敏感。此外，骨髓T_1弛豫时间的测定也为进一步研究骨髓病变奠定了基础。

骨髓原发性或继发性病变种类繁多，它们侵犯骨髓后可引起骨髓解剖、生理及化学成分、含量异常，而MRI不但能显示骨质结构的异常，还可对骨髓的生理、解剖异常作出判断，尤其对骨髓病变导致的骨髓化学成分异常极其敏感。因此，MRI可在宏观上全面显示骨髓病变的范围及其表现类型。众多研究表明，MRI对骨髓病变范围的显示和评价具有肯定的作用，它为临床提供了极有价值的资料，也为临床观察骨髓疾病治疗后的反应提供了客观依据。

白血病、淋巴瘤、多发性骨髓瘤、再生障碍性贫血等骨髓疾病治疗后，其骨髓的变化不但可以通过骨髓活检进行评价，还可利用MRI进行观察。众多研究表明，许多骨髓疾病（如白血病等）治疗后处于临床缓解期，缓解后再次复发时的MRI表现以及骨髓T_1值的变化与治疗前比较，可表现出好转或恶化等改变。因此，骨髓动态T_1弛豫时间测定及MRI对骨髓疾病治疗后反应的观察，其作用也是肯定的，尤其对处于临床缓解期或再次复发者骨髓状况的评价具有较高价值，为进一步判断预后提供有益的资料。

近年来，骨髓移植已较多地运用到白血病、淋巴瘤、再生障碍性贫血等疾病的治疗中。MRI可全面系统地观察骨髓移植后不同阶段中的骨髓再生情况，并且作为今后的发展方向具有较高的临床价值和广阔的前景。

由于某些骨髓疾病的病变具有灶性分布的特点，有时远离髂嵴，常给骨髓穿刺带来误差。MRI可全面显示骨髓病变的部位和范围，为骨髓穿刺提供精确的活检部位，从而弥补了骨髓穿刺的局限性，对疾病诊断的确立和临床精确分期有很大帮助。

骨髓MRI与其他影象学检查方法一样也存在着不足之处，其局限性主要体现在以下几个方面：①MRI对绝大多数血液性疾病不能作出定性诊断。这是因为MRI主要根据骨髓中脂肪与水比例的异常来反映病变的范围和程度，它不能反映骨髓病变的细胞类型，因而不能替代骨髓细胞学检查，而且多数血液性疾病的骨髓MRI表现极为相似，对确定诊断无特异性。② MRI对绝大多数血液性疾病不能作出鉴别诊断。由于骨髓疾病在治疗前、后表现出的病理过程较为复杂，与MRI信号表现有关的多种病理变化，例如骨髓逆转换、充血水肿、骨髓坏死、纤维组织沉积、红骨髓及黄骨髓的再生、恶性细胞浸润及骨髓置换等彼此相互混合，并在许多疾病中可同时出现，使多种骨髓病变彼此之间的MRI表现缺乏特异性，因而MRI对绝大多数骨髓疾病的鉴别诊断价值不大。③很多血液性疾病治疗前的骨髓MRI表现尚不能直接反映疾病的严重程度。骨髓MRI信号异常的基础主要是骨髓内化学成分的异常，尤其是脂肪与水比例的异常起着重要作用，它反映着骨髓MRI信号异常的程度。临床上评价血液病患者的严重程度主要是根据临床症状、骨髓细胞的增生程度和幼稚细胞的数量等标准，但许多学者的研究发现，很多骨髓疾病的骨髓MRI信号异常的程度与骨髓内幼稚细胞的数量之间并无相关性。因此，MRI在这方面的作用还不肯定，仍需通过更多的病例进行病理对照以便进一步研究。

总而言之，MRI是研究骨髓的最佳影像学方法。它对正常骨髓的研究已处于成熟阶段。MRI作为一种非创伤性的辅助性手段，在骨髓疾病的运用中的最大的价值在于显示病变的范围和观察疾病治疗后的反应。但MRI对多数血液性疾病不具有定性诊断和鉴别诊断价值，它无法替代骨髓细胞学检查。若将MRI和骨髓细胞学检查相互结合，可弥补相互之间的不足之处，为临床提供更丰富和精确的资料。随着MRI技术的完善和发展，化学位移成像、MRI波谱分析、MRI增强扫描等新技术更广泛地应用到骨髓疾病的检查中，MRI必将使骨髓疾病的研究取得更大的突破，开辟出广阔的前景。

（张 华 管永靖 江 浩）

参 考 文 献

[1] Vogler JB，Murphy WA.Bone Marrow Imaging.Radiology.1988，168:679 ～ 693

[2] Hoane BR，Shields AF，Porter BA，et al.Detection of Lymphomatosis Bone Marrow Involvement with Magnetic Resonance Imaging.Blood，1991，78:728 ～ 738

[3] Dooms GC，Fisher MR，Hricak H，et al.Bone Marrow Imaging: MR Studies Related to Age and Sex.Radiology，1985，155:429 ～ 432

[4] Hajek PC，Baker LL，Goobar JE，et al.Focal Fat Deposition in Axial Bone Marrow:MR Characteristics. Radiology，1987，162:245 ～ 249

[5] Linden A，Zakovich R，Theissen P，et al.Malignant Lymphoma:Bone Marrow Imaging Versus Biopsy.Radiology，1989，173:335 ～ 339

[6] Steiner RM，Mitchell DG，Rao VM，et al.MRI of Diffuse Bone Marrow Disease.Radiologic Clinics North America，1993，31: 383 ～ 409

[7] Moore SG，Bisset GS，Siegel MJ，et al.Pediatric Musculoskeletal MR Imaging.Radiology，1991，179:345 ～ 360

[8] Berquist TH.MRI of the Musculoskeletal System.3rd ed.Philadelphia:Lippincott-Raven，1996.863 ～ 893

[9] Cohen MD，Klatte EC，Baehner R，et al.MRI of Bone Marrow Disease in Children. Radiology，1984，151:715 ～ 718

[10] 施庭芳.磁共振骨髓成像的临床应用.中华放射学杂志，1993，27:708 ～ 710

[11] Stoller DW.MRI in Orthopaedics and Sports Medicine.2nd ed.Philadelphia:Lippincott-Raven Publishers，1997.1163 ～ 1229

[12] Mirowitz SA，Apicella P，Reinus WR，et al.MR Imaging of Bone Marrow Lesions:Relative Conspicuousness on T_1-weighted，Fat-suppressed T_2-weighted and STIR Images. AJR，1994，162:215 ～ 221

[13] 王霞，郎志谨，韩玉成，等.脂肪抑制技术在骨骼肌肉疾病MRI诊断中的作用.中华放射学杂志，1996，30:269 ～ 270

[14] Duda SH，Laniado M，Schick F，et al.Normal Bone Marrow in the Sacrum of Young Adults:Differences between the Sexes Seen on Chemical-shift MR Imaging.AJR，1995，164:935 ～ 940

[15] Rosen BR，Fleming DM，Kushner DC，et al.Hematologic Bone Marrow Disorders:Quantitative Chemicalshift MR Imaging.Radiology，1988，169:799 ～ 804

[16] Sebag GH，Moore SG.Effect of Trabecular Bone on the Appearance of Marrow in Gradient-echo Imaging of the Appendicular Skeleton.Radiology，1990，174:855 ～ 859

[17] Ricci C，Cova M，Kang YK，et al.Normal Age-related Patterns of Celluar and Fatty Bone Marrow Distribution in the Axial Skeleton:MR Imaging Study.Radiology，1990，177:83 ～ 88

[18] Dawson K，Moore SG，Rowland JM.Age-related Marrow Changes in the Pelvis:MR and Anatomic Findings.Radiology，1992，183:47 ～ 51

[19] Zawin JK，Jaramillo D.Conversion of Bone Marrow in the Humerus，Sternum，and Cavicle: Changes with Age on MR Imaging.Radiology，1993，188:159 ～ 164

[20] Moore SG，Dawson KL.Red and Yellow Marrow in the Femur:Age-related Changes in Appearance at MR Imaging. Radiology，1990，175:219 ～ 223

[21] Richardson ML，Patten RM.Age-related Changes in Marrow Distribution in the Shoulder:MR Imaging Findings.Radiology，1994，192:209 ～ 215

[22] Mirowitz SA.Hematopoietic Bone Marrow within the Proximal Humeral Epiphysis in Normal Adults:Investigation with MR Imaging.Radiology，1993，188:689 ～ 693

[23] Waitches G，Zawin JK，Poznanski AK.Sequence and Rate of Bone Marrow Conversion in the Femora of Children as Seen on MR Imaging:Are Accepted Standards Accurate.AJR，1994，162:1399 ～ 1406

[24] 沈迪，王辨明，宋善俊，等.临床血液学.第1版.北京：人民卫生出版社，1989

[25] 施庭芳.磁共振骨髓成像的临床应用.中华放射学杂志，1993，27:871 ～ 875

[26] Bohndorf K，Bohm GB，Fengels WG，et al.MRI of the Knee Region in Leukemic Children — Part I.Initial Pattern in Patients with Untreated Disease.Padiatric Radiology，1990，20:179 ～ 183

[27] Pieters R，Brenk IV，Veerman JP，et al.Bone Marrow Magnetic Resonance Studies in Childhood Leukemia:Evaluation of Osteonecrosis.Cancer，1987，60:2994 ～ 3000

[28] Bohm GB，Fengels WG，Bohndorf K，et al.MRI of the Knee Region in Leukemic Children — Part II，Follow Up:Responder，Non-responder，Relapse.Pediatri Radiology，1990，20:272 ～ 276

[29] Vaidya S，Saika S，Sirohi B，et al.Avascular Necrosis of Bone:A Complication of Aggressive Therapy for Acute Lymphoblastic Leukemia.Acta Oncol，1998，37:175 ～ 177

[30] Vegna ML.Avascular Necrosis of the Femoral Head in Acute Leukemia Patients Treated with Combination Therapy Including Steroids.Eur J Haematol，1989，42:209 ～ 211

[31] Moore SG，Gooding CA，Biach RC，et al.Bone Marrow in Children with Acute Lymphocytic Leukemia:MR Relaxation Time.Radiology，1986，160:237 ～ 240

[32] Thomsen C，Sorensen PG，Karle，Christoffersen P，et al.Prolonged Bone Marrow T_1-Relaxation in Acute Leukemia:In Vivo Tissue Characterization by Magnetic Resonance Imaging. Magn Reson Imaging，1987，5:251 ～ 257

[33] Jensen KE，Thomsen C，Henriksen O，et al.Changes in T_1 Relaxation Processes in the Bone Marrow Following Treatment in Children with Acute Lymphoblastic Leukemia Pediatric. Radiology，1990，20:464 ～ 468

[34] Jensen KE，Sorensen PG，Thomsen C，et al.Magnetic Resonance Imaging of the Bone Marrow in Patients with Acute Leukemia during and after Chemotherapy.Acta Radiologica，1990，31:361 ～ 369

[35] Jensen KE，Sorensen PG，Thomsen C，et al. Prolonged T_1 Relaxation of the Hemopoeitic Bone Marrow in Patients with Chronic Leukemia.Acta Radiologica，1990，31:445 ～ 448

[36] Thompson JA，Shields AF，Porter BA，et al.MRI of Bone Marrow in Hairy Cell Leukemia: Correlation with Clinical Response to Alpha-interferon.Leukemia，1987，1:315 ～ 316

[37] 刘子君.骨关节病理学.第1版.北京：人民卫生出版社，1992

[38] Mckenna RW，Hernandez JA.Bone Marrow in Malignant Lymphoma.Hematol Oncol Clin North Am，1988，2:617 ～ 620

[39] Linden A，Zankovich R，Theissen P，et al.Malignant Lymphoma:Bone Marrow Imaging Versus Biopsy.Radiology，1989，173:335 ～ 339

[40] Stevens SK，Moore SG，Kaplan ID.Early and Late Bone Marrow Changes after Irradiation: MR Evaluation.AJR，1990，154:745 ～ 750

[41] Casamassima F，Ruggiero C，Caramella D，et al.Hematopoietic Bone Marrow Recovery after Radiation Therapy:MRI Evaluation. Blood，1989，73:1677 ～ 1681

[42] Kauczor HU，Dietl B，Brix G，et al.Fatty Replacement of Bone Marrow after Radiation Therapy Chemical Shift Imaging.Magn Reson Imaging，1993，3:575 ～ 580

[43] Blomlie V，Rofstad EK，Skjonsberg A，et al.Female Pelvic Bone Marrow:Serial MR Imaging before，during，and after Radiation Therapy.Radiology，1995，194:537 ～ 543

[44] 王玉凯.骨肿瘤X线诊断学.第1版.北京：人民卫生出版社，1995

[45] Durie BGM，Salmon SE.A Clinical Staging System for Multiple Myeloma:Correlation of Measured Myeloma Cell Mass with Presenting Clinical Features，Response to Treatment，and Survival. Cancer，1975，36:842 ～ 854

[46] Daffner RH，Lupetin AR，Dash N，et al.MRI in the Detection of Malignant Infiltration of Bone Marrow.AJR，1986，146:353 ～ 358

[47] Carlson K，Astrom G，Nyman R，et al.MR Imaging of Multiple Myeloma in Tumor Mass Measurement at Diagnosis and during Treatment.Acta Radiologica，1995，36:9 ～ 14

[48] Stabler A，Baur A，Bartl R，et al.Contrast Enhancement and Quantitative Signal Analysis in MR Imaging of Multiple Myeloma:Assessment of Focal and Diffuse Growth Patterns in Marrow Correlated with Biopsies and Survial Rates.AJR，1996，167:1029 ～ 1036

[49] Moulopoulos LA，Varma DGK，Dimopoulos M，et al.Multiple Myeloma:Spinal MR Imaging in Patients Untreated Newly Diagnosed Disease.Radiology，1992，185:833 ～ 840

[50] Berg BCV，Lecouvet FE，Michaux L，et al.Stage I Multiple Myeloma:Value of MR Imaging of the Bone Marrow in the Determination of Prognosis.Radiology，1996，201:243 ～ 246

[51] Moulopoulos LA，Dimopoulos MA，Smith TL，et al.Prognostic Significance of Magnetic Resonance Imaging in Patients with Asymptomatic Multiple Myeloma.J Clin Oncol，1995，13:251 ～ 256

[52] Lecouvet FE，Berg BCV，Maldague BE，et al.Vertebral Compression Fractures in Multiple Myeloma—Part I.Distribution and Appearance at MR Imaging.Radiology，1997，204:195 ～ 199

[53] Lecouvet FE，Malghem J，Michaux L，et al.Vertebral Compression Fractures in Multiple Myeloma—Part II.Assessment of Fracture Risk with MR Imaging of Spinal Bone Marrow. Radiology，1997，204:201 ～ 205

[54] Rahmouni A，Divine M，Mathieu D，et al.Detection of Multiple Myeloma Involving the Spine: Efficacy of Fat-suppression and Contrast-enhanced MR Imaging.AJR，1993，160:1049 ～ 1052

[55] Moulopoulos LA，Dimopoulos MA，Alexanian R，et al.Multiple Myeloma:MR Patterns of Response to Treatment. Radiology，1994，193:441 ～ 446

[56] Rahmouni A，Divine M，Mathieu D，et al.MR Appearance of Multiple Myeloma of the Spine before and after Treatment.AJR，1993，160:1053 ～ 1057

[57] Lewis S，Wainscoat JS，Moore NR，et al.Magnetic Resonance Imaging in Myelodysplastic Syndromes.The British Journal of Radiology，1995，68:121 ～ 127

[58] Negendank W，Weissman D，Bey TM，et al.Evidence for Clonal Disease by MRI in Patients with Hypoplastic Marrow

Disorders.Blood, 1991, 78:2872 ~ 2879

[59] Jensen KE, Nielsen H, Thomsen C, et al.In Vivo Measurements of the T_1 Relaxation Processes in the Bone Marrow in Patients with Myelodysplastic Syndrome.Acta Radiologica, 1989, 30:365 ~ 368

[60] Takagi S, Tanaka O, Miura Y.Magnetic Resonance Imaging of Femoral Marrow in Patients with Myelodysplastic Syndromes of Leukemia.Blood, 1995, 86:316 ~ 322

[61] Kaplan PA, Asleson RJ, Klassen LW, et al.Bone Marrow Patterns in Aplastic Anemia Observations with 1.5T MR Imaging. Radiology, 1987, 164:441 ~ 444

[62] Mankad VN, Williams JP, Harpen MD, MRI of Bone Marrow in Sickle Cell Disease:Clinical Heamatologic and Pathologic Correlation.Blood, 1990, 75(1):274 ~ 283

[63] Bohrer SP.Bone Changes in the Extremities in Sickle Cell Anemia.Semin Roentgenol 1987, 22:176

[64] Moon KL, Genant HK, Helms CA, et al.Mascuslokeletal Applications of Nuclear Magnetic Resonance imaging. Radiology, 1983, 147:161 ~ 171

[65] Dooms GC, Fisher MR, Hricak H, et al.Bone Marrow Imaging:Magnetic Resonance Studies Related to Age and Sex. Radiology, 1985, 155:429 ~ 432

[66] Rao VM, Fishman M, Mitchell DG, et al.Painful Sickle Cell Crisis:Bone Marrow Patterns Observed with MRI. Radilogy, 1986, 161:211 ~ 215

[67] Stoller DW.MRI in Orthopeadics and Sports Medicine. Pheladelphia: Lippincott-Raven, 1997

[68] Rosenthal DI, et al.Evaluation of Gaucher Disease Using MRI.J Bone Joint Surg(AM), 1986, 68:802

[69] Muira JM.Histiocytoses in Bone Tumors:Clinical Radiologicand Pathologic Correlations. Philadelphia:Lea and Febiger, 1989.1021

[70] Lynn A, et al.Quantitative Chemical Shift Imaging of Vertebral Bone Marrow in Patient with Gaucher Disease.Radiology, 1993, 82:451 ~ 455

[71] Lanir A, Hadar H, Cohen I, et al.Gaucher Disease:Assessment with MRI. Radiology, 1986, 161:239 ~ 244

[72] Cremin BJ, Davey H, Goldblatt J.Skeletal Complication of I Type Gaucher Disease:The Magnetic Resonance Features.Clin Radiolol, 1990, 41:204 ~ 247

[73] Steinbach LS, Tehranzadeh J, Flachenstein J, et al.Human Immunodeficiency Virus Infection: Muscuskeletal Manifestations. Radology, 1993, 186:933

[74] Cotran RS, Robbins SL.Pathologic Basis of Disease.4th ed.Philadelphia:WB Saunders, 1989.1328

[75] Osborn BM, Guarda LA, Bertler JJ.Bone Marrow Biopsies in Patients with Acquired Immunodeficiency Syndrome.Hum Pathol, 1984, 15:1048

[76] Seaman JP.Kjeldsberg CR, Linhur A.Gelatinous Transformation of the Bone Marrow.Hum Pathol, 1978, 9:685

[77] Tomas ED, Storb R, Clift RA, et al.Bone Marrow Transplantation.N Engl J Med, 1975, 292:832 ~ 843, 895 ~ 902

[78] Gale RP.Bone Marrow Transplantation.CRC Crit Rev Oncol Hematol, 1985, 2:261 ~ 296

[79] Gale RP, Champlin RE.Bone Marrow Transplantation in Acute Leukemia.Clin Heamatol, 1986, 15:851

[80] Harison TR.Principles of Internal Medicine.12th ed.New York:McGraw-Hill, 1991.1608

[81] Smith SR, Roberts N, Percy DF, et al.Detection of Bone Marrow Abnormalities in Patients with Hodgkin's Disease by T_1 Mapping of MR Imagines of Lumbar Vertebral Bone Marrow. Br J Cancer, 1992, 65:246 ~ 251

[82] Gowland PA, Leach MO, Sharp JC.The Use of the Hyperbolic Secant Pulse for T_1 Measurements Made with the Saturation/ Inversion Recovery Seguence.Magn Reson Med, 1990, 14:423

[83] Casamassima F, Ruggiero C, Caramella D, et al.Hematopoietic Bone Marrow Recovery after Radiation Therapy:MRI Evaluation.Blood, 1989, 73:1677 ~ 1681

[84] Dietl B, Kaukzor HU, Brix G, et al.Late Bone Marrow Changes in Hodgkin's Disease Patients: A Characterisation with Proton Chemical Shift Imaging.Eur Radiol, 1992, 204 ~ 208

[85] Kaukzor HU, Brix G, Dietl B, et al.Bone after Autologous Blood Stem Cell Transplantation and Total Body Irradiation:Magnetic Resonance and Chemical Shift Imaging. Magn Reson Imaging, 1993, 60:965 ~ 975

[86] Tanner SF, Clarke J, Leach MO, et al.MRI in the Evaluation of Late Bone Marrow Changes Following Bone Marrow Transplantation.BJR, 1990, 69:1145 ~ 1151

[87] Olson DL.MRI of the Bone Marrow in Patients with Leukemia, Aplastic Marrow and Lymphoma. Invest Radiol, 1986, 21:540

[88] Stevens SK, Moore SG, Amylon MD.Repopulation of Marrow after Transplantation:MR Imaging with Pathological Correlation. Radiology, 1990, 175:213 ~ 218

[89] Smith Sr, Willims CE, Edwards RH, et al.Quantitative MRI in Autologous Bone Marrow Transplantation for Hodgkin's disease.British J Cancer, 1989, 60:961 ~ 965

第十二章　骨与软组织病变

第一节　骨与软组织肿瘤 MRI 检查方法

近年来，对肌肉、骨骼肿瘤的治疗方法有了显著的改变。如辅助化学治疗和术前局部肿瘤介入治疗，明显提高了患者的生存率；病灶切除保肢手术，显著改善了患者的生活质量。选择适当的治疗方案必须依靠正确的诊断和分期。许多种检查方法都可用来评价骨和软组织肿瘤，但每种检查方法都有其特殊作用和不足；各种方法可用来相互弥补，以提高诊断的准确率和分期的正确性。

【检查方法】 大多数的病变，包括良、恶性骨肿瘤，感染，积液和水肿等，都延长了 T_1 和 T_2 弛豫时间。弛豫时间的延长是由于细胞通透性的改变导致自由水或积聚水的增加，故在 T_1WI 上呈低信号，在 T_2WI 上呈高信号。因此，不能单独用 MRI 的信号变化来判断肿瘤的性质。但是，由于 MRI 对组织的分辨率高于常规 X 线和 CT 检查，故对骨皮质的破坏、软组织的肿块较敏感，尤其对骨髓的肿瘤或浸润更为敏感。因为正常骨髓内含有黄骨髓、红骨髓，它们具有短 T_1 和短 T_2，在 T_1WI 和 T_2WI 上均呈高信号，而红骨髓在 T_1WI 上其信号低于黄骨髓，但仍高于肌肉的信号强度（图 12–1–1）。肿瘤组织延长了 T_1、T_2 弛豫时间，故 T_1WI 上肿瘤在骨髓内高信号背景下呈低信号，而在 T_2WI 上呈高信号。对于骨髓内较小的肿瘤，如仅采用 T_2 加权扫描，肿瘤很可能被遗漏，因为骨髓和肿瘤的 T_2 弛豫时间是相似的。

MRI 信号强度与质子密度呈正比。因此，当一种组织含有质子较少时，在 MRI 上呈黑色的低信号。这种低信号在所有的序列中都是恒定的，这些高密度的组织包括骨皮质、钙化、纤维组织（韧带、腱、纤维化、瘢痕、细胞少的纤维肿瘤、空气和异物）。

只有少数病变在 T_2WI 上呈低信号，因为含有铁使 T_2 缩短，如去氧血红蛋白（急性出血）或含铁血黄素（慢性出血）。

【肿瘤定性】 常规 X 线片是了解肌肉、骨骼肿瘤的首选的检查方法，可以发现关节的炎症性、创伤性或

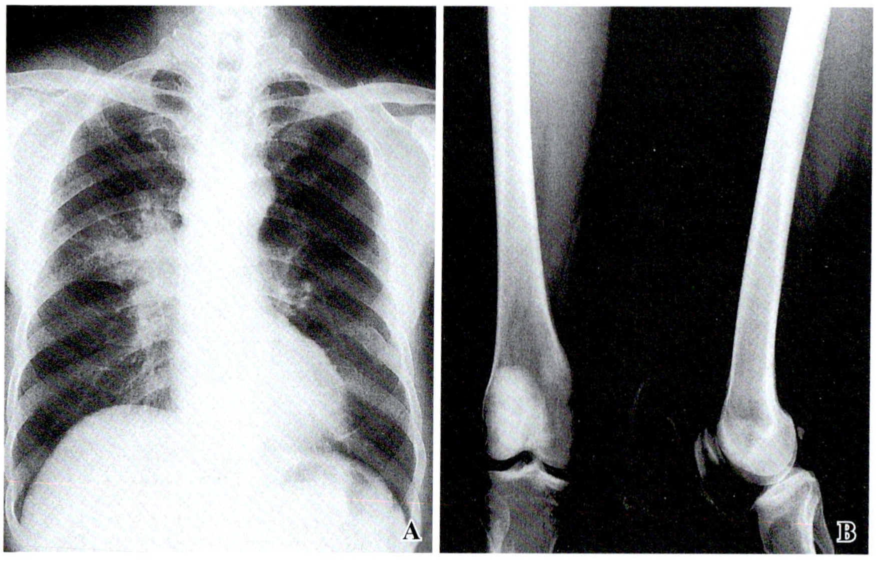

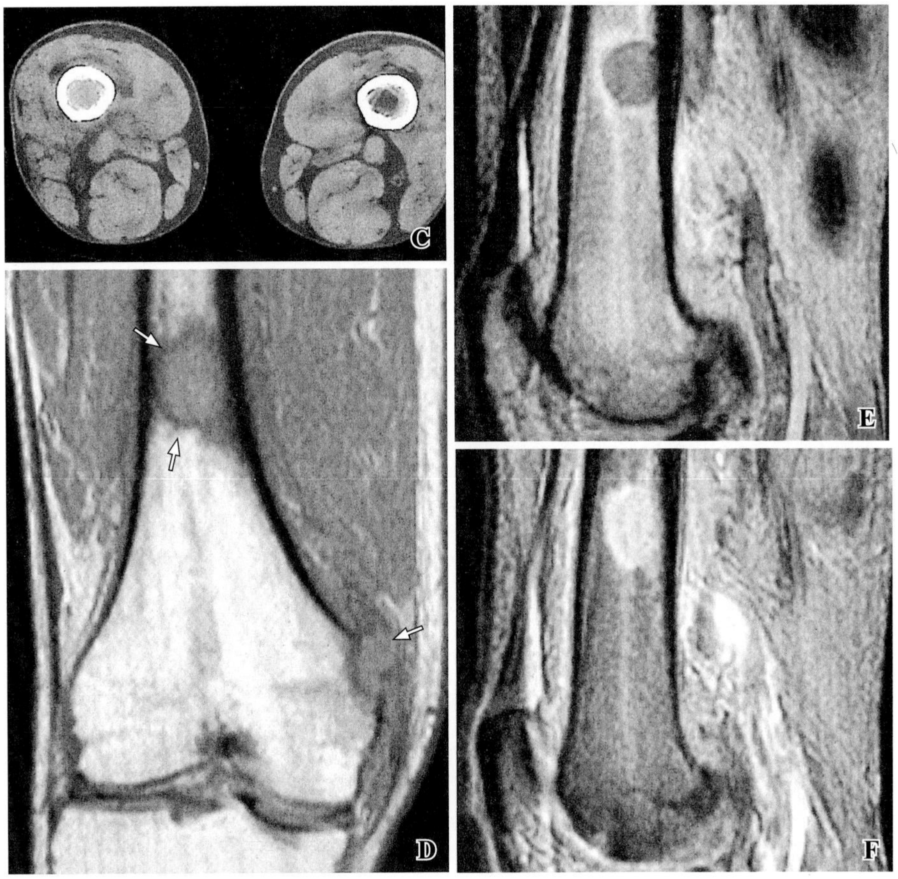

图 12-I-1　MRI 对骨病变较 X 线平片和 CT 片敏感（肺癌右股骨转移） A．胸部平片：右上叶中央型肺癌；B．右股骨平片：无异常发现；C．CT 片：右股骨下端骨皮质无破坏，髓腔密度增高；D．T_1WI：右股骨下端及内上髁各可见一个直径为 2.0cm 及 1.5cm 圆形低信号，内侧髁病灶骨皮质破坏及软组织肿块（白箭）；E．T_2WI：病灶仍为低信号；F．STIR 像：病灶呈高信号。

肿瘤性的病变。X 线平片能够评价病变的部位、骨质破坏的类型、骨膜反应的类型、肿瘤的基质、病变边缘和软组织肿块的情况。这些特征必须结合患者的年龄、症状、体征和病史等。大多数病例通常能作出良性或恶性病变的鉴别诊断。良性骨肿瘤表现为具有特征性的征象，包括肿瘤密度均匀，边缘光滑或有硬化的边缘，无骨膜反应及不伴有软组织肿块的形成。侵袭性恶性肿瘤的 X 线特征包括浸润性骨破坏、广基或病变边缘不清，侵袭性的骨膜反应及伴有软组织肿块。根据 Massengill 将 X 线平片显示的病变分为四类。

（1）Ⅰ类　病变确定是良性的，不需要作进一步评价和监测，这些病变常常是良性纤维骨性病变，尚不足以引起病理性骨折。

（2）Ⅱ类　病变考虑是良性的，经临床和 X 线随访证实是良性的，例如骨软骨瘤、内生软骨瘤等。

（3）Ⅲ类　病变是良性的，但需要进行选择性手术治疗，因为它们的侵袭性表现有发生病理骨折的危险，包括单纯性骨囊肿、动脉瘤样骨囊肿和巨细胞瘤等。

（4）Ⅳ类　是恶性的侵袭性骨病变，也包括高度怀疑恶性而最后证实不是恶性的病变。后一组包括良性病变如嗜伊红肉芽肿、骨肌炎。而原发性骨肉瘤则在弥漫性和破坏性表现的同时缺乏基质钙化，例如尤因（Ewing）肉瘤、恶性纤维组织细胞瘤，这些病变最后由活检来分期和确定治疗方案。

定性是要根据临床资料、解剖部位及大体病理特征来判断。影像学上的大体病理特点是由多种不同成像方法所决定的。X 线片是骨肿瘤定性中最具特异性的，大多数的骨肿瘤可根据 X 线平片显示骨质破坏类型、病变的边缘及骨膜反应的类型作出正确的诊断，但不是所有病变都能做到的。微小的或早期恶性病变在 X 线片上可以表现为正常。另外，许多良、恶性病变的图像表现是混合重叠的，因此仅有 X 线片标准尚不能决定组织学性质。诊断不明确或模棱两可的病例必须进一步进行 CT、MRI 检查或活检来判断。MRI 具有多方位扫描和软组织分辨率高的特征，并且对骨髓的病变特别敏感。肿瘤的 T_1、T_2 弛豫时间均延长，在 T_1WI 上呈低信号，肿瘤与骨髓之间的界限区分清楚。在 T_2 加权像上，肿瘤组织信号升高。因此，单用 T_2 加权而不采用 T_1 加权和脂肪抑制技术，会使肿瘤遗漏。正常骨皮质表现为均匀的低信号区，当肿瘤组织浸润或破坏时，T_1WI 和 T_2WI 上的信号升高，显示为骨皮质变薄或中断。

骨肿瘤的定性诊断中，MRI 能显示出骨肿瘤的形态及活动性质，尤其对骨髓和软组织的侵犯或浸润的显示较为敏感。X线片诊断骨肿瘤的标准同样适用于MRI的诊断，特别是骨皮质破坏和软组织出现肿块对肿瘤定性起到重要作用。据报道有3例患者常规X线片和CT均未显示有骨皮质破坏及软组织肿块而诊断为良性肿瘤，而MRI显示有骨皮质的破坏和软组织肿块，确立诊断为恶性肿瘤，且经手术证实（图12-1-2）。由于MRI对骨髓的改变很敏感，恶性骨肿瘤在MRI图像中显示的骨髓浸润一般要比X线片和CT片范围大得多，这对骨科医师制定手术方案有着重要价值。

【肿瘤分期】 骨肿瘤的定性对治疗方案起着决定性作用。当临床表现和X线检查显示为良性病变，治疗方案可以是观察、活检或病灶局部切除；而临床表现和X线检查显示是恶性病变，需要进一步完善检查。恶性肿瘤术前要求正确的定位，明确浸润或转移的范围及全身情况，因此必须行CT、MRI及核素骨扫描。随着术前辅助化学治疗和局部介入治疗水平的提高，以及肿瘤生物学及重建外科学的发展，患者可避免截肢而进行肿瘤切除及保肢人工假体置换术。因此，准确的肿瘤分期是保肢手术的关键。

MRI是骨肿瘤局部分期最准确、可靠的方法。恶性骨肿瘤出现骨皮质的破坏有着重要意义，在X线片上就可准确显示，而CT片上显示得更为清楚。在MRI上也能清晰地显示骨皮质改变，骨皮质的肿瘤或破坏在T_2WI上表现为信号的升高。

MRI对肿瘤的骨髓内浸润的显示比X线、CT检查敏感得多，MRI显示的骨肿瘤骨髓内浸润的范围一般要远超过X线、CT检查显示出来的范围。因为骨肿瘤延长了T_1和T_2弛豫时间，而骨髓内的黄骨髓具有短T_1，所以在T_1WI上，在正常骨髓高信号的衬托下，能清楚地显示出呈低信号的骨髓浸润。MRI上显示的骨髓浸润表现、范围与骨肿瘤切除后标本中的情况是一致的（图12-1-3）。MRI也能较好地显示肿瘤对骨皮质外软组织及邻近的关节、神经、血管的侵犯，因为受侵犯的软组织具有较长T_2，而正常的肌肉为短T_2，所以在T_2WI上能清楚显示被侵犯的软组织。

Anderson指出，MRI对恶性骨肿瘤的术前评价及肿瘤分期是有帮助的，在MRI的报告中应包括下列几点：①骨肿瘤骨内的范围：T_1加权扫描显示较佳，并能发现跳跃性病变。②骨肿瘤外的范围：用T_2加权扫描最能评价。虽然肿瘤外的范围在T_2WI和STIR像上

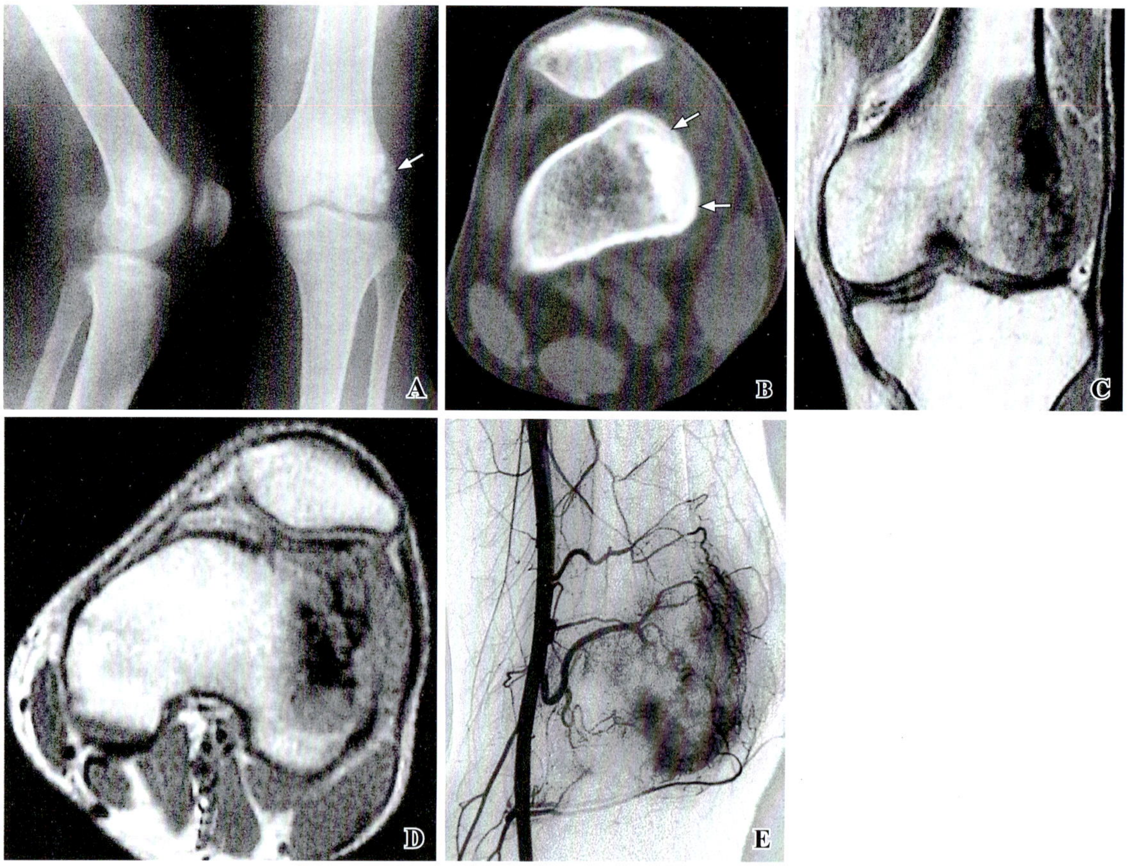

图12-1-2 X线和CT检查诊断为良性肿瘤，MRI确定为恶性病变 A.X线平片：左股骨下端外上髁可见团状的斑片状钙化灶，局部骨皮质未见破坏（白箭）；B.CT片：表现与X线平片相似（黑箭）；C.T_1WI：左股骨下端外上髁可见椭圆形低信号区，其中可见更低信号区，局部骨皮质破坏且见软组织肿块；D.横断面T_1WI：局部同样显示骨皮质破坏及软组织肿块；E.DSA：肿瘤内可见肿瘤血管。

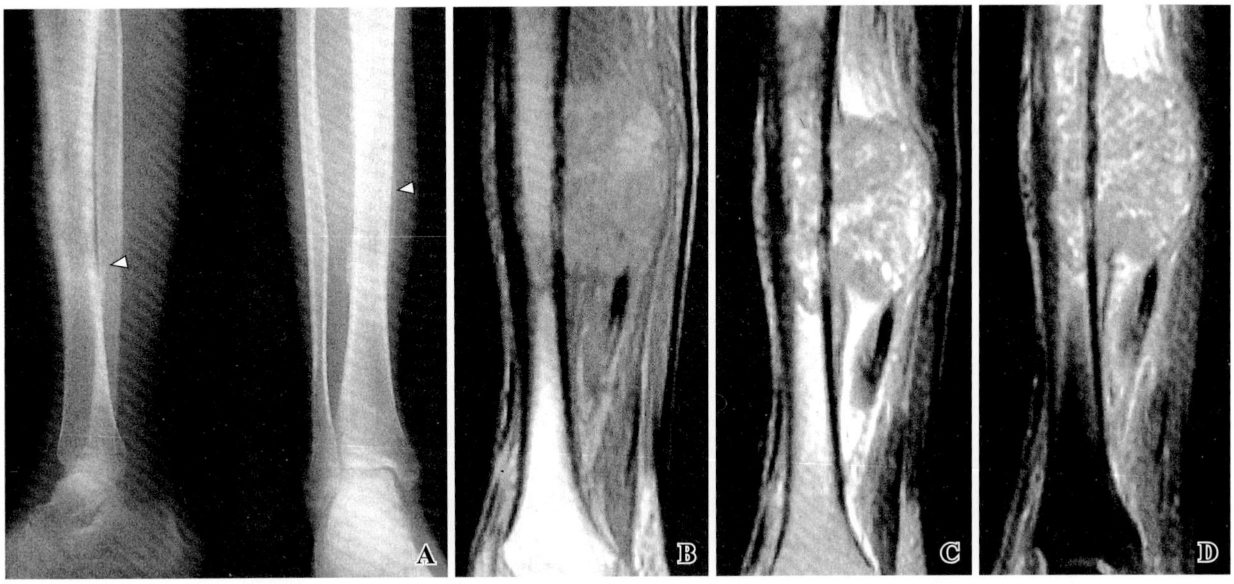

图 12-1-3　骨肿瘤骨髓内浸润远较平片和 CT 敏感　A.X 线平片：右胫骨中段可见葱皮样骨膜反应（黑箭头），未见明显软组织肿块；B.T_1WI：右胫骨中段低信号，长约 11cm，可见骨皮质破坏及巨大的软组织肿块；C.T_2WI 和 D.STIR 像：病灶呈高低混合信号，软组织肿块和水肿区较骨肿瘤范围大。

都是高信号，肿瘤和邻近水肿也能区分开来，有些特征可以帮助鉴别水肿，其中包括羽毛状边缘、无肿瘤占位效应、肌肉面无变形等。③是否累及神经、血管和关节：最近用磁共振血管造影来评价供血动脉，当肿瘤的边缘和关节能分开可排除累及关节。④局部和远处有否淋巴结转移：因为淋巴结的受累，影响肿瘤的分期，可用其他方法来寻找远处转移。

判断骨肉瘤术后是否复发，X 线平片和 CT 片尚难发现。软骨肉瘤和脊索瘤等肿瘤易种植于软组织内。恶性骨肿瘤术后和化学治疗后，可引起组织的缺损、水肿和瘢痕形成，液体积聚、脓肿及血肿的出现，这些变化使判断变得更加困难。复发性肿瘤具有长 T_1 和长 T_2，而瘢痕为低质子密度，在所有序列上均表现为低信号。注射 Gd-DTPA，复发性肿瘤常强化，而瘢痕不强化，再结合临床表现，MRI 通常能够鉴别是肿瘤的复发还是瘢痕组织的形成。

（江　浩）

第二节　正常骨与软组织的影像学表现

一、正常长骨的影像学表现

（一）成人长骨

1. 骨皮质　为致密骨。长骨的骨干主要由管状的骨皮质构成，位于骨干中段的骨皮质最厚，向两端逐渐变薄。骨皮质在常规 X 线平片和 CT 片中显示为均匀一致的高密度白色影。在长骨中段的骨皮质中，常可见一斜行的线状透亮影，边界光滑清楚，为骨滋养动脉。骨皮质在 MRI 的 T_1WI 和 T_2WI 上均为低信号黑色影，在脂肪抑制图像上也呈低信号。

2. 骨松质　主要位于长骨两端，是由排列整齐、低密度的骨小梁构成。骨小梁的排列、走向与局部骨骼的承重等功能有关。骨小梁内充满骨髓，成年人除股骨和肱骨的近端为红骨髓外，其余长骨均为黄骨髓。骨松质在常规 X 线片和 CT 片中显示为灰色的中等密度，髓腔显示为黑色的低密度。骨松质和髓腔的黄骨髓为脂肪组织，故在 T_1WI 上显示高信号呈白色，在 T_2WI 上的信号较 T_1WI 略低，但仍为灰白色略高信号，脂肪抑制图像上为黑色低信号。红骨髓在 T_1WI 和 T_2WI 上呈灰色中等信号。

3. 骨膜　为一层结缔组织膜，覆盖于骨关节囊外的骨表面。骨膜可分为骨内膜和骨外膜。组织学上骨膜由内、外两层组成：外层为纤维母细胞组成的纤维层；内层为骨母细胞组成的细胞层。正常骨膜在常规 X 线片和 CT 片上不能显示。当骨膜发生病理改变时，成骨细胞或破骨细胞增生、功能活跃，由此形成的各种形态可在常规 X 线片和 CT 片上显示出来。骨内膜由一层间充质细胞组成，在受到病理刺激时也可转变成骨母细胞或破骨细胞。骨膜在 MRI 上显示为低信号，由于其与骨皮质紧密相连，无法区别。

（二）小儿长骨

1. 骨干　由骨皮质与髓腔构成，X线片、CT片及MRI上表现与成人骨干相似。但小儿髓腔内红骨髓较多，髓腔的信号不如成人髓腔信号高。

2. 干骺端　为骨干两端邻近骨骺较粗大的部分，与骨干无明确分界。干骺端主要由骨松质构成，骨小梁排列成网状。未愈合的骨骺线在骨干末端的部位，称为临时钙化带，系骨骺软骨靠干骺端侧的软骨基质钙化所致。在常规X线片和CT片上显示为一线状黑色的低密度，在干骺端侧显示为白色高密度。干骺端于T_1WI上显示为略高信号，呈浅白色，T_2WI表现与T_1WI相似。临时钙化带在T_1WI上显示为低信号，在近骨干侧边缘模糊，T_2WI表现与T_1WI相似，在脂肪抑制时显示低信号。

3. 骨骺　骨骺为发育未完全的长骨的一端，由骨骺软骨及二次骨化中心组成。骨骺软骨因密度与临近的软组织相似，在常规X线片和CT片上不能显示而呈黑色。骨骺由于脂肪含量多，在MRI T_1WI和T_2WI上的信号比髓腔还高，骨骺在STIR像上呈低信号。随着骨骺软骨的发育，骨骺内出现骨化中心并不断骨化增大，最后骨骺软骨完全骨化与干骺端愈合而成为骨端（图12-2-1）。

二次骨化中心与干骺端临时钙化带之间为骨骺板，

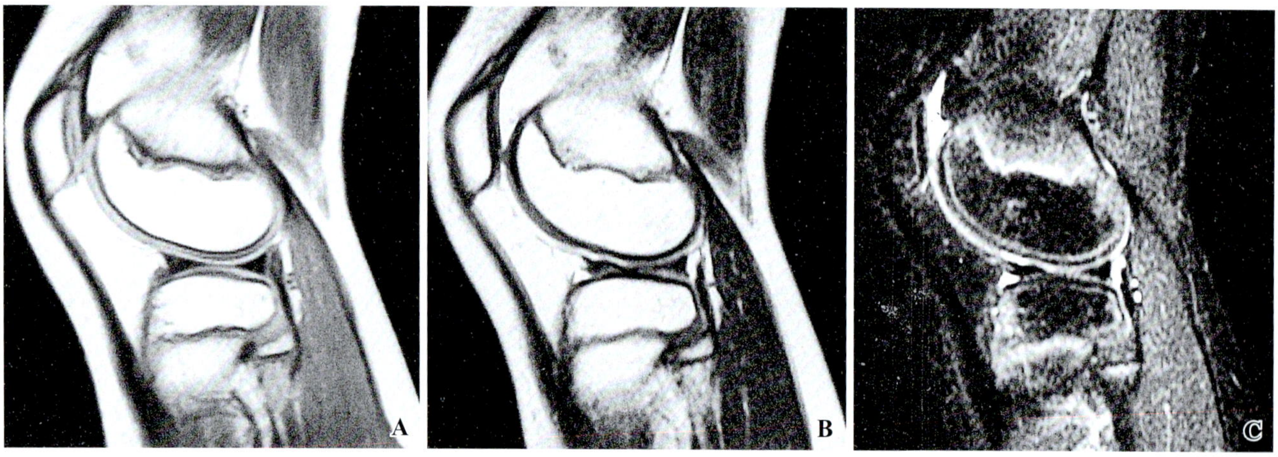

图12-2-1　儿童长骨和关节　A.T_1WI：骨皮质、骨骺线和肌腱呈低信号，骨骺和髓腔呈高信号，骨骺的信号比髓腔更高。肌肉呈中等信号。软骨呈中等信号；B.T_2WI：骨皮质、骨骺线和肌腱呈低信号，软骨呈低信号。骨骺和髓腔呈高信号；C.STIR像：骨骺、骨皮质和软骨呈低信号，骨骺线呈高信号，髓腔呈中等信号。

系未骨化的骺软骨。临时钙化带不断向骺端推移，同时二次骨化中心也逐渐增大，骨骺板逐渐变薄而成为线状，又称骨骺线。至骨骺完全骨化形成骨端时，骨骺线即消失，或残留一线状的致密影。未愈合的骨骺，其信号在T_1加权像上比干骺端高，在T_2WI上的信号略低于T_1WI，在脂肪抑制图像上骨骺的信号比干骺端信号更低。骨骺板在X线片和CT片上显示呈黑色的低密度影，在MRI T_1WI上显示呈灰色的中等信号，在T_2WI上显示为黑色低信号，在脂肪抑制图像上为低信号。骨骺线在X线片和CT片中显示为线样高密度，在MRI T_1WI上显示为低信号，在T_2WI上也呈低信号。

4. 关节软骨　关节软骨在X线片和CT片上为透明的线条影，在T_1WI上呈中等信号，在T_2WI上呈低信号。

二、正常关节的影像学表现

（一）成人关节

1. 关节腔　关节间隙由关节软骨及微细的真正的关节腔所构成。由于软骨和软组织密度相同，软骨在X线片上不能显示，在X线片上关节区两相邻骨间距离并不是真正的关节腔。关节间隙在MRI T_1WI上显示为黑色的低信号。

2. 关节面　由致密的关节骨皮质构成，边缘光滑锐利，关节面在X线片和CT片上显示为表面光滑的高密度影，其在MRI T_1WI或T_2WI上呈低信号。

3. 滑膜　滑膜在X线片上不能显示，其在MRI上显示呈线状中等信号。

4. 韧带　某些大关节如膝关节、髋关节等的周围韧带在脂肪衬托下可被显示，韧带在MRI T_1WI和T_2WI上均呈低信号而呈黑色。

（二）儿童关节　由于儿童关节软骨未完成骨化，因此儿童关节间隙较成人为宽，其骨骺、骨骺线等MRI表现如上所述。

（江　浩）

第三节　骨与软组织肿瘤、肿瘤样病变、炎性病变及其他病变

恶性骨肿瘤

一、骨肉瘤

骨肉瘤常常是继发性的，仅浆细胞骨髓瘤是原发性恶性骨肿瘤。病理特征是恶性肿瘤细胞直接产生类骨质或未成熟骨，通常这些细胞仍保留原始的类骨质或骨不成熟骨，因此难以在肿瘤内钙化。目前有些病例确定诊断方法不依靠常规的显微镜，例如一种组织化学技术，是依靠在骨肉瘤的肿瘤细胞内丰富的碱性磷酸酶来诊断。虽然明显碱性磷酸酶活性在新生物病灶中可以不被发现，而在成纤维增生或软骨组织中占优势，另一种诊断方法必需使用免疫组织学和免疫闪烁法。

虽然没有公认统一的骨肉瘤的分类法，但是根据许多骨肉瘤各种不同的临床和 x 线表现，近年来对骨肉瘤分类作了广泛修改。使用这些特征作为肿瘤在骨内的准确定位（骨髓、中央型、皮质型、骨膜或骨膜旁）；细胞分化的程度（高或低度）、组织成份（成骨细胞、成软骨细胞、成纤维细胞、纤维囊性、毛细管扩张、小细胞和透明细胞）；累及病灶的数目（单发或多发）；受累及骨的形态（病变的正常和位置，例如 Paget's 病），损伤的部位等。

骨肉瘤一般好发于 20 ～ 30 岁的成人，男与女之比为 2 ∶ 1，曾发现骨肉瘤发生于一个家庭多个成员。临床症状包括疼痛、肿胀、活动受限和局部温度增高和发热。最典型的好发部位是管状骨（80%），特别是股骨（40%），胫骨（16%）和肱骨（15%）。最常见累及的部位是股骨的远端、胫骨和肱骨的近端，骨肉瘤 50 ～ 75% 病例发生于膝关节。骨肉瘤相当少见的部位是腓骨、下颌骨、上颌骨和脊柱等。病变好发于长管状骨的干骺端，最初累及骨干约占 2 ～ 11%。当骨骺闭合后骨肉瘤可以伸展至骨骺，而骨骺部位原发性病变是十分少见的。

【病理表现】

1．大体表现　传统骨肉瘤通常是巨大的，约 8 ～ 10cm，常观察到侵犯附近软组织，它的大体表现和密度变化相关，取决于软骨、纤维组织和骨的比例，肿瘤可以是粉红、灰白呈鱼肉状或灰至蓝灰色，因为肿瘤内含有丰富的软骨及坚硬的纤维结节，黄至黄白钙化灶、坏死出血和囊变。大多数骨肉瘤具有硬化的无钙化的软组织边缘，用手术刀是容易切除的，该边缘是作病理和冰冻活检的最佳部位。

因为大多数骨肉瘤发生于儿童和青少年，通常看到肿瘤邻近未闭合的生长板，长期认为未闭合的生长板是阻止肿瘤向骨骺伸展的屏障，然而最近文献提示肉眼和显微镜都证实越过生长板是很常见的，而通过生长板直接侵犯是少见的。肿瘤是通过在生长板周围软骨膜下播散。骨肉瘤累及骨骺可以伸展至关节软骨，但一般不穿透软骨进入关节。骨肉瘤在骨髓内呈跳跃式播散，这种跳跃播散约占 25%。

2．镜下表现　传统骨肉瘤分为三种：成骨细胞型、成软骨细胞型和成纤维细胞型，取决于何种肿瘤细胞的分化占优势。约 50% 病例产生大量骨样组织或肿瘤骨故称为成骨细胞型骨肉瘤，25% 病例显示倾向软骨分化而称为软骨细胞型骨肉瘤；其余 25% 显示梭形细胞基质，类似成纤维细胞型骨肉瘤而称为成纤维细胞型骨肉瘤。

一般所有传统骨肉瘤含有多形的基质成分，大量丰富梭形成纤维细胞或丰富圆形、卵圆形成骨细胞伴不规则染深色核。许多含有奇异形的多核肿瘤细胞。

成骨细胞骨肉瘤产生丰富骨样和不规则肿瘤骨，常沉积于正常骨松质骨小梁内；成软骨细胞骨肉瘤产生分叶状、岛样软骨样组织和伴恶性表现的细胞位于腔隙内，该细胞类似高分化的软骨肉瘤；成纤维细胞型骨肉瘤含有大量梭形细胞，该肿瘤含有丰富的奇异多形细胞，多核大细胞具有相当嗜酸性囊性浆细胞和吞噬细胞及呈层状排列的梭形肿瘤细胞。

骨肉瘤组织学分级是根据细胞分化程度，某些作者将这些肿瘤分为四级，另有作者使用有丝分裂的活力把骨肉瘤分为三级，但肿瘤的分级和预后无关。

【X 线表现】　X 线和 CT 的成像基础与大体表现和密度变化相关，取决于软骨、纤维组织和肿瘤骨的比例，是单一测定人体断面不同组织所通过的 X 线吸收量。而磁共振质子成像基础是与不同组织的质子密度多少相关，是受几个参数影响的。且有不同的成像技术，不同的序列得出不同的图像，有的适合于观察解剖结构，有的适合于观察病理改变．但其影像学的分析仍然分为三类：成骨型、溶骨型和混合型。

常规 X 线由于空间分辨率优于 CT 和 MR，况且常规 X 片由前辈积累丰富经验，一般 80% ～ 90% 病例均可作出正确诊断。由于骨肉瘤在发展过程中，骨破坏及瘤骨形成是交错进行的，故骨质破坏的形态是各种各样的，很大程度取决于肿瘤骨的量，最常见和典型是混合型包括溶骨和成骨。单纯溶骨或成骨型病变是很少见的。85% 以上骨肉瘤为传统型，通常位于长骨的干骺端，表现为成骨为主的骨肉瘤，在 X 线和 CT 片十分致密称为成骨型．而肿瘤的软骨样、梭形细胞或组织细胞占

优，其表现为透明的低密度，称为溶骨型。毛细血管型的骨肉瘤也表现为溶骨型病变，通常以混合型骨肉瘤占多数。

（一）骨质破坏

1. *成骨型骨肉瘤* 约10%的原发性骨肉瘤具有极丰富的骨组织，有时有大量骨与类骨质沉积，通常矿物质可延伸至软组织内。硬化型的骨肉瘤表现为密度增高骨化影，呈象牙质样，无骨结构，边缘清楚，常状，可孤立存在于骨，也可与其他瘤骨混合存在。此种瘤骨细胞分化较成熟。

中枢骨和扁骨的骨肉瘤X线特征类似于管状骨，包括不同程度溶骨和成骨，骨皮质破坏，骨膜炎和软组织肿块。5%～10%的骨肉瘤累及扁平骨，这些病人更常见于年长者，发生于脊柱的骨肉瘤少见，常好发于椎体，局限于椎体后部的骨肉瘤可以误认为成骨细胞瘤。肋骨的骨肉瘤可伴有胸膜外的肿块，类似浆细胞骨髓瘤。

2. *溶骨性骨肉瘤* 常呈浸润性弥漫性骨破坏，骨松质成斑片状或大片溶骨性缺损，表现为程度不一，形态不一，方位不一，边缘模糊的低密度区。病变可单独发生或与瘤骨混合存在。骨皮质呈筛孔状破坏。毛细血管型骨肉瘤常表现为溶骨性病变。跟骨的骨肉瘤是以溶骨为主的。

3. *混合型骨肉瘤* 该类骨肉瘤较多见，既有溶骨又有成骨。X线表现为有高密度区与低密度区并存。

（二）骨皮质破坏 骨皮质破坏呈虫蚀状破坏，表现为皮质表面凹凸不平，皮质内有弯曲的透亮区，进一步发展则出现骨皮质缺损、断裂甚至病理骨折。有时骨皮质内外面同时破坏，致使骨皮质破坏中断消失。

（三）骨膜反应 骨肉瘤的骨膜反应是肿瘤成骨和破骨活动所引起的。髓腔内反应较少见，最常见的是骨膜外反应。此种骨膜反应由于增生的速度不一而有多种形态。由于常规X线的空间分辨率优于CT和MRI，因此，常规X线显示骨膜反应优于CT和MRI。

1. *层状骨膜反应* 线样者为单层薄的增生骨膜，平行于骨干，见于肿瘤邻近的皮质外方，长短不一，多发生于肿瘤早期或表示肿瘤恶性程度较低。当肿瘤的成骨和破骨活动发展到增生线样骨膜反应时，在线样骨膜外又出现一层新的线样骨膜，因此肿瘤晚期多呈层状骨膜反应。

2. *Codman三角（骨膜三角、袖口征）* 肿瘤不断发展，当原有增生骨膜被突破，两端断裂的骨膜在突破外增生又特别迅速而呈三角形，三角底部的骨质被破坏，显示边缘模糊的骨质破坏。Codman三角征的出现率高达54.1%～68%。

3. *垂直状或日光状骨膜反应* 在肿瘤生长的活跃区或肿瘤侵犯骨皮质的部位，骨膜新生骨的骨小梁斜行或横行排列，垂直于骨皮质，边缘清楚，光滑整齐，其外缘密度较高。

所有骨膜反应外层的密度较深层为高，这是因为：①新形成的骨小梁含钙量高，排列密集所致；②骨膜反应和皮质间均有一个透亮间隙，此为深层疏松的骨小梁与皮质间较亮的间隙所形成的。

（四）软组织肿块 肿瘤发生于骨膜深层，或者肿瘤已由骨质内部向周围突破，则可见到软组织肿块阴影和不规则的骨化区。软组织肿块可为半圆形或卵圆形，边界清楚，较周围的软组织密度大，可将邻近肌肉束推移，也有边界不清的弥漫性肿块。肿块大小不一，硬化型的骨肉瘤其肿块较小，溶骨型者肿块常较大。骨肉瘤软组织肿块发生率为95.3%。在软组织肿块内各种形态的瘤骨及环形钙化占72.9%。

（五）病理性骨折 骨肉瘤所致的破坏部位，常会合并病理性骨折。病理性骨折后有不同程度的错位，嵌顿，断端可见骨破坏的痕迹，有的出现大量瘤性骨痂，颇似正常骨痂，但骨痂非常紊乱。

（六）侵及邻近骨关节 由于骨肉瘤好发于青少年，其病变大都位于股骨下端和胫骨上端。因此，膝关节最常见，表现为关节囊肿胀，髌下脂肪垫受压变小，或脂肪垫内出现网格样改变及模糊。

（七）对骨骺的侵犯 骨骺线和关节软骨对肿瘤组织的发展有一定阻挡作用，故在早期很少累及邻近关节面主要是向髓腔或软组织扩展。当肿瘤继续发展，则能够破坏骺线和关节软骨面。X线显示骨肿瘤侵犯骨骺线表现为先期钙化带消失，骺线增宽、增厚。当肿瘤累及关节软骨时，关节间隙增宽，关节面骨质破坏。

【动脉血管造影】 通过血管造影来观察肿瘤的血运情况，发现一些X线平片不能发现的征象。但在CT、MRI及PET机发明前，该检查方法可用来鉴别骨肿瘤良恶性病变。

（一）肿瘤血管 肿瘤区的血供明显增加，有较粗大的肿瘤血管及其分支进入肿瘤区，肿瘤血管呈异常增生，粗细不一，管壁毛糙，走行扭曲而不规则，肿瘤或坏死骨组织周围可见粗细不一，排列及走行紊乱无章的毛细血管网。

（二）血供增加 局部血循环增加大于79.2%。

（三）瘤性动静脉瘘 表现为静脉显影时间提前（正常为20s左右）。

（四）肿瘤染色 肿瘤内平行血管和窦性血管显影，肿瘤像染上造影剂一样。

（五）血管中断 肿瘤区可见动脉或静脉出现栓塞和中断现象，此种征象有时发生在较大血管。

【CT表现】 CT对评价骨髓内肿瘤和软组织肿块优于常规X线，在骨髓内肿瘤CT值增高，一般提示肿瘤的播散或跳跃转移，当骨肉瘤侵及肌层的软组织时CT优于常规X线。

（一）骨质破坏 在干骺端的溶骨型骨肉瘤，表现为边缘模糊的低密度区；硬化型则表现为一团块状高密度影。

（二）骨皮质破坏 骨皮质破坏表现为骨皮质中断

及不规则缺损，CT 对骨皮质破坏的敏感性高于常规 X 线，MRI 对骨皮质破坏的敏感性高于 CT。

（三）软组织肿块　肿瘤穿破骨皮质至周围软组织，则在软组织内形成略低于肌肉的块影，块影内常见高密度的肿瘤骨。

（四）骨膜反应　显示日光放射状或葱皮状的骨膜反应。

【MRI 表现】 骨肉瘤分为髓内（中央型）、皮质旁和继发型三种。髓内骨肉瘤进一步分为传统型（成骨、成软骨细胞和成纤维软骨细胞）、毛细血管扩张型和小细胞型。MRI 分析仍根据 X 线和 CT 的分类，可以分为成骨型、溶骨型和混合型，磁共振成像原理完全不同于 X 线和 CT，X 线和 CT 成像是以组织密度的高底为基础，而 MR 成像是以组织的质子多少为基础。至今为止，空间分辨率以常规 X 线最敏感，而组织分辨率则是 MRI 最敏感。

（一）骨肉瘤的骨质破坏

1．*成骨型骨肉瘤*　85% 以上的骨肉瘤为传统型，通常位于长骨的干骺端，以肿瘤性成骨为主的骨肉瘤，在 X 线片或 CT 中表现为高密度，称为成骨型。约 10% 的原发性骨肉瘤具有丰富的骨组织（硬化或成骨），有时大量的骨和类骨质沉积，通常矿物质可延伸至软组织内。硬化型骨肉瘤在 T_1WI 和 T_2WI 上呈低信号，脂肪抑制像（STIR）也呈低信号。但肿瘤周围的水肿或非硬化区域在 T_1WI 上呈低信号，而在 T_2WI 和 STIR 像上呈高信号（图 12-3-1）。

2．*溶骨型骨肉瘤*　溶骨型骨肉瘤以软骨样、梭形细胞或组织细胞占优势，其表现较为透明的低密度，称为溶骨型。通常以混合性骨肉瘤占多数。成软骨细胞骨肉瘤占 5%，软骨成分不管是良性还是恶性，在 T_1WI 呈低信号，T_2WI 和 STIR 像均为高信号。有大量梭形纤维细胞产生的骨肉瘤占 4%，这种溶骨性病变在 T_1WI

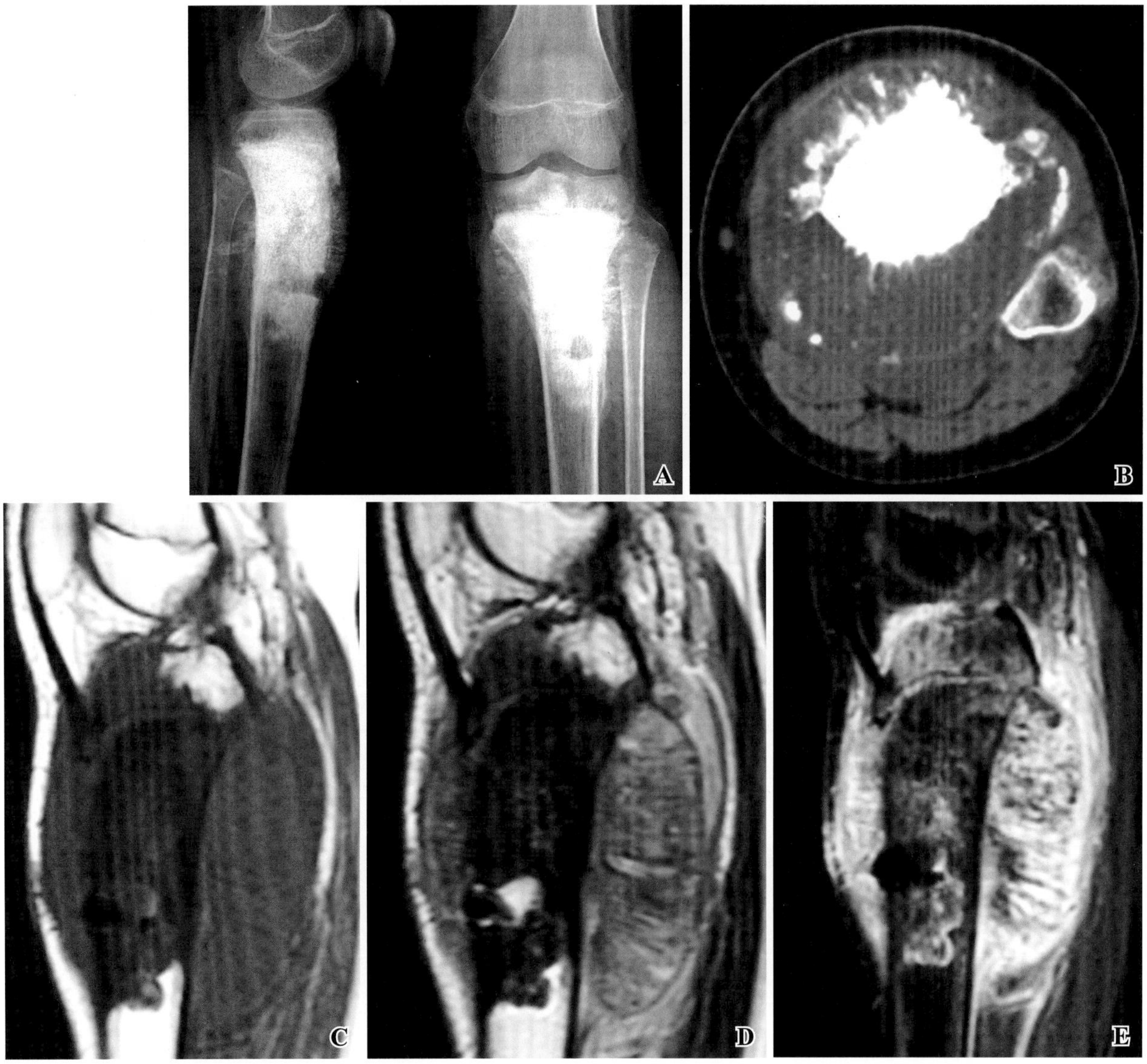

图 12-3-1　成骨型骨肉瘤　A. X 线平片：左胫骨干骺端可见致密高密度影，且见日光状骨膜反应；B. CT：病变显示高密度区及日光状骨膜反应及软组织肿块；C. 矢状面 T_1WI：病灶呈低信号区，骨皮质破坏及软组织肿块较 X 线平片和 CT 敏感，且该肿瘤已侵犯骨骺；D、E. 矢状面 T_2WI 及 STIR：病灶仍呈低信号，软组织肿块呈高信号。

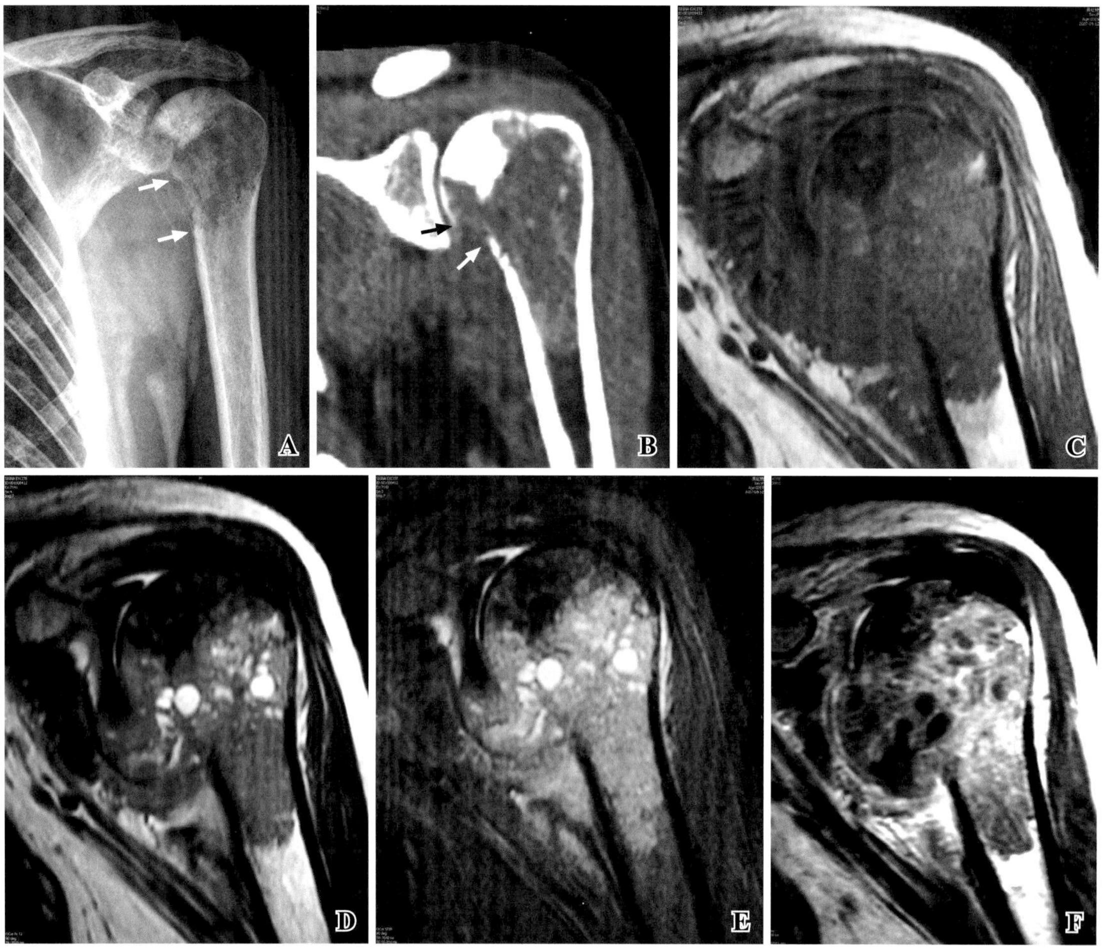

图 12-3-2 溶骨型骨肉瘤 A.X 线平片：左肱骨干骺端呈虫蚀状表现，而骨质破坏及软组织肿块不清楚；B.CT 冠状面重建：骨质及骨皮质破坏比 X 线更清楚；C. 冠状面 T_1WI：病变呈低信号，骨皮质和软组织肿块比 CT 更敏感；D、E. 冠状面 T_2WI 和 STIR：病灶呈中和高信号；F.MR 增强：病灶明显强化。

上呈偏低至中等信号，在 T_2WI 呈中等至偏高信号，在 STIR 像上呈高信号（图 12-3-2）。

3. *混合型骨肉瘤* 骨肉瘤通常以混合型骨肉瘤占多数。在 T_1WI 呈低及偏低信号，在 T_2WI 和 STIR 呈低和高的混合信号（图 12-3-3）。

（二）肿瘤的髓腔内播散 MRI 显示骨髓内病变的敏感性比 X 线平片和 CT 为高，因为骨髓腔内不管是红骨髓还是黄骨髓均以脂肪为主，因此在 T_1WI 和 T_2WI 上均呈高信号，而骨髓浸润在 T_1WI 呈低信号，而肿瘤组织的低信号在高信号的背景上显示格外清楚，因此，显示骨髓腔浸润 T_1 加权是最佳序列。肿瘤的髓腔内播散难以在 X 线平片上显示，而 T_1 加权及 STIR 序列对骨髓异常的敏感性较 X 线及 CT 检查为高，故骨髓内病变在 MRI 中显示的范围远比 X 线片和 CT 片为广，

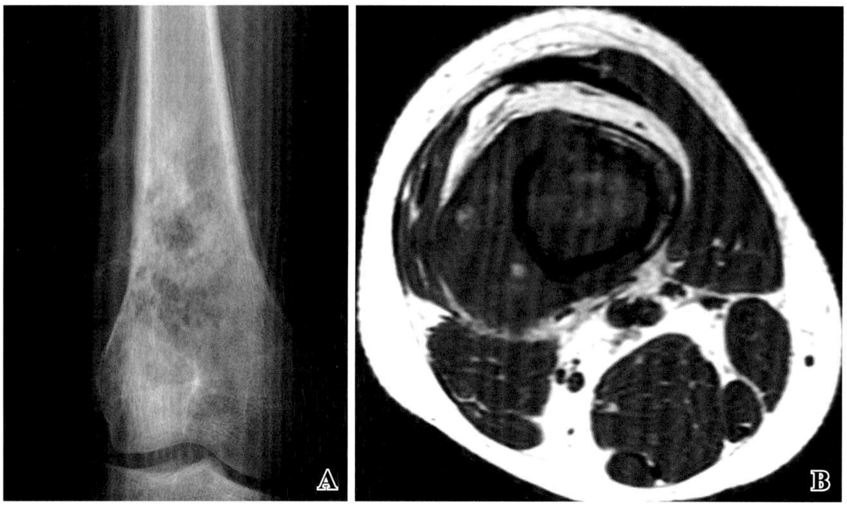

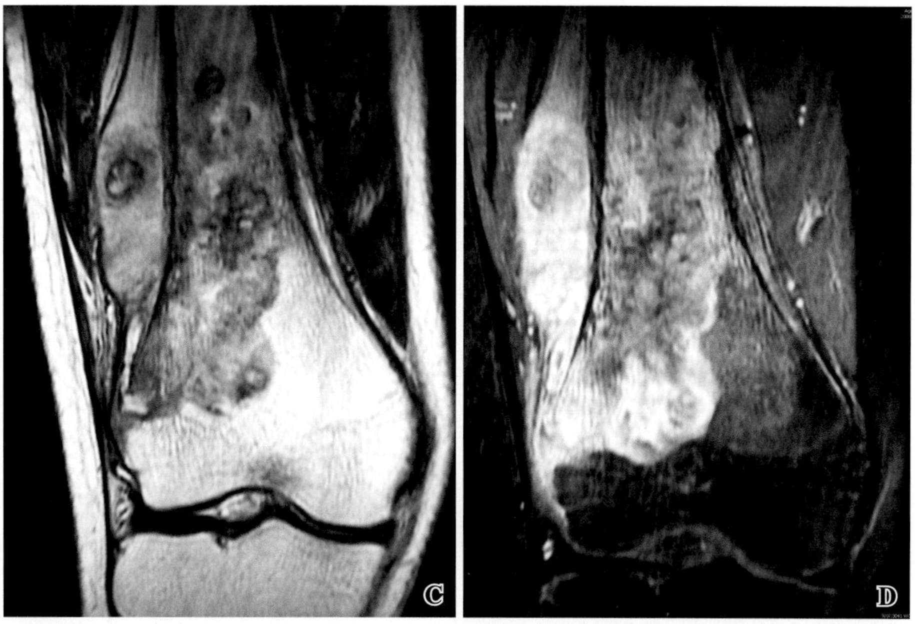

图 12-3-3 混合型骨肉瘤 A.X 线平片右股骨干骺端呈地图状高、低混合密度，且可见 Codman 三角及软组织肿块；B. 横断面 T_1WI：病灶呈高、中、和低混合信号，但以中、低信号为主，骨皮质破坏和软组织肿块较 X 线平片清楚；C、D. 冠状面 T_2WI 和 STIR：病灶同样呈高、中和低混合信号，但以高信号为主，软组织肿块呈高信号。

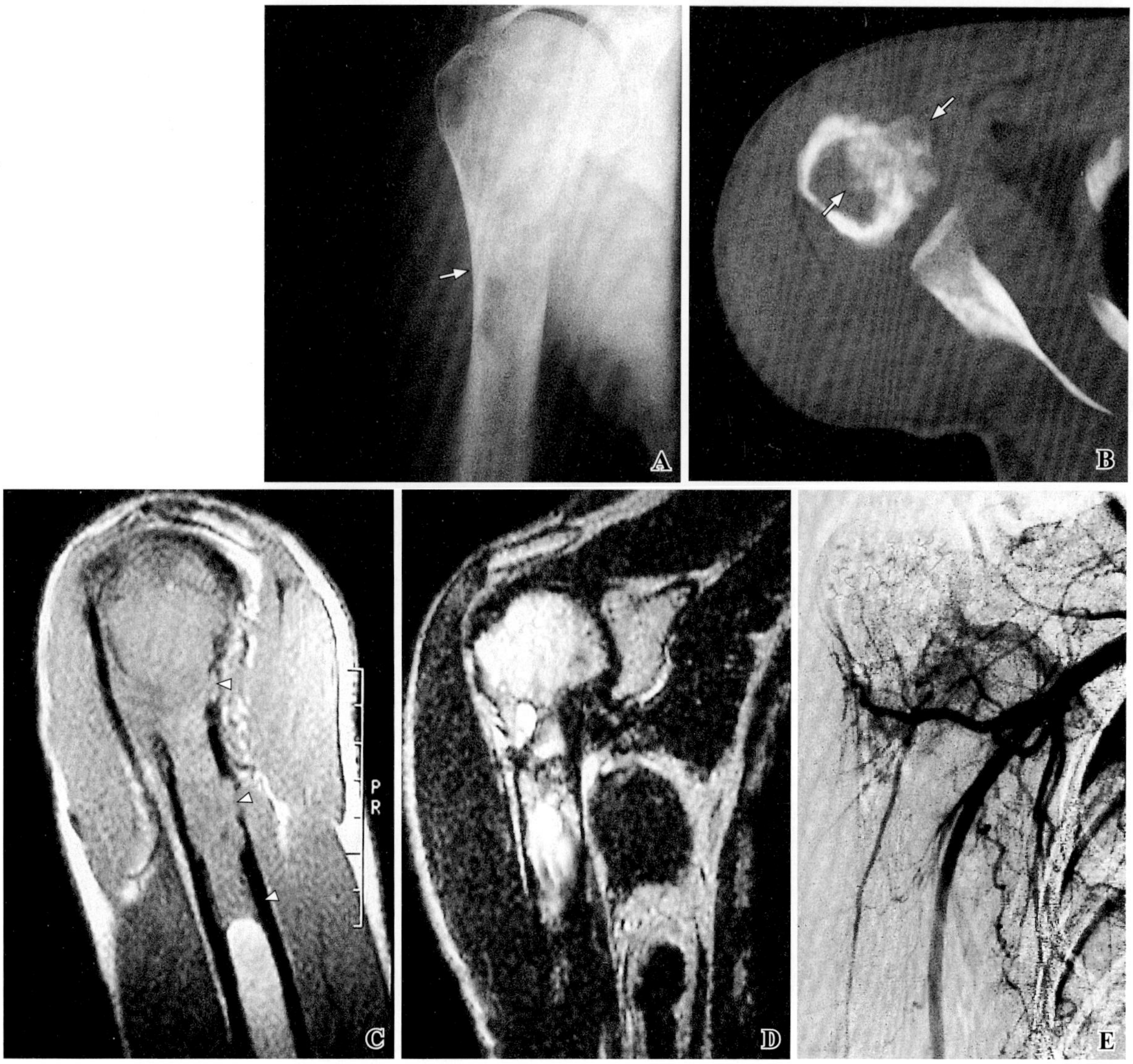

图 12-3-4 骨肉瘤在骨髓内浸润 A.X 线平片：右肱骨上端骨质破坏为 7cm；B.CT 片：右肱骨上端骨质破坏；C. 冠状面 T_1WI：右肱骨在髓内浸润范围长达 10.5cm；D. 冠状面 T_2WI：病灶呈高信号；E.DSA 显示：病变的肿瘤血管。

与大体标本的范围基本一致（图 12-3-4）。

骨肉瘤具有跳跃转移倾向，MRI 对证实跳跃病变是十分理想的检查方法，文献报道跳跃病变仅为 2% 或更少。着 MR 机的不断普及，跳跃病变远较文献报道为多，对治疗起了决定性作用，在临床治疗中必须将其和原发病灶同时切除（图 12-3-5、图 12-3-6）。

（三）骨皮质破坏 正常骨皮质的弛豫时间是长 T_1 和短 T_2，所以正常骨皮质在 T_1WI 和 T_2WI 上均呈低信号，STIR 像上也呈低信号。当骨皮质被肿瘤组织浸润或破坏时，在 T_1WI 和 T_2WI 上其信号均升高，可显示骨皮质变薄、连续中断或破坏。肿瘤性病变的骨质破坏区显示软组织肿块。

由于 MRI 的组织分辨率较 X 线及 CT 敏感，本组有 5 例在 X 线平片和 CT 片均未显示骨皮质的破坏，而在 MRI 上清楚地显示骨皮质破坏。我们认为 MRI 对骨皮质破坏的敏感性高于 X 线平片和 CT，但外伤性骨皮质中断，CT 较 MRI 敏感（图 12-3-7、图 12-3-8）。

（四）软组织肿块 肿瘤组织突破骨皮质侵犯周围软组织，在 T_1WI 上呈低中混合信号，在 T_2WI 上呈中、高混合信号。巨大肿块的边界一般较清楚的，有时肿块内出血，在 T_1WI 呈高信号。巨大肿块内出现坏死时，在 T_1WI 呈低信号，T_2WI 呈高信号。MRI 对软组织异常的敏感性较 X 线和 CT 为高。肿瘤侵犯软组织以及软组织水肿的范围较骨肿瘤在骨内局部浸润的范围为大

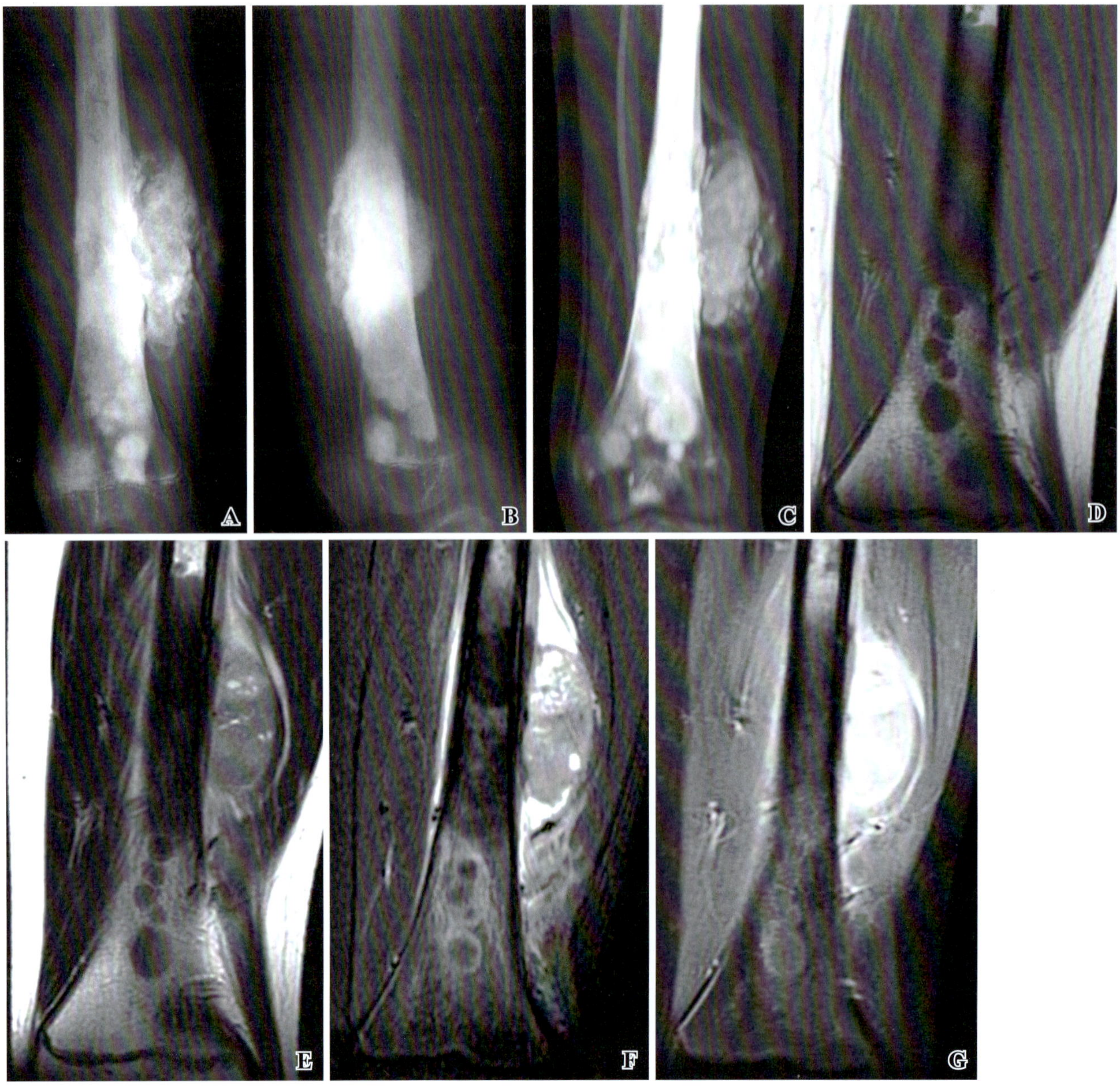

图 12-3-5 骨肉瘤在髓腔内呈跳跃播散 A、B. X 线平片：左股骨中，远端可见高密度影，骨皮质破坏，葱皮样骨膜反应，且显示菜花状的高密度影；C. CT 冠状面重建像：病灶比 X 线平片显示更清楚；D. 冠状面 T_1WI：左股骨中，远端可见片状及大小圆形的低信号区，骨皮质旁见半弧形的低信号软组织肿块；E. 冠状面 T_2WI：骨内病灶仍呈低信号区，软组织肿块信号增高；F. 冠状面 STIR：骨内低信号病灶由线状高信号环绕，软组织肿块信号增高更明显；G. 冠状面 MR 增强像：骨内病灶信号区略增强，软组织肿块明显增强呈高信号。

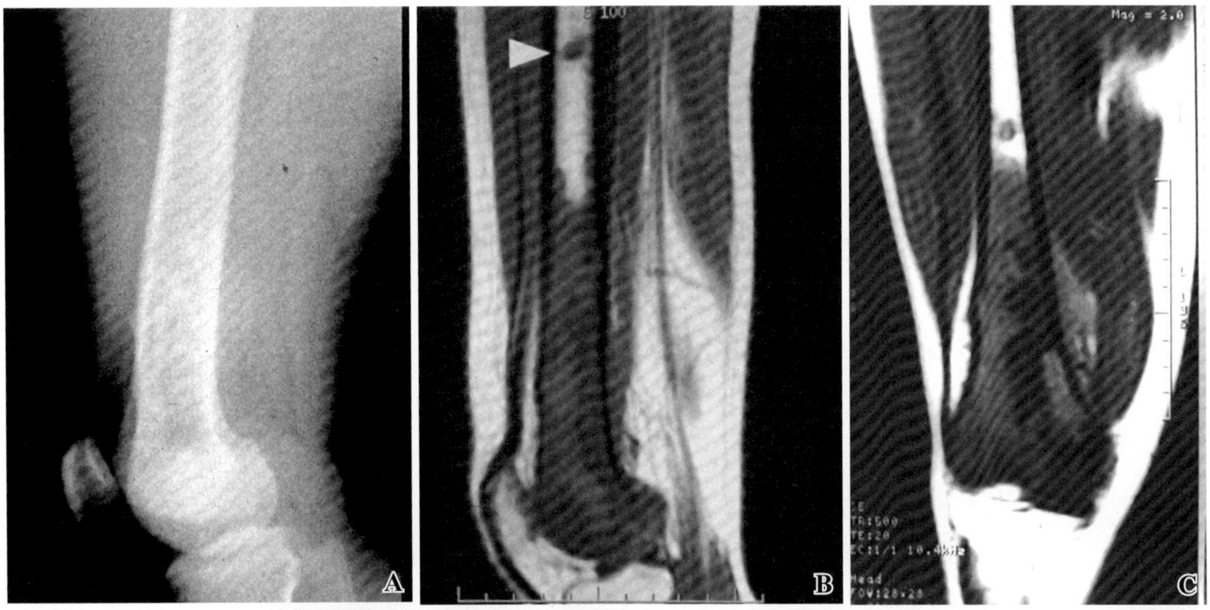

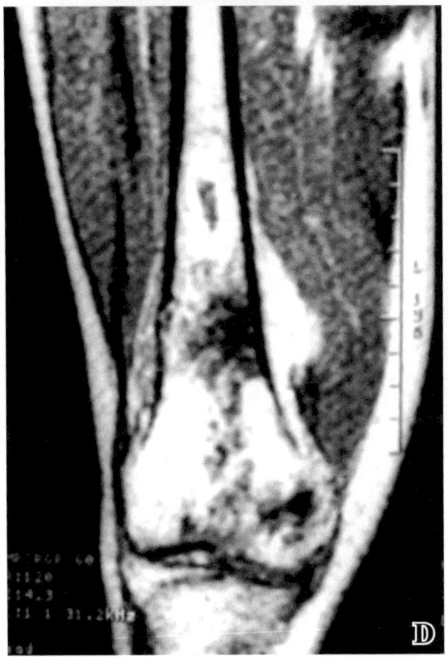

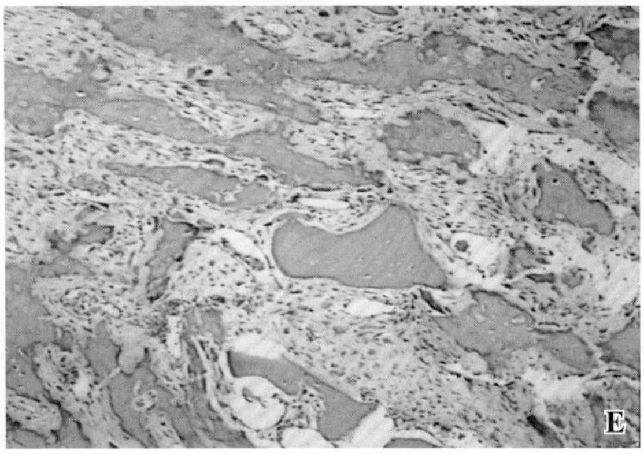

图 12-3-6　骨肉瘤在骨髓腔呈跳跃播散　A.X线平片：难以确定病变范围；B、C.T_1WI：冠状和矢状面显示病变呈低信号，其长度约 8cm. 且和病变相隔正常骨髓内可见一个园形的低密度影；D.MR 增强：病变明显强化，与病变一定距离仍可见该病灶强化；E.镜下表现：证实该病灶为骨肉瘤。

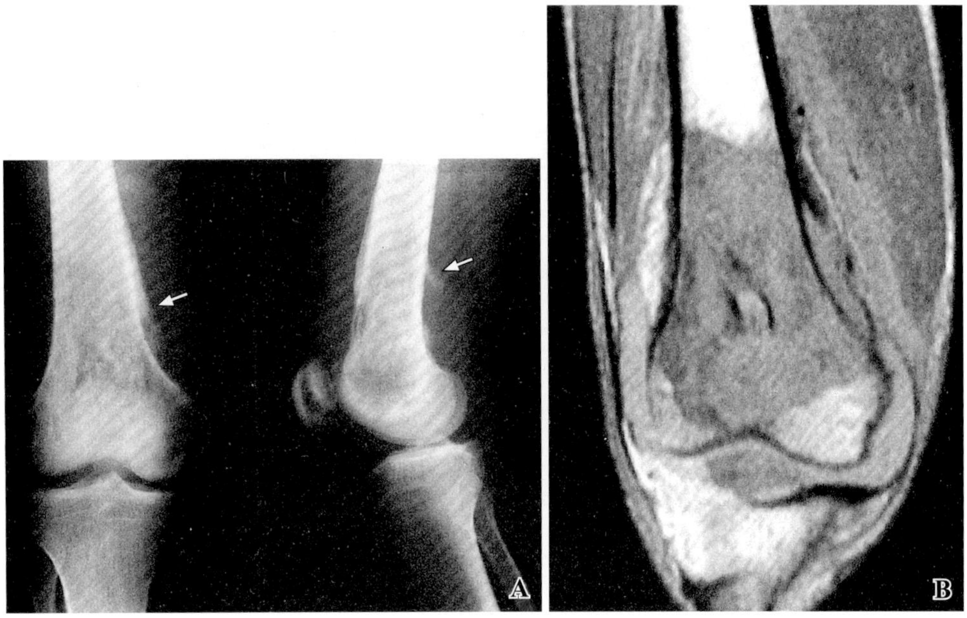

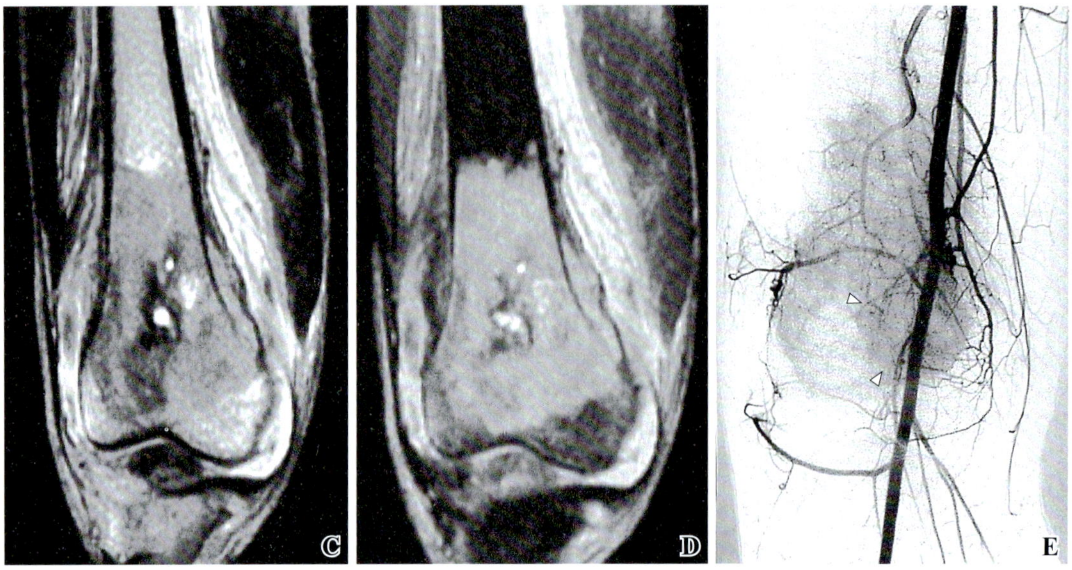

图 12-3-7 骨肉瘤的骨皮质破坏的敏感性： A．X 线平片：右股骨远端干骺端骨膜反应，未见明显骨皮质破坏；B．冠状面 T_1WI：显示骨皮质破坏和软组织块影；C．冠状面 T_2WI：显示骨皮质破坏和软组织块影；D.STIR：病灶呈高信号，显示骨皮质破坏；E.DSA：显示肿瘤血管及血管湖。

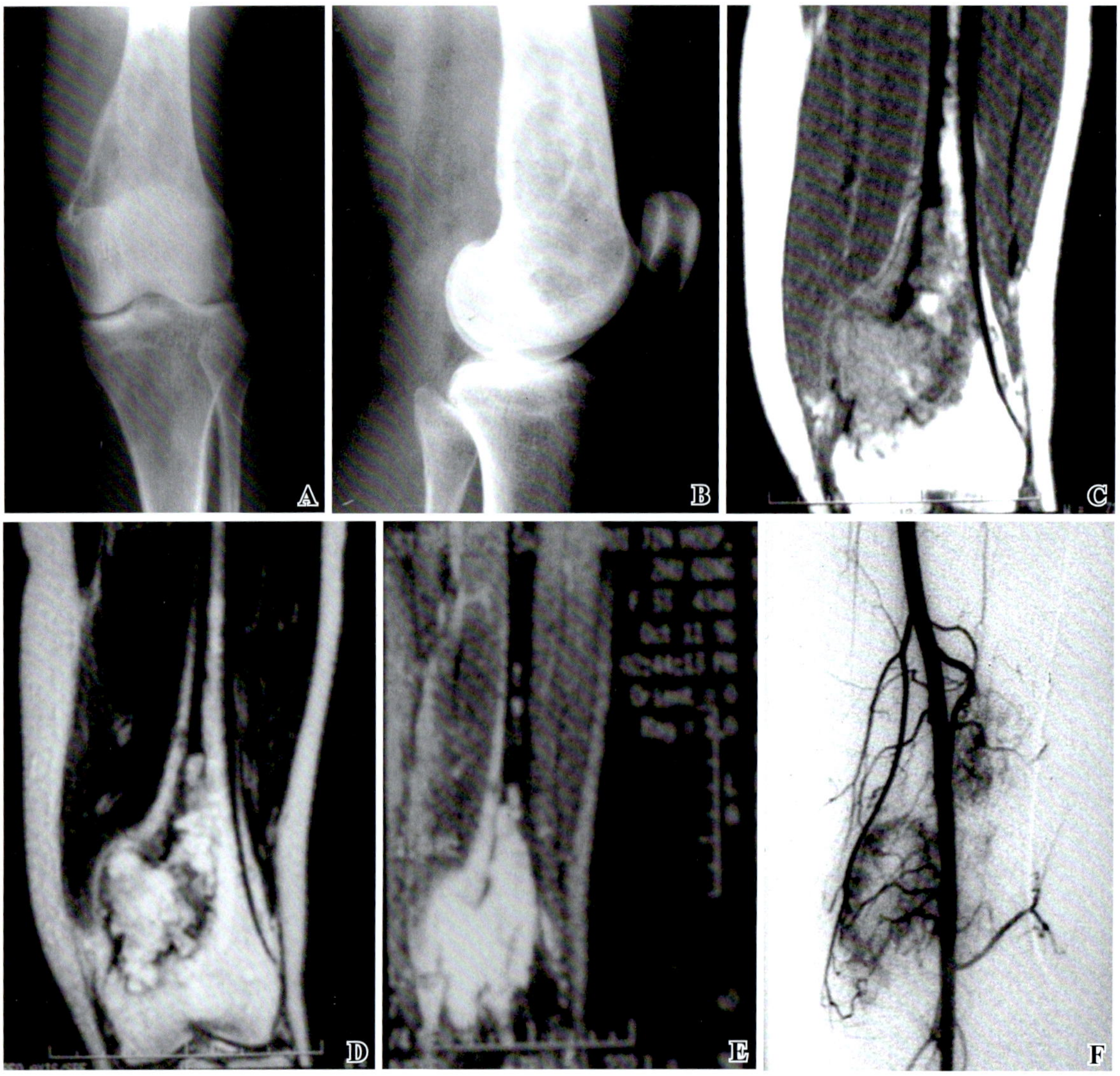

图 12-3-8 骨肉瘤的骨皮质破坏的敏感性 A、B．X 线平片：左股骨远端干骺端可见骨质破坏，但未见明显骨皮质破坏；C．冠状面 T_1WI：病变呈低信号，显示骨皮质破坏中断和软组织块影；D．冠状面 T_2WI：显示骨皮质破坏和软组织块影；E.STIR：病灶呈高信号，显示骨皮质破坏和软组织块影；F.DSA：显示肿瘤血管及血管湖。

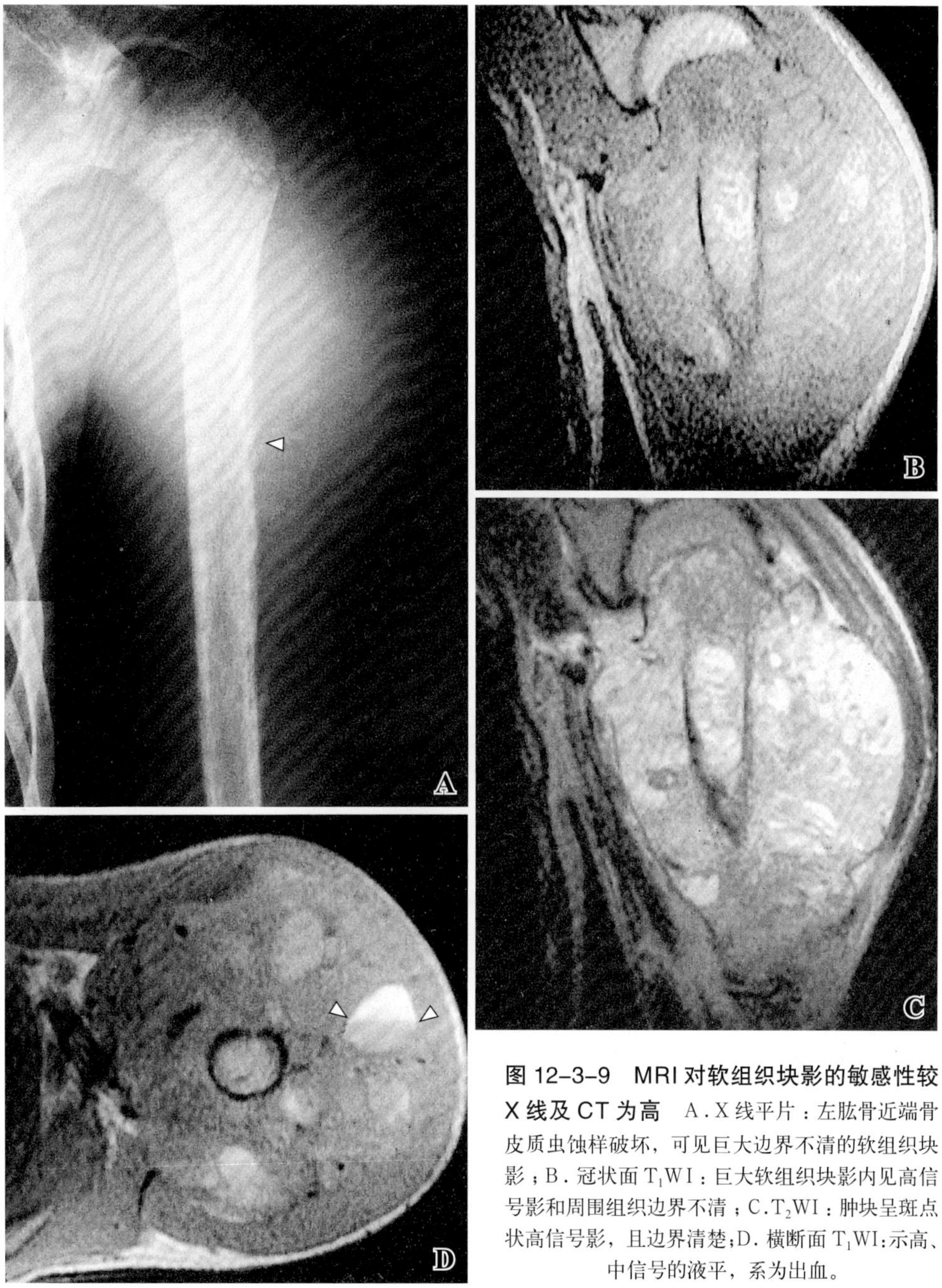

图 12-3-9 MRI 对软组织块影的敏感性较X线及CT为高 A. X 线平片：左肱骨近端骨皮质虫蚀样破坏，可见巨大边界不清的软组织块影；B. 冠状面 T_1WI：巨大软组织块影内见高信号影和周围组织边界不清；C. T_2WI：肿块呈斑点状高信号影，且边界清楚；D. 横断面 T_1WI：示高、中信号的液平，系为出血。

（图 12-3-9）。

恶性的病变均可发生软组织的水肿，因为恶性的病变常发生骨皮质的破坏和软组织的播散，而大多数良性病变仅局限于局部骨骼而无软组织的受累。软组织被恶性病变浸润和软组织水肿在 T_1WI 上均呈低信号，但软组织肿块其信号较软组织水肿略增高且不均匀，在 T_2WI 上肿瘤和软组织肿块的信号较水肿为低且不均匀，常常在软组织肿块与水肿间有低信号包膜包绕，水肿的信号呈均匀较高信号且呈羽毛状（图 12-3-10）。

本组对 15 例原发性骨肉瘤的 MRI 分析及 MRI 动态增强的时间－强化曲线首次强化斜率值，与病理标本对照研究，判断 MRI 动态增强对鉴别肿瘤组织与瘤周水肿组织的价值。依据下面公式，计算首次强化斜率值（initial slope value）：

$$\text{Slope}(\%/s) = (\text{SIfirst}-\text{SIprior})100/(\text{SIprior}\times\text{Tfirst})$$

其中，SIprior 代表注射造影剂之前该图像 ROI 信号强度；Tfirst 代表第一次扫描首次强化时间；SIfirst 代表该区域在时间 Tfirst 时的信号强度；Slope 代表 ROI 与时间相关的首次强化斜率值。Slope 的单位为% /s。

根据 MRI 图像中定格线，在放射科医师的指导下，由病理医师对标本切面进行“点对点”取材，保证取材部位，取材大小于图像中的选定区域一致（图 12-3-11）。在图像中选定 ROI 区域中，病理学检查证实为肿瘤组织共 25 处，水肿组织共 15 处。MR 和标本肿瘤组织的首次强化斜率值平均为 3.93% /s，水肿组织的首次强化斜率值平均为 1.43% /s。在肿瘤组织与水肿组织的首次强化率值之间进行 Student t 检验，t' =6.20，

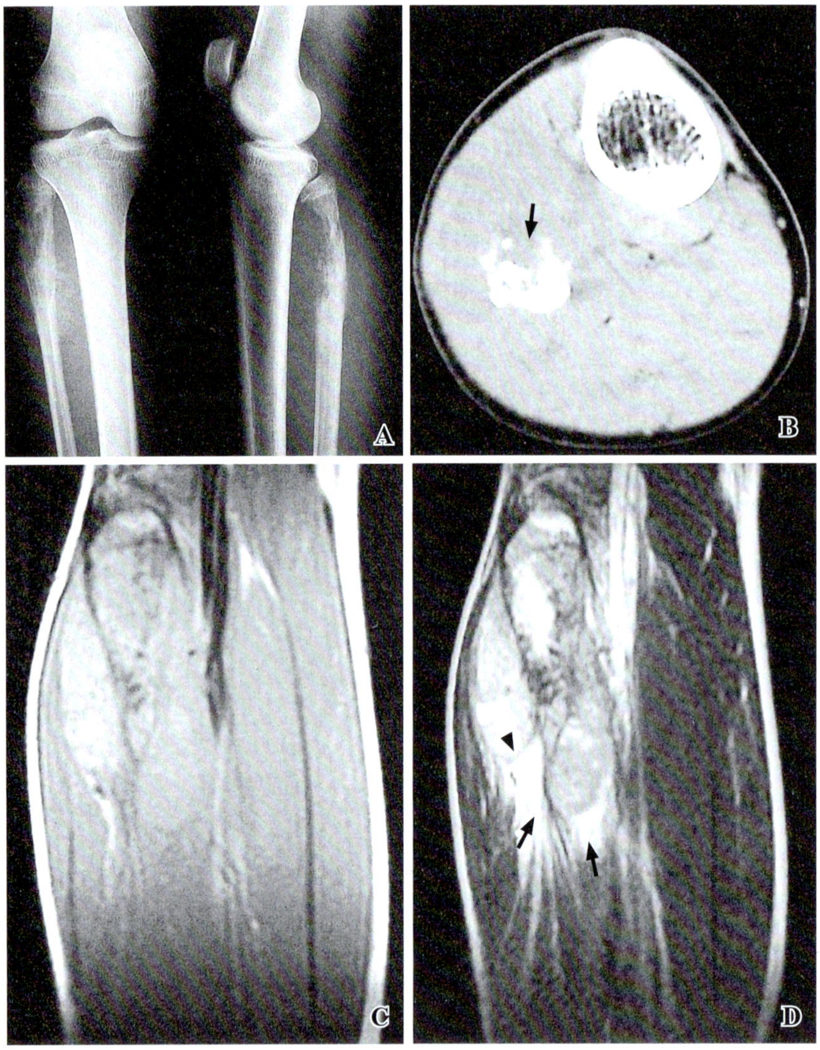

图 12-3-10 骨肉瘤软组织影和水肿区别 A.X 线平片：右腓骨骨肉瘤；B.CT 扫描：骨质破坏和软组织块影；C.T_1WI：肿瘤和软组织块影均呈低信号；D.T_2WI：肿瘤和软组织块影呈不均匀中高混合信号，且有低信号包膜包绕（箭头），水肿呈均匀的羽毛状高信号（箭）。

表12-3-1 肿瘤组织与水肿组织的首次强化斜率值统计

	Slope平均值	标准差	t值	P
肿瘤组织	3.93%/s	1.76	6.2	<0.01
水肿组织	1.43%/s	0.78		

P<0.01，两者之间有显著差异（表 12-3-1）。

如果以首次强化斜率值 2.01%/s 作为判断肿瘤组织的标率，则 MRI 诊断的敏感性和特异性最好，分别为 84%、86.67%（图 12-3-12）。

观察肿瘤组织的时间 - 强度曲线可以看出，肿瘤组织的时间 - 强度曲线走行陡峭，注射造影剂后第一次扫描即快速强化，首次强化率值较高，而在其后的重复扫描中仍能维持一定程度的强化率。水肿组织的时间 - 强度曲线走行较为缓慢，呈逐渐升高，首次强化斜率值较低，而在第一次增强扫描结束后，其时间 - 强度曲线的走行仍维持上行，表明水肿组织在增强扫描后呈晚期强化。而正常的肌肉组织，其动态增强曲线走行比较平直，在任何时间段强化均不明显。

MRI 动态增强成像技术研究的病理生理基础是根据肿瘤

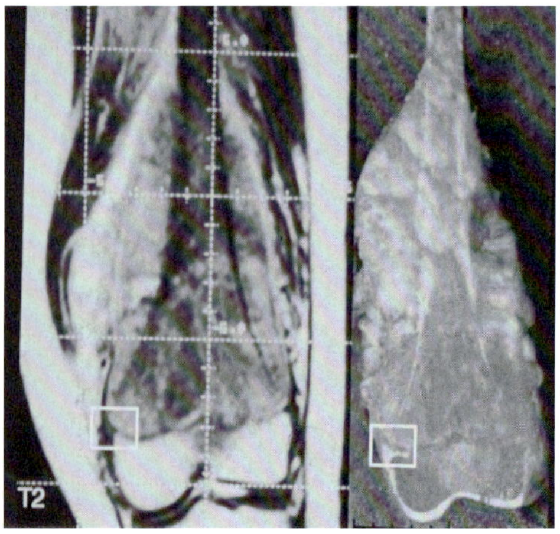

图 12-3-11 MRI 动态增强图像处理技术及方法标本切面与 MR 图“点对点”取材

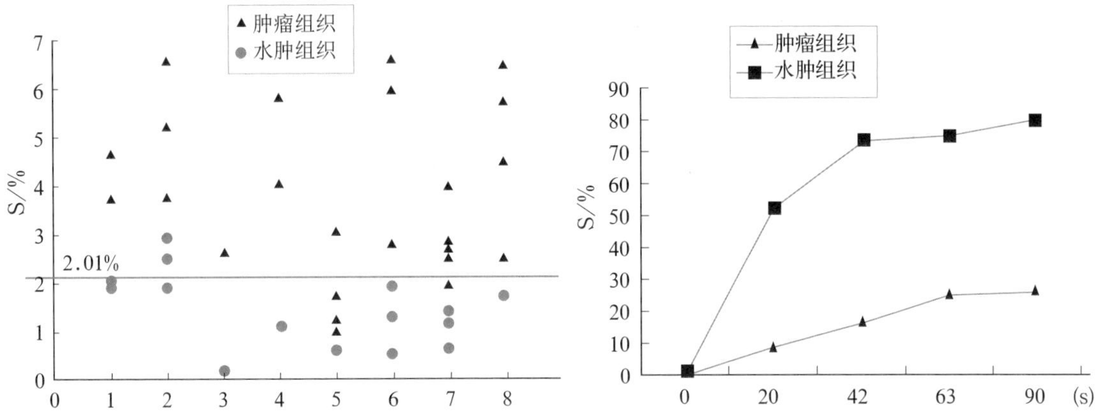

肿瘤组织与水肿组织首次强化斜率值散点　　MR 动态示肿瘤和水肿组织的曲线图

图 12-3-12　肿瘤组织和水肿组织的对比线图

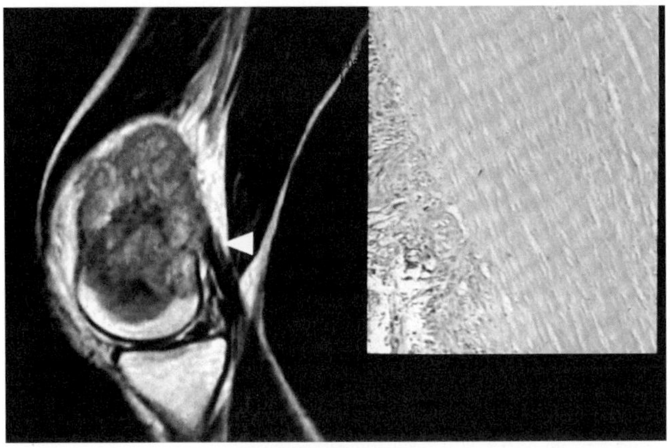

图 12-3-13　肿瘤侵及后交叉韧带

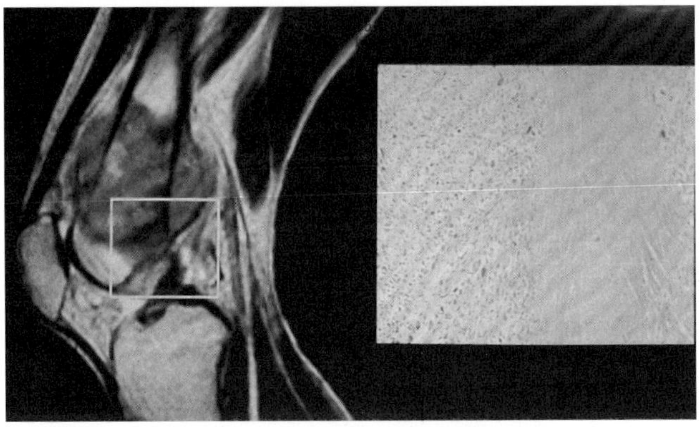

图 12-3-14　肿瘤侵及前交叉韧带

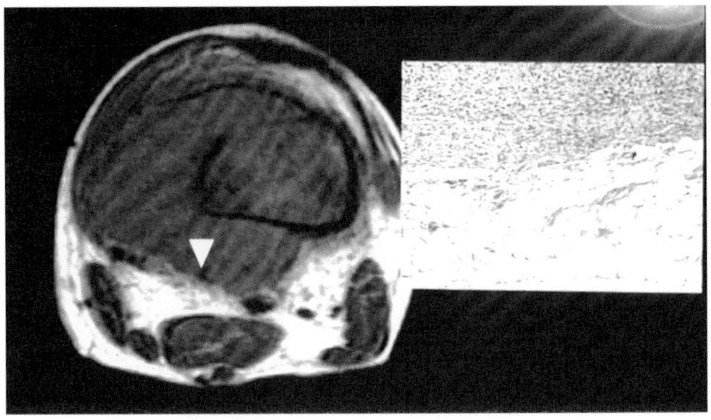

图 12-3-15　肿瘤侵及脂肪层

的血流动力学特点进行的，肿瘤的血流动力学特点与肿瘤内部的遗留增殖血管网的功能和形态及宿主的血液循环情况高度相关。肿瘤内部的血管通常壁较薄，由血管内皮细胞包裹呈血窦样，并且血管壁缺乏平滑肌，功能上易于血液的灌注；肿瘤的生长要依靠肿瘤内部新生血管的形成，增生活跃的恶性肿瘤组织存在着丰富的血管结构，因为肿瘤组织具有较高的灌注，更快的造影剂摄入。存活的肿瘤组织在 MRI 动态增强扫描中，强化显著且强化时间早，则肿瘤组织的时间 – 信号强度曲线陡峭，斜率值大。

瘤周软组织水肿的产生是由于肿瘤的自然生物特性或是由于术前的化疗、放疗等原因，周围软组织反应性充血、渗透压增高而产生水肿或组织的炎性反应。Steen 利用 H’ –MRI 对肿瘤的灌注和瘤周的水肿进行定量测定分析中认为：肿瘤组织中的毛细血管通常比正常组织中的血管具有更大的渗透性；肿瘤在狭小的空间内生长，其内毛细血管受压阻塞，毛细血管动脉侧血压升高，则跨壁渗透压升高。肿瘤细胞外产生丰富基质或粘多糖产生的大分子渗透效应；肿瘤组织产生的解聚酶的消化作用；毛细血管间弥散距离的增加，血氧供应不足，细胞无法维持正常的渗透梯度，释放血管活性因子，如 K^+、Ca^{2+}；细胞坏死或溶解产生的蛋白质或其他渗透活性因子。这些原因使肿瘤周围的水肿组织在 T_2WI 呈高信号。由于水肿组织的弥散或渗透作用增强，T_1 加权增强扫描中，在增强的晚期组织中的渗透而使水肿组织得以强化，这种强化主要是晚期强化。

骨肉瘤侵犯邻近关节，临床采用跨关节切除。骨肉瘤未侵犯邻近关节，则采用保肢手术。骨肉瘤侵及膝关节交叉韧带，受侵犯的交叉韧带显示形态改变、中断，出现肿瘤组织信号（图 12-3-13、图 12-3-14）。骨肉瘤侵犯前后交叉韧带。

邻近关节囊受侵犯　MRI 表现为关节囊形态破坏、中断，出现肿瘤信号。

骨肉瘤周围假包膜，呈低信号条索样，病理检查包膜不完整（图 12-3-15）。骨肉瘤侵及软骨及周围脂肪

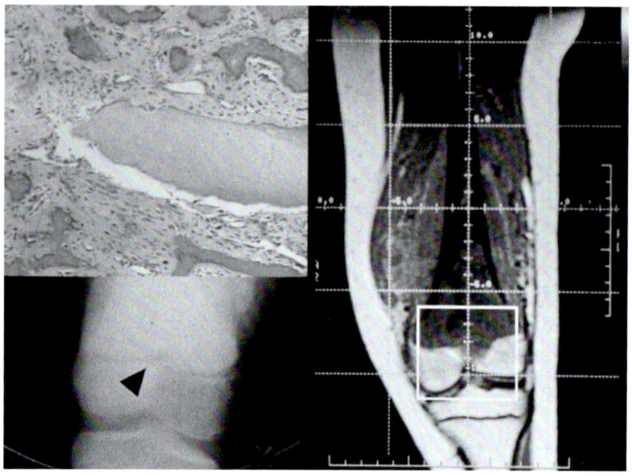

图 12-3-16 肿瘤侵及骨骺线

肿瘤浸润周围脂肪组织，T_1WI 两者分界明显。

骨肉瘤侵及骨性关节面，MRI表现为低信号的骨皮质被中等或高信号肿瘤组织取代（图 12-3-16），骨肉瘤侵及骨性关节面。

（五）骨肉瘤侵犯骨骺 过去曾认为骺板可以阻止肿瘤组织向关节方向侵犯，但由MRI发现的骨肉瘤侵犯骨骺板的病例明显增多。Spina 报道的 41 例骨肉瘤患者中，有 70% 累及骺板。MRI对发现骨肉瘤累及骺板的敏感性明显高于 X 线平片和 CT。Horman 报道 X 线平片的敏感性为 77.2%，而 MRI 的敏感性为 100%，两者的特异性均为 94%（图 12-3-17）。

（六）骨肉瘤增强后表现 骨肿瘤增强检查是目前研究的热点。由于高磁场强度及静脉团注动态快速扫描序列（GRASS、SPGRT）的应用，10 ~ 48s 内就能获得一套图像。在早期MRI扫描图像中，骨肉瘤显示为早期边缘强化和中心充盈延迟，这种特殊强化未见于良性肿瘤。恶性肿瘤增生迅速，由于肿瘤血管生长因子的作用和对邻近组织正常血管的侵蚀作用而形成了肿瘤血管丰富的边缘带。因此，边缘到中心不同强化比率可作为 MRI 鉴别良恶性肿瘤的一个参数征象（图 12-3-18）。

（七）术后复发 MRI对恶性肿瘤术后评价是有价值的，术后的水肿和炎性改变，表现为 T_1WI 呈低信号，T_2WI 为高信号，其形态和肌肉轮廓是相一致的。术后数周或数月后外科手术野被纤维组织取代，于 T_1WI 和 T_2WI 均显示为低、中等信号，术后的血肿有明确的边缘，于 T_2WI 中信号均匀增高。含铁血黄素沉着的慢性出血，在 T_1WI 和 T_2WI 均呈低信号，因为是顺磁性铁的作用。Stoller 指出有下列某些 MRI 改变，强烈提示肿瘤复发：重现水肿，T_1WI 为低信号，T_2WI 为高信号；软组织肿块在 T_1WI 呈中等信号区，T_2WI 信号增高；肌肉与术后手术野轮廓的改变，原来凹陷的轮廓向外突出。

注射 Gd-DTPA 增强后，复发的肿瘤常常增强，瘢痕不增强，增强有助于肿瘤复发的诊断（图 12-3-19）。

（八）多灶性骨肉瘤 多发性硬化型骨肉瘤又称为多灶性骨肉瘤。多灶性骨肉瘤是极少见的髓内骨肉瘤，可分为同时发生和非同时发生两型，并有着明显不同的生物学表现。Mirra 提出，多发性的病变在 6 个月内出现可考虑为同时发生的，其又可分为儿童－少年型和成人型，其特征包括快速、同时发生的病变，大小相同而没有哪个病灶占优势。典型骨肉瘤的骨转移是罕见的，一般在临床早期有肺转移．儿童型同期发生多灶性骨肉瘤，典型的为长骨同时发生病变，年龄从 7 ~ 17 岁，平均 10 岁。病变以成骨细胞为主，常局限于骨髓腔内，伴有小的或无骨外扩散。预后不佳，平均生存期 6 ~ 8 个月（图 12-3-20）。成人型同期发生多灶性骨肉瘤比儿童型少见，年龄 23 ~ 51 岁，平均生存 5 ~ 7 月（图 12-3-21）。

非同时发生多灶性骨肉瘤较同时发生型的更少见，Mahoney 指出病灶的发现必须在最初病灶出现后的 24 个月才能称为非同期发生型的骨肉瘤。

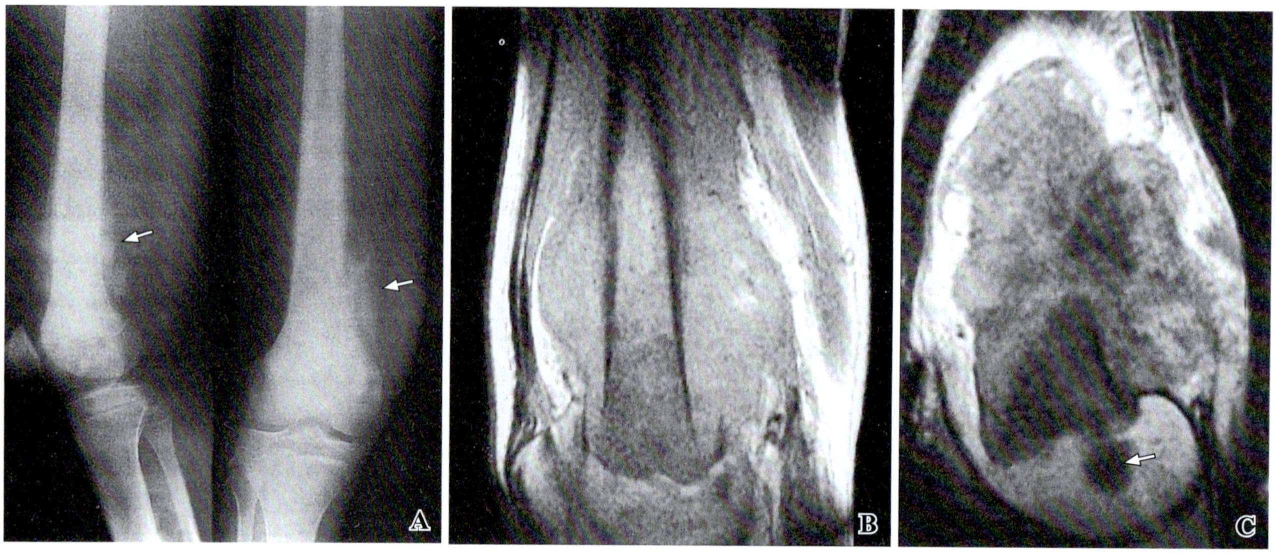

图 12-3-17 骨肉瘤侵犯骨骺 A. X 线平片：右股骨下端骨肉瘤；B. 矢状面 T_1WI：除右股骨下端见骨肿瘤和巨大软组织肿块外，骨骺内可见圆形的低信号影；C. 矢状面 T_2WI：骨骺内圆形低信号影更清楚。

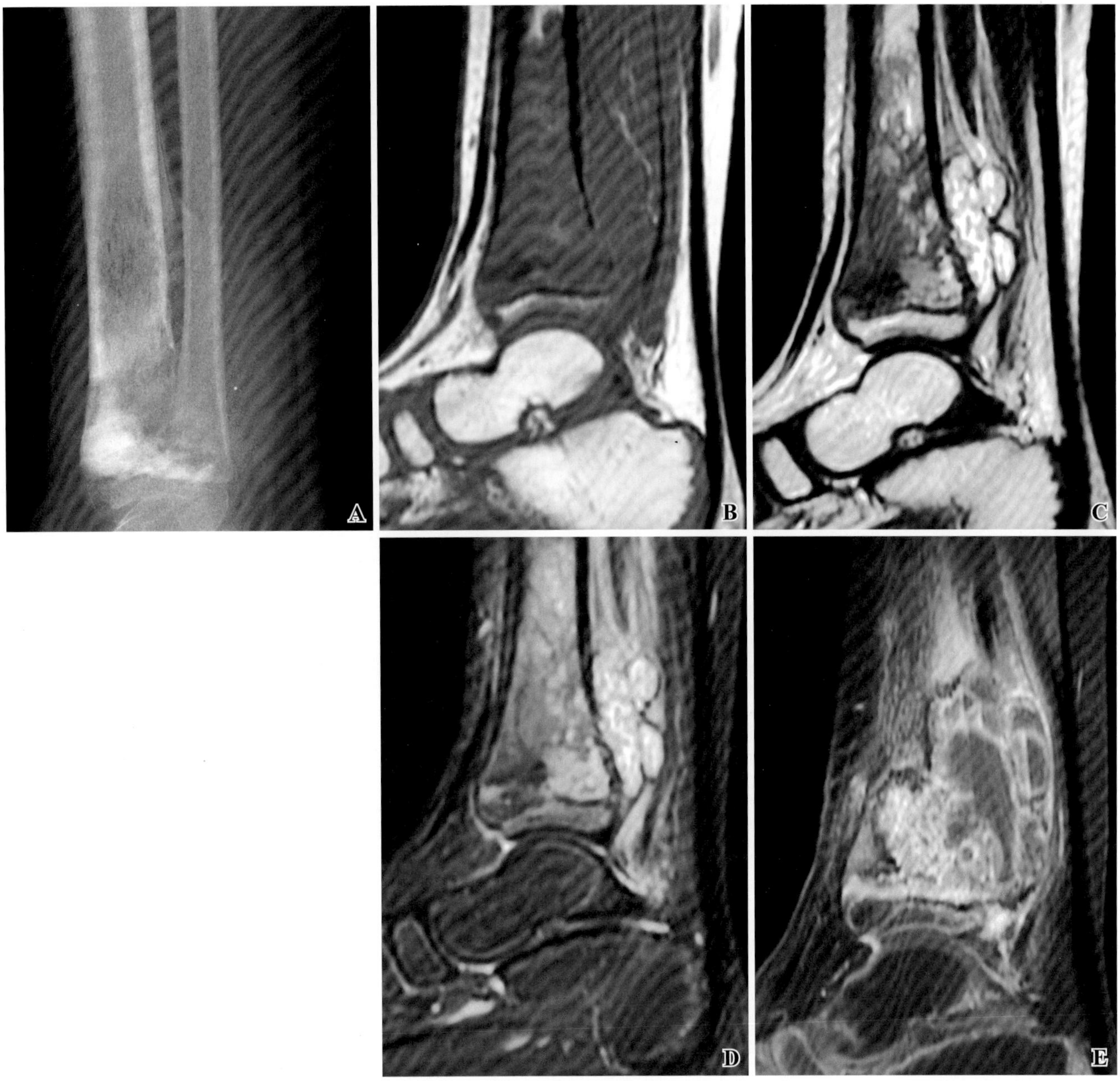

图 12-3-18　骨肉瘤增强后改变　A. X 线平片：右股骨远端干骺端高密度影，骨皮质未见破坏；B. 矢状面 T_1WI：病变呈低信号，且见骨皮质破坏；C、D. 矢状面 T_2WI 和 STIR 像：病变仍呈低、等、高混合信号；E. 矢状面 T_1WI 增强：肿瘤周边明显强化，软组织肿块也强化。

（九）继发性骨肉瘤　老年人的骨肉瘤发生于以前存在的骨病变（如 Paget 病、骨梗死或放射治疗后）。Paget 病的骨肉瘤多累及骨盆、颅骨、面骨和肩胛骨，发生于 Paget 病的骨肉瘤的预后比原发性的骨肉瘤更差（图 12-3-22、图 12-3-23）。

二、皮质旁骨肉瘤

骨皮质旁肉瘤（periosteal osteosarcoma）是一种较少见的恶性骨肿瘤，起源于骨膜及皮质旁成骨性结缔组织。瘤组织分化高，生长慢，预后较好。

【病理表现】

1. 肉眼所见　瘤体呈球形，贴近骨干者可如梭形。瘤体位于骨旁，以较宽的基底附着于骨皮质表面。肿瘤表面呈分叶状，常浸润周围软组织。瘤体切面灰白，质坚硬，部分区域呈鱼肉状，切时有沙粒感。

2. 镜下表现　瘤组织分化高，瘤细胞异型性小，瘤组织由肿瘤骨质、梭形细胞和软骨三种成分构成。

【临床表现】发病年龄较髓内骨肉瘤平均大 5 ~ 10 年，31 ~ 40 岁占 21.4%。最常见的部位为股骨下段后部，其次为胫骨上部，两处共占 70%。症状和体征：常见症状为硬性肿块，且逐渐增大。

【X 线表现】肿瘤位于干骺端一侧，最常见于股骨远端之后腘窝区的骨皮质上方。表现为软组织内的骨性肿块，呈均匀高密度影。肿瘤以宽基附着于骨皮质上，但与骨皮质间有一线状透亮阴影，为其特征性的表现。早期或高分化的肿瘤不侵犯骨皮质。肿瘤边缘呈分叶状。

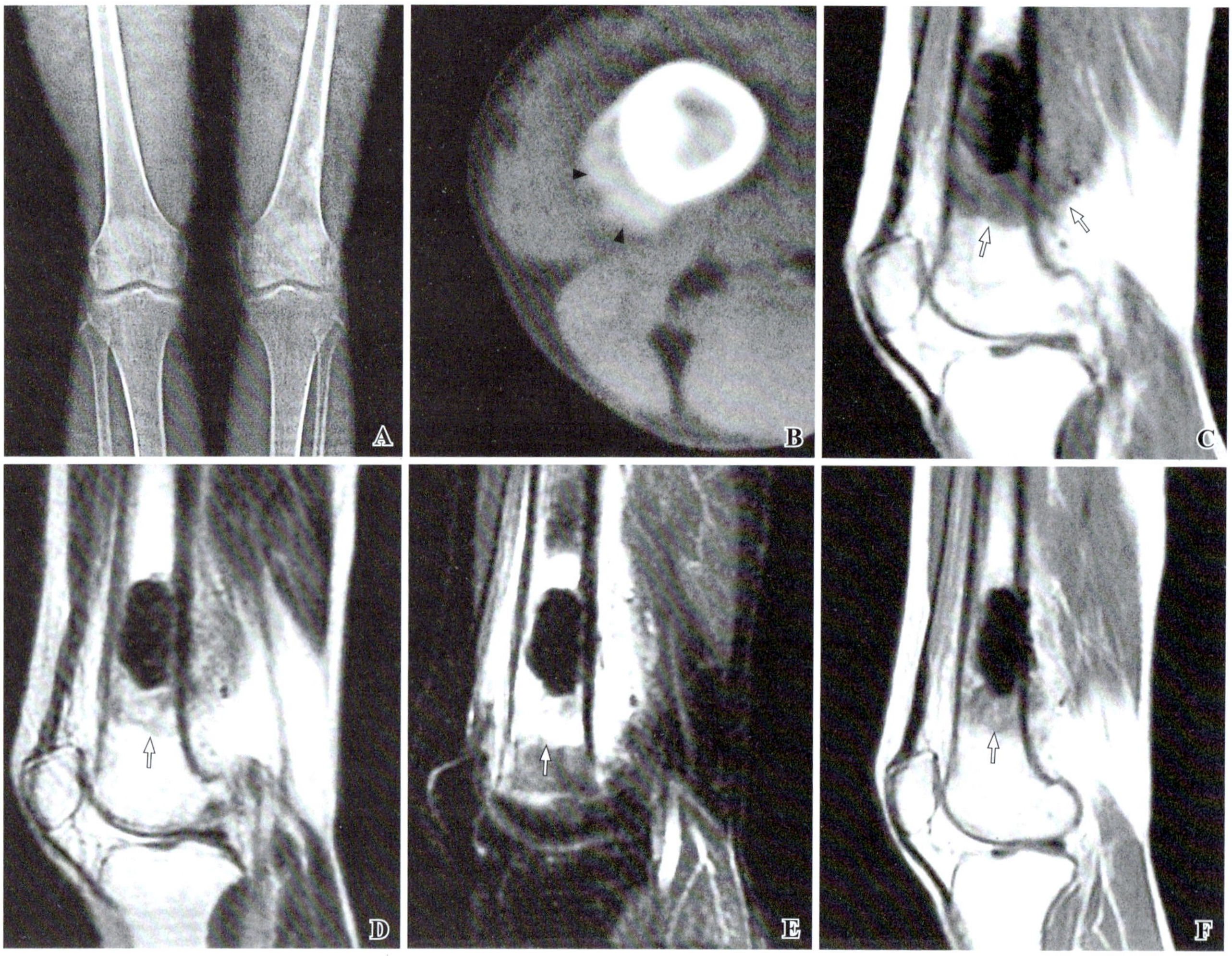

图 12-3-19 骨肉瘤复发 A. X 线平片：左上股骨骨肉瘤；B. CT 扫描：局部骨膜反应；C. 矢状面 T_1WI：骨水泥周围出现低信号；D. 矢状面 T_2WI：病灶呈不均匀混合信号，且见软组织块影；E. 矢状面 STIR 像：病灶显示更清楚；F. 矢状面增强：病灶和软组织块影呈不均匀增强（箭）。

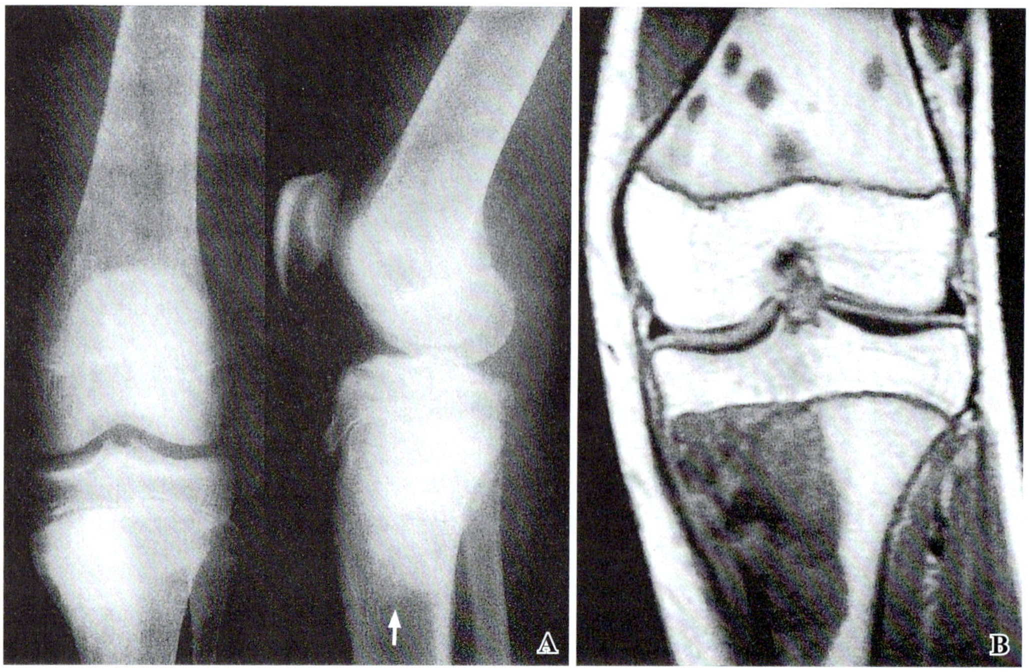

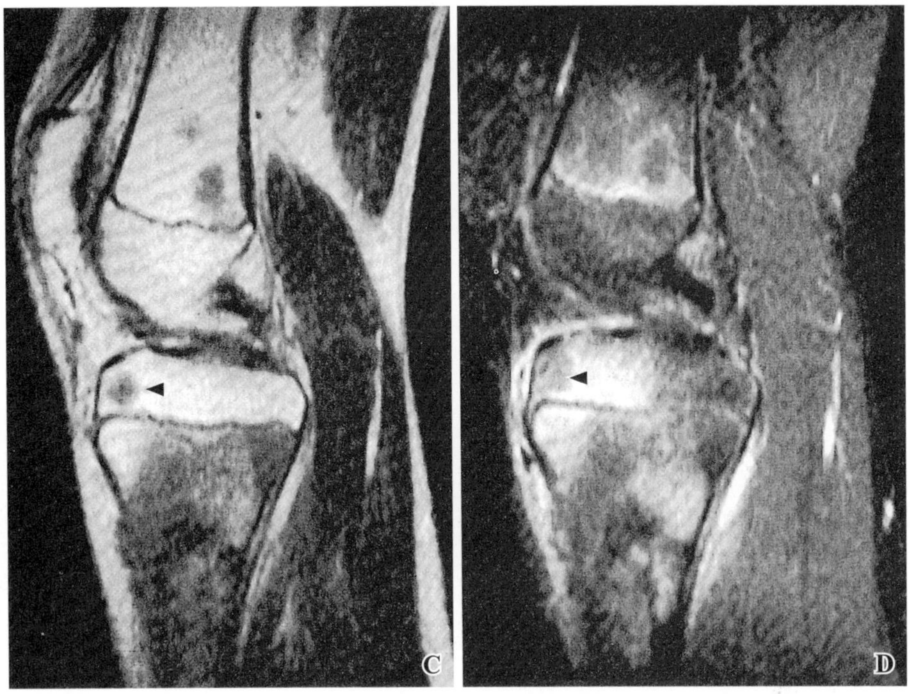

图 12-3-20 多灶性骨肉瘤 A.X线平片：左胫骨内侧高密度影；B.冠状面T_1WI：左胫骨近端内侧骨皮质和髓质破坏，股骨下端数个圆形、直径为1cm的低信号区，胫骨骨骺内可见圆形低信号；C、D.矢状面T_2WI和STIR像：病灶显示更清楚。

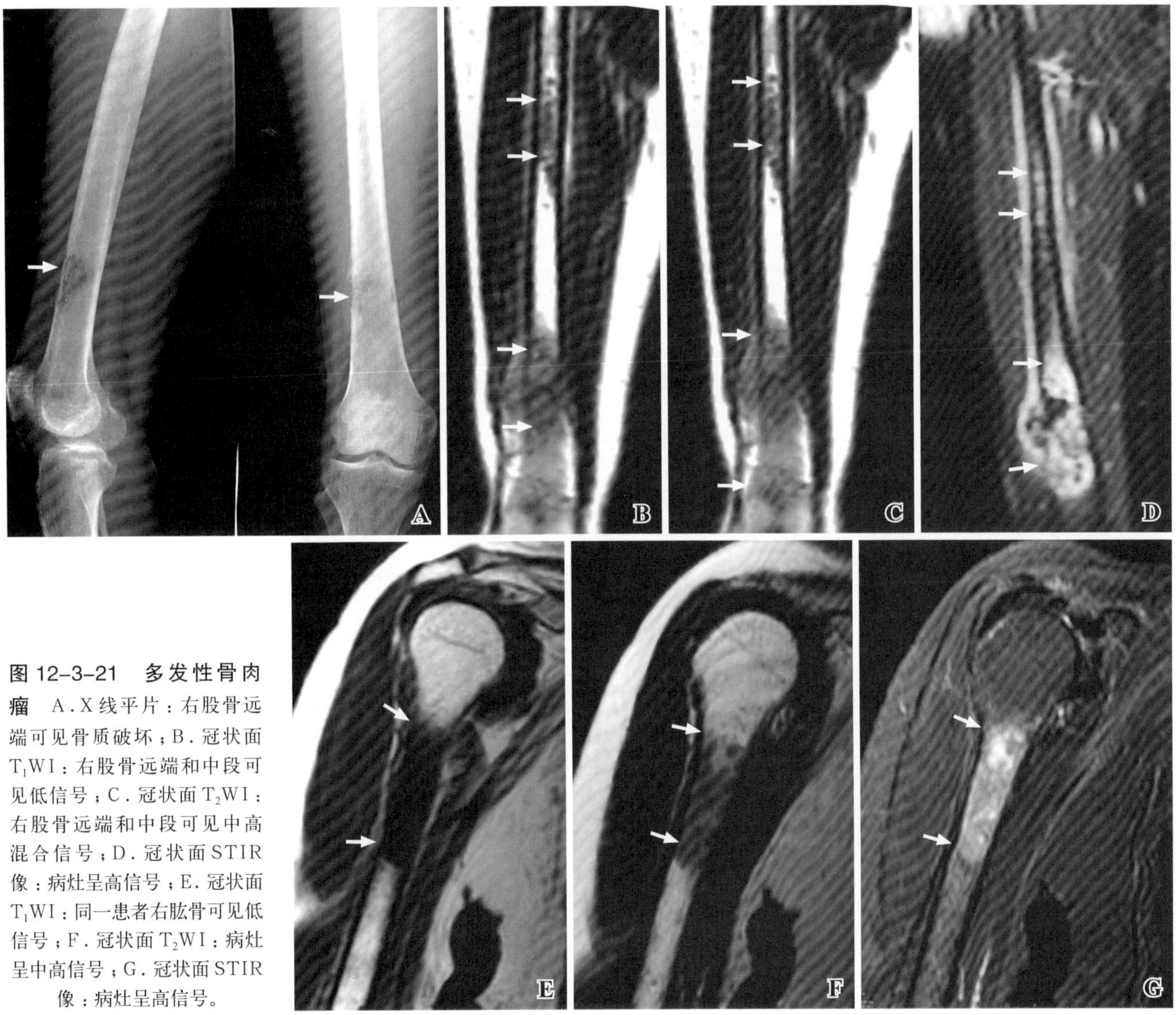

图 12-3-21 多发性骨肉瘤 A.X线平片：右股骨远端可见骨质破坏；B.冠状面T_1WI：右股骨远端和中段可见低信号；C.冠状面T_2WI：右股骨远端和中段可见中高混合信号；D.冠状面STIR像：病灶呈高信号；E.冠状面T_1WI：同一患者右肱骨可见低信号；F.冠状面T_2WI：病灶呈中高信号；G.冠状面STIR像：病灶呈高信号。

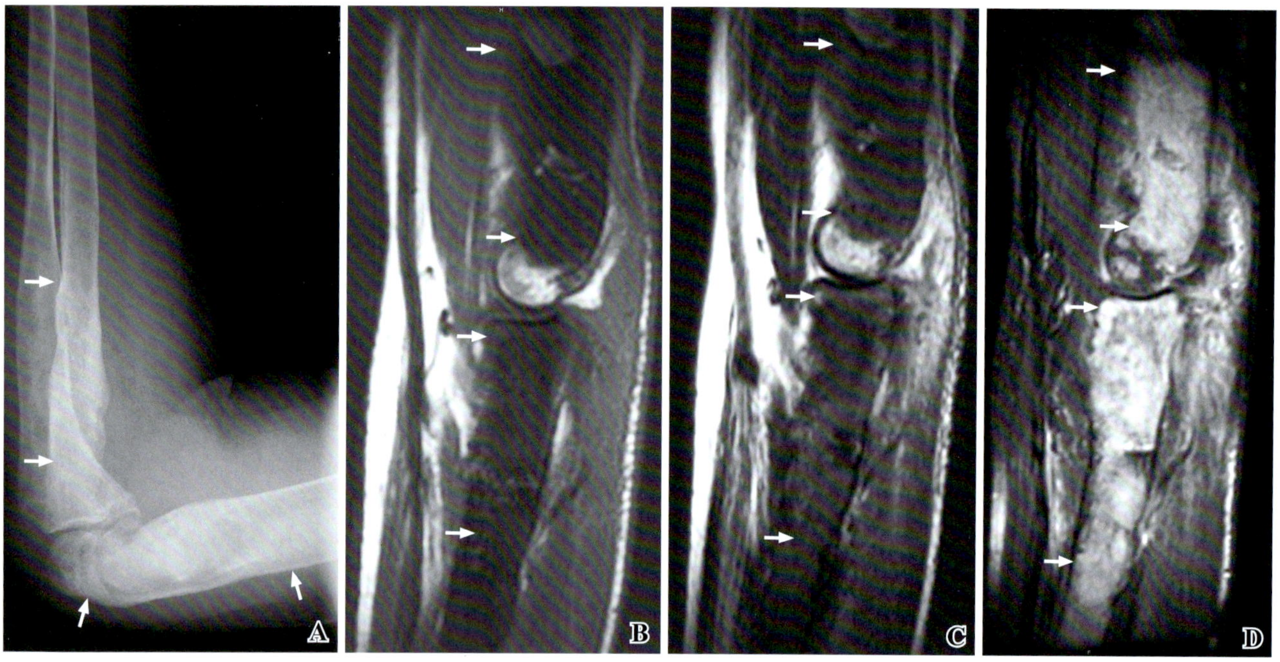

图 12-3-22 骨纤维结构不良恶变 A. X 线平片：右肱骨远端和尺骨近端呈毛玻璃样改变，未见骨皮质破坏；B. 矢状面 T_1WI：右肱骨远端和尺骨近端呈低信号，且见软组织肿块；C. 矢状面 T_2WI：病灶呈低、中信号，且见骨皮质破坏和软组织肿块；D. 矢状面 MR 增强像：病灶呈高信号。

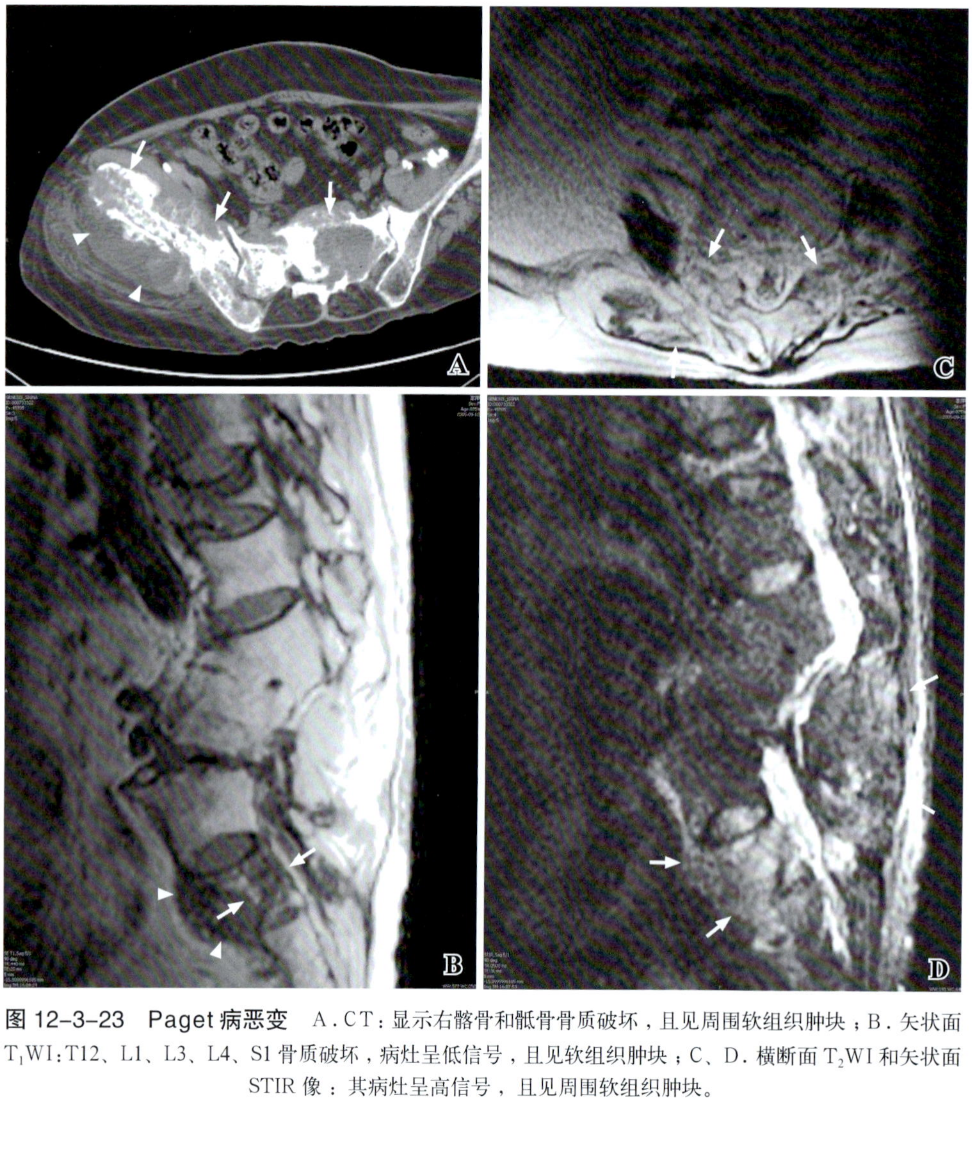

图 12-3-23 Paget 病恶变 A. CT：显示右髂骨和骶骨骨质破坏，且见周围软组织肿块；B. 矢状面 T_1WI：T12、L1、L3、L4、S1 骨质破坏，病灶呈低信号，且见软组织肿块；C、D. 横断面 T_2WI 和矢状面 STIR 像：其病灶呈高信号，且见周围软组织肿块。

晚期或低分化肿瘤可破坏骨皮质，出现溶骨征象及骨膜反应。因肿瘤从骨膜发生，故一般不发生骨膜反应或出现 Codman 三角。

【CT 表现】肿瘤位于骨皮质表面，形成一个分叶状高密度影。肿块和骨皮质之间有一条较细的、不规则的低密度带和骨皮质分开。局部骨膜反应不明显，很少见软组织肿块，相应的骨髓无肿瘤浸润。

【MRI 表现】约 50%的病人发生于股骨下端的腘窝部，其次为胫骨、肱骨等。无论其 X 线分类是硬化型、团块型或骨块型，都是以致密瘤骨和钙化为主。

肿瘤于 T_1WI 矢状位图像中，股骨下端可出现一个紧贴腘窝部的椭圆形中等信号块影，其块影的边缘有一低信号薄膜包绕，局部相应部位的骨皮质部分中断，骨松质呈半圆形、边缘较清楚低信号区，但周围的骨髓和软组织无明显浸润，也不见有骨膜反应。T_2WI 肿块的信号略有增高，块影内可见小点状的散在高信号区，其肿瘤仍可见一低信号薄膜包绕，薄膜外有一条高信号带，局部的骨髓和软组织未见明显信号改变。注射 Gd-DTPA 后肿瘤轻度强化（图 12-3-24）。

三、骨纤维肉瘤

骨纤维肉瘤（fibrosarcoma of bone）是一种成纤维性结缔组织肉瘤。1948 年 Phemister 提出的分类中将纤维肉瘤划为纤维细胞类的肿瘤，认为是一种独立的

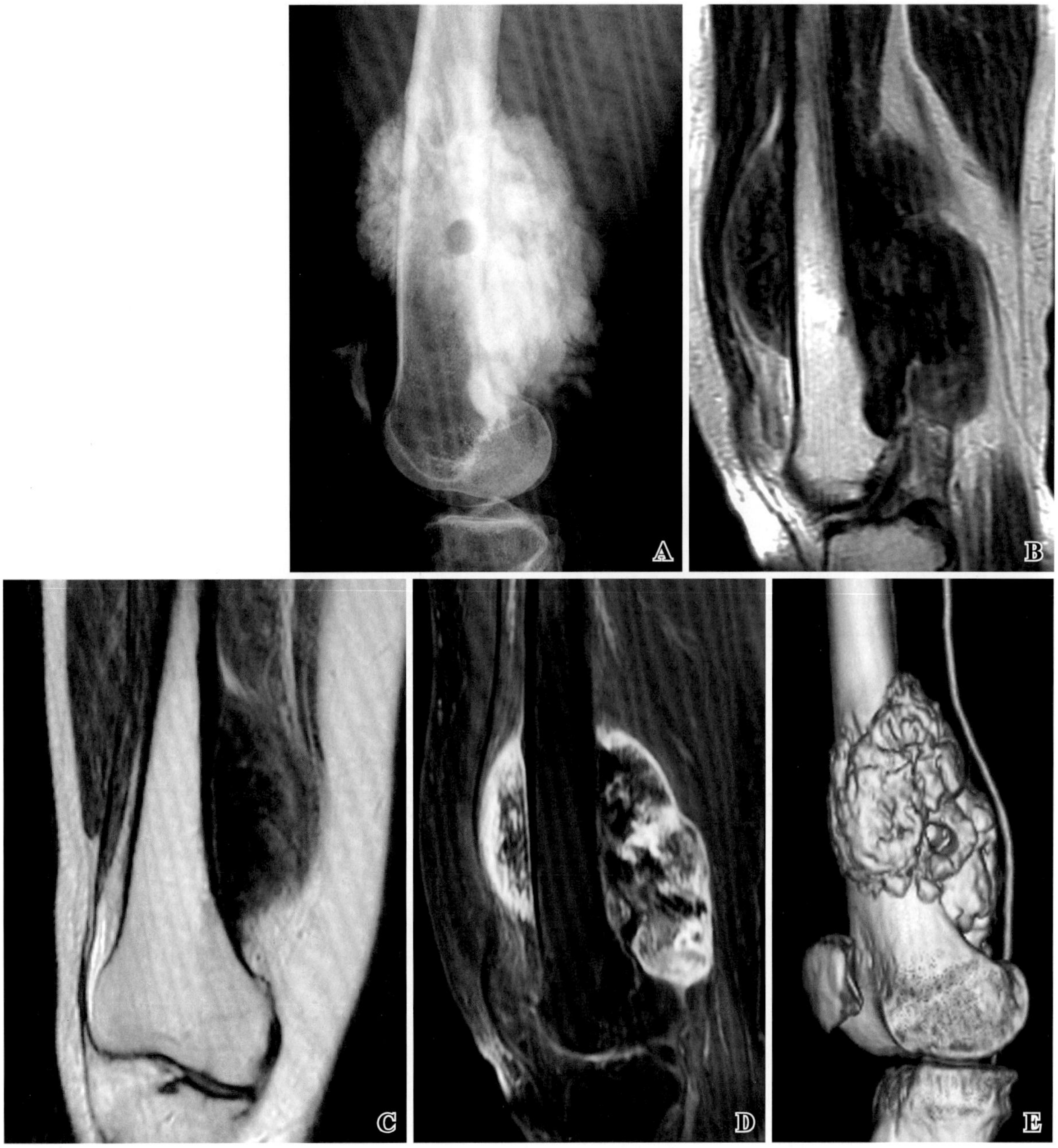

图 12-3-24 骨皮质旁肉瘤 A.X 线平片：右股骨下端可见菜花状高密度骨性肿块；B、C.矢状面及冠状面 T_1WI：右股骨下端可见菜花状低信号肿块；D.矢状面 STIR 像：右股骨下端可见菜花状边缘为高信号的低信号肿块；E.CT 表面重建：显示更像菜花状肿块。

肿瘤，肿瘤中多无成骨现象，为本病组织学特征。

【病理表现】

1. 大体表现　骨纤维肉瘤是一种巨大的、破坏性和浸润性的肿瘤，大体的表现取决于它们的大小和组织学的不同，分化好的骨纤维肉瘤具丰富的胶原，呈白、灰白坚硬和橡皮样的、分化差的骨纤维肉瘤具少量胶原，呈软肉状伴黏液样病灶。巨大肿瘤可以出血和坏死，显示假胞膜和起源骨分隔。

2. 镜下表现　该肿瘤组织学可分为分化好、中度分化及分化差的。分化差的骨纤维肉瘤镜下显示细胞数增多，细胞排列更紧密而胶原量减少，细胞核是大的呈卵圆或圆形且不规则，染色质是粗而丛状、且不规则分布，核仁更明显，有丝活力增加。分化好的肿瘤是由长和梭形肿瘤细胞，伴小而锥形细胞核。细胞质常是不明确的，细胞边缘不清，细胞内有丰富胶原，肿瘤细胞的特征在切面中排列呈人字形。

【临床表现】 骨纤维肉瘤发病年龄范围很大，好发于 30 ～ 60 岁，这种肿瘤可发生于儿童，也可发生于大于 80 岁老年人，男女性别无差异。

临床症状主要为局部疼痛肿胀和活动受限，病程较短，一般少于 6 个月，约 30%病例发生病理骨折。

【X 线表现】 骨纤维肉瘤在骨的分布类似于骨肉瘤，70%病例累及长管骨，尤其是累及股骨、胫骨和肱骨，该肿瘤好发于长管骨的干骺端，干骺端的肿瘤常伸展至骨骺。

骨纤维肉瘤是溶骨性的，其 X 线特征是：①其形态呈蚕蚀状、虫蚀状和融蚀状溶骨性骨质破坏；②病变周围有少许骨硬化或骨膜炎；另外，骨破坏呈侵袭性但缺乏明显骨膜反应。

骨膜反应的表现是各种各样，可以显示葱皮样、骨针状、Codman 三角，可以看到骨皮质破坏和软组织肿块，虽然发现营养不良性钙化，但肿瘤的基质是不明显的。

骨纤维肉瘤在长骨可以是中央型或偏心性的，该肿瘤在长管骨呈偏心性的，显示蚕蚀状的骨质破坏。仅累及骨皮质的预后较好。

骨纤维肉瘤的 X 线异常不是特异性的，当然，一般显示侵袭性或恶性征象，在骨纤维肉瘤缺乏肿瘤的钙化和骨化，对诊断是很重要的，因为这些征象在软骨肉瘤和传统型骨肉瘤是很明显的。

【MRI 表现】 该肿瘤在长管骨的表现，在 T_1WI 呈混合信号，但以低信号为主，在 T_2WI 该肿瘤呈混合信号，以中等信号为主，注射 Gd-DTPA 后，肿瘤强化呈高信号，同样，肿瘤性的软组织肿块也呈高信号，由于肿瘤内出血和坏死，可显示不同信号，MRI 显示肿瘤的范围更清楚（图 12-3-25）。

四、滑膜肉瘤

滑膜肉瘤（synovial sarcoma）常发生于关节附近，与腱鞘，滑囊及关节囊的关系密切，并可侵犯骨组织，但很少发生于关节腔内。

【病理表现】

1. 肉眼所见　缓慢生长的肿瘤与周围分界多较明显，可表现为结节状或分叶状，常有假包膜切面多呈红色，柔软或中等硬度，呈鱼肉状，出血坏死区呈暗红或灰黄色。

2. 镜下所见　由具有与癌细胞相似的上皮细胞，和与纤维肉瘤相似的梭形细胞形成镜下特征。只要看到这些双相分化的特点，即可诊断为滑膜肉瘤，根据肿瘤组织内梭形细胞及上皮细胞数量多少及分化程度不同，可将滑膜肉瘤分为；梭形细胞为主型，上皮细胞为主型和混合型三种。

【临床表现】 该肿瘤好发于关节及其附近。可发生于年青人和老年人，以年青人为多见，男性多于女性。该肿瘤发病缓慢，起病时有局部疼痛，以后逐渐加剧，常形成疼痛性肿块。肿瘤可通过血液或淋巴转移，早期可转移至肺及附近淋巴结。

【X 线表现】

1. 软组织　在关节附近可见软组织肿块，但很少位于关节内。肿瘤呈圆形或分叶状，密度均匀一致，边缘光滑，与周围软组织分界清楚。有些肿瘤具有散在的，不规则的钙化点，钙化越少则恶性程度越高。

2. 骨质破坏　肿瘤可侵犯邻近诸骨，早期骨质轻度稀疏，病变发展可使骨质破坏，病变在骨髓腔内呈不规则破坏或呈囊状透光区。

3. 骨皮质　骨皮质破坏后可有骨膜增生。

4. 动脉造影　肿瘤区可显示丰富的毛细血管新生及血管湖。

【CT 表现】 CT 显示肿瘤和附近的解剖更清楚，显示肿瘤的范围更清楚。

【MRI 表现】 其肿瘤在 T_1WI 呈边缘光滑，信号均匀的低信号，在 T_2WI 呈低至中等不均匀信号，在 STIR 像呈不均匀高信号，高信号内可见散在不规则的低信号。显示骨质破坏和骨皮质破坏较 CT 为敏感（图 12-3-26）。

五、骨恶性纤维组织细胞瘤

恶性骨纤维组织细胞瘤（malignant fibrous histrocytoma）是一种少见的肿瘤，它的起源和分类的争论至今没有解决。1960 年，Stout 等进行了广泛研究，认为骨纤维组织细胞瘤起源于组织细胞，该肿瘤发生于软组织比骨更常见，根据传统镜检、组织培养及超微结构检查，对大多数病例的诊断是能确定的。1972 年 Fdeldman 和 Norman 首先报道在骨内发生骨纤维组织细胞瘤，该肿瘤起源于组织细胞，且具有成纤维细胞能力的肿瘤。

【病理表现】

1. 大体表现　恶性骨纤维组织细胞瘤发生于骨的中央，不产生骨膨胀，80%～100%病例可见骨皮质破

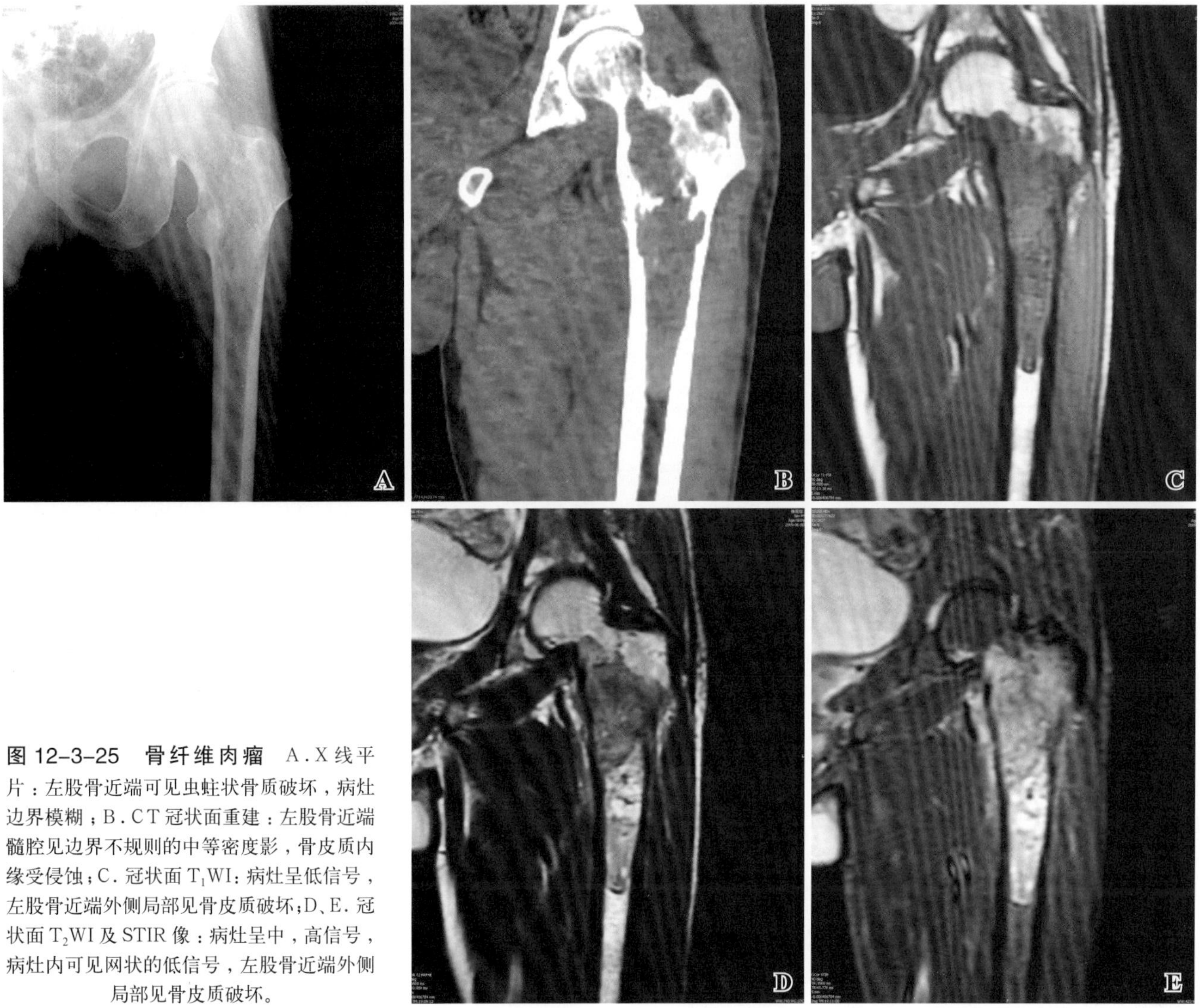

图 12-3-25　骨纤维肉瘤　A. X 线平片：左股骨近端可见虫蛀状骨质破坏，病灶边界模糊；B. CT 冠状面重建：左股骨近端髓腔见边界不规则的中等密度影，骨皮质内缘受侵蚀；C. 冠状面 T_1WI：病灶呈低信号，左股骨近端外侧局部见骨皮质破坏；D、E. 冠状面 T_2WI 及 STIR 像：病灶呈中，高信号，病灶内可见网状的低信号，左股骨近端外侧局部见骨皮质破坏。

坏，且伸展至软组织，肿瘤的软组织表现为多发性结节状，肿瘤有假包膜。肿瘤一般为 2 ～ 10cm 大小，颜色变化很大且坚硬，取决于成纤维细胞、组织细胞和它的脂质成分比例，切面呈灰、咖啡、黄或橙和肉色，表现为软、坚硬或橡皮样，常见出血区。

2. 镜下表现　各种量的细胞伴成纤维细胞或组织细胞样特征或两者都有，以梭形成纤维细胞占优，其排列不是纤维肉瘤标准人字状的形态，但细胞呈螺旋状，从中心灶向外放射状播散，产生一个雾或层状改变。组织细胞样细胞，胞质囊实性，部分细胞体积较大。巨细胞有两种：一种是多核巨细胞、呈圆形、大小一致，胞质囊实性，此类细胞较少。另一种是瘤巨细胞，多为单核，核大而形态奇特多样，染色深。

【临床表现】 骨恶性纤维组织细胞瘤大多数好发于 50 ～ 70 岁，但可见发生于任何年龄，发生于男性多于女性，大约男：女＝ 3 ：2。

局部疼痛、压痛及巨大的肿块是主要的症状，通常发病是缓慢的，病程约几个月至几年，当临床为急性发作，提示为病理性骨折（约 30%～ 50%）。关节畸形或活动受限，伴有肿瘤向关节内伸展。体检时常扪及肿块及压痛。

【X 线表现】

1. 病变部位　肿瘤好发于干骺端或骨骺，少数发生于扁骨和脊柱，病变呈偏心性的。

2. 骨皮质　骨皮质内缘受侵蚀，呈膨胀性变薄，有时骨皮质破坏中断。

3. 骨质破坏　病变呈溶骨性破坏，可呈虫蚀状，鼠咬状或地图破坏，边界不清，破坏区中心无骨小梁残留。

4. 软组织肿块　肿瘤穿破骨皮质侵及软组织形成肿块，其大小不一。如骨破坏局限于骨皮质表面，范围又不大，而软组织肿块却较大时，应想到该肿瘤可能。

5. 骨膜反应　骨膜反应很少见，个别病例出现少量骨膜新生骨，甚至显示葱皮样。骨膜反应及 Codman 三角。

【CT 表现】

1. 骨质破坏　病变呈溶骨性破坏，可呈虫蚀状，鼠咬状或地图样低密度区，边界不清，无残留骨和硬化缘，CT 显示骨质破坏较 X 线片敏感。

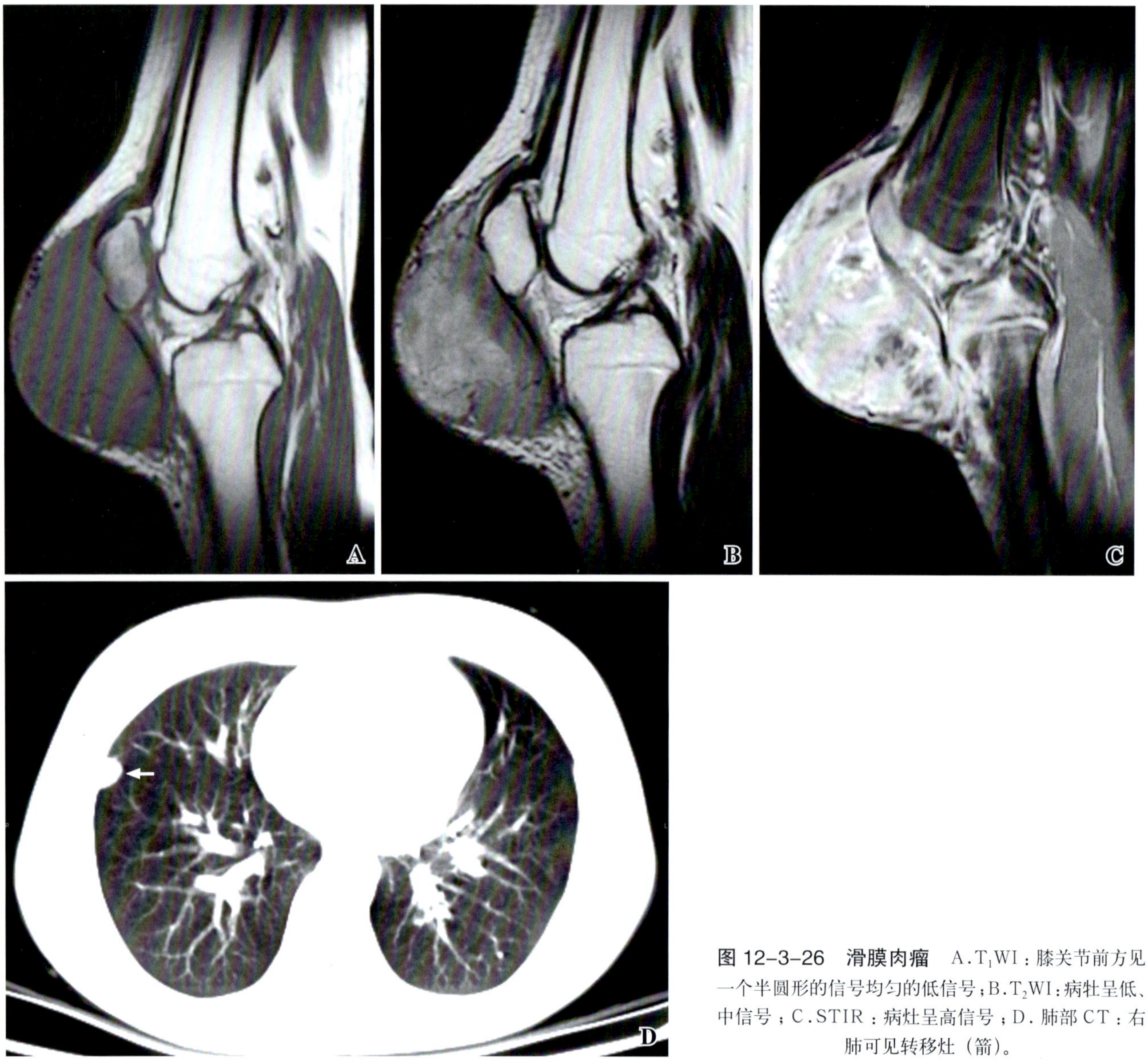

图 12-3-26 滑膜肉瘤 A.T_1WI：膝关节前方见一个半圆形的信号均匀的低信号；B.T_2WI：病灶呈低、中信号；C.STIR：病灶呈高信号；D.肺部 CT：右肺可见转移灶（箭）。

2. 骨皮质破坏 CT显示骨皮质破坏较X线片敏感。

3. 软组织肿块 当肿瘤穿破骨皮质，在局部形成一个巨大低密度肿块，其边界不清，中央呈更低密度或小囊变区。

4. CT 增强 肿瘤的多房实质分隔环壁明显强化。

【MR 表现】 由于该肿瘤组织复杂多样和多形性，因此其组织学分型不一致，这是本肿瘤最重要的组织学特征，该病变 T_1WI 呈低信号，在低信号中可见多发性小囊状的高信号区，在 T_2WI 该病变呈高信号，在高信号中可见多发小的囊状更高信号，在 STIR 像该病变与 T_2WI 相似呈高信号，在 MR 增强像其肿瘤也呈高信号，软组织肿块也增强呈高信号。在 T_1WI 和 T_2WI 上多发的高信号不强化呈低信号，为肿瘤出血所致（图 12-3-27、图 12-3-28）。

六、骨脂肪肉瘤

骨脂肪肉瘤（liposarcoma）是起源于骨髓脂肪组织的原发性恶性骨肿瘤。

【病理表现】

1. 大体表现 肿瘤呈浸润性生长，呈分叶状，其包膜不完整，质地是软的，切面呈脂黄色，分化差呈灰白色。

2. 镜下表现 与软组织脂肪瘤相似。一般分为四型：①黏液瘤型：分化良好时似黏液瘤，含有较成熟的脂肪细胞，胞质内含有脂肪颗粒，核无明显间变，分裂象极少。②脂肪瘤型：瘤细胞似脂肪细胞，但核较大，有轻度异型性。③低分化型：瘤细胞呈多角形，细胞界限尚清，胞质中等，有多数含类脂的细小空泡，核圆形或椭圆形大小形态不一致，染色较深，分裂象多见。④未分化型：细胞形态多种多样，有圆形、椭圆形或梭形，间变明显。胞质内有脂肪空泡。细胞核较大，形态不规则，可见多核巨细胞。

【临床表现】 肿瘤生长较快，局部疼痛呈持续性，夜间尤甚。患肢有沉重感。侵及软组织后则出现软组织肿块，边界不清，触之质硬，表面凹凸不平。有或无压

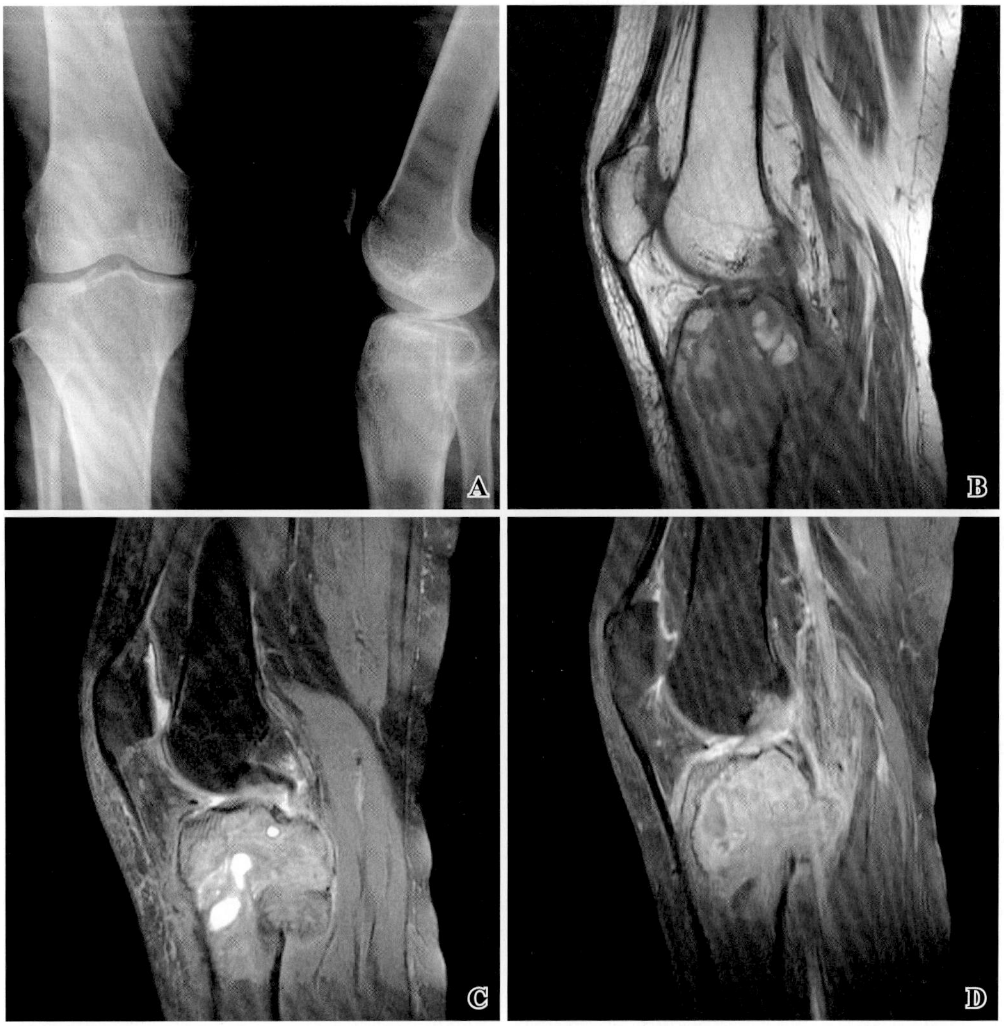

图 12-3-27 恶性骨纤维组织细胞瘤 A．X 线平片：右胫骨上端呈高密度，未见骨皮质破坏；B．矢状面 T_1WI：右胫骨上端呈低信号，且见骨皮质破坏；C．矢状面 STIR 像：病灶呈中，高信号，以高信号为主；D．矢状面 MR 增强：病灶呈环状强化。

痛。碱性磷酸酶增高，血沉增快。分化差者，易发现肺或别处骨转移。

【X 线表现】

1．骨质破坏 肿瘤好发于骨干骺端，一般不超过骨骺线。骨质破坏表现为偏心性溶骨性的，呈圆形或不规则形的浸润性生长。肿瘤密度较低与邻近肌肉组织相似，或肿瘤密度更低，显示肿瘤含脂肪成分较多，有人称为“瘤区脂肪征”肿瘤内有散在钙化及残留的骨小樑影。

2．骨膜反应 大多病例无骨膜反应，少数病例可显示线 样骨膜增生，甚至形成 Codman 三角。

3．软组织肿块 肿瘤穿破骨皮质，侵及软组织形成肿块，肿块内有时显示钙化。当肿块内含有较多脂肪时，则可见有低密度区，此种内有透亮区的软组织肿块，有一定的诊断意义。

【CT 表现】 骨脂肪肉瘤不同于骨内脂肪瘤，脂肪瘤常能显示以成熟脂肪为主的低密度区，CT 值常在 −100Hu 以下，而脂肪肉瘤含有不同组织成分，在病理组织上可分为黏液性，分化良好性，圆细胞性和多形性脂肪肉瘤。在 CT 上呈不均匀的低密度区，分化良好者 CT 值近似脂肪，低分化者 CT 值近似软组织，但若 CT 发现病变中含有脂肪成分有利于诊断。

【MR 表现】 MR 对诊断良性脂肪瘤其敏感和特异性都较高。良性脂肪瘤在 T_1WI 和 T_2WI 呈高信号，在 STIR 脂肪被抑制呈低信号，软组织和骨内脂肪肉瘤结构复杂，肿瘤内常含有黏液基质和新生毛细血管，在 STIR 像仍呈高信号。

分化良性脂肪肉瘤的信号特点类似皮下脂肪，在 T_1WI 和 T_2WI 呈高信号，STIR 像呈低信号，但有散在分布的结节和分隔，MR 增强像肿瘤强化不明显或不强化，表示肿瘤内血管较少。

黏液性、圆细胞性和多形性脂肪肉瘤都是分化很差的，肿瘤内含有黏液基质，奇异的瘤巨细胞及纤细的状毛细血管，常伴出血和坏死，在 T_1WI 该肿瘤常呈低～中等信号，T_2WI 上呈分叶状高信号，STIR 像常呈高信号，MR 增强其肿瘤呈结节状不均匀强化，病变中有分隔，肿瘤常具有包膜，而肿瘤内出血和坏死不强化区呈多发性囊状低信号。

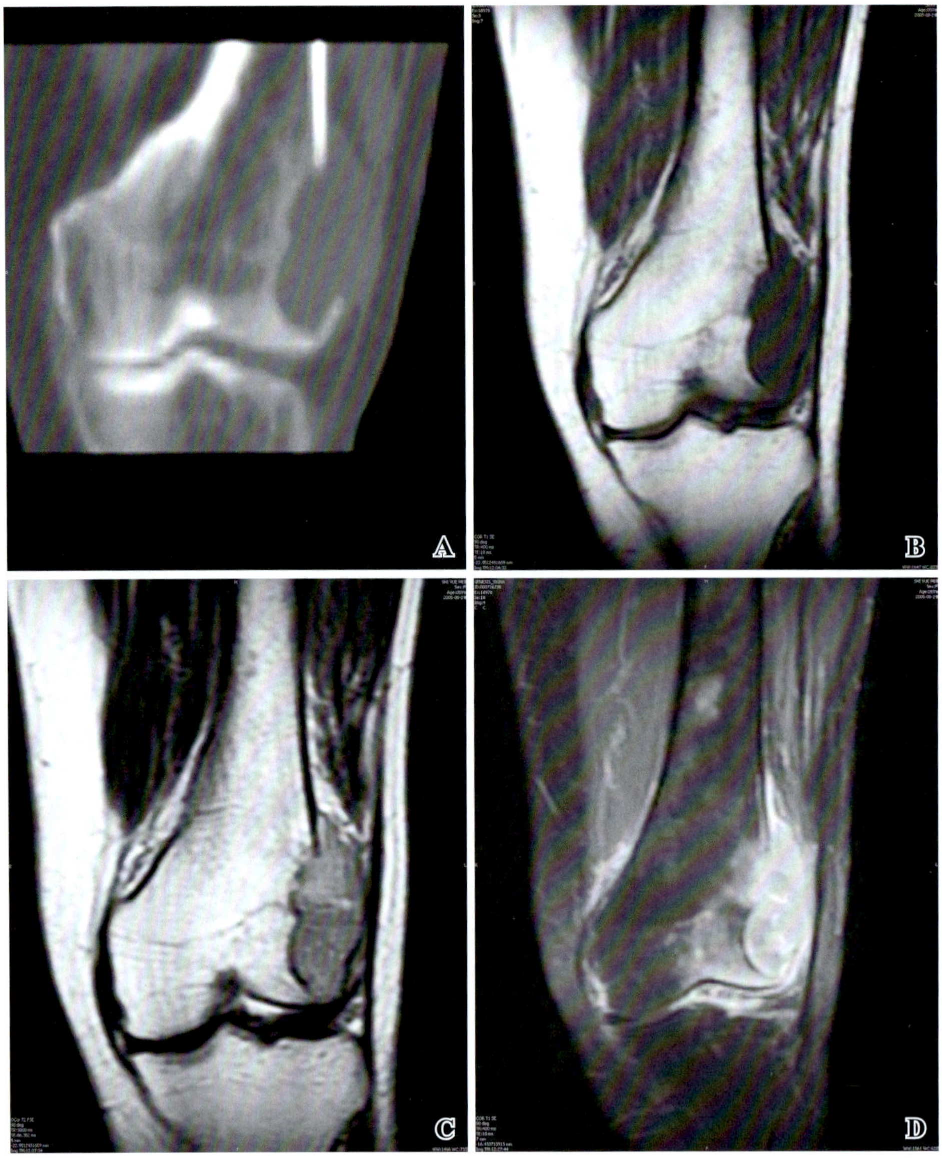

图 12-3-28 恶性骨纤维组织细胞瘤 A.CT冠状面重建像：左股骨远端外侧骨质及骨皮质破坏，且见软组织块影；B.冠状面 T_1WI：病灶及软组织块影呈低信号，且骨皮质破坏；C.冠状面 T_2WI：病灶及软组织块影信号呈略高信号，病灶周围见环形低信号，且骨皮质破坏；D.冠状面增强像：病灶及软组织块影信号呈高信号，病灶周围见环形低信号，且骨皮质破坏。

七、骨平滑肌肉瘤

平滑肌肉瘤（leiomyosarcoma）是一种光滑肌肉细胞的恶性肿瘤，多发生在子宫和胃肠道。平滑肌肉瘤起源于骨是极少见的，只有排除原发性恶性肿瘤在骨外部位，肿瘤大部分在骨内，显示特征性组织学特点才能确定诊断。在这种情况下，一般认为骨平滑肌肉瘤由以前存在的光滑肌肉细胞产生的，因为骨是无光滑肌肉细胞的，这些细胞存在于骨内的血管内，认为是肿瘤起源点，两者相关在于成纤维细胞和光滑肌肉细胞，一种中间细胞形式成肌纤维细胞可以发生平滑肌肉瘤。

【病理表现】

1．大体表现　肿瘤大小不一，范围常在3～12cm，切面呈灰白色或暗红色。质硬或脆，呈鱼肉状。

2．镜下表现　该肿瘤含有丰富的梭形细胞，在纤维细胞质内残存中心细胞核，其细胞质呈红色。有些肿瘤细胞有明显的核旁空泡，在丰富的糖原中，多核性肿瘤细胞伴奇异和丰富的核仁。

【临床表现】临床表现以疼痛为主，一般不剧烈仅为隐痛或酸痛。少数病例无痛，体检扪及较硬的肿块，有轻压痛。局部肿胀明显者，皮肤发亮，皮温增高，有静脉怒张。实验室检查碱性磷酸酶增高。

【X 现表现】

1．骨破坏　在长管状骨的干骺端或骨干发生溶骨性破坏，其形态呈椭圆形或不规则，边缘模糊。骨皮质膨胀变薄甚至部分缺损。

2．骨膜反应　多数病例无骨膜反应。少数病例除骨质破坏也出现骨膜反应，甚至出现放射状骨针或

Codman 三角。

3. 软组织 肿瘤可突破骨皮质侵入软组织，形成不规则肿块，内有瘤骨形成。

周边环形硬化带，夹杂小斑点状或条纹状钙化影，为骨梗死征象，也是骨平滑肌肉瘤的一个值得重视的征象。

【CT 表现】 CT 显示骨皮质和骨质破坏较常规 X 线敏感，显示骨破坏范更清楚，对瘤骨显示更敏感，但该肿瘤缺乏特征性征象。

【MR 表现】 平滑肌肉瘤在 T_1WI 呈低信号，边界呈环形更低信号，病灶在 T_2WI 和 STIR 呈高信号，病灶边界呈环状低信号，病灶内可见散在小斑点状和条纹状低信号（图 12-3-29、图 12-3-30）。

八、骨横纹肌肉瘤

骨横纹肌肉瘤（rhabdomyosarcoma）是一种儿童常见恶性肿瘤，好发于头和颈、泌尿道和后腹膜。原发性骨肿瘤是极少见的，该肿瘤可累及成人和儿童的管状骨和扁骨，骨原发性横纹肌肉瘤必须与骨外的横纹肌肉瘤鉴别。

【病理表现】

1. 大体表现 肿瘤呈巨大葡萄状或息肉样，为水肿与黏液性肿物，质软易碎。

2. 镜下表现 瘤细胞呈多形性，有圆形、椭圆形、梭形、蒂状或巨细胞，细胞核呈多核、单一巨核或畸形核，核深染，可见核分裂，胞质丰富。部分细胞可见明显的纵纹和横纹。有的胞质含空泡。

【临床表现】 该肿瘤好发于儿童也可发生于成年

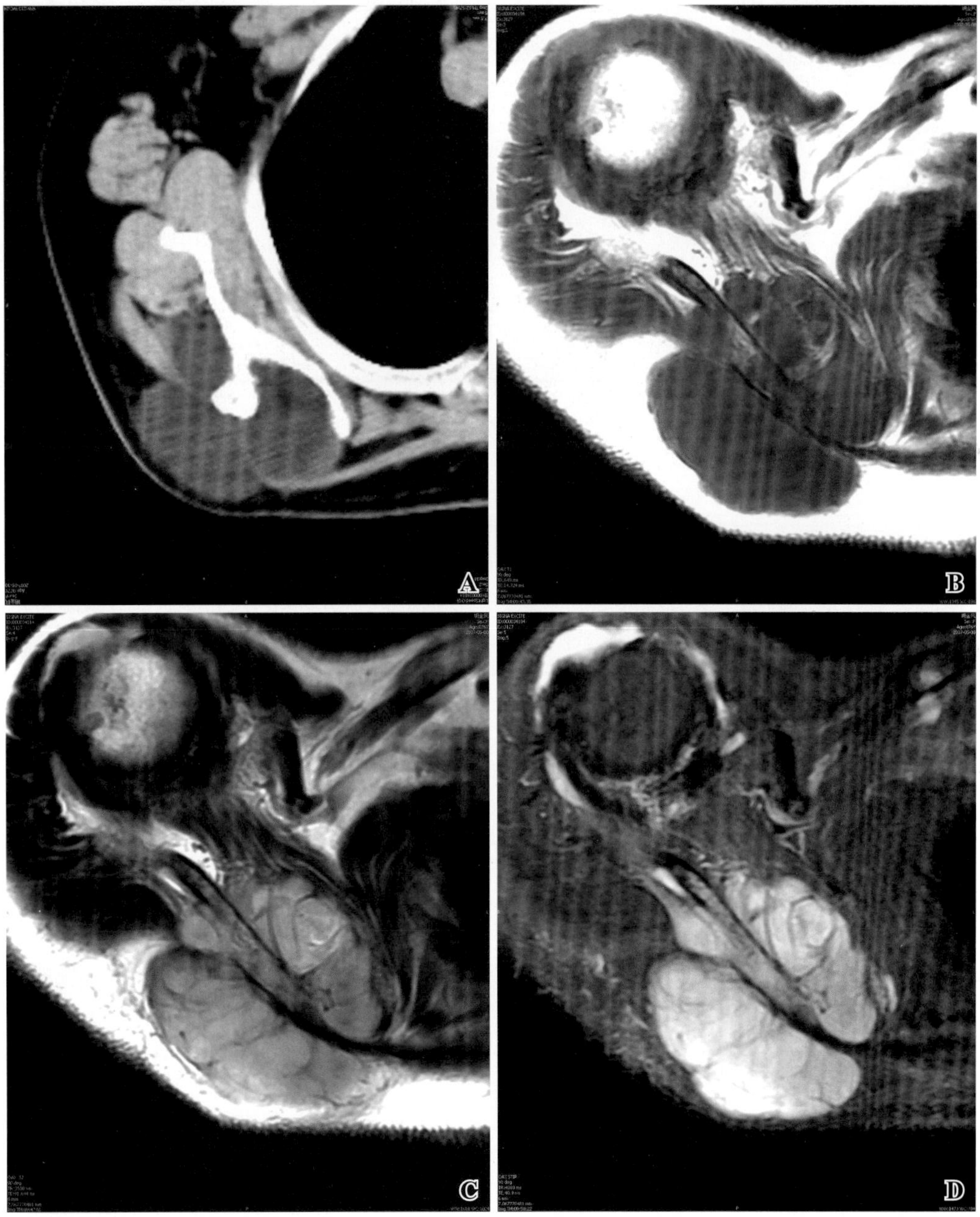

图 12-3-29 骨平滑肌肉瘤 A. CT：右肩胛骨边缘毛糙，周围显示分叶状肿块；B. 冠横断面 T_1WI：病灶呈菜花状低信号；C、D. 横断面 T_2WI 及 STIR 像：病灶呈菜花状高信号。

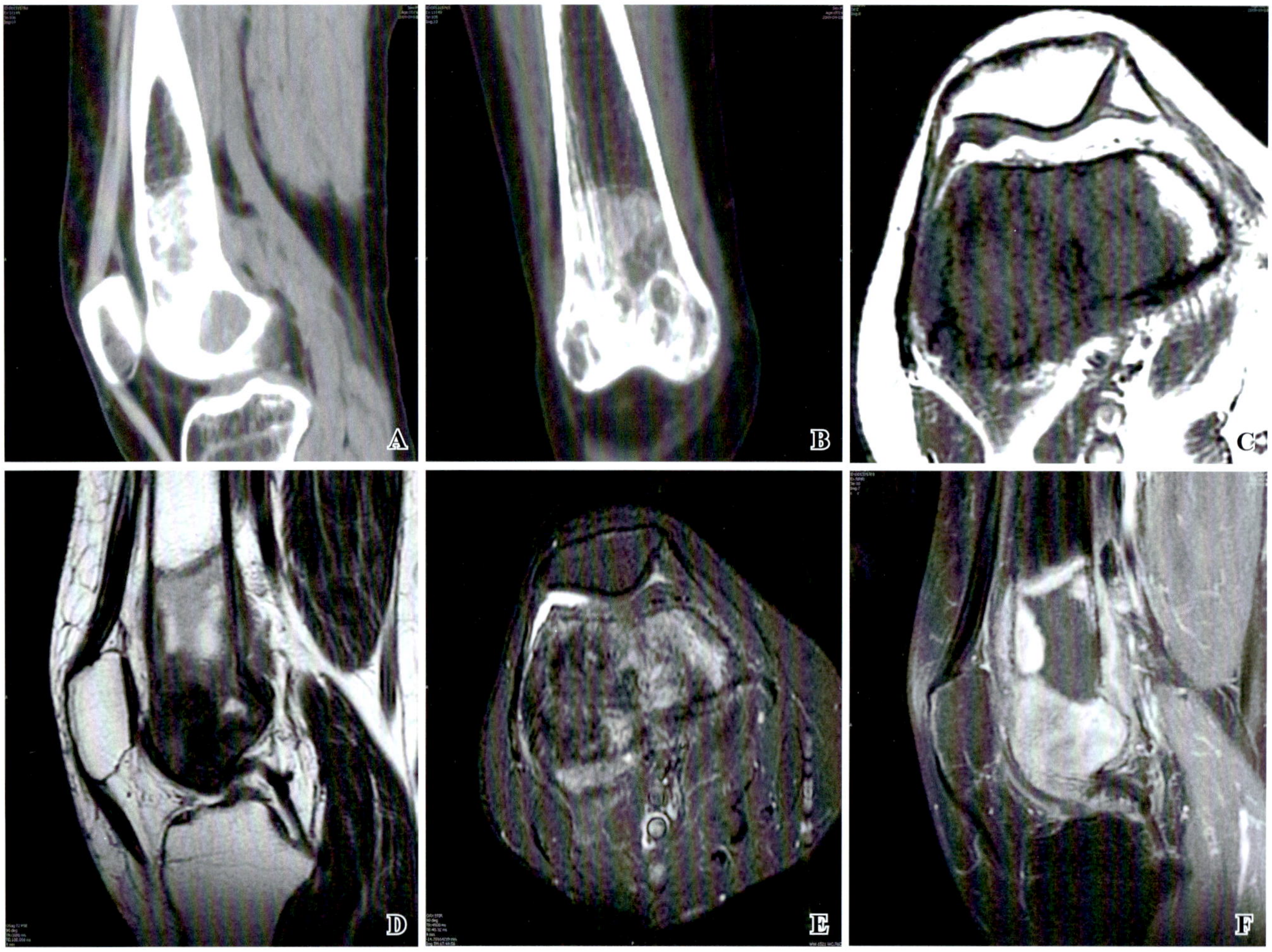

图 12-3-30 骨平滑肌肉瘤 A、B.CT 重建像：右股骨下端骨髓腔内见斑片高密度影；C. 横断面 T_1WI：在低信号病灶中可见散在更低信号，骨皮质破坏，且见软组织块影；D. 矢状面 T_2WI：右股骨下端骨髓腔内见斑片低信号影，骨皮质破坏，且见软组织块影；E. 横断面 STIR 像：在低信号病灶中可见散在更高信号，骨皮质破坏，且见软组织块影；F. 矢状面 MR 增加像：病灶及软组织块呈高信号，且见骨皮质破坏。

人，男性多于女性。骨横纹肌肉瘤主要表现为轻度间歇性疼痛，逐渐加重为持续性剧痛，夜间尤甚。局部肿胀，质地较硬，常有压痛。

【X 线表现】 骨横纹肌肉瘤以下肢长骨多见，该肿瘤呈虫蚀状或不规则溶骨性骨破坏，破坏区的骨干有轻度膨胀，其病变的边缘有轻度骨硬化，有的病例出现层状及放射状骨膜反应，甚至形成 Codman 三角。

【MR 表现】 肿瘤是溶骨性破坏，故病变在 T_1WI 呈低信号，在 T_2WI 呈高信号，在骨髓腔内出现低信号，即为骨硬化区，MRI 显示骨髓和软组织比 CT 更敏感，显示肿瘤内出血和坏死敏感，但显示肿块内瘤骨较 CT 敏感。

九、骨血管肉瘤

骨血管肉瘤（hemangiosarcoma）是一种恶性骨肉瘤，是由不规则的吻合血管的管道排列成一层或多层不典型的内皮细胞组成。

【病理表现】

1. 大体表现　该肿瘤的大小为 3 ~ 10cm，标本切面其肿瘤边界清楚或有不规则的边界。肿瘤的表面常表现为粉红坚韧肉状的，骨皮质部分或全部破坏。

2. 镜下表现　1943 年由 Stout 制定的两个基本组织学标准：①不典型的内皮细胞的排列量比用单层内皮细胞膜排列的血管更多；②血管腔的形成具有网状纤维的纤细结构，其血管腔通常有吻合。分化较好时，肿瘤组织中有圆形或裂隙状血管腔，周围有圆形或椭圆形不典型的内皮细胞。此种细胞较正常细胞肥大。细胞核呈圆形或椭圆形，染色质增多，核仁明显，胞质丰富。分化较差的细胞呈梭形，有明显间变，核分裂较多，类似纤维肉瘤，无形成血管腔的倾向或仅见小腔隙。但在嗜银染色切片上可显示血管壁的轮廓，说明瘤细胞是在血管壁的嗜银纤维内增生，这是组织学上的特征性表现。

【临床表现】 骨血管肉瘤发生于男性比女性更常见，男：女为 2 ∶ 1，该肿瘤发生任何年龄，虽然多数病例发生于 30 ~ 52 岁，多灶性病例通常比单灶性病例年青 10 岁，局部疼痛和少见的肿帐是两种最特征性的临床表现。

病程可以几个星期、几个月甚至几年，颅或脊柱的骨血管瘤常伴严重头痛、背痛或神经症状，10%的病人发生病理性骨折，导致突然出现明显症状和体征，少见临床症状表现为体重减轻、无力、缺氧、呼吸困难、溶血性贫血和高输出性心力衰竭，这是由动、静血分流所致。

【X 线表现】 该肿瘤好发于长管骨，尤其下肢，累及长管骨约 60%，累及胫骨（23%）、腓骨（18%）和肱骨（13%），典型病例发生于长管骨的干骺端或骨干。原发性的骨骺肿瘤罕见。少数发生于扁骨、骨盆和颅骨。

骨血管肉瘤的特征之一是同期或不同期的多发性病变，这种征象约占 20%～50%。多发性病变可以发生于单一骨的单一或多发性肿瘤灶，或发生于多个骨部位。

骨血管肉瘤基本 X 线形态是溶骨性病变，极少数有骨硬化。病变的大小不一，可以局限于骨皮质或骨髓腔，病变的边缘是不清楚。该肿瘤的另一种 X 线特征是骨皮质变薄伴轻至中度骨膨胀，而骨膜反应很少见，广泛骨膜骨形成、骨皮质侵蚀和软组织肿块，提示为更具侵袭性的肿瘤。

多发性病灶是这种肿瘤的一种重要征象，它可以表现为两个或多发性溶骨性病变，累及单一长段，或邻近骨的溶骨性病变，X 线片在骨皮质和骨松质显示多发性肿瘤灶，导致泡沫样表现，骨内轻至中度膨胀，而没有骨膜反应。

有些病例在病灶内显示钙化和骨化区。

【CT 表现】 在长管骨显示单一或多发性溶骨性病变，溶骨区内有不规则的间隔，其边界不清，其骨皮质变薄。侵及椎体可显示有不规则间隔的溶骨性破坏，常侵及附件，例如横突、棘突，但是椎间隙是正常。因为肿瘤不侵及椎间盘。

【MR 表现】 在单一骨和多发部位骨可显示多发性的病变，该肿瘤在 T_1WI 呈低信号，其中有不规则的更低信号的间隔，在 T_2WI 呈有低信号间隔的高信号，高信号周围常见低信号边缘，如果病变伴有出血在 T_1WI 上呈高信号，在病灶周围常伴骨髓水肿（图 12-3-31）。

十、骨成血管内皮细胞瘤

成血管内皮细胞瘤（hemangioendothelioblastoma）是一种少见的肿瘤，WHO 将该肿瘤分为良、恶性之间的中间型或未定型。文献认为该肿瘤为低度恶性。

【病理表现】

1. 大体表现　血样软性肿物，瘤体境界清楚，没有明显包膜。切面呈紫红或棕红色。

2. 镜下表现　内皮细胞增生活跃，有较多有丝分裂像。血管腔被增生的内皮细胞充填，呈实性细胞索或仅有很小的管腔。

【临床表现】 早期症状轻微，主要表现为局部疼痛及肿胀，初期为疼痛较轻，活动后加重，邻近关节的肿瘤可致关节活动受限。脊柱病变可引起神经症状及瘫痪。

【X 线表现】 可以发生于全身任何骨骼，但以长管状骨，尤其下肢骨多见。

病灶多为单发性，少数为多发性，表现为片状或不规则溶骨性破坏，边界清晰，其 1/2 为溶骨性伴不同程度的周围骨皮质改变，骨膜反应和软组织肿块常出现于组织呈分化较差的病例。

【CT 表现】 病灶多为单发性，少数为多发性，表现为片状或不规则溶骨性破坏，骨质、骨皮质破坏和软组织肿块比 X 线片更敏感。

【MRI 表现】 MRI 显示骨皮质破坏和软组织肿块比 CT 更敏感，病灶常在 T_1WI 呈低信号，病灶在 T_2WI 呈高信号，在 STIR 呈更高信号，病灶在 MRI 增强像明显强化（图 12-3-32）。

十一、骨血管外皮细胞瘤

骨血管外皮细胞瘤（hemangiopericytoma）较内皮细胞瘤更为少见，1942 年由 Stout 首先描述。该肿瘤是一种浸润性或恶性的肿瘤。

【病理表现】

1. 大体表现　肿瘤呈浸润性生长，有或无明显界限，质地软或硬，也有的呈韧性。切面呈鱼肉样，灰红色，可见出血及坏死灶。

2. 镜下表现　病理特征是由多数新生血管所形成，血管外皮细胞显著增生，呈肥硕梭形，在血管外排列成不规则的漩涡状，压迫管壁致官腔狭小。恶性血管外皮细胞瘤的瘤细胞具有明显的异型性及有较多核分裂象。

【临床表现】 多生于 20～30 岁，主要表现为肿胀和疼痛，多数病例以无痛性肿块为首发症状。发生于脊柱者，可有脊髓压迫症状。

【X 线表现】 主要 X 线表现为干骺端或骨干可见虫蚀状或斑片状溶骨性破坏，破坏区内有大小不一的残存骨嵴。肿瘤侵及骨皮质，骨皮质变薄和轻度扩张，肿瘤可穿破骨皮质侵入软组织，少数病例有骨膜反应。

【MRI 表现】 肿瘤累及骨髓腔，T_1WI 呈低信号，T_2WI 呈斑片状高信号，有报道肿块的边缘呈碗蜓血管影，其血管影 MRI 表现为流空现象，并非是特征性的，但可提示血管外皮细胞瘤的诊断。

十二、骨腺泡状肉瘤

骨腺泡状肉瘤（acinose sarcoma of bone）多见于软组织（图 12-3-33），原发于骨者罕见。

【病理表现】

1. 肉眼所见　肿瘤体积一般较大，边界清楚，可呈分叶状，部分有包膜。切面呈鱼肉状。但组化研究胞质内含较高特异性结晶小体，PAS 染色阳性。

2. 镜下所见　瘤细胞排列大小不等的腺泡状或巢状为该肿瘤的特征，即所谓器官样结构，电镜下见细胞质内有大量扩张的线粒体及片状粗面内质网为该瘤的特征。

【临床表现】 骨腺泡状肉瘤极其罕见，占原发性骨

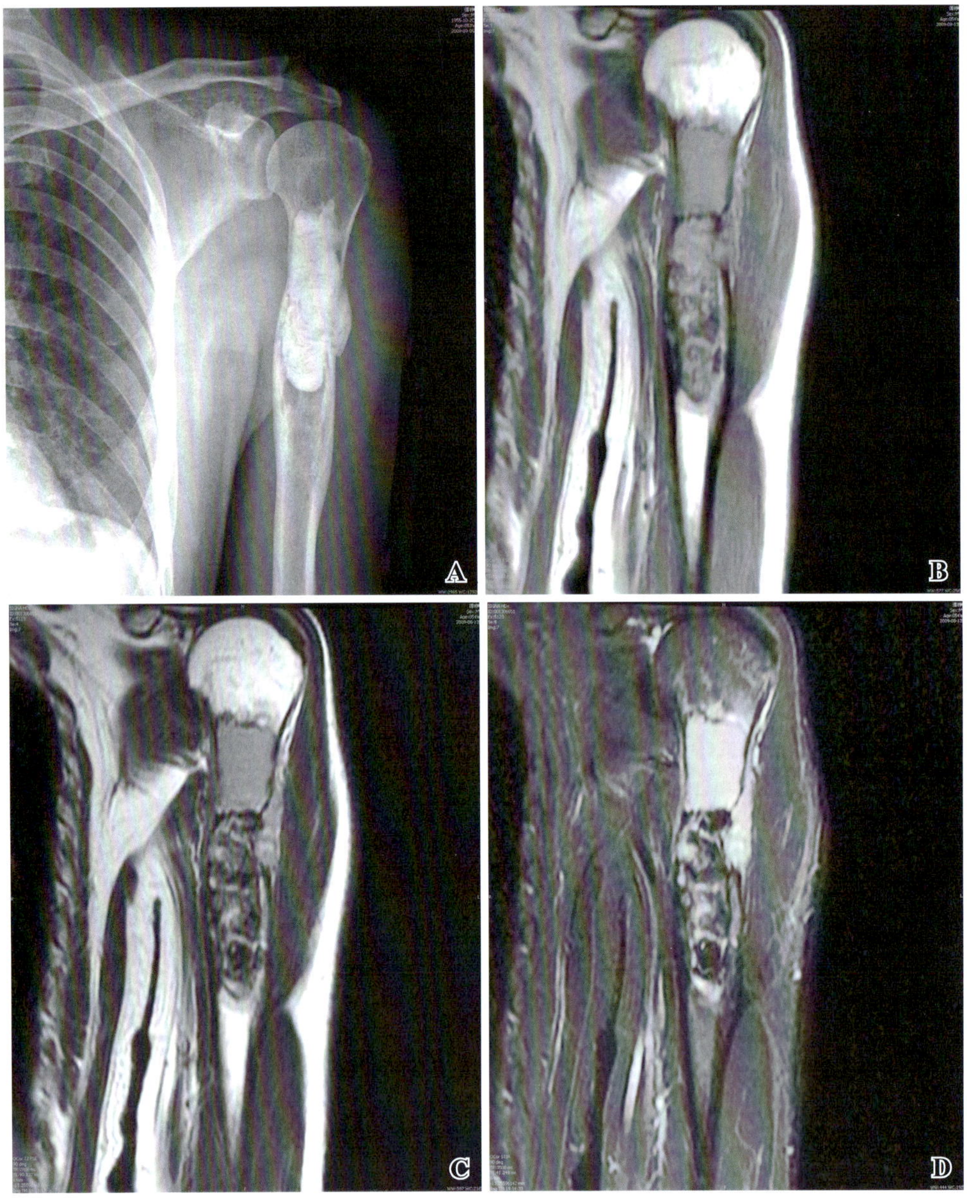

图 12-3-31 骨血管肉瘤 A. X 线平片像：左肱骨近端可见团块状高密度影；B. 冠状面 T_1WI：低信号病灶中见散在环形更低信号，骨皮质破坏，且见软组织块影；C. 冠状面 T_2WI：病灶及软组织块影信号略增高，骨皮质破坏；D. 冠状面 STIR 像：高信号病灶中见散在环形更低信号，骨皮质破坏，软组织块影呈高信号。

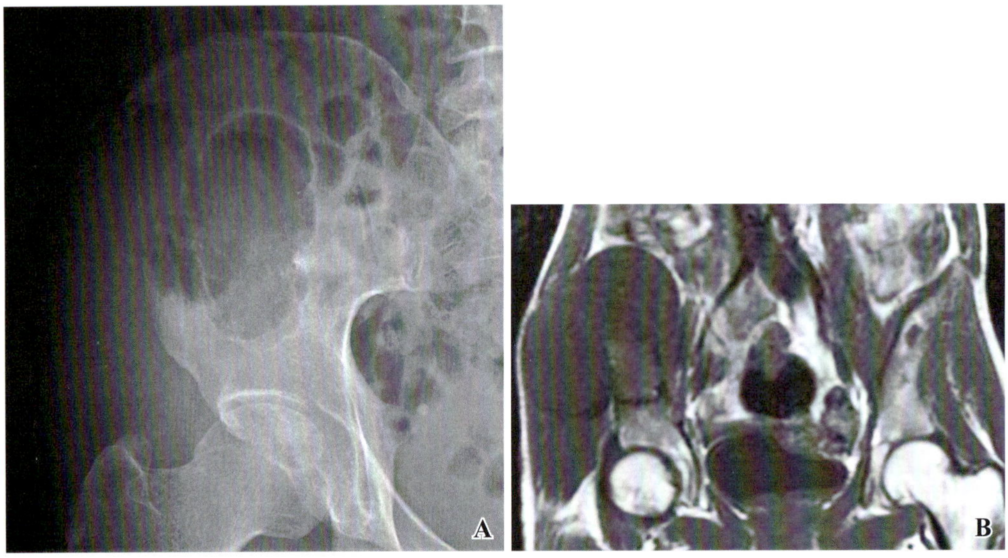

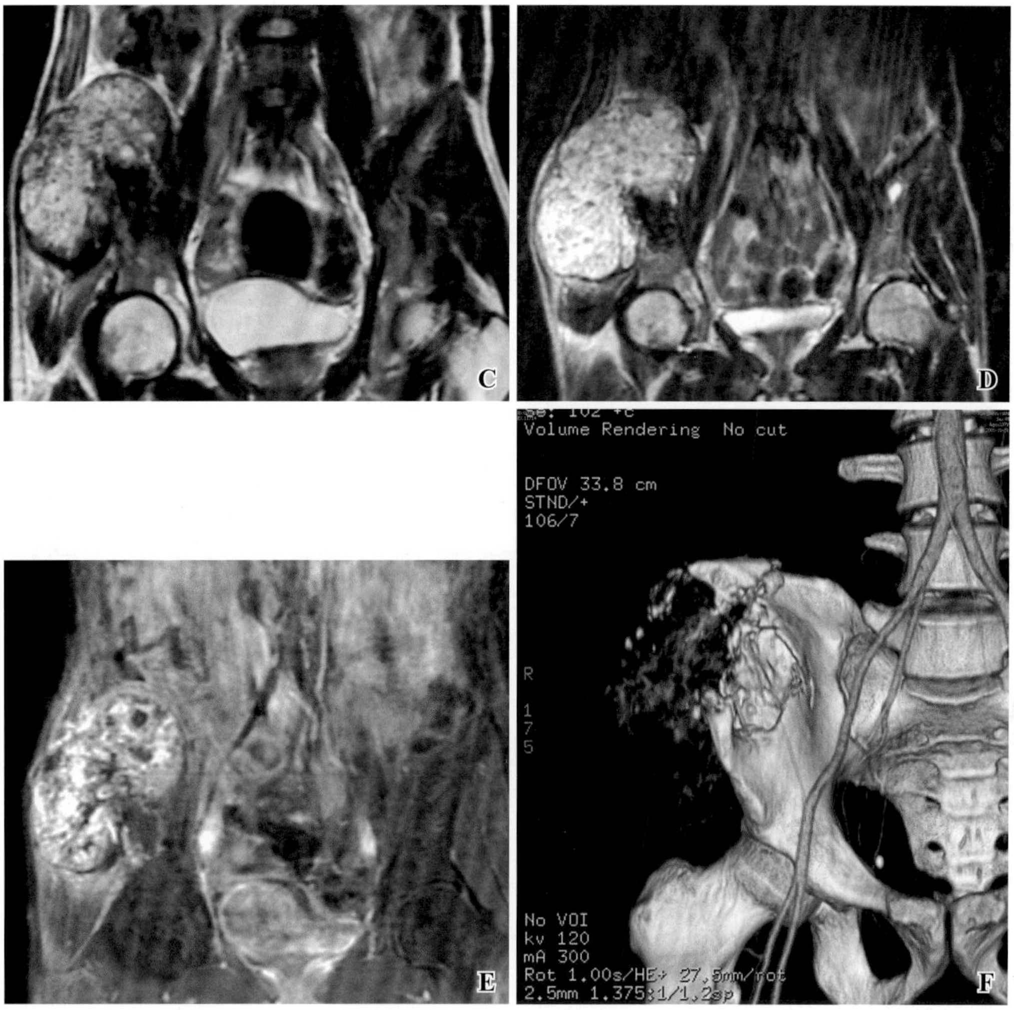

图 12-3-32　骨恶性血管内皮细胞瘤　A.X 线平片：右髂骨见分叶状边界清楚的低密度影；B. 冠状面 T_1WI：病灶呈菜花状低信号，骨皮质破坏和软组织肿块显示比 CT 敏感；C、D. 冠状面 T_2WI 及 STIR 像：病灶呈菜花状高信号；E. 冠状面 MR 增强像：病灶明显强化；F. 冠状面 CT 表面重建：右髂骨明显破坏。

肿瘤的 0.11%，占恶性骨模肿瘤的 0.23%，男性多于女性，发病年龄为 13 ~ 63 岁。肿瘤好发于股胫骨等诸骨。临床主要表现为不同程度的疼痛，病变局部有肿胀，肿胀大者其皮温高，且有静脉怒张。

【X 线表现】　术前常诊断为骨肉瘤及滑膜肉瘤等，无特征性表现，主要根据病理诊断。

1. 骨皮质　肿瘤使骨皮质变薄，肿瘤进一步发展使骨皮质破坏。

2. 骨质破坏　肿瘤呈圆形、地图状及不规则的溶骨性破坏，其边界模糊。

3. 骨膜反应　可显示断续的层状骨膜反应，甚至可形成 Codman 三角。

4. 软组织肿块　肿瘤穿破骨皮质侵入软组织，形成分叶状，边界不清楚的软组织肿块，部分软组织内可见絮状瘤骨。

【CT 表现】　CT 清楚显示骨内破坏和软组织内病变的范围，骨皮质受侵及破坏状况，以及清楚显示骨内骨嵴。对软组织内的优于 MR。

【MRI 表现】　肿瘤在 T_1WI 呈低信号，在 T_2WI 呈不均匀的高信号。增强像骨内和软组织肿块明显强化（图 12-3-34）。

十三、软骨肉瘤

软骨肉瘤（chondrosarcoma）根据在骨的定位可以分为中央、周围和皮质旁软骨肉瘤。软骨肉瘤可以是原发性继发性软骨肉瘤继发于良性病变骨软骨瘤及内生软骨瘤。按细胞分化程度分为低度、中度及高度恶性软骨肉瘤，另外，存在少见组织学特征的包括透亮细胞和间充质性软骨肉瘤以及去分化软骨肉瘤。恶性软骨肉瘤可分为传统型软骨肉瘤、透明细胞型软骨肉瘤、间充质型软骨肉瘤和去分化型软骨肉瘤。

（一）传统型软骨肉瘤　该恶性肿瘤发生于骨髓腔，或继发于以前内生软骨瘤，称中央型软骨肉瘤。发生于近骨表面称周围型软骨肉瘤，周围型软骨肉瘤有时进一步分为两组：肿瘤发生于以前骨软骨瘤即外生骨疣性软骨肉瘤；发生于骨膜或皮质旁组织。有时中央型和周围型软骨肉瘤

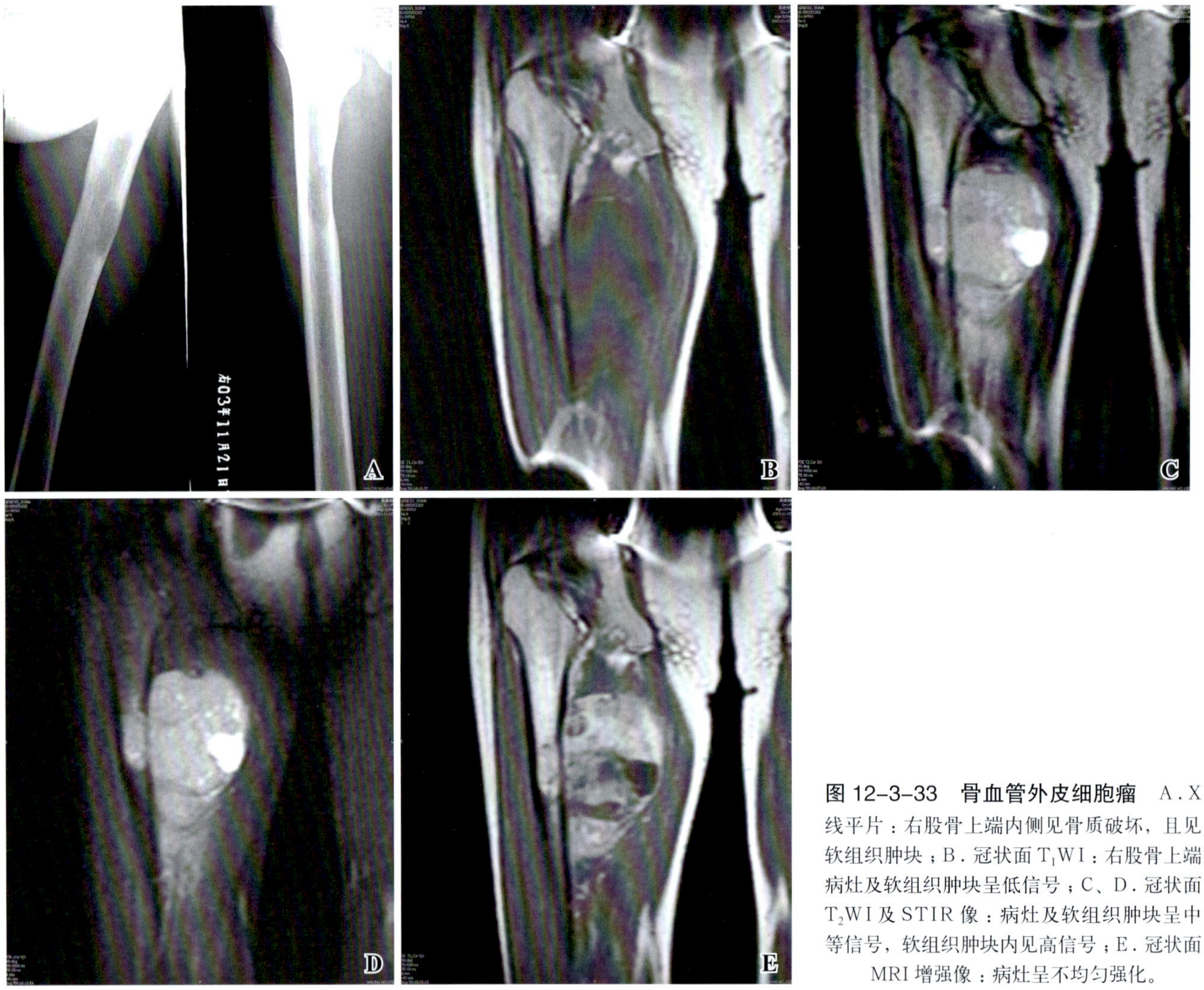

图 12-3-33 骨血管外皮细胞瘤 A.X线平片：右股骨上端内侧见骨质破坏，且见软组织肿块；B.冠状面 T_1WI：右股骨上端病灶及软组织肿块呈低信号；C、D.冠状面 T_2WI 及 STIR 像：病灶及软组织肿块呈中等信号，软组织肿块内见高信号；E.冠状面 MRI 增强像：病灶呈不均匀强化。

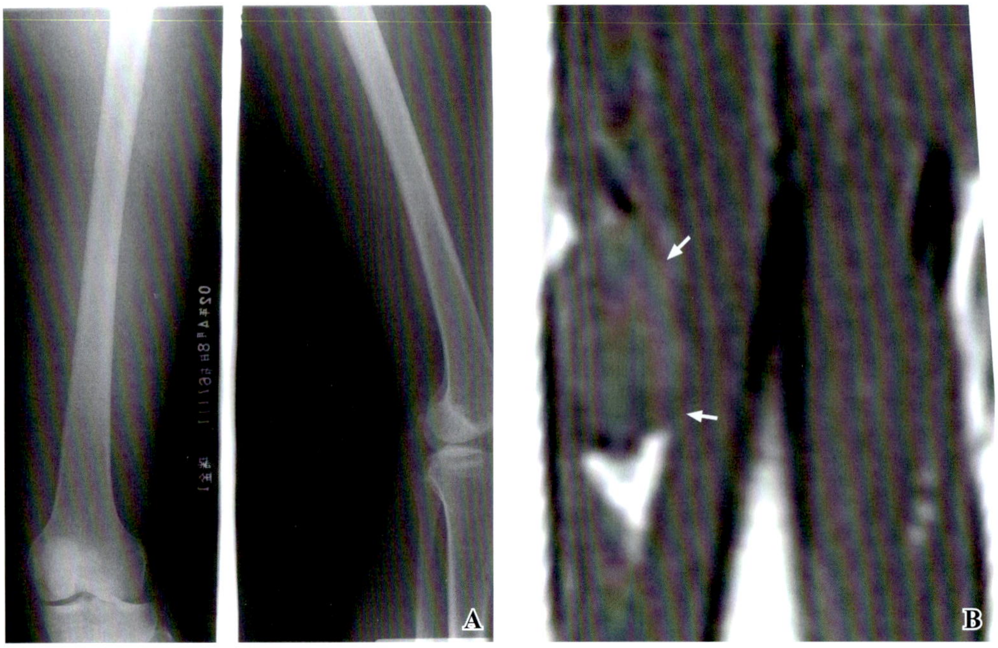

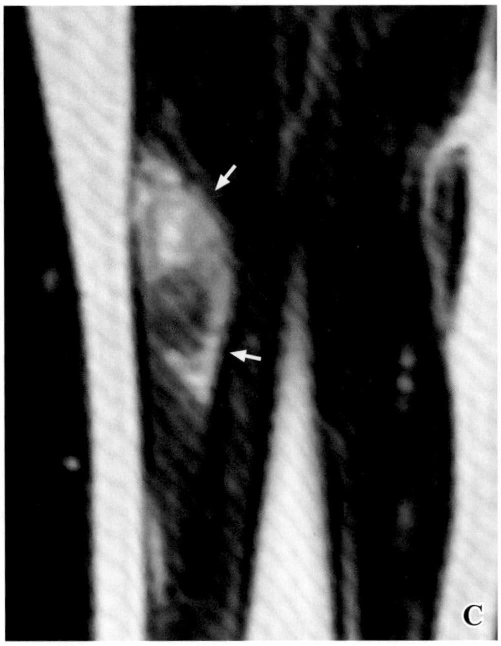

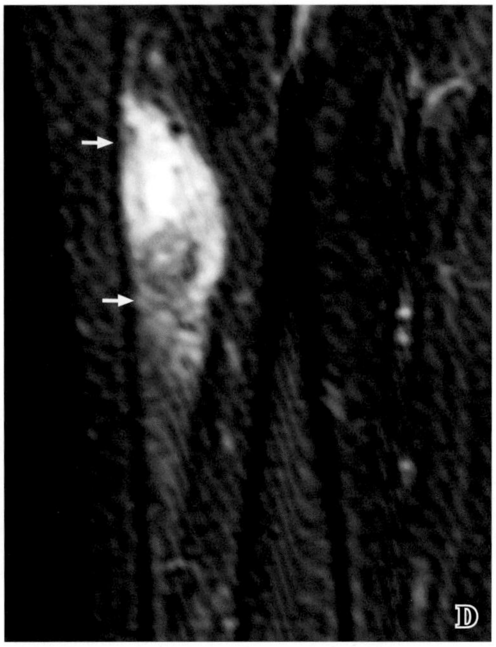

图 12-3-34　骨腺泡状肉瘤　A. X 线平片：未发现病灶；B. 冠状面 T_1WI：右股骨中段旁见椭圆形低信号；C、D. 冠状面 T_2WI 及 STIR 像：椭圆形高信号内见圆形低信号。

是难以确定的，尤其发生于扁平骨难以确定是中央型还是周围型病变。

【病理表现】

1. 大体表现　软骨肉瘤一般相当巨大，大多数直径超过 4cm，有些病例 25 ～ 35cm，有人报道约 50% 病例大于 10cm，最大的肿瘤发生于扁平骨和不规则骨，特别是髂骨、肋骨和肩胛骨。中央型软骨肉瘤通常累及骨皮质，甚至伸展至软组织，这是鉴别内生软骨瘤重要特征。周围型软骨肉瘤是由骨软骨瘤恶变所致，即使肿瘤累及软组织，其巨大的肿块的轮廓仍相当清楚，该肿瘤的软骨帽的厚度大于 2cm，成人良性骨软骨瘤的软骨帽厚度小于 1cm，而儿童和青少年良性外生骨疣软骨帽厚度可以大于 2 ～ 3cm，典型的良性骨软骨瘤的软骨帽均匀和光滑，而周围型软骨肉瘤可以是不规则粗糙或结节状。

软骨肉瘤的切面呈分叶状、蓝 - 灰至灰 - 白半透明的半反光透明软骨，其坚韧又坚硬，该区不伴钙化，用解剖刀容易切割。

2. 镜下表现　高度恶性或分化差的软骨肉瘤常能作出正确诊断，但对于低度恶性和分化好的软骨肉瘤和内生软骨瘤的鉴别是很困难的，根据这些肿瘤的特征、细胞分化的程度和有丝分裂的活力，基于两大系统软骨肉瘤通常分为Ⅰ～Ⅳ级，较低级而分化好提示该肿瘤无侵袭性，大多数软骨肉瘤分为Ⅰ或Ⅱ级。

通常软骨肉瘤含有许多圆形或卵圆形细胞，伴囊实的细胞核，该核有明显的染色体，大量双核细胞和细胞伴有单一或多个的大细胞核。

高度恶性肿瘤的细胞是多形性，可以显示有丝分裂，但甚至高度恶性的软骨肉瘤可以缺乏囊实的有丝分裂的活力，因为肿瘤细胞是无丝分裂增殖的。

低度恶性和分化好软骨肉瘤含有囊实的透明样软骨，虽然，某些肿瘤含有黏液样或黏蛋白特征。这些病变类似 Ollier 病和 Maffuccis 综合征内生软骨瘤。然而观察到黏液样软骨肉瘤在软组织比骨更多见，分化好的软骨肉瘤也显示钙化和变性区，这些钙化在分化差肿瘤内很少见，在钙化不明显的区域发生独特的细胞坏死是诊断软骨肉瘤的很重要的线索。

【临床表现】　软骨肉瘤男性多于女性，男：女约为 3 ： 2，发病年龄从 10 ～ 90 岁，平均年龄为 40 ～ 45 岁，周围型软骨肉瘤发病年龄较中央型年轻，软骨肉瘤在儿童是很少见的。

疼痛是软骨肉瘤最特征最初的症状，它可以单独发生于骨，或少见病例以软骨组织占优，约 3% 的病人病理性骨折是最初的症状，发病病程平均为 1 ～ 2 年，体检常触及软组织肿块，在肿块局部皮肤温度升高和产生红斑。

【X 线表现】　约 45% 病例发生于长管状骨，股骨是最好发的部位。累及下肢的软骨肉瘤占 35%，而发生于上肢占 14%，另一常见部位是髂骨占 25%，其他可以发生于肋骨、椎体等，罕见部位是颅骨、颌骨、腓骨等。该肿瘤在长管状骨是局限于干骺端，但骨骺线愈合后，肿瘤可以伸展至骨骺。该肿瘤累及骨骺和骨干是很少见的，累及长管状骨的近端比远端更常见。

除了血液学肿瘤以外，累及肩胛骨、肋骨、胸骨和手的小骨的恶性肿瘤中，软骨肉瘤是最常见的，发生在肋骨或胸骨的软骨肉瘤，典型发生于肋骨与肋软骨连接处。

低度恶性、分化好的软骨肉瘤和良性内生软骨瘤的组织学的鉴别是十分困难的，这两种肿瘤的解剖分布是比较有意义的，软骨肉瘤累及髂骨和股骨比内生软骨瘤更具特征，在长骨的软骨肉瘤是内生软骨肉瘤的两倍。

常规X线片评价恶性软骨肿瘤可达到两个目的：对软骨肉瘤作出正确诊断；该病变具侵袭性或非侵袭性。软骨肉瘤的正确X线诊断取决于大量特征性的征象，最重要的是肿瘤的钙化，其他改变包括骨破坏的形态、皮质的侵蚀和骨膜炎。第二个目的是确定软骨肉瘤的行为，X线征象提供肿瘤是否具有侵袭性，钙化的形态、肿瘤边缘的特征及软组织大小对是否具有侵袭性是有帮助的，软骨肉瘤的钙化密度、形态与恶性程度之间存在相互关系，钙化在软骨内的规则排列常表示为低度恶性。高度恶性的软骨肉瘤可以有大量黏液物质，常伴有巨大区域无钙化的肿瘤基质。因此，当在高度恶性软骨肉瘤内发生有钙化，其典型的是无定形、点状、分散和不规则的钙化，其肿瘤的边缘是模糊，其肿瘤的异常与正常之间的移行区较宽，这些提示侵袭性或高度恶性软骨肉瘤。虽然良、恶性中央型软骨肿瘤均产生扇形的骨状膜，而恶性肿瘤其扇形范围是很大的，肿瘤的软组织肿块的大小对恶性潜在的预后是无意义的。

【CT表现】 周围型软骨肉瘤显示较厚的软骨帽，若软骨帽的不规则钙化大于2cm，则提示为骨软骨瘤恶变；当其周围出现软组织肿块时，则恶变的可能性更大。CT对评价钙化及软骨肿瘤的骨化比X线、MRI检查更敏感。

中央型软骨肉瘤局限在长骨的髓腔内，骨皮质的破坏提示恶性病变的特征，因此，当肿瘤的初期或低度恶性的软骨肉瘤未侵及骨皮质时，与内生软骨瘤鉴别是非常困难的，如果肿瘤出现坏死以及巨大病变内无钙化区提示为恶性病变。CT横断面扫描能确定肿瘤的范围，但对病变纵向范围的显示不如MRI检查。

【MRI表现】 原发性中央型软骨肉瘤的中心位于长管骨的干骺端和骨干。Ⅰ、Ⅱ级分化较好的软骨肉瘤含有真正的透明软骨，表现为中度退行性改变和细胞增殖，骨皮质呈不规则变薄（图12-3-35）。

Ⅲ级的软骨肉瘤具有较强的侵袭性，表现为病变组织生长迅速，穿破或破坏骨皮质并于骨外形成软组织肿

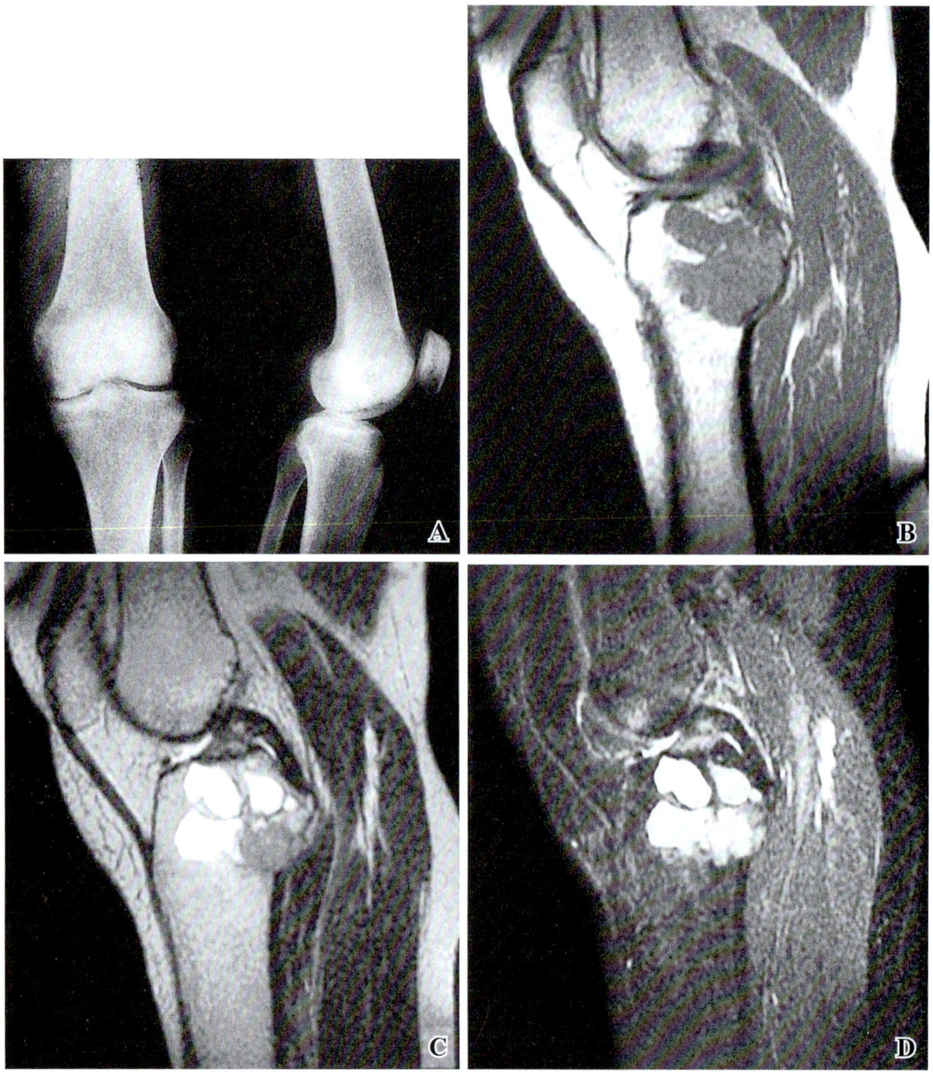

图12-3-35 软骨肉瘤Ⅱ级 A. X线平片：无异常发现；B. 矢状面T_1WI：右胫骨上端骨皮质不规则变薄，见分叶状低信号区；C. 矢状面T_2WI及STIR像：病灶显示更清楚。

块。T_2WI 对软组织肿块比较敏感，钙化在 T_1 和 T_2WI 上呈低信号，而肿瘤呈高信号。均匀的高信号透明软骨被低信号的纤维间隔分隔成分叶状改变，巨大肿块内伴较大区域的低信号，或信号不规则、不均匀，则恶性程度更高（图 12-3-36、图 12-3-37）。继发性软骨肉瘤常继发于内生软骨瘤、骨软骨瘤及软骨黏液样纤维瘤等（图 12-3-38）。

虽在儿童较为少见，但 Ollier 病、Maffucei 综合征、多发性遗传性外生骨疣的患者，恶变为软骨肉瘤的危险性较大。周围性软骨肉瘤通常继发于骨软骨瘤病，少数从骨膜形成皮质旁软骨肉瘤。如果软骨帽的厚度大于 2cm，软骨肉瘤的可能性更大。在 T_2WI 上病变的信号比附近的内生软骨瘤更高。明显的骨皮质破坏，软组织肿块形成、骨膜反应以及病变的大小与周围内生软骨瘤不成比例，则提示为内生软骨瘤的恶变。内生软骨瘤和中央型软骨肉瘤两者均可在骨内显示软骨基质的扇贝、点状或丛状的钙化和透明区，而恶性肿瘤其扇贝范围是巨大的。周围型的骨软骨瘤也同样存在在诊断上的困难，但其软骨帽的厚度大于 2cm，病变部位的疼痛及病变明显增大可怀疑恶变，应考虑作活检。

【鉴别诊断】

1. *内生软骨瘤*　低度恶性、分化较好的软骨肉瘤与内生软骨瘤的鉴别常常是困难的，尤其当软骨肉瘤骨皮质未被侵蚀。①软骨肉瘤表现蚕蚀状、虫蛀状溶骨性破坏，轮廓呈分叶状，骨内膜侵蚀、骨膜炎及不规则钙化；②良、恶性中央型软骨肿瘤均产生扇贝状的骨内膜，而软骨肉瘤其扇贝影范围更大，必要时活检；③镜下表现：软骨肉瘤细胞更任意排列，而软骨瘤细胞呈柱状结构，软骨肉瘤的细胞呈多核、增大的细胞，不典型的细胞核和有丝分裂活力占优。

2. *骨软骨瘤*　周围型软骨肉瘤与骨软骨瘤有时难以区别，良性骨软骨瘤的软骨帽均匀而光滑，而周围型的软骨肉瘤是不规则粗糙或结节状的，软骨帽的厚度大于 2cm，应考虑恶变可能。

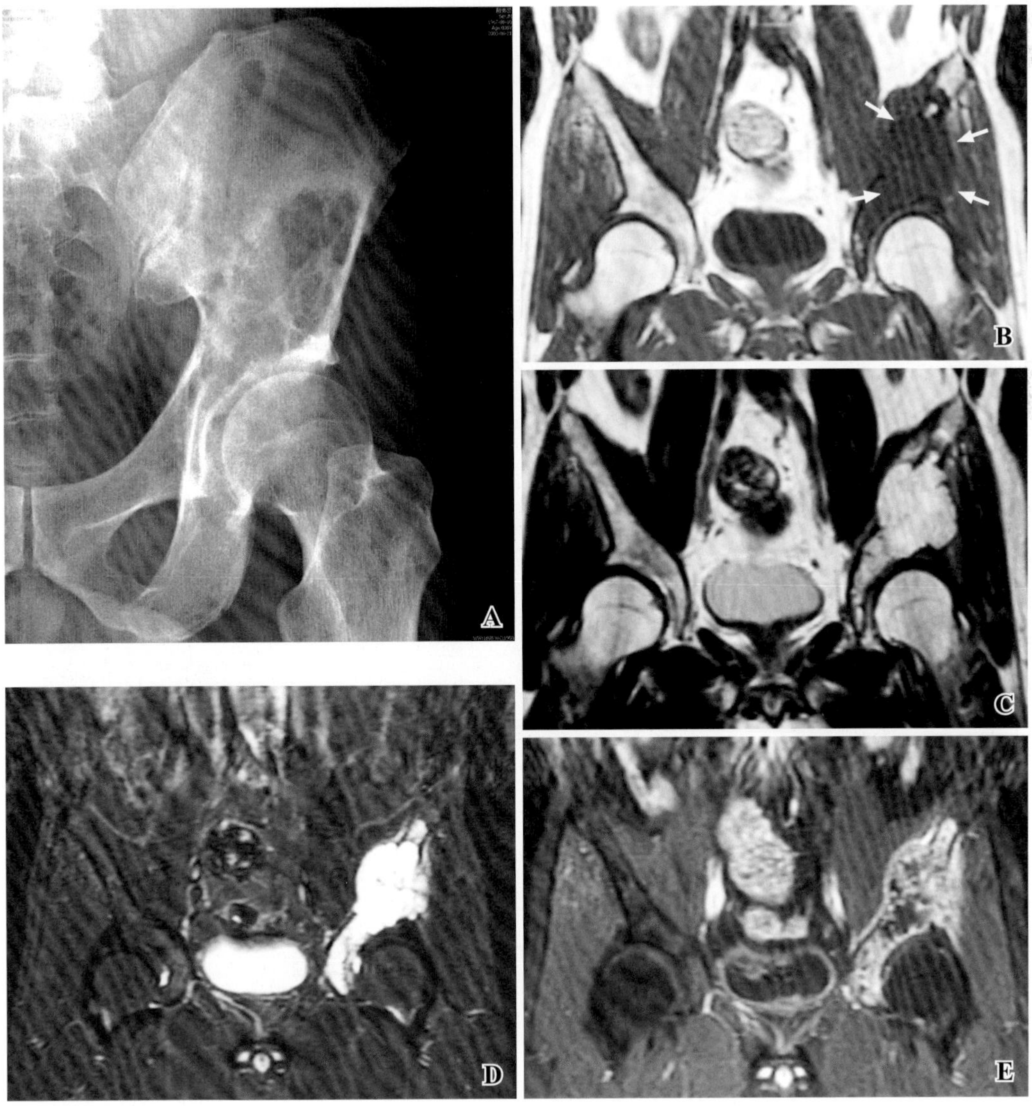

图 12-3-36　软骨肉瘤三级　A. X 线平片：左髂骨可见骨质破坏；B. T_1WI：病灶呈低信号，且见骨皮质破坏；C. T_2WI：病灶呈高信号，且见骨皮质破坏及软组织肿块；D. STIR 像：病灶呈高信号；E. 脂肪抑制增强：病灶明显强化。

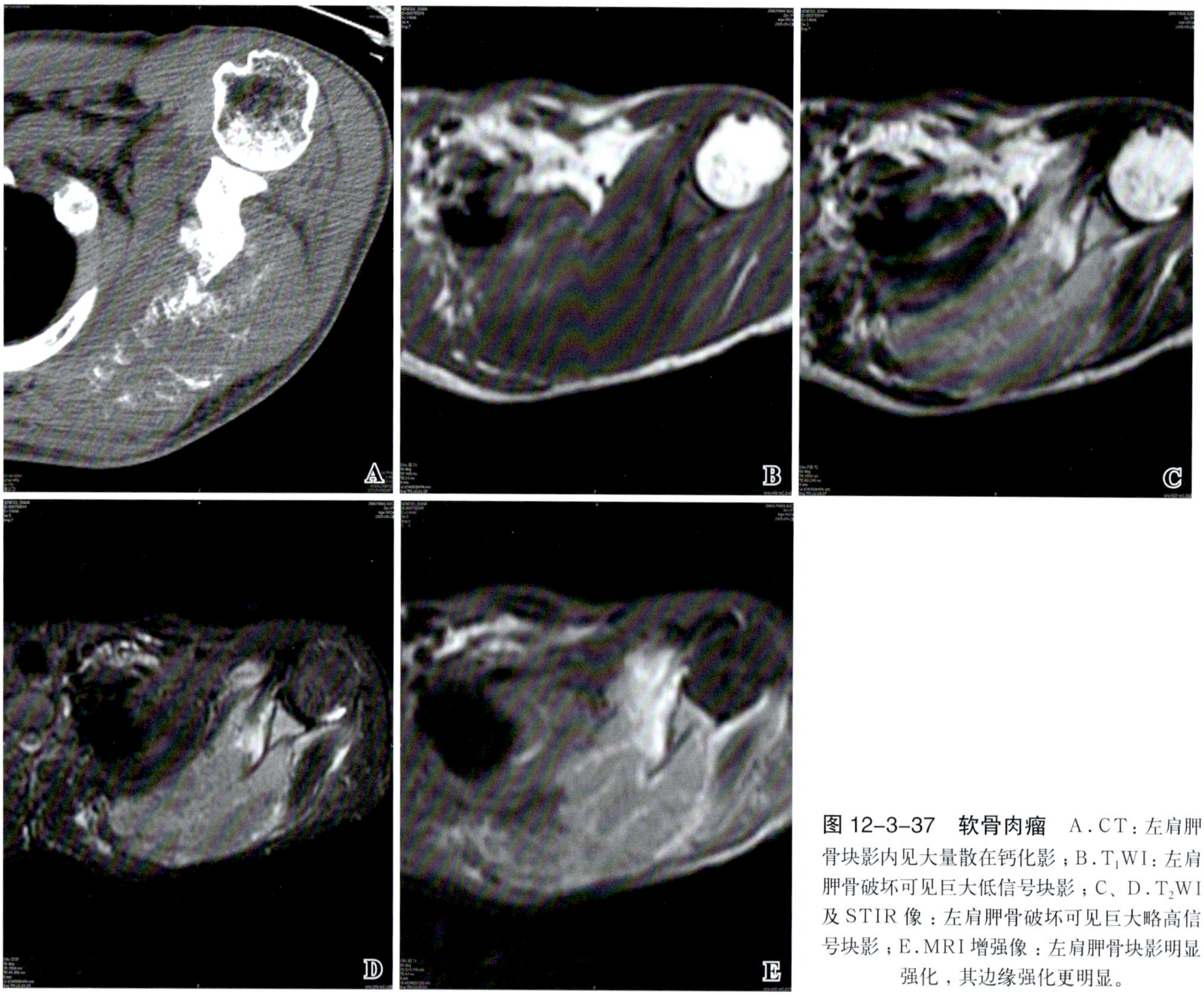

图 12-3-37　软骨肉瘤　A.CT：左肩胛骨块影内见大量散在钙化影；B.T_1WI：左肩胛骨破坏可见巨大低信号块影；C、D.T_2WI 及 STIR 像：左肩胛骨破坏可见巨大略高信号块影；E.MRI 增强像：左肩胛骨块影明显强化，其边缘强化更明显。

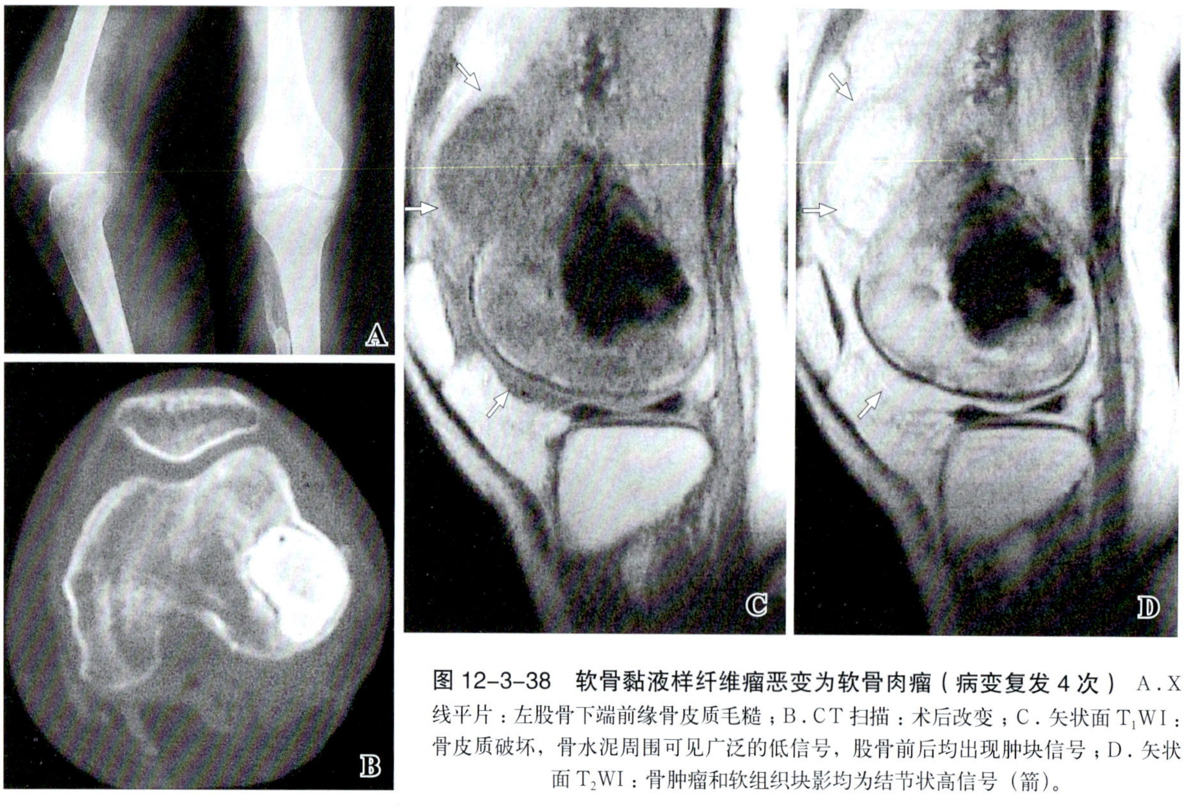

图 12-3-38　软骨黏液样纤维瘤恶变为软骨肉瘤（病变复发 4 次）　A.X 线平片：左股骨下端前缘骨皮质毛糙；B.CT 扫描：术后改变；C.矢状面 T_1WI：骨皮质破坏，骨水泥周围可见广泛的低信号，股骨前后均出现肿块信号；D.矢状面 T_2WI：骨肿瘤和软组织块影均为结节状高信号（箭）。

（二）软骨肉瘤的亚型 软骨肉瘤和骨肉瘤一样也是一种比较复杂的肿瘤。近年来随着对软骨肉瘤的深入研究，发现一些软骨肉瘤的发病、临床、X线、病理以及恶性程度都存在着差异。因而从软骨肉瘤分出来，称为软骨肉瘤亚型，软骨肉瘤亚型的建立，加深了对软骨肉瘤的认识，更有利于对软骨肉瘤的分类、诊断、治疗及预后的估计。

（三）透明细胞型软骨肉瘤

【病理表现】

1. *大体表现* 肿瘤与软组织分界清楚，受累骨被瘤组织呈膨胀性破坏，肿瘤质松脆，沙砾状，无光泽，夹杂有灰白色半透明状实质区及小空隙。

透明细胞软骨肉瘤可以相当小而且局限于骨骺，或大得足以占据整个骨骺且伸展至干骺端，大体这些肿瘤没有典型钙化表现，更确切地说，它们是软的颗粒，或红的新生物，可以看到小或大的囊状含有透明出血的液平。

2. *镜下表现* 其组织学是独特的伴紧密细胞排列呈片状或由薄的纤维血管分割成不明显的分叶状，肿瘤细胞是透明、丰富糖原的细胞质，其肿瘤细胞边缘清楚。

50%的病例发现传统软骨肉瘤的区域，虽然散在发现良性表现，多核性成骨细胞型巨细胞是透明细胞型软骨肉瘤的镜下特征，决不会在传统型软骨肉瘤发现。透明细胞型软骨肉瘤的细带状的钙化发生于软骨细胞，在软骨细胞瘤内找到透明细胞型软骨肉瘤的基质细胞，可以产生类似带状的骨样组织。

3. *电镜表现* 显示少见各种软骨肉瘤的肿瘤细胞，透明细胞膜不整齐，有较多的微绒毛，胞质内含有大量单个或成片的糖原颗粒。其他细胞器以线粒体、脂滴、微丝及细胞间物质量少。

【临床表现】 透明细胞型软骨肉瘤更好发于男性，发生于任何年龄，但通常为30～50岁。症状是各种各样，病程较长，包括轻微、局部疼痛及附近关节活动限制，约25%病例发生病理性骨折。

该肿瘤的生长是相当缓慢，是一种低度恶性肿瘤，与传统型骨肉瘤比较，具有较好的预后，在保肢手术时仅作刮除。

【X线表现】 该肿瘤85%发生于长管骨，尤其是股骨和胫骨，很少累及扁平和不规则骨。在管状骨特别好发于骨骺，原发累及干骺端是少见的，骨干更少见。

透明细胞型软骨肉瘤是以溶骨性为主，病变呈轻微骨膨胀，肿瘤的边缘有的清楚，有的模糊，常伴有硬化边缘。35%的病例发生钙化，钙化的形态呈软的绒毛状，类似成软骨细胞瘤而不是软骨肉瘤，有些病例肿瘤侵蚀骨皮质，甚至形成软组织肿块。

病变局限于骨骺为长管骨X线特征，证实为成软骨细胞瘤。鉴别这两种肿瘤根据这些特征是极困难的，累及干骺端缺乏骨膜炎的征象，有助于透明细胞软骨肉瘤的诊断。肿瘤在T_1WI上呈低信号，T_2WI上呈高信号。

【鉴别诊断】

1. *成软骨细胞瘤* 成软骨细胞瘤位于长管状骨者，病变局限于骨骺，透明细胞型软骨肉瘤的X线表现可以类似成软骨细胞瘤，好发于更年期长的病人，但常累及干骺端，无骨膜炎是透明细胞型软骨肉瘤的特征。成软骨细胞瘤的肿瘤细胞不含有透明细胞质。

2. *肾癌骨转移* 肾癌的骨转移可以发现透明细胞，但在这些癌肿沉积物中有另外组织学的特征，肾细胞癌部位在细胞学更非典型，且缺乏骨细胞型的巨细胞、骨样组织及软骨灶。

（四）间充质软骨肉瘤 虽然该肿瘤相当少见，间充质型软骨肉瘤在两个方面特别引起注意，少数骨原发性恶性肿瘤也可发生于软组织，该肿瘤的表现有特征性，在分化的各期混合小细胞区常排列在血管周围，一系列骨样组织成间充质软骨肉瘤。

【病理表现】

1. *大体表现* 肿瘤的大小变化很大，从2～18cm，呈分叶状或圆凸的轮廓，软组织组成的病变，有纤维假包膜包绕，质软而脆或软硬不均，分界不清。切面呈乳白色或淡黄色。有散在沙砾状钙化和骨化，可侵及软组织而发生粘连。

2. *镜下表现* 正确镜下诊断取决于两个组成部分：未分化的基质细胞和软骨岛。前者是小伴相当少的细胞质而排列成层或丝状。肿瘤的细胞核呈圆形、椭圆形和深染色质，细胞大小是十分均匀，没有明显的多形，某些细胞含有细胞质糖原，但不囊实。特殊的染色显示网织状纤维的网状细胞丛，有丝分裂的量是变化的，肿瘤含有广泛薄壁血管网伴有未分化小肿瘤细胞，同时发生边缘清楚被基质细胞包绕的软骨岛，在软骨岛内的中心常发生钙化。许多岛也显示内生软骨的骨化。

3. *电镜下表现* 电镜下主要有两种细胞：一种是分化不良的细胞，呈圆形、卵圆形或梭形，胞膜光滑，胞质线粒体较少。他们是由原发的间充质细胞组成，细胞显示软骨的分化，肿瘤基质细胞是软骨前的基质细胞。

【临床表现】 累及男女是一致的，发病年龄范围较大，大多数在20～40岁，平均为25岁。间充质软骨瘤的发病年龄较透明细胞型要年青。发病病程12个月至几年，表现为疼痛、肿胀和软组织肿块，最典型临床症状，最初体检时发现巨大肿块。

【X线表现】 该肿瘤能发生于长管骨任何部位，有些病例好发于干骺端，常见部位是股骨（15%）、肋骨（12%）、脊柱（11%）、骨盆（10%）。

该肿瘤大多数特征是融蚀状溶骨性骨破坏，表现为一个不规则轮廓，病变的边缘呈硬化缘，常伴骨膜炎。肿块内有斑点状、絮状或团片状钙化为特征性表现。

晚期病变可侵袭破坏骨皮质及髓腔，其范围多较软组织肿块为小。骨膜反应主要为针状骨膜反应，有的呈层状骨膜反应，甚至形成 Codman 三角。

(五) 去分化软骨肉瘤 伴有去分化的软骨肉瘤表示一种传统软骨肉瘤的变异，高度恶性肉瘤占所有软骨肉瘤的 10%，它的局限性侵袭性行为和它极差的预后有关。1971 年由 Dohlin 和 Beabout 最初描述了去分化软骨肉瘤的现象。

【病理表现】

1. 大体表现 透明软骨典型表现为半透明，灰至灰白的小叶，常在病变中心能发现而周围区是非特征性，大多数肿瘤是由非软骨组织组成的，其病变呈不规则圆形，部分位于骨皮质及骨松质内，部分位于软组织内。

2. 镜下表现 肿瘤有两种不同成分：①低度恶性分化好的软骨肉瘤成分，即轻度多形性软骨细胞和透明的软骨基质；②去分化软骨肉瘤成分，即在软骨肉瘤分叶的边缘，位于细胞丰富的部位，可见转变为分化不良的肉瘤成分，呈纤维肉瘤特征，在恶性纤维组织中，夹杂有大量恶性多核细胞的恶性纤维组织的肿瘤特征的成分，以及有高度异型性细胞，并有肿瘤骨质形成骨肉瘤特性的成分。

【临床表现】 一般发生于 50 ~ 70 岁，平均年龄为 60 岁，男：女 = 1.6 ： 1。疼痛是常见的症状，另外，软组织肿胀、肿块及病理性骨折（10% ~ 40%）。

【X 线表现】 去分化软骨肉瘤的分布类似传统型的软骨肉瘤，股骨、肱骨占大多数，在长骨累及近端比远端更常见，累及最特征性的部位是股骨的近端和骨干及肱骨、胫骨的近端。

典型能观察到虫蚀状溶骨性骨质破坏，病变部分可见钙化，有些部位这样钙化是稀少或完全缺乏，这些非钙化区通常见于更具侵袭性骨破坏，侵蚀及穿透骨皮质，且形成软组织肿块，但骨膜炎是不明显的。

应特别强调去分化软骨肉瘤正确的 X 线诊断，主要依靠在病变内两个特征性表现，首先是提示低度恶性软骨肉瘤的征象；第二是提示去分化肿瘤更具侵袭性，假如这形态被证实去分化软骨肉瘤的 X 线特征，一般是正确的。

十四、恶性骨母细胞瘤

恶性骨母细胞瘤（malignant osteoblastoma）是一种罕见的恶性肿瘤，为一种低度恶性肿瘤，可以是原发或多次术后继发的。

【病理表现】

1. 肉眼所见 肿瘤质软，切面呈灰紫或棕红色，且可见砂砾状物质，广泛出血及囊性变。

2. 镜下所见 肿瘤内见大量成骨细胞，细胞大，核深染，核分裂且见病理分裂。部分区域可见大量骨样组织及不成熟的编织状骨小。

【临床表现】 恶性骨母细胞瘤是一种罕见的恶性肿瘤，WHO 统计约占原发性骨肿瘤的 0.28%，占恶性肿瘤的 0.52%。

最常见症状为疼痛，多为较缓慢的进行性疼痛，逐渐发展为持续性剧痛，常有局部软组织肿块，且有明显压痛。发生于脊柱者，可出现脊髓压迫症状。

【X 线表现】

1. 发病部位 发病部位比较常见于脊柱。

2. 骨破坏 肿瘤早期骨破坏较局限，边界清楚，病变呈轻度膨胀性生长，骨皮质变薄，类似骨巨细胞瘤。肿瘤发展呈溶骨性破坏，破坏呈囊状或多样化。肿瘤与正常骨分界较清楚。有时在肿瘤内显示斑片状钙化。

3. 软组织 肿瘤穿破骨皮质可形成软组织肿块。

4. 骨膜反应 一般无骨膜反应。

【CT 表现】 显示骨内和软组织病变范围较常规 X 线片清楚，尤其肿瘤发生于脊柱，因为 X 线片介剖结构相互重叠，难以显示肿瘤，而 CT 可清楚显示其介剖关系。

【MR 表现】 该肿瘤 T_1WI 呈低信号，在 T_2WI 和 STIR 像其病变呈高信号。当肿瘤发生于脊柱，X 线片及 CT 难以清楚显示肿瘤是否侵及脊髓，而 MRI 可清楚显示肿瘤是否侵及脊髓（图 12-3-39）。

十五、骨原发性淋巴瘤

骨原发性恶性淋巴瘤（primary lymphomas of bone）是一组淋巴组织的恶性肿瘤，原分为淋巴肉瘤、网织细胞肉瘤及霍奇金淋巴瘤。目前国内外已将骨淋巴瘤分为霍奇金淋巴瘤和非霍奇金淋巴瘤两大类。

(一) 骨非霍奇金淋巴瘤 (non Hodgkin's lymphomas) 骨非霍奇金淋巴瘤是一种少见的骨原发性肿瘤，由 Oberling 于 1928 年首先报道，当时称为“原发性网织细胞肉瘤”，1939 年 Parker 和 Jackson 重新命名为骨原发性淋巴瘤。目前公认的诊断标准由 Cooley 于 1950 年首先提出：①开始时只侵犯单一骨骼；②病理学上淋巴瘤的诊断是明确的；③在初次发病时病变只有转移至局部的区域，或者原发性肿瘤在发现至少 6 个月以后才出现转移。

【病理表现】

1. 大体表现 该肿瘤切面呈鱼肉样或灰白色，肿瘤组织占据髓腔。肿瘤较大者可发生坏死、出血和囊性变。在进展期肿瘤可穿过骨皮质进入周围软组织，经常形成巨大软组织肿块，软组织肿块大而骨质破坏相对小是其特征之一。

2. 镜下表现

(1) 弥漫性大细胞淋巴瘤 约占骨的原发性淋巴瘤的 80%，大的肿瘤样淋巴细胞是肿瘤主要成分，其细胞大小是正常的小细胞的 2 倍。大多数骨的大细胞淋巴结瘤起源于 B 细胞系，表现为有 B 细胞的标记，包括

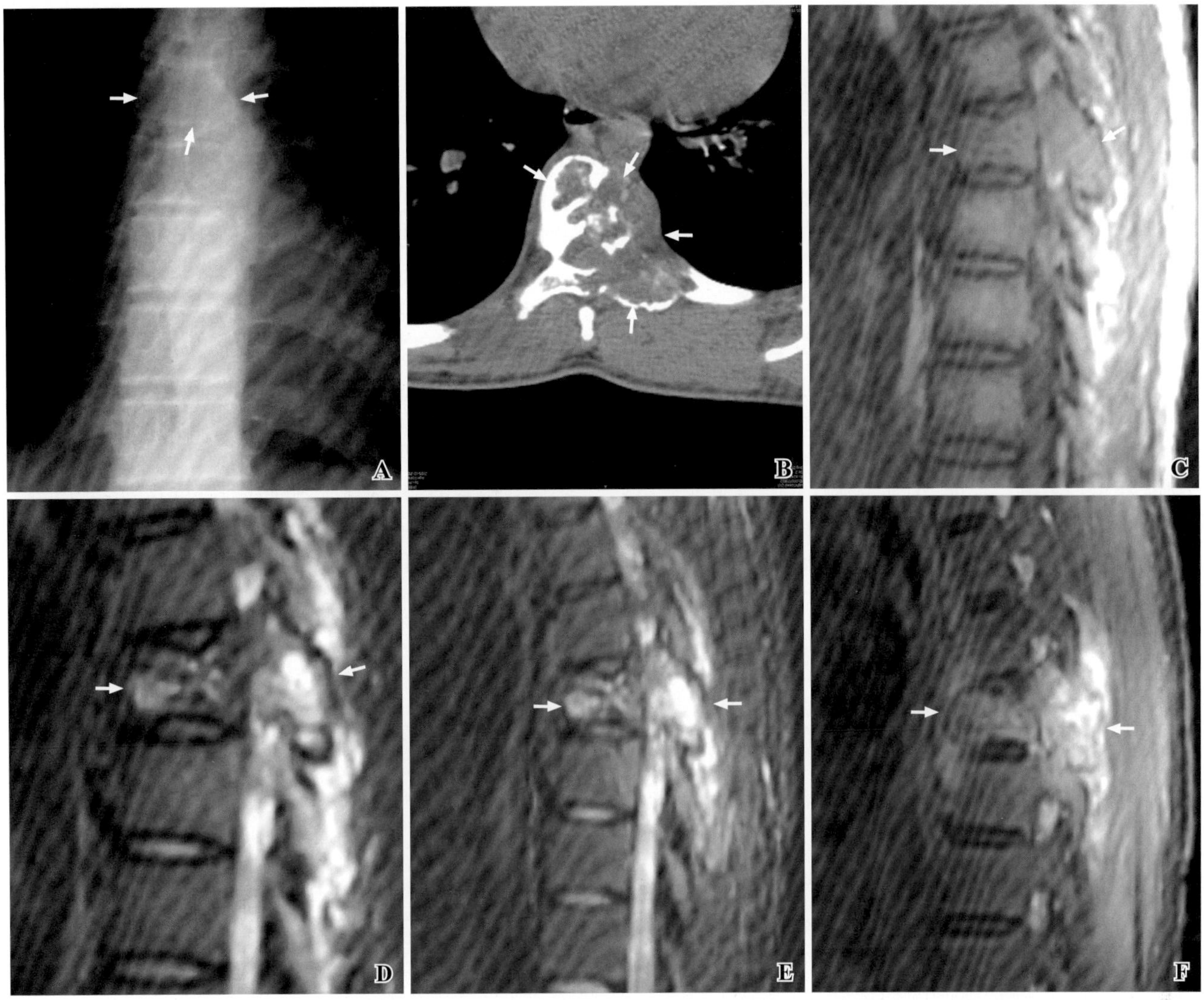

图 12-3-39　恶性骨母细胞瘤　A. X 线平片：第八胸椎椎体左椎弓消失；B. CT：椎体呈多环状、边界清楚骨质破坏；C. T_1WI：病灶呈低信号；D、E. T_2WI 和 STIR：病灶呈多环状高信号，硬膜外可见高信号占位；F. 脂肪抑制增强：病灶和硬膜外可见明显强化。

CD20，CD79a 和单克隆 Ig。分子生物学研究显示肿瘤细胞的 Ig 基因的重排。

（2）B 淋巴母细胞淋巴瘤　是一种少见的 B 细胞性肿瘤，目前只有 20 例的报道，其平均年龄为 12.3 岁，男女比例为 1. 3∶1。这种类型的淋巴瘤在临床和 X 线表现难以与 Ewing 肉瘤鉴别。因此，事实上大多数的病例起初均误认为 Ewing 肉瘤，然而它的预后比 Ewing 肉瘤好得多。

（3）淋巴浆细胞样淋巴瘤　在西方国家，淋巴浆细胞样淋巴瘤是一种少见类型的骨淋巴瘤。而在日本却第二常见类型的骨原发性淋巴瘤。在组织学上小淋巴细胞有向浆细胞分化的迹象或肿瘤内肿瘤性浆细胞比例比较高。肿瘤细胞限制性均表达 Ig 轻链和重链的单克隆抗体。

（4）间变性大细胞淋巴瘤　对于这一特殊类型的原发性骨淋巴瘤的认识十分重要，因为它可被误为转移瘤、黑色素瘤和霍奇金淋巴瘤。它可失去白细胞的普通抗原（LCA），但可表达有上皮膜抗原（EMA）。其他的很少见的骨原发性淋巴瘤的组织学类型是：外周 T 细胞淋巴瘤、小淋巴细胞淋巴瘤、Burkitt 淋巴瘤 Burkitt 样淋巴瘤和免疫母细胞性淋巴瘤。

【临床表现】　发病年龄范围较大，一般 3 ~ 87 岁。但好发于 30 岁以上患者。发生于男性多于女性，男∶女为 1.3 ∶ 1。该肿瘤无特征性症状，临床症状是以局部疼痛和肿胀，通常缺乏全身性症状，如发热、盗汗和体重减轻等。发生于长骨病变者，患肢可有功能障碍。发生于脊柱，视肿瘤侵蚀破坏椎体及附件的程度和压迫的情况，出现相应的神经症状。

【X 线表现】　病变好发于下肢骨，也可发生于脊柱、骨盆、颅骨、肋骨等。

骨原发性淋巴瘤通常是溶骨性骨质破坏，约占 77%，硬化性约占 4.3%，混合性约占 16%，其中硬化性多见于椎体，骨破坏区呈地图样、虫蚀状，病变的边缘不清，骨膜反应较少，典型的表现是骨质破坏范围相对小而软组织肿块相对大。

【CT表现】 骨非霍奇金淋巴瘤的CT表现和X线一致，可以表现为溶骨性、成骨性和混合性。但CT更易显示细小的骨质改变及周围软组织改变，与X线的骨皮质破坏小且软组织肿块大相一致，其突出的表现是骨皮质中断较短而周围的软组织肿块长度较长。

一组CT扫描的28例中，溶骨性骨破坏约占82.1%（23/28），混合性占17.8%（5/28），显示骨膜反应占25%(7/28),形成软组织肿块占78.6%(22/28)。

【MRI表现】 早期文献报道非霍奇金淋巴瘤的MRI表现是：在SET_1WI和T_2WI中均呈低信号，并认为这和其他小圆细胞性肿瘤的T_2WI高信号不同，其原因是淋巴瘤有大量的纤维组织。但是Lawrence通过27例骨非霍奇金淋巴瘤的MRI与病理学对照研究后认为：非霍奇金淋巴瘤T_2WI的信号可为高、中和低信号及不均匀信号，且以不均匀信号为主，同时发现病灶的信号和病变内的纤维化无关。

一组22例做MRI检查显示:T_1WI均呈中、低信号，而T_2WI等信号11例，高信号为2例，中、高混合信号为8例，低信号为1例。因此，我们同意Lawrence观点，并认为该肿瘤MR信号缺乏特征性，仅仅在和其他的小圆细胞性恶性肿瘤的鉴别诊断中有一定的价值。如果病变显示中等或低信号，需多考虑是淋巴瘤。MRI同样显示病灶周围有巨大的软组织肿块形成。增强以后病灶显著强化（图12-3-40）。

David通过高分辨MRI与组织病理学和免疫组织化学的对照研究发现：骨非霍奇金淋巴瘤的骨皮质破坏不明显而软组织肿块相对较大的影像学可能与下述因素有关：肿瘤细胞产生细胞因子如白介素－1（IL－1）、白介素－6（IL－6）、肿瘤坏死因子（TNF）等细胞因子，诱导破骨活动，使肿瘤细胞在骨皮质形成细小的隧道，肿瘤组织借以向周围的软组织浸润形成软组织肿块，而骨皮质破坏不明显，这可以解释临床上发现骨髓和周围软组织淋巴瘤(图12-3-41)。

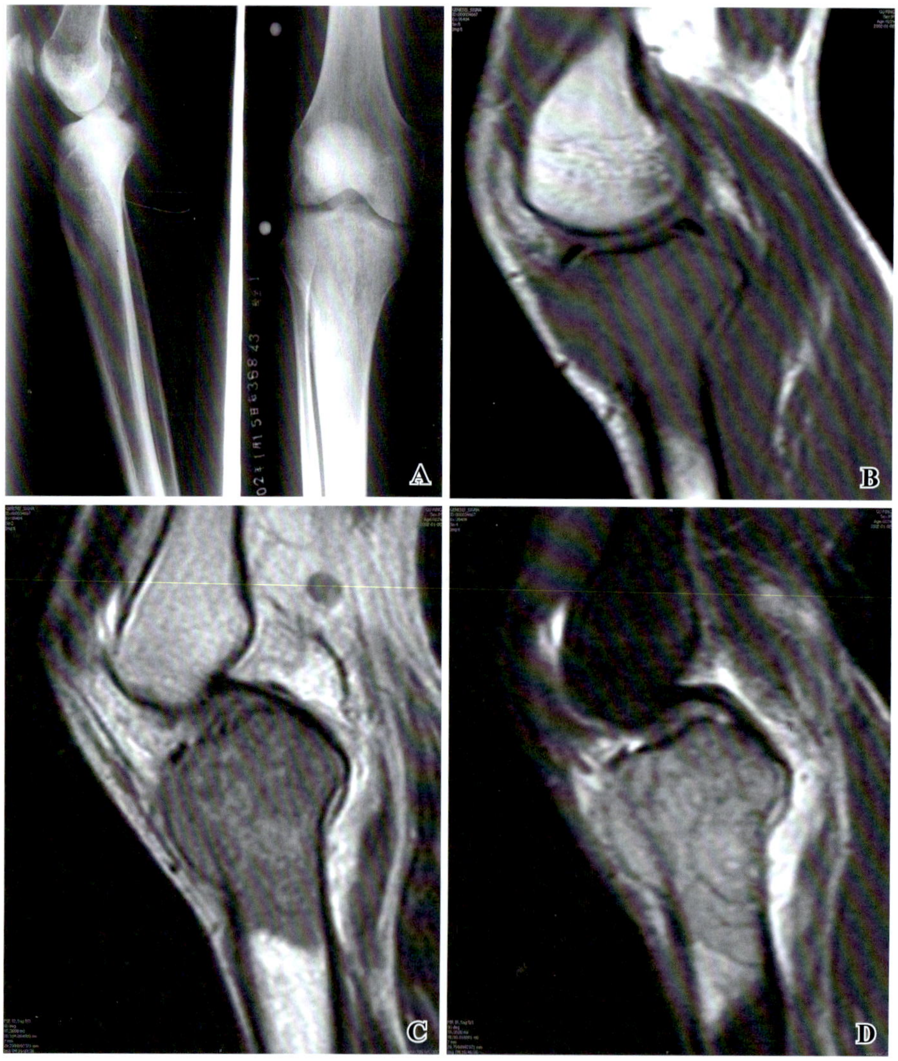

图12-3-40 右胫骨非霍奇金淋巴瘤 A. X线平片：右胫骨未见明显骨质改变；B. 矢状面T_1WI：右胫骨近端呈低信号病灶，且见骨皮质破坏及软组织肿块；C、D. 矢状面T_2WI及STIR像：病灶显示更清楚，呈高信号。

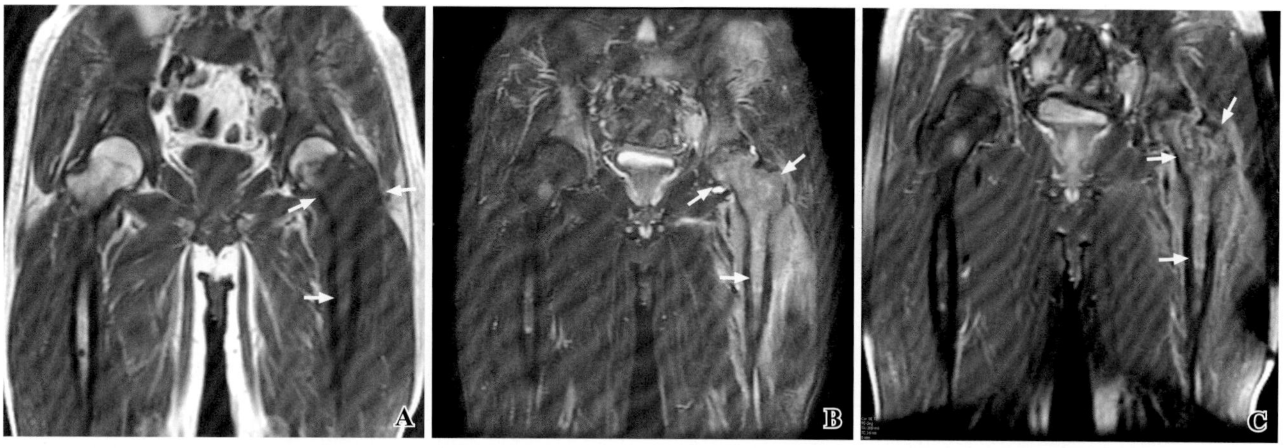

图 12-3-41 左股骨非霍奇金淋巴瘤 A. 冠状面 T_1WI:左股骨中近端呈低信号，周围软组织肿块也呈低信号;B. 冠状面 STIR 像：左股骨中近端呈高信号，粗隆间外侧骨皮质破坏，周围软组织肿块也呈高信号；C. 冠状面 MRI 增强像：病灶及周围软组织肿块呈不均匀中等强化。

【鉴别诊断】

1. 小圆细胞性骨肉瘤、尤因肉瘤 这两种肿瘤在X线和CT上有较明显的骨膜反应，骨破坏相对明显，软组织肿块相对较大，MRI信号相对不均匀。另外，尤因肉瘤常出现发热、食欲减退和体重减轻等全身症状。

2. 转移性骨肿瘤 一般有原发性病变，且ECT显示病变多为多发性，鉴别较容易，穿刺活检诊断的正确率高。

（二）骨霍奇金淋巴肉瘤（Hodgkin's lymphoma） 骨恶性淋巴瘤中，国外霍奇金淋巴瘤较为多见，而国内则少见。

【病理表现】

1. 大体表现 常为成组淋巴结肿大，病变大小不一，切面呈淡棕色。晚期肿大的淋巴结可变硬，切面呈灰白色。

2. 镜下表现

（1）淋巴细胞为主型 肿瘤呈弥漫性或结节性，以淋巴细胞及网织细胞增生为主，偶见R-S细胞，无坏死及纤维化。

（2）结节硬化型 淋巴结几乎纤维化，胶原纤维化的结缔组织分隔包绕异常的淋巴组织，其中可见淋巴细胞、网织细胞、浆细胞等。少量R-S细胞，常见坏死。

（3）混合细胞型 肿瘤中包括各种类型的细胞及R-S细胞，坏死及纤维化较明显，构成典型的肉芽肿结构，无双屈光胶原纤维。

（4）淋巴细胞减消型 肿瘤中淋巴细胞显著减少，主要成分为网织细胞及纤维组织，R-S细胞相当多见。

【临床表现】 在恶性淋巴瘤中，霍奇金淋巴瘤国内统计较少。全身症状常有发热、乏力、食欲不振、体重减轻、肝脾肿大及全身淋巴结肿大。

临床症状包括局部明显疼痛和压痛，白细胞常增高，淋巴细胞可高达50%，骨髓变化不显著。但血象和骨髓象的检查有助于霍奇金淋巴瘤与白血病的鉴别诊断。

【X线表现】 该肿瘤常累及脊柱、骨盆、肋骨、股骨和胸骨。多发性病变更常见于单发病变，成人多见于儿童。肿瘤可通过血行播散至骨组织，或邻近的淋巴结直接播散至骨。

约1/3病例呈虫蚀状溶骨性病变，其边界不清，伴骨膜反应。约15%病例为成骨性病变，当累及脊柱椎体的前部呈扇贝状改变，胸骨是由乳内淋巴结播散所致。累及骶髂关节是由髂总淋巴结侵及所致。广泛播散的骨硬化是由广泛骨髓侵犯或骨髓纤维化所致。

十六、多发性骨髓瘤

多发性骨髓瘤（multiple myeloma）是单克隆的浆细胞恶性肿瘤，瘤细胞来自骨髓腔。单发的病灶常称为浆细胞瘤，多发性病灶称为多发性骨髓瘤。

浆细胞是免疫防御系统的功能性基因，在人体各部位均能发现该细胞；特别在淋巴结、脾、骨髓和胃肠道的黏膜下，它们对抗体的合成起作用，浆细胞起源于B细胞，是免疫球蛋白的主要来源．在正常骨髓内浆细胞占很少百分比的核细胞，当感染时在骨髓中浆细胞数量明显增高，其免疫球蛋白的物质同样增加，这反应是抗原刺激的结果。正常成人浆细胞战略地分布在抗原进入的部位，它们增殖形成浆细胞，最典型部位是扁桃体、上呼吸道、胃肠道黏膜表面和颈部，浆细胞出现的标准是在骨髓内浆细胞总数增加，当浆细胞增殖至不适当或失控时，提示为疾病期。

【病理表现】 病变侵犯的常见部位，依次为脊柱（60%）、肋骨（41%）、骨盆（28%）、股骨（24%）、锁骨（10%）。最常见侵犯部位为纵轴骨和肢体近端骨，远端骨则少见。病变位于红骨髓内，呈多个灰红色结节状，结节可融合成片并可侵及骨皮质或穿破至软组织。镜检：骨髓瘤结节由大片肿瘤性浆细胞所构成。

【临床表现】 发病高峰在60～70岁，男性多于女性。疼痛是最常见的症状。由于瘤细胞不断取代正常的骨髓组织而引起贫血。骨髓穿刺可以发现骨髓瘤细胞，其数量超过5%～10%，当数量超过20%，并见到异型浆细胞则可确诊为骨髓瘤。40%～60%的患者可有

Bence-Jones 蛋白尿。

【X 线表现】 骨髓侵犯的范很大，倾向侵犯红骨髓，也可影响黄骨髓，病变好发于椎体，肋骨，其次是骨盐，胸骨，管状骨是少见的。

约 10% 的病倒伴淀粉样沉淀的病沉改变，这些沉淀可以在肿瘤内，也可取代病变的大部分，包括关节囊，和肾实质等。在淀粉样淀积内可以看到钙化。

多发性骨骨髓瘤是以溶骨性病变，典型的部位是以中板骨占优，最常见部位是椎体、肋骨、颅骨、胸骨及骨盆。

因为在中年至老年的骨髓瘤和骨转移都伴有骨破坏的病变，区别这两种情况是十分困难的，典型的多发性骨髓瘤表现为溶骨性病变伴稀疏边缘是主要征象，其大小均匀，散在和穿凿状，边缘较清楚的病变。

骨质疏松表现为骨皮质变薄，骨小梁变细，骨密度降低。弥漫性骨质破坏表现为多发性圆形穿凿状的破坏。膨胀性骨质破坏见于长骨，也见于椎体和附件，表现为边缘清楚的局限性骨质破坏，骨皮质向外膨胀并形成较薄的骨性包壳。

【CT 表现】 CT 检查较 X 线更能显示组织密度轻微改变的病变，更易显示骨髓腔内的病变。当实验室和临床症状有异常，而 X 线平片表现为正常时，使用 CT 检查是有帮助的，CT 常能显示典型的多发性溶骨性的骨质破坏，因此该检查方法用于发现骨和软组织侵犯的范围。尤其是显示脊柱，骨盆和面骨等骨的病变。孤立性浆细胞瘤常表现溶骨性或膨胀性的骨质破坏，骨皮质破坏、连续性中断，且常见软组织内肿块（图 12-3-42）。

【MRI 表现】 MRI 对分析病变的种类是有价值的，对于分析骨髓的逆转，骨髓浸润，骨髓水肿和缺血要优于 CT 和 X 线平片，骨转移、白血病、淋巴瘤和多发性骨髓瘤的病理都是由肿瘤细胞浸润正常骨髓细胞或取而代之。

虽然多发性骨髓瘤的组织病理学是无可辩驳的，同时成为该病 MRI 改变的基础，浆细胞的总数每个人是不同的，这些细胞在整个骨中的分布是不均匀的，因此，病变治疗后缓解将影响骨髓侵犯部位的细胞组成，这些因素导致该病的 MRI 征象有些不一致，使诊断产生困难，在某些情况下可以确定肿瘤的活性。信号的形态是根据造血细胞或脂肪成分分布及范围而变化的，在任何特殊时期骨髓的组成是由正常现象所影响的，例如红骨髓向黄骨髓转移的年龄发生于 20 岁，黄骨髓向红骨髓转移发生于严重生理需要的反应。

多发性骨髓瘤的信号改变是根据造血细胞或脂肪成分的分布和范围而变化的序列对评价骨髓信号改变是理想的，因为对游离水轻微改变是相当敏感的，信号的强度取决于脂肪的存在或缺如，所以多发性骨髓瘤

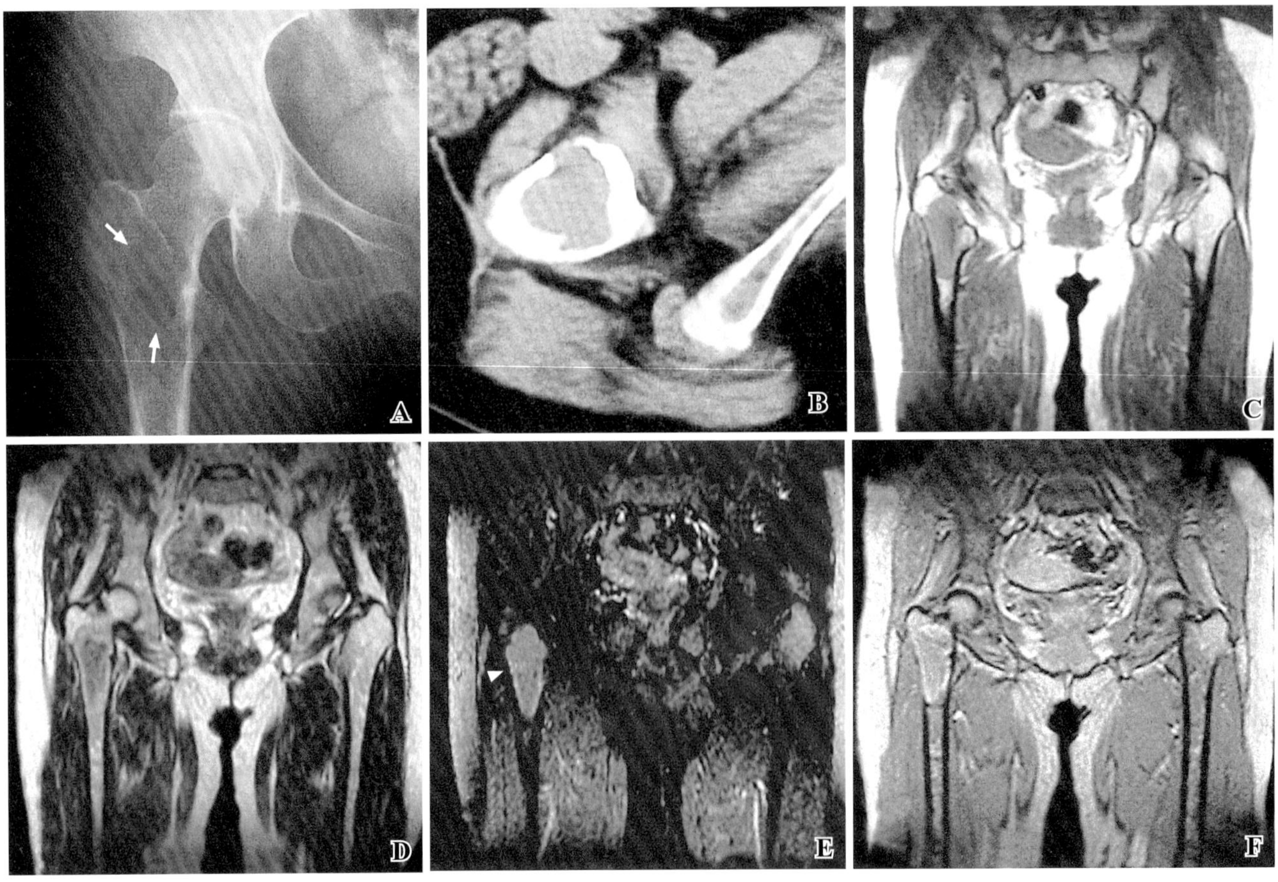

图 12-3-42 浆细胞瘤 A. X 线平片：右股骨干骺端示轻度膨胀、多房囊状的低密度区皮质变薄；B. CT 扫描：骨皮质中断、部分中断；C. 冠状面 T_1WI：干骺端囊状中等信号，未见软组织块影；D. 冠状面 T_2WI：病灶仍为中等信号；E. 冠状面 STIR：病灶为高信号；F. 冠状面增强：病灶边缘强化。

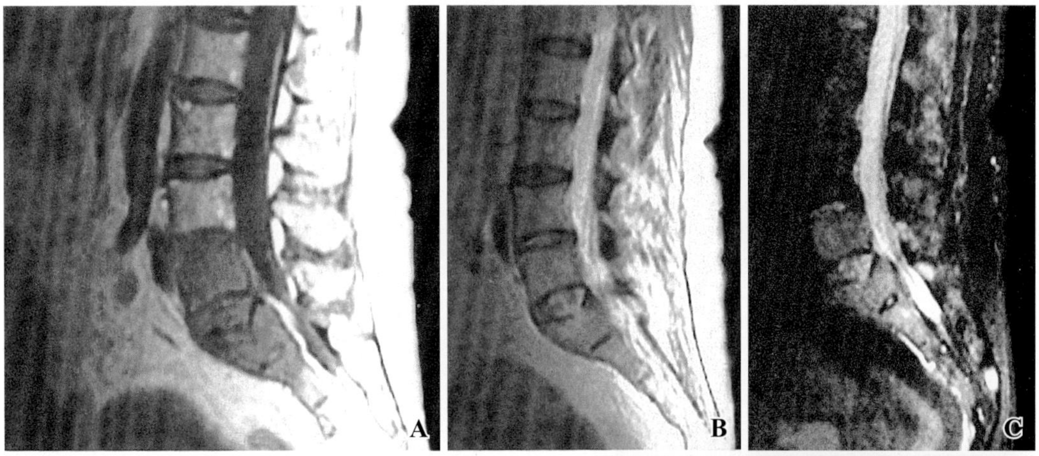

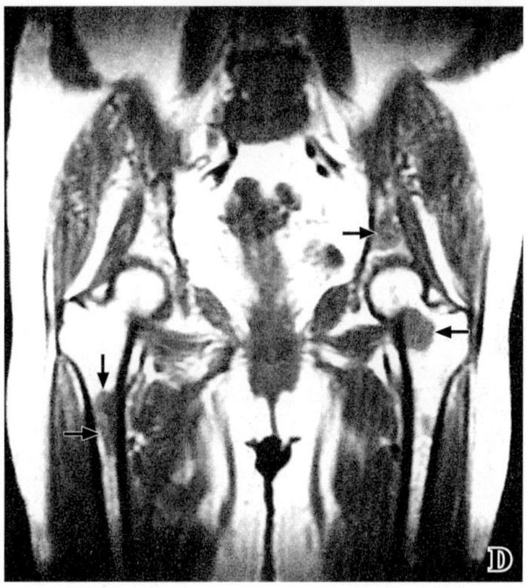

图 12-3-43　多发性骨髓瘤　A. 矢状面 T_1WI：第五腰椎和第一骶椎呈低信号；B. 矢状面 T_2WI：病灶呈等信号；C. 矢状面 STIR：病灶呈高信号；D. 冠状面 T_1WI：两股骨近端多发性低信号（箭）。

在 T_1WI 呈多发性、散在的圆形的低信号，在 T_2WI 不如 T_1WI 敏感，因为骨髓内的脂肪本身是高信号。而病灶也是高信号，不能形成对比，所以难以显示病灶（图 12-3-43）。

STIR 显示新生物和炎症侵犯骨髓的病变较敏感，使肿瘤组织延长弛豫时间来增强病变的信号强度，STIR 减少化学位移发生的伪影，STIR 可以发现小的肿瘤病灶。

最近，应用弥散加权来评价骨髓的肿瘤浸润，测量组织弥散系数来显示局部水的变动性，同时，它主要分布于细胞外水质子，在弥散图像的弥散价值显示灰阶度，高信号区是相应快速弥散的部位，而低信号区是慢速弥散。Baur 使用弥散加权来区别肿瘤和非肿瘤的椎体压缩性骨折，良性塌陷的椎体呈低信号，性塌陷的椎体呈高信号（图 12-3-44、图 12-3-45）。

十七、尤因肉瘤

尤因肉瘤是由 Ewing 于 1921 年首次描述这种骨肿瘤即得名的相当常见的恶性肿瘤，称它为弥漫性骨内皮细胞瘤，把它与骨肉瘤区分开来，1939 年 Paker 和 Jekson 进一步评价这种肿瘤，把它从恶性淋巴瘤中分离出来，已证实在恶性骨肿瘤中占优的地位，但它的组织发生仍未解决，最近发表组织化学、免疫化学和超结构的检查，表明 Ewing 瘤可能起源于骨髓的间质细胞、未成熟的网状细胞的血管或骨髓成分，或未分化骨髓间充质细胞，电镜和免疫荧光法分析支持内皮细胞的起源，最近免疫组织化学和细胞发生研究支持肿瘤的神经外胚层的起源。有人证实 Ewing 瘤与成神经细胞瘤之间有明显区别。最近有人描述 Ewing 瘤与周围神经外胚层肿瘤有密切关系，两者享有共同的染色体易位。

【病理表现】

1. 大体表现　在最初临床发现尤因肉瘤已相当大，约 5 ~ 10cm 大小。大体标本的大小比 X 线片显示更广泛，80% ~ 100%的病例伴有骨外的软组织肿块，且比骨内肿瘤更大，2% ~ 15%病例显示病理特征，当切片时典型的无因肉瘤是软的、易碎、粉红，伴有出血坏死。

2. 镜下表现　尤因肉瘤的肿瘤细胞基本是小的、圆形、未分化肿瘤细胞，这些细胞的胞质很少，其边缘不清楚，细胞核是圆的伴点彩甚至粉末样的染色质，或有两个小的核仁。

【临床表现】　尤因肉瘤通常好发于 10 ~ 30 岁病人，该肿瘤好发于 10 ~ 15 岁儿童。瘦长的男性占优(60%)，白人占绝对优势（95%）。特别强调黑人占少数（1% ~ 2%）。

临床表现是局部疼痛和肿胀，可以伴有发热、消瘦、贫血和白细胞增高，类似感染的临床症状。其他症状取

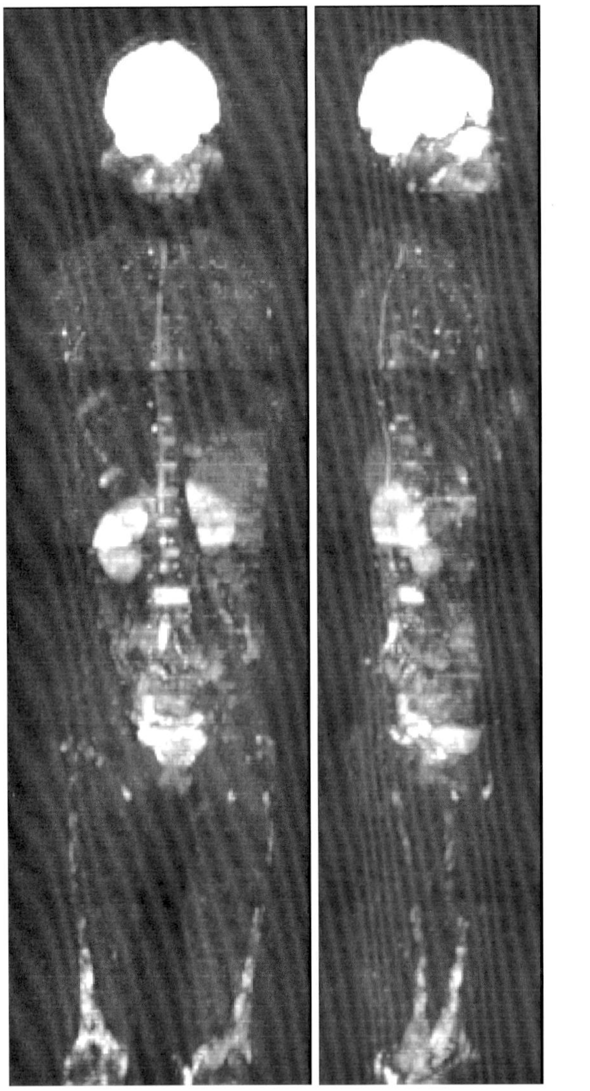

图 12-3-44　女 51 岁反复发热一年余　多发性骨髓瘤全身弥散成像显示脊柱骨髓、胸骨、双锁骨、双侧部分肋骨、双侧髂嵴、双股骨上段浸润性病变。

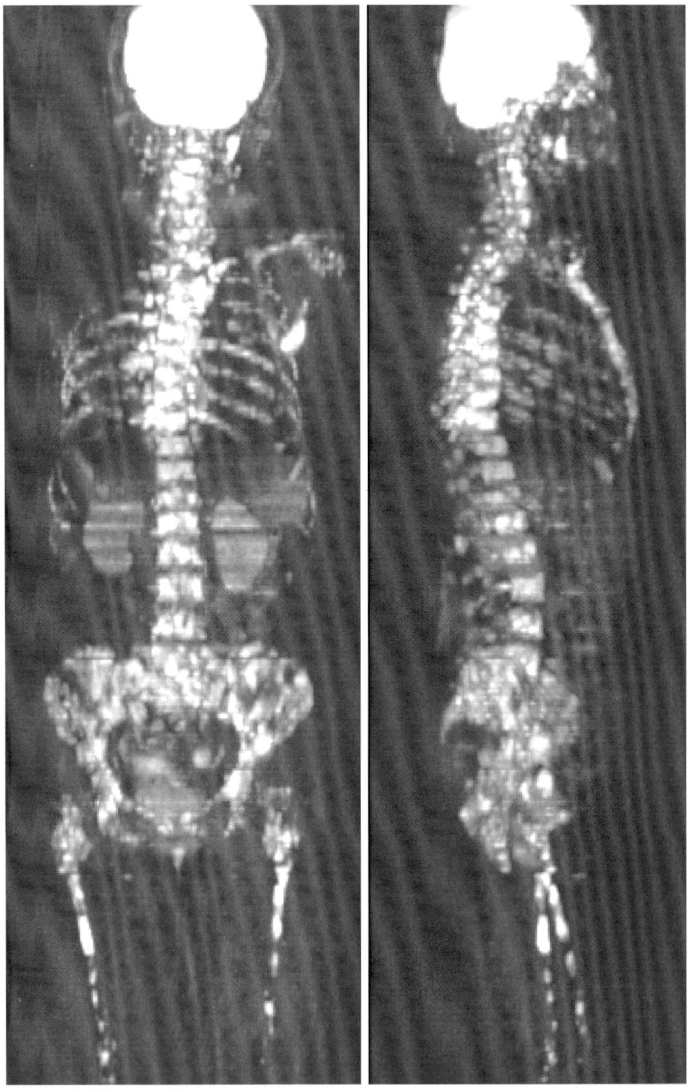

图 12-3-45　女，69 岁，确诊 MM 三年加重一年　多发性骨髓瘤全身弥散成像显示脊柱骨髓、右侧髂骨、胸骨、双侧锁骨、左肩钾骨、双侧肋骨、双股骨浸润性病变。

决于累及的特殊部位，累及脊柱和头颅表现为神经系统头痛和跛行。

【X 线表现】 尤因肉瘤可以发生于人体任何部位的骨骼，但它好发于下部骨骼，例如骶骨、髂骨和下肢骨，约占 2/3，最好发部位是股骨（22%）、髂骨（12%）、胫骨（11%）、肱骨（10%）等。在长管状骨的尤因肉瘤好发于骨干，约占 20% ~ 35%，约 16%的病例可以伸展至骨骺，而孤立累及骨骺是罕见的。累及管状骨的近端比远端多，约为 5 ∶ 3。

尤因肉瘤的主要 X 线征象反映这种病变侵袭性的特征，包括融蚀状和虫蚀状溶骨性骨质破坏，虽然尤因肉瘤是属骨髓的病变，骨膜反应是极明显的，可以由多层的新骨构成，表现为层状或葱皮样。病变伸展至皮质甚至软组织，常有巨大的软组织肿块，但骨的异常很轻微。

累及脊柱的尤因肉瘤为溶骨性破坏，常累及附件，包括横突和棘突，病变伸展至脊柱旁和椎管内的脊髓，形成椎旁软组织肿块，累及椎体使其发生压缩性骨折、塌陷。

发生于髂骨的尤因肉瘤，类似其他别的骨骼，形成巨大软组织肿块，肿块内可含有钙化，易误认为骨肉瘤及软骨肉瘤。

【CT 表现】 尤因肉瘤是侵袭性的骨肿瘤，CT 最能确定尤因肉瘤骨外的范围，尤其发生于脊柱、肋骨和骨盆，骨盆的 CT 也可以显示肿瘤播散至关节，例如播散至骶髂关节，累及脊柱 CT 可以显示多个椎体病变。

尤因肉瘤在骨干和干骺端的骨质呈融蚀样溶骨性骨质破坏，溶骨性的骨质破坏，边界不清，硬化型较少见，有的为溶骨和硬化的混合型。肿瘤穿破骨皮质侵犯软组织，形成巨大软组织肿块，骨膜反应常呈葱皮样。

【MRI 表现】 尤因肉瘤好发于长骨的骨干，干骺端也较常见。长骨多见于股骨、肱骨和胫骨等，也可发生于扁骨。包括髂骨、肩胛骨和肋骨等。尤因肉瘤通常表现为溶骨性，因此病变在 T_1WI 上呈低信号，在 T_2WI、STIR 像上呈高信号。在尤因肉瘤中软组织肿块的出现具有很重要的意义，而 MRI 对显示软组织优于 X 线片和 CT 片（图 12-3-46、图 12-3-47）。

MRI 也能评价尤因肉瘤累及骨外的肌肉和神经、血管的情况。甚至早期的尤因肉瘤，无骨皮质破坏和骨膜炎，MRI 就能显示髓腔内的信号变化。MRI 也能显示葱皮样骨膜反应，非典型骨皮质的增厚和碟状的骨皮质破坏。

仅用常规 MRI 或增强 MRI 来鉴别肿瘤与周围水肿是困难的。然而，MR 动态增强得到的斜率曲线，可以鉴别肿瘤和附近的水肿，例如最初水肿肌肉的斜坡值是 20%，低于肿瘤浸润的肌肉。

有关 MRI 检查方法评价尤因肉瘤对化疗的反应是不一致的。Holscher 等评价尤因肉瘤或骨肉瘤化疗发现，肿瘤体积减少和 T_2WI 软组织的信号降低提示有效的反应。Macvicar 和 Coworks 研究尤因肉瘤化疗指出，T_2WI 呈高信号将代表肿瘤坏死、囊变出血和纤维修复组织，但这种形态也存在于活肿瘤。Fletcher 等用 MRI 动态增强评价尤因肉瘤和骨肉瘤的化疗反应，显示病变区造影剂的积聚率，若病变区增强减少提示对化疗反应有效。我们认为 MRI 动态增强来评价尤因肉瘤和骨肉瘤比常规 MRI 的 T_2WI 和 T_1WI 的增强更正确。

十八、脊索瘤

脊索瘤（chordoma）是起源于脊索的少见病变，它是一种局部侵袭性低度恶性肿瘤，该肿瘤起源于发育不全、残留的胎盘的脊索，残留的胚胎性脊索组织，可在脊柱两端或其他部位发生脊索瘤。

【病理表现】

1. 大体表现　脊索瘤的大小变化很大，骶尾部的肿瘤通常为 5 ~ 20cm，最大者其直径达 30cm，重量达 80 磅，枕部的脊索瘤小则为 2 ~ 3cm，大则足以充盈

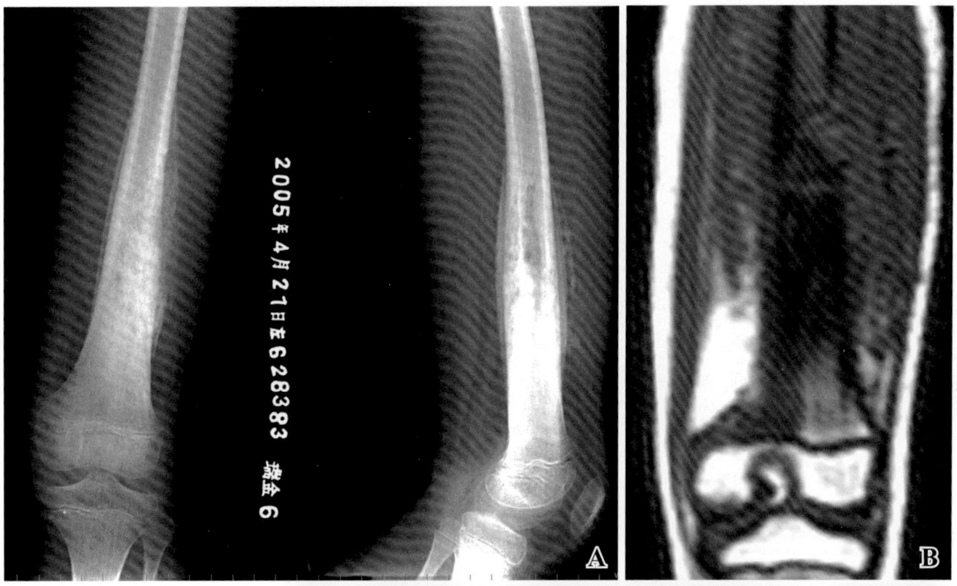

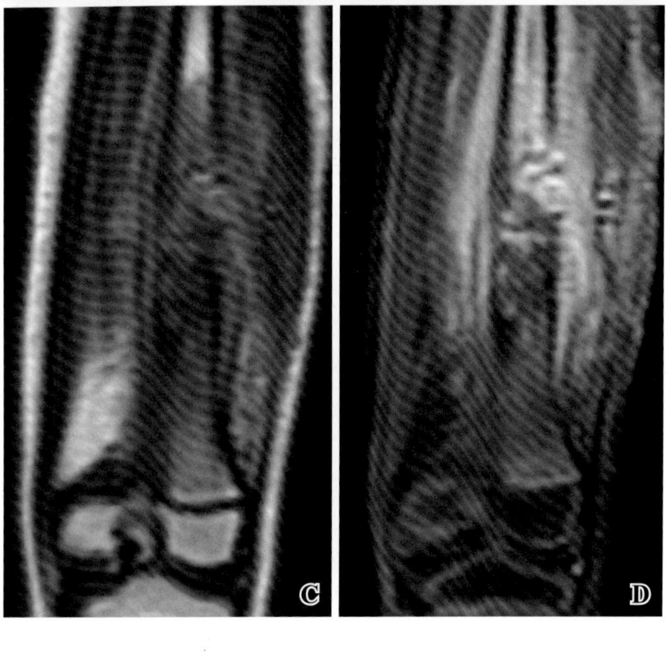

图 12-3-46 左股骨尤因肉瘤　A. X 线平片：左股骨中下段可见骨皮质呈葱皮样改变；B. 冠状面 T_1WI：股骨骨干见低信号区，骨皮质模糊，且见梭形的软组织块影；C、D. 冠状面 T_2WI 和 STIR：病灶和软组织肿块呈略高信号。

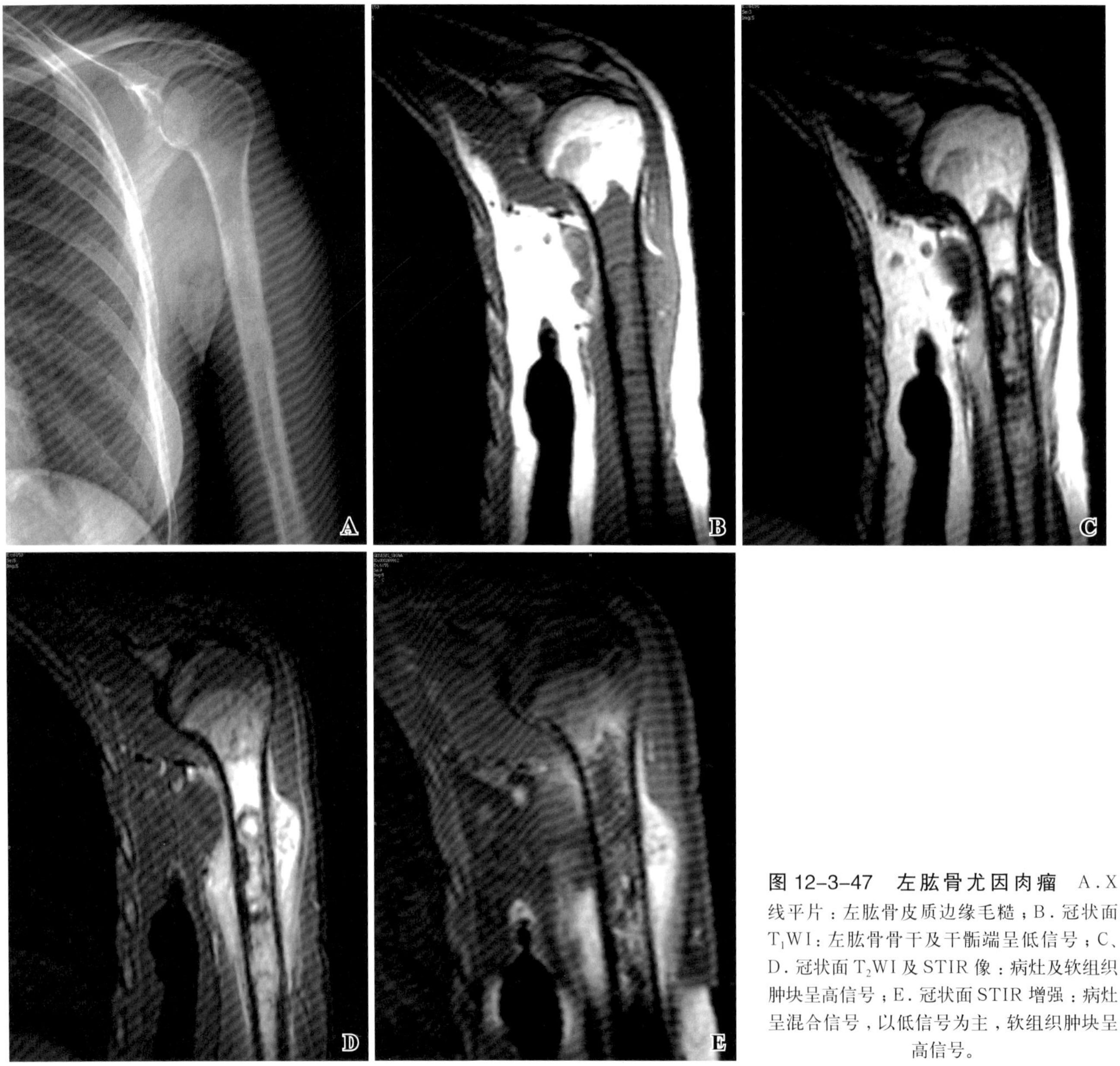

图 12-3-47 左肱骨尤因肉瘤 A. X线平片：左肱骨皮质边缘毛糙；B. 冠状面T_1WI：左肱骨骨干及干骺端呈低信号；C、D. 冠状面T_2WI及STIR像：病灶及软组织肿块呈高信号；E. 冠状面STIR增强：病灶呈混合信号，以低信号为主，软组织肿块呈高信号。

颅中窝，椎体的脊索瘤大小不一。

脊索瘤多为单发，少数是多发性。其大体形状呈分叶状，有硬纤维性包膜或假包膜，其特征取决于脊索瘤内含黏液物质、胶状稠度的比例，质地硬而有弹性，也有软而脆的，切面呈灰白色和蓝色，可以显示出血区和囊性变。产生黏液较多者倾向于良性。如包膜粘连，质硬有钙化者，则恶性倾向大。

2. 镜下表现 脊索瘤最明显的病理特征是产生丰富的细胞内、细胞外的黏液，多数脊索瘤是由纤维组织间隔呈分叶状的改变，这些分叶状是由肿瘤细胞的实质肿块或肿瘤的碎片黏液池以及肿瘤细胞组成。

肿瘤细胞是由呈星形、梭形、有一个嗜酸性空泡状的细胞质组成，许多细胞呈上皮样类似腺癌细胞的表现，其细胞核是丰满和卵圆形的弥漫性染色质形态，且含有小的核仁，偶尔可见双核和多核细胞，有些脊索瘤发现深染色质核多核细胞。

因为细胞内黏液的积聚，显示大的胞质空泡，细胞核向周围移位，形成一个印戒状表现，更大细胞伴有中央细胞核、丰富的空泡和网状的细胞质，称为含空泡细胞，是脊索瘤的特征。虽然占优的细胞形态很少显示，在黏液池内更小细胞合胞体，也是这种肿瘤的特征。肿瘤细胞染色阳性，其有丝分裂很少。

电镜检查显示脊索瘤的肿瘤细胞类似发育的脊索。免疫生化显示肿瘤细胞对S-100蛋白反应和上皮标记征象类似脊索。

【临床表现】 脊索瘤发生于所有年龄的男性和女性，包括幼儿含婴儿。发生于骶尾部的脊索瘤男性比女性更常见，男：女＝2：1；好发年龄为40～70岁。发生于蝶枕部的脊索瘤两性相等，好发年龄为30～60岁。也有人描述过脊索瘤具有家族性。发生于儿童的脊索瘤是很少见的，但其表现比成人更具侵袭性，生长快速及倾向转移。

临床症状和该肿瘤的正确定位有关，虽然它们可以最初是轻微和非特异性的，所以导致病人和医生发现相当晚。发生于骶尾部的脊索瘤在会阴部产生逐渐进行性的疼痛和麻木，别的症状取决于肿瘤压迫周围结构的情况，包括便秘、便血、膀胱的尿急和失禁；出现神经根症状，包括会阴部感觉异常和丧失感觉；体检征象，包括肛指检查时发现骶前坚硬的肿块，肛周感觉减退以及局部皮肤和直肠溃疡形成。

在蝶枕部的脊索瘤导致颅内压增高。产生剧烈头痛，侵犯附近结构产生视力模糊、复视、无力、记忆丧失、情绪不稳定，侵及垂体使垂体功能障碍产生闭经、不孕、丧失性欲和视力障碍，其他症状包括侵及脑神经和鼻道阻塞。

发生于椎体的脊索瘤，引起进行性侵犯附近脊柱的神经根，产生疼痛、麻木、运动无力及最后麻痹。

脊索瘤的预后是各种各样的，取决于肿瘤的部位。不幸的是，在第一次发现时肿瘤的范围大多数都是很明显的，因为它具有局部侵袭行为，已侵及附近结构，巨大肿瘤最后导致临床复发。

在原发或复发或已放疗后，肉瘤样表现的细胞可以发展类似于恶性组织细胞瘤、纤维肉瘤、软骨肉瘤或骨肉瘤。

【X线表现】　脊索瘤好发部位是骶尾部，约占50%～60%，蝶枕部约占25%～40%，其余椎体占15%～20%。脊柱的脊索瘤好发于椎体。

1．*骶尾部*　为肿瘤最好发部位，表现也较典型。虽然肿瘤很大，常规X线很难发现，由于软组织和肠道气体的重叠，使病变难以清楚显示。甚至做椎管造影也常无异常发现。

（1）骨破坏　其形态是多种多样的。①膨胀性骨破坏：膨胀多不明显，有的表现为分房样透亮区；类似骨巨细胞瘤表现。②溶骨性破坏：破坏范围一般均较大，呈大片状或不规则圆形，有的骨破坏区边缘清楚，部分边缘轻度硬化，破坏区呈磨玻璃样改变。③骶孔扩大：有的表现一侧或双侧骶孔因骨质破坏而扩大。④髓腔蔓延：肿瘤沿髓腔侵蚀蔓延，使髓腔内骨结构疏松消失，显示髓腔的侵蚀蔓延是脊索瘤的典型X线征象之一。

（2）钙化及残留骨片　骨破坏区或软组织内有不规则的斑点状或斑片状钙化影，其发生率为15%～50%。此为肿瘤内软骨成份的钙化。

（3）软组织肿块　大多数病例肿瘤向骶骨前，盆腔内生长，钡灌检查可见直肠受压前移，少数病例骶骨后部也有软组织肿块。

（4）血管造影　腹主动脉造影可见一侧或双侧髂内动脉发出粗大分支进入肿瘤区，肿瘤显示血供丰富，但肿瘤的血管湖及瘤染色不多见。

2．*蝶枕部脊索瘤*　该肿瘤以斜坡为中心的圆形或不规则的略高密度块影，其间散在点、片状高密度影，原为钙化灶或破坏骨的残余部分，病灶边缘清楚，伴明显骨质破坏，增强后肿瘤呈均匀或不均匀强化。部分病例可见病灶内有低密度区，病理可能为黏液样或胶冻状物质。

3．*脊椎部*　脊柱的脊索瘤主要表现为局限性溶骨性骨破坏，同时累及邻近椎体及椎间盘，使椎间隙变窄，约30%的病例在椎前或椎旁显示软组织肿块，肿块内有不规则钙化和残留骨片。另一种硬化型椎体密度增高呈象牙状椎体。有时病例可显示神经孔扩大。

【CT表现】

1．*骶尾部脊索瘤*　CT可以确定肿瘤的范围，特别是它的软组织成分，90%的病例可以发现钙化，这些钙化是无形态的，在肿瘤周围占优。位于骶椎中心的骨质破坏主要向前发展，形成一个球形、边缘光滑、密度尚均匀的软组织肿块，块影的边缘可见残留的小片状骨片，向前推移直肠。

2．*蝶枕部脊索瘤*　表现为以斜坡或岩骨尖为中心的圆形或不规则略高密度块影，CT对确定肿瘤灶钙化的范围最好，其间散在点状高密度影，病灶边缘清楚。注射造影剂后，肿瘤呈均匀或不均匀强化。

3．*椎体部脊索瘤*　CT特别能帮助确定软组织肿块向前或向侧方伸展，显示骨破坏的程度，尤其是对显示肿瘤钙化最敏感。

【MRI表现】　肿瘤延长了T_1和T_2弛豫时间，故在T_1WI上呈低信号，在T_2WI和STIR像上呈高信号，其信号常较均匀。有些病例因残留骨片和钙化，在肿块可见不规则斑点及斑片状低信号。

1．*位于骶尾部的肿瘤*　发生骨质破坏显示一个以骶尾为中心的圆形块影。肿块的前半部分呈半圆形，其边缘光滑；肿块的后半部位的边缘常以骶尾部为界，很少超出此界限，极少数肿瘤向后生长。由于MRI对骨髓敏感，故常可见肿块的后半部向髓腔内侵犯，髓腔内的浸润范围常超过肿块的大小。

肿块向前推移至直肠、膀胱及女性的子宫等，MRI显示肿块。肿块的范围及周围的关系较CT更清楚，注射Gd-DTPA后，肿瘤常呈均匀强化。

由于MRI不但能做横断面，还能作矢状面和冠状面扫描，而MRI矢状面对显示位于斜坡区域的脊索瘤更清楚，可明确肿瘤的范围，生长的方向及与邻近组织的关系，尤其能显示肿瘤与海绵窦颈内动脉、椎动脉和基底动脉的相互关系。肿瘤在T_1WI上呈低于脑组织的信号，在T_2WI上呈高信号。肿瘤内的钙化和血管常表现为不规则低信号。

发生于脊柱的脊索瘤MRI特别能帮助确定软组织肿块，其肿块向前或两侧方侵犯的范围，也能显示骨破坏的程度。MRI增强还能帮助评价肿瘤硬膜外的范围（图12-3-48）。

2．*颅内脊索瘤*　该肿瘤以斜坡或者岩骨尖为中心的圆形或不规则的块影，MRI显示斜坡区的脊索瘤更敏感，可显示肿瘤的整个范围及生长方向，如向前侵及鼻咽部及向后侵及桥池。该肿瘤在 T_1WI 上呈低于脑组织的信号，在 T_2WI 上肿瘤呈高信号。部分病灶并发出血者，在 T_1WI 上均呈高信号。肿瘤内的钙化和血管常表现为不规则的低信号区（图 12-3-49）。

【鉴别诊断】

1. 骶尾部转移性病变　脊索瘤往往以第三骶椎为中心，而转移瘤以第一、二骶椎为中心，骶骨转移瘤很少见钙化。而脊索瘤常可见钙化，且常常有骶前巨大软组织肿块。骶骨轻度膨胀性骨破坏伴髓腔浸润，是脊索瘤的典型征象之一。

2. 骶部巨细胞瘤　骨巨细胞瘤偏上部的骶椎，该肿瘤呈膨胀性生长，横向生长大于纵向生长，故往往累及双侧耳状关节面，肿瘤内有明显的骨嵴形成，很少看到软组织肿块。

3. 骶部神经源性肿瘤　神经源性肿瘤可累及上、下部骶骨，神经源性肿瘤横、纵向同时生长，且往往以一侧骶孔为中心，骶孔扩大、变形，甚至破坏，则是神经源性肿瘤特征性表现。神经源性肿瘤形成的肿块体积相对较小，肿块内无钙化，由于来源于一侧骶孔，故肿瘤性生长。

十九、转移性骨肿瘤

任何恶性肿瘤，不论癌或肉瘤都可转移至骨内，以癌多见，占 80% ~ 90%，肉瘤仅占 10% ~ 15%。根据肿瘤发生骨内转移的频率，可分为两大类：亲骨性肿瘤，常发生骨内转移，如前列腺癌、甲状腺癌、乳腺癌、肾癌或肺癌等；厌骨性肿瘤，很少发生骨内转移，如皮肤癌、口腔癌、食管癌、胃癌和结肠癌等。

肿瘤转移至骨有以下三种途径：①直接侵犯：骨周围软组织肿瘤直接侵犯邻近骨质，如前列腺癌、宫颈癌等。②血行转移：肿瘤栓子脱落进入血循环，经血行转移至全身任何部位。③淋巴转移：常表现为由原发性骨肿瘤向邻近的骨转移。

肿瘤恶性程度越高，患者年龄越小，发生转移越早。疼痛为转移瘤的主要临床症状。实验室检查，碱性磷酸酶明显升高，血清钙、磷轻度增高。

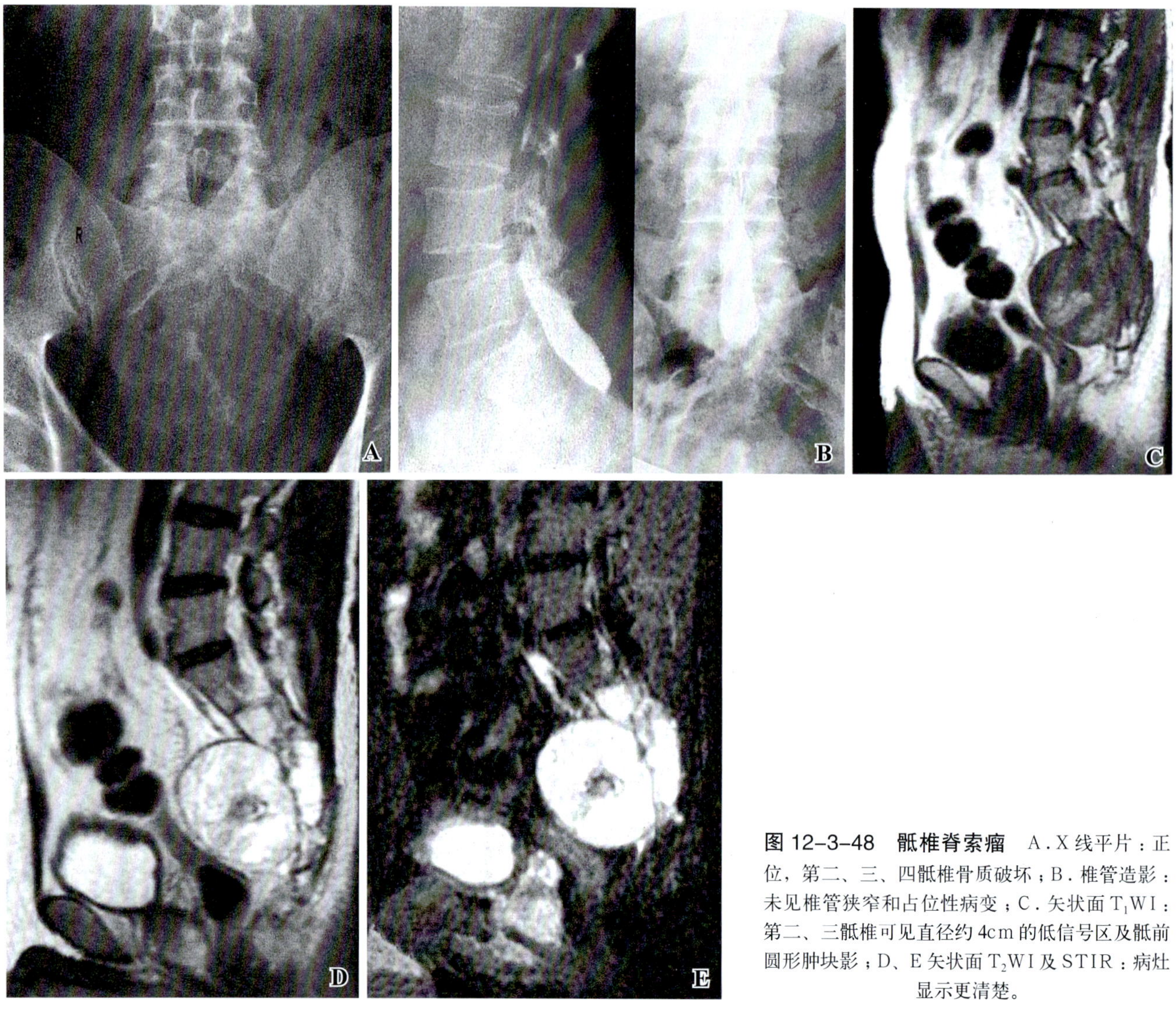

图 12-3-48　骶椎脊索瘤　A. X 线平片：正位，第二、三、四骶椎骨质破坏；B. 椎管造影：未见椎管狭窄和占位性病变；C. 矢状面 T_1WI：第二、三骶椎可见直径约 4cm 的低信号区及骶前圆形肿块影；D、E 矢状面 T_2WI 及 STIR：病灶显示更清楚。

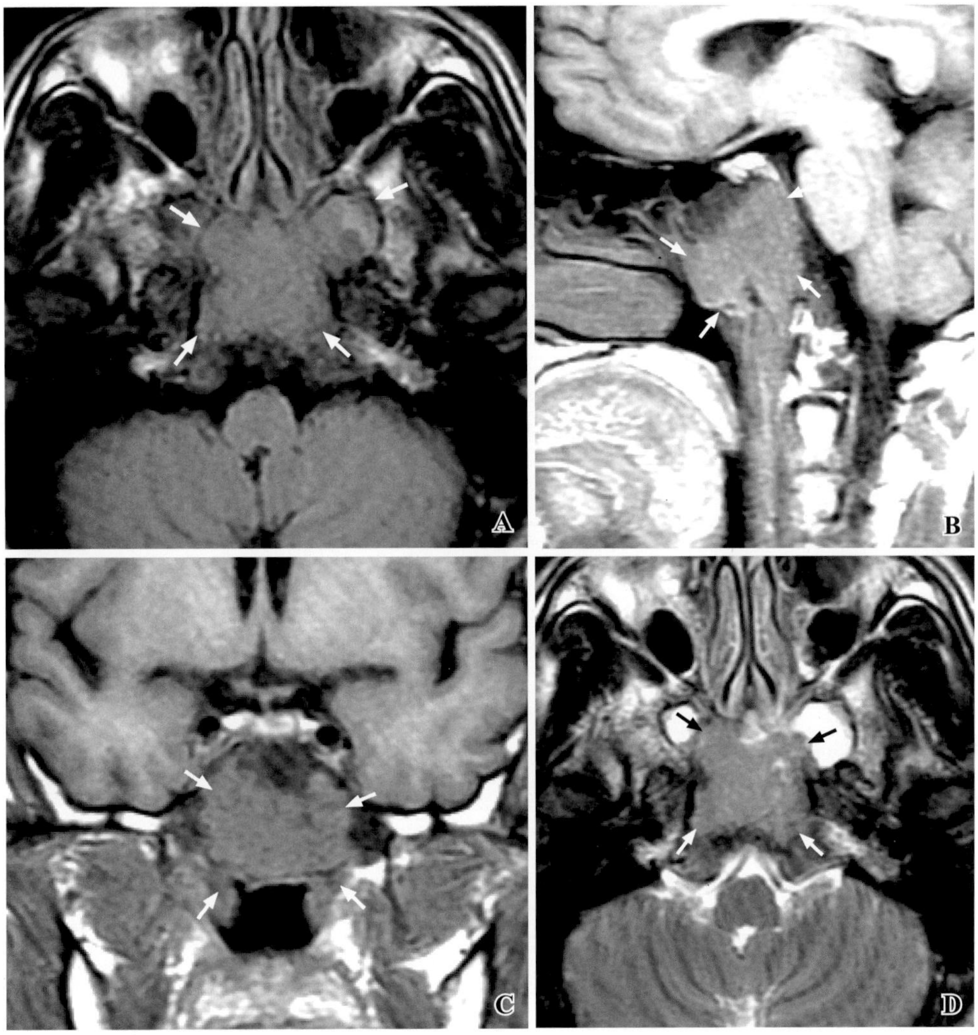

图 12-3-49　斜坡脊索瘤　A、B、C. 横断面、矢状面及冠状面 T_1WI：斜坡部位可见中等信号块影；D. T_2WI：该块影信号略增高。

【X 线表现】

1. 溶骨型　溶骨型骨转移最常见，常为多发，单发少见。发生于骨干及干骺端的骨松质内呈虫蚀状破坏，以后融合成大片，骨皮质也可发生破坏。病变区很少出现骨膨胀及骨膜反应，周围软组织很少累及。

少数肱骨或股骨的骨干骨破坏呈囊状扩张、骨皮质膨胀变薄，有时破坏区内出现骨性间隔而呈多房状，同时伴有骨膜增生并形成骨壳，酷似骨巨细胞瘤或动脉瘤样骨囊肿的表现。

2. 成骨型　成骨型转移较少见，绝大多数来自前列腺癌，占 80%～90%，少数为乳腺癌、鼻咽癌及肺癌等。一般为多发性病灶，可侵犯多处骨胳。

3. 混合型　混合型转移较少见，溶骨性破坏和成骨性破坏并存。

【CT 表现】　长骨转移如发生于骨干和干骺端，常呈多发性溶骨性病灶，CT 图像中显示骨皮质破坏的敏感性要优于 X 线片，转移性肿瘤累及周围软组织的较少。成骨型骨转移呈斑片状或大片状高密度影。少数在长骨的骨破坏呈囊状、泡沫状膨胀性改变，肿瘤内常见骨间隔。肿瘤的密度类似周围的软组织。骨皮质呈分叶状、花边状变薄及连续性中断破。

【MRI 表现】　MRI 对评价转移性病变是很敏感的。常规 X 线片为阴性的病人，MRI 却能证实有转移病灶，可表现为多发性局灶性病变，并累及骨皮质和骨髓。大多数为溶骨性转移，其溶骨性病灶于 T_1WI 呈低信号、在 T_2WI 呈高信号。骨转移性病灶累及周围软组织较少。成骨性转移瘤较少见，其于 T_1WI 和 T_2WI 均呈低信号。Schweitzer 回顾分析 47 例怀疑骨转移的骨盆做 MRI 检查，所谓“牛眼征”，则 T_1WI 呈环形低信号，中央为高信号，是指正常造血骨髓岛。在 30 例正常病例中均发现此征象。所谓“晕”，则 T_1WI 呈圆形的低信号，T_2WI 上信号明显增高。17 例转移瘤中均有此征象，因此，“牛眼征”是良性征象，而“晕征”对怀疑骨髓转移是有帮助的。我们尚缺乏这方面的经验（图 12-3-50）。

少数发生于长骨的囊样膨胀性的骨转移，于长骨骨干可见呈马蜂窝状块影。T_1WI，其信号与软组织相似，块影内夹有小点状高信号，周围有花边状低信号环绕，周围软组织无明显改变。T_2WI 呈分叶状高信号，

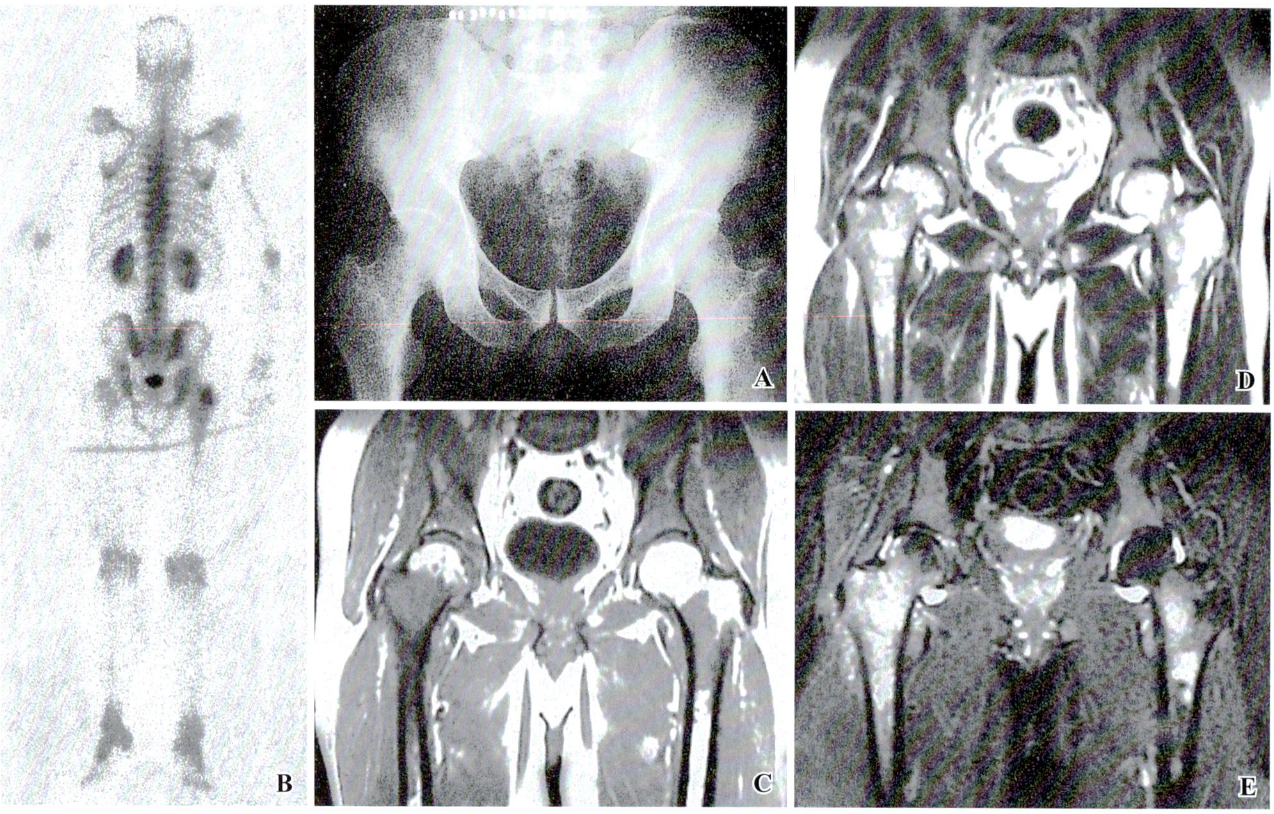

图 12-3-50　鼻咽癌转移至双股骨　A. X线平片：两股骨上端无异常发现；B. ECT 扫描：左股骨粗隆同位素浓聚；C. 冠状面 T_1WI：骨盆及两股骨冠状面，骨盆两侧及两股骨近端三分之二广泛多发性病灶；D. 冠状面 T_2WI：病灶呈高低混合信号；E. 冠状面 STIR：病灶更清楚。

块影仍由低信号环绕。环状低信号外有一层薄的高信号，肿瘤两端的骨干软组织呈高信号，其肿瘤在 STIR 或 T_2^*WI 上呈团块结节状高信号影。注射 Gd-DTPA 能增加对骨与软组织转移病灶的敏感性（图 12-3-51）。

【全身弥散成像在肿瘤全身骨转移的检测中的应用】　常用的是高 b 值（1 000S/mm^2）的背景抑制 STIR-EPI 弥散加权成像方法进行全身多部位的扫描成像，并进行重建。使用 MIP（最大密度投影）进行处理，还可采用黑白灰度反转方法显示，产生类 PET 图像。大部分正常组织的信号被抑制，如血管、脂肪、肌肉及肠管。但一些正常结构仍可见，如脾、前列腺、睾丸、卵巢、内皮组织和脊髓、神经根、椎间盘及细胞密度较大的淋巴结等弥散受限区域均表现为高信号。

Joan C.Vilanova 的研究表明弥散成像对于骨转移的检测敏感度是 96%，而常规的磁共振成像（无弥散序列）检测敏感度是 88%。其前期研究得出 MR 弥散成像具有较核素骨扫描更好的效果（敏感度：100% vs. 71%；特异度：90% vs .80%；准确率 96% vs.75%）。MR 弥散成像在骨骼局灶性病变的诊断中也优于核素骨扫描（敏感度：96% vs. 52%）。在弥散图像上所有的囊性转移灶皆表现为高信号，ADC 值高于正常骨组织，但低于良性水肿。MR 弥散成像还可以发现骨骼外的肿瘤病灶，骨外转移的病人占 42%。其不足之处是不能完全显示成骨性转移，而 T_1WI 上可以非常清晰的显示成骨性转移。因此在检查中应采用多序列的 MR 成像方法，包括 STIR 及 T_1WI 等。

Katsuyuki 等分别采用 T_1WI+STIR+DWI 及 T_2WI+STIR 进行全身骨转移的检查，并将其与核素骨扫描对比。T_2WI+STIR 检测的敏感度为 88%，阳性预测值 95%；T_1WI+STIR+DWI 检测的敏感度为 96%，阳性预测值 98%；而核素骨扫描的检测的敏感度为 96%，阳性预测值 94%；因此 T_1WI+STIR+DWI 可以用于检查肿瘤骨转移情况的评价（图 12-3-52、图 12-3-53）。

良性骨肿瘤

一、巨细胞瘤

1940 年，Jafie 和 Lichtenstein 首次明确骨巨细胞瘤概念，并将它们从其他骨肿瘤中分离出来。目前比较一致认为巨细胞瘤起源于骨髓支持组织的未分化细胞，瘤细胞主要为单核细胞，所谓巨细胞是由这些单核细胞融合而成。巨细胞瘤的临床病理变化较大，有复发、转移、恶变趋向，小部分肿瘤一开始即表现为恶性生物学行为，因此这是一类具特殊属性的肿瘤，不同于常见的良性或恶性肿瘤。

巨细胞瘤占原发性骨肿瘤的 4%～9.5%，国内达

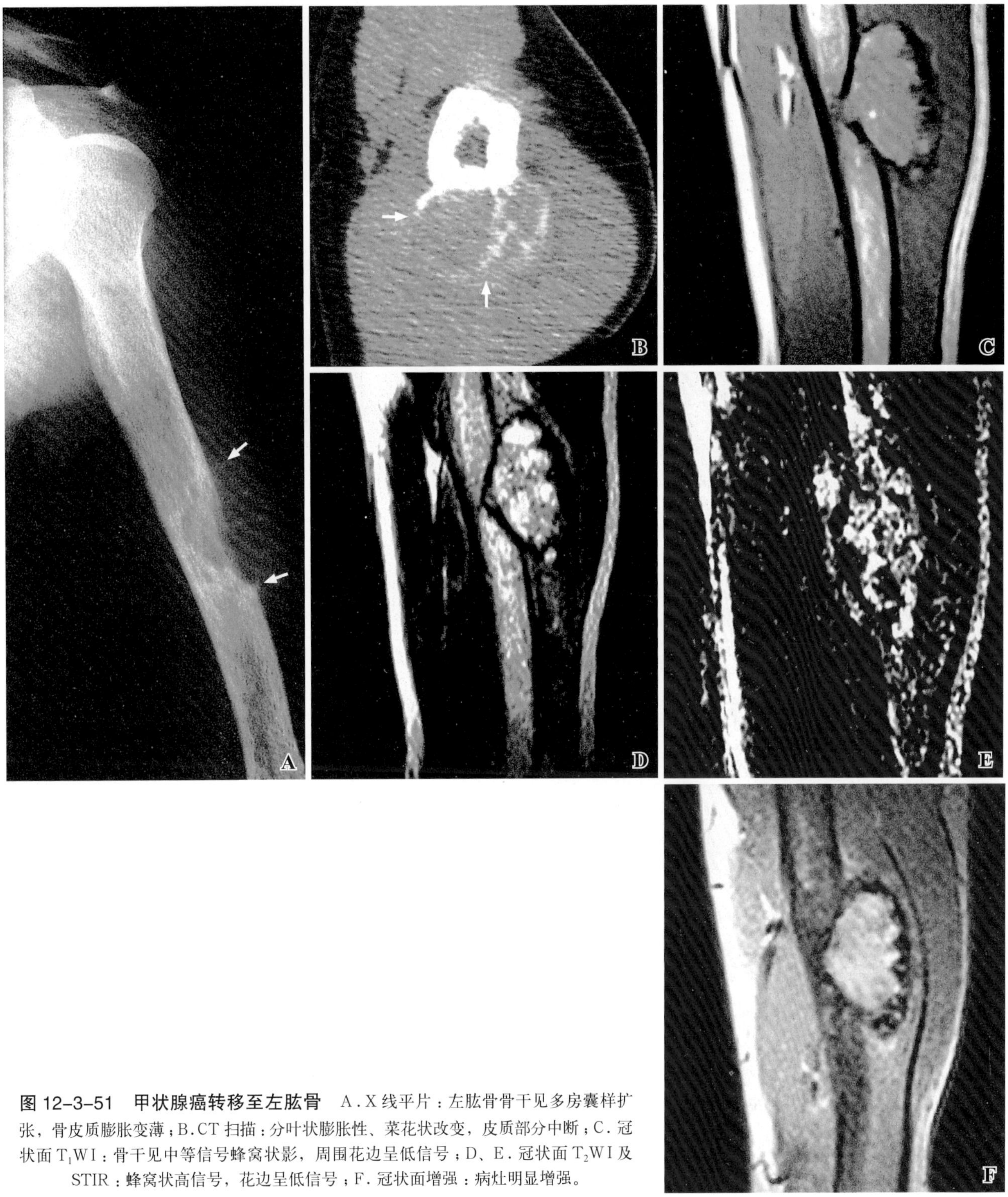

图 12-3-51 甲状腺癌转移至左肱骨 A.X 线平片：左肱骨骨干见多房囊样扩张，骨皮质膨胀变薄；B.CT 扫描：分叶状膨胀性、菜花状改变，皮质部分中断；C.冠状面 T_1WI：骨干见中等信号蜂窝状影，周围花边呈低信号；D、E.冠状面 T_2WI 及 STIR：蜂窝状高信号，花边呈低信号；F.冠状面增强：病灶明显增强。

13%～15%；占良性骨肿瘤 18.2%～20%；女性略多于男性。74% 的患者发病年龄在 15～45 岁，30 岁为发病高峰。无论年龄大小，绝大多数巨细胞瘤发生在骨骺愈合的患者，仅有 1.7%发生于骨骺未愈合者。

【病理】 肿瘤无包膜。切面似肉芽组织，质软易碎，内部可见纤维化、囊变、出血及含铁血黄素沉着。瘤组织内血管丰富，主要成分为单核细胞，并含有多核巨细胞。根据瘤细胞的组织学特点，分成四级：Ⅰ～Ⅱ级为良性，Ⅲ级为良恶性之间，Ⅳ级为恶性。组织学分级常不能完全与临床、影像学表现相吻合，Ⅰ或Ⅱ级的巨细胞瘤在临床上偶然表现为恶性过程，甚至肺转移等；Ⅲ级以上肿瘤的病理、临床、影像相符率较高。最终诊断必须结合影像、临床、病理三个方面，尤其是现代影像工具更能精准估价其侵袭性，在诊断中地位也越来越突出。

【临床表现】 临床表现无特征，多数发病缓慢。轻者局部间歇隐痛及肿胀，病变进展者有局部肿胀变形、

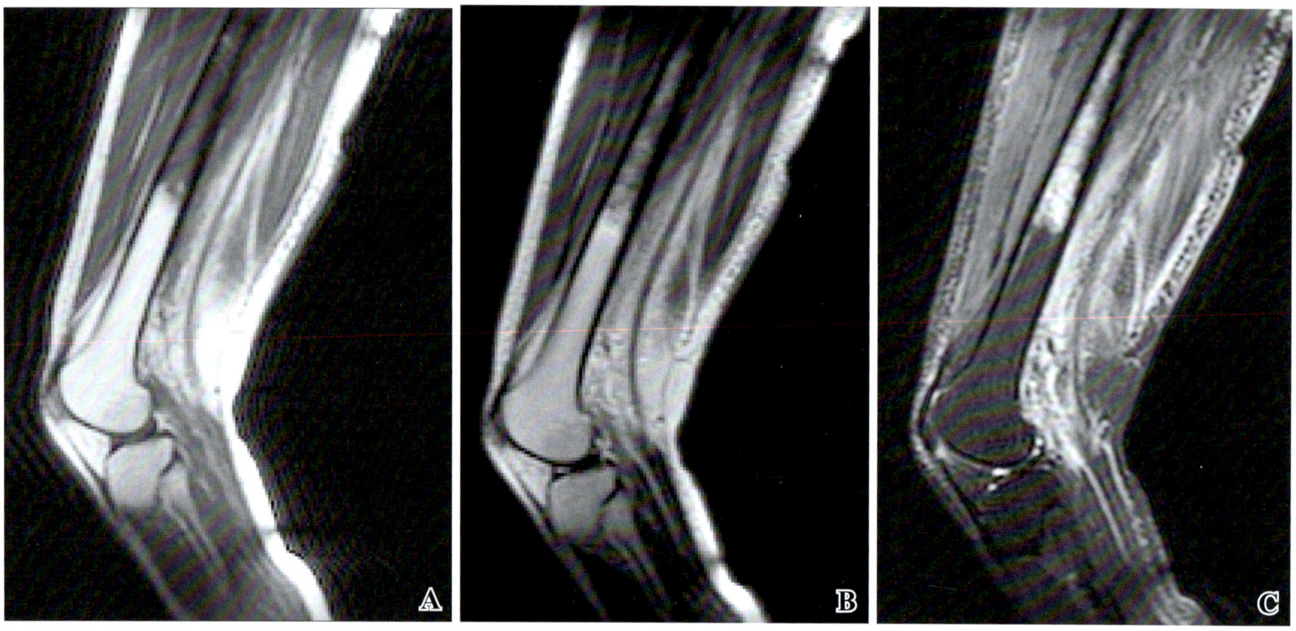

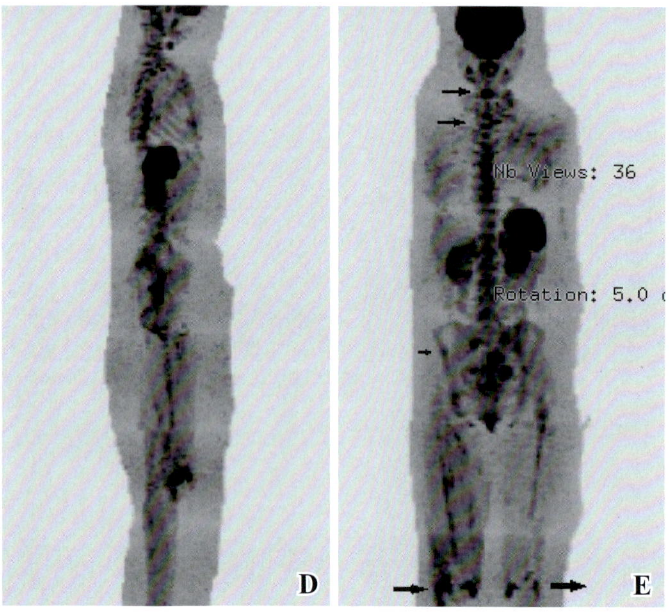

图 12-3-52 女，51 岁，乳癌术后一年 A .T_1WI：右股骨病灶呈低信号；B.T_2WI：病灶呈中高信号；C.STIR 像病灶呈高信号；D、E. 全身骨转移全身弥散成像显示两肺多发性病灶，左肱骨头，双侧部分肋骨，部分胸椎，左股骨粗隆，右股骨转移性病变。

关节活动受限等。穿破骨皮质者有软组织肿块、皮肤紧张发亮、静脉曲张、皮温升高等表现。特殊部位肿瘤有特殊症状，如骶骨巨细胞瘤可有尿潴留。当疼痛性质改变，由间歇转为持续，要警惕恶变可能。部分患者因外伤并有病理骨折而引起注意。

【X 线表现】 传统 X 线诊断骨巨细胞瘤已积累了大量的经验和教训，在 CT 和 MRI 广泛应用的今天，X 线检查仍是巨细胞瘤诊断及鉴别诊断最为有效可靠的方法。典型的巨细胞瘤可归纳为如下四个特征。

(1) 地图样的溶骨性病变，边缘清楚，无硬化。病灶多为孤立单发，体积较大，46.7%～60% 呈膨胀性生长，100% 局部骨皮质变薄，骨皮质被冲破仅见于肿瘤较大并有侵袭性者。33% ～ 50% 的病灶周围伴有较小的软组织肿块，但 X 线平片显示率较低。11%～37%患者有病理性骨折，骨膜反应仅见于此等患者。多发病灶仅占 0.04%～1%，多位于手骨。14.5%的巨细胞瘤并发动脉瘤样骨囊肿。病灶呈多房或呈梁状，并非内部真正有分隔，而是不均匀生长的结果，形成周边部条纹状或明显增厚、粗糙的梁状骨嵴，甚至出现典型的“皂泡状”外观，发生率仅为 1/3 左右。

(2) 病灶通常位于长骨的骨端，有毗邻关节下骨质扩展的趋向。84% ～ 98% 的病灶距关节骨皮质小于 1cm，27%～46.7%穿透或侵蚀关节骨皮质。多数呈横向偏心生长，42%～93% 位于骨端的偏侧。早期较小的病灶可完全位于干骺端，尤其是骨骺未愈合者。

(3) 股骨远端、胫骨近端及桡骨远端是最好发的部位。长管状骨的病灶表现典型，容易诊断。膝关节周围（股骨下端及胫骨上端）最常见，占 40% ～ 50%；其次为桡骨远端，占 10%～12%；其他按发生率高低依次为肱骨近端、股骨近端、胫骨远端、骶骨、尺骨远端、腓骨近端、骨盆、手足短管状骨及椎体。手、足骨巨细胞瘤的特点是多发病灶比例高；脊柱发病累及骶骨椎体为主，体积通常巨大，广泛切除也容易复发。X线平片显示中轴骨及不规则骨的病灶不尽理想。

（4）青壮年发病，手、足骨及中轴骨发病者年龄相对轻于长管状骨发病患者。血管造影显示65%的巨细胞瘤为富血管，25%为中等量血管，10%为少血管，血供多少与肿瘤的良、恶性关系不大。恶性巨细胞瘤可出现不成熟的肿瘤血管、肿瘤湖、动脉中断、毛细血管丛增生、动静脉瘘等表现。

【CT表现】 骨巨细胞瘤的CT检查仅是平片的进一步补充，上述的形态学、部位、年龄等特征均适合CT检查。CT具有可摄横断面及密度高对比的优点，有利于估价：①溶骨性破坏的膨胀程度，描述不均匀生长引起的多房样改变及边缘部梁状假分隔特征。②骨皮质或包壳变薄、冲破、骨膜反应及其伴随的软组织肿块。有报道，CT发现骨膜反应高达30%以上，与病理性骨折或骨皮质穿破有关。③瘤体内缺少钙化或骨化，如有钙化或骨化，则排除巨细胞瘤。④X线平片上无明显硬化缘是其特征之一，但CT上显示边缘部分硬化可高达20%，多见于膝关节周围长骨的病灶。⑤特殊部位的肿瘤及其与血管、神经的关系，如骶骨巨细胞瘤CT片优于X线平片。⑥增强扫描可反映病灶内血供，显示液化、坏死区。

【MRI表现】 巨细胞瘤的MRI诊断必须结合X线平片，与X线平片及CT片相比，MRI图像的优势主要在于显示肿瘤周围的软组织，与周围神经、血管的关系，关节软骨下骨质穿破，关节腔的受累，骨髓组织的侵犯，治疗后有无复发等。这些信息对于肿瘤的范围、分期及鉴别诊断具重要参考意义。MRI显示骨质破坏、骨皮质或骨壳改变的敏感性虽接近X线平片及CT片，但不如后者直观。

多数巨细胞瘤在MRI图像上边界清楚，少数病灶边缘有低信号的环圈，相当于轻度的硬化边缘。瘤体信

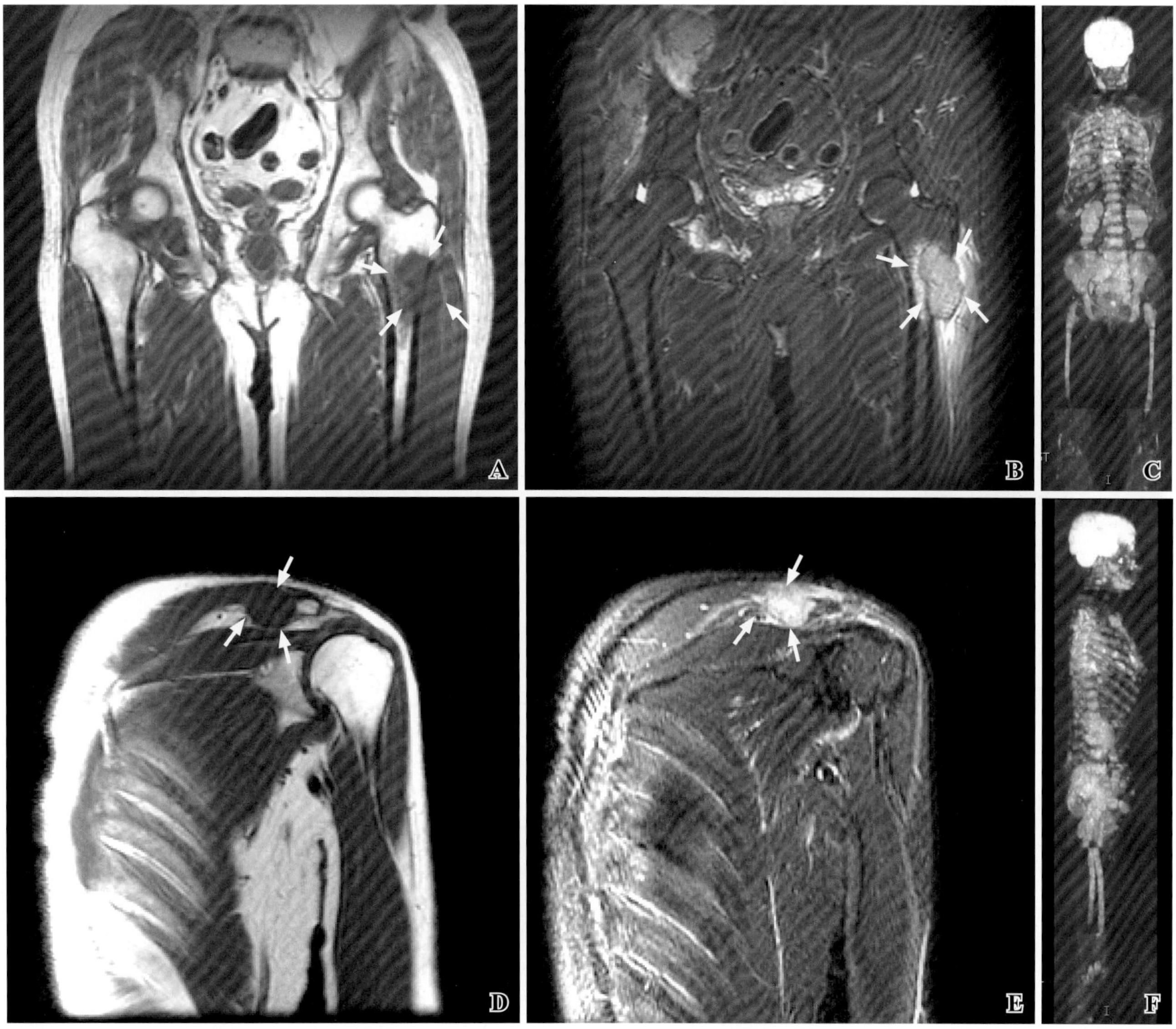

图12-3-53　女，70岁，膀胱癌术后一年　A. 骨盆冠状位 T_1WI：左股骨上段病灶呈低信号；B. 骨盆冠状位STIR：病灶呈高信号；D. 左肩冠状位 T_1WI：左锁骨病灶呈低信号；E. 左肩冠状位STIR：病灶呈高信号；C、F. 全身骨转移全身弥散成像显示脊柱骨髓、胸骨、双侧锁骨、双肩钾骨、双侧肋骨、双侧髂骨、坐骨、耻骨、股骨中上段转移性病灶。

号无明显特征性。在 T_1WI 上多数呈均匀的低信号或中等信号，如出现明显高信号区，提示亚急性出血（高铁血红蛋白）。在 T_2WI 上常信号不均，呈低、中等或高信号混杂，正常的瘤组织一般呈相对高信号，陈旧出血形成明显高信号的囊变区，含铁血黄素沉着则为低信号；有报道，后者的发生率高达 63%，与瘤细胞及外渗红细胞的吞噬功能有关，在不典型年龄、部位出现这种表现对巨细胞瘤的诊断有提示性意义（图 12-3-54 ～ 56）。

病灶穿破骨皮质在 T_2WI 上显示最好，表现为低信号的骨皮质被相对高信号的瘤组织取代，同时可侵及周围软组织形成肿块。MRI 的敏感性及特异性分别为 92% 及 99%。对侵犯血管的敏感性及特异性分别为 92% 及 98%，明显高于 CT 及血管造影（图 12-3-57）。当关节下骨皮质中断或破坏、累及或穿破关节软骨时，可出现关节腔积液等征象，MRI 估价关节受侵的假阳性高于假阴性，有怀疑时通常表示关节无受累。

病灶在 Gd-DTPA 增强后的表现也多变，取决于病灶的血供，可呈轻度强化到明显不规则强化等形式，动态扫描甚至可出现“快进快出”强化。在强化瘤组织对比下，出血坏死区显示更清楚。

【分期】 恶性巨细胞瘤或恶性变占 5% ～ 15%，其中 70% 为继发性恶性肿瘤，多数认为与放射治疗有关，在原病灶处出现纤维肉瘤、骨肉瘤及纤维组织细胞瘤等；其余 30% 一开始即为恶性，也有手术治疗（无放射治疗）后复发、恶变所致。X 线检查鉴别良、恶性有一定困难，当显示有较明显的软组织肿块、广泛骨质破坏、与正常骨界面不清、虫蚀状外观、肿瘤突然生长迅速，骨膜增生显著甚至出现 Codman 三角型骨膜、放射治疗区再次出现骨质破坏等征象时，应考虑恶性可能。

肺部转移瘤多见于侵袭性较强的巨细胞瘤，局部复发者的肺转移率为 1% ～ 6%，但良性巨细胞瘤的肺转移率也有 1% ～ 3.5%。肺内转移灶可发生在原发病灶发现后的 10 年内，平均为 3.5 年。转移灶倍增时间为 186 ～ 465d，明显长于其他恶性肺转移瘤的倍增时间（多数小于 100d），手术切除后长期生存率明显高于其他恶性肺转移。转移灶呈多发结节状，在 X 线片上与其他转移瘤无明显区别，只有当结节边缘出现纤维化甚至完

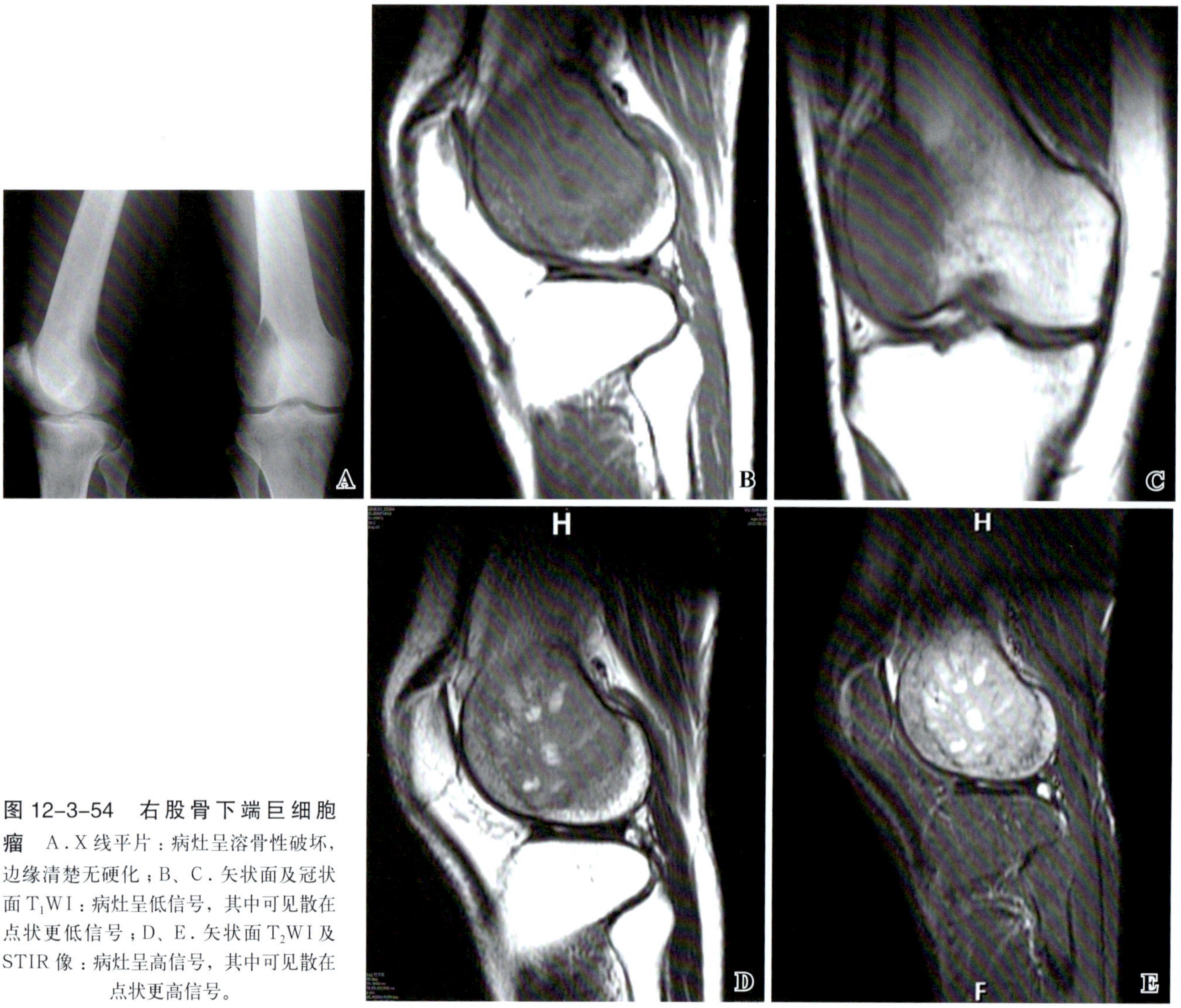

图 12-3-54 右股骨下端巨细胞瘤 A. X 线平片：病灶呈溶骨性破坏，边缘清楚无硬化；B、C. 矢状面及冠状面 T_1WI：病灶呈低信号，其中可见散在点状更低信号；D、E. 矢状面 T_2WI 及 STIR 像：病灶呈高信号，其中可见散在点状更高信号。

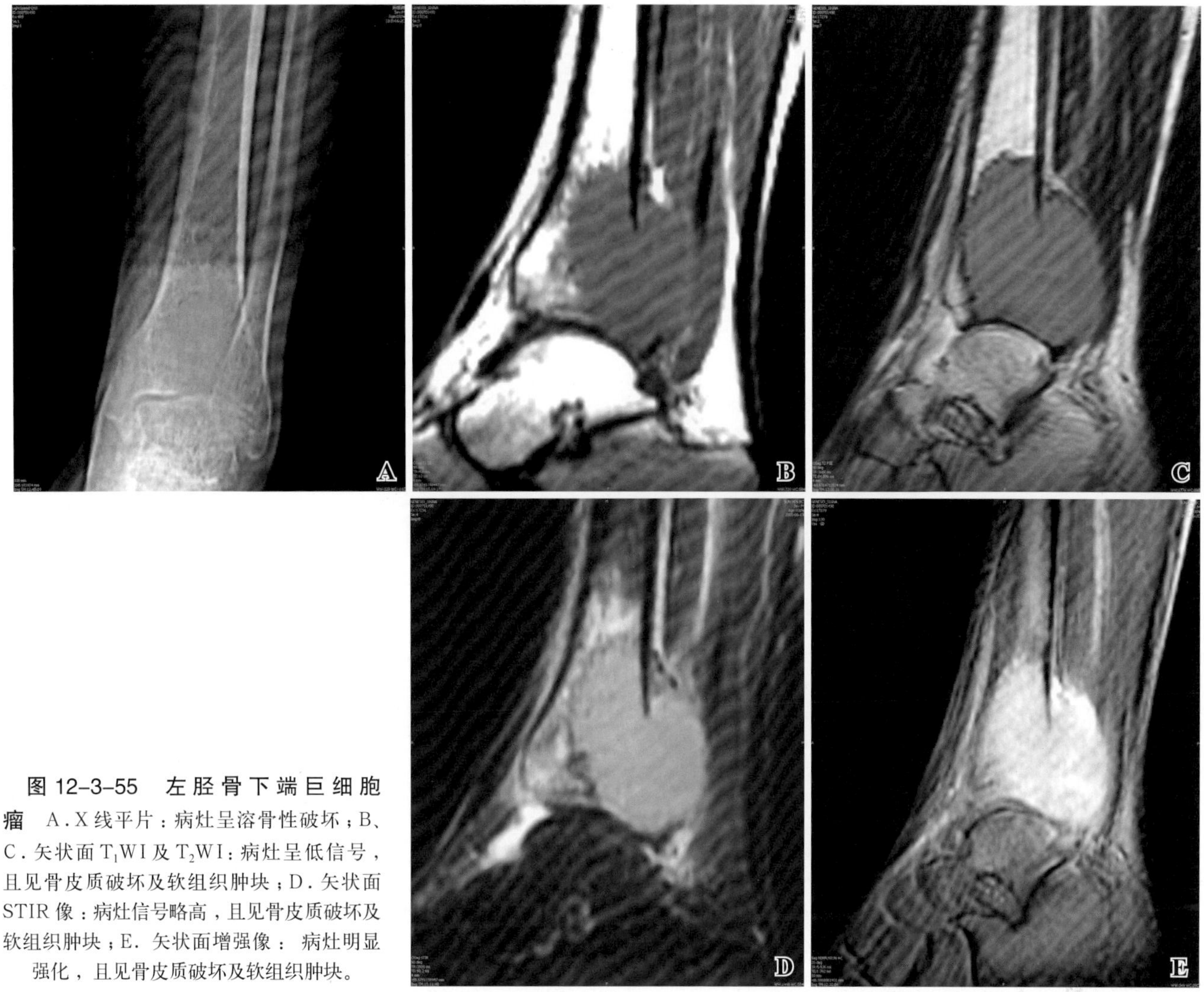

图 12-3-55　左胫骨下端巨细胞瘤　A. X 线平片：病灶呈溶骨性破坏；B、C. 矢状面 T_1WI 及 T_2WI：病灶呈低信号，且见骨皮质破坏及软组织肿块；D. 矢状面 STIR 像：病灶信号略高，且见骨皮质破坏及软组织肿块；E. 矢状面增强像：病灶明显强化，且见骨皮质破坏及软组织肿块。

全成熟的骨松质时，表现为高密度钙化晕环，才是相对特征性的表现。

尽管大多数巨细胞瘤是良性的，但复发率甚高。巨细胞瘤的分期不同于一般恶性肿瘤的分期，组织学除了确定罕见的恶性细胞外，分级并非能完全预测最终的生物学行为；单纯的 X 线表现也与手术治疗后的复发不太一致。

Enneking 结合临床表现、X 线检查及病理，提出了一个比较全面反映巨细胞瘤特点的分期方法。

1. Ⅰ期　临床无症状，X 线片显示肿瘤边缘清楚、无侵袭性，良性组织学。

2. Ⅱ期　有症状，瘤体膨胀，患骨骨皮质可有不规则，但仍局限于骨包壳内，无远处转移，良性组织学特点。

3. Ⅲ期　有症状，快速侵袭性生长（虫蚀状骨质破坏、骨皮质外扩展形成软组织块、软骨下骨质穿破甚至明显关节受累、伴或不伴骨膜反应、可出现远处肺转移），良性组织学特征。

据统计，70% ~ 80% 的巨细胞瘤是Ⅱ期，Ⅰ期及Ⅲ期分别为 10%和 15%。这种分期方法能有效预测肿瘤的预后，677 例的分期结果与以后复发率有明显相关，Ⅰ、Ⅱ、Ⅲ期的复发率分别为 7%、26%、41%。

【鉴别诊断】　大多数巨细胞瘤根据发病年龄、部位、X 线表现可作出诊断和鉴别诊断，CT 和 MRI 能进一步估价其侵袭性，提高鉴别诊断的能力。少见部位和不典型病灶的鉴别相对困难。

1. 纤维源性骨肉瘤及恶性纤维组织细胞瘤　可发生于膝关节周围的长骨干骺端及骨端，缺少典型骨肉瘤的骨化或钙化，偏心生长，边界部分清楚且无明显硬化，扩展至关节下骨质。其发病年龄也相似于巨细胞瘤，有时与后者的鉴别确有一定困难。但前者，CT 和 MRI 通常能显示一定程度的骨皮质不规则、破坏中断、周围软组织肿块。

2. “棕色瘤”　为甲状旁腺功能亢进所致的局部骨质缺损，多见于 30 ~ 50 岁的女性，好发于颌骨及长骨骨干，伴随的异常 X 线表现有指骨骨膜下吸收、普遍的骨质疏松等，血生化检查有典型的血钙升高及血磷降低，这些表现可资鉴别。

3. 软骨母细胞瘤　膝关节周围的病灶也可表现边界较清、溶骨性破坏，年龄相似，但内部的钙化及边缘硬

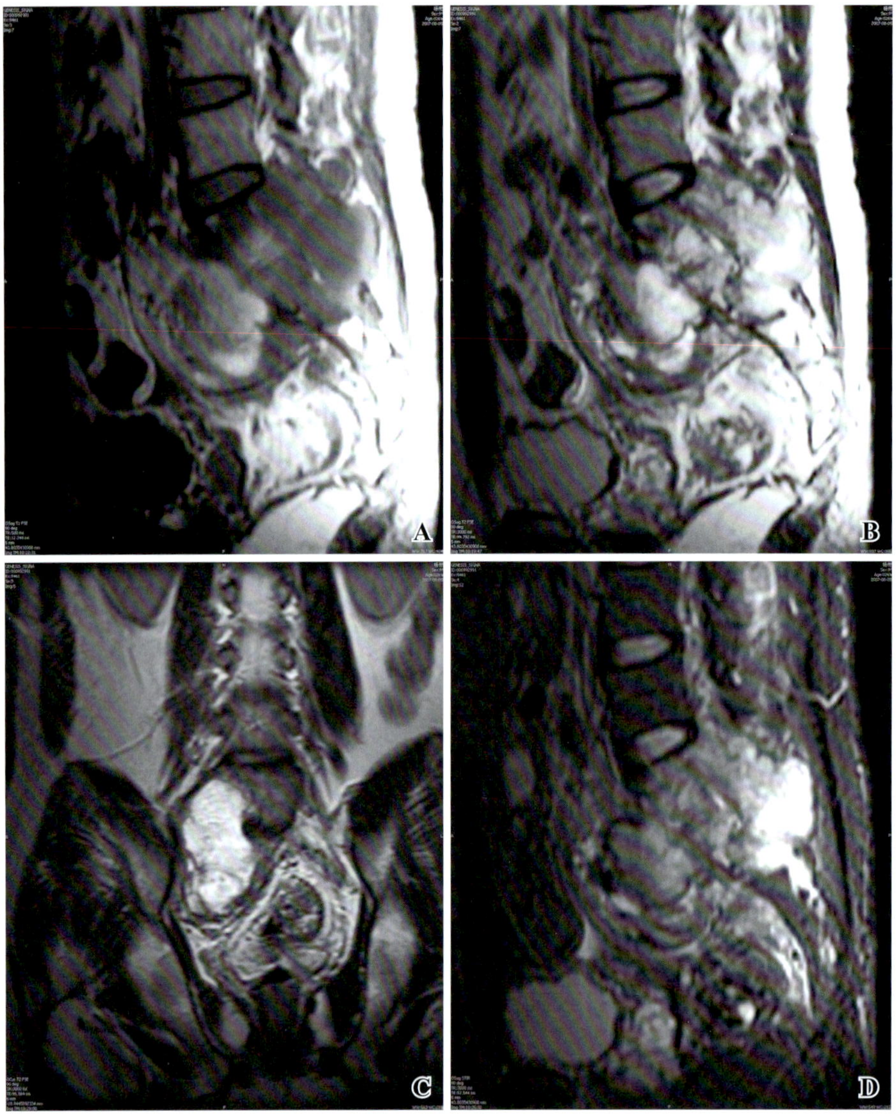

图 12-3-56　**骶骨巨细胞瘤**　A. 矢状面 T_1WI：S1、S2 椎体病灶呈低信号，骶前肿块呈高信号，骶后肿块呈低信号；B、C. 矢状面及冠状面 T_2WI：S1、S2 椎体病灶呈高信号，骶前后肿块呈高信号为主；D. 矢状面 STIR 像：S1、S2 椎体及骶前后肿块呈高信号。

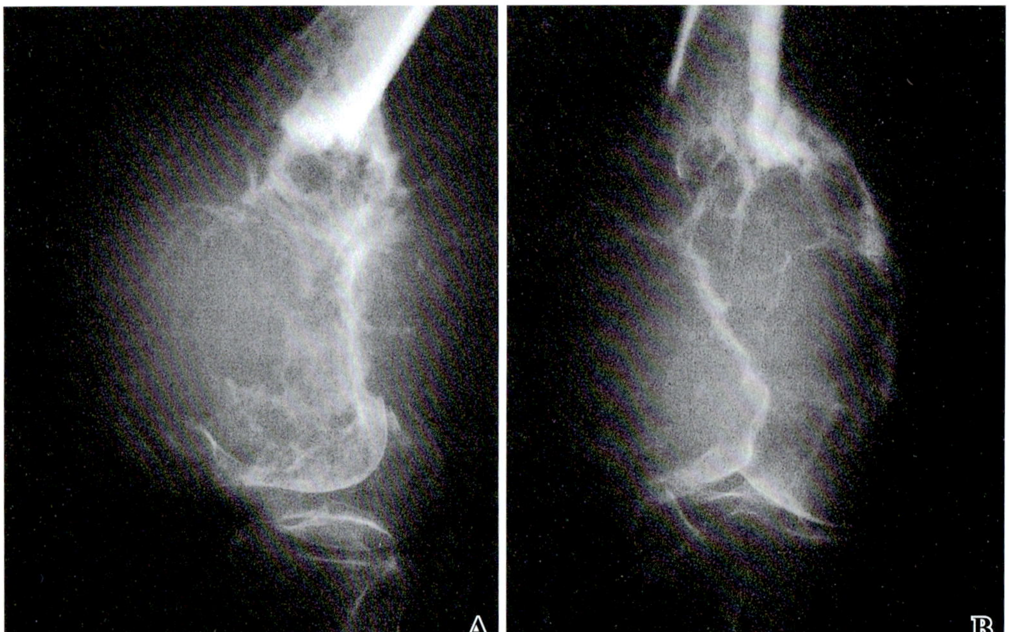

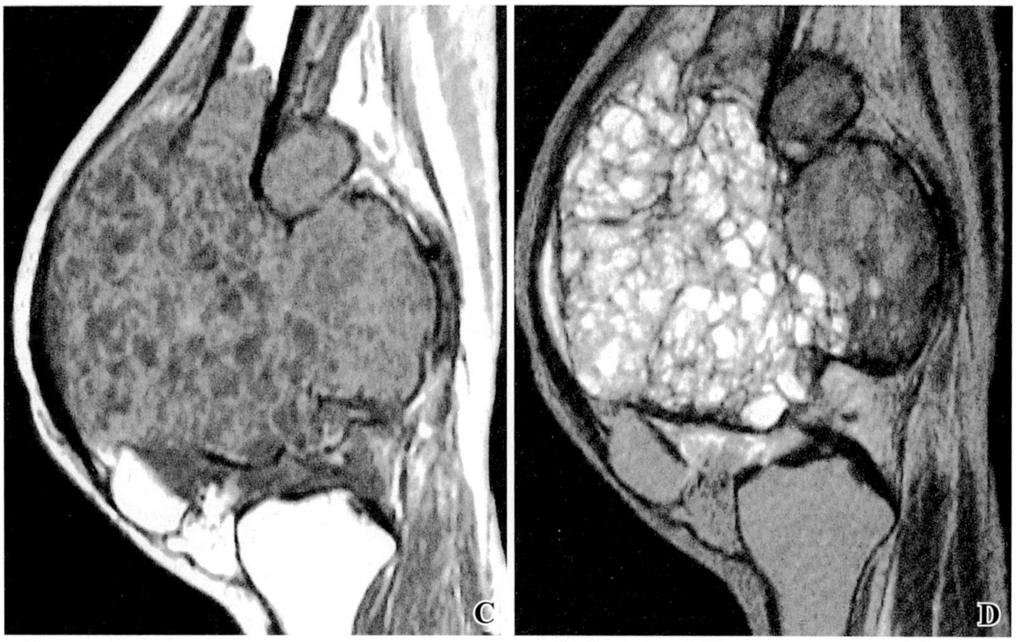

图 12-3-57　右股骨下端恶性巨细胞瘤　A．侧位 X 线平片：广泛膨胀性骨质破坏，并呈多房状，骨皮质破坏，周围有明显软组织肿块；B．正位 X 线平片：多囊状膨胀性骨破坏，周边似有骨包壳存在；C．矢状面 T_1WI：病灶范围较 X 线平片更大，呈低及中等混杂信号的肿块，广泛侵犯周围神经、肌肉及血管；D．矢状面 T_2WI：蜂房状高信号，后部软组织块呈相对高信号，骨皮质破坏中断。

化可帮助鉴别。此病在骶骨的发病率是巨细胞瘤的 2 倍。

4．*软骨黏液纤维瘤*　也可发生于膝关节周围长骨及相似的年龄段，但发病率更低，囊状、硬化边缘、偏向干骺端部位，一般能区别。少数边缘轻微硬化的不典型病灶鉴别困难。

5．*动脉瘤样骨囊肿*　无明显膨胀、向关节骨皮质方向扩展的病灶与巨细胞瘤相似，且两者并发概率较高。CT 片和 MRI 仅显示囊样的液—液平面征象，倾向于前者；如实体肿瘤内出现这种表现，最多见的是巨细胞瘤并发动脉瘤样骨囊肿。

6．*脊索瘤*　脊索瘤可发生于相似部位及年龄段。巨细胞瘤多位于上部骶椎的偏心、囊壳状膨胀性溶骨破坏，可有轻度硬化边，多无软组织肿块；脊索瘤多位于骶尾中央，溶骨破坏，无新骨反应，内有钙化条点，伴软组织肿块。

二、成骨细胞瘤

【病理】　成骨细胞瘤又称骨母细胞瘤，瘤组织由大量成骨细胞构成，可形成骨样组织及骨组织，内部血供丰富，组织学颇像骨样骨瘤，故有“巨大骨样骨瘤”之称。当组织学诊断困难，病灶大于 1.5cm 时，应优先考虑成骨细胞瘤。在肿瘤内骨质形成的不同阶段，组织学也易误诊为血管性病变、骨肉瘤等。

【临床表现】　成骨细胞瘤约占良性骨肿瘤的 1%～2%，男女之比为 2 ∶ 1，平均发病年龄 16 岁，70% 为 10 ～ 20 岁。大多数患者以疼痛为主诉，多为隐痛，服阿司匹林不缓解；局部有肿胀及压痛。病灶位于脊柱者，可出现胸背痛、神经功能受损、脊柱侧弯等。

成骨细胞瘤手术后复发率是 10%～15%，多次复发易恶性变。

【X 线及 CT 表现】　成骨细胞瘤脊柱发生率最高（30% ～ 44%），其次为四肢长骨，特别股骨和胫骨（29%），手、足骨好发于距骨颈部（18%），其他部位有颅骨、肩胛骨、肋骨、髌骨、颌骨及骨盆等。

发生于脊柱的病灶多位于附件，可扩展至椎体，以 CT 显示较好，病变附件往往扩张增大。多数病灶边界尚清，内部成骨倾向明显，在骨质破坏区内见云絮状、不规则的骨化。部分病灶可穿破局部骨皮质，据统计有一半扩展至硬膜外间隙。

长骨病灶多位于干骺端，少数位于骨干。典型表现为长椭圆形骨质破坏，内有斑点状、索条状的骨化或钙化高密度影是相对特征，CT 的显示率高于 X 线平片。随病变发展，钙化及骨化可逐渐增多。病灶边缘清楚并有薄层硬化环，偶见周围广泛的骨质增生。46%的病灶位于偏心的髓腔，12% 位于髓腔中央，42%位于一侧骨皮质。膨胀性生长引起骨皮质变薄、破坏，少数可见层状骨膜反应。

总之，肿瘤的 X 线表现随病程的进展而发生一定的变化，相对缺少特征性。

【MRI 表现】　成骨细胞瘤的 MRI 图像无特征，必须对照平片分析。病灶内部的骨样组织及成骨细胞在 T_1WI 上呈低到中等信号，在 T_2WI 上为高信号。多数病灶内存有斑点、条索状、不规则的钙化或骨化区，在各扫描序列上均为低信号，需要仔细辨认。病灶周围的骨髓或软组织可出现反应性充血水肿，在 T_1WI 及 T_2WI 上分别呈低信号及较明显高信号，有时范围广泛，以脂肪抑制 T_2WI 显示水肿最好。脊柱附件的病灶在MRI上多数为边界清楚、膨胀性的肿块，如向椎管内扩展，可清楚显示硬膜外肿块，甚至压迫脊髓。长管状骨的病灶多表现为沿骨骼长轴的长椭圆形、边界清楚的膨胀性肿块，可显示骨皮质变薄、骨膜反应，甚至骨皮质破坏形成软组织肿块（图 12-3-58）。

当病灶周围广泛骨质增生硬化及骨膜反应时，在 T_2WI 上表现为低信号环圈，中央为高信号，与骨样骨瘤的区别只能依据大小作判断。并发动脉瘤样骨囊肿时，内部呈蜂房状改变，含有囊状陈旧或新鲜出血信号，增强后出现网状分隔强化，MRI可显示X线平片不敏感的动脉瘤样骨囊肿（图 12-3-59）。

大多数病灶无需增强扫描即可确诊为良性，注射Gd-DTPA增强扫描显示血供丰富的骨样组织呈明显强化，并对比突出无强化的钙化、囊变、出血区。周围充血水肿区呈轻度强化，不要误认为侵袭性病变。

【鉴别诊断】

1．骨样骨瘤　成骨细胞瘤与骨样骨瘤同属于良性骨肿瘤，关系密切，组织学也难以区分。后者通常有夜间疼痛，病灶小于1.5cm，周边骨质硬化明显，但膨胀不如前者，可资鉴别。薄层CT及增强MRI显示瘤巢清楚，有助于鉴别诊断。

2．动脉瘤样骨囊肿　脊柱及不规则骨的成骨细胞瘤，如以囊性破坏为主，不易与单纯动脉瘤样骨囊肿区别，而且后者也可并发动脉瘤样骨囊肿。

3．骨肉瘤　个别成骨细胞瘤组织学相似于骨肉瘤，而影像表现为普通的成骨细胞瘤，称为假肉瘤样成骨细胞瘤。另有个别有转移、侵袭性倾向者，称为侵袭性成骨细胞瘤、恶性成骨细胞瘤或成骨细胞瘤样骨肉瘤，大多位于肱骨近端，与骨肉瘤难以区别。

三、骨样骨瘤

骨样骨瘤是一种原因不明的成骨性肿瘤，无明显生长趋势，组织学上难以与骨母细胞瘤区别。占全部骨肿

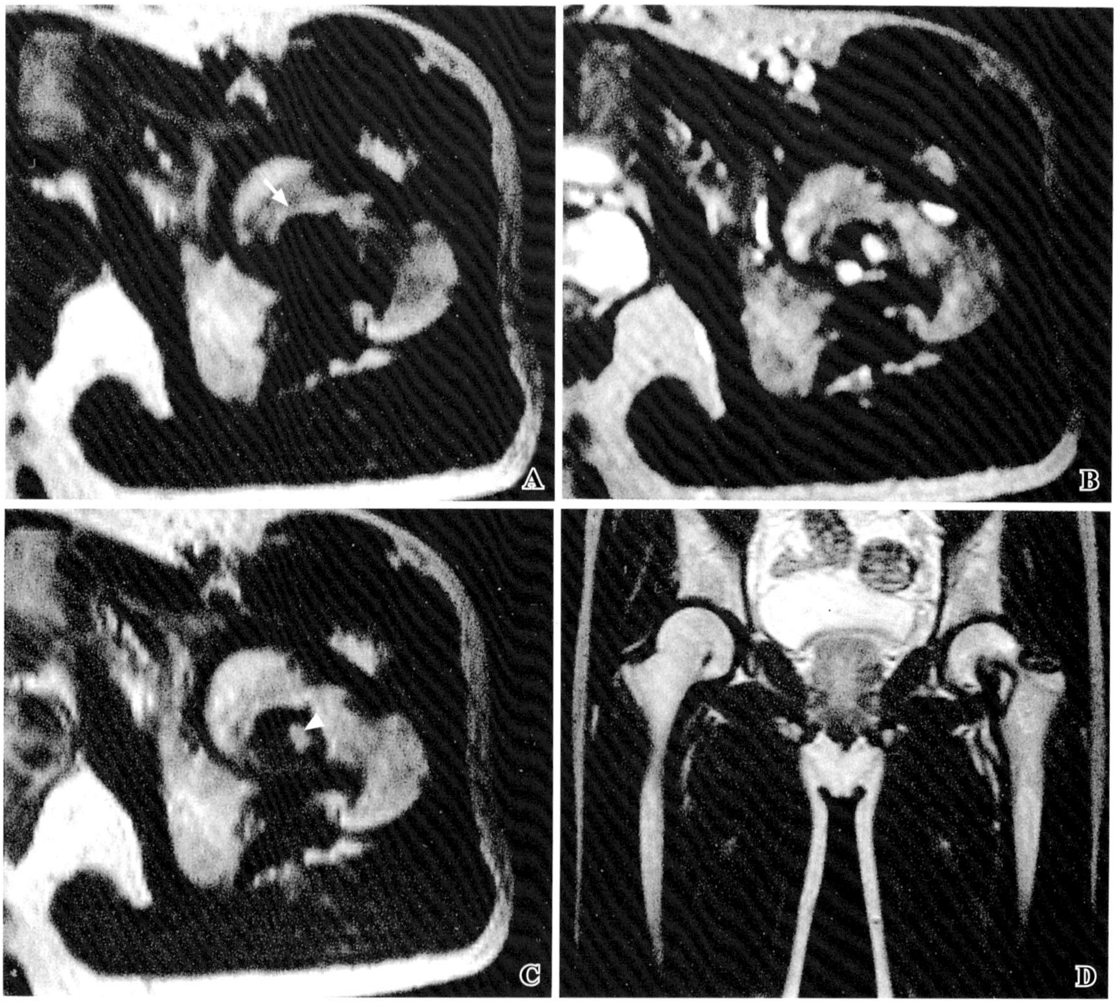

图 12-3-58　左股骨颈成骨细胞瘤　A．横断面 T_1WI：病灶位于髓腔偏内后侧（黑箭），边缘有骨质硬化的低信号环及中央相对低信号的骨样组织，病灶周围骨质内低信号为水肿带；B．横断面 T_2WI：病灶内部信号混杂不均，有斑点状明显高信号区，周围骨质水肿因脂肪信号显示不清；C．Gd-DTPA 增强扫描：有不均匀强化，其中有斑点状明显强化（白箭头），与 T_2WI 上的明显高信号区相对应；D．冠状面增强扫描：强化特征及外周骨质硬化环更清楚，病灶大小为2.2cm。

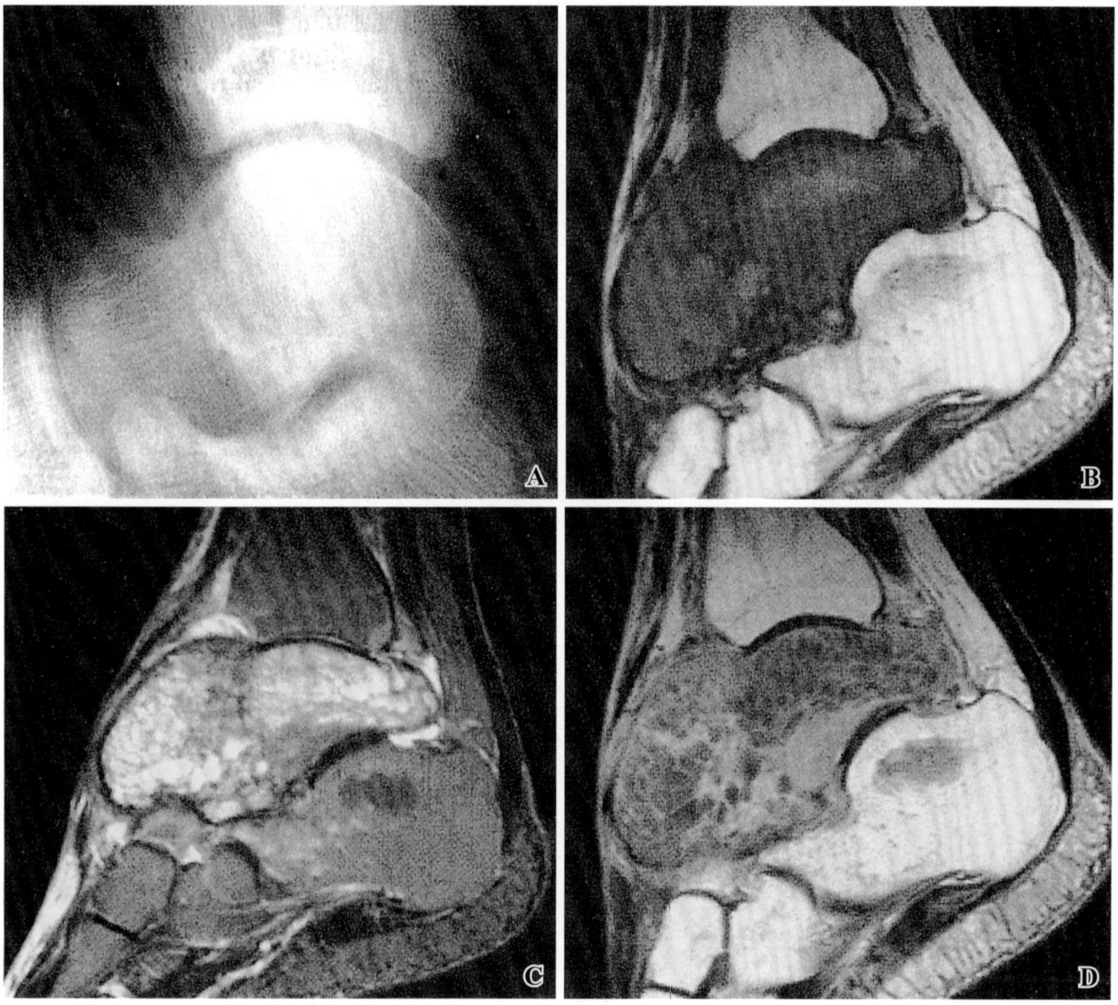

图 12-3-59　距骨成骨细胞瘤继发动脉瘤样骨囊肿　A. X 线平片：距骨颈部前上部囊样病变，其他无异常（2 年前的一次外伤后）；B. 矢状面 T_1WI：距骨膨胀，低信号区混有略高信号区；C. 矢状面 T_2WI：病灶呈蜂窝状高信号；D. Gd-DTPA 增强扫描：有分隔强化，蜂房特征更明显。

瘤的 1%左右，占良性骨肿瘤的 10%左右。90%患者的年龄为 10 ~ 25 岁，男女之比为（2 ~ 3）：1。

【病理】　病灶内含有一个骨样组织的巢，其内血管丰富，含有放射状骨小梁和不同程度的钙化或骨化，骨小梁边缘部有成骨细胞或少数破骨细胞。瘤周可见粗大的、不规则的硬化性骨小梁或骨密质。

【临床表现】　典型症状发生率为 75%，表现为病灶区疼痛，夜间或休息时为甚，服水杨酸类药物缓解，有人认为疼痛与病灶产生的前列腺素有关。骨骺未愈合者会出现局部骨发育紊乱、肌肉萎缩，甚至明显畸形；病灶位于脊柱者，可伴有脊柱侧弯；位于关节囊内骨质者，可出现关节肿胀积液而被误认为是滑膜炎。

【X 线及 CT 表现】　半数以上骨样骨瘤发生于股骨及胫骨，其他部位有脊柱（10%~ 13%，主要在附件），肱骨，手、足骨（特别是距骨）。长管状骨的病灶一半以上位于骨干，根据发病部位可分为皮质型、骨膜下型、髓腔型、关节囊内骨质型，以皮质型或接近皮质的骨膜下型最多见（80%）。

X 线片及 CT 片上的特征表现为瘤巢，小于 1.5cm，多为单巢，偶见 2 个或多个巢，半数以上巢内含有钙化或骨化。根据病程不同，钙化或骨化量不同，从明显的透亮区到几乎塞满的高密度区，巢的确定是诊断的关键，小巢常被周边骨质增生硬化而掩盖，薄层 CT 是目前显示瘤巢的最佳方法。

瘤巢周边的骨质增生、骨膜反应程度因部位不同而有差异。骨皮质病灶多有明显的高密度增生环，伴有成熟的层状或葱皮样骨膜反应；髓腔内、骨膜下及关节囊内病灶的瘤巢，周边增生、硬化、骨膜反应相对较轻，甚至完全没有，有时骨质增生硬化与髓腔内病灶有一定距离。

CT 是骨样骨瘤的首选影像检查，不仅能清楚显示瘤巢及周边硬化，而且对不规则骨如脊柱、距骨等处的病灶的显示也明显优于 X 线平片。

【MRI 表现】　MRI 只能是 X 线、CT 检查的补充，离开 X 线及 CT 检查通常难以解释及诊断。病灶部位、形态及大小具重要诊断意义。瘤巢在 T_1WI 上呈低到中等信号，在 T_2WI 上呈低、中等或高信号，骨样组织为主者一般为高信号，内部钙化或骨化明显者则大部分为低信号。增强后多数瘤巢强化明显，尤其是骨样组织为主、血管丰富的病灶，少数瘤巢可呈环状强化，相当于除钙化或骨化区外剩余的骨样组织部分（图12-3-60，图12-3-61）。MRI的瘤巢显示率为66%，不如CT（100%）。

瘤周骨质增生、骨皮质增厚及骨膜反应，在各种序列上均为低信号，不如X线平片、CT片上的高密度影直观，容易引起注意。MRI对病灶周围的骨髓及软组织充血水肿十分敏感，尤其是关节囊内股骨颈骨皮质区的病灶，可出现范围较广泛的异常信号区。在T_1WI及T_2WI上分别呈低信号和高信号，Gd-DTPA增强后也有一定强化，部分病灶甚至伴有滑膜炎症、关节腔内积液征象。充血水肿表现缺少特异性，可见于成骨细胞瘤、成软骨细胞瘤、恶性肿瘤等多种病变。

【鉴别诊断】

1. 应力性骨折　当骨折处的骨质增生及骨膜反应明显时，要注意与骨样骨瘤鉴别，特殊的劳损病史、骨折好发部位有助于鉴别，关键是骨折线的确定，MRI的多方向切面有一定优势。

2. 慢性骨脓肿　红、肿、热、痛的炎性症状，反复发作史，好发于长骨干骺端，破坏区内无钙化，这些表现能帮助与骨样骨瘤鉴别。

四、成软骨细胞瘤

成软骨细胞瘤是一种起源于成软骨细胞或成软骨结缔组织的少见良性肿瘤，也称软骨母细胞瘤、Codman瘤。占原发性骨肿瘤的1%。常见于青少年，88%发现于5～25岁患者，男女之比为（2～3）：1。

【病理】　肿瘤呈分叶状，边界清楚。主要由软骨母细胞构成，周围有多少不一的软骨基质及多核巨细胞，内部钙化量多少不定，部分区域有出血、囊变区。

【临床表现】　临床表现无特征性，有疼痛、肿胀、活动受限、肌肉萎缩等。靠近关节者可出现类似关节炎

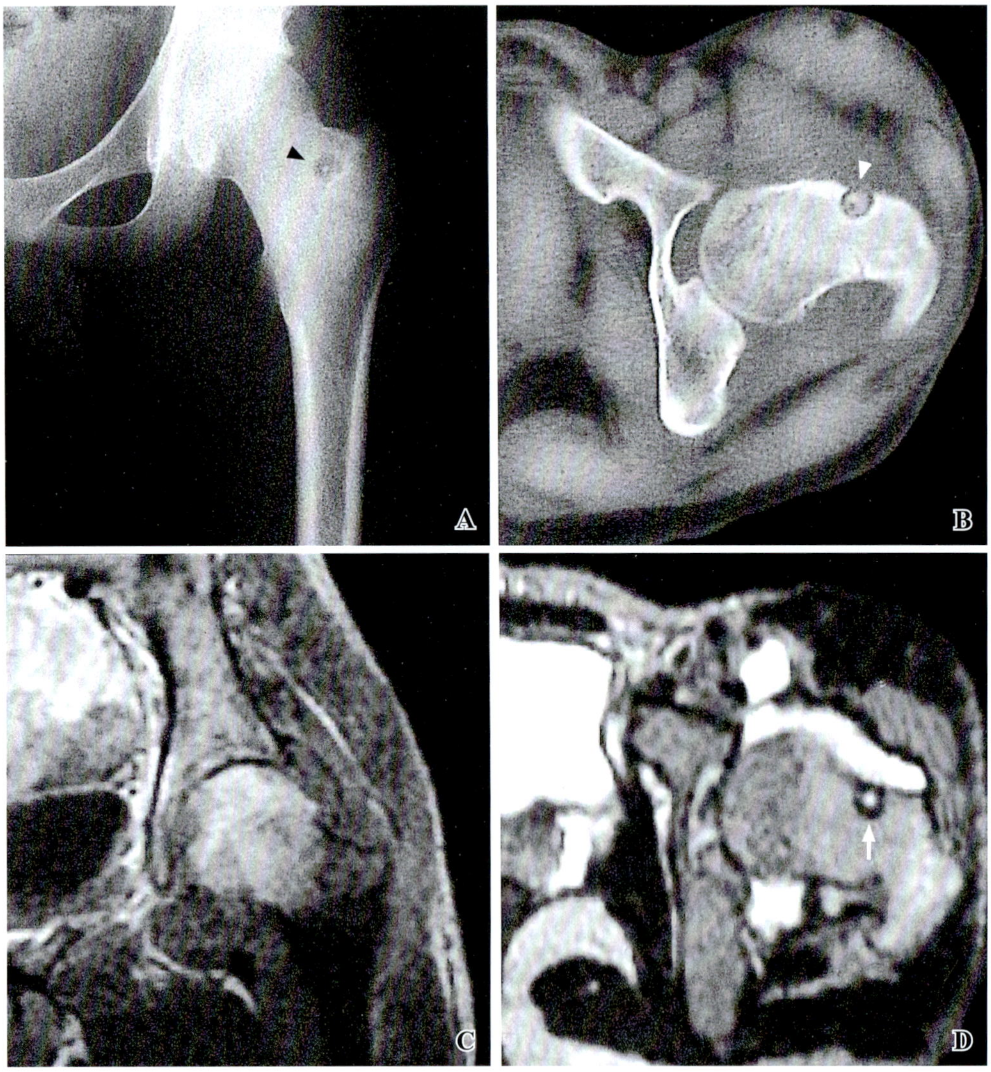

图12-3-60　股骨颈骨样骨瘤　A.X线平片：小囊样骨质破坏，内有斑点略高密度，周边无明显硬化（黑箭头）；B.CT片：骨窗位显示病灶位于前侧骨皮质内，有薄层硬化缘，中央瘤巢斑点状高密度，病灶周围骨松质内大片絮状密度增高（白箭头）；C.冠状面T_1WI：病灶显示不清，关节囊内积液的信号与肌肉相似；D.横断面T_2WI：病灶表现为低信号环，中央点状高信号（白箭），大小为0.8cm，周围骨松质内似有絮状高信号的水肿区。

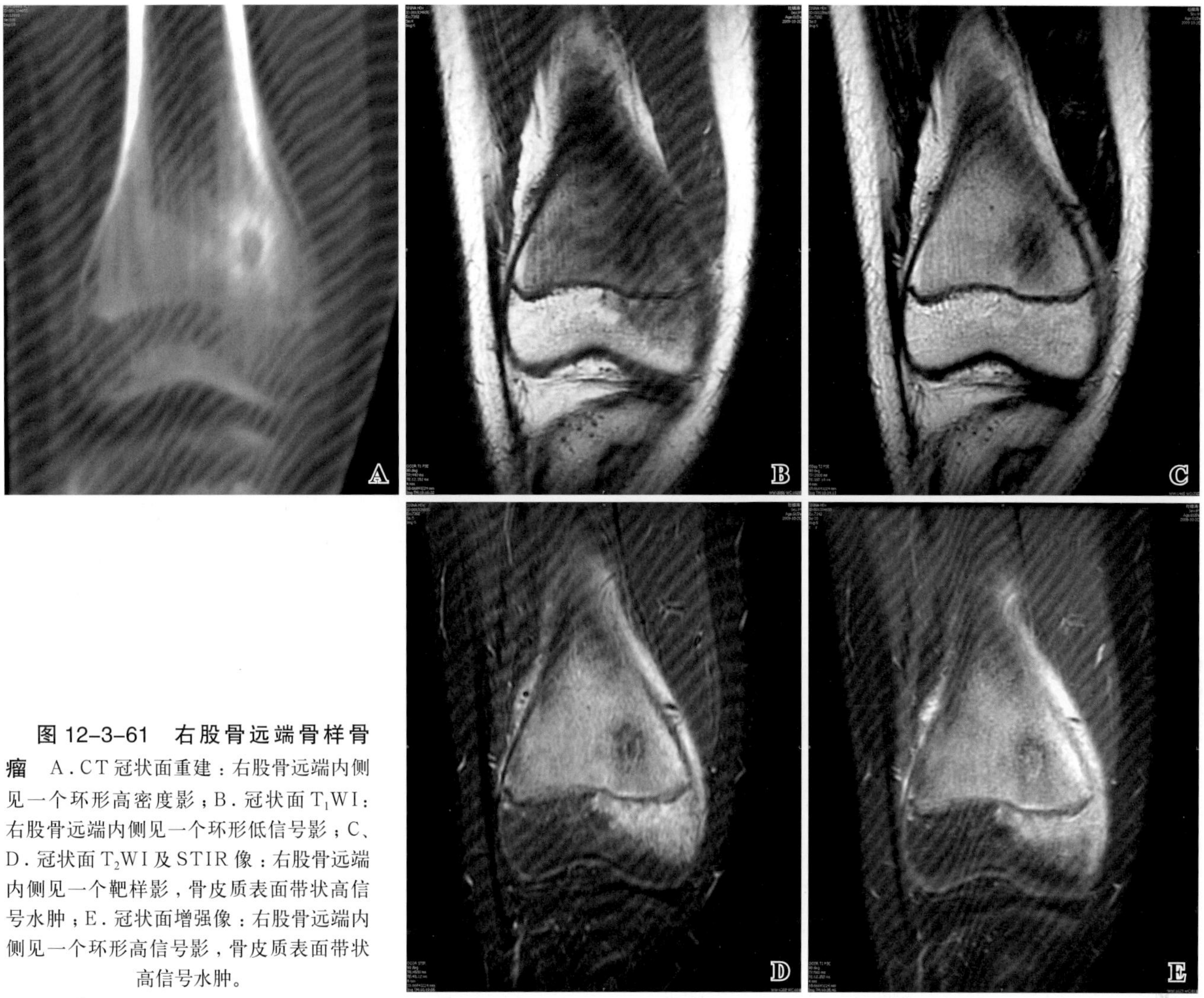

图 12-3-61 右股骨远端骨样骨瘤 A．CT 冠状面重建：右股骨远端内侧见一个环形高密度影；B．冠状面 T_1WI：右股骨远端内侧见一个环形低信号影；C、D．冠状面 T_2WI 及 STIR 像：右股骨远端内侧见一个靶样影，骨皮质表面带状高信号水肿；E．冠状面增强像：右股骨远端内侧见一个环形高信号影，骨皮质表面带状高信号水肿。

表现，如皮温升高、局部触及肿块、触痛等。

【X 线及 CT 表现】 50% 的病灶位于膝关节周围的长骨，20% 位于肱骨近端的肱骨头，10% 位于手、足骨（特别是跟骨及距骨）。40% 的病灶局限于骨骺，其余的起源于骨骺板再侵犯骨骺及干骺端，完全起源于干骺端罕见。位于骨骺的病灶呈地图状骨质破坏，直径多数在 3 ~ 6cm，偏心生长，呈圆形或卵圆形低密度区。病程早期内部多无钙化；后期则有不规则点状、片状、环状钙化影，甚至明显广泛的钙化影。缓慢生长的病灶边界通常清楚，60% 有薄层硬化缘；发展较快的病灶多无明显硬化缘或部分存在。50% ~ 75% 的患骨有膨胀、骨皮质变薄甚至穿破，局部出现软组织肿块。10% 有成熟的层状骨膜反应，也有报道骨膜反应高达 60% ~ 70%，可能与软骨母细胞所诱致的炎性反应有关，增生的骨膜不一定紧靠病灶。17% 有附近关节改变，有滑膜炎、关节积液等征象，是病变扩张的结果，而非真正的侵犯。

CT 片显示病灶内部的少量钙化较 X 线平片敏感，同时描述患骨骨皮质虽有变薄但通常完整的特点。

【MRI 表现】 与其他良性骨肿瘤相似，MRI 通常要结合 X 线检查和（或）CT 才能作出诊断。病灶呈圆形、卵圆形、分叶状异常信号区，边界清楚；在 T_1WI 上一般呈与肌肉相似的低信号；在 T_2WI 上从均质至明显的混杂信号，取决于病灶内软骨样基质、钙化、出血囊变区的比例，软骨样基质（透明软骨）通常为较高信号，钙化为低信号（1/2 病灶），出血囊变区为明显高信号，甚至有液—液平面征象，有人将混杂信号描述为“大鹅卵石”表现。骨膜增生反应主要表现为骨皮质的增厚，在 T_2WI 上呈低信号（图 12-3-62）。

显示病灶累及附近关节腔是 MRI 的优势，在脂肪抑制后的 T_2WI 上可显示高信号的滑膜炎症改变及关节积液征象（67%）。病灶周围的髓腔及软组织也可有程度不一的充血水肿，这种表现可发生于多种骨肿瘤。但当成软骨细胞瘤手术治疗一定时间后再次出现局部水肿，提示复发可能，应注意随访。

因该肿瘤相对发生率低，目前尚难总结出 Gd-DTPA 增强后的表现，可呈轻度强化、不规则的强化或明显强化；骨膜反应及充血水肿区的强化反而会使病变诊断复杂化。

【鉴别诊断】 根据成软骨细胞瘤特殊的发病年龄、

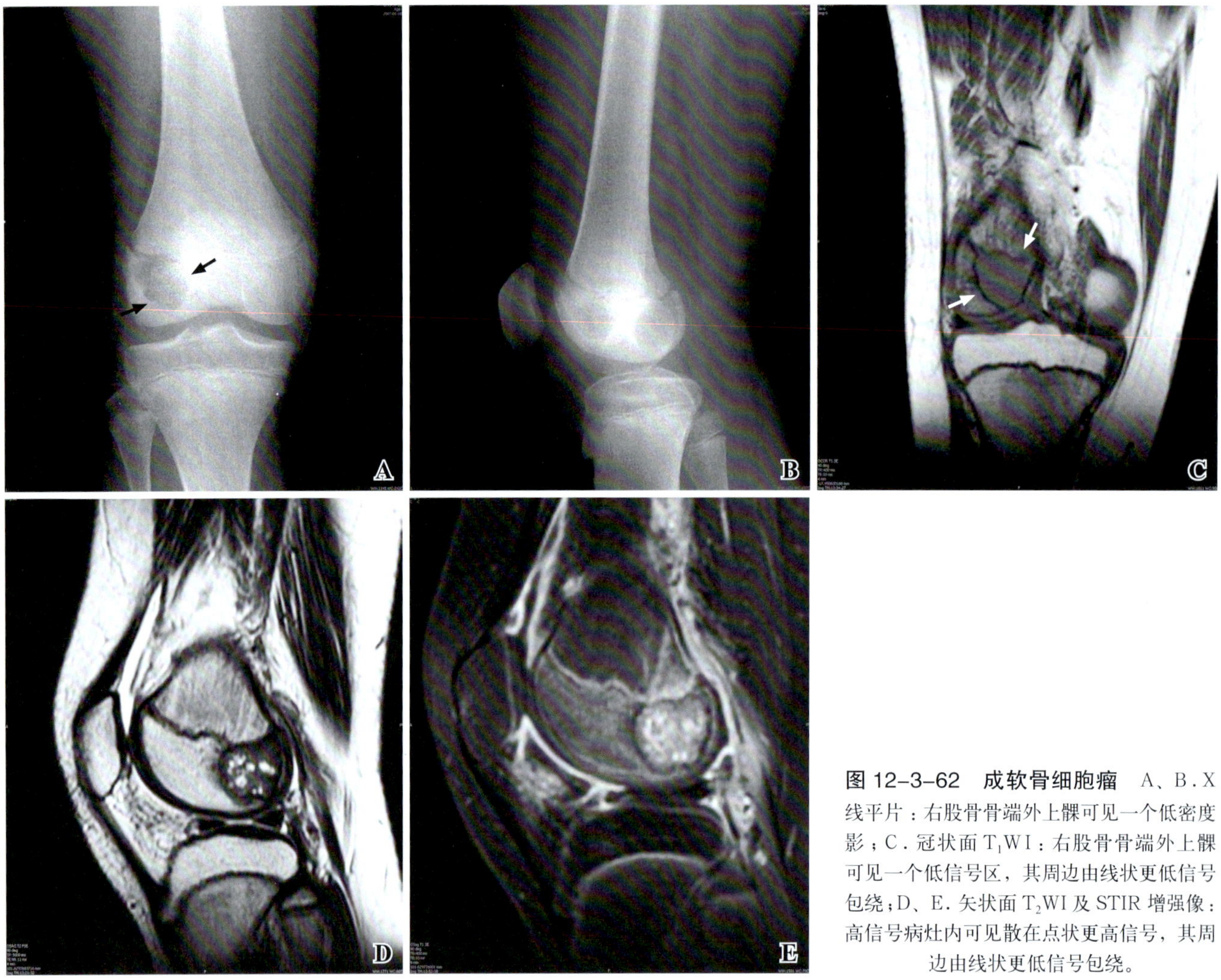

图 12-3-62 成软骨细胞瘤 A、B.X线平片：右股骨骨端外上髁可见一个低密度影；C.冠状面 T_1WI：右股骨骨端外上髁可见一个低信号区，其周边由线状更低信号包绕；D、E.矢状面 T_2WI 及 STIR 增强像：高信号病灶内可见散在点状更高信号，其周边由线状更低信号包绕。

部位及典型 X 线表现，多数病例诊断并非困难。

1. *巨细胞瘤* 发病年龄相对高、病变范围相对大、内部无钙化、骨质横向膨胀明显、无硬化边等征象可资鉴别，见“巨细胞瘤”。

2. *感染* 发生于股骨头的囊性骨结核、局限性化脓性骨髓炎需与成软骨细胞瘤鉴别。前两者通常范围较小，其中可见死骨，无钙化斑点，无硬化缘，病变进展快，可资区别。

3. *股骨头无菌性坏死* 有时酷似成软骨细胞瘤，但无菌性坏死在股骨头负重部位区的塌陷、囊变分布于软骨下骨质，以及后期伴有退行性变等征象的出现。鉴别困难时，借助 MRI 能良好显示软骨下骨质改变的优势，提供进一步的鉴别诊断信息。

4. *内生软骨瘤* 多见于成人手、足的短管状骨骨干，膨胀相对轻，骨膜反应少，但内部可见与成软骨细胞瘤相似的钙化斑。

5. *软骨黏液样纤维瘤* 好发于长骨的干骺端或骨干，病变内有粗糙的梁状间隔，钙化斑少见，见“软骨黏液纤维瘤”。

五、骨软骨瘤

骨软骨瘤是最常见的良性骨肿瘤。占全部骨肿瘤 10% ~ 15%，占良性骨肿瘤的 20% ~ 50%。男女之比 1.6 ∶ 1。多见于青少年，75%在 20 岁前发现病灶。

【病理】 骨软骨瘤又称外生骨疣，分单发及多发性。后者有遗传性，常引起骨骼发育障碍，形成四肢过长、短缩或弯曲畸形，故有遗传性多发外生性骨疣之称。

骨软骨瘤仅发生于软骨内化骨的骨骼，常位于长骨干骺端，病灶在骨骺愈合后一般停止生长。发病机制并不明确，有人认为是胚胎组织的错置，也有人推测外伤等原因使软骨板边缘部的软骨膜缺损。

骨软骨瘤病理上有典型的三层组织，即由骨质（骨皮质及骨松质）构成的瘤体或基底、透明软骨构成的软骨帽和纤维组织的包膜。根据与患骨连接部的大小，分成窄基底（蒂型）及宽基底。

肿瘤短时间内突然增大或生长迅速，应考虑恶变可能。单发性者恶变率低，仅为 1%；多发性者恶变率较高，为 11% ~ 30%。宽基底肿瘤的恶变率也明显高于窄基底者。

【临床表现】 常见临床表现为病灶部位可触及肿

块，可伴有局部畸形，肿瘤较大时压迫周围神经、血管产生相应症状，并引起疼痛及关节活动障碍。窄基底的肿瘤可因蒂部骨折而出现剧痛。多发性者一般伴有肢体畸形，长短不一，甚至脊柱侧弯。

【X线及CT表现】　约有50%的病灶位于股骨下端及胫骨上端，其次为肱骨上端（10%～20%）、桡骨远端、胫骨下端和腓骨两端，其他部位有躯干骨（最多见为髂骨）、短管状骨及颅底骨。

肿瘤多数位于干骺端，随骨骼生长逐渐移行至骨干，肿瘤尖端的指向背离毗邻关节；病灶大小不一，呈分叶状或菜花状，瘤体的骨皮质、骨松质成蒂状或宽基底与患骨连续，这是诊断的要点。CT显示较好，特别是中轴不规则骨的病灶显示更好。瘤顶部有圆形或菜花状不规则的高密度影，为软骨帽内的钙化所致，无钙化的软骨帽X线平片显示困难，表现为低密度透亮带。肿瘤较大时压迫邻近骨骼使之产生畸形、移位、萎缩，一般无侵蚀，也无骨膜反应。在腘窝处的病灶可压迫毗邻血管形成假性动脉瘤。

如果瘤体部出现骨皮质或边缘部骨质破坏、突然生长加快、软骨帽骤然增生（厚度大于2cm）、钙化增多，状如棉花团，与周围软组织界限模糊甚至侵入软组织时，强烈提示恶变。

多发性骨软骨瘤特点为病灶多发，且形状、大小不一；部分呈对称性生长；患骨发育异常畸形更为多见。

【MRI表现】　MRI能独立诊断骨软骨瘤，多方向切面能从多个角度显示瘤体与患骨的连接，特殊的软骨信号能直接显示软骨帽，后者的变化常常是恶变的重要征象。此外，还可显示病灶周边的滑囊改变。这些优点是MRI检查的独到之处。

瘤体的形态特点与X线、CT检查相似，构成瘤体的骨皮质、骨松质与患骨信号相似，呈窄基或宽基相连。软骨帽的典型表现在T_1WI上呈低信号，与肌肉相似，在脂肪抑制T_2WI上为明显的高信号，信号特点与关节透明软骨相似。覆盖在瘤体上软骨帽的厚薄随年龄大小而变化，青少年患者厚度可厚达3cm，而成年人则一般小于1cm。每个病灶的软骨帽厚薄不一定均匀，但应过渡自然（图12-3-63）。

有无恶变主要是通过动态观察，如肿块生长快速，有侵袭性倾向，短期内软骨帽明显增厚（厚度大于2cm）、不规则、弥散钙化，则恶变可能大。有人提出Gd-DTPA增强后软骨帽内出现弯曲的线状强化分隔，提示低度恶性的软骨肉瘤变；但另有人认为这种征象与恶变的关系仍有待于进一步的病例积累及研究。

病灶毗邻的滑液囊因压迫刺激，形成囊肿，会干扰软骨帽的显示，应注意区别。如出现周围血管、神经受压，甚至形成假性动脉瘤，MRI及磁共振血管成像能帮助诊断。

【鉴别诊断】

1. *软骨肉瘤*　发生中轴不规则骨的骨软骨瘤有时难与软骨肉瘤鉴别。当中老年发病，病灶形态不规则、软骨帽不完整且厚度明显不均、内部信号混杂、边界相对欠清时，倾向于软骨肉瘤的诊断，借用CT和MRI常常能作出更进一步的鉴别。当骨软骨瘤恶变时，两者表现相似。

2. *成骨细胞瘤*　发生于脊柱附件的骨软骨瘤与不典型的成骨细胞瘤很难鉴别，但前者该部位罕见。

六、软骨瘤

软骨瘤占良性骨肿瘤的12%，全部骨肿瘤的3%左右。据统计，其发病率相对低于骨软骨瘤，但明显高于成软骨细胞瘤及软骨黏液纤维瘤。80%的病例在50岁前发现病灶，30岁是高峰。单发者男女发病率相近，多发者男性略多于女性。根据解剖部位及病灶多少，可将软骨瘤分为单发性内生软骨瘤、多发性内生软骨瘤（Ouier病，伴软组织多发血管瘤时称为Maffucci综合征）及皮质旁软骨瘤。

【病理】　软骨瘤主要由透明软骨构成，可呈分叶状，软骨基质内有程度不一的钙化，偶见液化坏死及囊变。病理学对良性软骨瘤有无肉瘤变的诊断有一定难度。

【临床表现】　临床表现无特征，部分病例可无任何症状而一直未做X线检查，因此该病的实际发病率被低估。病变发展缓慢，指（趾）骨可呈梭形或球形肿胀，可伴有隐痛。多发性者常因骨骼畸形或多发软组织肿块而出现伴随症状及体征。

【X线及CT表现】　单发性软骨瘤最好发于手、足的短管状骨，以近节指骨更多见，与足部的趾骨发病之比为6∶1；其次为膝关节周围的股骨下段及胫骨、腓骨的上段；其他部位有肱骨、尺骨、桡骨等，也可见于肋骨、胸骨、骨盆、脊柱等。多发性者，手、足部位发病比例更高。

短管状骨的病灶多数同时累及干骺段及骨干，在骨骺愈合前一般不侵犯骨骺。病变位于髓腔中央，呈圆形、卵圆形或分叶状的低密度区，内部的砂粒状小钙化点是其特征。病灶边界清楚，多有硬化带；局部骨皮质膨胀变薄，除非有病理性骨折，一般无骨膜反应。

发生于长管状骨的病灶范围相对广泛，以干骺端为主，多数可见程度不等的内部钙化，呈斑点、条状或环弧形；多数有边缘硬化带，有时很显著；患骨的膨胀程度相对较轻，当出现病理性骨折时，要警惕恶性变的可能。多发性者常伴有患骨的粗短、弯曲等畸形。

病灶位于肋骨者，患骨呈囊状或喇叭状膨胀，皮质变薄；髂骨部位的病灶，可见从髂骨中心向髂嵴扇形放射的低密度软骨条阴影，伴有形状不一的高密度的钙化。发生于骨皮质旁的软骨瘤以软组织肿块影为主，内部有钙化点，对邻骨造成浅表压迹或缺损；病变较大者压迹加深，但可见一明显的硬化缘相隔。

多发性软骨瘤的恶变发生率明显高于单发性，动态观察或随访十分重要。当出现骨皮质破坏伴或不伴软组

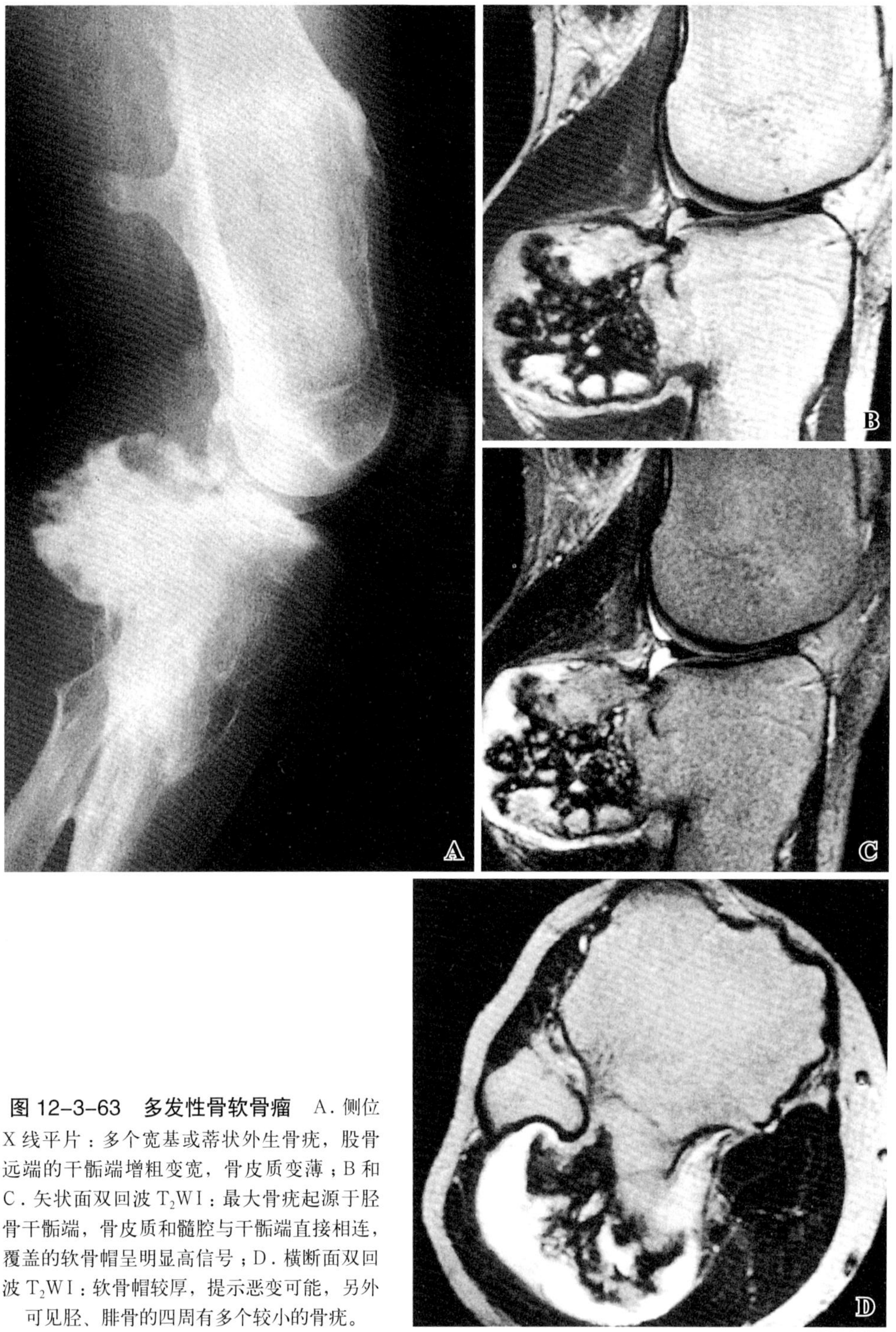

图 12-3-63 多发性骨软骨瘤 A. 侧位X线平片：多个宽基或蒂状外生骨疣，股骨远端的干骺端增粗变宽，骨皮质变薄；B 和 C. 矢状面双回波 T_2WI：最大骨疣起源于胫骨干骺端，骨皮质和髓腔与干骺端直接相连，覆盖的软骨帽呈明显高信号；D. 横断面双回波 T_2WI：软骨帽较厚，提示恶变可能，另外可见胫、腓骨的四周有多个较小的骨疣。

织肿块，围绕病灶的边界变得模糊，以前的钙化影被溶解吸收，无明显外伤的病理性骨折，提示恶变。

最近，Geirnaerdt 等总结分析了经长期随访复查证实的 35 个软骨瘤及 43 个Ⅰ级软骨肉瘤，其结果是中轴骨及扁骨的病灶，病灶大于 5cm 与Ⅰ级软骨肉瘤呈明显相关，是预测恶变相对最可靠的依据；临床症状与良、恶性无明显相关；根据X线表现如骨质破坏的轮廓边缘、内部钙化的形态、骨皮质的改变等判断良、恶性，其敏感性为 56%，特异性为 87%，恶性的阴性预测值为 62%，恶性的阳性预测值为 83%；单纯依 X 线平片表现鉴别两者、预测恶变的作用十分有限。建议对中轴骨或扁骨病灶、直径大于 2cm、有临床症状、活检组织学不明确者应作进一步检查，同时应坚持长期随访。

【MRI 表现】 X 线平片足以诊断绝大部分软骨瘤，CT 仅用于内部无明显钙化、骨皮质的完整性不明确或不规则骨病灶的进一步估价。MRI 的作用主要在于显示病灶内部的非钙化软骨，估价病灶真正的范围、骨皮质有无穿破、周围有无软组织肿块，进一步提供软骨瘤的生物学行为。

软骨瘤的 MRI 表现颇具特征性，在 T_1WI 上呈低信号，在 T_2WI 上为明显的高信号，与透明软骨信号相似；内部的钙化均为低信号，大小范围在各个病灶内比例不一。病灶呈长圆形或卵圆形的多房状，边界清楚，长骨内较大病灶的骨内膜呈扇形改变（图 12-3-64）。

注射 Gd-DTPA 增强后的表现可呈环状或不规则的强化。多数学者认为，增强检查能进一步描述病灶，提高诊断的准确率。也有人试图通过动态增强来总结良、恶性骨肿瘤的血流动力学特征，帮助鉴别诊断，但骨肿瘤的特殊性，尤其是那些介于良、恶性之间的肿瘤，可能很难显示鲜明的血流动力学，难以确定其属于良性抑或恶性。

伴发的血管瘤与其他部位的血管信号相似，在 T_1WI 及 T_2WI 上呈边界清楚的低信号及明显高信号，特征表现为质子密度加权像上的相对高信号、增强后边缘部结节状强化并逐渐向病灶内扩散充填。

当病灶内部明显信号不均匀，并有纤维条带走行其间时，结合病灶短时间内的快速生长、低信号骨皮质线的中断破坏、周围的软组织肿块，则可明确诊断为恶变。对于那些无明显侵袭性的 I 级软骨肉瘤，MRI 能否正确地预测尚需进一步的研究。

【鉴别诊断】 大多数的软骨瘤根据典型影像表现，诊断和鉴别诊断并非困难。不典型病灶需与如下病变鉴别。

1. 皮样囊肿　发生于指骨的皮样囊肿，与无钙化的软骨瘤表现相似。但前者更多见于远节指骨，后者好发于近节指骨。部位不同是主要的鉴别点。

2. 纤维结构不良　当病灶内有矿物盐沉积时可与软骨瘤表现重叠。但前者一般钙化弥漫分布整个病灶，呈毛玻璃状；后者则多数呈边界明确的点状、环状、弧形钙化，不均匀分布于病灶内。

3. 成软骨细胞瘤　与软骨瘤的主要鉴别点是前者位于骨骺，手、足短管状骨罕见。

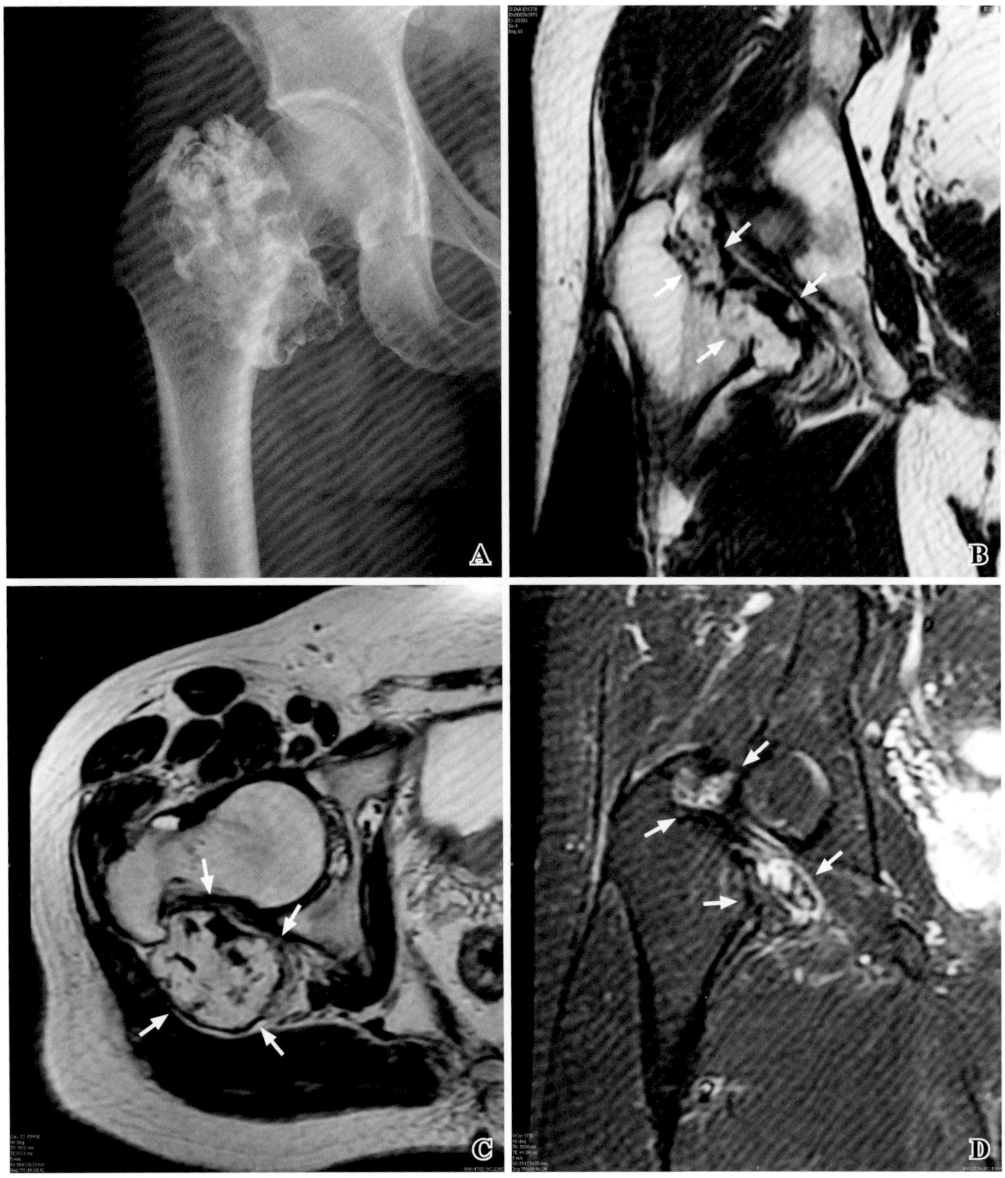

图 12-3-64　多发性骨软骨瘤　A.X 线平片：右股骨颈部位见菜花状高密度影；B、C. 冠状面及横断面 T_1WI 和 T_2WI：右股骨颈部位见菜花状高信号影；D. 冠状面 STIR 像：右股骨颈部位见菜花状高信号影。

4．*软骨黏液样纤维瘤* 很少有内部钙化，通常位于下肢长管状骨，呈偏心生长，指骨部位罕见，有助于鉴别。

5．*骨梗死* 长管状骨的骨梗死所产生的钙化一般从外围到中央，患骨无膨胀，边界相对欠清；在 T_1WI 上含有高信号的脂肪，在 T_2WI 上缺少高信号的软骨，多数能加以区别。如有酗酒、滥用激素、胰腺炎、深海潜水职业史等，则更倾向于骨梗死。

七、软骨黏液纤维瘤

软骨黏液纤维瘤是软骨性肿瘤中最少见的良性肿瘤，亦称纤维黏液样软骨瘤。发病率占原发骨肿瘤的 0.5%左右；男女之比为（1.8 ～ 2）：1；多见于 10 ～ 30 岁，80%患者小于 36 岁。

【病理】 肿瘤略呈分叶状，有软骨样、黏液样及纤维组织三种成分，在各个病灶内比例不同。组织学上软骨细胞有显著的变异，细胞核有明显的多形性及染色质增多。如果没有 X 线、临床表现作参考，单纯病理学很难与软骨肉瘤相鉴别。

【临床表现】 病程进展缓慢，从出现症状至就诊一般为数月或数年。临床症状无特异性，有轻度疼痛、肿胀、局部触及肿块等。

【X 线及 CT 表现】 71%的病灶发生于下肢，其中最常见于胫骨上端，其他依次为腓骨上端、股骨下端、胫骨下端、跟骨及距骨、跖骨等，也可发生于肋骨、肩胛骨、骨盆等。

病变多数位于干骺端，偶可侵犯骨骺，直径一般大于 3cm。典型表现为偏心性长椭圆形骨质破坏区，常呈大小不等的多囊性低密度改变，内部似有粗糙的梁状分隔，但并非真正穿过整个病灶，而是分叶状的病灶向各方向不均匀生长，引起骨皮质膨胀不均、高低不等的结果；病灶长轴与骨干平行；边缘清晰并有硬化；患骨骨皮质膨胀变薄。

比较其他良性软骨性肿瘤，该病灶内钙化少见（2%）；5%可伴有病理性骨折（主要是较大病灶）；局部骨皮质可显著膨胀、变薄破裂，向软组织内突出，但边界仍清楚。恶变率不到 3%，中轴骨多见。

CT 检查的作用是明确病灶内有无矿物盐沉积、骨皮质的完整性、分叶状轮廓、周边呈扇形特征、缺少真正的分隔。

【MRI 表现】 与其他良性软骨性肿瘤相似，该肿瘤的形态特点、发病部位、年龄是诊断的要点，也是 MRI 诊断的重要依据。病灶在 T_1WI 上呈低或中等信号；在 T_2WI 上，信号取决于内部的组织成分，多数信号不均或混杂，内部的软骨、黏液及陈旧性出血为明显高信号，纤维组织为中等或低信号，也有少数病灶内部信号均匀（图 12-3-65）。

Gd-DTPA 增强后的病灶可呈全部的异常明显强化，也可呈部分不规则强化，缺少特异性。

X 线和 CT 检查对绝大多数病灶能正确诊断。MRI 的作用仅用于估价病变的侵袭性，特别是软组织的侵犯，该肿瘤的骨皮质破坏及周围轻度的软组织肿块并不少见，但并不一定提示恶变，因此估价良、恶性的尺度确实仍需要进一步研究。

【鉴别诊断】

1．*骨巨细胞* 发生于长骨的巨细胞瘤多位于骨端，并向关节方向扩展，边缘硬化少见，不难鉴别。而发生于扁骨及较小骨骼的病灶，与内部无钙化的软骨黏液纤维瘤甚难区别。

2．*单纯性骨囊肿* 多位于干骺端中央，对称性膨胀，内缘光滑，分叶征象不明显、多无硬化缘，可资鉴别。

3．*内生软骨瘤* 好发于手、足短骨，其中常有钙化点，多数藉此可鉴别。部分长骨病灶不易与含有钙化的软骨黏液纤维瘤区别。

4．*成软骨细胞瘤* 病灶多位于骨骺，内部常有钙化，一般无粗厚骨嵴形成的假分隔。

八、纤维骨皮质缺损 / 非骨化性纤维瘤

纤维骨皮质缺损的发病率很高，高达正常儿童的 1/3。非骨化性纤维瘤占原发性骨肿瘤的 3%，75% 以上的患者发病于 10 ～ 20 岁。两者均无明显性别倾向。

【病理】 纤维骨皮质缺损与非骨化纤维瘤的病理性质相似，均为梭形纤维母细胞组成，编织成漩涡状，可有少量出血及含铁血黄素沉着。纤维骨皮质缺损的病灶范围较小，非骨化性纤维瘤是指扩展至髓腔的较大病灶。除组织学相同外，有人认为它们是病变发展的不同阶段。其主要理由是，两者均发生于长骨的干骺端，X 线上除大小不同外表现相似，两者可并发，通过动态观察有病灶从纤维骨皮质缺损过渡到非骨化性纤维瘤。

【临床表现】 纤维骨皮质缺损常无临床症状，无需治疗常可自愈。非骨化性纤维瘤症状也轻微，有局部酸痛肿胀，较大病灶才考虑刮除术；约 25% 的病例因外伤而偶然发现，但很少伴发骨折。

【X 线及 CT 表现】 病灶多位于长骨干骺端、离骺板的 3 ～ 4cm 处，随患骨生长发育逐渐向骨干方向移动。好发于股骨、胫骨、腓骨，其他有尺骨、桡骨、肱骨、肋骨等。

典型表现为骨皮质内偏心生长的卵圆形、分叶状的透光区，骨皮质膨胀变薄或毛糙，边缘清晰硬化，多与骨干长轴平行。纤维骨皮质缺损病灶较小，很少超过 4cm。非骨化性纤维瘤相对较大，甚至巨大，成单囊或多囊改变。

少数非骨化纤维瘤位于髓腔，边界清楚，有薄层硬化，可侵蚀骨皮质的内骨膜，使骨皮质膨胀变薄或反应性增厚。非骨化纤维瘤也能自愈，表现为随病程发展，透亮区逐渐被增生的骨质所充填。

【MRI 表现】 大多数病灶因其他原因作 MRI 检查

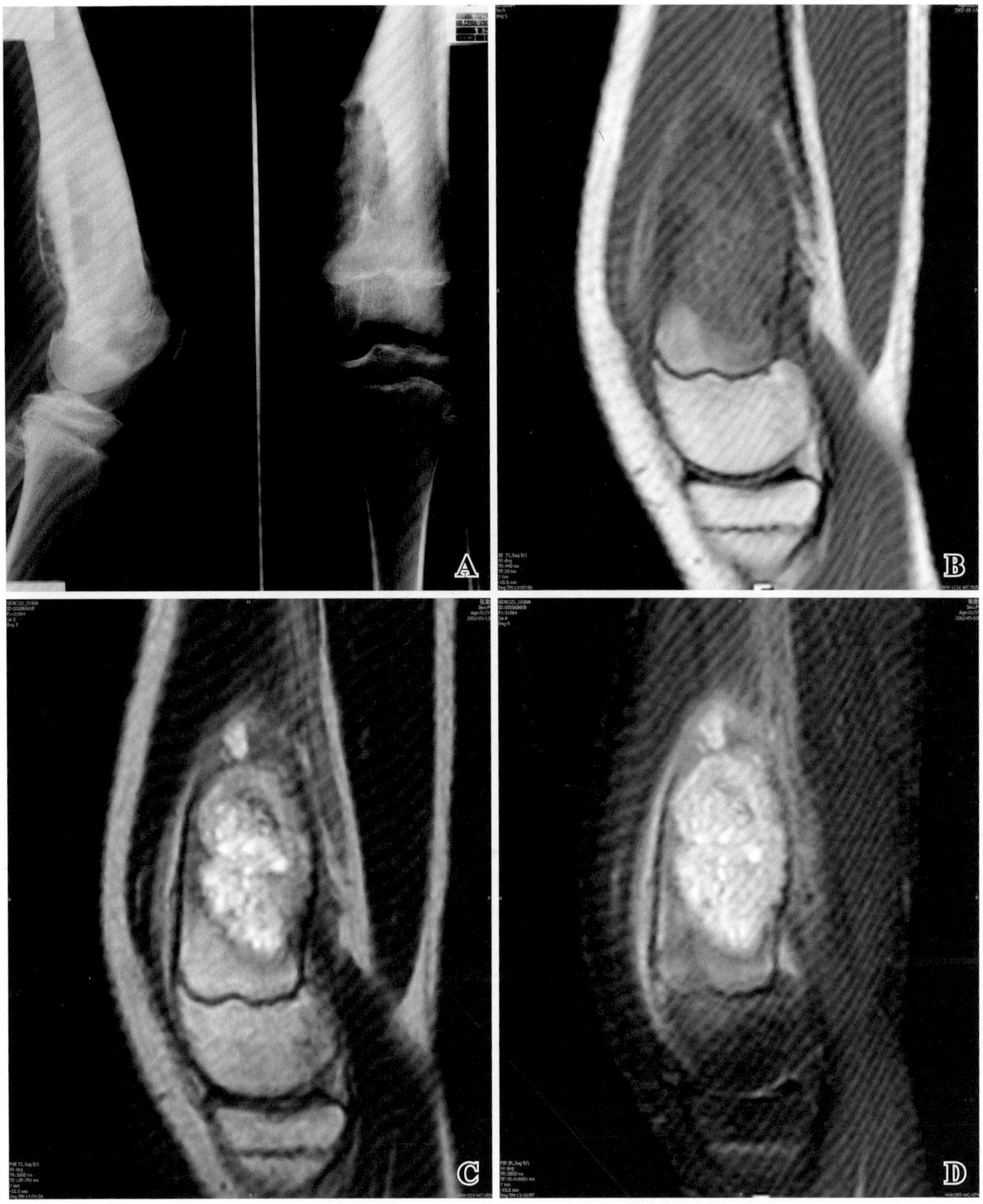

图 12-3-65　左股骨软骨黏液纤维瘤　A. X 线平片：左股骨干骺端内侧见一偏心性的溶骨性破坏，周边呈分叶，内侧骨皮质破坏中断；B. 矢状面 T_1WI：病灶呈信号不均匀的低信号；C、D. 矢状面 T_2WI 及 STIR 像：病灶呈信号不均匀的高信号；边界清楚呈分叶状。

时意外发现。信号有一定特征，多数病灶在 T_1WI 及 T_2WI 上均为低信号，反映了内部成熟的纤维组织；如细胞成分明显多于胶原纤维，则可在 T_2WI 上表现为高信号。含铁血黄素在 T_2WI 上表现为低信号。硬化边缘的信号与骨皮质相似。病灶的部位、年龄对诊断具绝对意义，MRI 仅作为参考，必须结合 X 线检查才能作诊断（图 12-3-66 ~ 68）。

【鉴别诊断】

1. *孤立性骨囊肿*　多数病灶内部密度更低，边界光滑，无硬化，无增生骨质随病程发展逐渐充填表现。当鉴别诊断困难时，可借助于 CT 和 MRI。

2. *骨巨细胞瘤*　根据骨端的好发部位、病灶横径大于纵径、年龄偏大，多数能作鉴别。如发生于骨骺未愈合的青少年，病灶也可位于干骺端，则甚难区别。

骨肿瘤样病变

一、骨纤维结构不良

骨纤维结构不良（fibrous dysplasia）又称骨纤维异常增殖症，是一种并非少见的生长发育性病变，占良性骨病变的 12%，病因不明，一般认为由骨生长发育障碍引起。临床上分单发和多发，两者的发病率之比约为 3 : 1 ~ 6 : 1，男女发病率大致相等。虽然骨纤维结构不良可发生于任何年龄，但以 15 ~ 30 岁的青少年多见。多发性病例发病通常更早些，平均年龄约 8 岁。

【病理】　单发和多发骨纤维结构不良的病理特征基

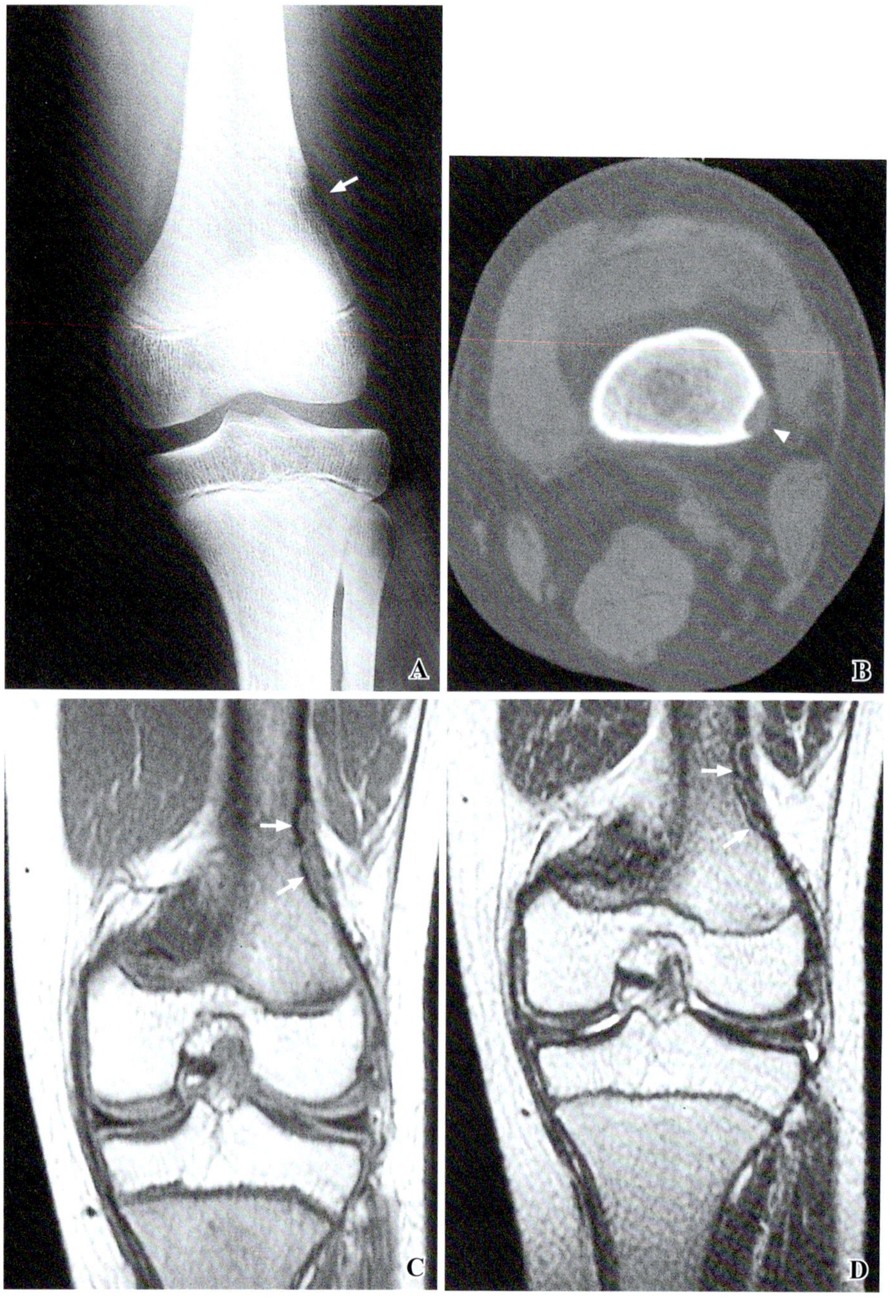

图 12-3-66　左股骨下端纤维骨皮质缺损　A. 正位 X 线平片：干骺端外侧骨皮质区偏心性的长椭圆形骨质缺损，边缘清楚（白箭）；B. CT：病灶特点更清楚，边缘有薄层硬化（白箭头）；C. 冠状面 T_1WI：骨皮质缺损区的信号与肌肉相似，为相对低信号，周围有低信号的薄层硬化缘；D. T_2WI：病灶仍为低信号，提示为纤维组织（同 C 层面）。

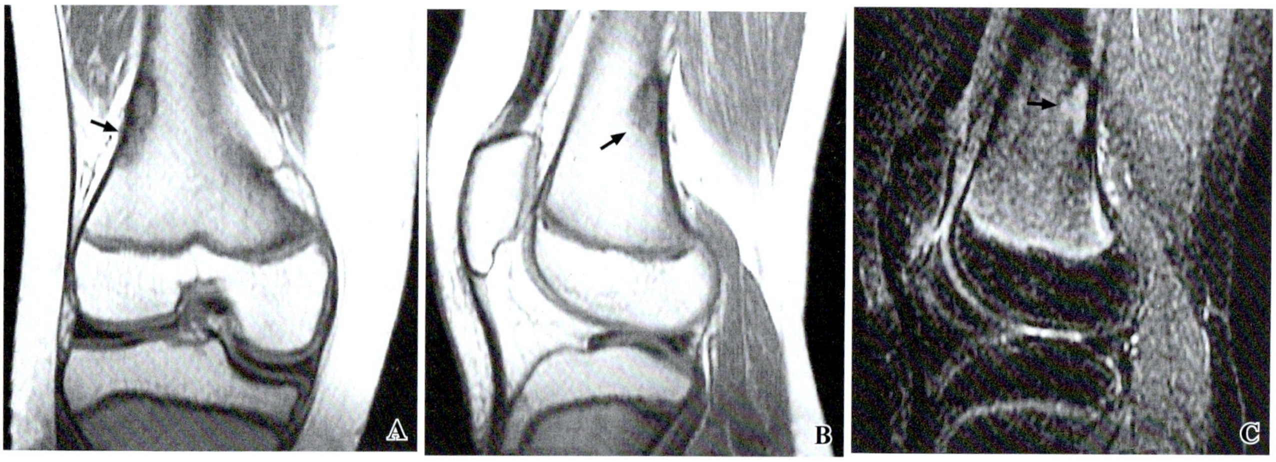

图 12-3-67　右股骨下端纤维骨皮质缺损　A. 冠状面 T_1WI：干骺端的外后侧骨皮质缺损区为相对低信号，病灶突向内侧髓腔，周围硬化缘不完整（黑箭）；B. 矢状面 T_1WI：病灶特点与 A 基本相似（黑箭）；C. STIR 像：病灶为较高信号。

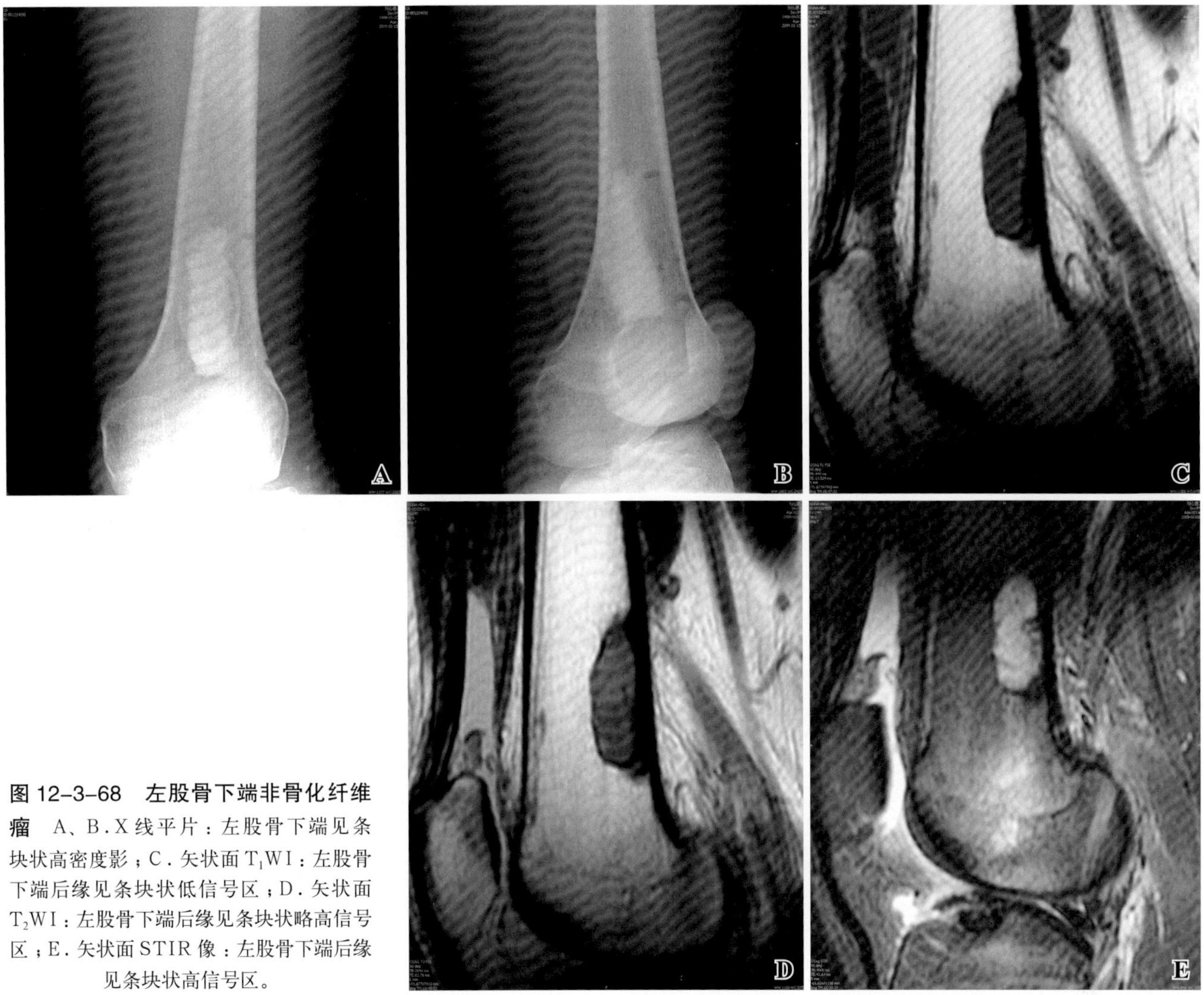

图 12-3-68 左股骨下端非骨化纤维瘤 A、B.X 线平片：左股骨下端见条块状高密度影；C.矢状面 T_1WI：左股骨下端后缘见条块状低信号区；D.矢状面 T_2WI：左股骨下端后缘见条块状略高信号区；E.矢状面 STIR 像：左股骨下端后缘见条块状高信号区。

本类似，正常骨被纤维组织或纤维骨样组织取代，受累骨皮质常常是膨胀性的，边缘光整可有硬化，病灶内缘可有嵴样隆起。部分骨纤维结构不良可有液化囊变、出血和小的透明软骨结节，软骨结节内可有骨化。病灶范围较大的可引起患骨的弯曲变形，甚至病理性骨折。

【临床表现】 通常无临床症状，少数患肢可见增粗变形，如病灶累及承重部位甚至可导致病理性骨折并引起相应的症状。部分多发性骨纤维结构不良可合并内分泌异常，尤其是女孩性早熟和皮肤色素沉着，称为 Albright 综合征。

【X 线表现】 全身骨骼均可累及。单发者以股骨、胫骨和肋骨常见，脊柱和骨盆相对少见，30% 累及颅面骨，但主要累及上、下颌骨和颅骨顶部。多发者累及双侧或以一侧为主，通常先累及下肢，股骨、胫骨和骨盆较常见。约有 50% 的多发骨纤维结构不良患者有肋骨和颅骨侵犯，常累及颅底。

骨纤维结构不良的 X 线平片表现差异很大。病变发生于髓腔内，病骨通常膨胀增粗变形，骨皮质稍变薄，边缘光整，可有硬化。国内学者总结本病的各种 X 线平片表现，按其形态大体分为四种类型。

1. 囊状改变 分单囊和多囊，外缘光整，部分边缘可见硬化，内缘不规则，囊内常见条状骨纹和斑点状致密影，常见于股骨颈。

2. 毛玻璃样改变 患骨呈轻度膨胀性改变，局部稍变形，密度基本均匀，可等或稍高于周围正常骨组织，大致呈毛玻璃状，内也可有条状骨纹和斑点状钙化。

3. 丝瓜筋状改变 由粗大扭曲的骨小梁所致，颇似丝瓜筋状，严重者如蛛网状。在长管状骨，粗大骨纹一般和纵轴平行。

4. 虫蚀状改变 单发或多发的溶骨性改变，边缘锐利如虫蚀样，可类似溶骨性转移性破坏，以髂骨近髋关节面多见。

事实上，以上各种表现通常混合存在，在同一部位可同时有不同类型的病变形态。

脊柱和长骨可伴病理性骨折。

【CT 表现】 对大部分发生于长骨的纤维结构不良而言，常规平片足以提供正确的诊断。但由于 CT 的密度分辨率高于 X 线平片，对病骨内的囊变、破坏、钙化和骨化显示较 X 线平片敏感准确，CT 横断面成像克服了常规 X 线平片前后重叠的缺点，可用于头颅、脊柱、骨盆和胸壁等重叠较多的部位，其价值不仅在于显示骨性病变较细微的密度差异，为正确的诊断提供更多的信息，更可显示周围软组织的改变，如出现软组织肿块，则高度提示恶变。其缺点是仍难以显示骨髂内某些炎症或肿瘤的浸润性改变。

【MRI 表现】 MRI 对骨纤维结构不良的各种组织成分的显示无疑较常规 X 线或 CT 检查更敏感，能显示大部分在 X 线平片或 CT 片上不能显示的病灶（图 12–3–69、图 12–3–70）。骨纤维结构不良的病理成分是纤维或纤维骨样组织，各种成分的比例差异较大，病灶在 T_1WI 上呈低或偏低信号，但在 T_2WI 上则可呈低、中或略高信号（图 12–3–71、图 12–3–72）。事实上，由于大部分病灶成分为混合性，因此在 T_1WI 和 T_2WI 均呈混杂信号（图 12–3–73）。骨纤维结构不良在病变的不同阶段可有不同的病理改变，如病灶内的液化在 T_1WI 上呈低信号，在 T_2WI 上高信号；（图 12–3–74）如合并出血，在 T_1WI 上可呈高信号（图 12–3–75）。病灶内的钙化和周缘的硬化在 T_1WI 和 T_2WI 上呈明显的低信号。此外，部分病灶边缘在 T_1WI 和 T_2WI 上呈薄带状环状高信号（图 12–3–76），其病理机制尚不清楚。某些病灶在 T_1WI 上呈不均匀的中低信号，而在 T_2WI 上呈弥漫分布的小斑片状高信号，结合 X 线平片所见应属典型的所谓“丝瓜筋”样纤维结构不良（图 12–3–77）。

增强扫描通常不作为骨纤维结构不良的常规检查，在部分怀疑有恶变或有软组织肿块的患者，可考虑增强

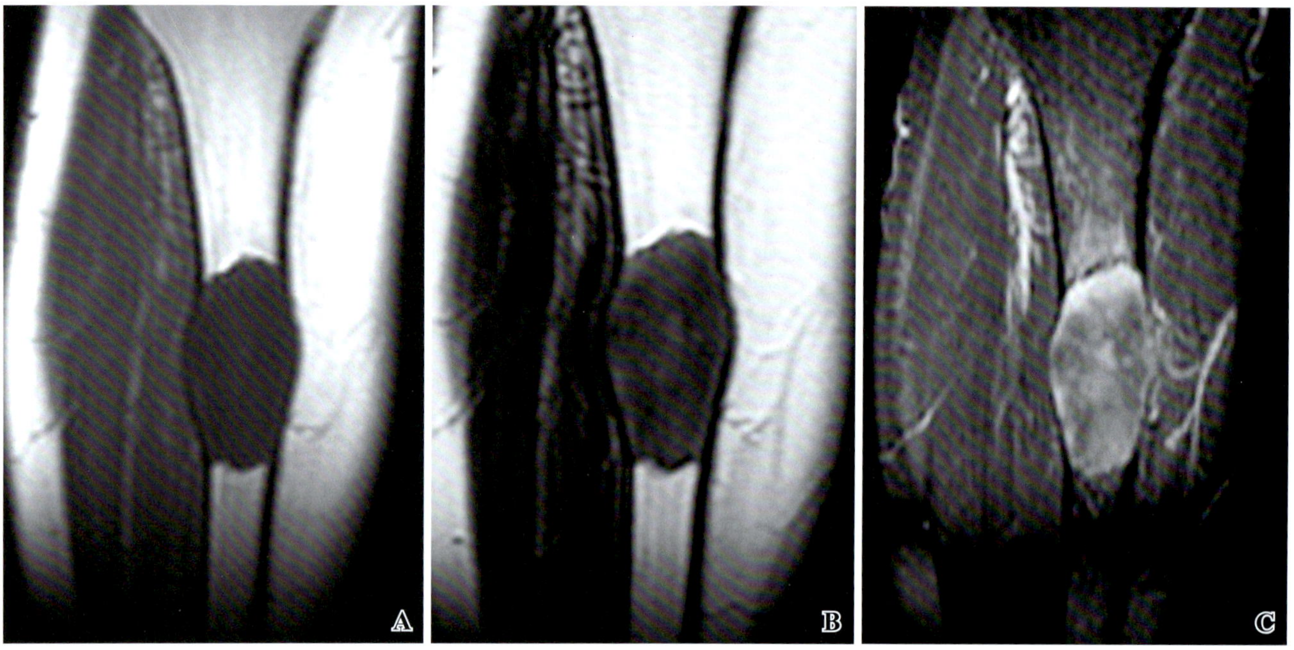

图 12–3–69　右胫骨中段骨纤维结构不良　A、B. 冠状面 T_1WI 及 T_2WI：右胫骨中段骨见一个膨胀性椭圆形的低信号区，骨皮质变薄；C. 冠状面 STIR 像：右胫骨中段骨见一个膨胀性椭圆形的略高信号区，边缘不规则高信号环，骨皮质变薄。

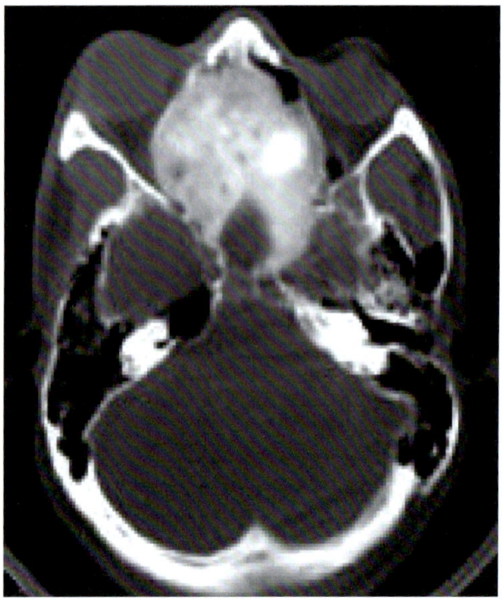

图 12–3–70　前颅底骨纤维结构不良　CT 平扫示筛骨和蝶骨前部膨胀性骨质破坏，呈毛玻璃样变，内见多个小囊状透亮区。

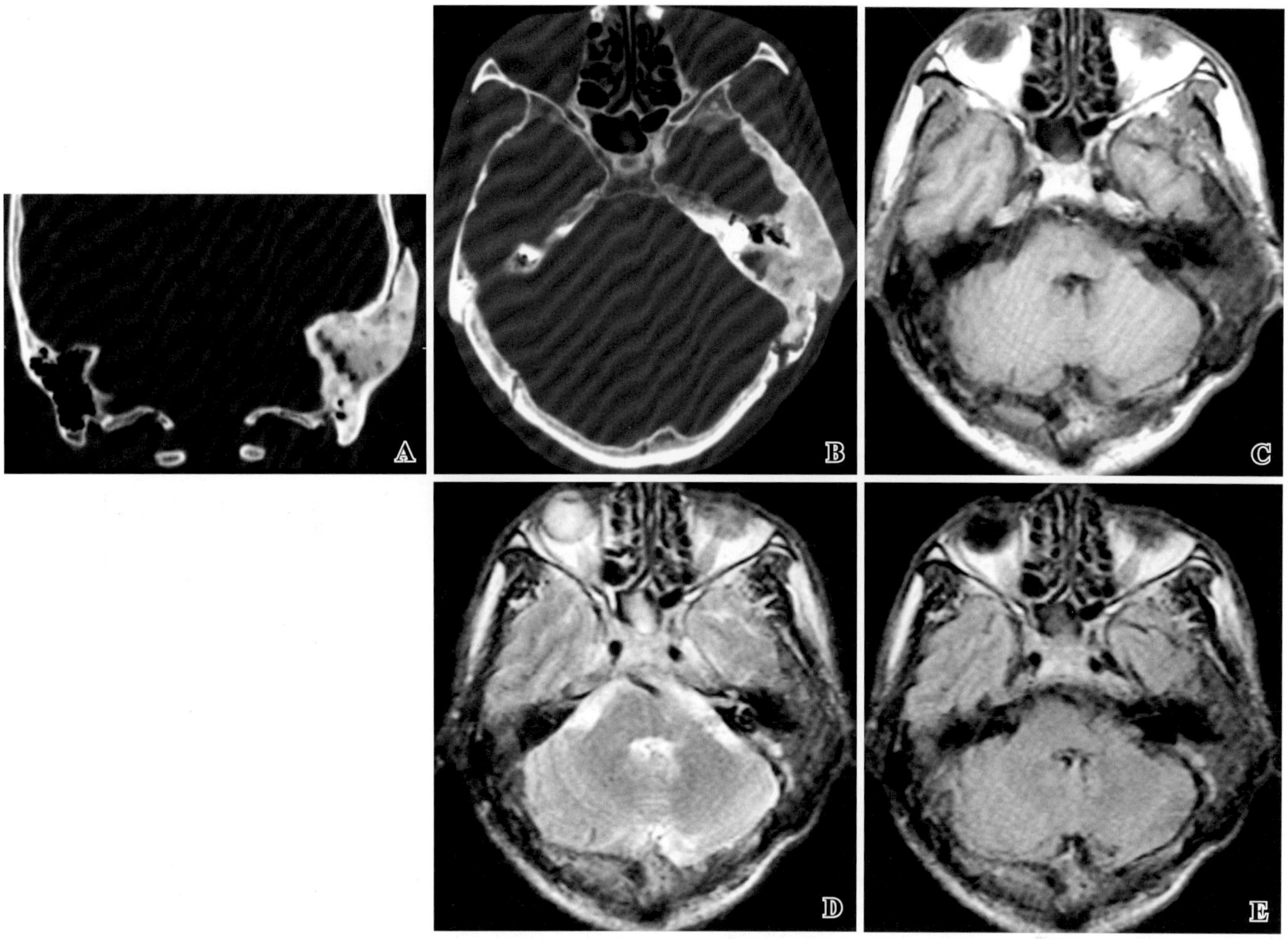

图 12-3-71 **颅骨骨纤维结构不良** A、B.CT：左岩颞呈高密度增厚；C、D、E.横断面 T_1WI、T_2WI 及 FLAIR 像：左岩颞均呈低信号增厚。

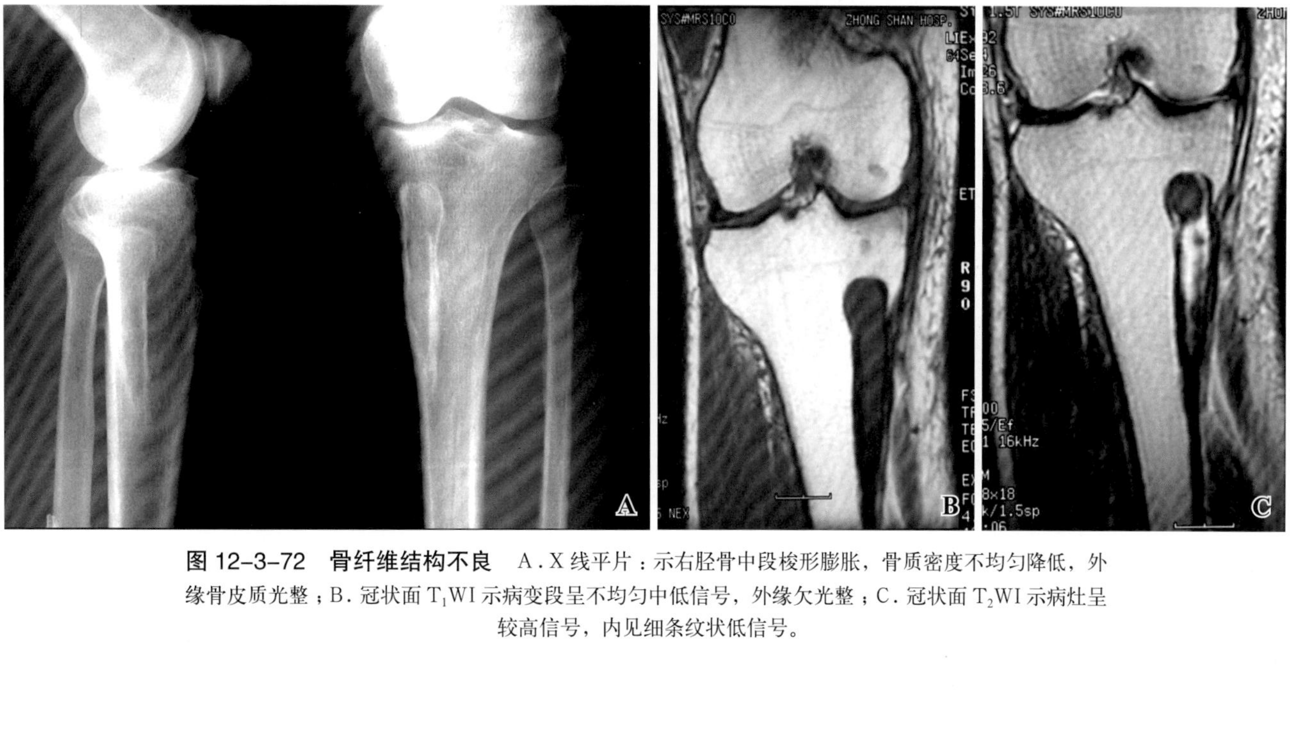

图 12-3-72 **骨纤维结构不良** A.X 线平片：示右胫骨中段梭形膨胀，骨质密度不均匀降低，外缘骨皮质光整；B.冠状面 T_1WI 示病变段呈不均匀中低信号，外缘欠光整；C.冠状面 T_2WI 示病灶呈较高信号，内见细条纹状低信号。

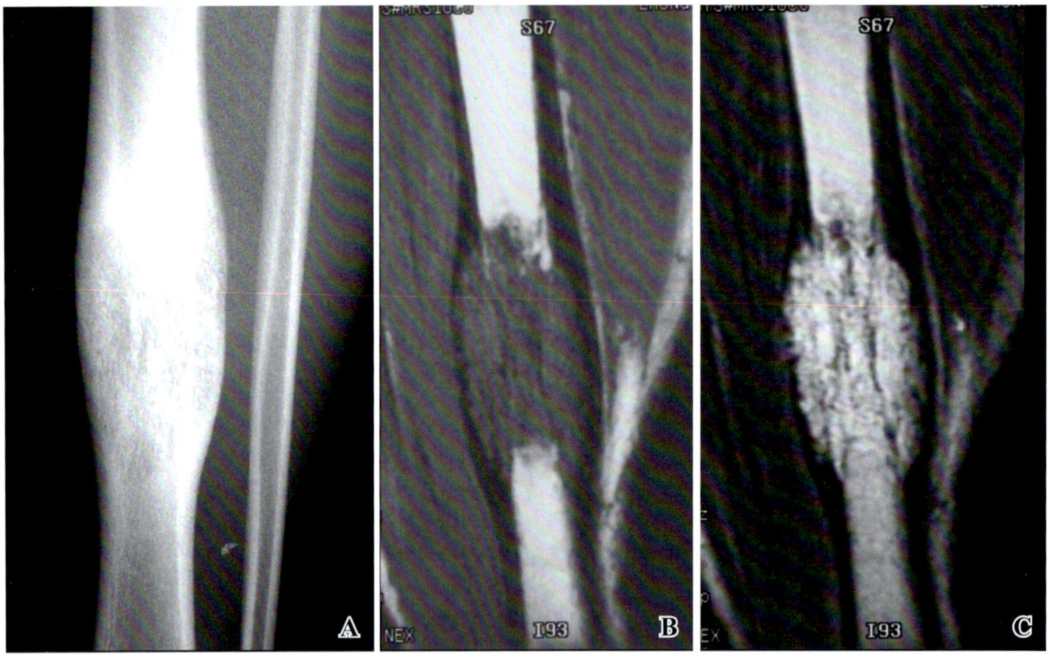

图 12-3-73 骨纤维结构不良 A.X 线平片：示左胫骨上段内条状异常密度影，边缘尚光，欠均匀；B.T_1WI：显示病灶呈均匀低信号；C.T_2WI：病灶呈高低混杂信号。

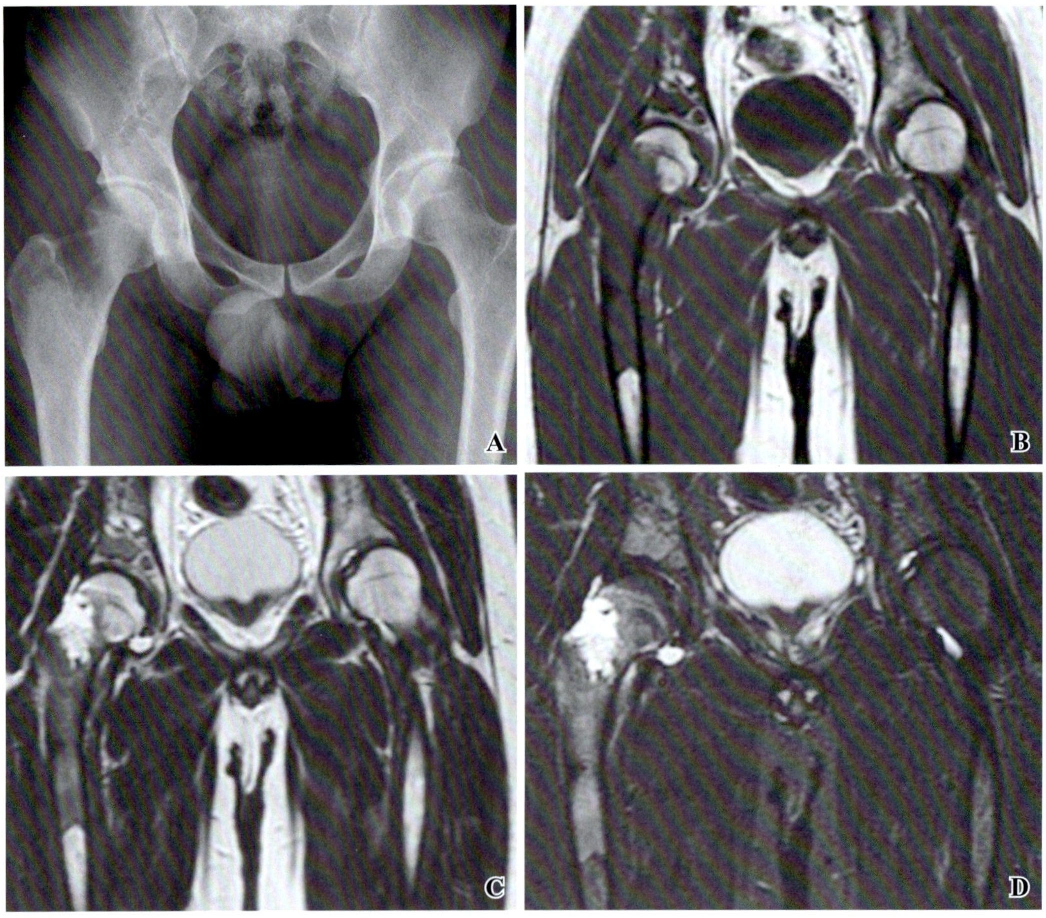

图 12-3-74 右股骨和髂骨骨纤维结构不良 A.X 线平片：右股骨近端呈毛玻璃样改变，右髂骨呈多发囊状低密度；B. 冠状面 T_1WI：右股骨近端呈低信号，右髂骨呈多发囊状高低混合信号；C、D. 冠状面 T_2WI 及 STIR 像：右股骨近端呈中高混合信号，右髂骨呈多发囊状中高混合信号。

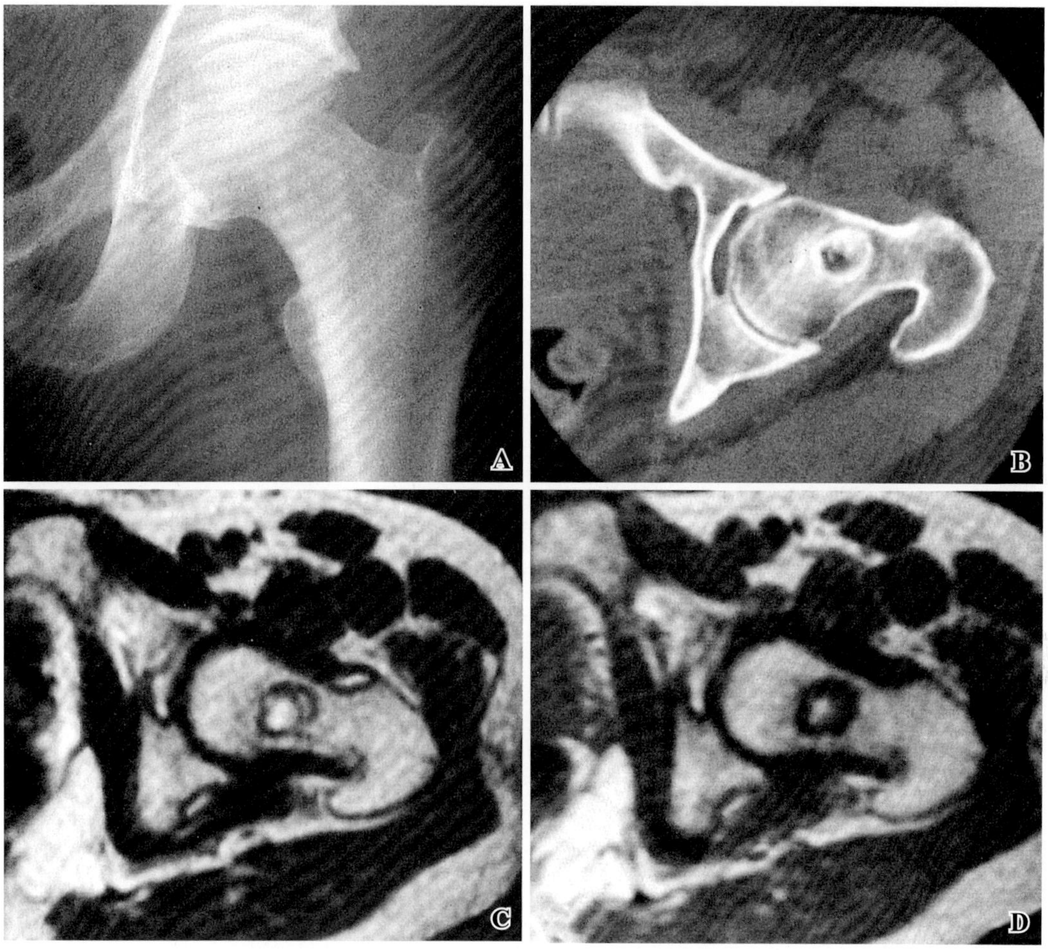

图 12-3-75　左股骨颈囊状纤维结构不良伴出血　A．正位 X 线平片：左股骨颈内侧骨小梁模糊，轻度膨胀，密度稍高；B．CT：局部囊状骨质破坏，边缘致密硬化；C．横断面 T_1WI：病灶中央呈斑片状稍高信号，周缘呈低信号；D．T_2WI：中央部分病灶呈高信号，周缘仍呈低信号。

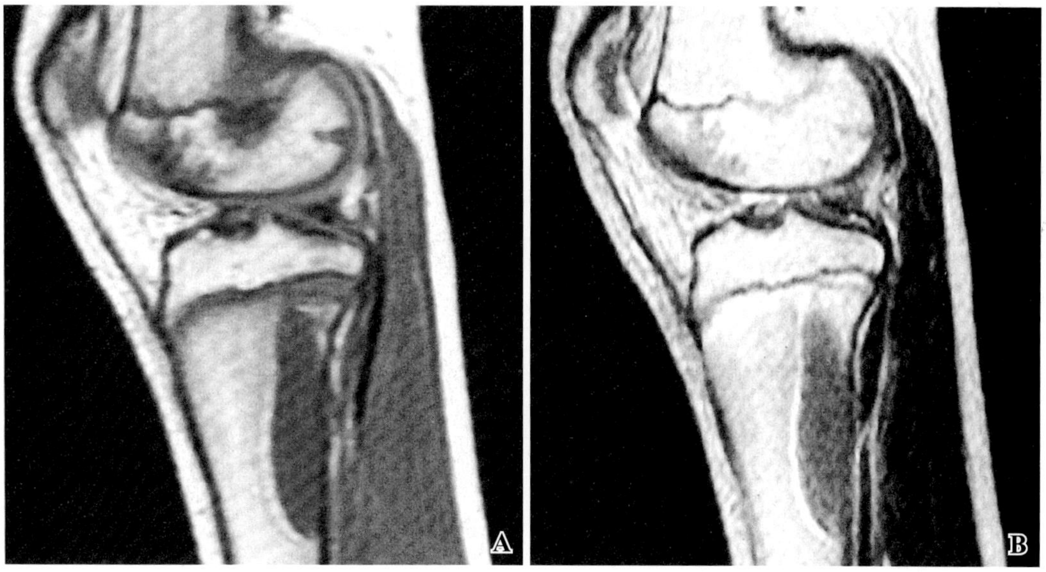

图 12-3-76　胫骨上段骨纤维结构不良　A．矢状面 T_1WI：胫骨上段后缘病灶呈低信号，边缘呈薄带状高信号；B．矢状面 T_2WI：病灶仍呈低信号，边缘呈高信号（同 A 层面）。

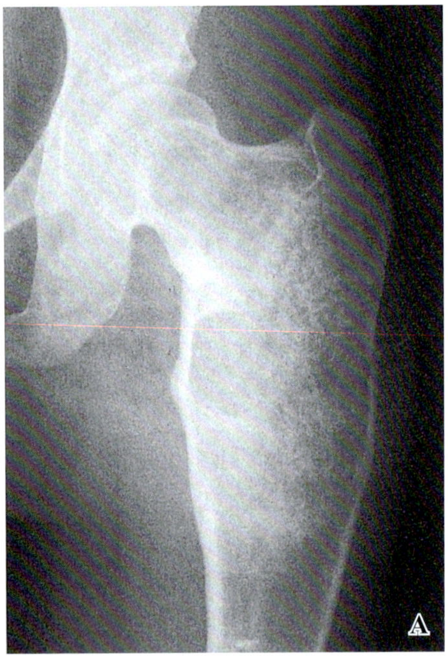

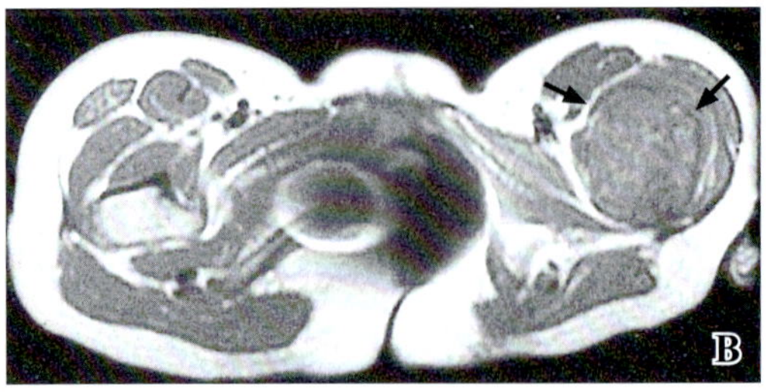

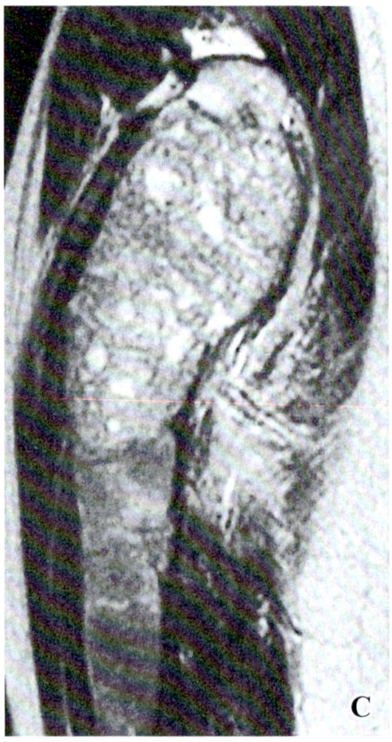

图 12–3–77　股骨上段骨纤维结构不良　A. X 线平片：股骨上段膨胀增粗，骨皮质变薄，骨小梁粗乱呈“丝瓜筋”状；B. 横断面 T_1WI：病灶呈不均匀中低信号（黑箭）；C. 矢状面 T_2WI：病灶内散在小斑点状高信号，为多发坏死液化灶。

扫描。但须指出，几乎所有的骨纤维结构不良均有程度不等的强化。Jee 等统计 11 例，其中 8 例为中央强化，3 例为边缘强化。

【鉴别诊断】

1. 骨化性纤维结构不良 (osteofibrous dysplasia)　以前命名为骨化性纤维瘤，其影像学表现和骨纤维结构不良极易混淆，但此病通常发生于胫骨骨干中上段的前缘，仅少数可同时发生于腓骨的中下段。病灶位于骨皮质内，呈溶骨性骨质破坏，密度常不均匀，骨皮质变薄，内缘消失，髓腔变窄，病变部位无疼痛感，但略增粗，常向前轻度弯曲，无软组织肿块。组织学上由纤维组织和围绕骨小梁分布的骨母细胞组成，术后易复发。

2. 单纯性骨囊肿　呈边缘光整的椭圆形透亮区，单发，好发于干骺端或长骨的中央，患骨呈对称性膨胀，密度均匀，但较低。可和囊状或毛玻璃状骨纤维结构不良混淆。总体来讲，骨纤密度较高，边缘欠清，患骨呈不对称性膨胀，且可多发。

3. 骨佩吉特病　主要侵犯骨皮质，病变范围较大，致骨皮质增厚，密度降低，骨小梁模糊，如发生在颅骨，主要和骨纤鉴别，骨纤可侵犯颅底骨，而本病主要是外骨板的增厚为主，且临床表现差别更明显。

4. 骨巨细胞瘤　一般发生于骨骺，偶可位于干骺端，病变早期密度均匀，边缘欠清，后期可见典型的分隔状，即肥皂泡样膨胀性改变，鉴别不难。

二、单纯性骨囊肿

单纯性骨囊肿 (simple bone cysts) 亦称骨囊肿，是一种溶骨性的含液骨囊性病变，病因不明，有作者认为和外伤有关，但大部分观点认为可能系局部血供紊乱，引起静脉回流受阻及骨内压增高并进一步导致骨质吸收及细胞外液充填所致。

骨囊肿好发于长骨，绝大多数位于股骨近端和肱骨，少见部位包括跟骨和骨盆。囊肿的发病年龄和部位有密切的联系。长骨病变主要发生于儿童，跟骨和骨盆通常见于 17 岁以上患者。

【病理】　囊肿为单发性，呈椭圆形囊腔，发生于扁骨者可呈明显不规则分叶状囊性肿块。囊内含有酱黄色浆液，骨皮质明显变薄，并可见骨嵴伸入囊腔。显微镜下，囊肿由一层含有多核巨细胞的结缔组织薄膜包绕，囊内有巨细胞、胆固醇结晶和含铁血黄素沉着，同时还沉淀有可以钙化或骨化的骨样组织。

【临床表现】　本病好发于青少年，但文献报道的年龄范围可为 1.5 ～ 72 岁。男女发病率之比约 3 ： 1。临床上通常无症状，大部分患者因病理性骨折才发现。部分长骨骨囊肿可有局部疼痛、肿胀和相邻关节的强直感。发生于扁骨的骨囊肿一般无症状，通常为偶然发现。

【X 线表现】　长骨骨囊肿在常规 X 线片上表现为边缘光整的椭圆形透亮区，好发于长骨的干骺端或中央，一般不超过骺板，但极少数可穿越骺板波及骨骺底部。囊肿长轴和骨干平行，骨皮质膨胀变薄，但横径不超过骺板宽度。部分单纯性骨囊肿的病灶可几乎累及整个长骨而可无明显膨胀性改变，在 X 线平片上需要和纤维结构不良鉴别。骨囊肿边缘可硬化，部分囊肿壁有骨嵴隆起致囊腔呈分房状改变。长骨的骨囊肿常合并病理性骨折（图 12–3–78），文献报道其发生率可达三分之二，局部可有骨膜反应，但无软组织肿块。

发生于扁骨的骨囊肿以跟骨多见，常有分叶状或分房状改变，需和骨脂肪瘤、软骨瘤、巨细胞瘤及肉芽肿性等病变混淆，

【CT 表现】　发生于长骨的骨囊肿在 X 线片上基本可作出正确的诊断，包括囊肿的部位、大小一般不需要做 CT 检查，但在一些解剖结构重叠较多的部位，CT

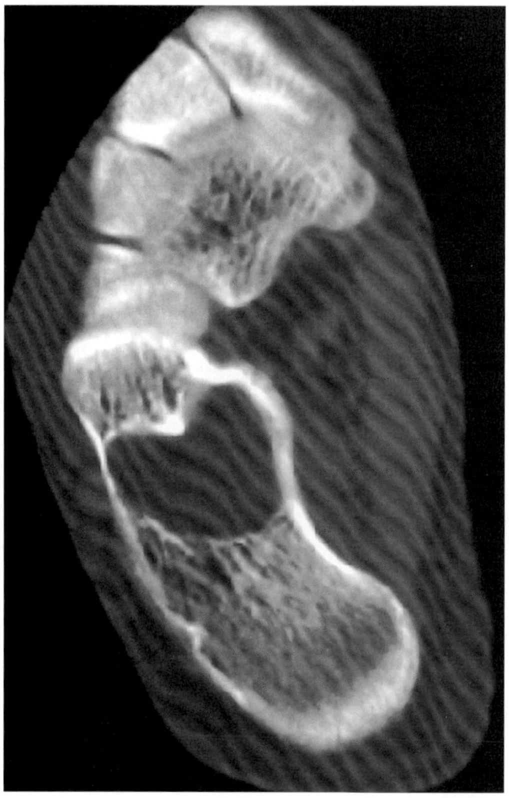

图 12-3-78　右跟骨骨囊肿　CT 示右跟骨囊状骨质破坏区，密度低。边缘光整有分叶。

可使病灶的显示更清晰，因而是最理想的检查，如足部(12-3-79)、骨盆和脊柱。

【MRI 表现】 内含液性成分，在 T_1WI 上为中低信号，在 T_2WI 上为均匀高信号。病变范围可局限于干骺端，呈膨胀性骨破坏，但边缘光整，无软组织肿块（图 12-3-80）。少数骨囊肿病变范围更长且无明显膨胀，MRI 均能清晰显示其病灶内特征性的液性成分，从而作出明确诊断（图 12-3-81）。部分单纯性骨囊肿边缘硬化则显示为低信号，如合并骨嵴隆起，在 X 线平片上所显示的不规则的分房状结构，在 MRI 上往往显示不清。

单纯性骨囊肿易合并病理性骨折，可导致囊肿内出血，MRI 可显示囊肿内出血引起的液 - 液平面。

【鉴别诊断】 单纯性骨囊肿在 X 线平片上易和许多良性骨肿瘤混淆，但在 MRI 上其特征性的液性信号可和大部分良性实质性骨肿瘤相鉴别。如合并囊肿内出血，主要需和动脉瘤样骨囊肿鉴别，但有时鉴别诊断有相当难度。通常骨囊肿轮廓光整，病程亦较长，而动脉瘤样骨 - 囊肿轮廓常呈分叶状，且以偏心性居多，可伴软组织肿块。X 线平片和 MRI 结合分析有助于诊断。

三、动脉瘤样骨囊肿

动脉瘤样骨囊肿（aneurysmal bone cysts）是一种充血性膨胀性的溶骨性病变，其病因不明，有学

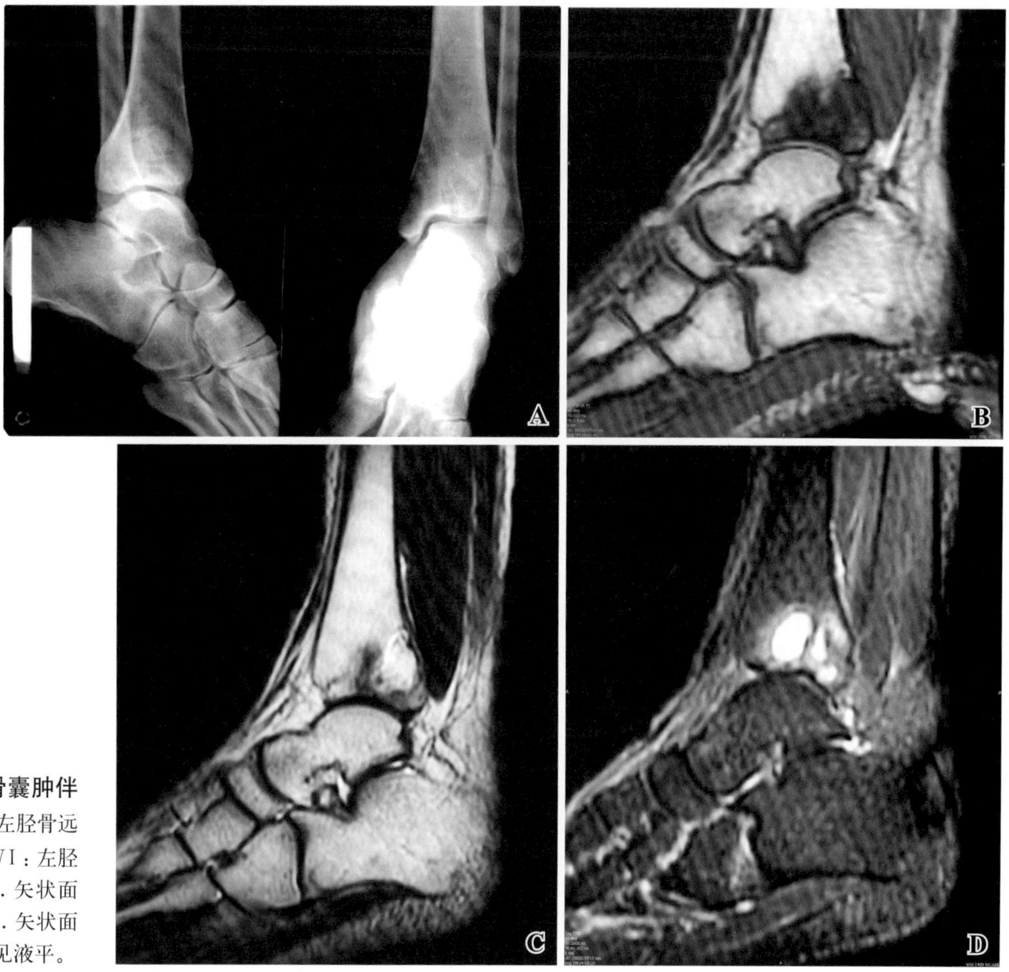

图 12-3-79　左胫骨远端骨囊肿伴囊肿内出血　A. X 线平片：左胫骨远端骨密度增高；B. 矢状面 T_1WI：左胫骨远端呈不均匀的低信号；C. 矢状面 T_2WI：病灶呈高，低信号；D. 矢状面 STIR 像：病灶呈高信号，且见液平。

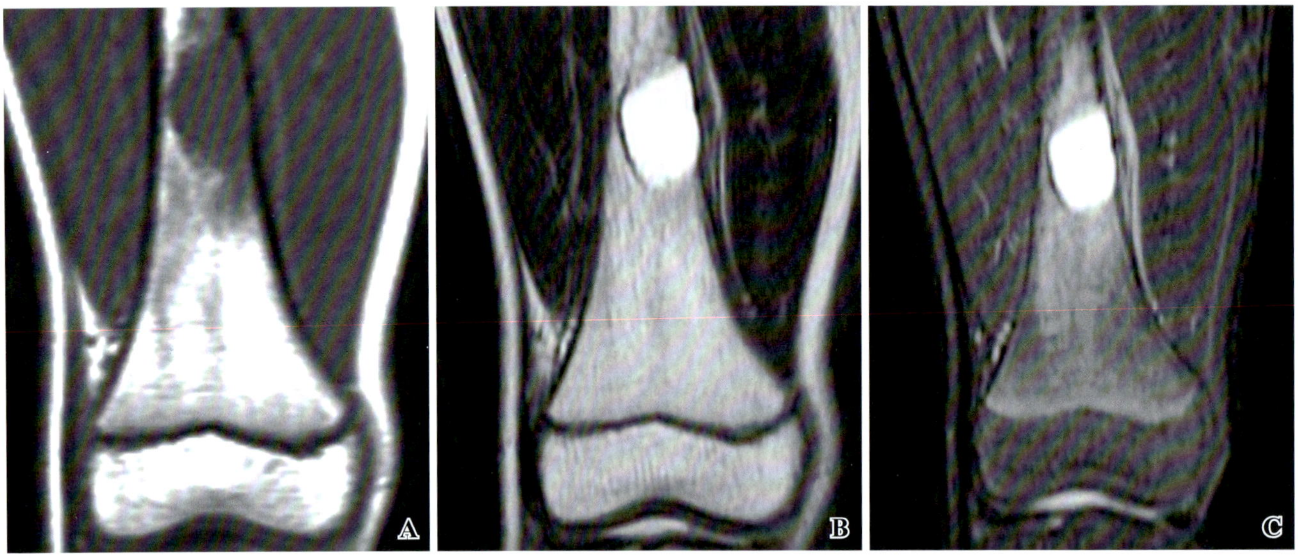

图 12-3-80　右股骨骨囊肿　A. 冠状面 T_1WI：右股骨远端见边缘清楚的类园形的低信号；B、C. 冠状面 T_2WI 及 STIR 像：病灶呈高信号。

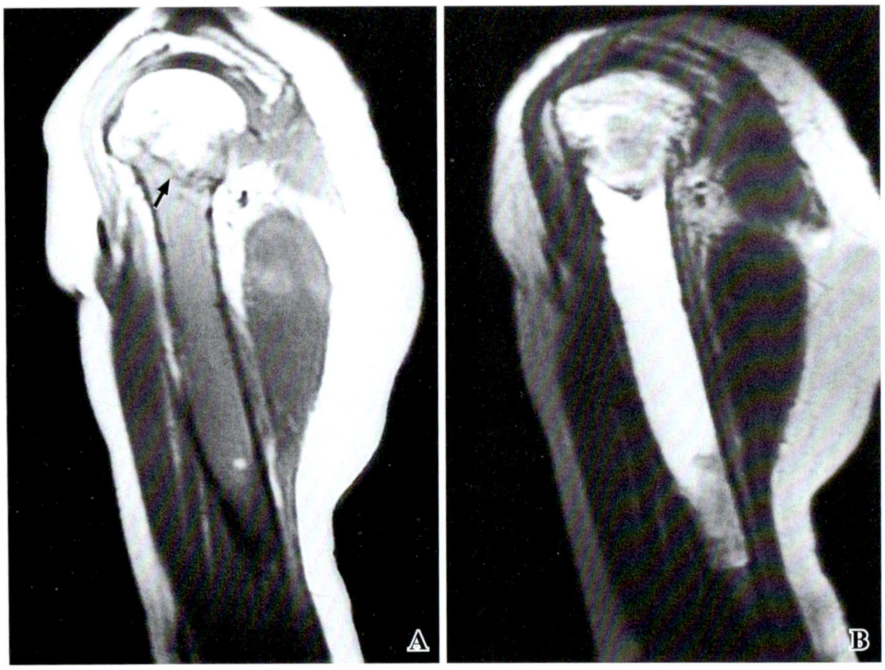

图 12-3-81　左肱骨中上段骨囊肿　A. T_1WI：病变段骨干仅轻度增粗，内呈均匀低信号，肱骨外科颈陈旧性骨折（黑箭），局部信号不均匀，轮廓不光整；B. T_2WI：病变段呈均匀高信号。

者认为可能由外伤等原因引起的原发性血流障碍所致。另有学者根据病理资料证实，部分动脉瘤样骨囊肿和骨肿瘤合并存在，即继发性的动脉瘤样骨囊肿，如巨细胞瘤、非骨化性纤维瘤、软骨母细胞瘤、骨母细胞瘤、骨肉瘤、单纯性骨囊肿、软骨黏液样纤维瘤和骨纤维异常增殖症等。

【病理】 动脉瘤样骨囊肿呈单个或多个大小不一的囊状骨破坏，受累骨膨胀变形，常向软组织膨出，边缘为壳状的骨膜骨或无钙化的骨膜；切面呈大小不一的蜂窝状囊腔，内含新鲜或陈旧血液，内部间隔由骨小梁和纤维组织构成。某些较小的病灶可由实质性组织构成，估计为动脉瘤样骨囊肿修复期的改变。

【临床表现】 本病约有 80% 发生在 5 ~ 20 岁的青少年，女性患者略多于男性。常有外伤史。病程发展一般较快，通常不超过半年。长骨受累时，以局部疼痛和肿块为主，可合并病理性骨折。部分动脉瘤样骨囊肿可闻杂音。脊柱受累者可述疼痛和僵直。随着病灶增大，可出现神经症状，甚至截瘫。

【X 线表现】 动脉瘤样骨囊肿可发生于任何骨骼，但以长骨和脊柱较多见。长骨的动脉瘤样骨囊肿通常呈偏心性膨胀性改变，边缘菲薄，内可见分隔呈多房状，多见于干骺端，常突入周围软组织（图 12-3-82）。病灶轮廓不规则，可侵犯毗邻骨骺板，部分病灶边缘可钙化或骨化，但差异很大，取决于生长的速度。

脊柱的动脉瘤样骨囊肿呈特征性的膨胀性改变，累及椎体后部或整个椎体，包括相邻的软组织。

【CT 表现】 CT 对证实病灶的内部特征和解剖关系很有帮助，尤其在脊柱和骨盆等重叠较多的部位。对

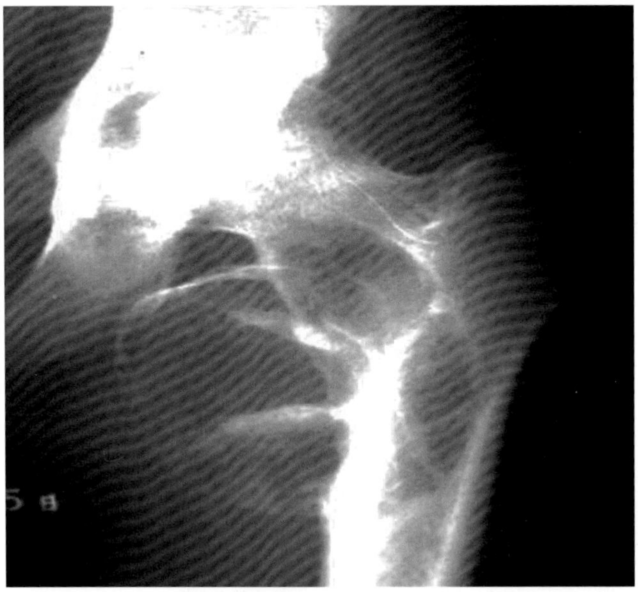

图 12-3-82　动脉瘤样骨囊肿　X 线平片示左股骨上段膨胀性骨质破坏，突入软组织内，边缘菲薄，内见分隔呈分房状。

囊腔内容物的密度、周围软组织的侵犯及病灶周缘的钙化均较 X 线平片敏感（图 12-3-83）。

【MRI 表现】 MRI 易显示动脉瘤样骨囊肿的特征。所有的动脉瘤样骨囊肿均有膨胀性的改变，大部分呈不规则的分叶状，分叶一般较大，但也可小如憩室状。所有囊肿的边缘在 T_1WI 和 T_2WI 上均呈薄而光整的低信号，囊肿内由残留骨小梁和纤维组织构成的分隔可显示不清楚。动脉瘤样骨囊肿的信号强度无规律性，通常在 T_1WI 呈低信号，在 T_2WI 上呈高信号，这和常见的各期血性液体的信号特征有一定差异，而和单纯性骨囊肿相类似，此时病灶明显的分叶状轮廓或偏心性生长（图 12-3-84）可能是主要的鉴别点。部分病灶内的信号可不一致，这可能由于病灶内分隔囊腔内血液的分解处于不同的时间。囊腔内液－液平面的显示是 ABC 较为典型的特征，是血液降解产物或其他物质沉淀的结果。在 T_1WI 上，液面上层相对于下层可呈低信号、中等信号或高信号，在 T_2WI 上通常呈较高信号，但相对而言，上层的信号通常更高些（图 12-3-85）。鉴于在 T_1WI 和 T_2WI 上、下层液体信号显示的个体差异，故在同一扫描位置采用 T_1 加权和 T_2 加权扫描是必要的（图 12-3-86）。Conway 总结有关动脉瘤样骨囊肿 MRI 的其他特征：①病灶和骨髓腔的交界缘呈低信号。②和毗邻软组织的分界光整。③病灶总体上不均匀，内部分隔在 T_1WI 上呈低信号，在 T_2WI 上信号相应增高。

继发性动脉瘤样骨囊肿通常包括原发肿瘤的某些特征，病灶内可见实质性成分，肿瘤相应的发病部位也可能提示原发肿瘤的性质。

【鉴别诊断】 动脉瘤样骨囊肿的鉴别诊断除单纯性骨囊肿外，尚需包括其他分叶状膨胀性骨骼病变，如巨细胞瘤、骨母细胞瘤、软骨黏液样纤维瘤和毛细血管扩张型骨肉瘤等。在脊柱，动脉瘤样骨囊肿主要应和骨母细胞瘤、骨嗜酸性肉芽肿或炎症相鉴别，尤其当合并有软组织肿块时。

四、骨佩吉特病

骨佩吉特病（Paget's disease）又称畸形性骨炎，为一种原因不明的慢性进行性骨病，由 Paget 于 1876 年首先报道而命名。本病原因不明，但根据电镜观察的结果提示很可能由病毒感染引起。

【病理】 骨佩吉特病的病理特征为缓慢进行的骨质吸收破坏和修复增生，前者是活动期，后者为静止期，两者可先后或交替进行，也可同时进行。骨质吸收破坏导致骨质疏松、骨小梁细小和髓腔扩大；骨质修复增生导致骨质纤维化或硬化、骨小梁不规则粗大和髓腔变窄。后期受累骨增粗畸形，但由于骨小梁排列紊乱，难以负重，也可导致病理性骨折。

骨佩吉特病可恶变为骨肉瘤、纤维肉瘤或软骨肉瘤，但不到 1%。有文献报道，骨佩吉特病和巨细胞瘤关系密切。

【临床表现】 骨佩吉特病多见于 50 ～ 70 岁的中老年人，男性发病率略高于女性。初期常无症状，后期症状随发生部位而异。颅骨病变主要累及外骨板，由于颅

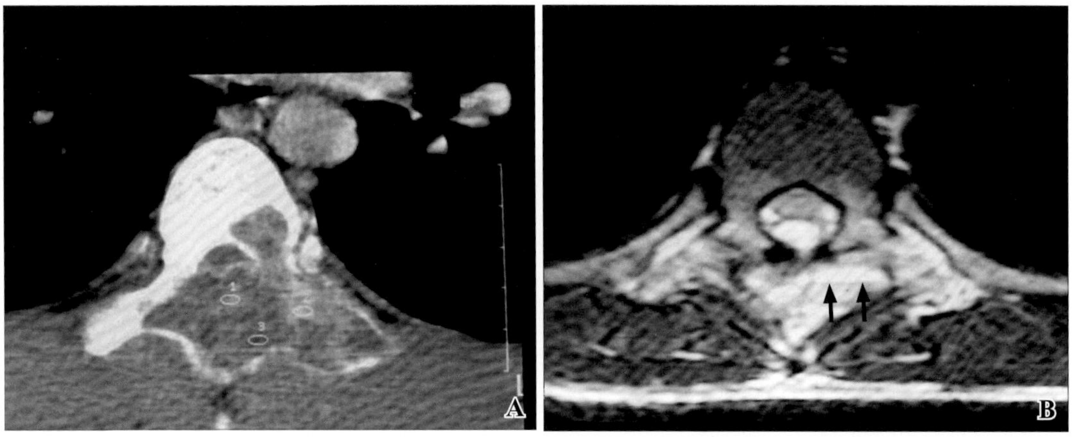

图 12-3-83　动脉瘤样骨囊肿　A. CT 示胸椎体及附件膨胀性骨破坏，破入椎管和背部软组织，周缘壳状骨膜骨不完整；B. 横断面 T_2WI：显示病灶内液－液平面，平面上方呈更高信号。

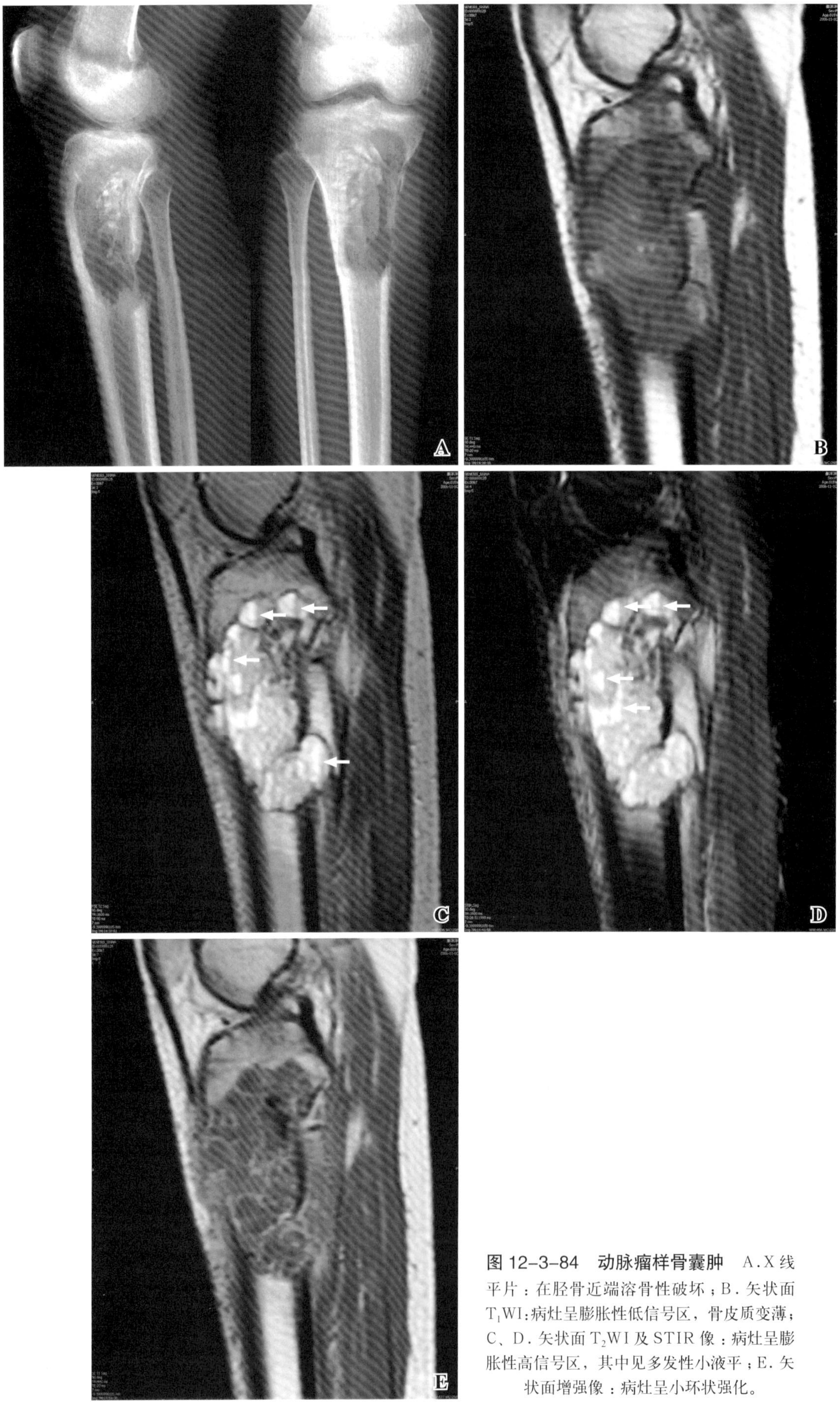

图 12-3-84 动脉瘤样骨囊肿 A.X线平片：在胫骨近端溶骨性破坏；B.矢状面T_1WI：病灶呈膨胀性低信号区，骨皮质变薄；C、D.矢状面T_2WI及STIR像：病灶呈膨胀性高信号区，其中见多发性小液平；E.矢状面增强像：病灶呈小环状强化。

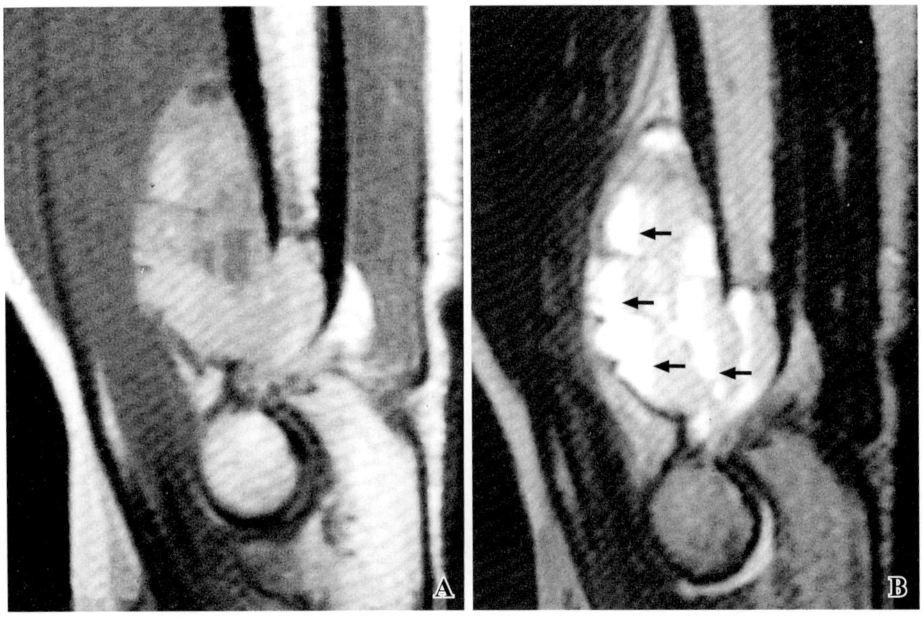

图 12-3-85　肱骨远端动咏瘤样骨囊肿　A．矢状面 T_1WI：肿块明显膨胀，大部分突于骨外，呈不均匀中等信号，隐约见液面；B．矢状面 T_2WI：肿块内信号差异明显，液面右侧（即上方）信号明显增高。肿块边缘光整。

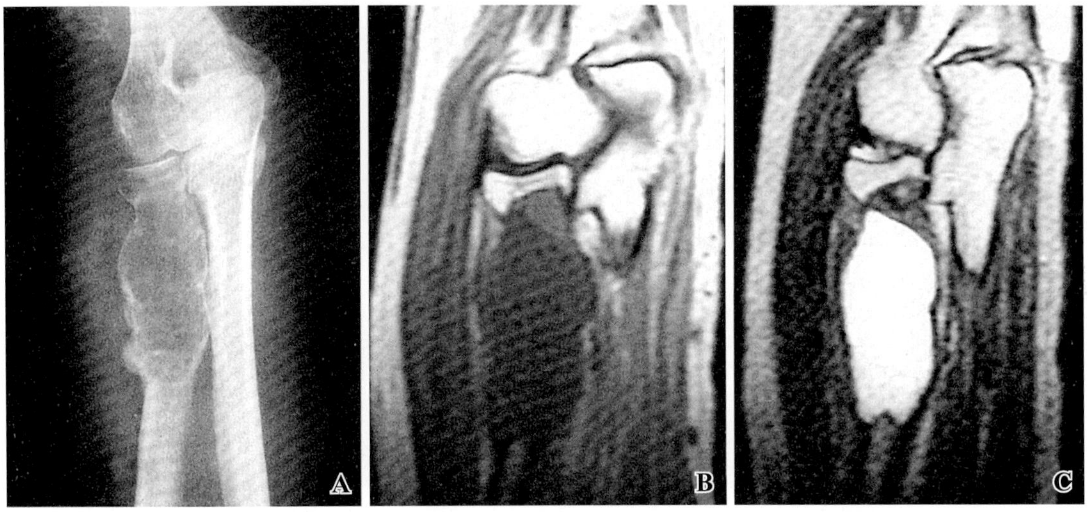

图 12-3-86　右桡骨干骺端动脉瘤样骨囊肿　A．X 线平片：病灶不规则分叶状膨胀；B．冠状面 T_1WI：病变段呈均匀低信号；C．冠状面 T_2WI：病变段呈均匀高信号，颇似单纯性骨囊肿。

骨不断增厚致头颅进行性增大，而颅脑受压引起的神经系统症状一般不明显，但颅底骨增厚可引起相应的脑神经症状。脊柱受累时，可有腰痛和驼背。下肢受累时，可出现肢体弯曲及缩短。实验室检查显示血清碱性磷酸酶明显增高，但钙、磷正常。

【X 线表现】　各部位佩吉特病的 X 线征象大致类似，早期以骨质吸收破坏为主，后期以修复增生为主或破坏和修复同时进行，导致骨小梁增粗、紊乱及模糊，骨皮质增厚变形。但各部位的病灶有相对的特征性，如颅骨的侵犯以外板破坏增生为主而内板相对正常为特征。脊柱病变常致压缩性骨折，而破坏和修复同时进行即混合期可颇似血管瘤。骨盆受累时，内缘增厚变白，常见小囊状骨缺损。四肢长骨骨干增粗，骨皮质增厚，但髓腔常无明显狭窄。

【CT 表现】　通常用于解剖结构较复杂、重叠较多的部位。和 MRI 相比，CT 可清晰直观地显示骨皮质的增厚、较小的骨质破坏及骨质增生。亦能观察相邻软组织的改变，有助于发现合并肿瘤或病灶是否恶变。

【MRI 表现】　MRI 对佩吉特病的诊断无明显优势，但由于此病的 MRI 征象可和其他病变混淆，特别是此病常可合并良、恶性巨细胞瘤并侵犯相邻软组织，因此认识此病的 MRI 表现有助于防止误诊。

佩吉特病的 MRI 表现部分取决于病变的进展程度。Edelman 认为患骨骨髓的 MRI 表现变化较大，活动期在 T_1WI 上呈低信号，T_2WI 上呈高信号；静止硬化期在 T_1WI 和 T_2WI 上均呈低信号。因而佩吉特病骨髓

T_2WI 信号的高低反映了病变的进程。此外，MRI 有助于分辨增粗的骨小梁，偶尔在异常的骨皮质内在 T_1WI 上可显示局灶性的高信号影。

我们在工作中遇到 2 例混合期的佩吉特病，一例位于左半骨盆（图 12-3-87），另一例位于左股骨中上段（图 12-3-88）。2 例的 MRI 表现大致相似：①骨皮质不规则增厚增粗，在 T_1WI 上呈明显低信号；在 T_2WI 上呈中低信号，略高于相邻的肌肉组织；其内缘间杂以小斑片状高信号。②骨髓腔在 T_1WI 上呈不均匀的高信号，边缘不规则；在 T_2WI 上呈以高信号为主的混杂信号。相对而言，股骨髓腔的信号较骨盆要高些。

有关佩吉特病 MRI 表现的文献报道不多，其诊断仍主要依赖于常规 X 线平片，但 CT 和 MRI 检查无疑有助于进一步显示病变的某些特征，尤其是对合并肿瘤

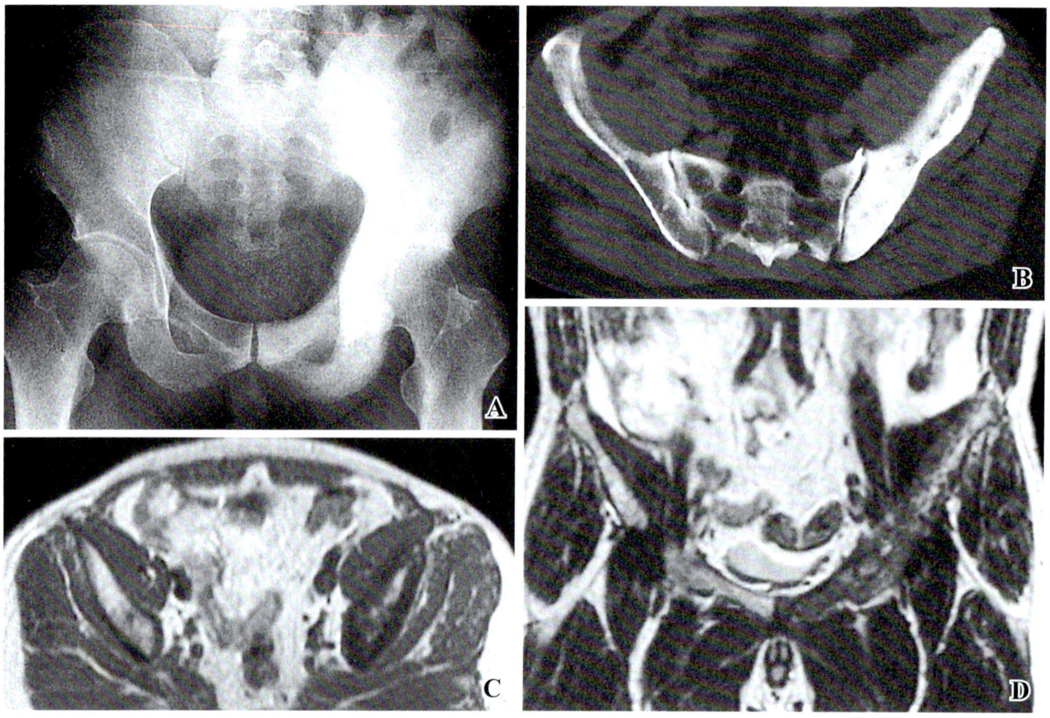

图 12-3-87 骨盆佩吉特病 A.X 线平片：左半骨盆密度增高以内侧为主，局部骨小梁模糊，内见多个小囊状低密度影；B.CT：左髂骨明显增厚，密度高，内见小囊状低密度；C. 横断面 T_1WI：左髂骨增厚，不均匀低信号；D. 冠状面 T_2WI：增厚髂骨骨皮质信号较 T_1WI 略高。

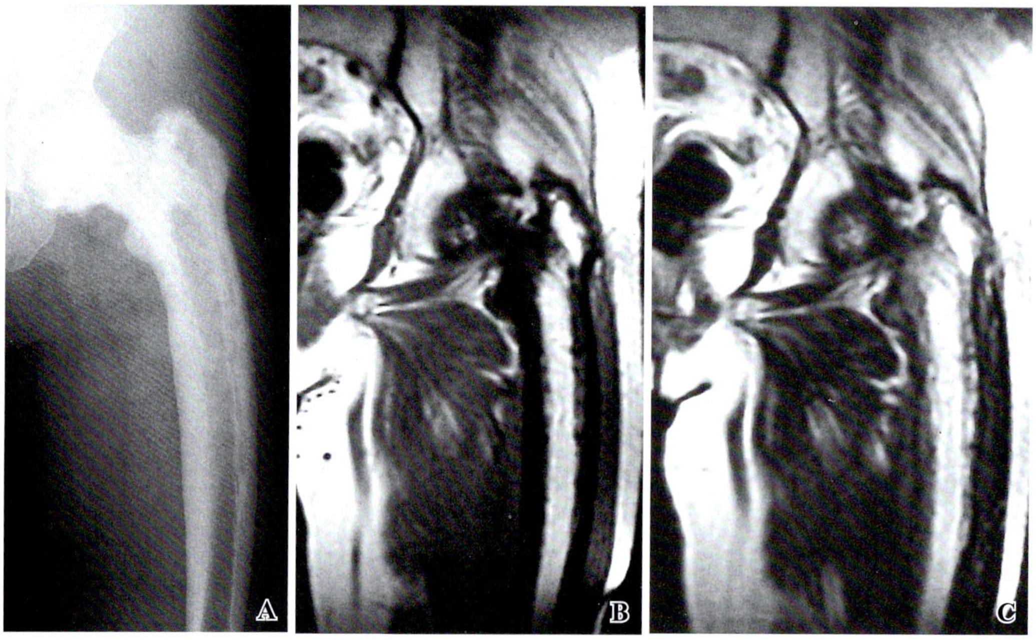

图 12-3-88 左股骨中上段佩吉特病 A.X 线平片：股骨中上段骨皮质增厚，骨小梁粗乱，髓腔相对无狭窄；B. 冠状面 T_1WI：增厚的骨皮质呈低信号，髓腔无狭窄，股骨头及粗隆段信号偏低伴小斑点状高信号；C. 冠状面 T_2WI：增厚骨皮质信号稍增高，内缘和髓腔交界处见不连续的条状高信号。

或有恶变的病例，MRI 检查应具有明显的优势。

【鉴别诊断】 佩吉特病主要和骨纤维结构不良鉴别。前者多见于中老年，而后者多见于青少年；前者血液中碱性磷酸酶的浓度明显增高，后者则正常或略高；前者以颅骨进行性增厚畸形而症状不明显为特征，后者颅骨增厚较慢，但临床症状相对较明显，部分可伴内分泌症状。

五、色素沉着绒毛结节性滑膜炎

色素沉着绒毛结节性滑膜炎（pigmented vulonodular synovitis，PVNS）是关节滑膜、滑囊和腱鞘的良性增生性病变。根据发病部位和范围的差别，将其分成弥漫性和局限性，后者也有作者称为髓鞘巨细胞瘤或结节性腱鞘炎。本病病因不明，究为炎症抑或肿瘤，各家意见不一。然而，局部反复出血和脂质代谢紊乱估计是主要原因。

【病理】 PVNS 以受累关节的滑膜组织增生和含铁血黄素沉积为特征。关节抽出液为血性或黄色液体，内含大量胆固醇。滑膜增生呈绒毛状突起，绒毛长短不一，可从数毫米至数厘米不等。多数小的绒毛结节相互融合形成肿块，晚期可呈广泛纤维化，易误认为纤维肉瘤。增大的滑膜结节可压迫侵蚀相邻骨质，形成大小不等的囊状骨质破坏。

【临床表现】 本病好发于青少年，女性多见，病程缓慢，往往至 30 ～ 40 岁时才被发现。半数以上患者有局部外伤史。关节周围可触及局限性肿块，症状较轻，但当出现关节积液甚至关节面破坏时，可有关节活动障碍。临床上以局限型稍多。最常见的发病部位为膝关节，也可见于髋、踝和肩关节，偶可见于小关节。

【X 线表现】 X 线平片上可无明显骨骼异常，关节周围可显示无钙化的软组织肿块。通常 PVNS 形成的软组织肿块较大，密度略高（图 12-3-89），而结节性

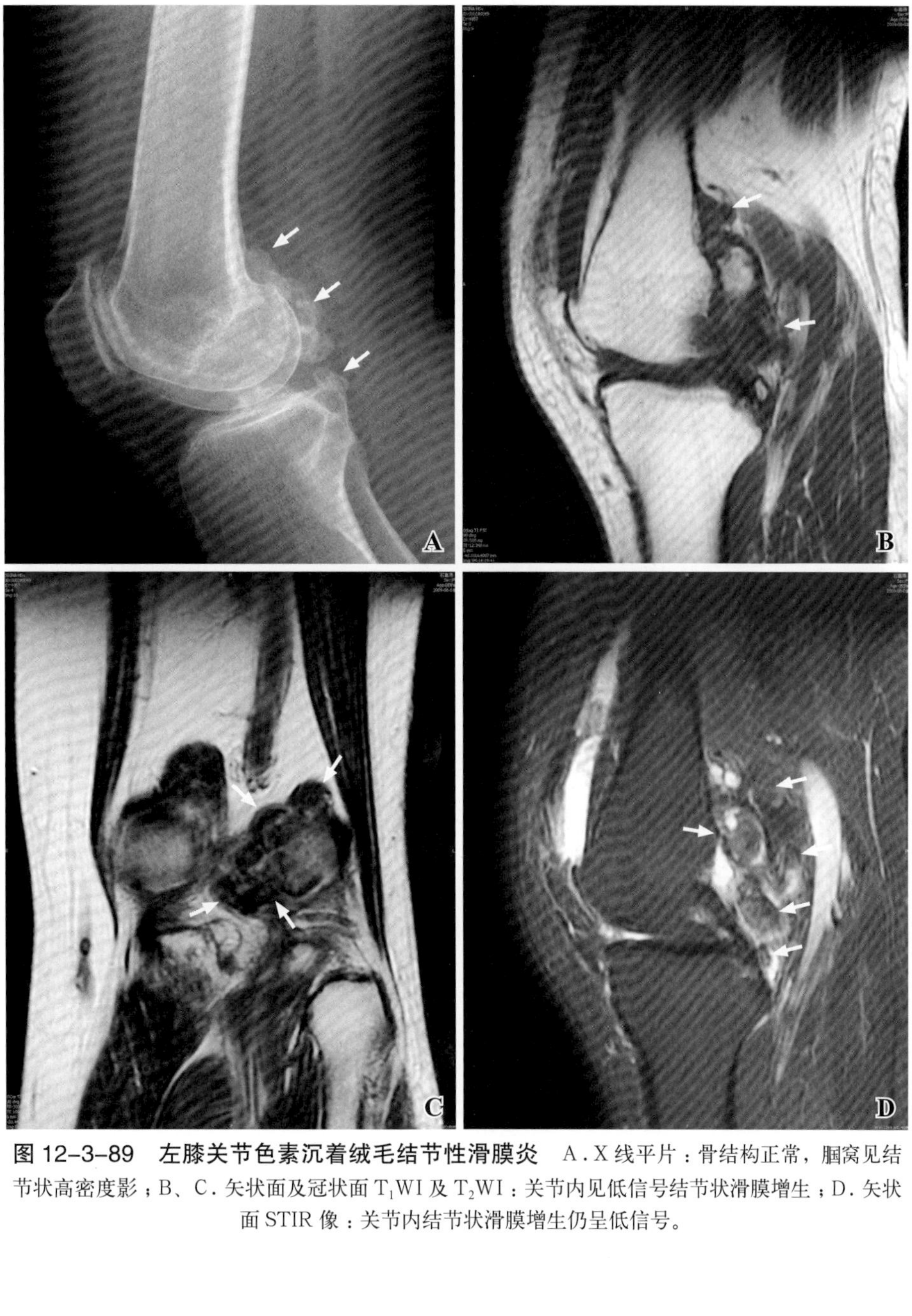

图 12-3-89　左膝关节色素沉着绒毛结节性滑膜炎　A. X 线平片：骨结构正常，腘窝见结节状高密度影；B、C. 矢状面及冠状面 T_1WI 及 T_2WI：关节内见低信号结节状滑膜增生；D. 矢状面 STIR 像：关节内结节状滑膜增生仍呈低信号。

腱鞘炎则稍小，密度也较低。约50%在关节的两侧缘有骨质缺损，在弥漫型病例中，早期边界可模糊，后期趋于清晰伴硬化。在局限型病例中，通常表现为关节缘边缘光整的类囊状骨质缺损。

【CT表现】 CT检查在显示骨质的破坏、滑膜的增厚以及关节周围软组织肿块方面较X线平片一定优势，如辅以增强扫描，可显示增厚的滑膜组织及相邻肿块的强化，但其特异性不如MRI。

【MRI表现】 PVNS的MRI表现具明显的特征性。MRI能清晰显示滑膜的增厚和积液的程度 ，能显示滑膜的绒毛状或结节状的隆起以及关节间隙周围的软组织肿块。由于病变滑膜组织内含铁血黄素沉积，故在T_1WI和T_2WI上均呈低信号（图12-3-90）。这是MRI诊断色素沉着绒毛结节性滑膜炎的特异性征象。部分病变可侵蚀相邻骨组织，致关节面形态不规则，信号异常（图12-3-91）。部分PVNS形成的软组织肿块，由于高度的纤维化，其MRI表现可类似于软组织，在T_1WI上呈中等信号，在T_2WI上可呈较高信号。此种情况需和滑膜源性肿瘤以及其他软组织肿瘤鉴别。但肿瘤性病变通常无滑膜组织的增厚。

【鉴别诊断】

1. 结节性滑膜炎 像色素沉着绒毛结节性滑膜炎一样可有滑膜的增厚和关节积液，但滑膜增厚的程度较轻且规则，滑膜增生结节也不明显，关节面一般光整，局部也无软组织肿块。

2. 结核性关节炎 同样可有滑膜的增厚，但关节积液量大，病程长，后期相邻关节面可见轻微骨质破坏，且有明显骨质稀疏，鉴别不难。

3. 滑膜（骨）软骨瘤病 滑膜增厚相对不明显，如中后期显示游离体伴钙化，则诊断可明确。但中早期可能易混淆，由于滑膜软骨瘤病无含铁血黄素沉积，故在T_2WI上无特异性的低信号结节，可以此鉴别。

六、滑膜（骨）软骨瘤病

滑膜（骨）软骨瘤病（synovial chondromatosis）是一种由滑膜结缔组织化生引起的滑膜病变。本病原因不明，多见于男性，好发年龄是30～50岁。50%累及髋关节，其余主要累及膝关节、肘关节、腕关节、踝关节和肩关节。通常单发，偶尔对称性发生于双膝。

【病理】 关节滑膜组织增厚，滑膜面形成大小不等

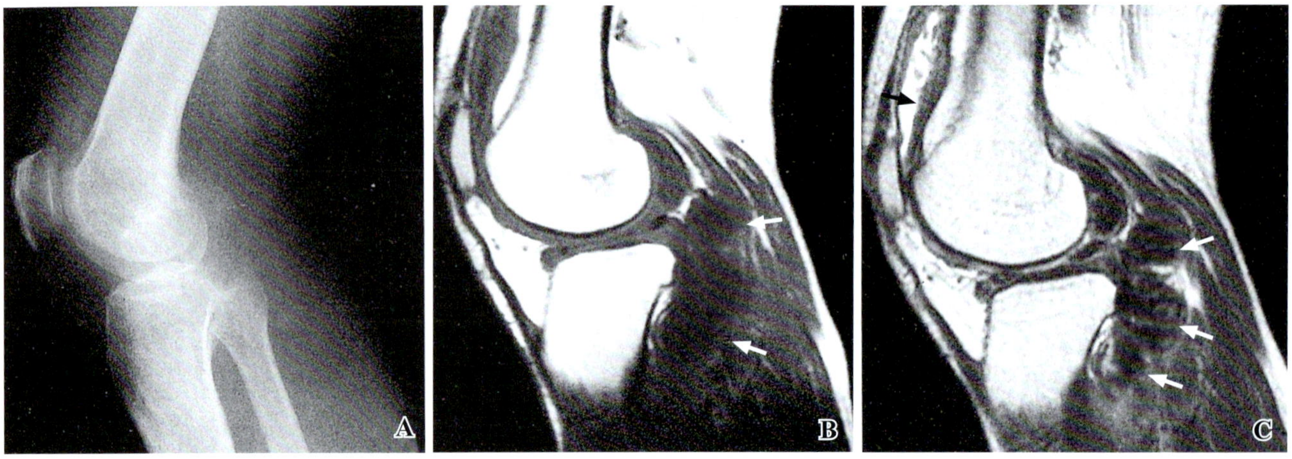

图12-3-90 右膝关节色素沉着绒毛结节性滑膜炎 A．侧位X线平片：骨结构正常，局部软组织稍肿胀；B．矢状面T_1WI：右膝关节滑膜组织明显增厚，后下方见低信号结节影，均呈低信号；C．矢状面T_2WI：髌上囊积液呈高信号，内可见增厚滑膜绒毛状突起（箭），关节后方软组织肿块呈低信号为主的混杂信号结节影。

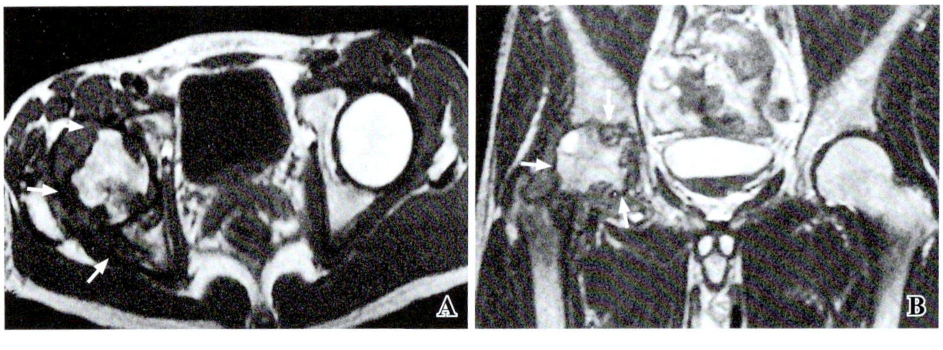

图12-3-91 右髋色素沉着绒毛结节性滑膜炎 A．横断面T_1WI：右髋关节滑膜不规则结节样增厚呈低信号，侵蚀股骨头，边缘清晰；B．冠状面T_2WI：结节样增厚的滑膜组织波及大粗隆，仍呈较低信号，股骨头右上缘结节状高信号，提示局部坏死囊变。

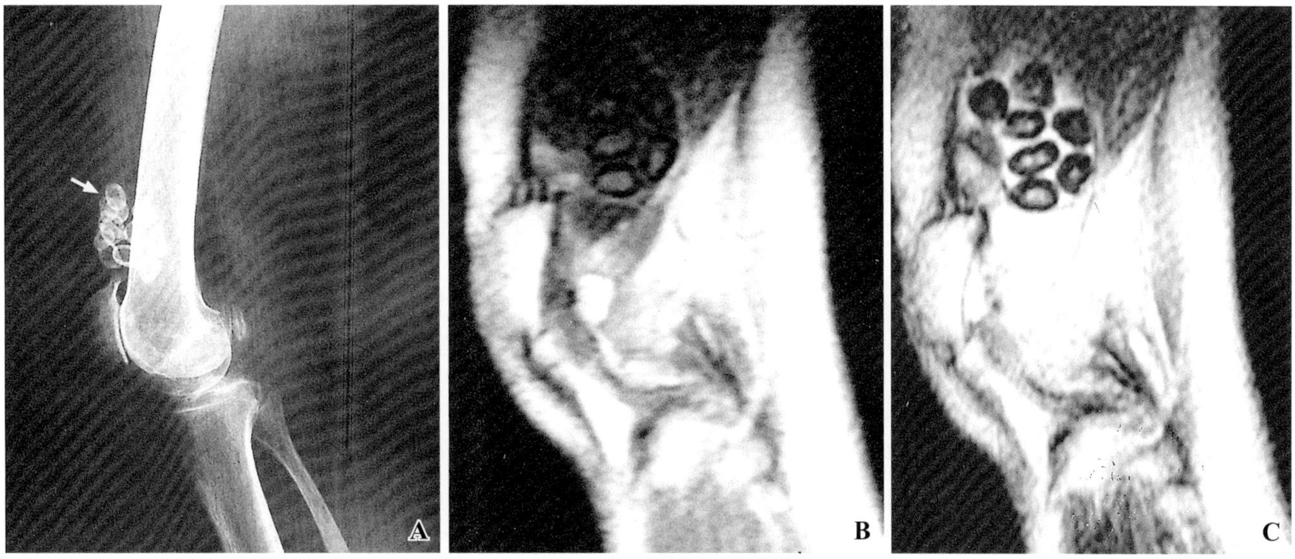

图 12-3-92　左膝滑膜（骨）软骨瘤病　A．侧位 X 线平片：髌骨上方 10 余枚黄豆大致密影，中央稍透亮（白箭）；B．矢状面 T_1WI：左髌骨上方多个结节影，边缘光滑，信号低，中央信号稍高；C．矢状面 T_2WI：髌骨上方结节影信号和 T_1WI 大致相似，周围高信号为髌上囊积液肿胀。

的黄色软骨结节，约 3 ~ 5mm，可单发或多发。大的结节可有蒂和滑膜相连，也可脱落于关节腔内而成为游离体，并逐渐增大，大部分可钙化或骨化。有学者把此病分为三期：第 1 期为活动性滑膜增生，但无游离体；第 2 期为过渡期，有活动性的滑膜病变，游离体开始形成；第 3 期则无活动性滑膜病变，游离体形成。

【临床表现】　病程缓慢。早期无症状，常持续多年，渐出现关节肿胀，疼痛和功能障碍。临床上以关节受损和急性疼痛为特点，但经过一段时间，疼痛减轻，关节功能可恢复。

【X 线表现】　典型 X 线表现为关节内、外大小不一的钙化或骨化结节，而关节间隙和关节面常保持正常。但由于在此病的早、中期可无关节游离体或无游离体的钙化，常规 X 线片可显示正常，病变的晚期可伴发骨关节病或关节畸形。

【MRI 表现】　尽管 MRI 对各种软组织的分辨率较高，但可能难以显示早期轻度的滑膜病变，即使显示滑膜的增厚和积液，亦难以和慢性滑膜炎相鉴别。但一旦出现关节及关节周围游离体，包括 X 线平片不能显示的软骨性游离体，在 T_1WI 和 T_2WI 上通常显示为低信号结节，尤其在 T_2WI 上易与滑囊内高信号的液体形成对照，如此可明确作出诊断。

某些骨化的游离体中央可形成脂肪髓，在 T_1WI 上可呈高信号，故易于在 T_1WI 上显示（图 12-3-92）。

【鉴别诊断】　关节滑膜腔积液伴骨性游离体的存在是滑膜软骨瘤病最可靠的诊断依据。但早、中期滑膜软骨瘤病的诊断可无特异性，有时可能难以和慢性滑膜炎、色素沉着绒毛结节性滑膜炎相鉴别。后期如出现关节内、外软组织结节，诊断应首先考虑，但仍需和色素沉着绒毛结节性滑膜炎鉴别，后者软组织结节无钙化，同时滑膜的增生较明显，在 T_2WI 上呈特征性的低信号。

七、骨嗜酸性肉芽肿

嗜酸性肉芽肿为良性的以组织细胞突发性非肿瘤样增生为特点的溶骨性病变。通常发生于肺和骨骼，以骨骼最为常见。病灶呈炎性肉芽肿样，致骨质局限性破坏。由于常伴有大量嗜酸粒细胞浸润，故命名为嗜酸性肉芽肿。过去由于对骨嗜酸性肉芽肿相关病变的认识不足，故将此病归类于组织细胞增多症 X 或组织细胞增生症，后经电镜观察认为此病可能和朗格汉斯细胞增生有关，故又有人将此病归类于朗格汉斯组织细胞增多症中的局灶型。但在目前的大部分文献中仍称之为骨嗜酸性肉芽肿。

【病理】　病灶以局灶性骨质破坏为特点，通常由骨髓侵犯骨皮质。病灶质软，呈灰红色或棕色的炎性肉芽肿样，常见出血灶，或见成片的黄色区，中央可囊变，但无脓肿。显微镜下可见条索状或片状分布的组织细胞增生，伴数量较多的嗜酸粒细胞浸润，但病程后期无嗜酸粒细胞存在，往往伴有不同程度的纤维组织增生及纤维化。

【临床表现】　本病好发于儿童和青少年，可为单发或多发，男女之比约 2.5 ∶ 1。多见于颅骨、肋骨、下颌骨、脊柱、骨盆和长骨。临床症状差异很大，可以没有任何症状，也可视发病部位和病灶的大小而有不同程度的疼痛、肿胀和功能障碍，但局部无充血、发热现象。而白细胞总数略高，嗜酸粒细胞多在 4% ~ 12%，碱性磷酸酶正常或略高。

【X 线表现】　骨嗜酸性肉芽肿的 X 线表现以溶骨性损害为主。急性期边缘欠清晰，慢性期边界光整并可硬化，而各个部位的 X 线征象又有所差异。如颅骨一般呈穿凿样或地图状骨质缺损，脊柱通常累及椎体而很少单独累及附件，常导致椎体的压缩性骨折。长骨病变通常累及骨干和干髓端，病灶以髓腔为中心，其X线表现复杂多样，可有程度不同的骨膜反应，常可和良、恶性肿瘤和骨髓炎混淆。

【MRI表现】 骨嗜酸性肉芽肿的MRI报道不多。MRI可显示局部的骨缺损和相邻的软组织肿块，病灶在T_1WI上通常呈低信号，在T_2WI上呈略高信号（图12–3–93）。但由于病灶发生的部位、时间及病理方面的差异较大，可导致MRI表现不一致。如急性期病灶周围的水肿、慢性期边缘增生硬化，边缘为低信号，颅骨病变内可见钮扣状死骨，在长骨中央呈成堆的不规则死骨。

【鉴别诊断】 鉴于骨嗜酸性肉芽肿病理和影像表现的多样性，涉及的鉴别诊断范围很广，可包括相当部分的骨肿瘤和炎症，故在MRI的鉴别方面尚需进一步积累经验。

八、黄色瘤

黄色瘤又称黄色瘤病，黄脂瘤病，黄脂质肉芽肿及慢性型弥漫性组织细胞增生症等，1940年Lichtenstein和Jaffe 提出嗜酸性肉芽肿，1942年Green and Farber 推测嗜酸性肉芽肿与韩－薛－柯病（Hand–Schler–Chtistian disease）和勒－雪病（Let terer–Siwe disease）有关，1953年Lichtenstein将此三者合在一起统称为组织细胞增生症（Histiocytosis X），一般认为此三病为同一基本病理改变的不同阶段。

黄色瘤是一种少见的溶骨为特征的病变，骨皮质常常是膨胀或破坏，病理以单核的巨噬细胞样细胞，丰富泡沫细胞和多核巨细胞为特征，偶然可见梭形细胞，它是原发性骨肿瘤。

【病理表现】

1. 大体观察 病变呈黄色或灰黄色肉芽肿结节，病变组织质软，脆易碎，病灶大不一。以骨质变化多见，也可侵犯皮肤、黏膜及肌腱等。

2. 镜下所见 主要组织成分为含有丰富类脂质的组织细胞，也称泡沫细胞。体积较大，胞质呈泡沫状，胞核圆形或肾形。单核的巨噬细胞样细胞和多核细胞为特征，偶尔存在梭形细胞，晚期可发生纤维化。这些溶骨性病变的类型的正确分级，是依靠存在纤维组织泡沫细胞和巨细胞，以及综合临床和病变的X线表现，另外，以充满脂质巨噬细胞、梭形细胞、出血和囊变的比例不同。

【临床表现】 自发病至就诊由3个月10年，病程缓慢，常持续多年。好发于5岁以下儿童，男：女为3：1. 偶见于青壮年，常以患部疼痛为主。临床可出现发热和白血细胞增高。发生于成人常有高脂血症。

【X线表现】 发生于长骨者，病变常位于长骨两端或骨干，表现为骨髓腔骨皮质的破坏，病灶边缘锐利，硬化缘，病变常呈膨胀性，骨皮质变薄，有时病变穿破骨皮质伸展至周围软组织。

【CT表现】 病变呈溶骨性膨胀性改变，病灶边缘比X线平片更清楚，但无明显硬化，侵及骨皮质和软组织较X线平片更清楚。

【MRI表现】 因为病灶内含有丰富的脂质，所以病灶常常在T_1WI呈高信号，在T_2WI也呈高信号，但在脂肪抑制像呈低信号。由于病变以溶骨性为主，故病灶的边缘在T_1WI呈低信号，病灶中央呈高低混合信号，在T_2WI病灶边缘呈高信号，脂肪抑制像病灶中央以低信号为主，其病灶边缘仍呈高信号（图12–3–94）。

九、骨梗死

骨梗死（bone infarct）是指骨和骨髓细胞结构缺血坏死引起的病理改变。有关文献对此病所涉及的范围略有分歧。临床上通常所称的骨缺血性坏死，一般用于骨髓或关节面下方的骨性坏死，如因骨折导致血供中断或长期使用类固醇激素引起的股骨头缺血坏死。而骨梗死习惯上指发生于干髓端和骨干的骨性坏死，好发于股骨下段和胫骨上段，常为对称性和多发性，少部分病变可发生于骨髓。临床上常见于镰状细胞贫血、减压病、胰腺炎及胶原病等。

【病理】 局部血供中断，导致相应骨组织缺血坏死，脂肪性骨髓发生胶样化和液化坏死，骨小梁细胞死亡，周围正常骨组织内巨噬细胞进入梗死区，形成新生的血管和肉芽组织迂曲包绕梗死区，并逐渐纤维化，病灶内缺血坏死的骨和骨髓被纤维组织、钙化的胶原组织和新生骨替代。骨骺梗死可直接影响关节软骨面，造成关节破坏。

典型的骨梗死灶中央为缺血坏死的骨组织，周围是缺血的骨髓和骨构成的活动性充血水肿带。病灶的修复开始于缺血的周围带和外侧正常的骨和骨髓之间，逐渐形成围绕梗死灶的迂曲匐行的纤维增生带，部分可钙化。同时，在梗死灶内部亦可形成斑点或斑块状钙化。

【临床表现】 骨梗死通常无临床症状，但重度的尤其是急性的梗死可引起明显的症状，局部可有剧痛，且不能行走。慢性期症状缓解。如病变累及关节，可出现关节疼痛、畸形，甚至关节强直。

【X线及CT表现】 X线及CT检查通常对急性、亚急性期骨梗死不敏感，可呈局部的骨质稀疏区及斑点状钙化，类似于骨髓炎。如显示典型的地图样钙化，则可确诊为成熟的骨梗死。

【MRI表现】 骨梗死的MRI表现颇具特征性。在T_1WI上，急性期或亚急性期骨梗死灶的中央部分和周围正常的骨髓组织呈中等信号或略低信号，而梗死灶的边缘为迂曲匐行的低信号带。在T_1WI上，中央部分的信号强度仍可和相邻的骨髓组织相仿或略高，而周缘可呈迂曲的高信号带。这种病灶边缘信号的T_1WI和T_1WI改变和病灶边缘的充血水肿的病理基础相符合（图12–3–95）。在骨梗死后期或成熟期，病灶的周缘在

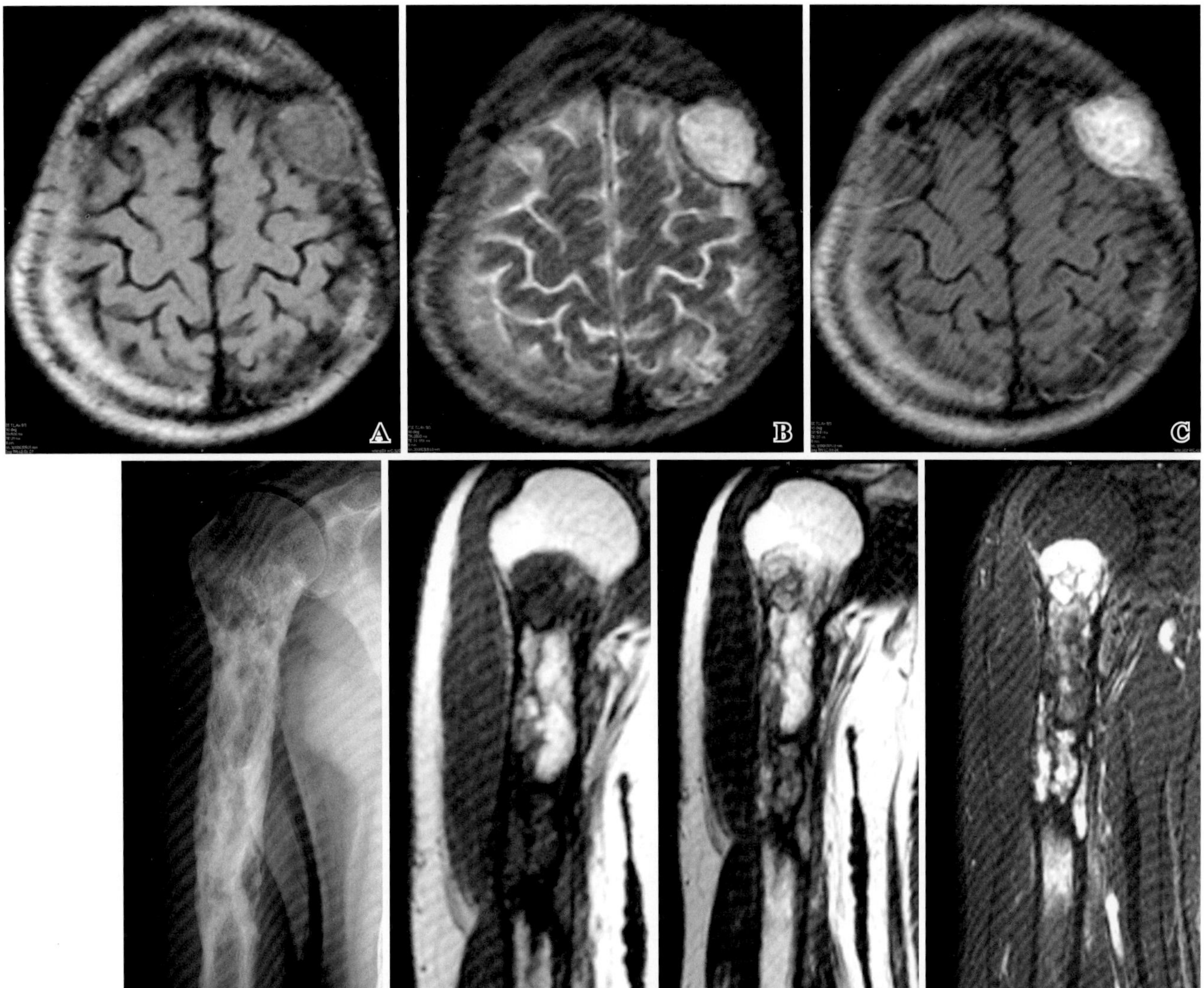

图 12-3-93　多发性嗜酸性肉芽肿（颅骨，右肱骨，右股骨） A. 横断面 T_1WI：左额骨见卵圆形的低信号；B. 横断面 T_2WI：病灶呈高信号；C. 横断面 T_1WI 增强：病灶强化呈高信号；D.X 线平片：右肱骨中，上段呈增生和破坏性病变；E～G. 冠状面 T_1WI、T_2WI 及 STIR 像：病灶呈高，低不均匀信号；H～J. 冠状面 T_1WI、T_2WI 及 STIR 像：右股骨近端呈高、低不均匀信号。

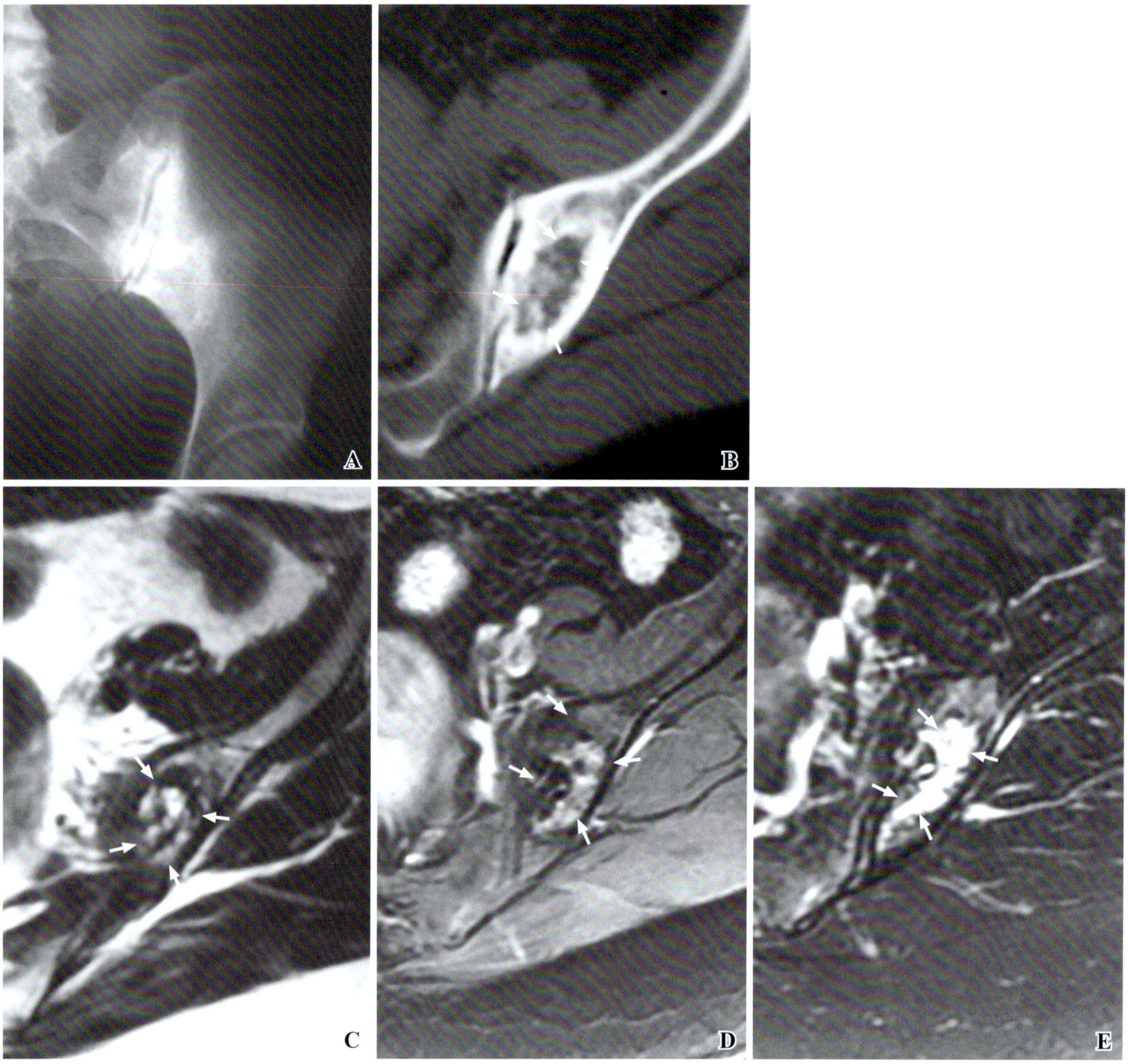

图12-3-94 左髂骨黄色瘤 A.X线平片：左骶髂关节密度增高；B.CT：左髂近骶骨见骨质破坏，病灶内见点状高密度影，病灶周围见高密度硬化；C.横断面 T_1WI：病灶呈边缘低信号的高信号区，其内见条状低信号；D、E.横断面 T_2WI 及 T_1WI 增强：病灶呈边缘高信号，其内为低信号。

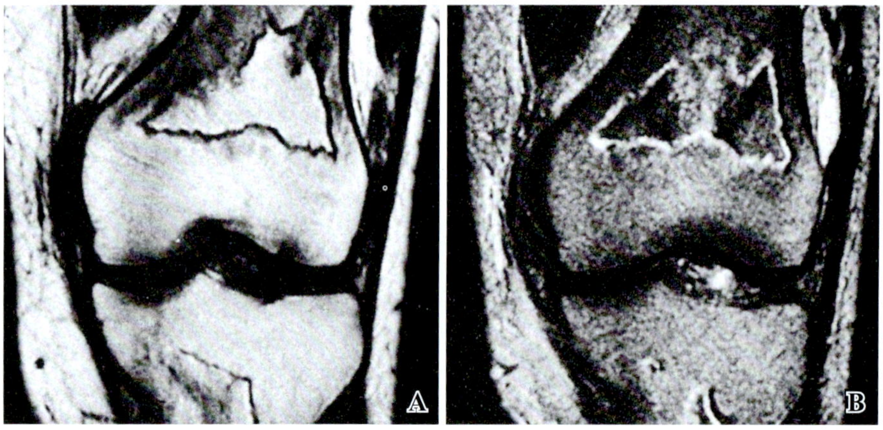

图 12-3-95 股骨下段及胫骨上段干骺端骨梗死 A.冠状面 T_1WI：股骨下段及胫骨上段干骺端呈地图状病灶，中央部分和周围骨髓呈中等信号，边缘呈低信号；B.冠状面 T_2WI：病灶边缘呈高信号，中央部分信号偏低，大致和周围骨髓组织呈等信号。

T_1WI 和 T_2WI 上均呈低信号，反映了病灶边缘的纤维硬化或钙化。骨梗死常呈对称性、多发性，其 MRI 表现差异较大，通常好发于胫骨上段和股骨下段（图 12-3-96）。Steiner 报道慢性骨梗死可液化，此时在 T_1WI 上呈低信号，在 T_2WI 上呈高信号，类似的信号改变可见于急性期骨梗死区的充血水肿，鉴别诊断需结合病史。慢性骨梗死灶内的钙化在 T_1WI 和 T_2WI 上均呈低信号。

【鉴别诊断】 相对于 X 线平片、CT 和核素扫描而言，MRI 对骨梗死的诊断无疑具有较高的敏感性和特异性，对临床上难以和骨髓炎或其他良、恶性肿瘤鉴别的骨梗死，可通过 MRI 检查予以确诊，以避免不必要的活检或手术。

十、骨化性肌炎

骨化性肌炎是肌组织内出现异位骨形成和沉积的疾患，其原因尚不明，不少学者认为是一种反应性病变。通常可分为外伤性骨化性肌炎和进行性骨化性肌炎。

（一）外伤性骨化性肌炎

外伤性骨化性肌炎通常病变比较局限，以单一病灶多见，常发生在外伤后。

【病理】 病变好发于四肢深部软组织，形成局部肿块。早期为边界不甚清楚的纤维性肿块，然后有钙质沉

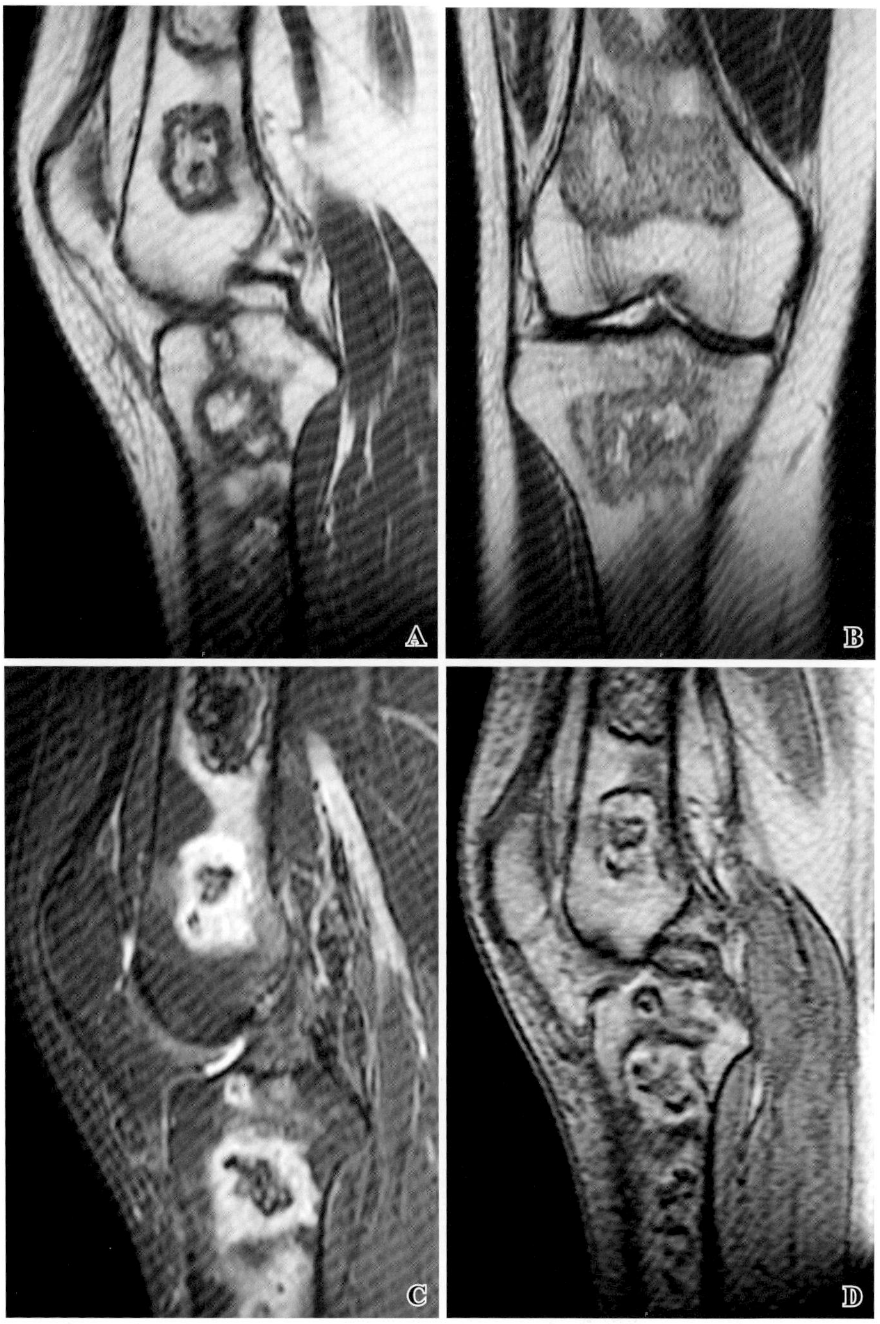

图 12-3-96　右胫、股骨骨梗死　A、B. 矢状面及冠状面 T_1WI 及 T_2WI：右股骨远端及胫骨近端不规则地图状环形低信号；C. 矢状面 STIR 像：病灶呈不规则地图状环形高信号；D. 矢状面增强像：病灶呈不规则地图状强化，其边缘呈环状低信号。

积发展成非成板骨，再转化为成板骨，形成类圆形的骨性肿块。亚急性的病变常可显示病变的三个层带：病灶中心为增生活跃的纤维母细胞和肌纤维母细胞、肌基质，并可见到出血和坏死；中间层带可见骨母细胞及不成熟的骨岛；外层带为成熟的骨组织。其特点为：愈向边缘，细胞分化愈好，骨样组织越成熟，最后整个病灶都可以骨化。

【临床表现】 多数患者有外伤史，发生在肌肉的钝性挫伤、外科手术及烧伤后等，但也可见于一些全身性疾患，如偏瘫、昏迷、脊髓灰质炎、破伤风、感染等。外伤后在受伤部位出现肿胀和疼痛性肿块，数周后在该部软组织内出现钙化和骨化。少数患者可无明确的外伤史，而发现疼痛的软组织肿块。病变常见于易受伤的部位，如肘部、大腿和臀部，但肩部和小腿并不少见。患者大多为年轻人，多见于30岁以前。

【X线表现】 其X线表现与病程有关。早期受累部位可出现肿胀和软组织肿块，边界常不十分清楚。数周后在病灶部可出现较淡密度的点状、絮毛状或片状阴影，其邻近骨可出现骨膜反应。约2个月左右可见病灶周缘被较致密的骨质包绕，肿块内出现呈网状分布的密度增高影。随着时间的推移，其内的骨小梁结构影更趋清楚，至半年左右可形成大片骨质密度影，肿块在此时可出现收缩，较前有缩小，在肿块和邻近的骨骼间形成一透光带，少数也可和附近增生的骨膜相连。

【CT表现】 在横断面图像上常可清楚地显示受累部位软组织肿胀的程度。由于CT具有很高的密度分辨率，因此在X线平片尚未出现较淡的斑点或斑片状高密度影时，即可在肿胀的软组织内见到斑片状的高密度影，以后这种高密度影更趋清晰和浓密。病灶边缘常可出现比较锐利的硬化现象，病灶和骨骼相邻处以及病灶中央可见相对较低密度区域，邻近骨骼可见增生表现。

【MRI表现】 MRI具有良好的软组织分辨率，因此在检测骨化性肌炎的软组织肿块和肿胀方面具有重要作用。在异位骨形成的急性阶段，由于在T_1WI上的信号与肌肉信号相似，故难以显示其信号异常，但此时可见到软组织肿胀所致的脂肪筋膜被推压移位表现。在T_2WI上可显示病变由于水肿而呈现的不均匀高信号(图12-3-97)。在病变的亚急性阶段可清楚地显示病变的3个层带结构，在GRE序列图像上可见病灶外围呈低信号的环状影，反映了病灶外围的骨化区，中央为高信号的水肿和坏死区，在高信号和低信号层带结构中间还可见到呈中等信号的区域，通常为不同成分的纤维组织结构。在病变的慢性阶段，由于病灶周围成熟骨组织的增加，在MRI图像上可出现病灶周围的无信号区及病灶中央呈高信号的脂肪结构。由于不同的纤维组织成分及病变的不同时期，中间带在T_1WI上出现的各种信号强度可有所不同。早期发现病变对预防和限制异位骨的形成具有重要的意义，可及时采用抗炎药物和对受伤部采取保护措施，以避免再次受伤。

【鉴别诊断】 主要应与骨旁型骨肉瘤和骨外软组织内的骨肉瘤相鉴别，通常骨旁型骨肉瘤的中心部和底部钙化最明显，其和病骨之间常无明确的透明带，其肿瘤生长速度也较快，肿块边缘常不规则。骨外软组织内骨肉瘤与骨化性肌炎外围成熟、中央不成熟的层带状结构不同，表现为边缘不规则的块状肿瘤骨影。

（二）进行性骨化性肌炎

病因不明，与某些先天性或遗传性因素有关，男性较多见，常发生于婴幼儿。

【病理】 一般先在韧带、腱膜和肌间筋膜出现病变，然后累及肌肉。全身肌肉除面肌、膈肌和舌咽肌外都可受累，常以骨骼肌为主。早期累及部位常有渗出性细胞浸润，受累肌纤维细胞核减少或消失，细胞质呈玻璃样变，以后病变部出现大量胶原组织，胶原组织内发生异常钙化，并出现化生过程，出现类骨质及骨岛，最后形成成熟的骨组织，出现广泛的骨化。

【临床表现】 大多发生于幼儿。早期症状为受累部有疼痛、发热、肿胀，此后常在颈、背、肩部出现皮下组织内硬块，数周后其内可逐渐出现钙化及骨化。发作

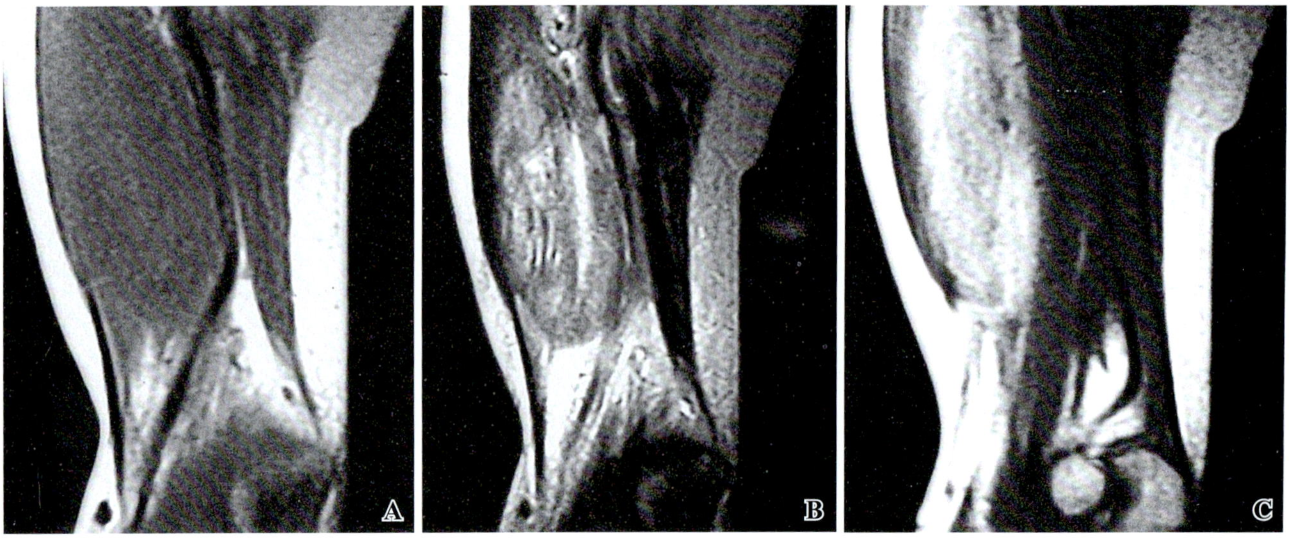

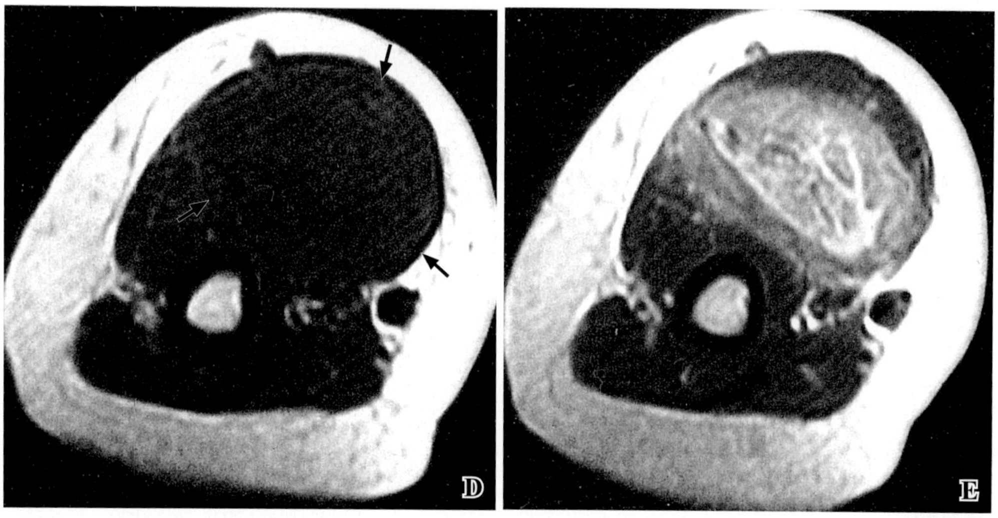

图 12-3-97　右肱二头肌骨化性肌炎　A. 冠状面 T_1WI：肱二头肌远段外侧部明显粗大，呈不均匀的稍低信号，其周围的皮下脂肪及血管有被推压表现；B. 冠状面 T_2WI：肱二头肌处病灶呈不规则的高信号；C. 冠状面 T_1WI 增强扫描：病变处肌肉有较明显的异常增强改变，信号强度尚均匀；D. 横断面 T_1WI：该处肱二头肌明显增粗，信号稍低（黑箭），周围软组织有明显的被推压改变；E. 横断面 T_1WI 增强扫描：病变处肌肉有明显的异常增强改变，信号不均，可见条状的明显高信号灶。

期与间歇期反复交替，病变不断进展，各组肌肉、肌腱、韧带相继受累，轻微外伤常可加剧病变发展。本病预后不良。

【X 线、CT 和 MRI 表现】　病变常先累及颈、背部，然后向躯干、四肢和头面部发展。病变早期可见这些部位的软组织肿胀，然后在这些区域出现点状、条状及斑状的钙化影，最后形成粗条状或片状致密影，其行走方向与肌肉走行一致。患者常有手、足等部位的先天性畸形。CT 片显示受累部位出现的钙化要比 X 线平片敏感，MRI 图像则可清楚显示受累部位软组织内的改变。

炎性病变

一、化脓性骨髓炎

化脓性骨髓炎为多种细菌所引起的骨感染性疾病，常见的致病菌有金黄色葡萄球菌和溶血性链球菌等。其感染途径有血源性感染、损伤后直接感染及附近软组织内病灶直接蔓延，一般以血源性感染最为常见。可表现为急性化脓性骨髓炎、慢性骨髓炎及化脓性关节炎。化脓性骨髓炎大多发生在 10 岁以下儿童和婴幼儿，男孩较女孩多见。

【病理】　急性化脓性骨髓炎大多发生在长骨干骺端，以发生于下肢多见，容易累及胫骨上、下端，股骨下端及肱骨上端等。长骨干骺端血供相当丰富。该部毛细血管呈弯曲状排列，故细菌容易停留而发生血源性感染。疾病常始于干骺端。早期由于炎症引起血管通透性增加，炎性细胞渗出，以中性多形核白细胞为主，渗出和浸润可使骨内压力增高，静脉回流和外围淋巴回流受阻，影响骨的正常生理代谢，产生骨的疏松和软组织肿胀。以后由于白细胞被细菌及其代谢产物破坏并被蛋白溶解酶所溶解，与坏死液化组织共同形成脓液，产生脓肿。化脓性病灶可在髓腔内或穿破骨髓皮质在骨膜下蔓延，使骨膜掀起，骨膜受刺激后可有新骨形成，持续的感染并可形成骨性包壳，骨膜下脓肿穿破骨膜，可形成软组织内脓肿，穿破皮肤可形成窦道。当脓肿使骨髓和骨干分离时，该部骨组织失去骨膜的血供而发生坏死，骨营养血管炎性栓塞可使骨坏死加重，小的死骨可被吸收或经窦道排出。在急性期骨质破坏较为明显而修复相对较少，承重的长骨也可发生病理性骨折。

在儿童因骨骺软骨板对化脓性感染有相当的抵抗力，可阻止感染蔓延，故感染不易侵犯骨骺和关节，偶尔可发生骨骺分离。成人由于骨骺与干骺端已融合，缺乏这一抵抗防线，则容易发生化脓性关节炎。急性骨髓炎若治疗不彻底可转化为慢性骨髓炎，死骨存留及感染性骨腔是造成慢性化脓性骨髓炎的常见原因，因致病菌存留在死骨内，抗生素常不能奏效。在慢性期，由于骨膜下脓肿扩大，骨膜掀起而使长骨骨干血供发生障碍，造成长骨大片骨质坏死，同时出现了骨质增生过程，骨内及骨膜下成骨细胞活跃，出现大量纤维性骨，可形成骨性包壳。骨性包壳由于脓液侵蚀可形成瘘孔，与皮肤相通形成瘘道，小的死骨可经瘘道排出，而大的死骨通常难以排出及完全吸收。随着骨质增生和骨膜增生，骨干可变得粗大，边缘不规则，髓腔消失。

经过适当治疗，骨髓炎可逐渐痊愈，表现为死腔消失，死骨吸收，骨皮质恢复光整，骨小梁变得清晰，髓腔重新出现，骨干重新塑形。

慢性局限性骨脓肿（Brodie 脓肿）为慢性骨髓炎的一种特殊类型。通常是由于感染细菌毒力低而机体抵抗力较强，使化脓性骨髓炎局限在干骺端，脓腔内脓液可逐步为肉芽组织所替代，肉芽组织周围发生胶原化而形成纤维囊壁，肉芽组织内可逐渐出现纤维组织，纤维组织也可被骨组织替代而痊愈。硬化性骨髓炎（Garre硬化性骨髓炎）为低毒性感染所致，外伤与发病也有一定关系，主要表现为骨质硬化为主的骨髓炎，病灶中一般不能培养出细菌。

【临床表现】 急性化脓性骨髓炎通常起病较急。患儿常有感染病史，如疖、痈等，出现高热、寒战、腹泻、呕吐等全身症状。受累肢体有明显的软组织肿胀，局部出现红肿、胀痛、发热，可有明显的压痛及肌肉痉挛，肢体活动受限。白细胞计数明显增高，中性多形核白细胞常在90%以上，血细菌培养多为阳性。

慢性化脓性骨髓炎一般无明显的全身症状，主要表现为患肢的局部肿胀、酸痛或溃破流脓，病变反复发作。有的患者则主要表现为经久不愈的窦道或瘘管。慢性硬化性骨髓炎主要表现为局部软组织肿胀及疼痛。慢性局限性骨脓肿通常临床症状也较轻，主要表现为患骨局部疼痛及压痛。

【X线表现】 急性化脓性骨髓炎最早出现的X线表现是软组织肿胀，可见干骺部深部软组织出现小的局限性肿胀，其邻近肌束有压迫移位征象，肌肉和肌肉间的透亮间隔影模糊、消失，皮下组织与肌肉间的正常分界也变得粗糙、模糊，有时可见到轻微的骨膜反应。以后可出现骨质疏松。在发病2周左右，由于髓腔内开始形成脓肿，在骨松质内可见小的斑点状骨质破坏区，多位于长骨干骺部，并可见到与长骨平行的薄层的骨膜反应。以后骨质破坏区逐渐明显，表现为斑片状的骨破坏区，病灶可相互融合，骨干周围的骨膜反应也变得更为明显，呈葱皮样或花边状。较重的病例在骨质破坏区内可见小的死骨片，与周围正常骨结构分离，表现为密度略高于周围疏松的骨质的小斑块状影。严重的病例在继续承重下可出现病理性骨折。急性骨髓炎经有效的治疗后，特别是较早期进行治疗后，软组织肿胀可消退，骨膜反应也可完全吸收。骨质已有明显破坏的患者经治疗后，由于骨的修复作用，骨干可以变得粗大，有的以后可在局部形成骨质硬化。

慢性化脓性骨髓炎表现为骨干增粗，边缘不规则，骨小梁不整齐及粗大，髓腔变小或在某些部位出现闭塞。其特征为骨膜下大片死骨形成及骨质增生反应明显增加，表现为一段骨干坏死，或大片呈长条状的死骨，其骨密度增高，骨结构不清，周围可见透亮带。骨膜增生常很明显，可厚达1～2cm，形成致密的增白影，与残存的骨皮质融合在一起。有时因大片的死骨存在，不易被吸收，骨膜下新骨不断形成，可将死骨包裹起来，在死骨外面形成骨壳。骨壳可被脓液侵蚀，形成瘘孔，表现为边界清楚的类圆形透亮区，并可显示延伸至软组织的透亮瘘道。

硬化性骨髓炎主要表现为骨皮质增厚，髓腔狭窄或消失，骨密度增高，骨干呈梭形增粗，边缘通常较光整。病变一般较局限，软组织一般无肿胀。慢性局限性骨脓肿主要表现为在长骨干骺端出现类圆形密度较低的骨质破坏区，边界清楚，边缘整齐，周边密度增高。

【CT表现】 多数化脓性骨髓炎根据临床表现及X线检查已可作出诊断，但CT在显示骨内的脓腔、死骨及窦道等方面具有优势。另外，对于活检和引流，CT也优于常规X线检查。CT在化脓性骨髓炎的诊断和治疗中有着重要作用。在化脓性骨髓炎，CT上可显示软组织肿胀，有时可显示软组织内感染所致的气体影。随着骨质增生的出现，可见骨皮质外增厚的骨膜。CT上显示小的脓腔和死骨相当清晰，脓腔表现为类圆形的透光区，周围有密度增高的硬化区，死骨表现为密度增高的斑块状影，周围可见低密度的透亮区。硬化性骨髓炎在CT上可见明显的骨皮质增厚，骨小梁增粗，髓腔常变小。慢性局限性骨脓肿除可见类圆形的透光区外，其周围常可见到明显的硬化现象。

【MRI表现】 由于MRI具有良好的软组织分辨率，对于化脓性骨髓炎可清楚地区分骨内的病变抑或骨旁软组织内的病变，特别是MRI图像可清楚地显示正常骨髓或异常的骨髓（图12-3-98）。在化脓性骨髓炎时，病灶内的正常骨髓被炎性渗出、纤维化、出血及坏死组织所替代，在T_1WI上表现为病变区信号减低，一般在冠状面或矢状面显示更为清晰。在T_2WI上，病变信号增加，说明病变区的T_1和T_2弛豫时间均延长。不少文献报道，采用STIR序列及脂肪抑制T_2加权扫描在区分正常骨髓及病变累及区方面有相当好的对比。应用增强剂对于鉴别病变累及区及骨缺血、坏死可有很大的帮助，特别是在显示窦道方面，注射造影剂后窦道区域可有明显的信号增强。MRI还可帮助区别急性化脓性骨髓炎及慢性化脓性骨髓炎。在急性化脓性骨髓炎，MRI图像上可见正常骨髓、软组织与病变累及骨髓、软组织间的界限不十分清晰，骨皮质的增厚也常不明显。在慢性化脓性骨髓炎，正常骨髓、软组织与病变累及区的界限相当清楚，并可见有明显的骨皮质增厚。有时可显示从髓腔向软组织内延伸的窦道，呈线状或弧线状，在T_2WI上表现为高信号。急性化脓性骨髓炎时，由于软组织肿胀，可见肌肉间隙变得模糊甚至消失。慢性局限性骨脓肿在T_1WI上表现为低信号，在T_2WI上表现为高信号。脓肿壁在T_1WI上表现为中高信号，注射增强剂后可有不同程度的增强。MRI图像还可显示脓肿周围的骨髓信号改变，在T_1WI上可见信号降低。慢性硬化性骨髓炎表现为骨干增粗，骨皮质增厚，髓腔变小或消失，以冠状面或矢状面图像显示为好。

化脓性关节炎MRI表现是非特异性的，在MRI图像上可见关节软组织肿胀和关节内积液，并可显示骨髓累及的范围。

二、类风湿关节炎

类风湿关节炎是一种常见的以关节组织慢性炎症性

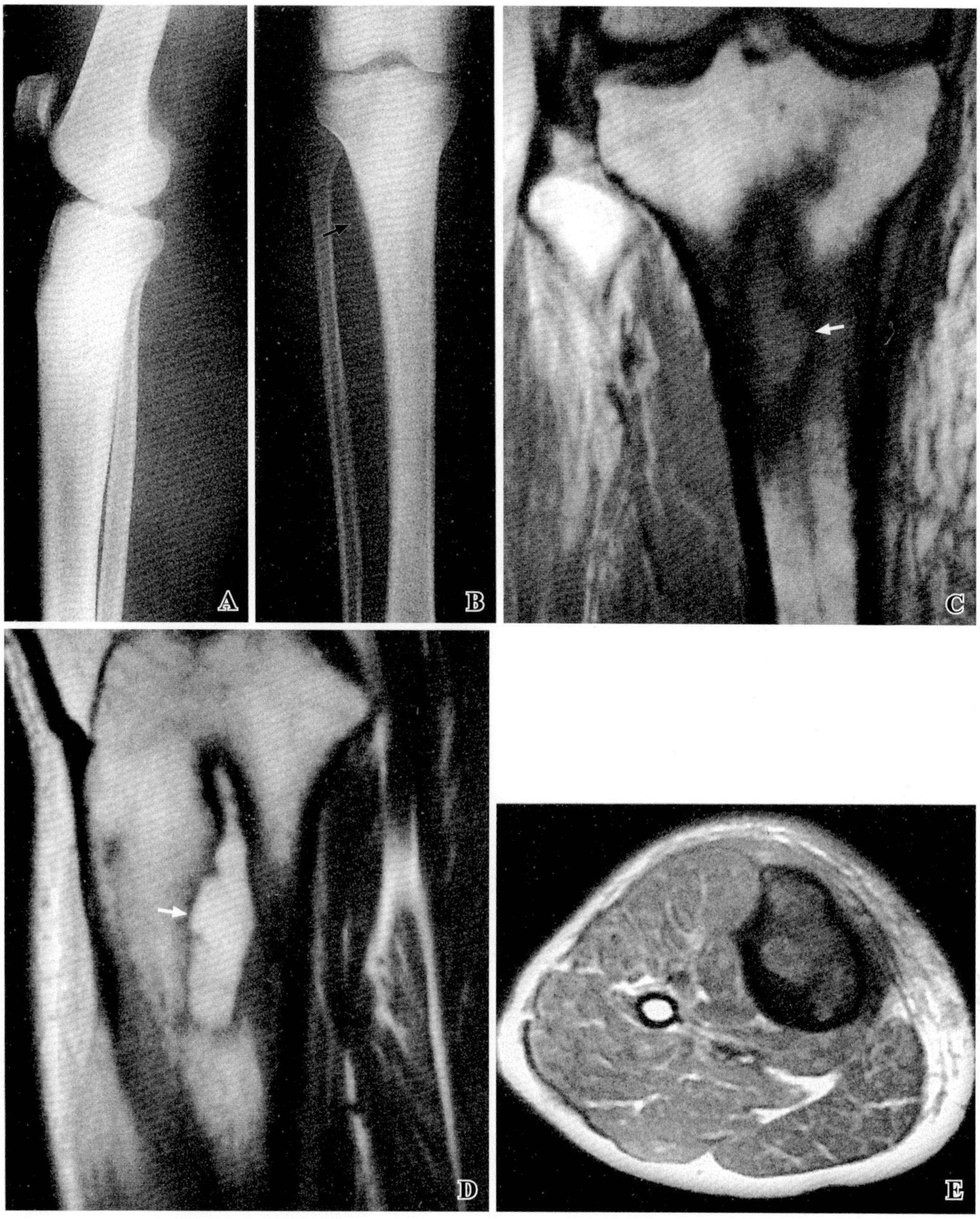

图 12-3-98 右胫骨上段慢性化脓性骨髓炎 A、B . X 线平片：右小腿软组织轻度肿胀。右胫骨近段骨干增粗，骨密度增高。其内骨小梁增粗、模糊。骨皮质增厚，边缘毛糙，内、外侧均可见条状和花边状骨膜增生（箭）；C . 冠状面 T_1WI：胫骨骨干近端及干骺部大片边界较为清楚的不均匀低信号区，其内可见不规则的长条状脓腔（箭），呈略高信号，胫骨近端还可见多个小点状低信号区，为骨质破坏区；D . 矢状面 T_2WI：长条状的脓腔呈高信号（箭），脓腔周围可见低信号区；E . 横断面 T_1WI：骨松质内正常脂肪信号消失，呈不规则的较低的混杂信号，偏中央部可见信号略高的脓腔。

病变为主要表现的全身性疾病。其病因尚未阐明，可能是由遗传、感染等多种因素诱发机体的自身免疫反应所致。发病率在 1%左右。多见于女性，女性发病率约为男性的 3 倍。发病年龄多为 25 ~ 30 岁。

【病理】 主要病理变化为关节滑膜的慢性炎症。表现为滑膜衬里细胞层增厚，正常的滑膜衬里细胞仅有 1 ~ 2 层细胞组成，在类风湿关节炎时可增厚多达 8 ~ 10 层，间质层有大量炎性细胞浸润，主要为淋巴细胞。微血管数量有明显的增多，血管翳形成，出现软骨及骨组织的侵蚀，最后导致关节结构的破坏，功能丧失。类风湿关节炎的病变并不局限于关节组织，其他系统的累及也较常见。

【临床表现】 类风湿关节炎是一种慢性全身性疾病，本病侵犯多个关节，常在手、足小关节起病，多呈对称性。通常于数周或数月内逐渐出现关节肿胀、酸痛、僵硬、皮下结节，常伴有全身不适和乏力，可有低热、体重下降及食欲减退。晨僵常为明显的临床表现。类风湿关节炎主要侵及周围小关节和大关节，呈对称性的多关节炎，中轴骨关节通常不受累。另外，类风湿关节炎还可出现关节外的表现，主要有类风湿结节、心包炎、心肌炎、间质性肺炎、血管炎、肾炎及神经系统损害等。

【X线表现】 类风湿关节炎一般以末梢小关节累及为多，但也可发生于某个大关节，或局限于几个大关节。类风湿关节炎早期表现为关节周围软组织肿胀，因积液而关节间隙增宽。以后可出现关节间隙变窄，主要是滑膜血管翳对关节软骨侵蚀破坏所致。软骨下骨松质受累则出现关节边缘不规则破坏或关节面下不规则的透亮区。晚期，关节明显狭窄、畸形，并可发生关节脱位和强直。类风湿关节炎患者手部小关节以近节指间关节，第二、三掌指关节，及腕骨、腕关节易受累。足部小关节以跖趾关节最易受累，特别是第五跖趾关节。一般认为，小关节周围的梭形软组织肿胀、关节间隙的改变及手、足小关节边缘部局限性骨吸收、破坏为较有价值的早期X线征象。腕关节类风湿关节炎最早的X线表现为尺骨茎突内侧的软组织肿胀，脂肪间隔可模糊或消失。肘关节、肩关节、膝关节和髋关节均可受累，主要表现为关节间隙变窄，关节面毛糙、不规则，边缘侵蚀，骨质疏松，关节面下的小囊状影等。脊柱也可累及，以颈椎累及最为常见，以寰椎、枢椎表现最为明显，常表现为寰枢关节的半脱位及椎体边缘的骨质侵蚀。

【CT表现】 CT检查可显示复杂的骨关节，特别是在X线平片上呈相互重叠的骨结构。在类风湿关节炎，CT有助于发现早期的骨侵蚀病变，这种骨侵蚀可表现为骨性关节面的凹凸不平、关节面的中断和关节面下小的骨缺损，并可见到骨质疏松的表现。可清楚地显示关节狭窄、关节积液、关节脱位，并可判断累及程度，髋关节的累及一般呈双侧性。国外资料表明，约有80%的类风湿关节炎患者可累及颈椎，其中约有25%可发生明显的颈椎半脱位，并可造成对颈髓和脊膜囊的压迫，寰枢关节半脱位可引起慢性的颈髓病变，导致进行性的工作、生活能力丧失，甚至死亡。少数患者可发生颅底凹陷及上部颈椎的前移，使脑干受压而导致死亡。齿突及寰椎前弓可在CT片上见到骨侵蚀表现，齿突变薄变细。齿突两侧的间隙不对称，齿突前方和寰椎前弓间的距离超过2mm，可诊断为寰椎关节半脱位。

【MRI表现】 由于MRI具有良好的软组织分辨率，因此可清楚地显示关节、软骨及滑膜的累及情况，在这些方面要明显优于X线检查。类风湿关节炎常常累及颈椎，其发生率可达36%～88%。通常发生在寰枕关节和寰枢关节，神经症状的出现常常与半脱位引起延髓、颈髓、神经根及血管的受压有关。半脱位有数种类型，包括寰枢关节前脱位、齿突向上移位、寰椎侧块的侧移、寰枢关节后脱位及枢椎下方的半脱位。在T_1WI上可清楚地显示颈椎的这些异常情况，除显示骨侵蚀、寰椎前弓与齿突的间隙、各种不同程度的脱位外，还可清楚地显示延髓、颈髓的受压情况，以及软组织翳对脊髓的压迫情况。寰枢关节前脱位较为常见，寰椎前弓与齿突的间隙在屈曲侧位测量超过2～5mm应考虑为异常，如该间隙超过9mm，则脊髓大多有受压表现。脊髓受压的部位，在T_2WI上表现为高信号，一般表示该区域存有脊髓软化，胶质增生或水肿。血管翳最常见于齿突后方，在T_1WI上呈中等信号的软组织影，在T_2WI上信号强度可变化较大，可为低信号或高信号，主要是与血管翳内血管分布和纤维化的程度有关。但MRI对椎间小关节和棘突侵蚀的显示常不如常规的X线。

MRI对于类风湿关节炎早期病变及不典型病变的检测也有相当的价值，通常采用FSE序列T_2加权和非增强的SE序列T_1加权扫描不同的关节层面，然后再在同一层面增强后用脂肪抑制SE序列T_1加权扫描。增强后的T_1WI可显示充血的炎性滑膜，并可与关节积液和腱鞘积液进行鉴别。通常关节积液和腱鞘积液在T_2WI上呈均匀的高信号，滑膜炎在T_2WI上也呈稍低一些的高信号，因此在增强前扫描常难于区别。注射顺磁性造影剂后，在T_1WI上，滑膜信号可有明显的增强，呈高信号，而积液信号则不增强，仍然呈很暗的低信号。在类风湿关节炎的比较早期，即可在腕关节和近侧指间关节、掌指关节区滑膜有炎症性改变，可见滑膜增厚、毛糙（图12-3-99），在增强的T_1WI上表现为增强的滑膜覆盖着低信号的肌腱，滑膜外可见低信号的腱鞘内积液。

类风湿关节炎的髋关节MRI表现，包括软骨的侵蚀、关节间隙的狭窄、骨侵蚀及滑膜增生等。骨侵蚀表现的出现可早于X线检查。滑膜增生多见于关节附近和骨侵蚀部，表现为增厚的软组织斑块状影，在T_1WI和T_2WI上呈中等信号，常可见到关节积液和滑液囊内

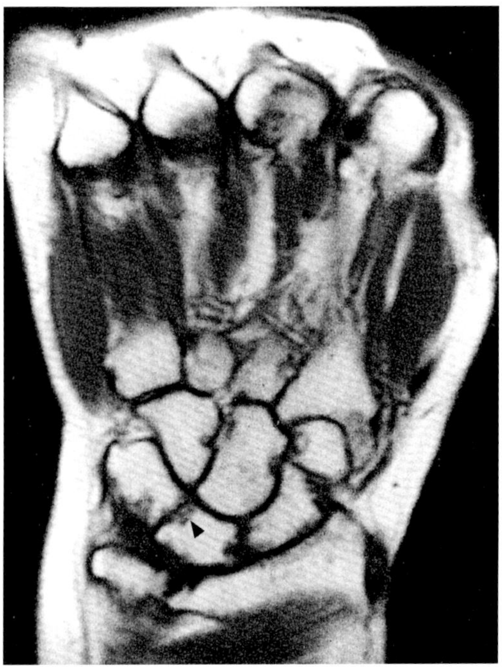

图12-3-99 类风湿关节炎 右腕关节冠状面T_1WI：三角骨附近滑膜增厚、毛糙，并见多处腕骨有骨膜下骨吸收表现（黑箭头）。

积液，积液在 T_2WI 上呈高信号。增生的滑膜在增强剂注入后常有明显的信号增强，并可根据滑膜的增强改变来判断治疗的效果。在膝关节 MRI 上可清楚显示股骨和胫骨的内侧髁、外侧髁及髌股关节的改变，可见这些部位关节表面透明软骨的缺失，边缘和软骨下的侵蚀。关节积液和腘窝囊肿常可见，在 T_2WI 上表现为均一的高信号。在活动性病变，有时还可见到关节腔内不规则的脂肪垫（图 12-3-100）。

三、强直性脊柱炎

强直性脊柱炎过去也称为脊柱关节强直、类风湿脊柱炎等，是以中轴关节慢性炎症为主的全身性疾病，目前病因尚不清楚。本病大多发生在10～40岁，男性多见，男女之比约为5 ∶ 1。晚期脊柱强直，关节畸形，病情不可逆转。

【病理】　其特殊的病理改变主要表现为由于病变部韧带和关节囊附着部炎症，在韧带、骨膜、骨小梁等处出现肉芽组织增生，以后逐渐纤维化，并使关节及其附近出现骨化倾向，发生纤维性强直和骨性强直，形成相邻椎体间的骨桥，出现脊柱畸形。

【临床表现】　强直性脊柱炎在早期可有食欲减退、低热、乏力、消瘦等症状，通常程度较轻，腰部疼痛不适和晨僵也是本病常见的早期症状，也有些患者可出现颈椎僵直感和疼痛。约有半数患者在病程中可出现髋、膝、踝等外周关节的疼痛。随着病程进展，整个脊柱发生自下而上的强直，腰椎前突曲线消失，胸椎后突出现驼背，颈椎活动受限。强直性脊柱炎除累及脊柱、外周关节外，还可累及全身其他器官。

【X 线表现】　通常骶髂关节为本病最早的受累部位。在骨盆正位片可见双侧骶髂关节区有骨质疏松表现及关节面下骨吸收、骨侵蚀，使骶髂关节变得粗糙、模糊，软骨下形成骨质致密带，关节间隙增宽或狭窄；晚期可见骶髂关节间隙消失，有骨小梁互相交通，形成关节强直。耻骨联合和坐骨结节也可累及，出现骨赘生。

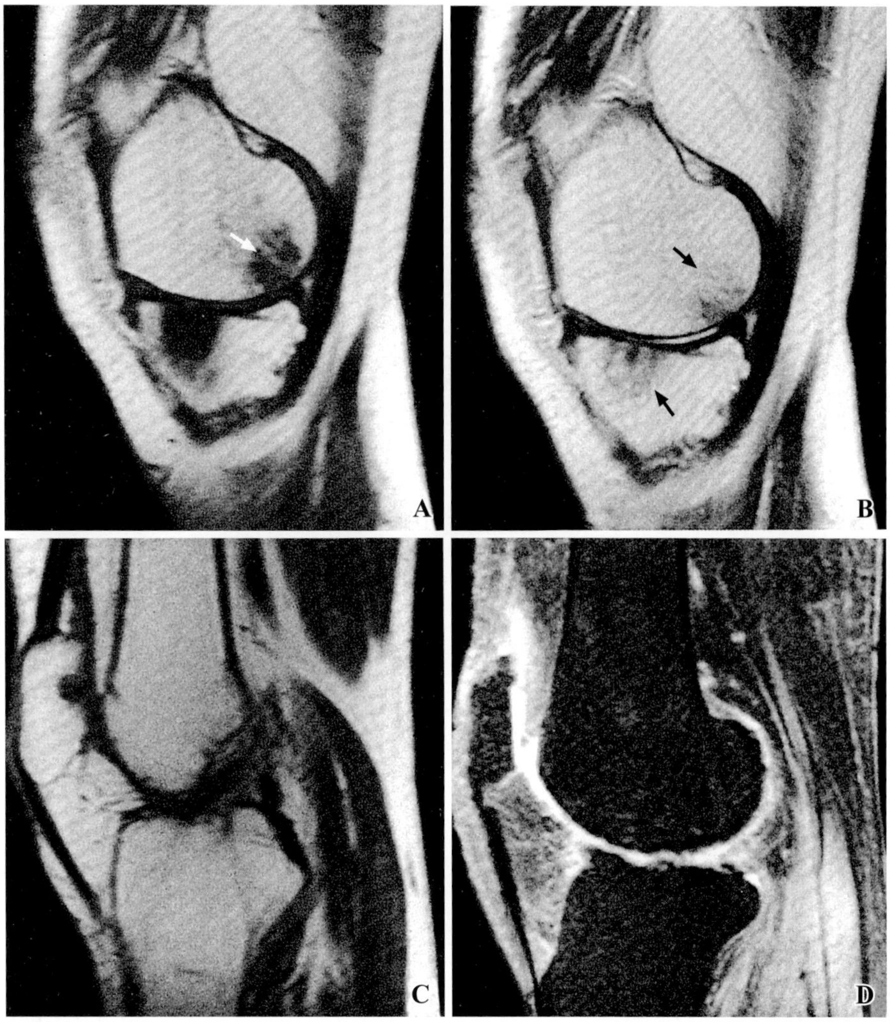

图 12-3-100　左膝关节类风湿关节炎　A．矢状面 T_1WI：股骨下端及胫骨上端骨松质内斑片状和类圆形低信号区（白箭），为血管翳所致；B．矢状面 T_2WI：在相同部位可见 T_1WI 上低信号区表现为较高信号（黑箭），股骨远端后方可见少许增生的滑膜；C．矢状面 T_1WI：髌骨后方内的小类圆形血管翳，呈低信号；D．膝关节软骨成像：膝关节关节面处软骨不规则变薄、毛糙，并见少许关节面软骨缺失。

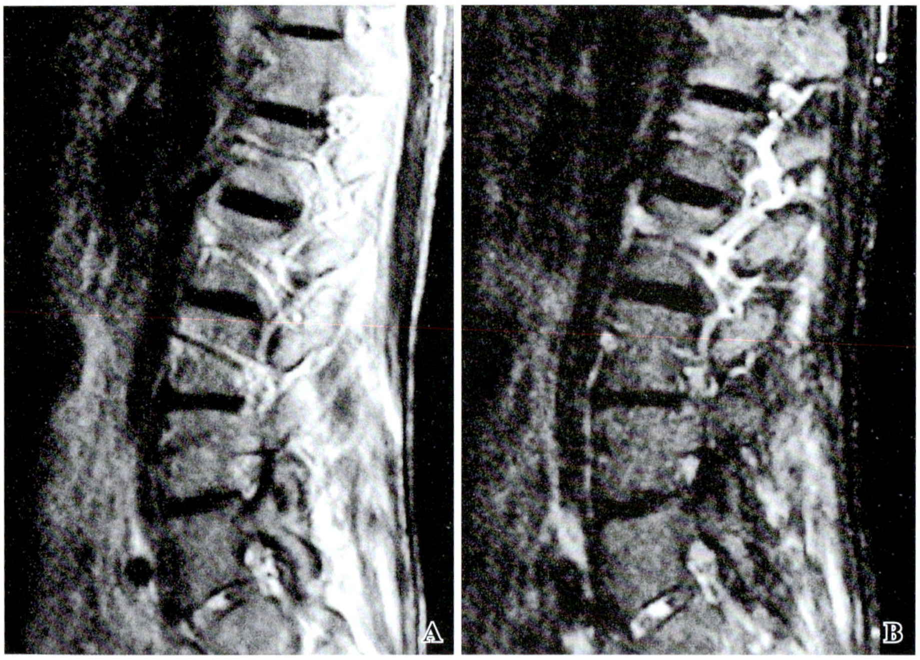

图 12-3-101　强直性脊柱炎　A. 胸腰椎矢状面 T_2WI：椎间小关节变得模糊；B. 胸腰椎矢状面脂肪抑制图像：软组织内脂肪信号抑制后可更清楚地显示模糊的椎间小关节。

脊椎病变常由脊椎下部开始，向上进展，继而累及全部脊椎，也有少数患者可先累及颈椎和下部胸椎。早期在椎体上、下缘可出现局限性的骨皮质消失、骨破坏，其破坏常限于椎体的前角，椎体后方，椎体边缘也可出现硬化，同时有骨质疏松、小关节模糊；晚期于椎体间形成骨桥，成所谓的"竹节状脊椎"，累及颈椎时也可出现寰枢关节半脱位。

【CT 表现】 CT 可清楚地显示骶髂关节的间隙，可发现在 X 线平片上不能发现的骶髂关节的轻微变化。早期可见关节边缘模糊、毛糙，微小的囊样改变，关节边缘有局部硬化表现。以后逐渐出现软骨下比较严重的骨质侵蚀，呈毛刷状和锯齿状，囊变增多，关节边缘有斑片状脱钙表现，关节间隙宽窄不均。严重的患者则骶髂关节完全强直，并有广泛的骨质疏松表现。可显示椎间小关节的骨侵蚀、椎板的侵蚀及椎体的变形。出现关节突关节间隙消失、模糊，椎板被侵蚀后可出现硬膜的膨出。椎体边缘的韧带出现骨化，形成桥状的致密影。

【MRI 表现】 MRI 可显示强直性脊柱炎的累及部位，包括椎体和椎间盘的连接部、小关节、寰枢关节，在这些部位出现骨侵蚀和骨强直。个别患者也可出现寰枢关节半脱位（图 12-3-101）。骨折常出现在胸、腰段脊椎，椎体前缘有压缩表现，并可出现硬膜外血肿及引起脊髓的压迫。血肿的 MRI 表现在不同时期可有较大的不同，在 T_1WI 上通常表现为中等信号，在 T_2WI 上可为同时存有高信号和低信号的混杂信号区。患者常存有背部疼痛及神经症状等。MRI 还可在残存的椎体和椎间盘间显示假性关节，在 T_1WI 上表现为低信号，椎体在 T_2WI 上通常可见信号增强，在椎间盘附近可见狭的带状低信号，与硬化有关（图 12-3-102）。椎间盘的信号可有多种变化，与纤维化程度不同有关。

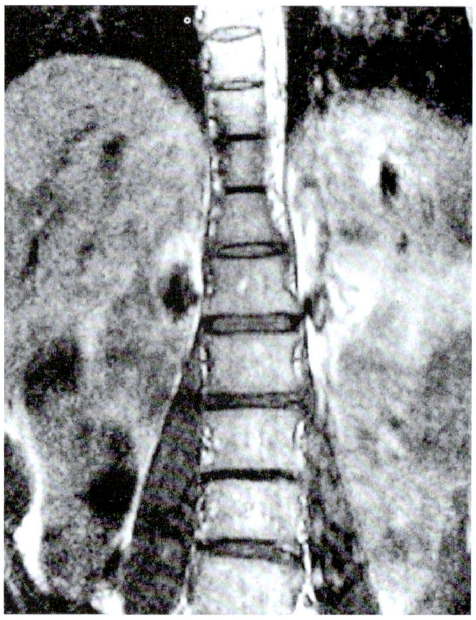

图 12-3-102　强直性脊柱炎　胸腰椎冠状面 T_1WI：椎间盘附近存有狭窄的带状信号，为硬化所致。

四、骨性关节炎

骨性关节炎是一种退行性疾病，在软骨的退行性病变中最为常见，随着年龄的增加发病率增高。通常认为，本病是由于正常组织的机械负荷过度和对机械力的异常反应所致。病因尚不明了，其发病可能与年龄、创伤、炎症、肥胖、遗传、代谢等因素有关。

【病理】 组织病理变化主要见于软骨。早期病变多在表层，随着病情进展逐向中、下层侵蚀，出现局灶性溃疡，软骨撕裂，使软骨面凹凸不平，最后可使整个软骨层消失，出现软骨下骨板增厚、硬化、关节附近骨质的囊变及骨赘形成。关节周围组织的变化主要为关节囊增厚、局灶性炎症及血管增生。

【临床表现】 大多在中年以后发病，女性比男性多见。最常见的累及部位为指间关节、膝关节、髋关节、颈椎、腰椎、跖趾关节等。疼痛为患者最常见的症状，大多在活动时发生，休息后可缓解。开始时疼痛多为间歇性，以后逐渐加重呈持续性，进而可发生活动受限，久坐后感觉活动不便。局部关节的晨僵、活动后缓解也是骨关节炎比较常见的症状。

【X 线表现】 通常可见各个关节的关节间隙的不对称狭窄，常发生在承重最大部位。早期的软骨改变可无明显的X线表现。以后出现关节面的硬化及关节面变形，关节边缘出现骨赘及骨刺，常发生在韧带、肌腱附着处，使关节边缘呈唇状或刺状，可见骨赘生相连而形成骨桥。关节边缘骨赘和软骨的脱落、碎离可形成关节游离体即关节鼠，通常呈类圆形，大小为数毫米至 1cm 左右，膝关节附近多见。软骨下囊变在 X 线平片上常表现为类圆形或蜂窝状的透亮区，周边可有骨质硬化区，软骨下囊变以髋关节多见。

【CT 表现】 CT 常能显示常规 X 线检查不能显示的一些骨关节凹陷部位的重叠结构，因此对累及关节而致其间隙的狭窄能清楚地显示，并可在横断面上观察关节表面的情况及进行三维重建。关节表面变得毛糙，并可见硬化边缘及唇状、小斑状的骨赘，骶髂关节和髋关节间隙的狭窄常伴有关节边缘的毛糙，在硬化缘的下方可见小囊状的透亮影，有时可有小囊肿形成。在脊椎，可见明显的椎体边缘赘生，特别是关节突关节的改变，椎体小关节间隙变窄，出现明显的增生性改变，并可显示韧带的钙化。

【MRI 表现】 采用 T_1 加权、T_2 加权、脂肪抑制 T_2 加权及 STIR 序列等检查序列，可发现骨关节炎的早期变化。软骨的信号改变在矢状面和冠状面脂肪抑制 T_2WI 上显示最佳。软骨下的硬化通常在 T_1WI 和 T_2WI 上表现为低信号，要比常规 X 线片上的表现出现早。在 MRI 上可清楚地显示软骨下的小囊状改变，通常在关节狭窄出现前就可见到。这种囊变在 T_1WI 上呈较低信号，在 T_2WI 上呈较高信号。MRI 除可显示关节间隙的狭窄外，还可清楚地显示软骨的改变，可见软骨表现毛糙、凹凸不平及软骨的碎裂（图 12-3-103）。无菌性坏死的出现在 MRI 上也可较早地检出，常出现在股骨头，表现为小斑状和小囊状的不规则信号。骨赘生和骨桥在 T_1WI 和 T_2WI 上通常表现为低信号。

恶性软组织肿瘤

软组织肿瘤是骨骼肌肉系统中的常见病，MRI 对软组织肿瘤的检出相当敏感，在诊断方面优于 X 线和 CT 检查，MRI 具有高度软组织分辨率、任意方位成像、无骨皮质伪影等优点。选用不同序列和参数所获取的各种信号强度表现，进一步反映了软组织的分子生物学和组织学特征。MRI 能较好显示软组织肿瘤及累及的范围，有无神经血管束的包绕、推移，以及邻近关节受侵犯的程度。MRI 也能较好显示病灶内的坏死和出血情况，但对病灶的钙化不敏感。MRI 对确定肿瘤术后有无残留和复发具有重要意义，并能帮助判断肿瘤的化学治疗和放射治疗的疗效。但直到现在，MRI 对软组织肿瘤的定性诊断仍较困难，尤其对缺乏特异性表现的病变，MRI 难以鉴别其良、恶性。使用 Gd-DTPA 增强，对鉴别肿瘤和非肿瘤病变、良性与恶性肿瘤、肿瘤本身与瘤周水肿有着一定的帮助。在实际工作中，应根据肿瘤的形态学改变和信号强度变化的特点，结合 X 线和 CT 检查，进行综合影像分析。

软组织肿瘤良性与恶性的鉴别：①大小：良性肿瘤常小于 3cm，而恶性肿瘤常大于 3cm。②形态：良性肿瘤形态规则，边缘光滑；而恶性肿瘤形态不规则，边缘不光滑，可出现分叶状改变。③范围：良性肿瘤常局限于软组织中，而恶性肿瘤常侵犯邻近肌肉和骨骼。④信号均匀度：良性肿瘤常均匀；而恶性肿瘤常不均匀，且伴有周围组织信号强度改变。⑤增强：良性肿瘤常均匀强化，而恶性肿瘤呈不规则强化。但根据上述特点，诊断软组织肿瘤良、恶性的准确性和特异性不高。不少学者认为，单凭 MRI 表现难以区分良、恶性软组织肿瘤，多数软组织肿瘤需经过活检才能确诊。

临床上较重要的软组织肿瘤有滑膜肉瘤、脂肪肉瘤、恶性纤维组织细胞瘤、平滑肌肉瘤、纤维肉瘤、神经纤维肉瘤等。

一、脂肪肉瘤

脂肪肉瘤为起源于原始间质细胞的恶性软组织肿瘤。脂肪肉瘤比较常见，占全部软组织肉瘤的 21.4%。脂肪肉瘤多见于成年人，好发年龄 40 ~ 60 岁。男性略多见于女性。脂肪肉瘤常侵犯深部软组织，多发部位是四肢，尤以大腿多见，还有腹膜后。黏液型脂肪肉瘤常发生于大腿和（腘）窝部。

【病理】 脂肪肉瘤的体积通常较大，其直径多在 5 ~ 15cm，呈结节状或分叶状，一般无包膜，可向周围组织浸润，肿瘤质软或稍硬；其切面呈灰黄色（脂肪瘤样型）、胶冻样（黏液样型）、脑髓样（圆形细胞型）、鱼肉样（多形性），可见出血、坏死和囊变。

在显微镜下可将脂肪肉瘤分为：①脂肪瘤样型（或称分化良好型）。②黏液样型。③圆形细胞型。④多形性。后两型分化差。

【临床表现】 多数为无痛性肿块，边界不甚清楚，或部分固定于周围软组织内。在后期，可有疼痛或功能障碍，尤以大的肿瘤明显。圆形细胞型和多形性脂肪肉

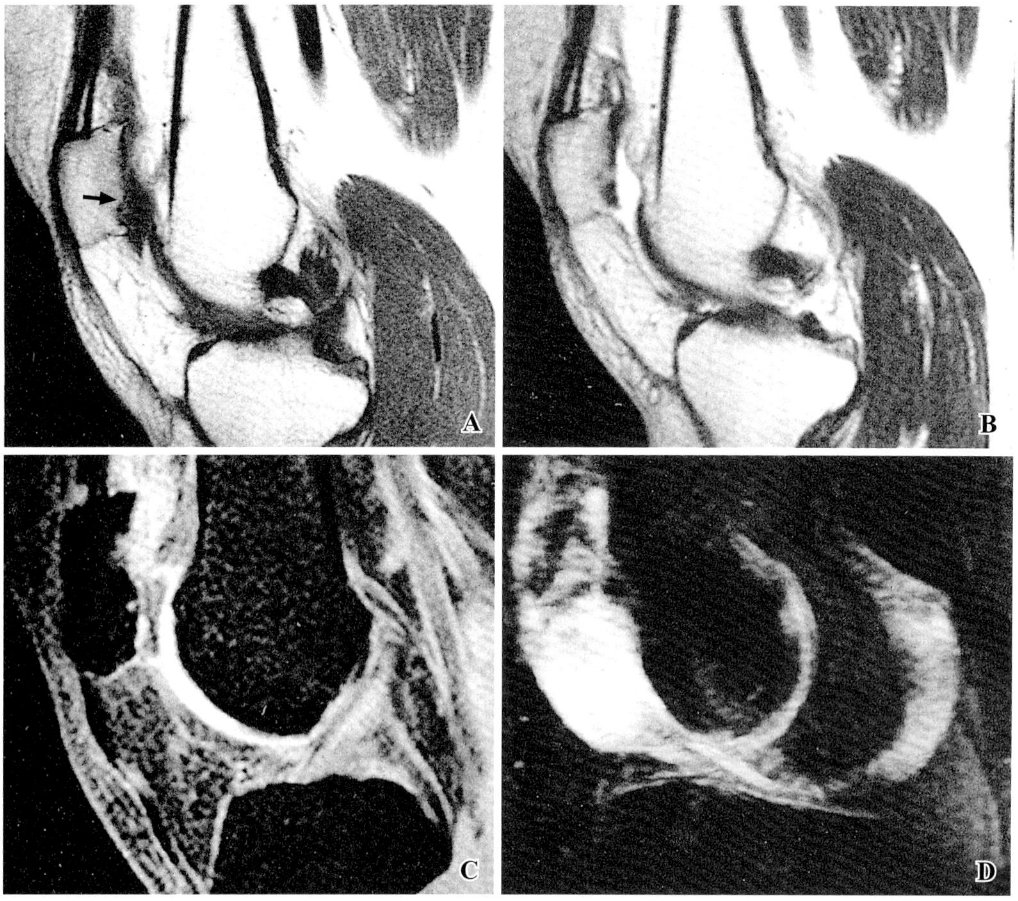

图 12-3-103 髌骨肥大性骨关节炎 A. 矢状面 T_1WI：髌骨关节面凹凸不平，其下角见骨刺形成，关节面软骨下骨信号减低（黑箭）；B. 矢状面 T_2WI：髌软骨下的骨质呈不规则低信号，髌股关节之间见有较多的液体信号区；C.STIR 像：髌骨的关节软骨碎裂，部分缺如；D. 膝关节软骨成像：髌骨面的关节软骨呈不规则地图状缺如，股骨内、外侧髁关节软骨面存有小片状低信号影。

瘤不仅复发率高，且大多发生转移。

【X 线表现】 分化良好的脂肪肉瘤和正常脂肪或脂肪瘤相似，呈边界清楚的低密度透亮区。而黏液样型、圆形细胞型和多形性脂肪肉瘤则表现为软组织肿块，无脂肪透亮区，有时可见点状钙化。

【CT 表现】 CT 有助于观察肿瘤的大小、密度、确切的部位和解剖学关系。分化良好的脂肪肉瘤内含脂肪成分，CT 表现与脂肪特点相同。分化不良的脂肪肉瘤呈软组织密度肿块，形态不规则，边界常不清楚；注射造影剂增强后扫描有不均匀强化。

【MRI 表现】 脂肪肉瘤的 MRI 表现与肿瘤的分化程度有关。分化较好的脂肪肉瘤，其边界清楚，形态较规则，含脂肪成分较多；在 T_1WI 上呈高信号，在 T_2WI 上呈中高信号，信号强度与皮下脂肪类似，可在脂肪成分中见到在 T_2WI 上呈高信号的间隔，当瘤体内含其他成分时，信号则不均匀。分化不良、恶性程度高的脂肪肉瘤，其边界模糊，形态不规则，含很少甚至无脂肪成分；肿瘤在 T_1WI 上呈低信号或中等信号，在 T_2WI 上呈高信号，病灶内信号不均匀，可伴有出血、坏死和囊变，并向周围组织浸润生长。在 STIR 像上异常信号不抑制（图 12-3-104）。注射 Gd-DTPA 增强后，脂肪肉瘤呈不均匀强化，其内部坏死、囊变区不强化。

黏液样型脂肪肉瘤最常见，约占脂肪肉瘤半数以上。其特征性 MRI 表现为：不规则结节状肿瘤，信号不均匀，瘤内可见在 T_1WI 上呈高信号、T_2WI 上呈较低信号的线状间隔（图 12-3-105）。

二、平滑肌肉瘤

平滑肌肉瘤在软组织肉瘤中比较少见。平滑肌肉瘤可见于不同年龄，好发于中年和老年人。男女比例相近。平滑肌肉瘤可发生于软组织的任何部位，腹膜后和肠系膜最为多见，浅部软组织平滑肌肉瘤多发生丁四肢伸侧，以大腿与膝部多见。

【病理】 浅部软组织平滑肌肉瘤体积较大，直径多在 5cm 以上，呈圆形或结节状，多数肿瘤界限较清楚，似有假包膜，肿瘤质地较硬；其切面为灰白色或灰红色，呈鱼肉状，可见出血、坏死和囊变。

显微镜下可见瘤细胞呈大小不等的长棱形，胞质粉红，核两端钝圆；细胞束纵横交错排列；核异型明显，并有病理性核分裂象。

【临床表现】 浅部软组织平滑肌肉瘤表现为疼痛性

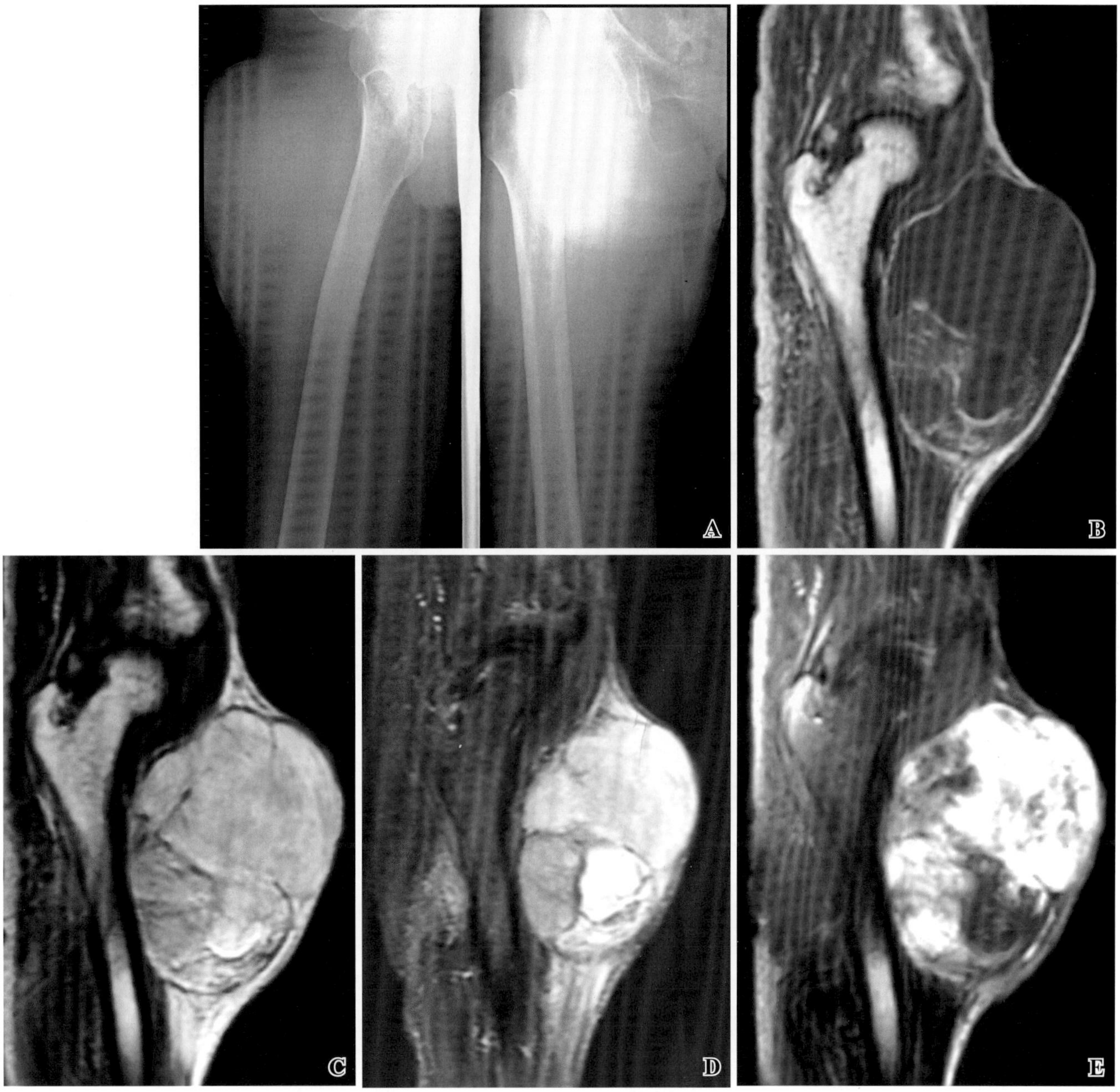

图 12-3-104　右大腿内侧脂肪肉瘤　A.X 线平片：右大腿近端见软组织肿胀；B. 冠状面 T_1WI：病灶呈类圆形低信号，边缘呈环状高信号，其下部见片状略高信号；C. 冠状面 T_2WI 及 STIR 像：病灶呈高信号，边缘呈环状低信号；D. 冠状面 STIR 像：病灶仍呈高信号，边缘呈环状低信号；E. 冠状面增强像：病灶强化呈高信号，边缘呈环状低信号。

肿块，生长较快。浅部软组织平滑肌肉瘤术后虽可复发，但转移较少，预后比腹膜后平滑肌肉瘤好。

【X 线表现】 边界较为清楚的皮下软组织肿块。

【CT 表现】 位于皮下的软组织密度肿块，呈圆形或结节状，边界较为清楚。如瘤内出现出血、坏死与囊变，则密度不均匀。

【MRI 表现】 浅部软组织平滑肌肉瘤边界较为清楚，形态也较规则，呈圆型或结节状。肿瘤在 T_1WI 上为中等信号（与肌肉信号强度一致），在 T_2WI 上则为高信号，信号均匀（图 12-3-106）。当瘤内出现出血、坏死和囊变，病灶信号不均匀。注射 Gd-DTPA 增强后，肿瘤内出血、坏死和囊变区不强化。

三、神经纤维肉瘤

神经纤维肉瘤又称为恶性神经鞘瘤。神经纤维肉瘤比较罕见。发病年龄为 14 ~ 62 岁，尤以青年和中年多见，无性别差异。好发部位多在头颈部、臀部、四肢及腹膜后等。

【病理】 肿瘤常较大，最大可达 20 ~ 30cm，呈结节状、分叶状或不规则，肿块边界清楚，常有假包膜，质硬或较软；切面均质状，灰白或灰红色，有出血和坏死。

显微镜下可见肿瘤细胞以胖梭形为主，核扭曲呈波纹状，核分裂象较常见。可分为五个亚型：①梭形细胞型。②上皮样型。③腺型。④黑色素型。⑤异质化生型。

【临床表现】 多数表现为无痛性肿块，也可先有患

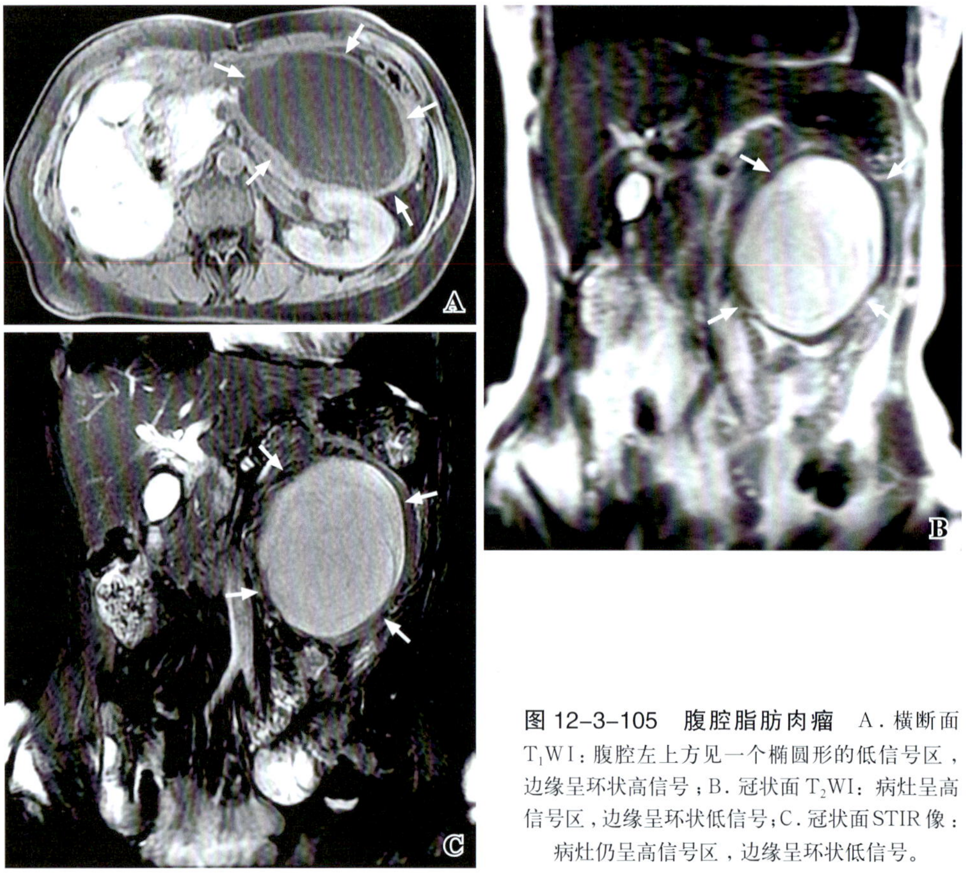

图 12-3-105 **腹腔脂肪肉瘤** A. 横断面 T_1WI：腹腔左上方见一个椭圆形的低信号区，边缘呈环状高信号；B. 冠状面 T_2WI：病灶呈高信号区，边缘呈环状低信号；C. 冠状面STIR像：病灶仍呈高信号区，边缘呈环状低信号。

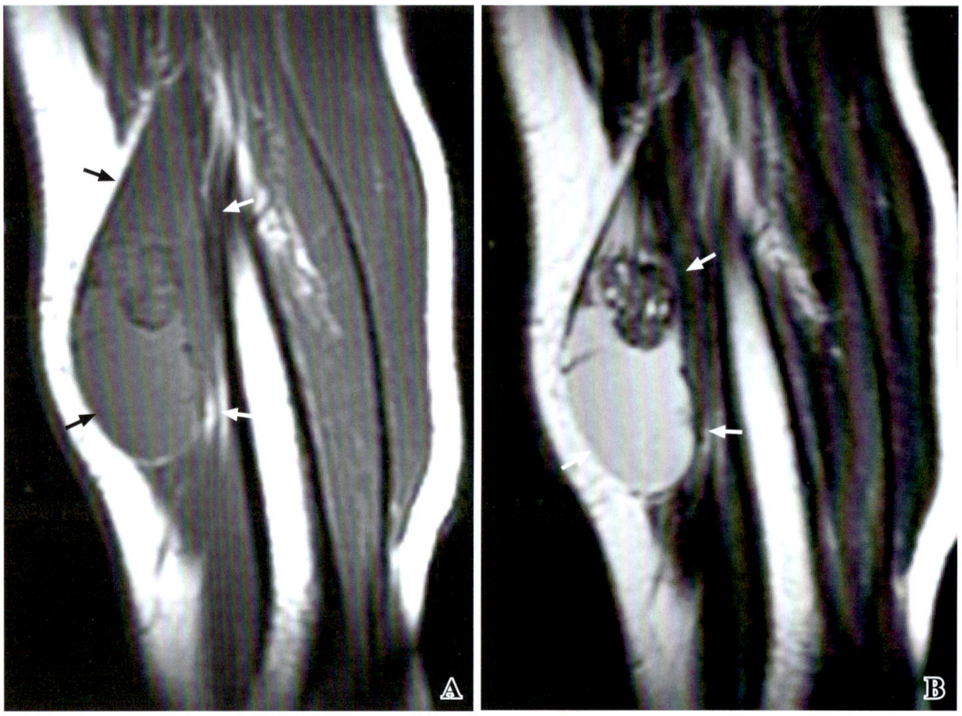

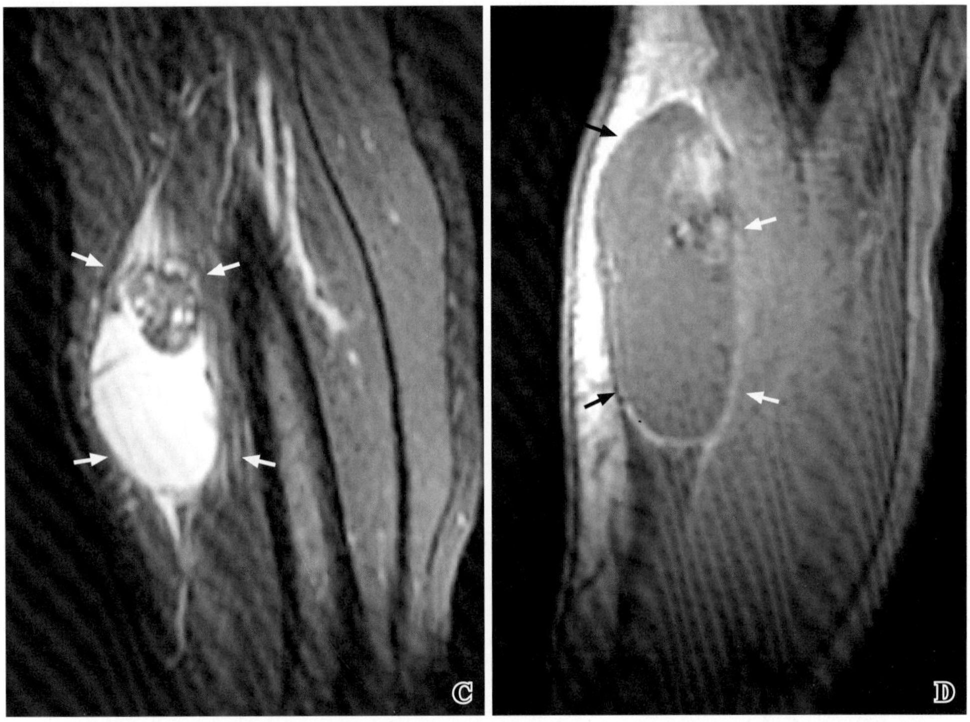

图 12-3-106　右上臂平滑肌肉瘤　A．冠状面 T_1WI：右上臂外侧见类圆形的低信号区，周边由带状低信号环绕；B．冠状面 T_2WI：病灶呈中等信号，其上端见不均匀的小圆形低信号；C．冠状面 STIR 像：病灶呈高信号，其上端仍见不均匀的小圆形低信号；D．冠状面 MR 增强像：病灶呈中等强化，边缘强化呈高信号，其上端的小圆形病灶明显增强。

肢疼痛，而后出现肿块及受累神经功能障碍。病程较长，切除后易复发。高度恶性的神经纤维肉瘤易破溃出血。

【X 线表现】　表现为软组织肿块，部分有钙化现象，有时可见继发性骨质破坏现象。

【CT 表现】　表现为软组织密度肿块，呈结节状、分叶状或不规则，边界较清楚，可破坏深部骨质。CT 检查可观察肿瘤范围、与周围组织的关系。

【MRI 表现】　肿瘤较大，呈结节状、分叶状或不规则形态，边界清楚。在 T_1WI 上肿瘤呈高信号（图 12-3-107）。随着神经纤维肉瘤的发展，可在 T_1WI 上和 T_2WI 上出现不规则坏死区，信号不均匀，肿瘤内也可有出血。注射 Gd-DTPA 增强后，肿瘤呈不均匀强化。

四、滑膜肉瘤

滑膜肉瘤起源于具有向滑膜细胞分化潜能的间叶细胞，与关节囊内的滑膜组织无直接关系，通常与肌腱、腱鞘有关。滑膜肉瘤约占软组织肉瘤的 8% ~ 10%。多见于青壮年，好发年龄 20 ~ 40 岁。男性多于女性。滑膜肉瘤好发于四肢（以下肢多见）关节周围，以关节外为主，通常靠近腱鞘、滑膜、关节囊，在关节腔内罕见。

【病理】　手、足部位的小滑膜肉瘤，其包膜常完整，不与关节腔或腱鞘相通；切面呈鱼肉状，无囊腔。肢体深部的滑膜肉瘤恶性程度高，包膜不完整，周围组织有水肿，为血管丰富的炎性组织包绕，肿瘤呈结节状或分叶状，直径在 10cm 左右，肿瘤质地较软；切面呈鱼肉状，灰白色，约 15%的病例因钙化而出现砂砾样斑点，可见出血、坏死区。肿瘤生长迅速，可引起骨膜反应和骨质破坏。

显微镜下可见滑膜肉瘤具有双相分化特征，主要由梭形及上皮样滑膜细胞组成。根据细胞分化、比例不同，分为纤维型、上皮型和混合型。

【临床表现】　起病隐袭，表现为软组织内无痛或有痛性肿块，也可先出现疼痛而后扪及肿块。肿瘤的恶性程度常与病程有关。肿瘤呈浸润性生长，切除后易复发。滑膜肉瘤易发生血行和淋巴转移。

【X 线表现】　软组织内略高密度肿块，边界常不清，可引起骨质破坏和骨膜反应，肿瘤内出现斑点状钙化，对滑膜肉瘤的诊断有一定价值。

【CT 表现】　软组织密度肿块，边界可清楚或不清，病灶密度不均匀，瘤内可出现斑点状钙化，还可见坏死和出血，肿瘤侵犯邻近骨骼，引起骨质破坏。注射造影剂增强后，病灶呈不均匀强化，周边可呈环形强化。增强扫描可显示肿瘤与血管的关系。

【MRI 表现】　MRI 不仅能显示滑膜肉瘤及其范围，还有助于判断滑膜肉瘤关节内、外侵犯程度。滑膜肉瘤在 T_1WI 上呈低到中等信号（低于或等于肌肉的信号强度），在 T_2WI 上呈中等或中高信号（信号强度与皮下脂肪相似）。肿瘤信号常不均匀（图 12-3-66），病灶内钙化在 T_1WI、T_2WI 上均呈低信号，亚急性出血在 T_1WI、T_2WI 上呈高信号，小片状中心坏死在 T_2WI 上

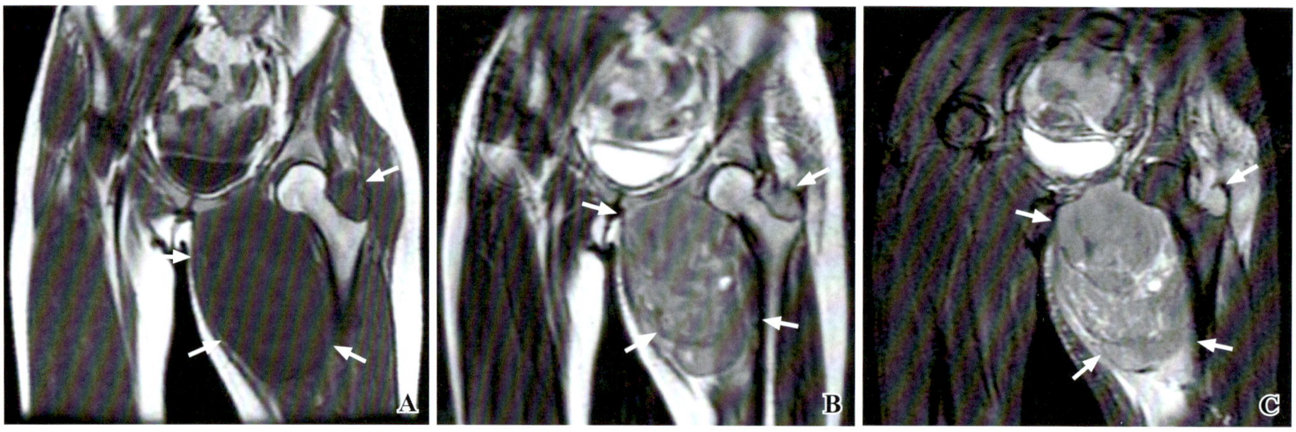

图 12-3-107　左大腿近端神经纤维肉瘤　A. 冠状面 T_1WI：左大腿近端见巨大椭圆形低信号区；B、C. 冠状面 T_2WI 及 STIR 像：病灶呈不均匀高信号，周围由带状低信号包绕。

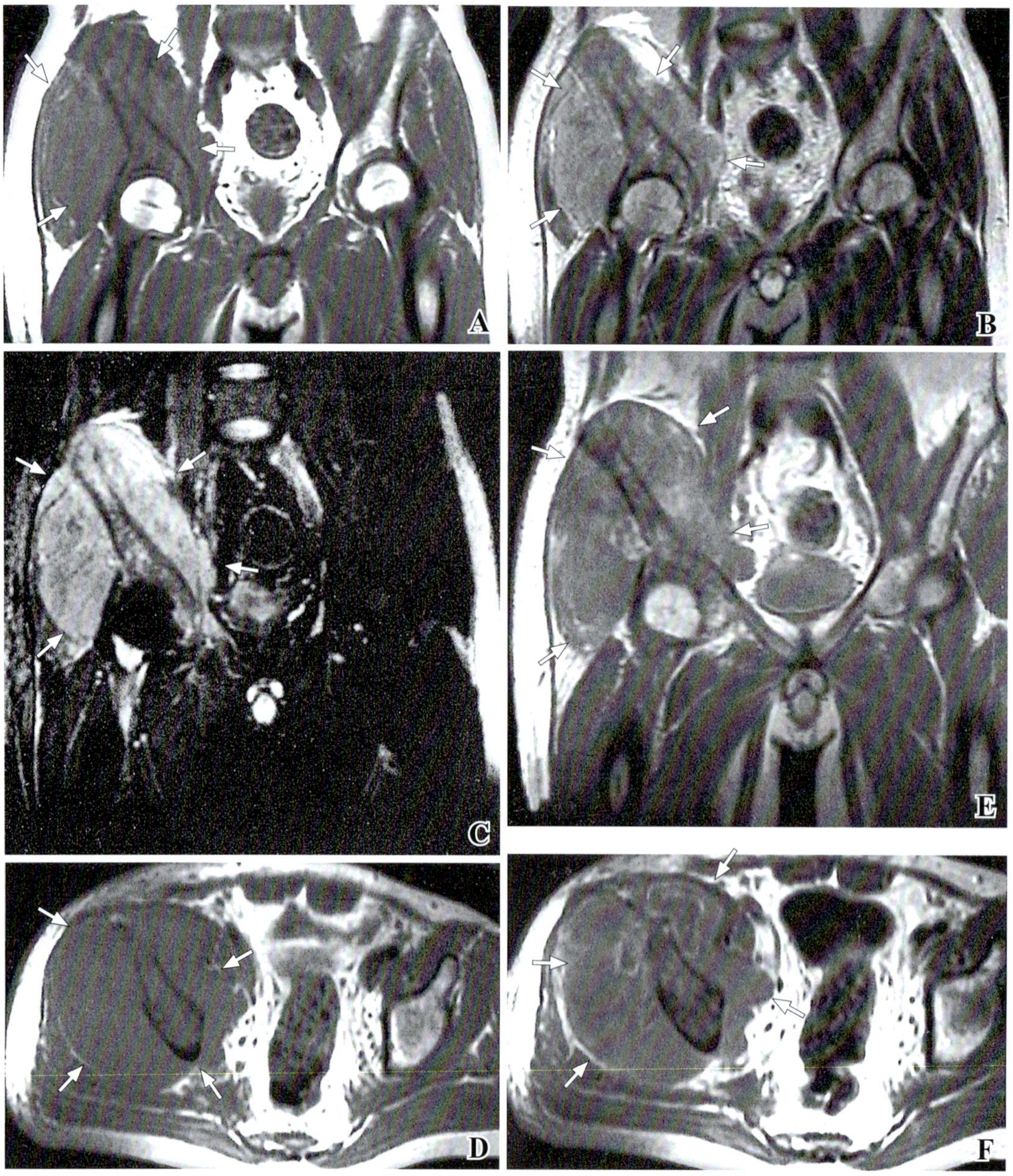

图 12-3-108　右髋部滑膜肉瘤　A. 冠状面 T_1WI：肿瘤呈中低信号，右髂骨骨质信号异常；B. 冠状面 T_2WI：肿瘤呈中高信号，肿瘤信号不均匀；C. 冠状面脂肪抑制图像：异常信号未被抑制；D. 横断面 T_1WI：肿瘤侵犯右髂骨；E. 冠状面和 F. 横断面 T_1WI 增强扫描：肿瘤呈不均匀强化。

呈高信号。注射 Gd-DTPA 增强，肿瘤呈不均匀强化或强化不明显(图 12-3-108)，出血、坏死和钙化不强化。滑膜肉瘤常沿着腱鞘浸润，破坏邻近骨骼，骨质信号出现异常改变。病变部位血管受侵犯，表现为血管受压移位、管壁不规则。Morton 认为，肿瘤信号不均匀、瘤内有间隔、瘤周有浸润是滑膜肉瘤的特征性 MRI 表现。肿瘤术后随访，病变部位在 T_2WI 上信号增高，应考虑肿瘤复发；注射 Gd-DTPA 增强，复发肿瘤常有强化。

五、恶性纤维组织细胞瘤

恶性纤维组织细胞瘤是一种常见的软组织肉瘤，其成分具有多形性，包括组织细胞、纤维母细胞、巨细胞和黄色瘤细胞。由于过去对它认识不足而名称繁多，如恶性纤维黄色瘤、恶性黄色肉芽肿、纤维性组织细胞瘤等，并常与纤维肉瘤、滑膜肉瘤等相混淆。恶性纤维组织细胞瘤多见于中老年人，好发年龄 50 ~ 70 岁，男性略多于女性。肿瘤发生部位以肢体多见，位置接近深筋膜或位于骨骼肌肉内，少数位于皮下组织，肿瘤亦可发生于骨组织。

【病理】 肿瘤呈结节状，可有假包膜，质地较软，少数肿瘤内胶原纤维含量较多，质地较硬；肿瘤切面因各种成分而呈多种颜色，通常较大，血管丰富，瘤内可见出血或坏死灶，偶可见钙化灶。肿瘤可以侵犯邻近的血管和神经，也可侵犯邻近骨骼，引起骨质破坏。

显微镜下可见肿瘤细胞具有多形性，主要由纤维母细胞样细胞、组织细胞样细胞、巨细胞和黄色瘤细胞等组成。

【临床表现】 临床主要表现为软组织肿块和局部疼痛，病程长短不一。恶性纤维组织细胞瘤术后复发率高，达 44%，转移率为 42%。

【X 线表现】 X 线检查无明显特征，表现为软组织肿块，偶可见邻近骨骼受侵犯，有骨膜反应或骨质破坏。

【CT 表现】 CT 表现无特征性改变，表现为软组织内肿块影，与肌肉相比呈略低密度，肿瘤内常可见低密度的坏死灶，偶可见钙化灶。肿瘤边界较清楚，呈结节状，可有分叶。病灶可向周围侵犯邻近的血管和神经。增强后，病灶强化不明显。

【MRI 表现】 多数恶性纤维组织细胞瘤的边界清楚，少数呈浸润性生长者边界往往不清楚。肿瘤呈结节状，可有分叶。肿瘤在 T_1WI 上呈中等信号（信号强度与周围组织相等），在 T_2WI 上呈高信号（信号强度与皮下脂肪相等或稍高），当肿瘤内胶原纤维含量较多时，在 T_2WI 上可呈低信号（图 12-3-109）。病灶信号常不均匀，可有出血和坏死。肿瘤内低信号血管影提示为血管丰富的部位。注射 Gd-DTPA 增强后，病灶强化可不明显或强化不均匀。尽管 MRI 表现缺乏特征性，但对明确肿瘤范围、是否侵犯邻近血管等，具有积极意义，优于 CT。MRI 对观察恶性纤维组织细胞瘤术后有无残留和复发较好；肿瘤局部复发或残留，其信号模式特征与术前原肿瘤一致。

六、纤维肉瘤

纤维肉瘤是一种少见的软组织恶性肿瘤，起源于成纤维细胞，基质中不含软骨、骨或骨样成分。纤维肉瘤可发生于任何年龄，但以成年多见，好发年龄 30 ~ 55 岁。女性略多于男性。纤维肉瘤可发生于身体各个部位，但以大腿与膝部最为多见，其次是躯干与四肢的末端。肿瘤常侵犯周围组织。

【病理】 纤维肉瘤的大小多在 3 ~ 10cm，呈圆形或分叶状，可有假包膜，体大的肿瘤边界模糊不清，肿瘤质软；切面呈灰白色或红黄色。

显微镜下可见肿瘤常有明显的分化差异，可分为分化良好型与分化不良型。

【临床表现】 病程发展较缓慢，主要症状是单发性肿块和疼痛。恶性程度高者，常发生肺部转移。纤维肉瘤的术后复发率较高，可高达 56% ~ 75%。

【X 线表现】 X 线检查无明显特征，表现为软组织肿块，很少见到钙化。可伴有或不伴有邻近骨皮质侵蚀或破坏。

【CT 表现】 软组织密度肿块，呈圆形或分叶状，边界可清楚或不清，病灶密度不均匀，但很少见到钙化。发生于四肢的肿瘤，易于向近侧沿神经血管束扩展。

【MRI 表现】 软组织内圆形或分叶状肿瘤，在 T_1WI 上呈低信号，在 T_2WI 上呈高信号，病灶信号不均匀。注射 Gd-DTPA 增强后，肿瘤内呈不均匀强化（图 12-3-110）。MRI 不仅能显示肿瘤及其范围，还能了解肿瘤与神经血管束的关系。

良性软组织肿瘤

由于 MRI 具有很高的软组织分辨率，而且不同软组织的信号差异较明显，因此软组织肿瘤的 MRI 诊断的基本步骤是根据肿瘤的信号特点来推测其组织属性，然后综合分析病灶的信号特点、部位、边缘、大小及邻近结构的情况等，以便作出较全面的诊断。病理学上，软组织肿瘤可分为以下几类：脂肪类、脉管类、纤维类、神经类、滑膜类等。本节主要叙述前四类中良性软组织肿瘤的 MRI 诊断要点，滑膜类肿瘤将于另节详述。

一、脂肪类肿瘤

（一）脂肪瘤　是最常见的间叶组织来源的软组织肿瘤，好发年龄为 50 ~ 60 岁，这与运动少、脂肪堆积有一定关系。脂肪瘤按部位可分为浅表型和深部型。浅表型较易诊断，常位于皮下脂肪内，呈圆形；与深部脂肪瘤相比，相对较小，其直径常为 3cm 左右。深部脂肪瘤最多见于后腹膜间隙，胸壁和手、足的深部软组织内。其实，后腹膜间隙的良性脂肪瘤并不多见，因为此

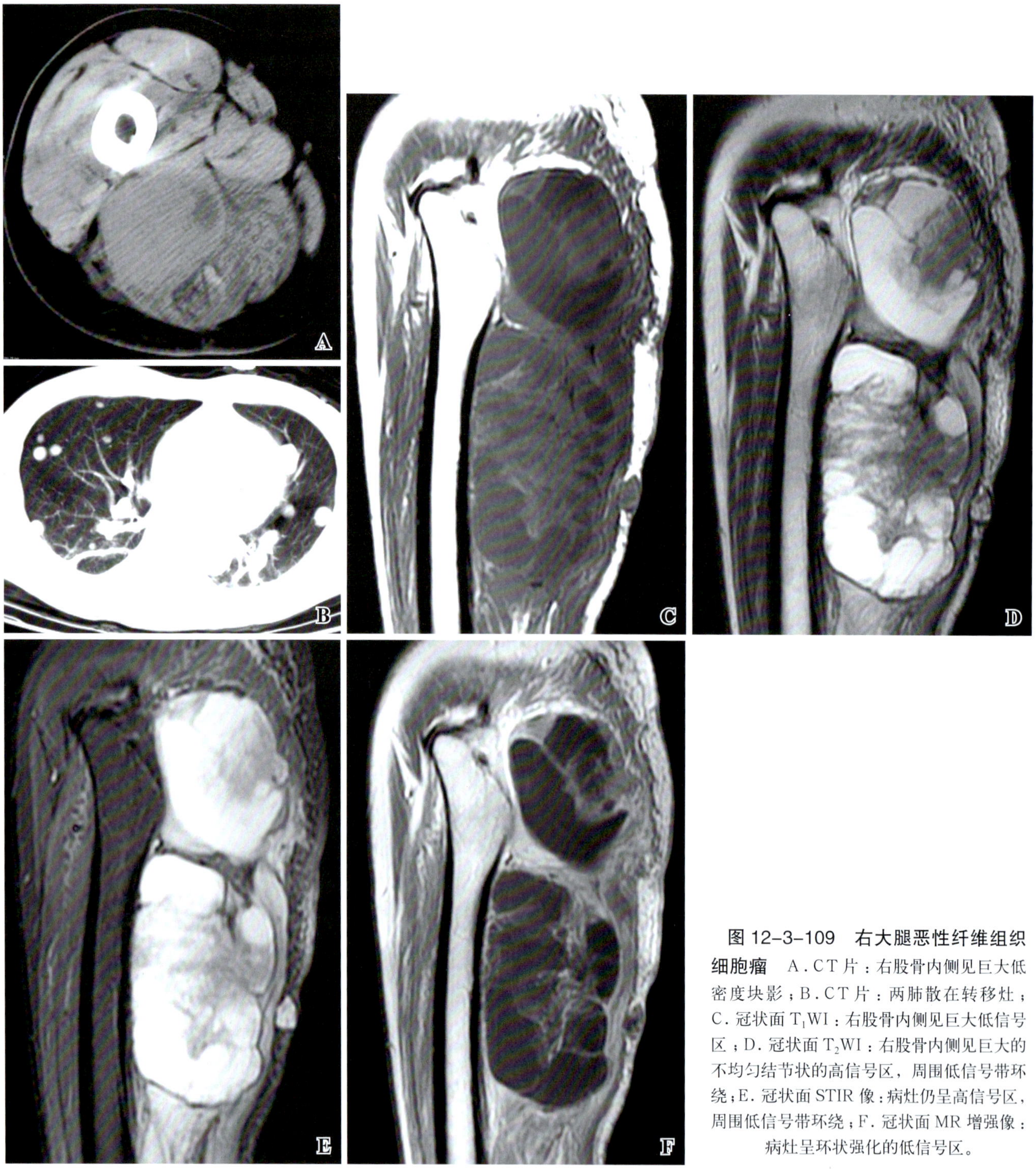

图 12-3-109　右大腿恶性纤维组织细胞瘤　A. CT 片：右股骨内侧见巨大低密度块影；B. CT 片：两肺散在转移灶；C. 冠状面 T_1WI：右股骨内侧见巨大低信号区；D. 冠状面 T_2WI：右股骨内侧见巨大的不均匀结节状的高信号区，周围低信号带环绕；E. 冠状面 STIR 像：病灶仍呈高信号区，周围低信号带环绕；F. 冠状面 MR 增强像：病灶呈环状强化的低信号区。

区的脂肪类肿瘤多为脂肪肉瘤。脂肪瘤绝大多数为单发病灶，极少数为家族性多发性脂肪瘤。一般而言，脂肪瘤不会因为饥饿而缩小。

【MRI 表现】 典型的脂肪瘤 MRI 表现为边界较清楚的肿块，在所有序列上与皮下脂肪信号一致。注射 Gd-DTPA 后，肿瘤无明显强化。当然，不典型的脂肪瘤内可含有其他间充质成分，如纤维结缔组织等，肿瘤内可出现低信号间隔。若纤维组织成分所占比例较大，此时的肿瘤可称为纤维脂肪瘤。邻近骨骼的脂肪瘤可引起骨皮质增厚或先天性骨畸形。浅表型脂肪瘤，有时只表现为局部脂肪层增厚，故行 MRI 检查时常在肿块表面皮肤上放置标记以便阅片时定位之用（图 12-3-111、图 12-3-112）。

（二）肌肉内和肌间脂肪瘤　此型肿瘤亦相当常见，起源于肌肉内和肌肉间隙，但后者并非仅局限于肌肉间隙，常侵及邻近肌肉。

本病男性发病率稍多于女性。常见发病部位为四肢发达的肌群，尤以大腿、肩部和前臂的肌群居多。好发年龄为 30 ～ 60 岁，但亦可见于其他年龄组。肌间脂肪瘤边界较清晰，其内信号与正常脂肪组织相似。肌内脂

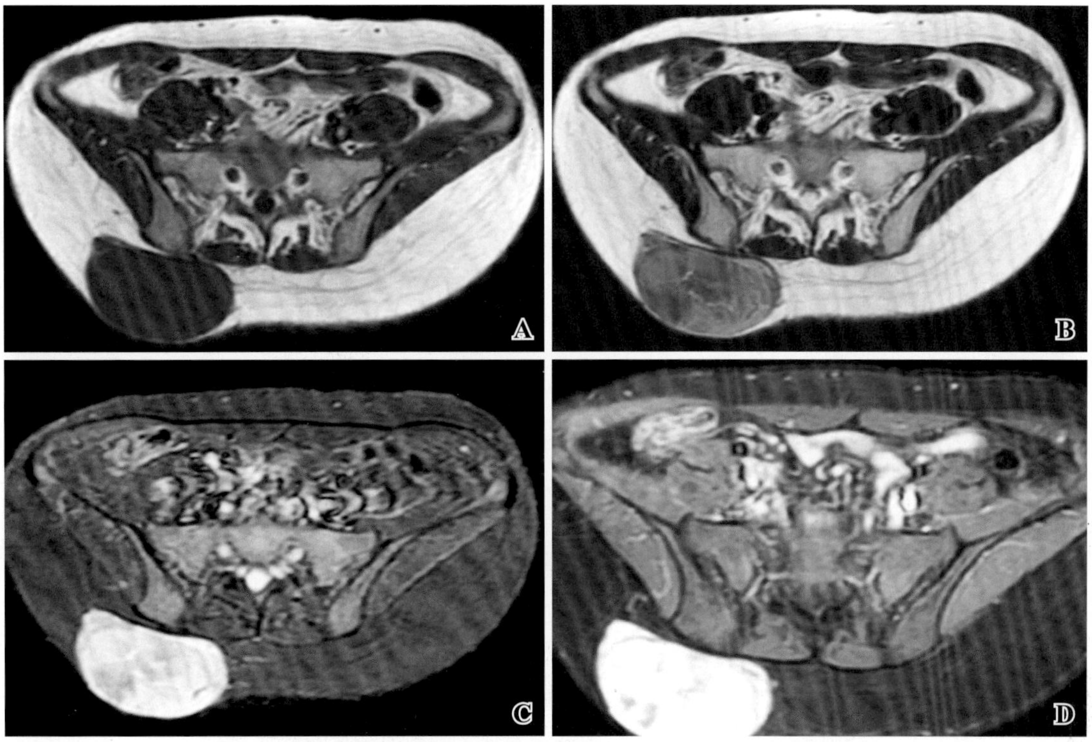

图 12-3-110　右臀部纤维肉瘤　A. 横断面 T_1WI：右臀部见类园的低信号区，边缘由带状更低信号环绕；B. 横断面 T_2WI：病灶呈中等信号，边缘由带状更低信号环绕；C. 横断面 STIR 像：病灶呈高信号，边缘由带状更低信号环绕；D. 横断面 MR 增强像：病灶强化呈高信号。

肪瘤内有时可见到条索状低信号影，为脂肪瘤内的脂肪组织与横纹肌并存所致，故肌内脂肪瘤又称为“侵袭性脂肪瘤”（图 12-3-113 ~ 115）。

（三）腱鞘和关节脂肪瘤　较少见，属于异源性脂肪瘤（起源于非脂肪组织区）（heterotopic lipoma）。常见于手、腕部软组织内，亦可见于踝和足。可分为两型：①孤立性脂肪肿块（位于关节内或沿肌腱蔓延）（图 12-3-116）。②与脂肪组织相伴的增生性滑膜绒毛形成的“脂肪瘤”，因其形态呈蔓状，又可称为树枝状脂肪瘤，常见于膝关节。多数学者认为，腱鞘和关节脂肪瘤的发生与退行性关节病、慢性风湿性关节炎及外伤有一定关系，并认为这是一种对慢性炎症的应答过程。MRI 图像显示滑膜增生，常伴有关节积液。肿瘤的形态较不规则，信号亦多不均匀，是肌腱、滑膜和脂肪组织交错排列而形成。

（四）神经性纤维脂肪瘤　有时称为神经性纤维脂肪错构瘤。多见于年轻人。发病部位以上肢为主，且常沿正中神经分布（占 80%），下肢较少见（约占 4% ~ 22%）。早期阶段，临床症状有疼痛、感觉减退等；较晚出现的症状有腕管综合征等。累及手指时，常出现巨

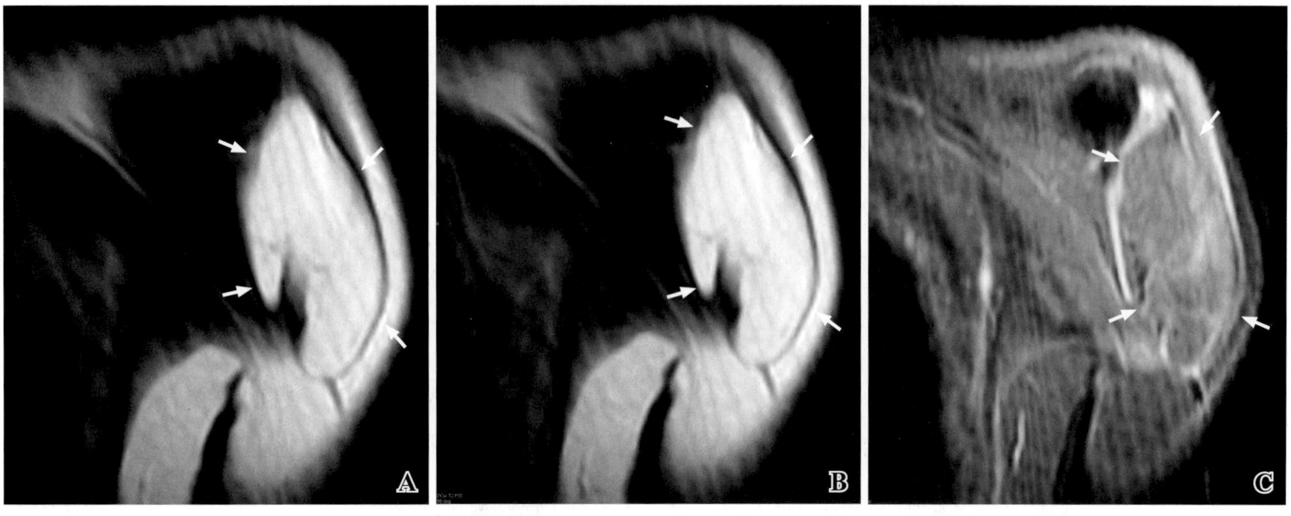

图 12-3-111　左上臂皮下脂肪瘤　A、B. 冠状面 T_1WI 及 T_2WI：左上臂外侧皮下见巨大均匀高信号区；C. 冠状面 STIR 像：病灶被抑制呈低信号区。

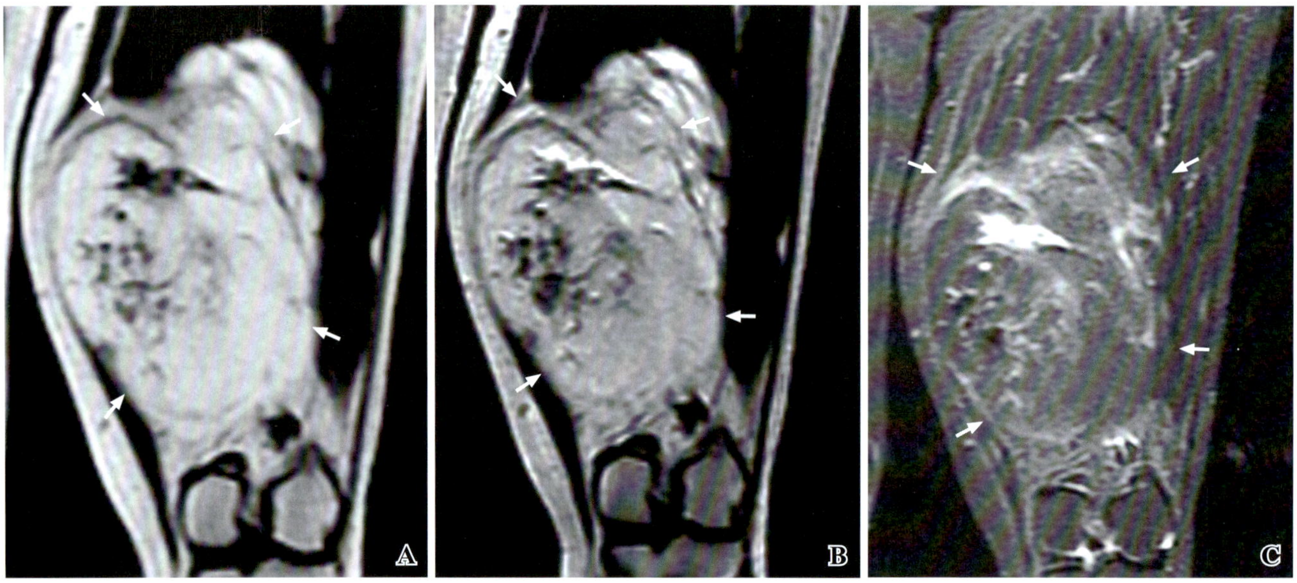

图 12-3-112　左大腿脂肪瘤　A、B．冠状面 T_1WI 及 T_2WI：左大腿内后侧见巨大高信区，病灶内见散在点状低信号；C．冠状面 STIR 像：病灶被抑制呈低信号。

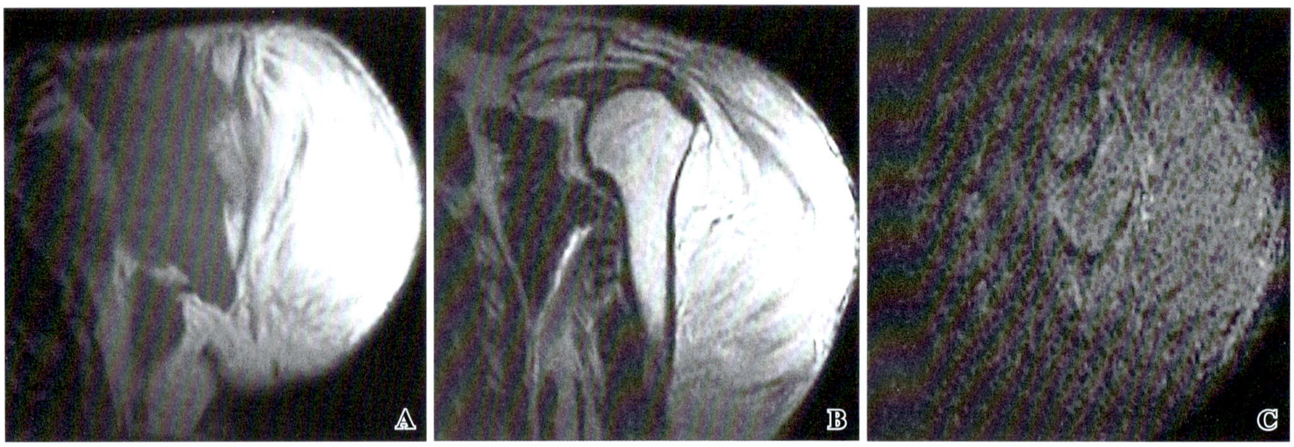

图 12-3-113　左侧三角肌区侵袭性脂肪瘤　A．矢状面 T_1WI：肿块信号与皮下脂肪一致，累及皮下、肌间及肌肉；B．矢状面 T_2WI：肿块信号与皮下脂肪一致；C．矢状面 STIR 像：肿瘤高信号消失。

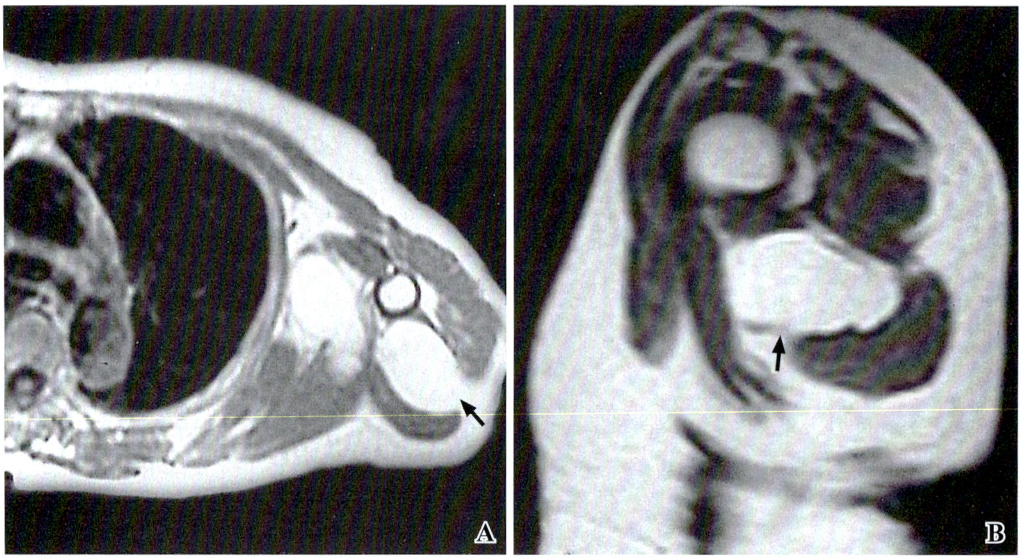

图 12-3-114　左侧腋部肌间脂肪瘤　A．横断面 T_1WI；B．矢状面 T_2WI：肿块信号与皮下脂肪一致，位于肌肉之间（黑箭）。

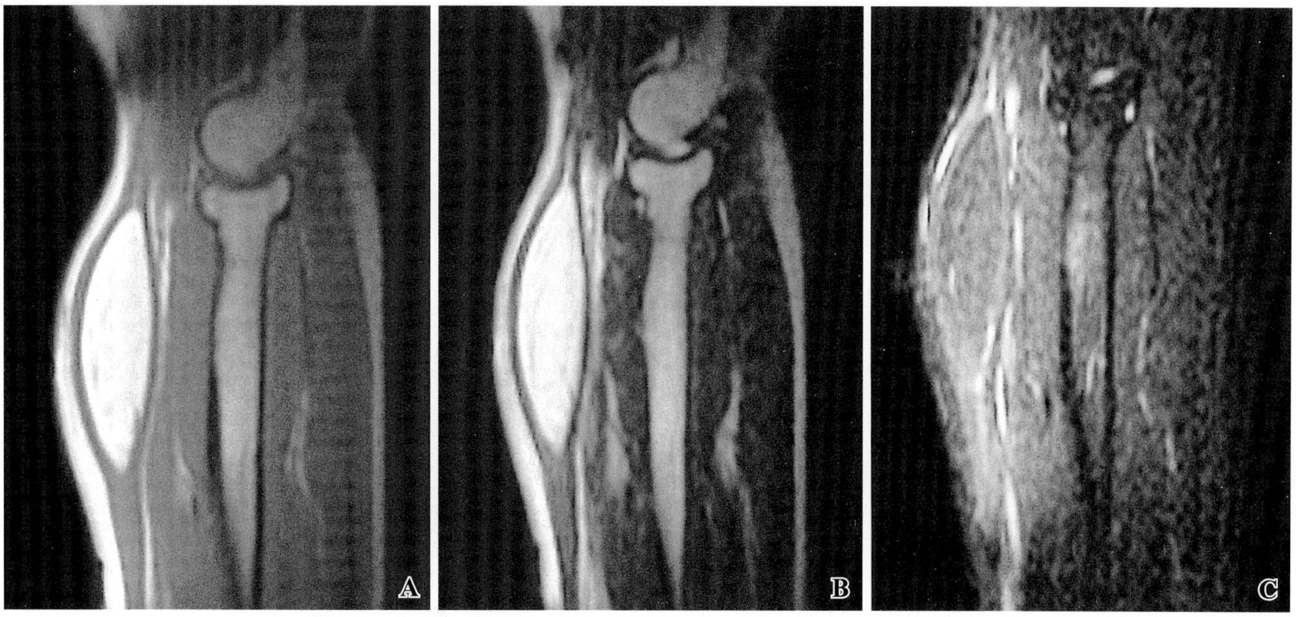

图 12-3-115　右前臂肌肉间脂肪瘤　A、B. 矢状面 T_1WI 及 T_2WI：脂肪瘤呈高信号；C. 矢状面 STIR 像：其信号被抑制呈低信号。

指症，可累及多个手指，且以示指、中指为多见。病灶常位于神经鞘内，故呈梭形。本病 MRI 表现常较典型，在 T1WI 上肿瘤表现为较小的、直径约为 3mm 的纵行条状低信号影，为伴有周围纤维化的神经束，其背景为高信号的脂肪组织。

（五）骨旁脂肪瘤　比较少见，约占脂肪瘤的 0.3%。多见于成年男性，平均发病年龄为 50 岁。最常见发病部位包括下肢、前臂等，绝大多数为单发。临床上，患者常以无痛性软组织肿块就诊，肌肉萎缩较常见。骨旁脂肪瘤的组织学与浅表性、深部脂肪瘤一致。骨旁脂肪瘤尚有一显著特点，即常引起相邻骨及软骨的变形。病灶在 T_1WI、T_2WI 上均为高信号，与皮下脂肪相一致。有时，病灶内亦可见透明软骨的信号。肿瘤附近的肌肉常萎缩，肌肉内可见条索状脂肪高信号影（图 12-3-117）。

（六）脂肪瘤病　多见于 2 岁左右的幼儿，成人少见。其组织学表现与其他类型脂肪肿瘤无差别，都为成熟的脂肪组织。发病部位不仅可以在四肢，亦可见于躯干，或四肢、躯干同时有多个瘤灶。脂肪瘤病可伴有邻近骨发育过盛，但神经常不受累。MRI 表现为

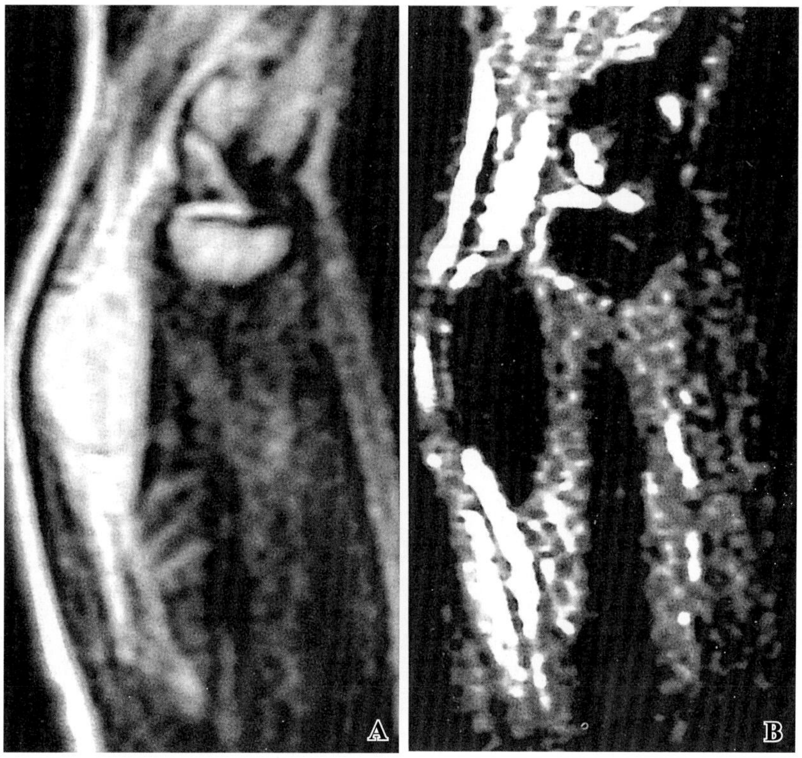

图 12-3-116　右肘关节附近骨间脂肪瘤　A. 矢状面 T_2WI：右肘关节附近见梭形高信号；B. STIR 像：该信号被抑制呈低信号。

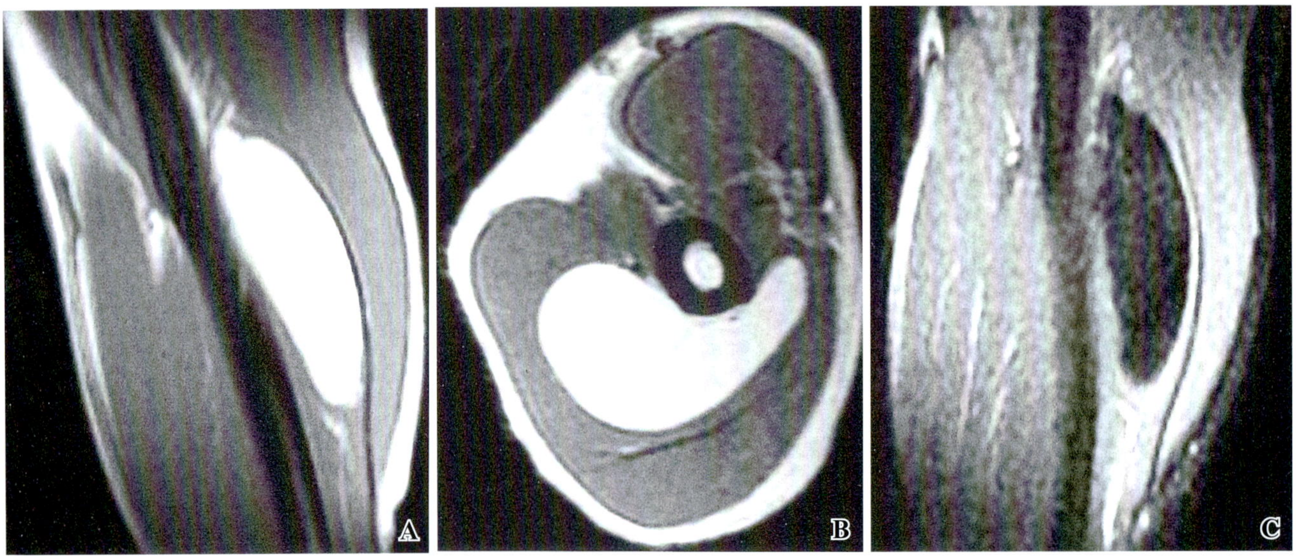

图 12-3-117 右上臂骨旁脂肪瘤肿块位于肱骨后方，并与骨皮质关系密切 A、B. 矢状面及横断面 T_1WI：病灶呈高信号；C. 矢状面 STIR 像：病灶呈低信号。

多个脂肪瘤散发于不同部位，肿瘤 MRI 表现与脂肪瘤无异。

二、脉管类肿瘤

(一) 血管瘤 相当多见，占良性软组织肿瘤的 7%。绝大多数发生于青年时期，80%～90%见于 30 岁左右。多数学者认为，这是一种先天性疾病，发病率无性别差异。软组织血管瘤按照血管腔的大小及血管内皮的类型分为四型，即毛细血管型、海绵型、静脉型和混合型；按发生部位可分为皮肤、皮下、肌肉和滑膜等类型。无论从临床上还是影像学上鉴别血管瘤与血管畸形均有一定困难。皮肤血管瘤较深部者多见，但大多数为混合型，即皮肤、皮下、肌间及肌内均有病灶存在，呈广泛蔓延性生长。组织学上，血管瘤不仅含有血管结构，尚有较多的脂肪、纤维和肌肉成分。患者常诉肿块时大时小，难以诉清肿块的确切边界。

【MRI 表现】 血管瘤的典型 MRI 表现为肿块在 T_2WI 上为高信号，在 T_1WI 上呈不均匀信号（图 12-3-118）。若血管瘤在 T_1WI 上呈高信号，需与脂肪瘤相鉴别。鉴别要点有：①血管瘤在 T_1WI 上的高信号常不甚均匀，因为除了脂肪组织外，血管瘤内尚有血管成分及纤维等结构。②在 T_2WI 上，血管瘤可呈高信号，而脂肪瘤则为低信号。有时，极少数血管瘤在 T_1WI、T_2WI 上均为低信号。导致低信号的因素有数种，如高

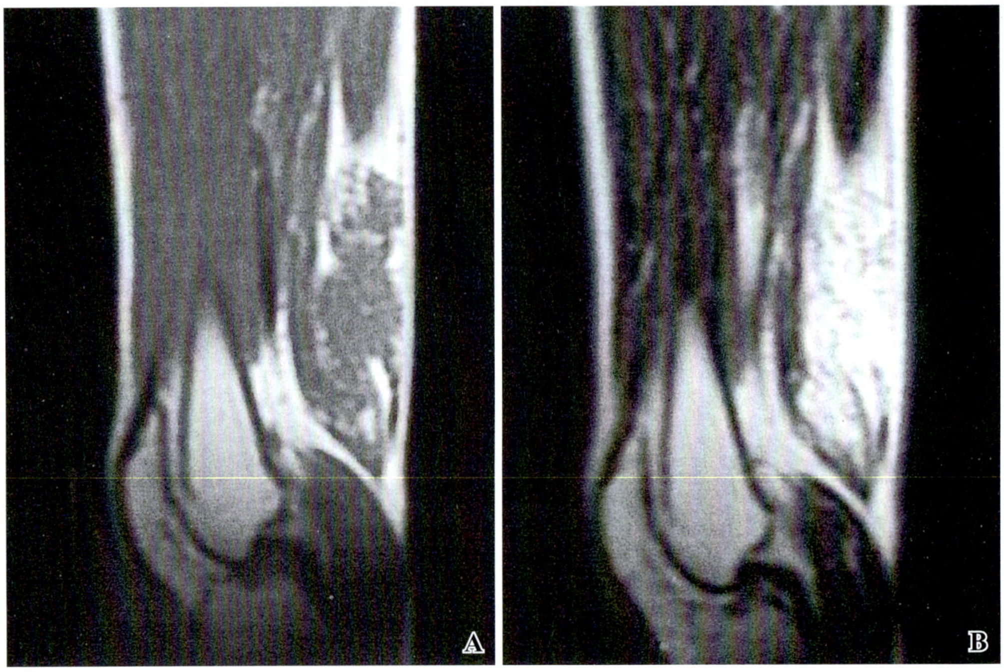

图 12-3-118 肌肉海绵状血管瘤 A. 矢状面 T_1WI：肿块位于大腿后侧肌群见不均匀中等信号，大部分呈等信号；B. 矢状面 T_2WI：病灶呈不均匀高信号，与皮下脂肪分界不甚清晰。

速流动的血流，或血栓、静脉石，或肿瘤内纤维结缔组织含量较高等。若要鉴别，可采用GE序列，GE序列图像上高速的血流呈高信号。几乎所有血管瘤在T_2WI上均为高信号。由于血管瘤的管腔内会有停滞的血液，故瘤体可分成许多小囊状，有时甚似一串串的葡萄。囊状高信号之间的分隔大多为纤维脂肪类组织构成。一般而言，T_2加权扫描显示血管瘤的范围及边界的能力优于T_1加权扫描。有时，海绵状血管瘤内可见液－液平面，提示瘤内有出血。滑膜型血管瘤常位于膝关节，组织学示病灶内含有不等量的脂肪、纤维和肌肉组织，这些结构与血管内栓子很相像。其在T_1WI上呈与肌肉相等的信号，但可不均匀，其内可见类似脂肪之高信号；在T_2WI上肿瘤信号常较脂肪组织高，且肿块边界较T_1WI显示得清楚。血管瘤的Gd-DTPA增强检查的价值尚无统一认识。肿瘤强化的表现常较复杂，强化的程度取决于含有造影剂的血流进入肿瘤“血管”的流速和流量，并与之成正比。大多数血管瘤可见条状及管状强化。但是，脂肪抑制技术和增强T_1加权扫描有助于鉴别强化的血管成分和无强化的脂肪成分，故临床上，这两种方法颇为常用（图12-3-119～125）。在X线平片及CT上，有些血管瘤可见到钙化影。

（二）血管脂肪瘤　血管脂肪瘤是一种发生于青年

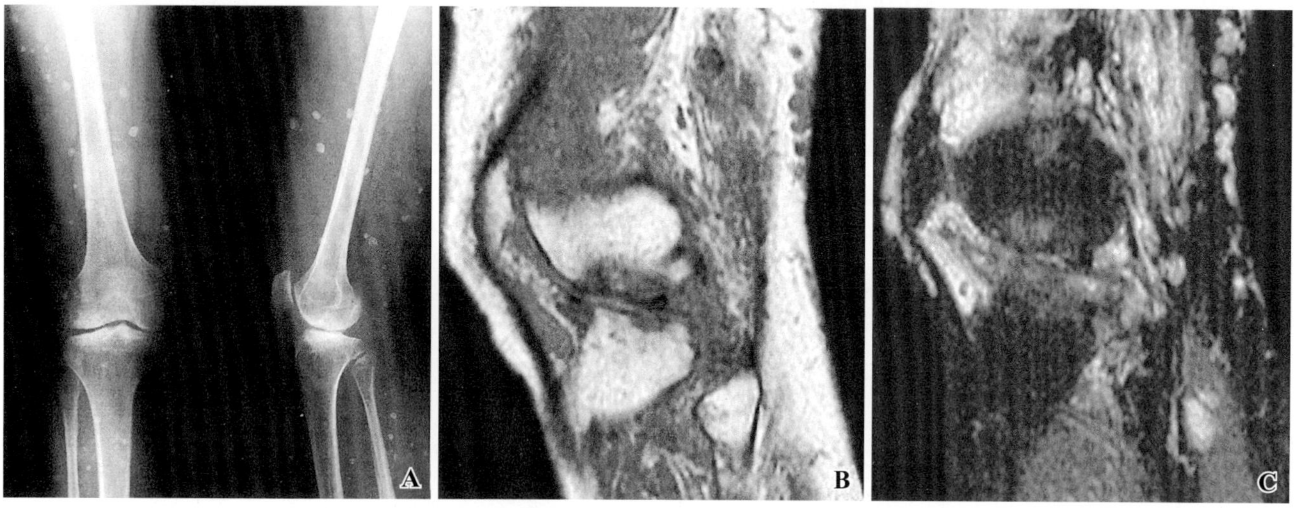

图12-3-119　右膝软组织内脉管瘤　A．X线平片：右膝附近见广泛小结节状钙化影；B．矢状面T_1WI：右膝附近软组织信号不均匀且较广泛，范围从皮下脂肪直达深部肌肉及髌上、下脂肪囊内低信号结节影；C．矢状面STIR像：骨髓的高信号被抑制，皮下及肌肉内仍见不均匀高信号，部分呈串珠状。

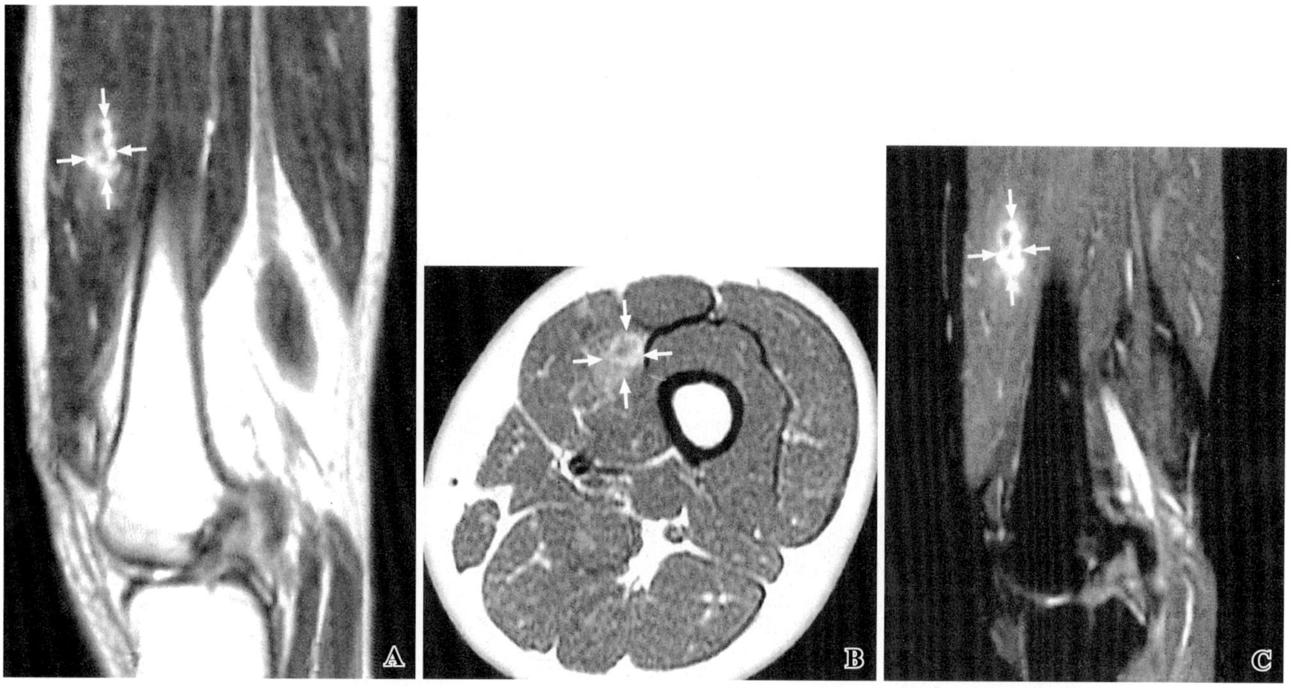

图12-3-120　股四头肌内海绵状血管瘤　A．矢状面T_2WI：股四头肌内可见不均匀卵圆形高信号影；B．横断面T_1WI：病灶呈较淡薄的高信号影；C．矢状面STIR像：病灶仍呈高信号，与T_2WI所见相仿。

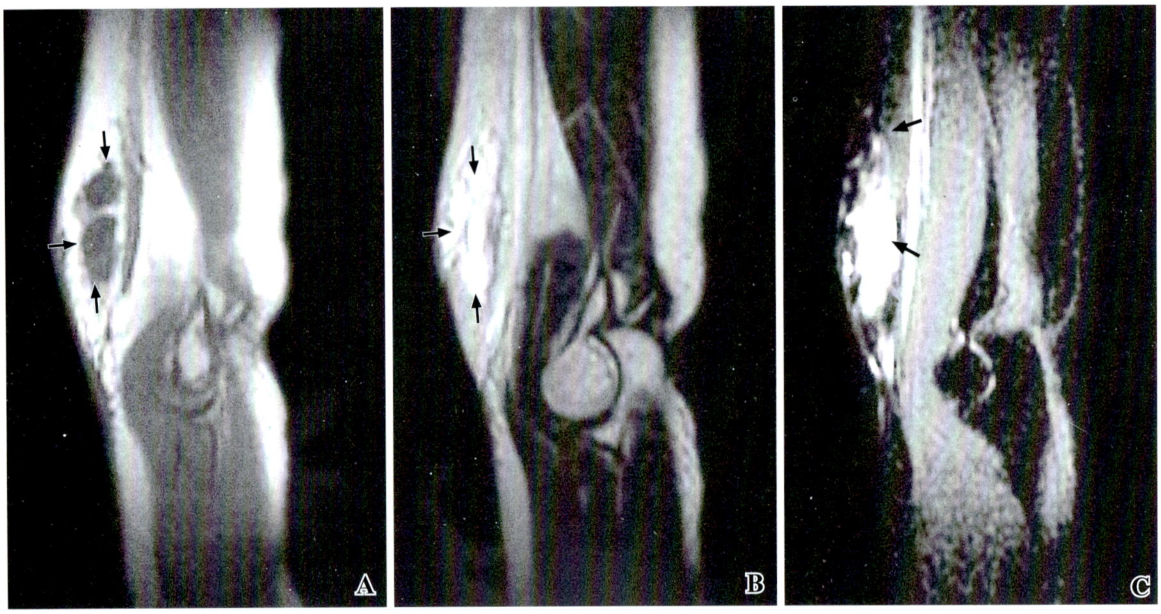

图 12-3-121　左上臂腹侧皮下海绵状血管瘤　A. 矢状面 T_1WI：肿瘤信号偏低；B. 矢状面 T_2WI：肿瘤呈高信号，边缘呈波浪状；C. 矢状面 STIR 像：肿瘤为高信号（黑箭），块影周围可见血管增粗。

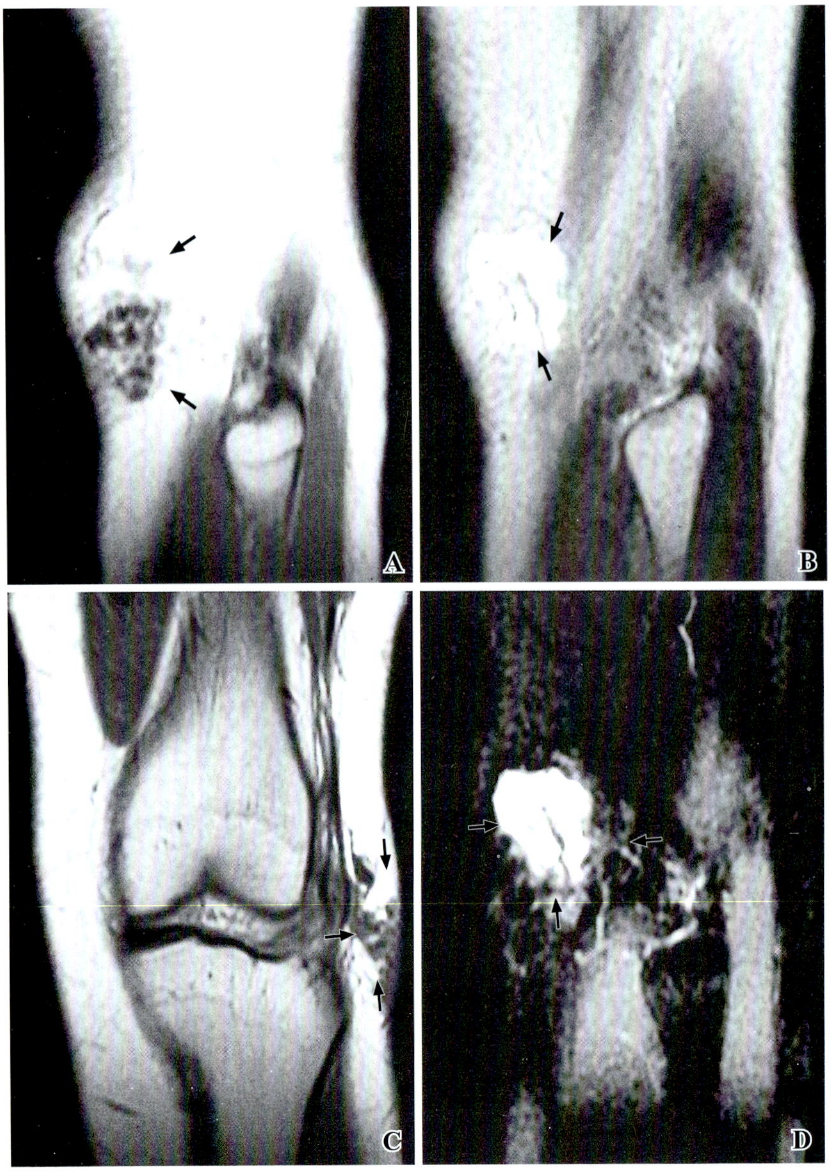

图 12-3-122　左膝前外侧皮下血管瘤　A. 矢状面 T_1WI：肿瘤呈低信号，为流空效应（黑箭）；B. 矢状面 T_2WI：肿瘤呈高信号；C. 冠状面 T_1WI：肿瘤呈低信号；D. 矢状面 STIR 像：肿瘤呈高信号，呈扭曲的管状结构。

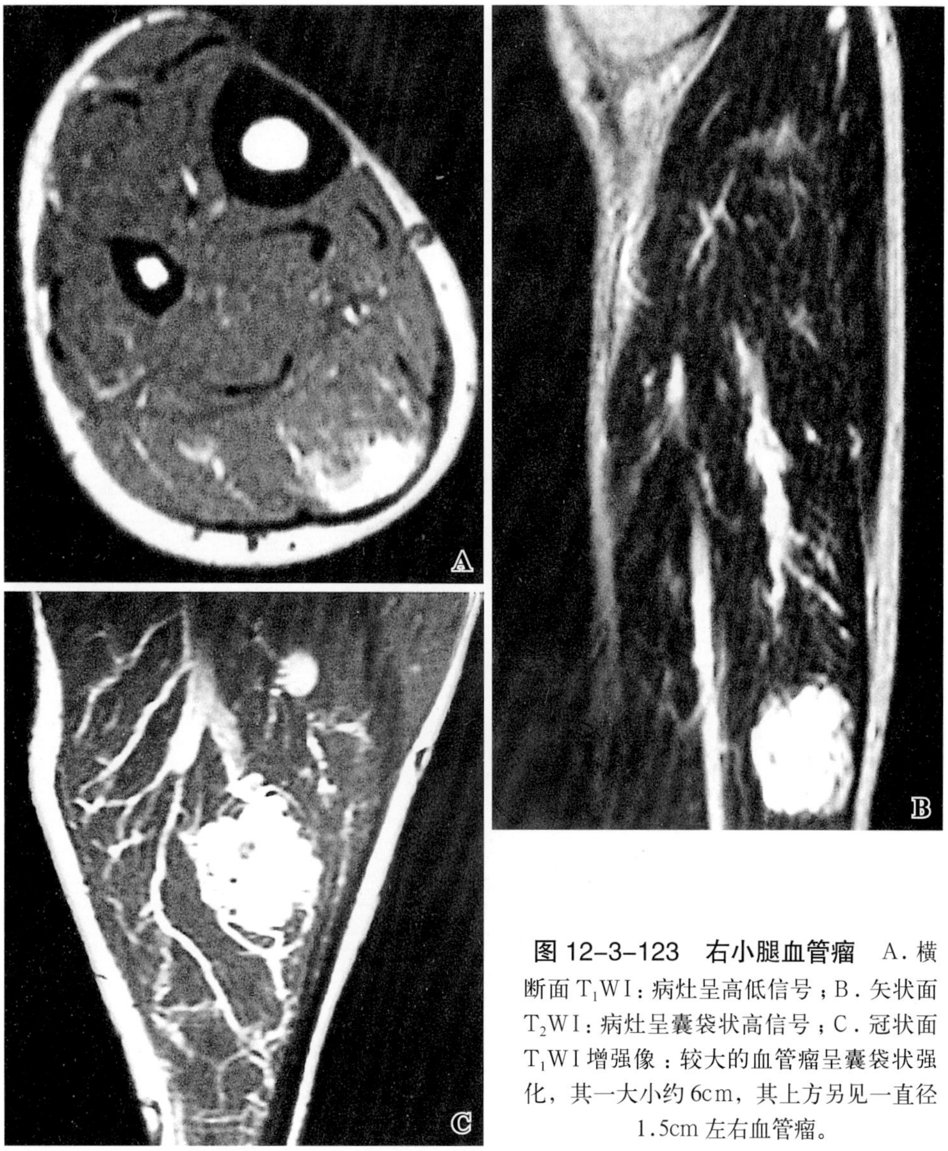

图 12-3-123　右小腿血管瘤　A．横断面 T_1WI：病灶呈高低信号；B．矢状面 T_2WI：病灶呈囊袋状高信号；C．冠状面 T_1WI 增强像：较大的血管瘤呈囊袋状强化，其一大小约 6cm，其上方另见一直径 1.5cm 左右血管瘤。

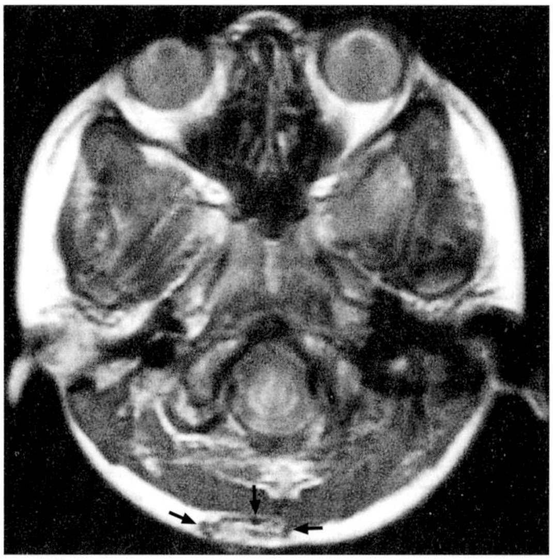

图 12-3-124　头枕部皮下血管瘤　横断面 T_1WI 肿瘤呈扭曲的管状结构（黑箭）。

躯干和四肢皮肤的血管瘤。前臂为最好发部位。由于体检易于发现病变，在 MRI 检查前大多已有明确诊断。皮肤型血管脂肪瘤常有完整的包膜。血管脂肪瘤中有一种特殊类型，称为侵袭性血管脂肪瘤。其无包膜，由成熟的脂肪组织和良性血管成分构成，与皮肤型不同，该瘤是有局部复发倾向。因此，它常被列入肌肉血管瘤。本病 MRI 表现与血管瘤基本相仿（图 12-3-126）。

（三）动静脉畸形　顾名思义，这是一种含有动脉和静脉血管成分的血管病变，MRI 呈多个条状流空影，表现相当典型，诊断并不困难（图 12-3-127、图 12-3-128）。

（四）淋巴管瘤　多见于儿童。其组织结构类似正常的淋巴管，含有内皮细胞及其支持性结缔组织，其他的成分还有脂肪、纤维组织和平滑肌等。病因尚不明了，一般认为这是一种发育畸形或先天性淋巴管引流梗阻的继发表现，可逐渐增大。根据瘤内淋巴管的大小可将其分为单纯性（毛细管性）淋巴管瘤、海绵状淋巴管瘤和

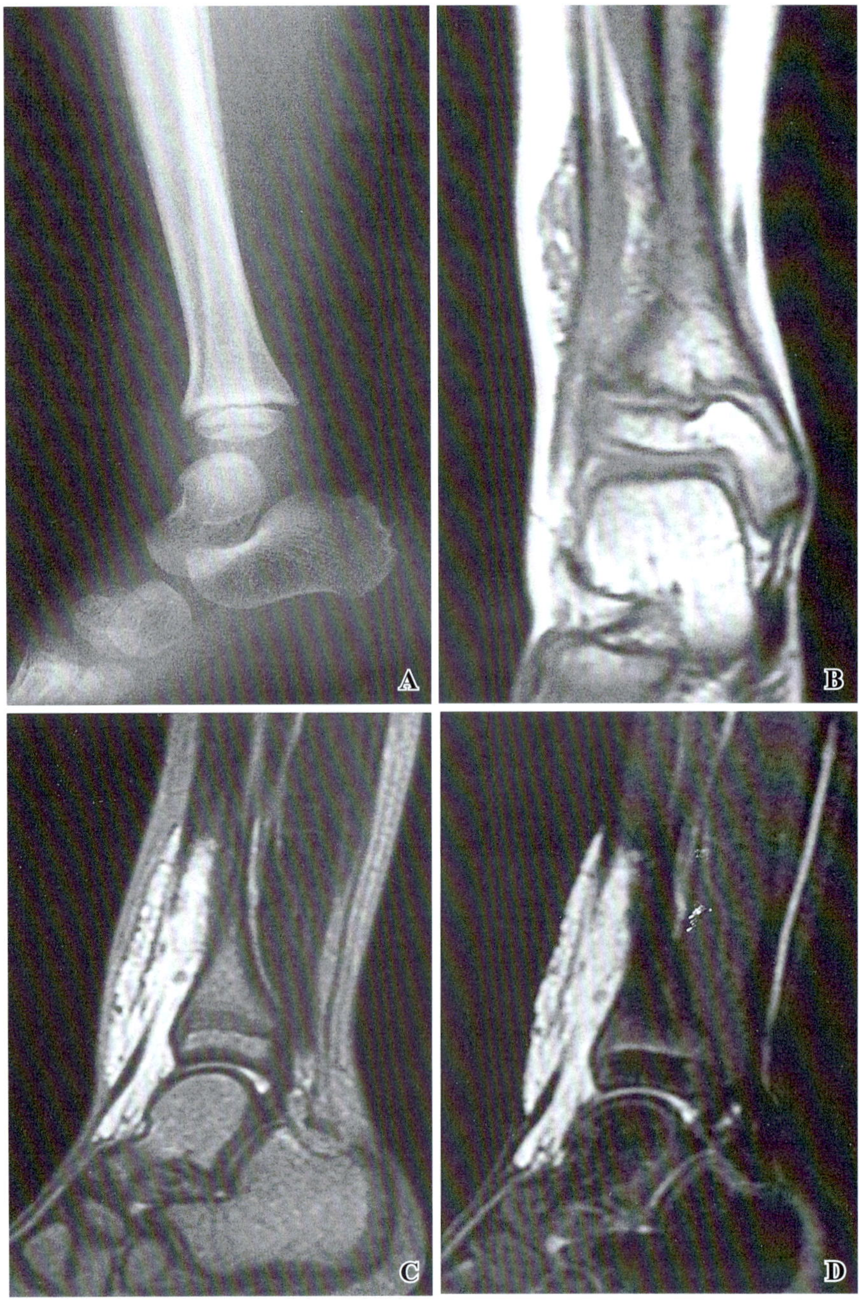

图 12-3-125 左小腿下段外侧血管瘤 A. X线平片：显示踝关节前、上部软组织内肿块并见钙化影；B. 冠状面 T_1WI：肿块波及肌肉及皮下脂肪层；C. 矢状面 T_2WI：肿块呈高信号；D. 矢状面 STIR 像：肿块为高信号，未被抑制呈蔓状改变。

囊性淋巴管瘤（又称囊性水瘤）。

单纯性淋巴管瘤比较少见，其毛细淋巴管内面覆以扁平或立方上皮，肿块通常较小，位于表皮和皮肤内，可见于各年龄组患者，但大约 1/4 的患者年龄超过 45 岁。由于病灶较表浅，体积小，单纯性淋巴管瘤较少进行影像学检查。海绵状淋巴管瘤在皮下，位于结构紧密、难以扩展的区域，如口底、唇、舌、颜面、涎腺和肌间隔，由扩张的淋巴管构成，大小介于囊性与单纯性之间。囊性淋巴管瘤是最多见的一种类型，组织学特征是一个大囊或多个小囊组成，内衬淋巴管内皮细胞，囊内含有浆液或乳糜液。多位于颈部、腋部和上臂，其中前两个部位发病率分别为 75% 和 20%，而且往往多个部位同时受累。发病机制可能是这些部位常有与正常淋巴管相隔离的淋巴管原基发育成管道，由于缺少适当的引流而形成囊袋状扩张。其他发病部位包括纵隔、后腹膜、网膜和肠系膜。另外，10%的颈部病例肿块延伸至纵隔内。上述部位有一共同特点，那就是含有较多脂肪及疏松结缔组织，肿块拥有较大的增长空间。此型淋巴管瘤多见于幼儿，其中一半以上于出生时即有，90%左右在 2 岁时到医院就诊。本病一旦出现某些继发性改变，如感染、出血、破裂或压迫邻近重要结构时，常急诊就医。MRI 检查，典型的表现为淋巴管瘤在 T_1WI 上呈不均匀低信号，部分近似水，其他部分可近似肌肉信号；在 T_2WI 上常呈多个囊袋样，近似水的高信号，信号明显高于脂肪，但信号亦不甚均匀（图 12-3-129）。有时，在 T_1WI 上亦可呈高信号，尚可见到纤维间隔。

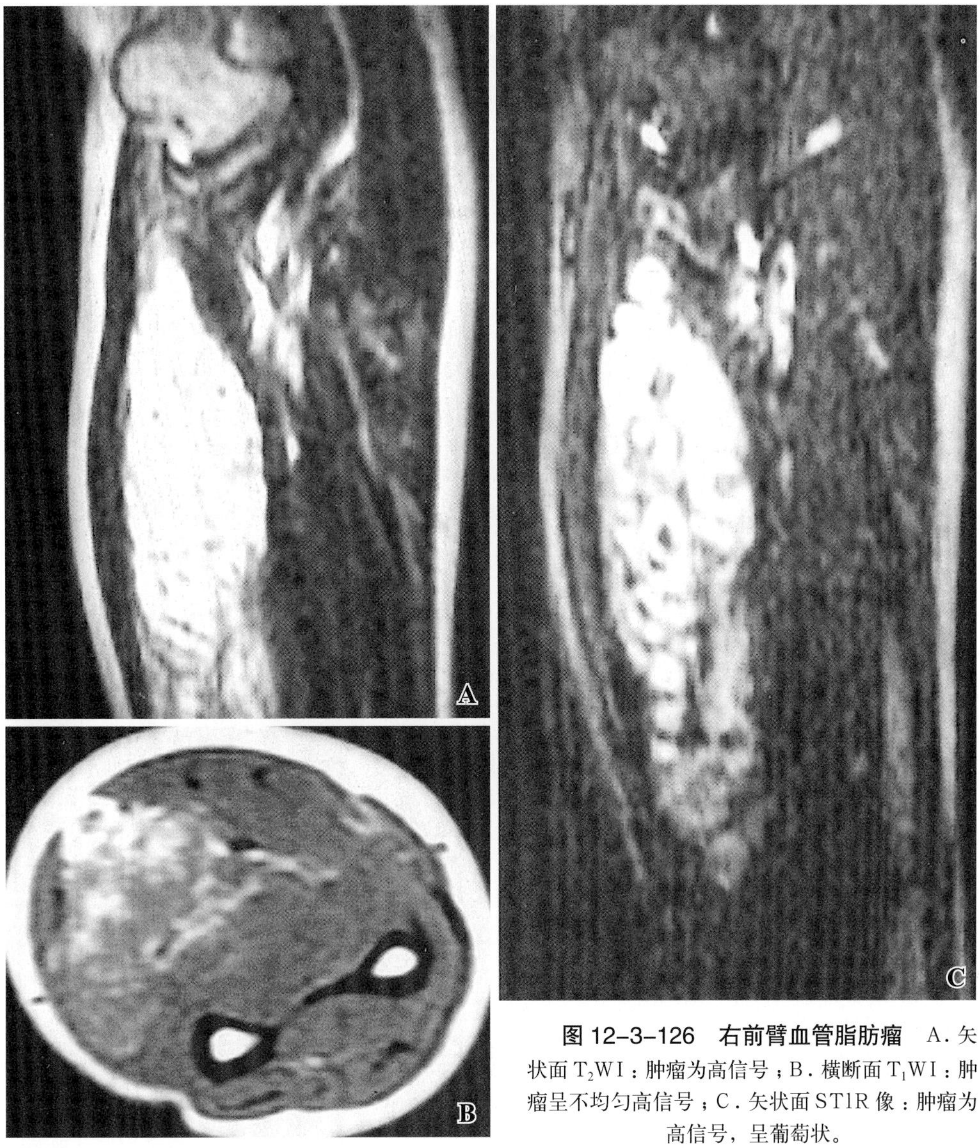

图 12-3-126　右前臂血管脂肪瘤　A. 矢状面 T_2WI：肿瘤为高信号；B. 横断面 T_1WI：肿瘤呈不均匀高信号；C. 矢状面 STIR 像：肿瘤为高信号，呈葡萄状。

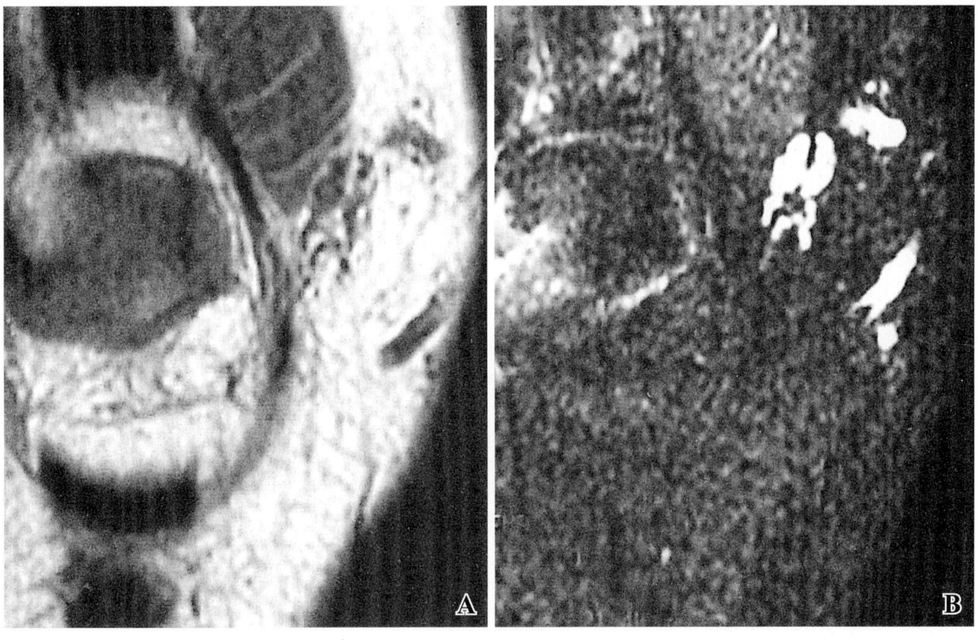

图 12-3-127　右膝部内侧皮下及肌间动静脉畸形　A. 冠状面 T_1WI：病灶呈粗大管状结构；B. 冠状面 STIR 像：病灶呈管状高信号。

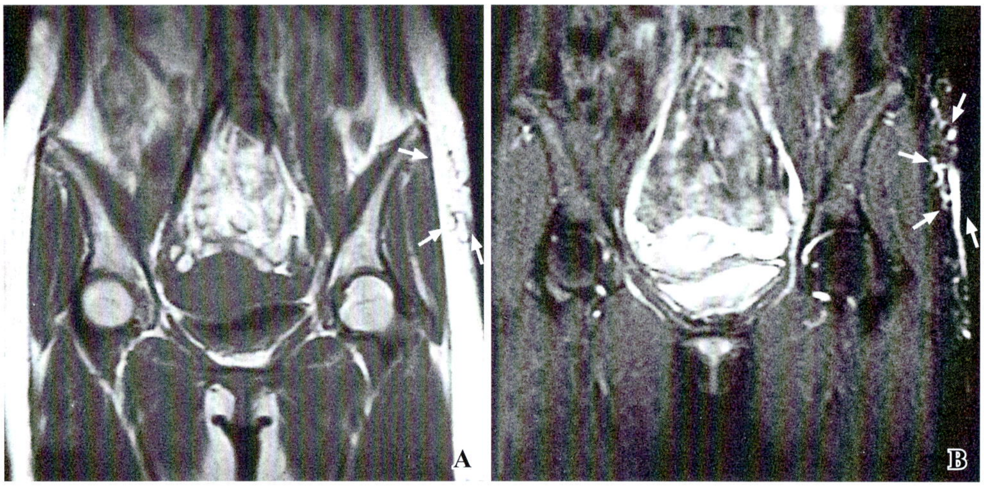

图 12-3-128 左侧髂部皮下动静脉畸形 A. 冠状面 T_1WI：病灶呈“蚯蚓样”扭曲的管状结构呈低信号流空；B. 冠状面 STIR 像：病灶呈高信号。

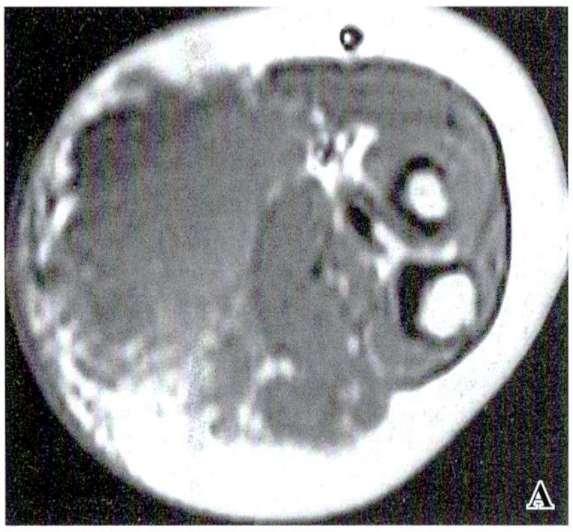

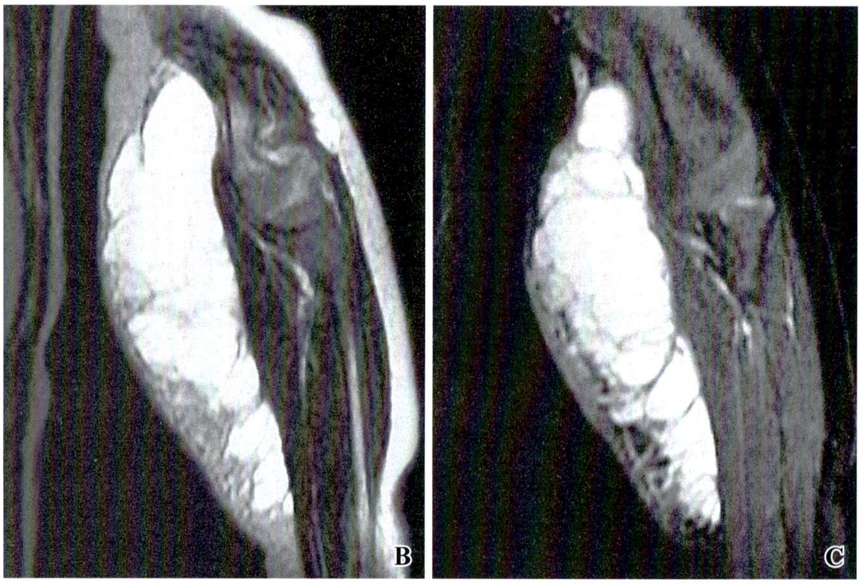

图 12-3-129 左肘部腹侧皮下囊性淋巴管瘤 A. 横断面 T_1WI：病灶较大，约 7cm×2cm，呈多个囊状改变，边缘呈波浪状，其内信号为不均匀低信号；B、C. 矢状面 T_2WI 及 STIR 像：病灶为高信号，且较均匀。

三、纤维类和神经类肿瘤

（一）弹力纤维瘤 它是一种生长缓慢、成纤维性假肿瘤。发病机制被认为是机械磨擦，如肩胛骨与胸壁之间的运动磨擦处为本病的好发部位。因此，弹力纤维瘤本质上是一种对磨擦所作出的反应性改变，而非真正的肿瘤。患者一般有干体力活的经历或外伤史等。此外，慢性刺激和营养不良也可引起本病。Barr 曾推测，本病是磨擦或外伤后胶原的弹力变性，且此病患者先天性缺乏某些参与结缔组织代谢的酶。但是，最近的文献报道，弹力纤维瘤内弹力蛋白合成增多，即弹力纤维合成异常而非退行性改变。临床统计显示，1/3 患者具有本病的基因易感性。本病自 1959 年命名以来，常被认为是一种罕见病，但是科研人员对一组 55 岁以上的对象进行尸检发现，24% 的女性和 11% 的男性生前患有本病，但是病灶直径常为 3cm 以内，故临床上常无症状，呈隐匿性。

患者平均年龄为 70 岁左右，其他年龄组少见，男女之比为 1 ∶ 2。肩胛骨下角与胸壁之间是弹力纤维瘤的最常见发病部位，约占 99%，其中 10% ~ 60% 为双侧性。少数患者有多发病灶，其他较多见的部位有手、足、三角肌区、颈硬膜外及大转子、坐骨结节区的软组织。

【MRI 表现】 病灶大小约为 3 ~ 6cm，最大者可达 20cm 以上。病灶在 T_1WI、T_2WI 上常为呈中等或偏低的信号、边界清楚的梭形软组织肿块，与骨骼肌大致相仿。有时，病灶内可见较高的信号，其组织学基础可能为脂肪成分被包入病灶所致；更多的是较低的信号，这是致密结缔组织所构成的影像。注射 Gd-DTPA 后，病灶强化不明显。因此，弹力纤维瘤的 MRI 检查具有相对特异性，即在 T_1WI、T_2WI 上均呈中等或较低信号，发病部位亦较特殊，多位于肩胛下角区，确立诊断较容易。

（二）周围性神经源性肿瘤 周围性神经源性肿瘤以良性者居多。常分为两大组，即神经纤维瘤（neurofibroma）和神经鞘瘤（Schwannoma）。

神经纤维瘤的好发年龄为 20 ~ 40 岁，肿块生长较缓慢，常发生于皮肤神经，极少累及较大的神经。此类肿瘤 90% 左右为单发，肿块较大时临床症状较明显，否则可无明确症状。若肿块出现疼痛或增大，尤其存在多发病灶（神经纤维瘤病），有时要考虑是否有恶性变的可能。神经纤维瘤在 T_2WI 上呈中心稍低信号，周围高信号，称为靶征。两个区域交界面呈曲线状或结节状低信号。在 T_1WI 上，肿瘤信号与骨骼肌相仿。注射 Gd-DTPA 后，中心区可强化。组织学上，靶缘区为结构较疏松的黏液样基质，靶心则为肿瘤实质区，含有大量紧密排列的瘤细胞成分及一些纤维、脂肪组织（图 12-3-130、图 12-3-131）。文献报道，靶征虽可见于神经鞘瘤，但极少见于恶性病例。

神经鞘瘤好发年龄为 20 ~ 50 岁，好发部位包括头、颈、四肢屈侧面、躯干、纵隔和后腹膜的软组织。较典型的病例为发生于脊神经后根的神经鞘瘤，产生一系列感觉、功能异常。肿瘤生长缓慢，肿块直径约为 5cm，纵隔和后腹膜的神经鞘瘤常会更大。较大的瘤体内可出现出血、坏死和囊变等继发改变。通常，神经鞘瘤具有完整的包膜，即神经外膜，因此术中分离切除较容易，且极少造成术中神经损伤。组织学上，神经鞘瘤包括排列整齐且紧密的细胞区（即 Antoni A 区）和排列疏松的黏液样基质区（即 Antoni B 区），但其实质与基质的分布不如神经纤维瘤那样规则。神经鞘瘤在 T_1WI 上呈低或中等信号，在 T_2WI 上呈不均匀的高信号，即 Antoni A 与 Antoni B 区的分布不规则。若在 T_2WI 上，肿瘤内见很高信号区，一般超过脂肪信号，通常提示肿瘤内有坏死及囊变等。注射 Gd-DTPA 后，病灶强化显著，而出血和囊变区无明显强化（图 12-3-132 ~ 135）。文献报道，约 90% 的神经鞘瘤可于肿块一侧发现相伴行的神经，而神经纤维瘤无此征象。此外，部分神经鞘瘤常可见相邻肌肉沿长轴萎缩，约占 25%。

（三）纤维瘤病 纤维瘤病的生物学特性介于一般良性纤维瘤与纤维肉瘤之间。按部位，本病可分为浅表型和深部型。

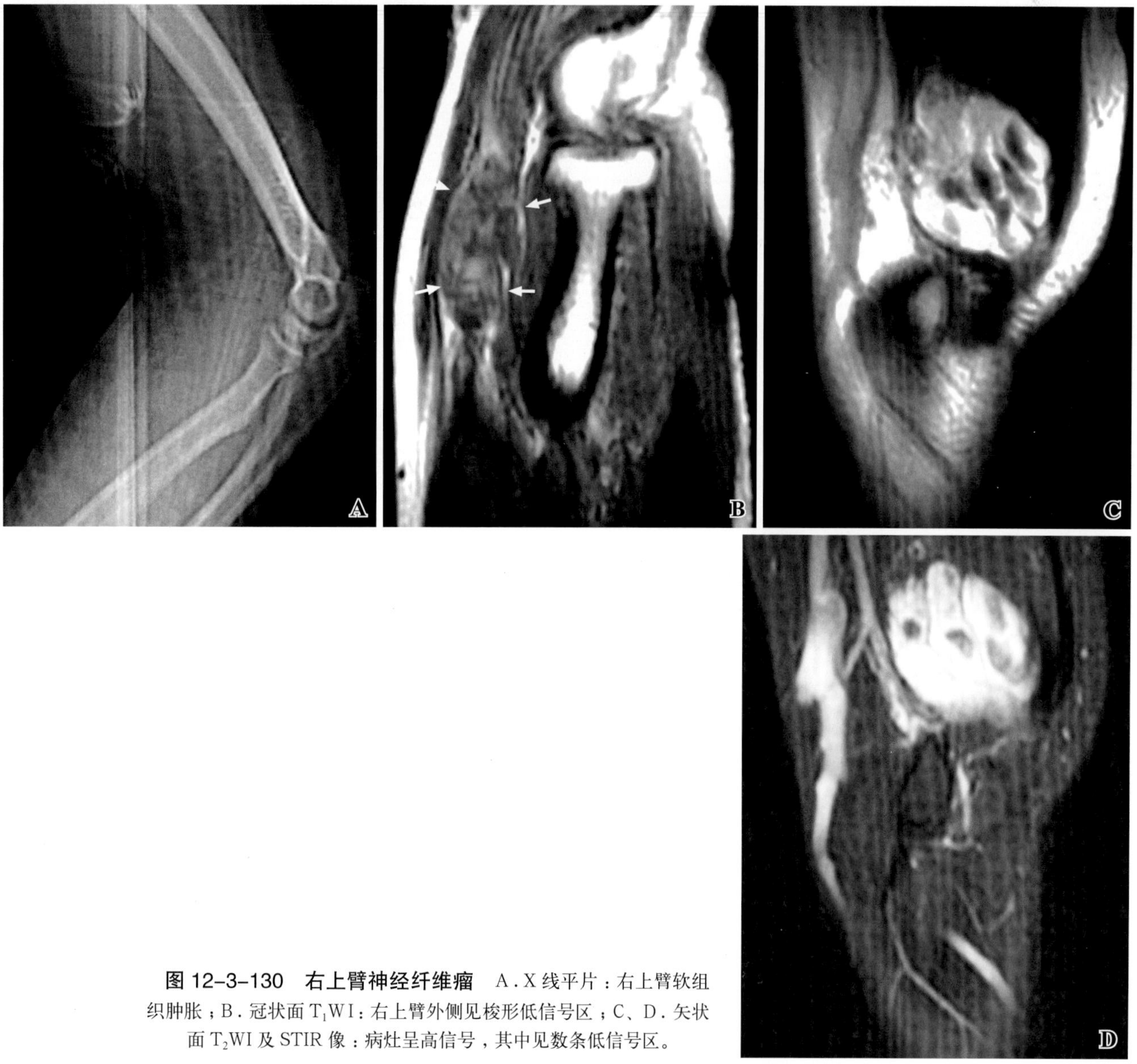

图 12-3-130　右上臂神经纤维瘤　A. X 线平片：右上臂软组织肿胀；B. 冠状面 T_1WI：右上臂外侧见梭形低信号区；C、D. 矢状面 T_2WI 及 STIR 像：病灶呈高信号，其中见数条低信号区。

表浅型包括手掌纤维瘤病（掌挛缩病）、足底纤维瘤病（Ledderhose病）等。手掌纤维瘤病最常见的症状是手掌皮下结节，病变位于手掌腱膜及其伸肌。足底纤维瘤病的病变位于足底腱膜本身或附近。病变大小常为2cm左右，较大者可超过5cm，较小者仅1cm。临床上，患者的症状与病灶大小有密切关系，即病灶越大，症状越明显。深部型包括腹外纤维瘤病（侵袭性纤维瘤病）、腹壁纤维瘤病和腹内纤维瘤病。深部型又称为肌腱膜型，或称为纤维样病。表浅型纤维瘤病，一般起源于筋膜或腱膜，与深部型相比，表浅型肿瘤生长较缓慢，体积较小。深部型肿瘤则生长较快，肿块常较大，且具有侵袭性生物学特性。

深部型纤维瘤病常见于青春期至40岁，高峰集中于25～35岁，极少见于小儿。本病绝大多数位于四肢，其中2/3以上位于下肢，上肢以肩部较多见。肿瘤常为单发，但仍有10%～15%患者为多发病灶，且多集中于同一肢体。因肿瘤具有局部侵袭性，临床上常采用手术切除和放射治疗的联合措施。腹壁纤维瘤病与肌腱膜来源的纤维瘤病不同，其好发于育龄期妇女。据文献统计，87%病例见于女性，其中95%的女性已生育孩子。

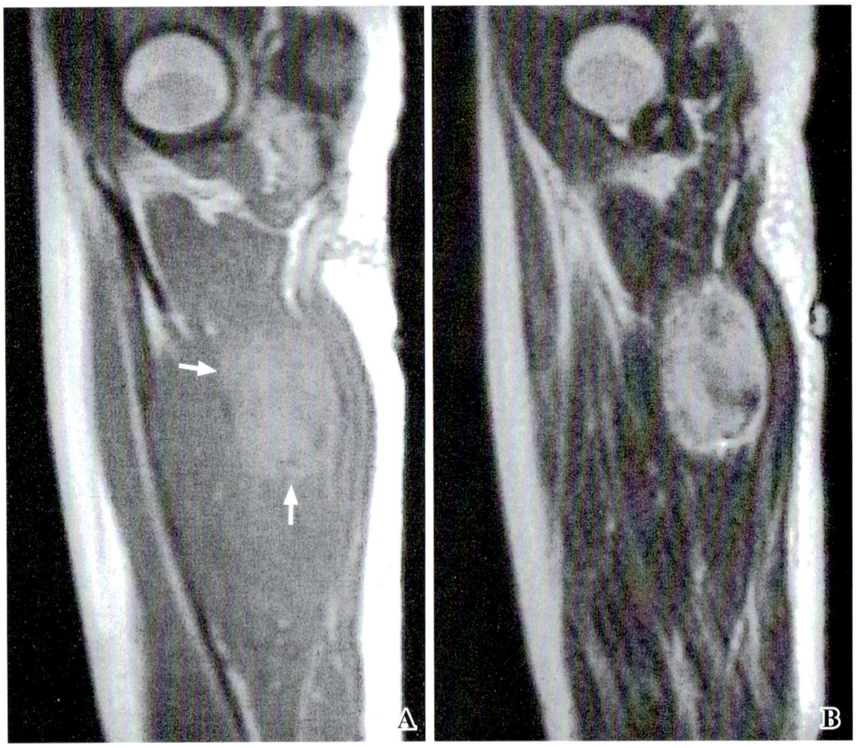

图12-3-131　右大腿后部肌群神经纤维瘤　A. 矢状面T_1WI：椭圆形肿块信号稍高于肌肉（白箭），边缘较清晰光滑，肿块内信号不甚均匀；B. 矢状面T_2WI：肿块信号较高，其内部信号亦不甚均匀。

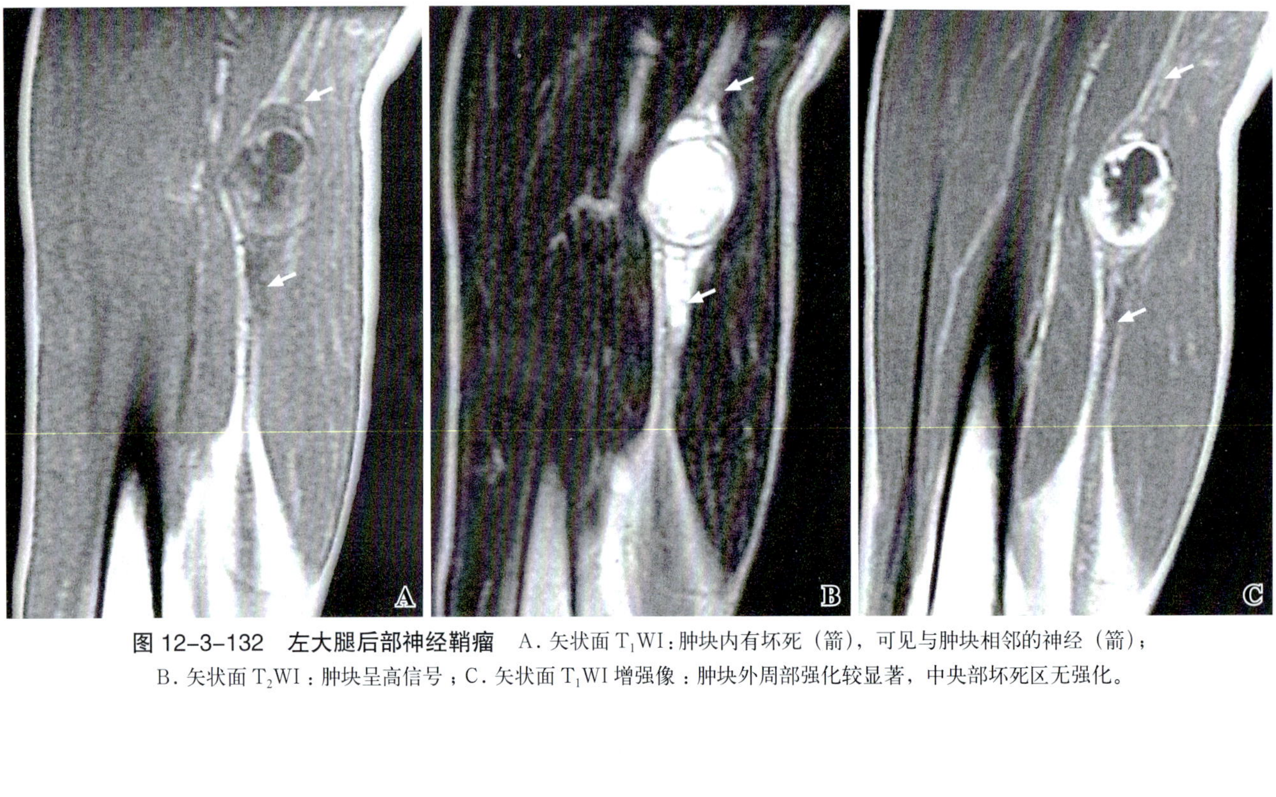

图12-3-132　左大腿后部神经鞘瘤　A. 矢状面T_1WI：肿块内有坏死（箭），可见与肿块相邻的神经（箭）；B. 矢状面T_2WI：肿块呈高信号；C. 矢状面T_1WI增强像：肿块外周部强化较显著，中央部坏死区无强化。

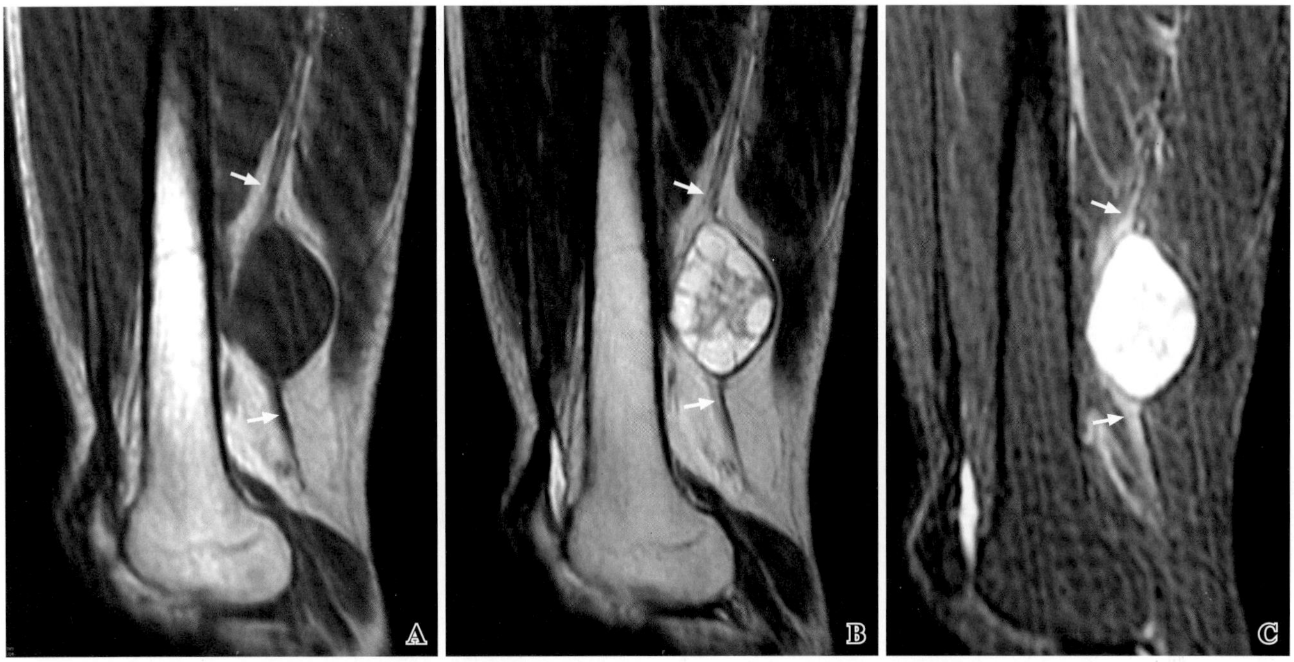

图 12-3-133　右大腿后部神经鞘瘤　A. 矢状面 T_1WI：右大腿后部纺锤状低信号，其病灶上下见较粗大的低信号；B. 矢状面 T_2WI：病灶呈高信号，病灶内见星状低信号，其病灶上下见较粗大的低信号；C. 矢状面 STIR 像：病灶呈高信号，病灶内见星状低信号，其病灶上下见较粗大的高信号辫子为粗大神经。

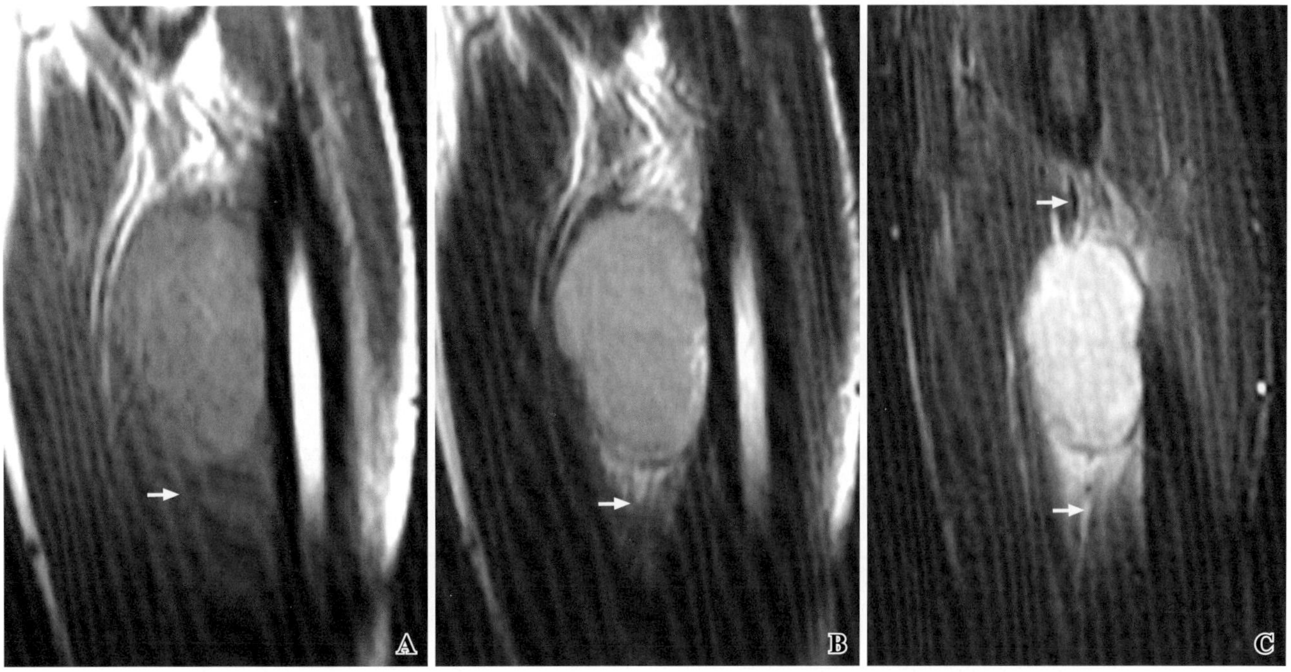

图 12-3-134　右前臂神经鞘瘤　A. 冠状面 T_1WI：右前臂见椭圆形的边缘清楚的低信号；B、C. 冠状面 T_2WI 及 STIR 像：病灶呈中等信号，其边缘由低信号带包绕，其病灶下端高信号的辫子，提示为粗大神经。

腹内纤维瘤病常发生于骨盆、肠系膜和后腹膜，其中肠系膜和后腹膜病例的 15%为加德纳综合征患者。此外，少数病例具有家族性。

【MRI 表现】　由于病灶具有局部侵袭性的特性，在 T_1WI 上病灶靠近腱膜面边界常不规则，与腱膜之间的分界不清，与皮下脂肪的分界常较清晰。手掌纤维瘤病常呈起源于腱膜近端的囊状结构，并向远端延伸，与屈肌腱平行，于掌远端可见囊状结构通向皮下脂肪层内，其中一半以上的病例可见结节状改变。病灶在 T_1WI、T_2WI 上均呈不均匀中等信号或稍高于肌肉的信号。病灶边缘常呈不规则，这种表现在组织学上为纤维瘤细胞分布于腱膜及筋膜囊之间。脂肪抑制图像上常呈高信号。当然，肿瘤处于不同生长阶段，其内所含瘤细胞数量亦不同。当细胞量较多时，肿瘤在 T_2WI 上常呈较高信号；

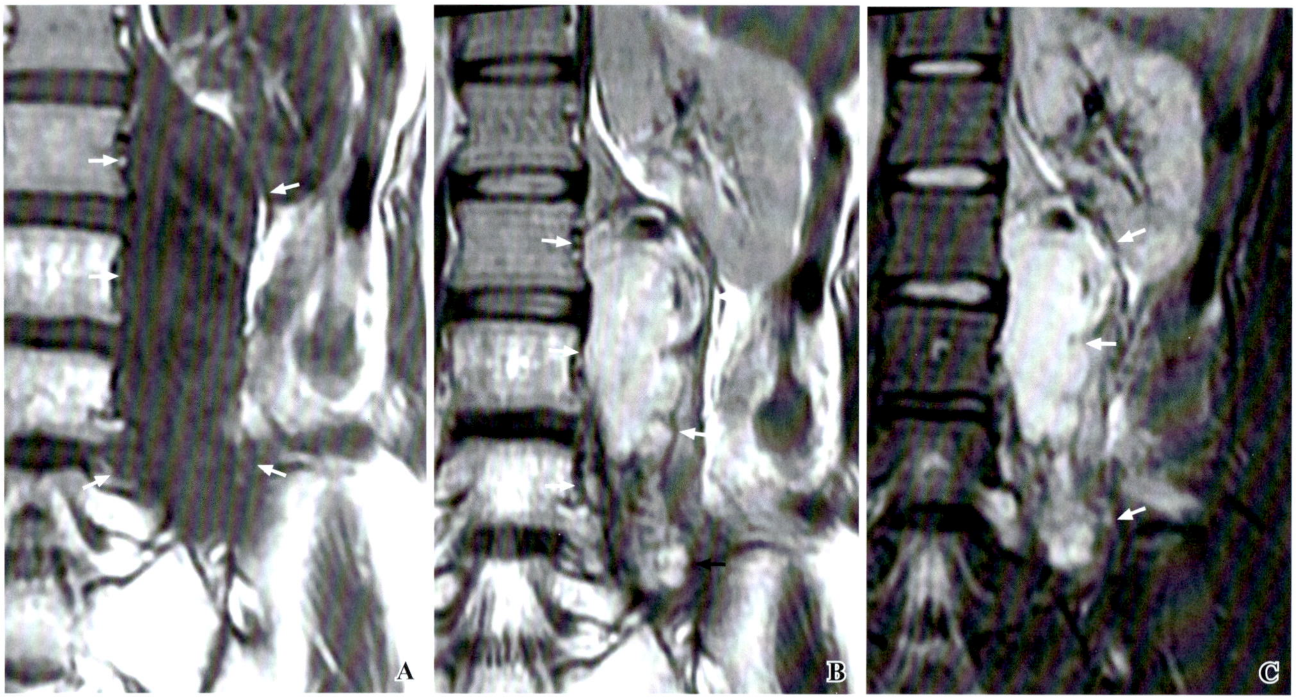

图 12-3-135　左腰大肌旁神经鞘瘤　A. 冠状面 T_1WI：左腰大肌旁见长圆形信号不均匀低信号；B、C. 冠状面 T_2WI 及 STIR 像：病灶呈长圆形边缘分叶状的高信号。

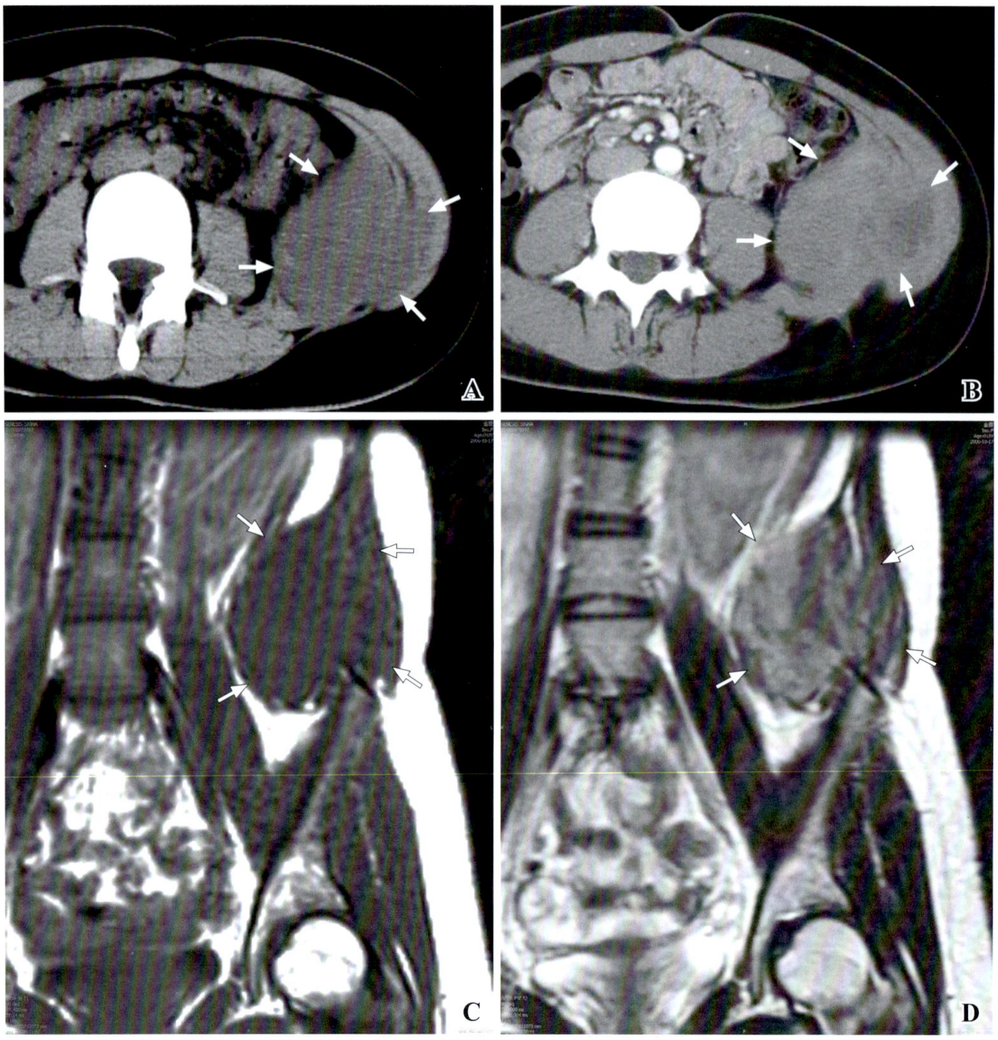

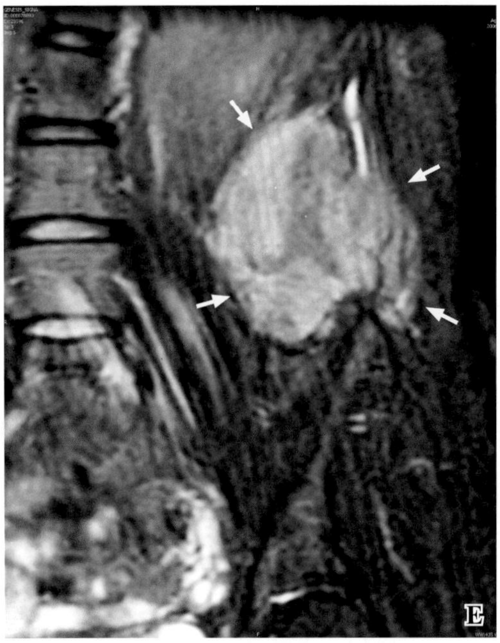

图 12-3-136　左腹壁硬纤维瘤　A、B.CT 平扫及增强：左腹壁见分叶状低密度块影，增强后与肌肉组织密度相等；C. 冠状面 T_1WI：病灶呈低信号，其边缘毛糙与正常肌肉组织分界不清；D、E. 冠状面 T_2WI 及 STIR 像：病灶信号呈不均匀的分叶状中等信号。

反之，纤维结构含量较多时，在 T_1WI、T_2WI 上信号均较低。MRI 增强扫描帮助不大。此类肿瘤属于低度恶性肿瘤，切除后复发率达 40%左右。

一般而言，四肢肌腱膜来源的纤维瘤常呈椭圆形，大小为 3 ~ 6cm。肿瘤内胶原纤维及实质细胞的含量决定了肿瘤的信号强弱及其特点。若肿瘤以胶原纤维成分为主，那么在所有序列上，病灶均呈低信号，在 T_1WI 上尤为明显。在 T_2WI 上，肿瘤常呈不均匀信号，即实质细胞成分呈较高信号，而胶原纤维成分呈低信号，且两者相交错分布（图 12-3-136）。注射 Gd-DTPA 后，大多数肿瘤可有中等度强化，甚至显著强化，而且强化区域在 T_2WI 上均为较高信号。在 T_2WI 上，病灶常呈高信号。肌腱膜纤维瘤病常有一特点，即同一肢体若有多个病灶时，远侧者为先发灶，而近侧者为后发灶，呈哑铃状。随访中发现，近侧病灶可越来越大，而远侧者则越来越小。一部分病例可出现邻近肿瘤的骨骼异常，如骨侵蚀等表现，达 6% ~ 16%。

（江　浩　陆建平　丁建国　陈克敏　方文强　汪登斌　杜联军）

参考文献

[1] Massengill AD, Seeger LL, sckarat JJ, et al. The Role of Plain Radiolography, CT and MRI in Sarcoma Evaluation. Hematology/Oncology Clinical North America, 1995, 9 : 571 ~ 604

[2] Higgins CB, Hricak H, Helms CA. Magnetic Resonance Imaging of the Body. 3rd ed. New York : Lippincott-Raven, 1997 : 1270

[3] Onikul E, Fletcher BD, Panham DM. Accuracy of MRI for Estimating Intraosseous Extent Of Osteosarcoma. AJR, 1996, 167 : 12ll

[4] Stoller DW. Magnetic Resonance Imaging in Orthopaedics Sports Medicine. 2nd ed. Philadelphia : Lippincott-Raven, 1997 : 1231

[5] Kroon HH, Bloem JL, Holscheer HC. MR Imaaina ol Edema Accompanying Benign and Malignant Bone Tumors. Skeletal Radiology, 1994, 23 : 261 ~ 269

[6] Ma LD, Frassica FJ, McCarthy EF, et al. Benign and Malignant Musculoskeletal Masses : MR Imaging Differetial Enhancement Ratios. Radiology, 1997, 202 (3) : 739 ~ 744

[7] Verstraele KL, VangMeqhem B, De Deene Y, et al. Static, Dynamic and First-pass MR Imaging of Musculoskeletal Lesions Using Gadolinium Injection. Acta Radiologica, 1995, 36 : 27

[8] Ross B, Helsper JT, Cox IJ, et al. Osteosarcoma and Other Neoplasms of Bone MRS to Monitor Therapy. Arch Surg, 1987, 122 : 1464

[9] Swan JS, Grist TM, Sproat JA. Musculoskeletal Neoplasms : Preoperative Evaluation with MR Anaiography. Radiology, 1995, 194 : 519 ~ 524

[10] Lang P, Grampp S, Vahlensieek M, et al. Primary Bone Tumors : Value of MR Angiography for Preoperative Planning Monitoring Response to Chemotherapy. AJR, 1995, 165 : 135 ~ 142

[11] Yamamura S, Sato K, Sugiura H, et al. Prostaglandin Levels of Primary Bone Tumor Tussues Correlate with Peritumoral Edema Demonstrated by Magnetic Resonance Imaging. Cancer, 1997, 79 (2) : 255 ~ 261

[12] Pan G, et al. Osteosarcoma : MR Imaging after Preoperative Chemotherapy. Radiology, 1990, 174 : 517

[13] Hopper KD, Moser RP, Haseman DB. Osteosarcomatosis. Radiology, 1990, 175 : 233 ~ 239

[14] Mirra JM. Bone Tumors : Clinical, Radiologic and Pathologic Correlations. Philadelphia : Lea& Febiger, 1989. 344 ～ 350

[15] Mahoney JP, Spanierss, Morris JL. Multigocal Osteosarcoma: A Case Report with Review of the Literature. Cancer, 1979, 44 : 1897 ～ 1907

[16] Mercuri M, Picci P. Dedifferentiated Chondrosarcoma. Skeletal Radiol, 1995, 24 : 409 ～ 416

[17] Van Der Woude HJ, Bloem JL, Holscher He, et al. Monitoring the Effect of Chemotherapy in Ewing' S Sarcoma. Skeletal Radiol, 1994, 23 : 493

[18] Jaffe HL, Lichtenstein L, Portis RB. Giant Cell Tumor of Bone : I~Pathologic Appearance, Grading, Supposed Variants and Treatment. Arch Path01, 1940, 30 : 993 ～ 103l

[19] Manaster BJ, Doyle AJ. Giantcell Tumors of Bone. Radiologic Clinics of North America, 1993, 31 (2) : 299 ～ 323

[20] Aoki J, Tanikawa H, Ishii K, et al. MR Findings Indicative of Hemosidefin in Giant-cell Tumor of Bone : Frequency, Cause, and Diagnostic Significance. AJR, 1996, 166 (1) : 145 ～ 148

[21] Waldman BJ, Zerhouni EA, Frassica FJ. Recurrence of Giant Cell Tumor of Bone : the Role of MRI in Diagnosis. Orthopedics, 1997, 20 (1) : 67 ～ 69

[22] Present D, Enneking WF, Bertoni F, et al. The Correlation between the Radiologic Staging Studies and Histopathology in Aggressive Stage 3 Giant Cell Tumor of Bone. Cancer, 1986, 57 (2) : 237 ～ 244

[23] Kroon H, Schurmans J. Osteoblastoma : Clinical and Radiologic Findings in 98 New Cases. Radiology,1990,175(2): 783 ～ 790

[24] Greenspan A. Benign Bone Fomiag Lesions : Osteoma, Osteoid Osteoma, and Osteoblastoma : Clinical, Imaging, Pathologic, and Differential Considerations. Skeletal Radiol, 1993, 22 : 485 ～ 500

[25] Manaster BJ, Doyle AJ. Osseous Lesions. Radiologic Clinics of North America, 1993, 31 (2) : 261 ～ 278

[26] Yamamura S, Sato K, Sugiura H, et al. Prostaglandin Levels of Primary Bone Tumor Tissues Correlate with Peritumoral Edema Demonstrated by Magnetic Resonance Imaging. Cancer, 1997, 79 (2) : 255 ～ 261

[27] Youssef BA, Haddad MC, Zahrani-A, et al. Osteoid Osteoma and Osteoblastoma : MRI and the Significance of Ring Enhancement. Eur-Radiol, 1996, 6 (3) : 291-296

[28] Hachem-K, Haddad-S, Aoun-N, et al. MRI in the Diagnosis of Osteoid Osteoma, Appearances Radio1, 1997, 78 (9) : 635 ～ 641

[29] Nogues P, Marti BL, Aparisi F, et al. MR Imaging Assessment of Juxta Cortical Edema in Osteoid Osteoma in 28 Patients. Eur-Radiol, 1998, 8 (2) : 236 ～ 238

[30] Ben AN, Sarrazin JL, SoulieD, et al. Spinal Osteoid Osteoma, Neuralgia and MRI. JRadiol, 1996, 77 (2) : 133 ～ 136

[31] Oxtoby JW, Davies AM. MRI Characteristics of Chondroblastoma. ClinRadiol, 1996, 5 1 (1) : 22 ～ 26

[32] WeatheraH P, Maale G, Mendelsohn D, et al. Chondroblastoma : Classic and Confusing Apparance at MR Imaging. Radiology, 1994, 1 90 (2) : 467 ～ 474

[33] Lieberman J, Mazzucco J, KwasnikE, et al. Popliteal Pseudoaneurysm as a Complication of an Adjacent Osteochondroma. Ann Vasc Surg, 1994, 8 (2) : 198 ～ 203

[34] Sato K, Kodera T, KitaiR, et al. Osteochondroma of the Skull Base : MRI and Histological Correlation. Neuroradiology, 1996, 38 (1) : 4l ～ 43

[35] Giudici M, Moser R, Kransdorf M. Cartilaginous Bone Tumors. Radio Clin North Am, 1993, 31 (2) : 237 ～ 259

[36] Geimaerdt MJA, Hermans J, Bloem J, et al. Usefutness of Radiography in Differentiating Enchon-droma from Central Grade I Chondrosarcoma. AJR, 1997, 169 (10) : 1097 ～ 1104

[37] Cohen E, Kressel H, Frank T, et al. Hyaline Cartilage-origin Bone and Soft Tissue Neoplasms : MR Apparance and Histologic Correlation. Radiology, 1988, 167 (2) : 477 ～ 481

[38] DeBeuckeleer LHL, DeSchepper AMA, Ramon F, et al. Magnetic Resonance Imaging in Cartilaginous Tumors : Is it Useful or Necessary. Skeletal Radiol, 1996, 25 (1) : 137 ～ 141

[39] Aoki J, Sone S, Fujioka F, et al. MR of Enchondroma and Chondrosarcoma : Rings and Arcs Of Gd-DTPA Enhancement. JCAT, 1991, 15 : 1011 ～ 1016

[40] Ma LD, Frassica FJ, McCarthy EF, et al. Benign and Malignant Musculoskeletal Masses : MR Imaging Differentiation with Rim-tocenter Differential Enhancement Ratios. Radiology, 1997, 202 (3) : 739 ～ 744

[41] Hudson TM, Stiles RG, Monson DK. Fibrous Lesions of Bone. Radio Clin North Am, 1993, 31 (2) : 279 ～ 297

[42] Kransdorf M, Utz J, Gilkey F. MR Appearance of Fibroxanthoma. JCAT, 1988, 12 (2) : 612 ～ 615

[43] 第二军医大学第一附属医院. 骨肿瘤 X 线图谱. 上海：第二军医大学出版社，1977：81 ～ 94

[44] 董郡. 病理学. 第 2 版. 北京：人民卫生出版社，1996：99 ～ 108

[45] 王德延. 肿瘤病理诊断. 第2版. 天津:天津科学技术出版社，1986：125 ～ 221

[45] Edelman RR, Hesselink JR, Zlatkin MB. Clinical Magnetic Resonance Imaging. 2nd ed. Philadelphia : W. B. Sauners Company. 1997 : 773 ～ 827, 910 ～ 925

[47] Berquist TH. MRI of the Musculoskeletal System. 3rd ed. Philadelphia : Lippincott-Raven. 1997 : 773 ～ 827, 910 ～ 925

[48] Stoller Dev. Magnetic Resonance Imaging in Orthopaedics Si Sports Medicine. 2nd ed. Philadelphia : Lippincott-Raven, 1996 : 1258 ～ 1271

[49] Higgins CB, Hricak H, Helms. Magnetic Resonance Imaging of the Body. 3rd ed. Phila-delphia : Lippincott-Raven, 1997

[50] Hudson TM, Stiles RG, Monson DK. Fibrous Lesions of Bone. Radiol Clin North Am, 1993, 31 : 279-297

[51] Manaster BJ, Poyle AJ. Giant Cell Tumors of Bone. Radiol Clin North Am, 1993, 31 : 299 ～ 323

[52] Conway WF, Hayes CW. Miscenaneous Lesions of Bone. Radiol Clin North Am, 1993, 31 : 339 ～ 358

[53] Kransdorf MK, Jelinek JS, Moser RP. Imaging of Soft Tissue Tumors. Radiol Clin North Am, 1993, 3l : 359 ~ 372
[54] Steiner RM, Mitchell DG, Rao VM, et al. Magnetic Resonance Imaging of Diffuse Bone Marrow Disease. Radiol C1in North Am, 1993, 3l : 383 ~ 409
[55] Munk PL, Helmes CA, Holt Re, et al. MR Imaging of Aneurysmal Bone Cysts. AJR, 1989, 153 : 99-10l
[56] Goldman AB. Myositis Ossificans Circumscripta : A Benign Lesion with a Mafignant Differential Diagnosis. AJR, 1976, 126 : 32 ~ 40
[57] DeSmet AA, Norris MA, Fisher DR. Magnetic Resonance Imaging of Myosifis O~fificans : Analysis of Seven Case. Skeletal Radiol, 1992, 21 : 503 ~ 507
[58] Kransdorf MJ, Meis JM, Jelinek JS. Myositis Ossfficans : MR Appearance with Radiologic-pathologic Correlation. AJR, 1991, 157 : 1243 ~ 1248
[59] Helms CA, Jeffrey RB, Wing VW. Computed Tomography and Plain Film Appearance of a Bony Sequestration : Significance and Differential Diaganosis. Skeletal Radi01, 1987, 16 : 117 ~ 120
[60] Dangman Be, Hoffer FA, Rand FF, et al. Osteomyelitis in Children : Gadolinium-enhanced MR Imaging. Radiology, 1992, 184 : 743 ~ 747
[61] Cohen MD, Kleiman CM, Smith JA, et al. Magnetic Resonance Differentiation of Acute and Chronic Osteomyelitis in Children. Clin Radiol, 1990, 41 : 53 ~ 56
[62] Fletcher BD, Scoles PV, Nelson AD. Osteomyelitis in Children : Detection by Magnetic Resonance. Radiology, 1984, 150 : 57 ~ 60
[63] Koning H, Sieper J, Walf KJ. Rheumatoid Arthritis : Eveluation of Hypervascular and Fibrous Pannus with Dynamic MR Imaging Enhanced with Gd-DTPA. Radiology, 1990, 176 : 473 ~ 477
[64] Adam G, Dammer M, Bohndarf K, et al. Rheumatoid Arthritis of the Knee : Value of Gadopentetate Dimeglumine-enhanced MR Imaging. AJR, 1991, 156 : 125 ~ 129
[65] Yafish BS, Lieberman JM, Newman AJ, et al. Jurenile Rheumatoid Arthritis : Assessment with MR Imaging. Radiology, 1987, 165 : 149 ~ 152
[66] Beltran J, Caudill JL, Herman LA, et al. Rheumatoid Arthritis : MR Imaging Manifestations. Radiology, 1987, 165 : 153 ~ 157
[67] Murakami DM, Bassett LW, Seeger LL. Advances in Imaging of Rheumatoid Arthritis. Clin Orthop, 1991, 265 : 83 ~ 95
[68] Karnick J, Terefelner E, McCarthy S, et al. Meniscal Abnormalitises in the Asymptomatic Population at MR Imaging. Radiology, 1990, 177 : 463 ~ 465
[69] Shin MH, et al. Surgical Management of Soft Tissue Sarcoma. Philadelphia : Lea&Febiger Publishers, 1989 : 45
[70] Disler DG, Alexander AA, Mankin HJ, et al. Multicentric Fibromatosis with Metaphyseal Dysplasia. Radiology, 1993, 187 : 489
[71] London J, Kim EE, Wallace S, et al. MR Imaging of Liposarcomas, Correlation of MR Features and Histology. J comput Assist Tomogr, 1989, 13 : 832
[72] Sundaram M, Baran G, Merenda G, et al. Myxoid Liposarcoma : Magnetic Resonance Imaging Appearances with Chinical and Histolgical Correlation. Skeletal Radiol, 1990, 19 : 359
[73] 李澍. 179 例滑膜肉瘤临床分析. 肿瘤, 1985, 5 : 109
[74] Morton MJ, Berquist TH, McLeod RA, et al. MR Imaging of Synovial Sarcoma. AJR, 1991, 156 : 337
[75] Mahajan H, Kim EE, Wallace S, et al. Magnetic Resonance Imaging of Malignant Fibrous Histiocytoma. Magnetic Resonance Imaging, 1989, 7 : 283
[76] Weiss SW. Malignant Fibrous Histiocytoma. Cancer, 1978, 41 : 2250
[77] Petasnick JP, Turner DA, Charters JR, et al. Soft-tissue Masses of the Locomotor System : Comparison of MR Imaging with CT. Radiology, 1986. 160 : 125
[78] Horato TE. Histopathology of Sarcoma. Semin Oncol, 1981, 8 : 133
[79] Kransdorf MJ, Jelinek JS, Moser RP. Imaging of Soft Tissue Tumors. Radiol Clinics North Am, 1993, 31 (2) : 359 ~ 372
[80] Greenfield GB, Arrington JA, Kudryk BT. MRI of Soft Tissue Tumors. Skeletal Radiology, 1993, 22 : 77 ~ 84
[81] Ha TV, Kleinman PK, Fraire A, et al. MR Imaging of Benign Fatty Tumors in Children : Report of Four Cases and Review of the Literature. Skeletal Radio1, 1994, 23 : 361 ~ 367
[82] Wetzel LH, Levine R. Soft-tissue Tumors of the Value of MR Imaging for Specific Diagnosis. AJR. 1990. 155 : 1030 ~ 1035
[83] Erickson SJ. High-resolution Imaging of the Musculoskeletal System. Radiology, 1997, 205 : 593 ~ 618
[84] Roth D, Widelec J, Ramon F, et al. Adipose Tumors of Soft Tissues. JBR-BTR, 1992, 75 : 321 ~ 326
[85] Kransdoff MJ, Moser RP, Meis JM, et al. Fat-containing Soft Tissue Masses of the Extremities. Radiographics, 1991, 11 : 81 ~ 83
[86] Suh JS, Hwang GJ, Hahn SB. Soft Tissue Hemangioma : MR Manifestations in 23 Patients. Skeletal Radiology, 1994, 23 : 621 ~ 625
[87] Cohen EK, Kressel HY, Perosio T, et al. MR Imaging of Soft Tissue Hemangiomas : Correlation with Pathologic Findings. AJR, 1988, 150 : 1079 ~ 1083
[88] Sundram M, McLeod RA. MR Imaging of Tumor and Tumor-like Lesions of Bone and Soft Tissue. AJR, 1990, 155 : 817 ~ 824
[89] Ehara S, Some M, Tamakawa Y, et al. Fluid-fluid Levels in Cavernous Hemangioma of Soft-tissue. Skeletal Radiol, 1994, 23 : 107 ~ 110
[90] Greenspan A, Michel Azowz E, Matthews II J, et al. Synovial Hemangioma : Imaging Features in Eight HistOlOgically Proven Cases, Review of the Literature, and Defferetial Diagnosis. Skeletal Radiol, 1995, 24 : 583 ~ 590
[91] DeSchepper AM, Ramon FA, Degryse HR. Magnetic Resonance Imaging of Soft Tissue Tumors. JBR-BTR, 1992, 75 : 286 ~ 296

[92] Kransdorf MJ, Mies JM, Montgomery E. Elastofibroma : MR and CT Appearance with Radiologic-pathologic Correlation. AJR, 1992, 159 : 575-579

[93] Lagae P, Harth S, Dierick A. Elastofibroma Dorsi : CT, MR and Pathologic Study in a New Case. JBR-BTR, 1992, 75 : 197 ~ 201

[94] Liesse G, Tregraghi A. Elastofibroma : CT and MR Findings. JBR-BTR, 1991, 74 : 37 ~ 39

[95] Gould ES, Javors BR, Morisson J, et al. MR Appearance of Bilateral Elastofibroma. J Comput Assist Tomogr, 1989, 13 : 701 ~ 703

[96] Massengfll AD, Sundaram M, Kathol MH, et al. Elastofibroma Dorsi : A Radiological Diagnosis. Skeletal Radiol, 1993, 22 : 121 ~ 123

[97] Miller TT, Potter HG, McCormack RR, et al. Benign Soft-tissue Masses of the Wrist and Hand : MRI Appearance. Skeletal Radiol, 1994, 23 : 327 ~ 332

[98] Morrison WB, Schweitzer ME, Wapner KL, et al. Plantar Fibromatosis : A Benign Aggressive Neoplasm with A Characteristic Appearance on MR Images. Radiology, 1994, 193 (3) : 841 ~ 845

[99] Yacoe ME, Bergman AG, Ladd AL, et al. Dupuytren' S Contracture : MR Imaging Findings and Correlation Between MR Signal Intensity and Cellularity of Lesions. AJR, 1993, 160 : 813 ~ 817

[100] Quinn SF, Erickson SJ, Dee PM, et al. MR Imaging in Fibromatosis : Results in 26 Patients with Pathologic Correlation. AJR, 1991, 156 : 539 ~ 542

[101] DeSchepper AM, Degryse HR, Ramon FA, et al. Magnetic Resonance Imaging of Extra-abdominal Desmoid Tumors. JBR-BTR. 1992. 75 : 91 ~ 98

[102] 曹来宾等主编．实用骨关节影象诊断学．济南：山东科学技术出版社，1998

[103] 董郡 主编．病理学（第二版）．北京：人民卫生出版社，1996

[104] Okada K, Yoshida S, Okane K, et al.Cystic fibrous dysplasia mimicking giant cell tumor: MRI appearance. Skeletal Radio, 2000 Jan, 29:45-48.

[105] Fitzpatrick KA, Taljanovic MS, Speer DP, et al. Imaging Findings of Fibrous Dysplasia with Histopathologic and Intraoperative Correlation. AJR, 2004, 182 (6) :1389 ~ 1398

[106] Jee WH, Choi KH, Choe BY, et al. Fibrous dysplasia: MR imaging characteristics with radiopathologic correlation. AJR, 1996, 167 (6) :1523 ~ 1527.

[107] Schajowicz F, Santini-Araujo E. Adamantinoma of the tibia masked by fibrous dysplasia. Report of three cases. Clin Orthop, 1989, (238) :294 ~ 301

[108] Norris MA, Kaplan PA, Pathria M, et al. Fibrous dysplasia: magnetic resonance imaging appearance at 1.5 tesla. Clin Imaging, 1990 A, 14 (3) :211 ~ 215.

[109] Xu D, Luan H, Zhan A, etal. Spontaneous malignant transformation of fibrous dysplasia. Chin Med J (Engl), 1996, 109 (12) :941 ~ 945.

[110] Bloem JL, van der Heul RO, Schuttevaer HM, et al. Fibrous dysplasia vs adamantinoma of the tibia: differentiation based on discriminant analysis of clinical and plain film findings.AJR Am J Roentgenol, 1991, 156 (5) :1017 ~ 1023.

[111] Okada K, Yoshida S, Okane K, Sageshima M. Cystic fibrous dysplasia mimicking giant cell tumor: MRI appearance. Skeletal Radiol, 2000, 29 (1) :45 ~ 48.

[112] Ehara S, Nishida J, Shiraishi H, et al. Eccentric simple bone cysts of the femoral neck in adults. Clin Imaging,1997,21 (4) : 233 ~ 236.

[113] Tsai JC, Dalinka MK, Fallon MD, et al. Fluid-fluid level: a nonspecific finding in tumors of bone and soft tissue. Radiology, 1990, 175 (3) :779 ~ 782.

[114] Ilaslan H, Sundaram M, Unni KK. Solid variant of aneurysmal bone cysts in long tubular bones: giant cell reparative granuloma. AJR, 2003, 180 (6) :1681 ~ 1687.

[115] Sundaram M, Totty WG, Kyriakos M, et al.Imaging findings in pseudocystic osteosarcoma. AJR, 2001, (3) :1763 ~ 1768.

[116] Alden KJ, McCarthy EF, Weber KL. Xanthoma of bone : A report of three cases and review of the literature. The Lowa Orthopaedc Journal, 2008.28:58 ~ 64.

[117] Bertoni f. Xanthoma of bone.American Journal of Clinical Pathology, 1988.90 (4) ; p.377 ~ 384.

[118] Matoba M.CT and MRI findings of Xanthoma in the orbitofrontal region.Radiation Medicine, 2004, 22 (2) 116 ~ 119.

[119] Huang G S. Xanthoma of thesacrum.Skeletal Radiology, 2004, 33 (11) :274 ~ 277.